# 中华医学百科全书

## 临床医学

### 神经外科学

国家出版基金项目
NATIONAL PUBLICATION FOUNDATION

中国协和医科大学出版社

图书在版编目（CIP）数据

中华医学百科全书·神经外科学 / 赵继宗主编 . —北京：中国协和医科大学出版社，2020.1

ISBN 978-7-5679-1303-5

Ⅰ.①神… Ⅱ.①赵… Ⅲ.①神经外科学 Ⅳ.① R651

中国版本图书馆 CIP 数据核字（2020）第 014262 号

## 中华医学百科全书·神经外科学

主　　编：赵继宗

编　　审：陈　懿

责任编辑：于　岚

出版发行：中国协和医科大学出版社
　　　　　（北京东单三条九号　邮编 100730　电话 010-6526 0431）

网　　址：www.pumcp.com

经　　销：新华书店总店北京发行所

印　　刷：北京雅昌艺术印刷有限公司

开　　本：889×1230　1/16

印　　张：27

字　　数：750 千字

版　　次：2020 年 1 月第 1 版

印　　次：2020 年 1 月第 1 次印刷

定　　价：310.00 元

ISBN 978-7-5679-1303-5

# 《中华医学百科全书》编纂委员会

总顾问　吴阶平　韩启德　桑国卫

总指导　陈　竺

总主编　刘德培

副总主编　曹雪涛　李立明　曾益新

编纂委员（以姓氏笔画为序）

| | | | | | | |
|---|---|---|---|---|---|---|
| 刘洪涛 | 刘献祥 | 刘嘉瀛 | 刘德培 | 闫永平 | 米 玛 | 米光明 |
| 安 锐 | 许 媛 | 许腊英 | 那彦群 | 阮长耿 | 阮时宝 | 孙 宁 |
| 孙 光 | 孙 皎 | 孙 锟 | 孙长颢 | 孙少宣 | 孙立忠 | 孙则禹 |
| 孙秀梅 | 孙建中 | 孙建方 | 孙建宁 | 孙贵范 | 孙晓波 | 孙海晨 |
| 孙景工 | 孙颖浩 | 孙慕义 | 严世芸 | 苏 川 | 苏 旭 | 苏荣扎布 |
| 杜元灏 | 杜文东 | 杜治政 | 杜惠兰 | 李 龙 | 李 飞 | 李 方 |
| 李 东 | 李 宁 | 李 刚 | 李 丽 | 李 波 | 李 勇 | 李 桦 |
| 李 鲁 | 李 磊 | 李 燕 | 李 冀 | 李大魁 | 李云庆 | 李太生 |
| 李曰庆 | 李玉珍 | 李世荣 | 李立明 | 李永哲 | 李志平 | 李连达 |
| 李灿东 | 李君文 | 李劲松 | 李其忠 | 李若瑜 | 李松林 | 李泽坚 |
| 李宝馨 | 李建初 | 李建勇 | 李映兰 | 李思进 | 李莹辉 | 李晓明 |
| 李继承 | 李森恺 | 李曙光 | 杨 凯 | 杨 恬 | 杨 健 | 杨 硕 |
| 杨化新 | 杨文英 | 杨世民 | 杨世林 | 杨伟文 | 杨克敌 | 杨国山 |
| 杨宝峰 | 杨炳友 | 杨晓明 | 杨跃进 | 杨腊虎 | 杨瑞馥 | 杨慧霞 |
| 励建安 | 连建伟 | 肖 波 | 肖 南 | 肖永庆 | 肖海峰 | 肖培根 |
| 肖鲁伟 | 吴 东 | 吴 江 | 吴 明 | 吴 信 | 吴令英 | 吴立玲 |
| 吴欣娟 | 吴勉华 | 吴爱勤 | 吴群红 | 吴德沛 | 邱建华 | 邱贵兴 |
| 邱海波 | 邱蔚六 | 何 维 | 何 勤 | 何方方 | 何绍衡 | 何春涤 |
| 何裕民 | 余争平 | 余新忠 | 狄 文 | 冷希圣 | 汪 海 | 汪 静 |
| 汪受传 | 沈 岩 | 沈 岳 | 沈 敏 | 沈 铿 | 沈卫峰 | 沈心亮 |
| 沈华浩 | 沈俊良 | 宋国维 | 张 泓 | 张 学 | 张 亮 | 张 强 |
| 张 霆 | 张 澍 | 张大庆 | 张为远 | 张世民 | 张永学 | 张华敏 |
| 张志愿 | 张丽霞 | 张伯礼 | 张宏誉 | 张劲松 | 张奉春 | 张宝仁 |
| 张宇鹏 | 张建中 | 张建宁 | 张承芬 | 张琴明 | 张富强 | 张新庆 |
| 张潍平 | 张德芹 | 张燕生 | 陆 华 | 陆 林 | 陆小左 | 陆付耳 |
| 陆伟跃 | 陆静波 | 阿不都热依木·卡地尔 | | 陈 文 | 陈 杰 | 陈 实 |
| 陈 洪 | 陈 琪 | 陈 楠 | 陈 薇 | 陈士林 | 陈大为 | 陈文祥 |
| 陈代杰 | 陈红风 | 陈尧忠 | 陈志南 | 陈志强 | 陈规化 | 陈国良 |
| 陈佩仪 | 陈家旭 | 陈智轩 | 陈锦秀 | 陈誉华 | 邵 蓉 | 邵荣光 |
| 武志昂 | 其仁旺其格 | 范 明 | 范炳华 | 林三仁 | 林久祥 | 林子强 |
| 林江涛 | 林曙光 | 杭太俊 | 欧阳靖宇 | 尚 红 | 果德安 | |
| 明根巴雅尔 | 易定华 | 易著文 | 罗 力 | 罗 毅 | 罗小平 | 罗长坤 |
| 罗永昌 | 罗颂平 | 帕尔哈提·克力木 | | 帕塔尔·买合木提·吐尔根 | | |
| 图门巴雅尔 | 岳建民 | 金 玉 | 金 奇 | 金少鸿 | 金伯泉 | 金季玲 |
| 金征宇 | 金银龙 | 金惠铭 | 郁 琦 | 周 兵 | 周 林 | 周永学 |
| 周光炎 | 周灿全 | 周良辅 | 周纯武 | 周学东 | 周宗灿 | 周定标 |

| | | | | | | |
|---|---|---|---|---|---|---|
| 周宜开 | 周建平 | 周建新 | 周荣斌 | 周福成 | 郑一宁 | 郑家伟 |
| 郑志忠 | 郑金福 | 郑法雷 | 郑建全 | 郑洪新 | 郎景和 | 房敏 |
| 孟群 | 孟庆跃 | 孟静岩 | 赵平 | 赵群 | 赵子琴 | 赵中振 |
| 赵文海 | 赵玉沛 | 赵正言 | 赵永强 | 赵志河 | 赵彤言 | 赵明杰 |
| 赵明辉 | 赵耐青 | 赵临襄 | 赵继宗 | 赵铱民 | 郝模 | 郝小江 |
| 郝传明 | 郝晓柯 | 胡志 | 胡大一 | 胡文东 | 胡向军 | 胡国华 |
| 胡昌勤 | 胡晓峰 | 胡盛寿 | 胡德瑜 | 柯杨 | 查干 | 柏树令 |
| 柳长华 | 钟翠平 | 钟赣生 | 香多·李先加 | | 段涛 | 段金廒 |
| 段俊国 | 侯一平 | 侯金林 | 侯春林 | 俞光岩 | 俞梦孙 | 俞景茂 |
| 饶克勤 | 姜小鹰 | 姜玉新 | 姜廷良 | 姜国华 | 姜柏生 | 姜德友 |
| 洪两 | 洪震 | 洪秀华 | 洪建国 | 祝庆余 | 祝陈晨 | 姚永杰 |
| 姚克纯 | 姚祝军 | 秦川 | 袁文俊 | 袁永贵 | 都晓伟 | 晋红中 |
| 粟占国 | 贾波 | 贾建平 | 贾继东 | 夏照帆 | 夏慧敏 | 柴光军 |
| 柴家科 | 钱传云 | 钱忠直 | 钱家鸣 | 钱焕文 | 倪鑫 | 倪健 |
| 徐军 | 徐晨 | 徐云根 | 徐永健 | 徐志云 | 徐志凯 | 徐克前 |
| 徐金华 | 徐建国 | 徐勇勇 | 徐桂华 | 凌文华 | 高妍 | 高晞 |
| 高志贤 | 高志强 | 高学敏 | 高金明 | 高健生 | 高树中 | 高思华 |
| 高润霖 | 郭岩 | 郭小朝 | 郭长江 | 郭巧生 | 郭宝林 | 郭海英 |
| 唐强 | 唐朝枢 | 唐德才 | 诸欣平 | 谈勇 | 谈献和 | 陶·苏和 |
| 陶广正 | 陶永华 | 陶芳标 | 陶建生 | 黄钢 | 黄峻 | 黄烽 |
| 黄人健 | 黄叶莉 | 黄宇光 | 黄国宁 | 黄国英 | 黄跃生 | 黄璐琦 |
| 萧树东 | 梅长林 | 曹佳 | 曹广文 | 曹务春 | 曹建平 | 曹洪欣 |
| 曹济民 | 曹雪涛 | 曹德英 | 龚千锋 | 龚守良 | 龚非力 | 袭著革 |
| 常耀明 | 崔蒙 | 崔丽英 | 庚石山 | 康健 | 康廷国 | 康宏向 |
| 章友康 | 章锦才 | 章静波 | 梁萍 | 梁显泉 | 梁铭会 | 梁繁荣 |
| 谌贻璞 | 屠鹏飞 | 隆云 | 绳宇 | 巢永烈 | 彭成 | 彭勇 |
| 彭明婷 | 彭晓忠 | 彭瑞云 | 彭毅志 | 斯拉甫·艾白 | | 葛坚 |
| 葛立宏 | 董方田 | 蒋力生 | 蒋建东 | 蒋建利 | 蒋澄宇 | 韩晶岩 |
| 韩德民 | 惠延年 | 粟晓黎 | 程伟 | 程天民 | 程仕萍 | 程训佳 |
| 童培建 | 曾苏 | 曾小峰 | 曾正陪 | 曾学思 | 曾益新 | 谢宁 |
| 谢立信 | 蒲传强 | 赖西南 | 赖新生 | 詹启敏 | 詹思延 | 鲍春德 |
| 窦科峰 | 窦德强 | 赫捷 | 蔡威 | 裴国献 | 裴晓方 | 裴晓华 |
| 管柏林 | 廖品正 | 谭仁祥 | 谭先杰 | 翟所迪 | 熊大经 | 熊鸿燕 |
| 樊飞跃 | 樊巧玲 | 樊代明 | 樊立华 | 樊明文 | 樊瑜波 | 黎源倩 |
| 颜虹 | 潘国宗 | 潘柏申 | 潘桂娟 | 薛社普 | 薛博瑜 | 魏光辉 |
| 魏丽惠 | 藤光生 | B·吉格木德 | | | | |

# 《中华医学百科全书》学术委员会

主任委员　巴德年

副主任委员（以姓氏笔画为序）

汤钊猷　　吴孟超　　陈可冀　　贺福初

学术委员（以姓氏笔画为序）

| | | | | | | |
|---|---|---|---|---|---|---|
| 丁鸿才 | 于是凤 | 于润江 | 于德泉 | 马　遂 | 王　宪 | 王大章 |
| 王之虹 | 王文吉 | 王正敏 | 王邦康 | 王声湧 | 王近中 | 王政国 |
| 王晓仪 | 王海燕 | 王鸿利 | 王琳芳 | 王锋鹏 | 王满恩 | 王模堂 |
| 王德文 | 王澍寰 | 王翰章 | 毛秉智 | 乌正赉 | 尹昭云 | 巴德年 |
| 邓伟吾 | 石一复 | 石中瑗 | 石四箴 | 石学敏 | 平其能 | 卢世璧 |
| 卢光琇 | 史俊南 | 皮　昕 | 吕　军 | 吕传真 | 朱　预 | 朱大年 |
| 朱元珏 | 朱晓东 | 朱家恺 | 仲剑平 | 刘　正 | 刘　耀 | 刘又宁 |
| 刘宝林（口腔） | | 刘宝林（公共卫生） | | 刘桂昌 | 刘敏如 | 刘景昌 |
| 刘新光 | 刘嘉瀛 | 刘镇宇 | 刘德培 | 闫剑群 | 江世忠 | 汤　光 |
| 汤钊猷 | 阮金秀 | 纪宝华 | 孙　燕 | 孙汉董 | 孙曼霁 | 严隽陶 |
| 苏　志 | 苏荣扎布 | 杜乐勋 | 杨　莘 | 杨圣辉 | 杨宠莹 | 杨瑞馥 |
| 李亚洁 | 李传胪 | 李仲智 | 李连达 | 李若新 | 李钟铎 | 李济仁 |
| 李舜伟 | 李巍然 | 肖文彬 | 肖承悰 | 肖培根 | 吴　坤 | 吴　蓬 |
| 吴乐山 | 吴永佩 | 吴在德 | 吴军正 | 吴观陵 | 吴希如 | 吴孟超 |
| 吴咸中 | 邱蔚六 | 何大澄 | 余森海 | 谷华运 | 邹学贤 | 汪　华 |
| 汪仕良 | 沈竞康 | 张乃峥 | 张习坦 | 张月琴 | 张世臣 | 张丽霞 |
| 张伯礼 | 张金哲 | 张学文 | 张学军 | 张承绪 | 张洪君 | 张致平 |
| 张博学 | 张朝武 | 张蕴惠 | 陆士新 | 陆道培 | 陈子江 | 陈文亮 |
| 陈世谦 | 陈可冀 | 陈立典 | 陈宁庆 | 陈在嘉 | 陈尧忠 | 陈君石 |
| 陈育德 | 陈治清 | 陈洪铎 | 陈家伟 | 陈家伦 | 陈寅卿 | 邵铭熙 |
| 范乐明 | 范茂槐 | 欧阳惠卿 | 罗才贵 | 罗成基 | 罗启芳 | 罗爱伦 |
| 罗慰慈 | 季成叶 | 金义成 | 金水高 | 金惠铭 | 周　俊 | 周仲瑛 |
| 周荣汉 | 赵云凤 | 胡永华 | 胡永洲 | 钟世镇 | 钟南山 | 段富津 |
| 侯云德 | 侯惠民 | 俞永新 | 俞梦孙 | 施侣元 | 恽榴红 | 姜世忠 |
| 姜庆五 | 姚天爵 | 姚新生 | 贺福初 | 秦伯益 | 贾继东 | 贾福星 |
| 夏惠明 | 顾美仪 | 顾觉奋 | 顾景范 | 徐文严 | 翁心植 | 栾文明 |
| 郭　定 | 郭子光 | 郭天文 | 郭宗儒 | 唐由之 | 唐福林 | 涂永强 |
| 黄洁夫 | 黄璐琦 | 曹仁发 | 曹采方 | 曹谊林 | 龚幼龙 | 龚锦涵 |

# 外科学

| 刘伟国 | 浙江大学医学院附属第二医院 |
| 刘伟明 | 首都医科大学附属北京天坛医院 |
| 江　涛 | 首都医科大学附属北京天坛医院 |
| 许民辉 | 陆军军医大学大坪医院 |
| 李　龄 | 华中科技大学同济医学院附属同济医院 |
| 杨树源 | 天津医科大学总医院 |
| 吴承远 | 山东大学齐鲁医院 |
| 张　岩 | 首都医科大学附属北京天坛医院 |
| 张建宁 | 天津医科大学总医院 |
| 周良辅 | 复旦大学附属华山医院 |
| 周定标 | 中国人民解放军总医院 |
| 周晓平 | 海军军医大学附属长海医院 |
| 赵世光 | 哈尔滨医科大学附属第一医院 |
| 赵继宗 | 首都医科大学附属北京天坛医院 |
| 洪　涛 | 江西省第一附属医院 |
| 费　舟 | 空军军医大学附属西京医院 |
| 袁　葛 | 首都医科大学附属北京天坛医院 |
| 徐如祥 | 中国人民解放军总医院第七医学中心 |
| 徐启武 | 复旦大学附属华山医院 |
| 韩利江 | 首都医科大学附属北京天坛医院 |
| 傅先明 | 中国科学技术大学附属第一医院（安徽省立医院） |
| 雷　霆 | 华中科技大学同济医学院附属同济医院 |
| 潘　力 | 复旦大学附属华山医院 |

秘　书

　王永刚　　首都医科大学附属北京天坛医院

# 前　言

《中华医学百科全书》终于和读者朋友们见面了！

古往今来，凡政通人和、国泰民安之时代，国之重器皆为科技、文化领域的鸿篇巨制。唐代《艺文类聚》、宋代《太平御览》、明代《永乐大典》、清代《古今图书集成》等，无不彰显盛世之辉煌。新中国成立后，国家先后组织编纂了《中国大百科全书》第一版、第二版，成为我国科学文化事业繁荣发达的重要标志。医学的发展，从大医学、大卫生、大健康角度，集自然科学、人文社会科学和艺术之大成，是人类社会文明与进步的集中体现。随着经济社会快速发展，医药卫生领域科技日新月异，知识大幅更新。广大读者对医药卫生领域的知识文化需求日益增长，因此，编纂一部医药卫生领域的专业性百科全书，进一步规范医学基本概念，整理医学核心体系，传播精准医学知识，促进医学发展和人类健康的任务迫在眉睫。在党中央、国务院的亲切关怀以及国家各有关部门的大力支持下，《中华医学百科全书》应运而生。

作为当代中华民族“盛世修典”的重要工程之一，《中华医学百科全书》肩负着全面总结国内外医药卫生领域经典理论、先进知识，回顾展现我国卫生事业取得的辉煌成就，弘扬中华文明传统医药璀璨历史文化的使命。《中华医学百科全书》将成为我国科技文化发展水平的重要标志、医药卫生领域知识技术的最高“检阅”、服务千家万户的国家健康数据库和医药卫生各学科领域走向整合的平台。

肩此重任，《中华医学百科全书》的编纂力求做到两个符合。一是符合社会发展趋势：全面贯彻以人为本的科学发展观指导思想，通过普及医学知识，增强人民群众健康意识，提高人民群众健康水平，促进社会主义和谐社会构建。二是符合医学发展趋势：遵循先进的国际医学理念，以“战略前移、重心下移、模式转变、系统整合”的人口与健康科技发展战略为指导。同时，《中华医学百科全书》的编纂力求做到两个体现：一是体现科学思维模式的深刻变革，即学科交叉渗透/知识系统整合；二是体现继承发展与时俱进的精神，准确把握学科现有基础理论、基本知识、基本技能以及经典理论知识与科学思维精髓，深刻领悟学科当前面临的交叉渗透与整合转化，敏锐洞察学科未来的发展趋势与突破方向。

作为未来权威著作的“基准点”和“金标准”，《中华医学百科全书》编纂过程中，制定了严格的主编、编者遴选原则，聘请了一批在学界有相当威望、具有较高学术造诣和较强组织协调能力的专家教授（包括多位两院院士）担任大类主编和学科卷主编，确保全书的科学性与权威性。另外，还借鉴了已有百科全书的编写经验。鉴于《中华医学百科全书》的编纂过程本身带有科学研究性质，还聘请了若干科研院所的科研管理专家作为特约编审，站在科研管理的高度为全书的顺利编纂保驾护航。除了编者、编审队伍外，还制订了详尽的质量保证计划。编纂委员会和工作委员会秉持质量源于设计的理念，共同制订了一系列配套的质量控制规范性文件，建立了一套切实可行、行之有效、效率最优的编纂质量管理方案和各种情况下的处理原则及预案。

《中华医学百科全书》的编纂实行主编负责制，在统一思想下进行系统规划，保证良好的全程质量策划、质量控制、质量保证。在编写过程中，统筹协调学科内各编委、卷内条目以及学科间编委、卷间条目，努力做到科学布局、合理分工、层次分明、逻辑严谨、详略有方。在内容编排上，务求做到"全准精新"。形式"全"：学科"全"，册内条目"全"，全面展现学科面貌；内涵"全"：知识结构"全"，多方位进行条目阐释；联系整合"全"：多角度编制知识网。数据"准"：基于权威文献，引用准确数据，表述权威观点；把握"准"：审慎洞察知识内涵，准确把握取舍详略。内容"精"："一语天然万古新，豪华落尽见真淳。"内容丰富而精练，文字简洁而规范；逻辑"精"："片言可以明百意，坐驰可以役万里。"严密说理，科学分析。知识"新"：以最新的知识积累体现时代气息；见解"新"：体现出学术水平，具有科学性、启发性和先进性。

《中华医学百科全书》之"中华"二字，意在中华之文明、中华之血脉、中华之视角，而不仅限于中华之地域。在文明交织的国际化浪潮下，中华医学汲取人类文明成果，正不断开拓视野，敞开胸怀，海纳百川般融入，润物无声状拓展。《中华医学百科全书》秉承了这样的胸襟怀抱，广泛吸收国内外华裔专家加入，力求以中华文明为纽带，牵系起所有华人专家的力量，展现出现今时代下中华医学文明之全貌。《中华医学百科全书》作为由中国政府主导，参与编纂学者多、分卷学科设置全、未来受益人口广的国家重点出版工程，得到了联合国教科文等组织的高度关注，对于中华医学的全球共享和人类的健康保健，都具有深远意义。

《中华医学百科全书》分基础医学、临床医学、中医药学、公共卫生学、军事与特种医学和药学六大类，共计144卷。由中国医学科学院/北京协和医学院牵头，联合军事医学科学院、中国中医科学院和中国疾病预防控制中心，带动全国知名院校、科研单位和医院，有多位院士和海内外数千位优秀专家参加。国内知名的医学和百科编审汇集中国协和医科大学出版社，并培养了一批热爱百科事业的中青年编辑。

回览编纂历程，犹然历历在目。几年来，《中华医学百科全书》编纂团队呕心沥血，孜孜矻矻。组织协调坚定有力，条目撰写字斟句酌，学术审查一丝不苟，手书长卷撼人心魂……在此，谨向全国医学各学科、各领域、各部门的专家、学者的积极参与以及国家各有关部门、医药卫生领域相关单位的大力支持致以崇高的敬意和衷心的感谢！

《中华医学百科全书》的编纂是一项泽被后世的创举，其牵涉医学科学众多学科及学科间交叉，有着一定的复杂性；需要体现在当前医学整合转型的新形式，有着相当的创新性；作为一项国家出版工程，有着毋庸置疑的严肃性。《中华医学百科全书》开创性和挑战性都非常强。由于编纂工作浩繁，难免存在差错与疏漏，敬请广大读者给予批评指正，以便在今后的编纂工作中不断改进和完善。

刘德培

# 凡　例

一、《中华医学百科全书》（以下简称《全书》）按基础医学类、临床医学类、中医药学类、公共卫生类、军事与特种医学类、药学类的不同学科分卷出版。一学科辑成一卷或数卷。

二、《全书》基本结构单元为条目，主要供读者查检，亦可系统阅读。条目标题有些是一个词，例如"减员"；有些是词组，例如"军队卫生标准"。

三、由于学科内容有交叉，会在不同卷设有少量同名条目。例如《神经外科学》《神经病学》都设有"脑积水"条目。其释文会根据不同学科的视角不同各有侧重。

四、条目标题上方加注汉语拼音，条目标题后附相应的外文。例如：

**dòngyǎn shénjīng mábì**
**动眼神经麻痹**（oculomotor nerve paralysis）

五、本卷条目按学科知识体系顺序排列。为便于读者了解学科概貌，卷首条目分类目录中条目标题按阶梯式排列，例如：

脑疝 ·····················································································

  小脑幕切迹疝 ·····································································

  枕骨大孔疝 ········································································

  大脑镰下疝 ········································································

  蝶骨嵴疝 ···········································································

  脑中心疝 ···········································································

脑复苏 ·················································································

脑死亡 ·················································································

  持续植物状态 ·····································································

六、各学科都有一篇介绍本学科的概观性条目，一般作为本学科卷的首条。介绍学科大类的概观性条目，列在本大类中基础性学科卷的学科概观性条目之前。

七、条目之中设立参见系统，体现相关条目内容的联系。一个条目的内容涉及其他条目，需要其他条目的释文作为补充的，设为"参见"。所参见的本卷条目的标题在本条目释文中出现的，用蓝色楷体字印刷；所参见的本卷条目的标题未在本条目释文中出现的，在括号内用蓝色楷体字印刷该标题，另加"见"字；参见其他卷条目的，注明参见条所属学科卷名，如"参见□□□卷"或"参见□□□卷□□□□"。

八、《全书》医学名词以全国科学技术名词审定委员会审定公布的为标准。同一概念或疾病在不同学科有不同命名的，以主科所定名词为准。字数较多，释文中拟用简称的名词，每个条目中第一次出现时使用全称，并括注简称，例如：甲型病毒性肝炎（简称甲肝）。个别众所周知的名词直接使用简称、缩写，例如：B超。药物名称参照《中华人民共和国药典》2015年版和《国家基本药物目录》2012年版。

九、《全书》量和单位的使用以国家标准GB 3100～3102—1993《量和单位》为准。援引古籍或外文时维持原有单位不变。必要时括注与法定计量单位的换算。

十、《全书》数字用法以国家标准GB/T 15835—2011《出版物上数字用法》为准。

十一、正文之后设有内容索引和条目标题索引。内容索引供读者按照汉语拼音字母顺序查检条目和条目之中隐含的知识主题。条目标题索引分为条目标题汉字笔画索引和条目外文标题索引，条目标题汉字笔画索引供读者按照汉字笔画顺序查检条目，条目外文标题索引供读者按照外文字母顺序查检条目。

十二、部分学科卷根据需要设有附录，列载本学科有关的重要文献资料。

# 目　录

shénjīng wàikēxué

# 神经外科学 （neurosurgery）

以手术为主要治疗手段，研究脑、脊髓和周围神经系统疾病发病机制，探索新的诊断和治疗方法的学科。是外科学的一个亚科。

**简史**  神经外科的发展经历了经典神经外科学、显微神经外科学和微创神经外科学三个阶段。

**经典神经外科学阶段**  神经外科学是神经外科医师库欣（Cushing，1869～1939年）于1919年提出成立，当时手术前定位准确性比较差，主要是气脑造影（1917年）、脑血管造影（1927年）、脑电图（1929年）等各种专门诊断方法确定颅内病灶位置，为保证探查的可靠性，形成了以脑叶头部投影为基础的经典大骨瓣开颅，手术中寻找深部病灶（肿瘤）常需切除脑叶。到20世纪50年代属于经典神经外科学阶段。这个阶段手术都比较粗糙，尤其是深部病变手术更加困难，术野照明依靠带灯脑压板，光线不佳，手术效果也很差，死亡率及致残率都较高。

**显微神经外科学阶段**  20世纪50年代到20世纪末，神经系统疾病的诊断技术发生革命性改变，相继出现了CT、MRI和DSA等现代影像学检查手段，为早期发现、准确定位颅内病变提供了可靠的影像学保证。同时，对脑功能认识不断深入，医师增强了手术中保护脑神经功能意识。以手术显微镜为核心的显微手术器械（材），如高速颅钻、可控手术床和头架、自动牵开器、超声吸引器、双极电凝等，解决了困扰神经外科手术照明、术野狭小和有别于其他外科的止血问题。手术中应用神经电生理监测，提升了神经外科手术质量。在此阶段，脑显微解剖研究和培训推进显微手术水平，探索出经翼点、岩骨和额眶颧等入路。显微神经外科突出特点是经过脑外抵达病灶，尽量减少牵拉和损伤脑组织，将经典神经外科手术从"脑叶切除"推向显微神经外科的病灶切除，达到脑解剖结构的保护，形成全新的显微手术操作程式。显微神经外科学阶段，突出体现了信息科学、材料学等自然科学的成果向临床转化的作用，各类现代影像技术的应用是其标志。

**微创神经外科学阶段**  20世纪后期，出现了正电子发射体层显像（PET）、功能磁共振（fMR）、三维脑血管造影（3d-DSA）和脑磁图（MEG），可以早期、准确的诊断神经系统疾病、定位重要的脑认知功能区。影像引导系统、神经内镜、脑血流和电生理监测等设备为手术中准确发现病灶、避免神经功能损害提供了更可靠的保障，使微创神经外科手术将脑解剖结构保护提升到神经功能保护。微创神经外科学理念（concept of minimally invasive neurosurgery）是在诊断和治疗神经外科疾病时，以最小创伤性操作、尽量保护和恢复患者的神经功能。微创神经外科手术特点是小型化、智能化和闭合化，使手术更安全有效。微创神经外科技术平台包括：①影像引导外科学。②微骨窗手术入路。③神经内镜辅助手术。④血管内介入治疗。⑤立体放射外科。⑥分子神经外科学（神经干细胞和基因治疗等技术）。微创神经外科时期，将显微神经外科手术从脑解剖结构保护提升为脑认知功能保护。

**研究范围**  神经外科学的研究范围包括神经系统先天性发育异常、外伤、感染、肿瘤、血管病变和遗传代谢障碍等。

**研究内容**  ①自发性脑出血（SICH）：又称出血性脑卒中。可以分为蛛网膜下腔出血和脑内血肿。蛛网膜下腔是存在于环绕大脑表面的两层膜之间的间隙。自发性蛛网膜下腔出血是指出血主要位于蛛网膜下腔血（非外伤引起）。蛛网膜下腔的血量可以是局灶性的血量，也可以是较广泛的弥漫性出血，同时伴有脑室出血或脑内血肿可使其进一步复杂化。蛛网膜下腔出血可发生在所有年龄段的成年人，以40～50岁时多发。约60%的患者是女性。蛛网膜下腔出血发生率为10/10万人/年。自发性蛛网膜下腔出血最常见的原因是颅内动脉瘤破裂。蛛网膜下腔出血的症状以突然发作的严重头痛为特征，并随着时间的推移而加重，包括恶心、意识丧失（伴有或不伴有癫痫发作）和呕吐。根据出血的程度，蛛网膜下腔出血的症状还包括对光敏感（畏光）、颈部僵硬和轻微发热（低度）。40%的患者在动脉瘤破裂前出现症状，这些症状还包括头痛或头晕，而且往往不被注意。CT是蛛网膜下腔出血的最佳诊断方法，90%的患者在出血后24小时内CT呈阳性，超过50%的患者在出血后第1周CT呈阳性。对于少量出血，CT不能确定是否发生蛛网膜下腔出血的患者，可能需要用腰椎穿刺取样脑脊液化验方能确诊。在所有自发性蛛网膜下腔出血的病例中，有50%以上是由动脉瘤引起的。一旦出血性动脉瘤被确诊，建议进行外科治疗，包括介入栓塞或开颅手术夹闭动脉瘤。脑出血（ICH）是指原发性非外伤性脑实质内出血，又称自发性脑出血，与高血压密切相关。SICH发病率为（60～80）/

100 000 人/年。高血压脑出血可发生在大脑的不同区域，具有较高的致残率和死亡率。根据出血量的多少，高血压脑出血的治疗包括保守治疗、钻孔引流及开颅清除血肿等方式。②脑外伤：头部外伤的事故是一个重大的公共健康问题。在美国，创伤每年造成约 15 万人死亡；其中约 50% 的死亡是由致命的头部外伤成的。此外，每年还有 1 万例新的脊髓损伤。头部损伤的严重程度可以通过格拉斯哥昏迷量表（GCS）评价。初步评估需要神经外科医师进行体格检查和头部 CT 检查。脑外伤和脊髓损伤是急性创伤救治的一个重要部分。③颅内肿瘤：通常有两种类型，原发性颅内肿瘤和继发性颅内肿瘤。原发性颅内肿瘤（PICT）是指起源于颅内，包括脑组织、脑膜或脑神经，颅内肿瘤可以在脑和脊髓内转移，很少向中枢神经系统外转移。原发性颅内肿瘤的发生率为 11.5/10 万人。继发性颅内肿瘤是由脑外恶性肿瘤经血液传播的转移性疾病。在临床中，颅内肿瘤可以表现为颅内压增高的症状，也可以表现为脑局部受压的症状。颅内压升高常见症状包括恶心、呕吐、早晨更严重的头痛，以及导致困倦等意识水平下降。肿瘤引起局部压迫或刺激大脑，通常导致神经功能丧失。神经影像学和微创技术使手术切除脑肿瘤更加有效和安全。颅内肿瘤的外科治疗主要根据肿瘤的位置和患者的健康状况。神经外科医师可能会进行针穿刺活检（立体定向针穿刺活检）或开颅活检进行病理分析。一般来说，如果肿瘤位于可以手术的区域，如果患者能忍受全身麻醉，建议开颅手术切除病灶。某些颅内肿瘤（如淋巴瘤或生殖细胞瘤）对化疗或放疗非常敏感，治疗以放疗、化疗为首选。最常见的肿瘤是胶质瘤及脑膜瘤，它们分别占所有原发性脑肿瘤的 40% 和 30%。④脊柱退行性疾病：是常见的疾病。50%~90% 的人一生中可能会经历由于脊柱退行性疾病引起的背痛或者腰痛。椎间盘退变可能改变骨结构，从而导致神经压迫。通常，脊柱退行性疾病患者可能会有腰背疼痛、麻木、感觉异常和颈部活动受限，严重时均需要手术治疗。⑤先天性畸形手术：中枢神经系统先天性异常发生在胚胎发育过程中的不同阶段。婴儿出生时可能出现的缺陷包括脊髓脊膜膨出、脑膨出、脑积水和颅缝早闭。⑥中枢神经系统感染：单发或多发脑脓肿可因脑内感染而发生。出现局灶性（特定区域受到影响）神经体征、癫痫、精神状态改变和颅内压升高等临床症状。CT 和 MRI 有助于鉴别脑脓肿。如果脓肿在抗生素治疗后没有消退或恶化，或者有占位效应和脑疝的迹象，通常需要手术治疗。硬脊膜外脓肿罕见特定类型的细菌因患者的年龄而异。⑦功能神经外科：是一种特殊的神经外科手术，治疗运动障碍疾病、面肌抽搐、三叉神经痛、癫痫和疼痛。立体定向神经外科在局部麻醉下将框架放置并固定在头皮上（使用四个穿透外颅骨的螺纹针来稳定框架的位置），然后通过 MRI 或者 CT 检查后三维重建，从而精确定位，进行相应的诊断及治疗。⑧癫痫手术：在美国，每 10 万人中约有 70 人服用抗癫痫药物治疗癫痫。终生患癫痫的风险为 3%，每年有 10 万例新病例。大多数病例（约 6 万例）是颞叶癫痫。约 25% 的抗癫痫药物治疗颞叶癫痫的患者没有得到控制，或者药物的副作用大，超过了治疗效果。每年约有 5000 个新病例需要癫痫手术（部分颞叶前部切除术）。如果反复跌倒，癫痫持续发作，患者和神经外科医师应考虑手术治疗。

神经外科作为脑科学研究的领域之一，面临着许多新的机遇和挑战。先进的技术使神经外科医师能够精确地定位大脑和脊髓中的异常组织，从而保护正常组织免受手术创伤。除了介入神经外科、功能神经外科、神经肿瘤外科、内镜（脑肿瘤切除手术）和脊柱外科，还有许多新的研究创新。未来细胞分子生物学和神经外科结合形成细胞分子神经外科为常规方法难以治疗的神经系统疾病提供新的治疗途径。

（赵继宗）

nǎojǐyè

**脑脊液**（cerebrospinal fluid, CSF） 脑室和蛛网膜下腔内的无色透明液体。脑脊液主要由侧脑室脉络丛分泌产生，正常情况下，脑脊液每分钟产生 0.3ml，每天产生 400~500ml，每 6~8 小时更新 1 次。总量 100~160ml，其中约 1/4 在脑室系统内，3/4 在脑和脊髓表面的蛛网膜下腔内。脑脊液属于细胞外液，在正常情况下，脑脊液有氯化物、钠、镁、$CO_2$、乙醇等；还含有少部分清蛋白、尿素、肌酐、尿酸、氨基酸、葡萄糖、钙、乳酸、丙酮、酶等。与血液中的成分有差别的是无胆红素、纤维蛋白原、补体、抗体、胆固醇等。

**脑脊液功能** 作为液体垫，可缓冲震动，分散压力，对脑和脊髓有重大的保护意义。在维持内环境稳定、参与神经系统的营养、代谢及神经内分泌转运方面也有重要作用。

**脑脊液检验**　侧卧位时行腰椎穿刺，测得的脑脊液静水压可代表颅内压，正常值为 0.7～2.0kPa（70～200mmH$_2$O），儿童为 0.5～1.0kPa（50～100mmH$_2$O）。根据脑脊液的物理学检查（颜色、透明度）、生化检查（蛋白、糖、氯化物等）、细胞学检查（红细胞、白细胞、肿瘤细胞等）、免疫学检查和肿瘤标志物测定，可为中枢神经系统疾病的诊断和鉴别诊断提供重要依据，如血性脑脊液提示颅内或椎管内有出血；脑脊液混浊，白细胞明显增多，蛋白含量增高，氯化物降低，是化脓性或结核性脑膜炎的有力证据；寄生虫酶标实验和补体结合试验阳性有助于颅内寄生虫病的诊断；脑脊液癌胚抗原升高是肿瘤颅内转移的重要标志。

（周定标）

nǎojǐyè xúnhuán
**脑脊液循环**（circulation of cerebrospinal fluid）　脑脊液在颅内分泌、吸收及流动的过程。脑脊液主要由侧脑室脉络丛分泌产生，经室间孔进入第三脑室，汇集第三脑室脉络丛产生的脑脊液，经中脑导水管到第四脑室，加入第四脑室脉络丛产生的脑脊液，少量进入脊髓中央管，大部分经第四脑室正中孔和侧孔流入小脑延髓池和脑桥小脑角池。此后，一部分脑脊液经脑底脑池到达大脑半球外侧裂池和脑表面蛛网膜下腔；另一部分向下流入椎管蛛网膜下腔，然后再返回脑底池和脑表面蛛网膜下腔。最后主要经矢状窦和横窦旁蛛网膜颗粒的绒毛吸收到静脉窦内。脑脊液的回流（或吸收）主要取决于颅内静脉压和脑脊液的压力差以及血脑屏障间的有效胶体渗透压。脑和脊髓的血管、神经周围间隙和室管膜也参与脑脊液的吸收。脑脊液循环通路受到梗阻会引起现脑室扩大而出现梗阻性脑积水，患者会出现相应的颅内压增高症状。

（周定标）

xuè-nǎo píngzhàng
**血脑屏障**（blood-brain barrier，BBB）　血液和脑实质之间具有高度选择性通透性的屏障。这些屏障能够阻止某些物质（多半是有害的）由血液进入脑组织。

**结构**　包括从循环血液到脑组织细胞外液间三层结构：①脑毛细血管内皮细胞及细胞间的紧密连接，非屏障毛细血管内皮细胞的胞膜具有窗孔，水和小分子溶质容易通过；血脑屏障的毛细血管内皮细胞相对缺乏窗孔和饮液囊泡，溶质穿透内皮细胞的转运功能微弱。除内皮细胞本身的特点外，脑毛细血管内皮细胞之间存在着结构和功能非常复杂的紧密连接，是血脑屏障最重要的解剖基础。②血管内皮外周的基膜。③神经胶质细胞（主要是星形细胞）的足突，虽然星形细胞本身不构成屏障，但其伸出的足样突起几乎完全包绕脑毛细血管，在维持血脑屏障功能方面发挥重要作用。

**功能**　中枢神经系统神经元的正常生理活动需要一个稳定的微环境。血脑屏障的选择性通透功能在营造这种环境中的意义重大。血脑屏障不是一个单纯的静态物理屏障，而是存在于循环血液与脑组织之间独特的物质交换系统。物质通过血脑屏障的主要途径为：①脂溶性物质的弥散。②大分子、非脂溶性和非电解质物质的主动转运。③离子通道。许多病理情况（创伤、感染、肿瘤、卒中等）可损害血脑屏障功能，破坏内环境，造成脑水肿，加重病情。当然，血脑屏障的破坏也可使在正常情况下不容易通过屏障的某些药物（如抗生素、抗肿瘤药等）进入脑组织，增加病变区域的药物浓度，发挥治疗作用。

（周定标）

shīyǔ
**失语**（aphasia）　在神志清楚，意识正常，发音和构音没有障碍的情况下，大脑皮质语言功能区病变导致的言语交流能力障碍。表现为自发谈话、听理解、复述、命名、阅读和书写六个基本方面能力残缺或丧失。

**发生机制**　语言中枢主要位于优势半球（右利手者为左侧半球，左利手者为右侧半球）的大脑皮质内。一般分为以下几种。①运动性语言中枢（Broca 区）：位于额下回后部，与中央前回的下部相连，通过锥体束支配与语言有关肌肉的活动，完成说话动作。损伤时产生运动性失语，有时伴失写。②听觉性语言中枢（Wernicke 区）：位于颞上回后部，与听觉中枢联系，将听到的声音分析综合而理解其意义。损伤后产生听觉性失语（失听）。③视觉性语言中枢（阅读中枢）：位于顶叶角回，与枕叶的视觉中枢联系以认识字和词句。损伤后产生失读。④书写中枢：位于额中回后部，与头、眼的转动及手的运动投射区相联系，损伤后书写能力丧失（失写）。⑤命名性语言中枢：位于颞叶后部，损伤后产生命名性失语。语言中枢相当广泛，彼此间有密切联系，并通过皮质下纤维和相应的运动、感觉、视、听中枢连接起来，任何中枢都不能孤立地进行活动。有学者反对孤立认定的语言中枢，他们认为完整语言过程有感受语言、理解分析语言和语言表达三部分组成，几乎整个大脑皮质和皮质下结构都参与活动，孤立地认定语言中枢是片面的。但目前毕竟还不能否认脑的某一区域损伤而出现特定的语言障碍的事实。

**分类及临床意义** ①运动性失语：发音和构音功能正常，能理解他人语言，但语言表达困难或不能，有时伴失写。②感觉性失语：又称听觉性失语，听力存在，但丧失理解他人语言的能力；能讲话，但不能察觉自身语言的缺陷，以至语言错乱而无法让人听懂（错语症）。因阅读中枢、书写中枢与听觉性语言中枢联系密切，故常合并阅读，书写障碍。③命名性失语：能理解他人语言，也可对话，但对物体命名困难。说、听、读、写能力不受影响。④混合性失语：不同失语的组合，如既有运动性失语，又有听觉性失语。

（周定标）

piānmáng

**偏盲**（hemianopia） 视野的一半出现缺损或者全盲。常为颅内的单一病变引起双侧视野缺损，是最为常见的一类视野缺损。

**发生机制** 视神经纤维起源于视网膜神经节细胞，其轴突集合成视神经，穿视神经管，向后经视交叉、视束到外侧膝状体。从此再发出纤维大部经视放射到距状裂（舌回、楔状回）视皮质，组成视觉通路。视野分中心视野（中心视力）和周边视野（周边视力）。前者反映视网膜中央黄斑部的视觉功能；后者反映视网膜周边部分及其发出视觉纤维的功能。正常的白色视野为颞侧90°，鼻侧60°，下方70°，上方55°，蓝色、红色、绿色视野依次缩小。不同部位的视路损害可引起不同的视野改变，包括向心性视野缩小，象限性偏盲、偏盲、扇形缺损等。

**临床意义** ①双颞侧偏盲：最常见。双眼颞侧半视野缺损，视交叉损害所致。多见于鞍区肿瘤（垂体瘤、颅咽管瘤、脑膜瘤等）、炎性或血管病变。②双鼻侧偏盲：较少见。双眼鼻侧半视野缺损，视交叉外侧受累造成。见于炎症、多发性硬化、血管病变。③同向偏盲：一眼的鼻侧半和另眼颞侧半视野缺损，一侧枕叶皮质、视束或视放射中后部损害可以造成双眼健侧同向性偏盲，见于肿瘤、炎症，血管病、变性病等。④水平偏盲：双眼上（或下）半视野缺损，枕叶距状裂下（或上）唇损害引起，见于肿瘤、炎症等。

（周定标）

dòngyǎn shénjīng mábì

**动眼神经麻痹**（oculomotor nerve paralysis） 各区域病变引起动眼神经损害造成的眼球运动障碍和瞳孔改变。

**发生机制** 动眼神经核位于中脑四叠体上丘水平、大脑导水管腹侧的中央灰质中，其纤维由大脑脚内侧发出组成动眼神经，在大脑后动脉与小脑上动脉间前行，穿海绵窦外侧壁，经眶上裂进入眼眶，分为上下两支，上支较小支配上直肌和提上睑肌，下支较大支配内直肌、下直肌和下斜肌。动眼神经中的副交感纤维起自动眼神经核前上方的艾-魏核，其纤维加入动眼神经分布于睫状肌和瞳孔括约肌。动眼神经麻痹常见于颅底骨折、眶尖或鞍旁病变（肿瘤、动脉瘤、炎症）手术前后及各种原因所致的脑疝（颞叶钩回疝）患者。

**临床意义** 因损伤部位不同，可分为核上性麻痹、核性麻痹和核下性麻痹。通常所指的动眼神经麻痹即核下性麻痹，指自动眼神经核发出到所支配的眼外肌之间的动眼神经损害，表现为同侧眼球向外下斜视，向上、向下、向内运动受限，双眼向健侧注视时出现复视，伴同侧上睑下垂、睑裂变小、瞳孔散大及对光反射消失。

（周定标）

shìpán shuǐzhǒng

**视盘水肿**（papilledema） 颅内压增高等原因所致以视盘生理凹陷消失，边界模糊为特征的病理改变。又称视乳头水肿。

**发生机制** 80%以上因颅内疾病（肿瘤、脓肿、脑积水、炎症、海绵窦血栓形成等）所致颅内压增高所造成。其他，如眶内病变及高血压脑病、尿毒症、妊娠毒血症、恶性贫血和白血病等全身疾病也可出现视盘水肿。

**临床意义** 多有头痛、恶心、呕吐等颅内压增高症状。早期视力可正常，生理盲点扩大，晚期视力逐渐减退，甚至失明。临床上一般分为四种类型。①初发型：早期视盘充血，呈红色，边缘模糊，生理凹陷不清，生理盲点扩大，视力视野正常。应与视神经乳头炎和假性视神经炎鉴别。②进展型：7～10天后，水肿明显，视盘变大，生理凹陷消失，隆起3～4屈光度，边缘模糊，呈灰白色，静脉怒张，少量散在出血点和白色渗出物，视力仍正常。③急剧进展型（恶性型）：病程较短，水肿的视盘周围迅速出现出血和渗出，视盘隆起5屈光度以上，视力轻度减退。④晚期型：视盘隆起逐渐减低或消失，颜色苍白，边缘不清，视力极度减退或失明。因颅内压增高引起的视盘水肿多为双侧性，且两侧程度大致相当。单侧视盘水肿多为眼局部病变所致。一侧因颅内压增高出现视盘水肿，另一侧因视神经直接受压发生原发性视神经萎缩即福斯特-肯尼迪综合征（Foster-Kennedy syndrome），见于偏一侧的颅前窝底肿瘤。

（周定标）

hūnmí

## 昏迷（coma）
一种深度无应答的意识状态。可以表现为无自主运动和行为，是一种严重的意识障碍。

**发生机制**　意识活动的病理生理十分复杂。脑的各部位在意识活动中的作用及脑是否存在意识活动中枢等问题尚不完全清楚。目前比较一致的看法是，大脑皮质及由脑干网状结构、丘脑非特异性核团等组成的非特异性上行投射系统的结构和功能完整，是维持正常意识状态的必需条件；无论大脑皮质抑或投射系统受损，均可导致意识障碍。昏迷即指严重的意识障碍。

**分类**　①浅昏迷：随意运动丧失，对周围事物和声、光等刺激无反应，但对疼痛刺激有反应，眼睑半开，吞咽、咳嗽、角膜反射及瞳孔对光反射存在，呼吸、血压、脉搏无明显改变。有时伴谵妄与躁动。②中度昏迷：对周围事物和各种刺激均无反应，对强度刺激的防御反射、角膜反射和瞳孔对光反射减弱，呼吸、血压、脉搏有改变，大小便潴留或失禁。③深昏迷：肌肉松弛，对外界刺激全无反应，各种反射消失，呼吸不规则，血压可下降，尿便失禁，有时有去脑强直征象。因为意识障碍的加深是一个逐渐演变的过程，为了临床应用方便而人为地将之分成几个阶段并不完全合理。国际上有很多意识评价

指标，最常用的是英国格拉斯哥大学提出的格拉斯哥昏迷评分（Glasgow coma score，GCS），根据患者肢体运动、语言和眼睛活动的情况评分，总分 15 分为正常，14～12 分为轻度意识障碍，11～9 分为中度意识障碍，8 分以下为重度意识障碍，即昏迷。

**临床意义**　昏迷是许多疾病的共同表现，应根据病史、症状、体征和脑脊液改变，并结合影像学检查，尽快确定病因，及时救治。临床上常见的引起昏迷的情况有以下几种。①伴有脑的局灶体征：脑脊液正常或有改变，头部 CT 或 MRI 发现异常，如颅内出血、脑损伤、脑梗死、脑脓肿、脑肿瘤等。②伴有脑膜刺激征而无脑局灶体征：脑脊液异常，如蛛网膜下腔出血、脑膜炎、脑炎等。③不伴有脑局灶体征和脑膜刺激征：脑脊液和头部影像学检查多正常，见于中毒性疾病、代谢障碍性疾病、感染、休克等。

**治疗原则**　①查找病因，针对病因进行治疗。②高压氧治疗。③各种促醒治疗。

（周定标）

zhōngjiān qīngxǐngqī

## 中间清醒期（lucid interval）
受伤当时昏迷，数分钟或数小时后意识状态好转，甚至完全清醒的时期。继而因为颅内血肿引起再次昏迷，多见于颅脑损伤患者的一种意识演变过程。

**发生机制**　颅脑损伤继发颅内血肿出现的意识演变过程，与原发脑损伤的轻重密切相关。若原发脑损伤较轻，常能见到典型的中间清醒期（昏迷→清醒或好转→再昏迷）。伤后的即时昏迷因脑损伤所致，再昏迷则是颅内血肿形成的结果，中间清醒期出现的早晚与原发脑损伤程度相关，而其持

续时间则取决于血肿形成的速度，短者仅 20～30 分钟，长者可达数天，但一般多在 24 小时内。

**临床意义**　中间清醒期实际上就是血肿形成增大的阶段，因而在此期间患者常有躁动、嗜睡、头痛和呕吐加重等症状。若出现这些症状，在排除由于药物引起的嗜睡或由于尿潴留等因素引起的躁动后，应高度警惕合并颅内血肿的可能，及时行 CT 检查即可确诊。

（周定标）

yíwàngzhèng

## 遗忘症（amnesia）
记忆中相当数量的回忆消失。

**记忆**　人们对以往经验的反映，是把过去学习或体验过的事物的识记、保持及随后的再现或回忆。分为三类。①即刻记忆：如立即重述别人所说的姓名、数字等，只能保持几秒至几分钟。②近事记忆：如回答何时入院，昨日的饮食情况等，能保持 10 分钟以上到数小时。③远事记忆：对既往久远事物的记忆，如回答出生日期、学习工作经历、学到的技术知识等。记忆的解剖生理机制十分复杂，大脑皮质、边缘系统、网状结构在记忆过程中具有特别重要的作用。复杂的病理过程，与记忆相关的解剖结构的病损或功能失调可造成记忆障碍，但更多的记忆障碍并非脑的某一部位损害所致，而是整个大脑功能障碍的结果。记忆障碍包括记忆增强、记忆减退、记忆错误和记忆虚构。

**分类**　遗忘症可分为以下两种。①顺行性遗忘：忘记疾病发生后的事件，近事记忆差，远事记忆尚存，多为老年人脑功能衰退征象。②逆行性遗忘：遗忘疾病发生时和发生前一段时间内的

事件，常见于脑震荡、中毒、癫痫发作后。

(周定标)

## 外伤性精神障碍 (traumatic psychopathy)

wàishāngxìng jīngshén zhàng'ài

颅脑外伤所致的各种精神异常。由于受伤原因、部位和程度的不同以及精神障碍诊断标准的差异，文献中报道的外伤性精神障碍发生率低者仅3.6%，高者达78%。脑各部位损伤中，以颞叶损伤继发精神障碍最常见，占62.8%，其次为额叶损伤，占30.2%。

**分类及临床意义** 包括以下两种。

**急性精神障碍** 颅脑损伤直接导致的精神障碍。常见的有意识障碍、谵妄、遗忘症和脑外伤后综合征。

**慢性精神障碍** ①人格改变：最常见的表现为既往习惯的行为模式发生显著变化，或表现为情绪障碍和自控能力削弱。②精神分裂症样精神病：具有特殊的思维、知觉、情感和行为障碍，精神活动与环境不协调，一般无意识和智能障碍。③思维联想障碍：缺乏连贯性和逻辑性。④情感障碍：淡漠，情感反应与语言内容和外界刺激不配合。⑤意志行为障碍：表现为内向性、幻觉、妄想和感知综合障碍。⑥痴呆：轻者表现为记忆减退、注意力不集中、构音障碍、语言表达能力差；重者思维贫乏、少语、呆滞、茫然、智力衰退、生活不能自理。

**治疗原则** 对因谵妄或急性精神障碍伴发攻击行为或其他行为紊乱，可短期使用抗精神病药物；伴发抑郁症状者，可使用抗抑郁药。对人格改变，尚无有效的治疗，可按临床表现对症处理，

并辅以心理治疗、工疗、娱疗、体育锻炼等促进其康复。

(周定标 李永志)

## 假性延髓性麻痹 (pseudobulbar palsy)

jiǎxìng yánsuíxìngmábì

双侧上运动神经元病损造成的舌、软腭、咽喉、颜面和咀嚼肌麻痹。又称假性球麻痹。

**发生机制** 脑卒中引起者最常见。病变部位广泛，两侧大脑皮质、皮质下、底节区、内囊、脑干可见出血或缺血灶。多发性硬化、肿瘤、炎症、外伤、中毒等也可是假性延髓麻痹的病因。

**临床意义** 相当复杂，最重要的征象包括以下几种。①言语困难：本质是口唇、舌、软腭和咽喉等构音结构的运动麻痹和肌张力亢进所致的构音障碍。由于运动麻痹，容易出现肌疲劳状态；因为肌张力亢进，口唇难启，言语踌躇。言语困难的另一特征是同语反复。②发声困难：个人独具的声色消失，出现鼻音。③进食困难：系咀嚼肌、舌肌、口唇肌、颊肌、软腭和咽肌无力的结果。除上述三个主征外，假性球麻痹患者多有情感障碍，表现为表情淡漠，半数以上出现无原因的强哭强笑发作。此外还有智能障碍、脑干病理发射、排尿障碍、锥体束症候、锥体外系症候、小脑症候等。

**分型** 引起假性延髓性麻痹的病变部位相当广泛，临床表现十分复杂。按病变部位及相应症状，可分以下几种类型。①皮质型、皮质下型：双侧大脑皮质运动区或皮质下半卵圆中心病灶所致。患者颜面下半表情肌、舌、软腭和咽喉肌麻痹明显，肢体麻痹较轻。病理性脑干发射不明显，多无强哭强笑。②内囊型：两侧内囊病变引起，除三主征外，常伴

双侧锥体束和锥体外系症状。③脑桥型：脑桥软化造成，患者智力常无明显障碍。假性延髓性麻痹需与延髓、双侧脑神经运动核（下运动神经元）或其纤维病损所致真性延髓性麻痹鉴别。真性延髓性麻痹患者的肌麻痹重，伴肌萎缩和肌纤维震颤，无排尿障碍，脑干病理发射阴性，脑干生理反射（咽反射、下颌发射）消失。

(周定标)

## 额叶肿瘤综合征 (Witzelsucht syndrome)

éyè zhǒngliú zōnghézhēng

额叶皮质由于肿瘤或其他病变产生的一组特殊神经综合征。临床表现为不易控制的爱讲俏皮话、轻浮、不合时宜地开玩笑，且患者本人认为这样的讲话很有趣、做无意义或与当时环境不相干的事。旧称童样痴呆。

**发生机制** 额叶的肿瘤、外伤、神经变性疾病、脑血管病及神经外科手术医源性损害等均可导致患者出现该综合征。额叶负责高级情感功能，如进取心、计划性、部分社会性行为及语言。额叶功能紊乱时可表现为个性的突然和戏剧性改变，如社会意识丧失、缺乏自制力、情绪不稳、易怒、有攻击性和冲动行为等。患者可出现言语少、流利度差、表达困难、精神差、反应慢，判断力缺乏，无显著认知功能和记忆障碍。严重者可出现缄默或语言模仿现象，出现原始反射如吮吸反射和握持反射。更严重的出现自发运动减少、小便失禁。该综合征属于额叶功能紊乱中的一类，主要由额极病变所致。

**临床意义** 若患者出现该综合征，需要考虑是否有额叶病变存在，对患者行进一步神经系统检查，特别是影像学检查以明确病变性质。

**治疗原则**　针对病因治疗，包括切除肿瘤、使用神经营养药物、改善脑循环及高压氧治疗等。

（卢亦成　吴小军）

éyè-shìshénjīng zōnghézhēng

## 额叶-视神经综合征（Foster Kennedy syndrome）

肿瘤位于一侧额叶底部，一方面压迫同侧视神经引起视盘萎缩，另一方面是肿瘤体积增大导致颅内高压引起对侧视盘水肿的临床综合征。

**发生机制**　额叶肿瘤特别是一侧额叶底部肿瘤如偏向于一侧的嗅沟脑膜瘤、蝶骨平台脑膜瘤、蝶骨嵴内侧脑膜瘤等，肿瘤的生长可直接压迫同侧视神经的颅内段，导致视神经的变性，临床表现为受累侧视力的明显下降，严重者可出现失明，同侧眼底检查可见视盘边界清楚、色泽变淡、血管变细等原发性视盘萎缩的表现；另一方面由于肿瘤体积的增大，肿瘤本身的占位效应导致颅内高压，使对侧视神经的静脉回流受阻，出现了对侧的视盘水肿，如果这种视盘水肿逐渐加重并持续存在，还可出现继发性视神经的萎缩，表现为视盘边界不清、中心凹消失、色泽变淡、血管变细等改变。

**临床意义**　该综合征提示患者可能发生一侧额叶占位性病变，尤其是额叶底部肿瘤，应尽早行神经影像学检查以明确诊断。

**治疗原则**　针对病因采取综合治疗。由于患者存在颅内高压，明确诊断后及时手术切除肿瘤是治疗的关键，手术前后治疗瘤周水肿以降低颅内压。

（卢亦成　吴小军）

niè-dǐngyè zōnghézhēng

## 颞顶叶综合征（Wernicke syndrome）

各种病变导致位于大脑优势半球（左侧）颞叶后部的 Wernicke 区功能障碍而出现的一组临床综合征。其临床表现以感觉性失语为主，因而又称感觉性失语综合征。

**发生机制**　Wernicke 区位于左侧颞叶后部，即 41 区和 42 区后方的颞上回（22 区），加上邻近的颞中回后部。

该区域的损伤或破坏临床上可出现感觉性失语，即患者可以有语言，能说话，听力正常，但不能理解别人和自己说话的内容，因而失去与别人真正意义上的语言交流能力。如果 Wernicke 区变累及其后方相邻的视觉性语言中枢（19 区）则可出现不能识别文字的失读症状；如果位于顶下小叶的病变累及 Wernicke 区与 Broca 区相联系的弓状纤维，还可出现书写不能。多种病变可导致 Wernicke 区的结构和功能的损害，包括外伤、肿瘤、梗死、炎症、变性疾病等。

**临床意义**　临床上出现该综合征常表示患者优势半球（大多位于左侧）颞叶后上部有病变存在，应进一步进行神经系统和神经影像学的检查，以明确病变的性质。

**治疗原则**　应在明确病因的前提下进行病因治疗，如切除该部位的肿瘤、治疗累及该部位的脑水肿、疏通或者重建局部血液循环、改善微循环以及对症治疗等。

（卢亦成　吴小军）

jiǎohuí zōnghézhēng

## 角回综合征（angular gyrus syndrome）

由于脑外伤、脑肿瘤、脑血管病等导致大脑皮质角回区域的损害，临床上出现手指失认、计算不能、书写不能和左右定向障碍的一组临床综合征。

**发生机制**　角回位于颞上回和颞中回的后方，是视觉、听觉和触觉皮质的交界处，角回对这些信号具有整合作用，损害后可导致对语言和数字的转换出现障碍以及视觉空间的反射障碍。临床上可出现以下部分或者全部症状，常伴失语或结构性失用。①手指失认：不能说出手指的名称，大部分患者对拇指和小指尚可识别。②计算不能：不能用手指计数，不能读、写数字，不能完成较复杂的心算。笔算时常弄错行和位数。③书写不能：不能控制字体的大小和位置，常写错字、不存在的字、类似字、镜影字、笔画错乱、同字连续、语法语义错误等。④左右定向障碍：不能辨别自身左右，对空间方位不能辨别。脑肿瘤、脑外伤、脑血管病（如顶后动脉或角回动脉闭塞）致优势半球顶叶角回病变、脑萎缩、酒精中毒、一氧化碳中毒、铅中毒以及休克、精神病等也可引起该综合征。

**临床意义**　当患者出现手指失认、计算不能、书写不能和左右定向障碍时，常提示角回皮质的损害。应及时进行神经系统检查和神经影像学检查，以明确诊断。

**治疗原则**　针对引起该综合征的病因治疗，如切除脑肿瘤，治疗脑外伤、脑血管病等。纠正其他原因导致的脑萎缩，积极治疗酒精中毒等疾病。

（卢亦成　吴小军）

kòudàihuí zōnghézhēng

## 扣带回综合征（cingulate gyrus syndrome）

不同原因引起扣带回损害后出现的某种程度的焦虑、强迫状态、精神运动性兴奋、疼痛状态减轻，以及定向力障碍、记忆力下降、自知力缺失等的一组临床综合征。

**发生机制**  扣带回是形成情绪情感及疼痛反应的重要皮质区，其皮质为边缘系统的重要组成部分，接受丘脑前核和新皮质的投射，也接受体感系统的输入，并通过扣带投射到内侧嗅皮质，参与情感的形成及加工。该皮质对学习、记忆、社交、执行功能、呼吸控制、发声、注意力、疼痛反应也很重要。还参与调节自主神经反射、躯体运动和行为变化。刺激扣带回不同部位可导致呼吸抑制或者加快，抑制自发运动，致肌肉松弛及心律、情绪、自主神经系统发生变化，影响患者的痛域。扣带回前区主要参与运动和语言功能，而其后部则与定向力、自知力以及兴奋状态相关。导致扣带回损害的病变有血管性病变（大脑前动脉分支梗死）、纵裂和扣带回附近的肿瘤压迫或者侵袭扣带回、神经系统变性疾病或者外伤损害双侧扣带回等。

**临床意义**  出现上述症状时应考虑扣带回病变，由于扣带回与邻近功能区皮质有着密切联系，上述症状并非扣带回损害的特异性症状，应及时行 MRI 检查，以明确病变的部位与性质。

**治疗原则**  针对扣带回损害的病因治疗，包括切除肿瘤、治疗血管疾病、颅脑外伤等。

（卢亦成　蒋磊）

pián zhītǐ zōnghézhēng

# 胼胝体综合征 （corpus callosum syndrome）

胼胝体大部或全部分离，或供血动脉严重闭塞致两侧半球之间，特别是运动区和辅助运动区间失连接所致的临床综合征。又称胼胝体失连接综合征。

**发生机制**  胼胝体供血动脉严重闭塞或痉挛，或因手术等原因离断，如损害发生于连接额叶辅助运动区的胼胝体前部和扣带回前部等部位，为前型胼胝体综合征或运动型胼胝体综合征。症状常出现在非优势侧，表现为摸索行为、双手交互拮抗等。膝部、穹隆损害可产生顺行性遗忘。胼胝体中动脉阻塞可出现失用、精细运动障碍、共济失调等，可伴神志和精神异常，如嗜睡、淡漠、主动性差、意志力弱、强哭强笑、易激惹及智力下降。右大脑后动脉阻塞造成右侧胼胝体压部、海马、颞叶、丘脑、顶枕区损害，致半球间失连接，称后型胼胝体综合征或感觉型胼胝体综合征。表现为同侧偏盲、偏身感觉障碍、视觉性共济失调、模仿行为、异手综合征、自体失认、偏侧忽视、视觉性失命名或失读等。

**临床意义**  胼胝体血供丰富，梗死少见。出现该综合征提示存在较广泛动脉硬化、栓塞或者痉挛，病因有高血压、糖尿病引起的广泛动脉硬化、血栓形成。

**治疗原则**  给予静脉或者动脉溶栓，应用神经营养、糖皮质激素、高压氧治疗等。对有基础疾病者给予相应处理，如控制血糖、血压，降低血脂。

（卢亦成　胡国汉）

shìjiāochā zōnghézhēng

# 视交叉综合征 （optic chiasma syndrome）

病变累及视交叉所致以不同程度的视力下降和视野缺损为表现的临床综合征。鞍区附近不同类型的肿瘤压迫视交叉可导致该综合征。多发硬化、动脉瘤等也是可能的病因。

**发生机制**  视交叉由来自双侧鼻侧视网膜的视神经纤维组成，因此压迫视交叉可导致双颞侧偏盲。临床上视野改变往往从视野不完整的缺损开始。发生在视交叉下方的肿瘤，如垂体瘤、颅咽管瘤压迫视网膜鼻下侧纤维，先引起颞上象限视野缺损；来自上方的肿瘤，如鞍结节脑膜瘤、三脑室肿瘤等则先出现颞下象限盲；外侧部病变引起同侧眼鼻侧视野缺损；前部损害如大脑前动脉瘤、前床突脑膜瘤等可致同侧视神经损害，表现为中心性偏盲，对侧颞上象限也可损害；后部损害可致较小的双颞旁中央视力缺损，颞部黄斑纤维未被损伤，色觉和精细觉可保留。如果病变影响视束可导致对侧同向偏盲；如果整个视交叉受损则可引起全盲；如垂体瘤卒中。

**临床意义**  患者出现典型的双颞侧偏盲，或者视野不完整的缺损并逐渐加重扩大，提示视交叉损害，患者可能有垂体瘤、三脑室肿瘤等累及视交叉的病变存在。

**治疗原则**  及时手术切除肿瘤，或者栓塞、夹闭动脉瘤，去除肿瘤或动脉瘤等的占位效应。

（卢亦成　胡国汉）

jiānnǎo zōnghézhēng

# 间脑综合征 （diencephalic syndrome）

肿瘤、炎症、脑外伤、脑出血等致丘脑和下丘脑解剖结构的损伤和功能的障碍，出现内分泌、代谢、自主神经、精神活动以及感觉等一系列异常的临床综合征。

**发生机制**  间脑包括丘脑和下丘脑。丘脑是感觉整合中枢，而下丘脑为内分泌、代谢和精神状态的调节中枢，当外伤、脑室内出血、肿瘤（如丘脑和下丘脑肿瘤等）、炎症、中毒以及血管性疾病等累及上述结构时，即可出现一系列临床症状。①丘脑损害导致的感觉异常、情绪不稳以及情感障碍。②下丘脑损害导致的内分泌功能紊乱：性功能减退/亢进、发育迟缓/早熟、月经周期改变、闭经、溢乳、毛发增多等。③代谢紊乱：尿崩、肥胖、色素沉着、高/低血糖、清蛋白减少、球蛋白增多、低/高血钠症、真性红细胞增多等。④体温调节障碍：如中枢性高热或低体温。⑤自主神经调节障碍：皮肤黏膜苍白或充血、汗腺和唾液腺等腺体分泌紊乱、血管运动调节障碍致消化道溃疡和出血、神经源性肺水肿、高血压、内脏功能障碍出现的心悸、胸闷、心率血压和呼吸频率紊乱、恶心、呕吐、腹泻、腹痛、尿失禁等。⑥还可出现发作性意识障碍、肌无力、强直痉挛、睡眠障碍。

**临床意义**　包括两方面。①提示患者可能在丘脑或下丘脑存在肿瘤、炎症、脑出血等病变，应及时进行神经影像学检查以确定病变性质。②病变性质明确的情况下可以判断患者病情的严重程度和治疗的有效性。

**治疗原则**　及时进行病因治疗，同时给予对症处理。维持内环境稳定是治疗的重要组成部分。

（卢亦成　胡国汉）

qiūnǎo zōnghézhēng

## 丘脑综合征 （thalamic syndrome）

多因丘脑供血动脉病变所致，以病灶对侧持续性、发作性的剧烈疼痛，常伴患肢无力、感觉障碍等为表现的临床综合征。又称疼痛性偏身感觉脱失综合征。

**发生机制**　丘脑是皮质下高级感觉中枢，与大脑皮质、脊髓、小脑、纹状体、边缘系统有广泛联系。该综合征可为出血性病变或缺血性病变所致，常见丘脑膝状体动脉或丘脑穿通动脉供血障碍，其次为丘脑占位性病变，如丘脑肿瘤。表现为：①影响锥体束导致病变对侧肢体轻瘫，但很少遗留肢体挛缩。②腹后外侧核受损致病变对侧持续性半身感觉障碍（以深感觉为主）。③病变对侧半身自发性疼痛。④丘脑腹外侧核与红核、小脑齿状核的联系受累致轻度同侧肢体共济运动失调。⑤豆状核受累表现为病变同侧舞蹈样运动、手足徐动症等锥体外系损害症状。

**临床意义**　患者出现一侧持续性、发作性的剧烈疼痛，常伴患肢无力、感觉障碍等，提示丘脑膝状体动脉或丘脑穿通动脉供血障碍，或者存在丘脑肿瘤等占位性疾病。

**治疗原则**　针对病因处理，如缺血性疾病给予静脉或者动脉溶栓，应用神经营养、糖皮质激素、高压氧治疗等。有手术指针的丘脑肿瘤应手术治疗，并积极治疗基础疾病。

（卢亦成　胡国汉）

xiàqiūnǎo zōnghézhēng

## 下丘脑综合征 （hypothalamic syndrome）

多种病因累及下丘脑导致以内分泌失调、自主神经功能紊乱、睡眠和体温调节紊乱、性功能障碍、尿崩、多食或厌食、精神异常、癫痫发作等为表现的临床综合征。

**发生机制**　下丘脑位于垂体柄上方，三脑室前部的两侧，体积很小却是内分泌和代谢的调节中枢。颅脑创伤、脑出血、鞍区或三脑室前部肿瘤（如颅咽管瘤、胶质瘤、生殖细胞瘤、丘脑肿瘤等）、肉芽肿、感染和炎症、退行性变、下丘脑的血供损害、该部位的手术、鞍区放射性脑损伤等均可引起下丘脑综合征。主要表现为：内分泌功能减退或亢进、性功能障碍；尿崩；中枢性高热或低体温；电解质紊乱；精神和睡眠障碍；贪食或厌食；头痛、多汗或无汗、手足发绀；括约肌功能障碍；间脑癫痫；视力视野损害；血压波动，瞳孔变化；消化性溃疡或出血等。

**临床意义**　患者出现内分泌功能失调、自主神经功能紊乱，精神异常、癫痫发作等，提示可能有下丘脑功能障碍。临床症状的多少和严重程度尚可提示疾病的严重程度和预后。

**治疗原则**　首先进行病因治疗，有手术指征的肿瘤患者应手术切除肿瘤；抗生素控制感染；停用导致内分泌异常的药物；处理精神症状、高热、低热。对症处理尿崩、垂体前叶功能减退或者亢进等。

（卢亦成　胡国汉）

dànǎojiǎo zōnghézhēng

## 大脑脚综合征 （cerebral peduncle syndrome）

大脑后动脉脚间穿支、脉络膜后动脉梗塞或两者均梗死，导致相关核团和传导束损害，出现动眼神经麻痹与偏瘫等症状的两次综合征。又称韦伯综合征（Weber syndrome）、大脑脚内侧综合征。

**发生机制**　中脑腹侧、大脑脚底中 3/5 有锥体束下行，该束的内侧有动眼神经纤维穿出脑干，如在该部位发生梗死可出现病灶同侧动眼神经麻痹及病灶对侧中枢性偏瘫，包括表现为同侧眼睑下垂、瞳孔散大，眼球运动受限，复视，对侧中枢性面瘫和舌瘫以及对侧肢体痉挛性瘫痪。如果黑质损害可出现对侧帕金森样强直，如果皮质脑桥束损害可导致对侧随意运动失控，还可出现面神经、舌咽神经、迷走神经和副神经受累，患者表现为面部麻木、复视、听力、构音、吞咽等功能障碍。如若损及网状结构还可引起意识障碍。

**临床意义**　该综合征的出现提示患者有大脑后动脉脚间穿支、

脉络膜后动脉梗死或两者均梗死，并且导致了相应神经核团以及传导束的损害。

**治疗原则** 寻找血管梗死原因，针对病因采取静脉或者动脉溶栓、血管内支架、神经营养等措施，恢复血供，减少脑组织缺血导致的损害。

(卢亦成 胡国汉)

xiǎonǎobiǎntáotǐxiàshàn zōnghézhēng

## 小脑扁桃体下疝综合征 (tonsillar hernia syndrome)

颅后窝中线结构先天异常导致小脑扁桃体向下延伸，甚至延髓下段及四脑室也向下移位而出现的临床综合征。

**发生机制** 小脑、颅后窝先天异常导致小脑扁桃体、延髓下段、四脑室下部疝入枕骨大孔和椎管内，部分下蚓部、后组脑神经及上颈神经根向下牵拉，脑脊液循环受阻。这类患者常合并枕骨大孔区畸形如颅颈融合、颅底凹陷、延髓腹侧压迫等。可伴脊髓空洞、小脑脑回畸形、灰质异位、中脑导水管胶质增生、导水管分叉或隔膜形成、脊膜脊髓膨出、脊髓裂、脊柱侧弯、四脑室囊肿等。该综合征可能的原因为：脊髓拴系向下牵拉小脑和脑干相关结构；颅后窝容积过小致脑组织下疝；婴幼儿期脑积水。症状包括脑神经和颈神经症状：构音、吞咽障碍，枕颈部疼痛；脑干颈髓症状：轻瘫或四肢瘫、腱反射亢进、感觉分离或感觉障碍、肌肉萎缩、大小便障碍等；小脑症状：眼球震颤、步态不稳等；也可有颅内高压症状。

**临床意义** 该综合征提示枕骨大孔、寰枕部有先天性畸形伴发小脑扁桃体下疝的可能。

**治疗原则** 手术为主，主要术式为颅后窝减压术。可根据病情切除小脑扁桃体，分离正中孔粘连，解除枕骨大孔和上颈椎对神经组织的压迫。寰枕畸形伴延髓腹侧受压者可考虑前路减压。

(卢亦成 胡国汉)

zhěndàkǒng zōnghézhēng

## 枕大孔综合征 (foramen magnum syndrome)

枕骨大孔区肿瘤和颅底、寰枕部先天性畸形导致的小脑、延髓、上颈髓及后组脑神经损害的临床综合征。

**发生机制** 枕骨大孔是延髓连接上颈髓的通道，该区域除延颈髓外尚有小脑扁桃体、后组脑神经和椎动脉及其分支，无论是肿瘤直接压迫还是颅颈交界的畸形均可对上述结构造成压迫而出现相应的症状和体征。病因包括枕骨大孔区肿瘤、颅底凹陷、寰枕融合、小脑扁桃体下疝畸形等。临床可出现吞咽困难、饮水呛咳、发音障碍、颈与舌肌萎缩等后组脑神经的损害症状；枕颈部放射性疼痛、颈项强硬、强迫头位等颈神经刺激症状。轻瘫或四肢瘫、腱反射亢进、感觉障碍、括约肌功能障碍等颈髓受压表现，晚期可出现呼吸困难；眼球震颤，步态不稳等小脑症状；深浅感觉分离等脊髓空洞症相关症状。

**临床意义** 该综合征的出现提示枕骨大孔附近存在占位病变或寰枕部有先天性畸形的可能，应及时行神经影像学检查。

**治疗原则** 手术切除肿瘤，如为颅后窝、颅底畸形应行颅后窝减压术，以解除受累神经组织的压迫，行分流术以缓解脑积水症状。

(卢亦成 胡国汉)

kuàngjiān zōnghézhēng

## 眶尖综合征 (orbital apex syndrome)

病变侵犯眶尖，引起一系列眶尖组织功能损伤的临床综合征。包括动眼神经（Ⅲ）、滑车神经（Ⅳ）、三叉神经第一支（$V_1$）、外展神经（Ⅵ）和视神经功能的障碍。

**发病机制** 眶尖区指眼球后方圆锥形区域，这一区域汇集了众多的神经血管，包括滑车神经、泪腺神经、眼上静脉、动眼神经、外展神经、鼻睫神经、眼下静脉、眶脂体和交感神经等。当该区域发生外伤、炎症、肿瘤、血管病以及医源性损伤时，常可压迫或损伤以上结构，从而造成相应的神经功能障碍。其临床表现主要有：①视力减退或丧失。②眼睑下垂及眼球固定。③眶压增高，眼球突出。④眼部知觉障碍。⑤眼底改变：早期视盘充血；晚期视神经萎缩。其诊断主要依据特征性的临床表现以及外伤等病史，CT 及 MRI 检查可进一步明确病变类型。

**临床意义** 出现该综合征可将病变定位于眶尖部，根据病史及时进行局部神经影像学检查以明确诊断。

**治疗原则** ①重视对原发病的治疗：如外伤致眶尖部位骨折应行手术取出骨折片，并行眶上裂及视神经管的减压；肿瘤性病变应根据眶内或颅内的位置、大小等具体情况决定手术与否；炎症性病变应给与抗炎等处理。②对于急性神经损伤，可考虑大剂量皮质激素。③神经营养药物、扩血管药物以及改善微循环等治疗。

(卢亦成 骆纯)

kuàngshàngliè zōnghézhēng

## 眶上裂综合征 (superior orbital fissure syndrome)

一组以动眼神经（Ⅲ）、滑车神经（Ⅳ）、三叉神经第一支（$V_1$）、外展神经（Ⅵ）受损症状为特征的临床综合征。又称罗-杜综合征（Rochon-Duvigneaud syndrome）。

**发生机制**　眶上裂位于眼眶视神经的外侧，在眶上壁与眶外壁的交界处，由蝶骨大小翼组成。第Ⅲ、Ⅳ、Ⅵ脑神经及第Ⅴ脑神经的眼支、眼上静脉、脑膜中动脉的眶支和交感神经等穿过此裂。肿瘤、外伤、炎症等病变直接累及眶上裂或眶内、颅内的病变累及眶上裂，即可出现此综合征。主要表现为：①第Ⅲ、Ⅳ、Ⅵ脑神经麻痹及眶静脉回流障碍，致上睑下垂，眼球突出，眼球运动障碍，瞳孔散大，对光反应减弱或消失。②第Ⅴ脑神经第1支麻痹，致额部皮肤及结膜、角膜感觉减退或消失。③部分患者可伴有眼睑和球结膜水肿、视盘水肿及眼底出血。④不伴有视神经受损表现。

**临床意义**　眶上裂综合征可将病变定位于眶上裂区域，应及时采用B超、CT、MRI和病理活检等明确诊断。

**治疗原则**　①病因治疗：外伤患者应行眶上裂减压，肿瘤性病变应根据适应证进行手术切除，炎症性病变应给予抗炎处理等。②对于急性神经损伤者可考虑给予大剂量糖皮质激素。③神经营养药物、扩血管及改善微循环等治疗。

（卢亦成　骆　纯）

jǐngjìngmàikǒng zōnghézhēng

**颈静脉孔综合征**（jugular foramen syndrome）　一侧颈静脉孔附近病变引起的同侧Ⅸ、Ⅹ、Ⅺ脑神经麻痹而产生的一组临床综合征。又称韦内特综合征（Vernet syndrome）。

**发生机制**　颈静脉孔内有Ⅸ、Ⅹ、Ⅺ脑神经伴随颈静脉一起出颅，外伤、颈静脉孔内或周围组织的肿瘤及炎症累及颈静脉孔区即可引起该综合征。其主要表现为：①舌咽迷走神经症状：同侧咽反射消失、舌的痛温觉和后1/3味觉丧失、同侧软腭及喉麻痹、咽反射消失、声音嘶哑、吞咽困难。②副神经损伤：胸锁乳突肌麻痹导致头不能转向对侧，斜方肌麻痹致不能耸肩。

**临床意义**　出现该综合征提示病变定位于颈静脉孔区，应尽早行神经影像学检查以明确诊断。

**治疗原则**　①首先针对病因的治疗：肿瘤引起者常需手术治疗，炎症性病变引起者通过抗炎治疗后多数可逐渐恢复，外伤引起者多采用非手术治疗。②营养及支持治疗：吞咽困难者早期通过鼻饲给予营养支持，气管切开可预防因误吸引起的肺部感染。③神经营养药物、扩血管及改善微循环等治疗。④高压氧及针灸等治疗有助于神经功能的恢复。

（卢亦成　骆　纯）

Bùlǎng-Sàikǎ zōnghézhēng

**布朗-塞卡综合征**（Brown-Sequard syndrome）　脊髓侧方受到髓外或髓内病变压迫导致病变水平以下同侧肢体上运动神经元瘫痪、深感觉和精细触觉障碍，对侧肢体痛温觉减退或消失的临床综合征。又称脊髓半切综合征。

**发生机制**　脊髓传导束的排列特点决定了其典型的临床特征，当脊髓侧方受压时，压迫同侧脊髓侧索中下行的皮质脊髓束，由于皮质脊髓束已在锥体交叉以下，所以导致受压平面以下同侧肢体的上运动神经元性瘫痪；同时压迫走行于脊髓后索中传导深感觉的薄束和楔束导致受压平面以下同侧肢体的深感觉障碍；而压迫脊髓侧索中上行的脊髓丘脑束却是传导受压平面以下对侧肢体的痛温觉，导致了受压平面以下对侧肢体的痛温觉障碍；由于脊髓丘脑前束为部分交叉，故粗触觉仍保留。导致脊髓半切综合征主要见于髓外硬脊膜下的椎管内肿瘤，偏于一侧的髓内肿瘤较少见，也可见于外伤、出血和炎症。

**临床意义**　常可根据感觉障碍平面进行病变的纵向定位，并提示脊髓受压的程度，多数为髓外硬脊膜下病变所致。

**治疗原则**　根据病因确定治疗方式：①若存在髓外压迫性病变，如椎管内肿瘤、椎间盘突出、骨折脱位、血肿压迫等原因，常需手术去除压迫。②对于脊髓本身的炎症、多发性硬化以及其他脊髓病变，无外在压迫时，可给与保守治疗，包括外固定和药物治疗等。

（卢亦成　骆　纯）

mǎwěi zōnghézhēng

**马尾综合征**（cauda equina syndrome）　各种外界或内在病变所致马尾神经受压引起的腰痛、坐骨神经痛、鞍区感觉障碍及下肢无力、膀胱和肛门括约肌功能障碍以及性功能障碍等的一系列临床综合征。

**发生机制**　马尾位于圆锥以下的椎管内，马尾神经与周围神经不同，表面仅有一层神经内膜，缺乏相应的保护组织，易受到机械压迫的损伤。由于马尾损伤不涉及脊髓，因此所有的运动障碍均为下运动神经元麻痹，感觉障碍区域呈神经分布形式，根痛较为多见。典型的马尾综合征包括下腰痛、双侧坐骨神经痛、下肢肌力减弱、鞍区麻木、伴有膀胱直肠括约肌功能障碍等。该综合征多见于腰椎椎管内占位性病变、椎间盘突出、椎管狭窄和外伤等原因。

**临床意义** 该综合征常提示腰椎椎管内病变，由于临床上大多数患者症状不典型，因而容易延误诊断，而早期诊断对其预后至关重要，因此对既往有下腰痛或坐骨神经痛的患者，有新发膀胱功能障碍时，应及时行 MRI 检查，有利于早期诊断。

**治疗原则** 对椎管内肿瘤导致马尾综合征的患者应尽早手术解除压迫，即便是室管膜瘤也应在保留神经功能的前提下最大限度地切除肿瘤。椎间盘突出和椎管狭窄可行相应的椎间盘切除和椎管减压术。

(卢亦成 骆 纯)

zhèngcháng guànzhùyā tūpò zōnghézhēng

## 正常灌注压突破综合征 (normal perfusion pressure breakthrough syndrome)

高血流量脑血管疾病（如动静脉血管畸形）术中切除病变后导致平时处于缺血状态的脑血管和毛细血管获得高于平时血流量的一种过度灌注状态。表现为术中或术后病灶周围脑组织大面积水肿和灶性出血的临床综合征。是脑血管疾病手术的一种严重并发症。

**发生机制** 由于术前病灶内的大量供血和快速血流而产生的窃血作用以及巨大肿瘤的压迫作用，造成病灶周围脑组织的低灌注，使其处于慢性缺血缺氧状态，长时间的缺氧可引起毛细血管异常增生，这些异常增生的毛细血管壁发育不良，当病灶切除后病灶周围区域突然恢复正常灌注压时，血管壁受到相对较强的血流冲击，容易发生破裂，造成体液渗出和出血。这些脑血管病变包括高流量的脑动静脉畸形、大脑大静脉畸形、动静脉瘘和颈动脉

硬化等。

**临床意义** 此综合征与病灶的窃血作用有关，可通过一些辅助手段进行预测：①脑血管造影时发现血管畸形大，供应动脉粗大扭曲，出现淤滞动脉，而正常的脑血管不显影。②多普勒超声检查为高血流量的脑血管畸形。③脑电图示弥漫性慢波。对这类脑血管病的治疗须采取预防措施。

**治疗** 正常灌注压突破综合征可通过分步逐渐减少畸形血管团的血供来预防。当这种综合征发生时，治疗原则如下：①控制血压，适度低血压。②术中发生者适度扩大切除范围，充分止血；术后发生者必要时行减压手术。③脱水及改善微循环等治疗。④高压氧治疗。

(卢亦成 骆 纯)

zhōngshūxìng niàobēngzhèng

## 中枢性尿崩症 (central diabetes insipidus)

下丘脑-神经垂体功能受损或缺陷导致抗利尿激素（ADH）分泌不足或缺乏，进而引起肾小管重吸收水的功能障碍，以多饮、多尿、低比重尿和低渗尿为主要临床表现的一组临床综合征。

**发生机制** ADH 主要由下丘脑视上核和室旁核合成，经垂体柄转运，在神经垂体储存，通过血浆渗透压调节其释放进入血液。肿瘤或创伤等原因造成下丘脑、垂体柄及垂体后叶损伤可导致ADH 合成或分泌不足，可能产生中枢性尿崩症。可分为先天性中枢性尿崩症、获得性中枢性尿崩症和遗传性中枢性尿崩症。获得性中枢性尿崩症最常见，可由创伤、肿瘤、手术等多种原因引起。临床表现为患者烦渴，大量饮水，每小时尿量大于300ml，尿比重低于 1.006。

**临床意义** 根据患者典型的临床表现及 ADH 减少的实验室检查常可确诊。鞍区 MRI 对明确中枢性尿崩症的病因有着不可替代的作用，可发现鞍区肿瘤等占位病变、外伤所致的下丘脑或神经垂体出血、垂体柄离断等情况，一些特发性中枢性尿崩症的患者，MRI 也常可见垂体后叶的异常信号。

**治疗** 中枢性尿崩症在治疗上以维持血容量、水和电解质平衡及尿量为原则。由肿瘤压迫、炎性浸润或颅脑外伤引起的，必须处理好原发病。药物治疗主要以激素替代为主，常见的药物有垂体后叶素、垂体后叶粉（尿崩停）、人工 1-脱氨-8-右旋-精氨酸血管加压素（弥凝）。

(卢亦成 骆 纯)

zhōngshūxìng gāorè

## 中枢性高热 (central hyperthermia)

下丘脑、脑干和上颈髓的病变或损伤，致体温调节中枢受损而导致的高热，体温可骤升至40℃以上，持续数小时至数天的临床综合征。

**发生机制** 脑外伤、脑血管病、颅脑手术等损伤下丘脑体温调节中枢，可引起中枢性高热。正常情况下，人体温处于相对恒定状态，不因外界气候改变而有明显波动。而中枢性高热患者因体温调节功能障碍，对外界刺激不能随时调节，体温易随外界温度变化而变化。患者常有颅脑疾病史，常表现为：①突然高热，体温可骤升至 40~41℃，持续数小时至数天直至死亡，或体温突然下降至正常。②通常是躯干体温高，且双侧体温可不对称。③虽有高热，但患者中毒症状不明显，不伴寒战。④ 一般不伴有白细胞增多的表现。由于体温调

节中枢受损，解热药难以对其产生疗效，故中枢性高热时用抗生素及解热剂一般无效。高热可使脑血流量、脑组织氧代谢及全身代谢增加，加重脑细胞损害、器官衰竭、呼吸循环衰竭以及消化道出血等一系列并发症。

**临床意义**　出现中枢性高热常提示下丘脑、脑干或上颈髓病变，应行 MRI 检查明确病变部位及性质，为病因治疗提供依据。

**治疗原则**　①首先治疗原发病，如脑出血伴颅内高压者，清除血肿、降颅内压等措施。②物理降温：冰袋、冰帽降温，擦浴降温，静脉低温输液疗法，冰盐水灌肠等。③溴隐亭联合物理降温有助于控制体温。④保持呼吸道通畅，加强营养支持，防治全身并发症。

（卢亦成　骆　纯）

nǎoshuǐzhǒng

**脑水肿**（cerebral edema）　不同致病因素使脑组织水分异常增多的一种病理状态。继发于多种疾病的最终病理现象，其发病机制是血脑屏障受损、脑缺氧、颅内静脉压增高等因素导致水电解质在脑细胞膜内外的分布失衡，水分在脑细胞内（外）的病理性蓄积，导致脑体积增加和颅内压增高综合征。目前国际上将脑水肿分为四类：*血管源性脑水肿、细胞性脑水肿、脑积水性脑水肿及渗透压性脑水肿。*

**病因**　脑水肿的病因多种多样，一般可概括为神经系统疾病或非神经系统疾病两类。①神经系统疾病：有颅脑损伤、脑血管疾病（如缺血性脑梗死和脑出血）、脑肿瘤、颅内炎症包括各种病因所致脑炎、脑膜其他脑感染性疾病（如寄生虫、结核等）和脑的放射性损害等。②非神经系

统疾病：有糖尿病酮症酸中毒和乳酸酸中毒、恶性高血压、高血压脑病、暴发性病毒性肝炎、肝性脑病、全身性中毒（如一氧化碳和铅中毒）、低钠血症、抗利尿激素不适当分泌综合征、成瘾性药物滥用和高原性脑水肿等。

**发病机制**　不同病因引起的脑水肿在形态学、生物化学及生理学等方面的表现各不相同，目前对脑水肿发病机制的解释包括血脑屏障学说、微循环障碍学说、钙离子学说、膜分子结构紊乱学说等。但迄今尚没有一种理论能全面解释脑水肿的形成机制。

*血脑屏障功能障碍*　血脑屏障对脑起屏障与保护作用，实际包括三种屏障：血脑屏障，血-脑脊液屏障和脑脊液-脑屏障，以血脑屏障与脑水肿的关系最密切。血脑屏障结构，包括紧密连接的脑毛细血管内皮细胞和包绕于毛细血管内皮细胞外的星形胶质突起，以及介于毛细血管内皮细胞与胶质细胞之间由规则的纤维黏蛋白组成的细胞外基膜。血脑屏障具有特殊的通透性，分子量小、不易解离、脂溶性的弱电解质易进入脑内，水溶性物质特别是与血浆蛋白结合的物质，则很难进入。致病因素，如毒物直接损害毛细血管内皮细胞，增加内皮细胞紧密连接处的通透性，或外伤等原因造成脑缺氧，可使血脑屏障迅速被破坏，血浆蛋白渗出血管外，细胞外胶体渗透压增加，水分即流至细胞外间隙，形成血管源性脑水肿，细胞外脑水肿往往以白质为重，因为脑白质结构不如灰质致密。血管源性脑水肿出现后，脑组织压力首先增加，使颅内压升高，脑灌注压降低。当脑灌注压由正常的 10.7kPa（80mmHg）降至 6.7kPa（50mmHg）

或更少时，脑血流量下降，有可能继发造成脑组织的再缺氧，引起恶性循环。

*脑微循环障碍*　脑血管本身及中枢调节功能，使脑血流量稳定，当脑外伤、肿瘤、炎症等病变时，可引起脑微循环障碍。主要包括血管反应性低下、脑血流改变和血液流变学变化。损伤因素使动脉血管对 $CO_2$ 收缩反应能力减弱，血管平滑肌松弛，脑血流锐减，脑缺血缺氧，而微小静脉对缺氧的耐受力强，对 $CO_2$ 和乳酸反应低，仍处于收缩状态，致局部过度灌注，从而引起脑细胞肿胀，血脑屏障受损，通透性增高，血浆外渗增多。另一方面血液黏度增加，微血栓形成，也使脑组织缺血严重，加重水肿形成。

*血管内通透性细胞因子的影响*　①血管内皮生长因子（VEGF）：VEGF 是目前研究较多的血管通透性调节因子。它作用于人体脑以外的毛细血管内皮，可造成后者对大分子蛋白质通透性增加。对正常的血脑屏障无效，但对脑部血流屏障有效，造成血浆蛋白渗出到血管外。②白三烯（LT）：LT 是由花生四烯酸（AA）经脂加氧酶作用而产生的一类生物活性物质，其合成受钙离子调节。在脑肿瘤、蛛网膜下腔出血、脑损伤后，脑组织内 LT 水平上升，且白三烯 $C_4$（$LTC_4$）水平与脑肿瘤水肿的程度呈正相关。研究发现脂加氧酶的抑制剂可降低瘤周组织血管床的通透性，提示 LT 在血管源性脑水肿的发生上起重要作用。③花生四烯酸（AA）：花生四烯酸直接注入脑实质内可增加毛细血管的通透性，产生血管源性脑水肿。当花生四烯酸加入脑皮质组织切片的培养液时可

诱发细胞毒性脑水肿，当培养液中预先加入地塞米松，可拮抗水肿的发生。血管内皮通透性因子很多，除上述外还有血浆素原激活剂、激肽释放酶、毛细血管通透性调节因子等。

自由基损害　脑组织的缺血或出血可诱发病理性脂质自由基反应，产生大量自由基，使酶活性降低，导致钙超载并激活兴奋性氨基酸的大量释放，加剧细胞损害。自由基对细胞膜损害产生细胞毒性水肿，同时破坏脑微血管内皮及细胞的脂质膜，使血脑屏障通透性增加，导致血管源性水肿。此外，自由基还攻击脑血管平滑肌细胞及周围结缔组织，导致血管平滑肌松弛，血管扩张，微循环障碍，加重脑水肿。

兴奋性氨基酸（EAA）的神经毒作用　在严重脑外伤或缺血时细胞死亡，谷氨酸、天冬氨酸介导兴奋性氨基酸释放致细胞外，使 $Na^+$ 内流，$K^+$ 外流；并激活与 NMDA 受体偶联的 $Ca^{2+}$ 通道，使 $Ca^{2+}$ 内流引起脑细胞水肿。EAA 受体拮抗剂是国外抗脑水肿治疗的研究重点。

膜 $Na^+$，$K^+$-ATP 酶活性降低　细胞内外 $Na^+$ 浓度相差 10 倍以上，浓度梯度依赖 $Na^+$，$K^+$-ATP 酶的活性。脑缺血、缺氧使 ATP 缺乏，细胞膜泵功能障碍，离子异常转移，产生细胞内水肿。

乳酸性酸中毒　正常脑细胞代谢循有氧氧化途径。脑损伤后由于缺血缺氧，葡萄糖循无氧糖酵解途径，产生大量乳酸根，引起酸中毒，$Na^+$ 大量进入细胞内，致细胞内水肿。

激肽释放酶-激肽原-激肽系统（KKKS）的致脑水肿作用　脑外伤或肿瘤引起血脑屏障异常，循环中的激肽原随血浆渗出到血管外，形成缓激肽。后者是很强的血脑屏障破坏因子，引起细胞外水肿。

一氧化氮（NO）的损伤作用　NO 在体内广泛参与各种生理和病理作用，低水平的 NO 能增强调节和保护神经元的活动，高水平的 NO 会损伤神经元。

内皮素（ET）损害　内皮素是强烈的缩血管物质。研究表明血浆内 ET 水平的动态变化与脑水肿、低灌流、缺血半暗区及蛛网膜下腔出血后脑血管痉挛的形成时相一致。ET 可能通过激活磷脂酶 $A_2$（PLTA$_2$），增加血管内皮通透性，促进 $Ca^{2+}$ 内流，抑制 NO 的生成，抑制兴奋性氨基酸转运，产生氧自由基等途径加重脑水肿。

调质介导的继发损伤　许多不同致病因素引起脑损害，最后都产生脑水肿，提示存在有引起相同继发损伤的致病机制，如引起某些调质在脑内释放等。5-羟色胺（5-HT），游离脂肪酸和上述自由基，都可能部分起到调质的作用。

其他　血肿或肿瘤机械性压迫等致局部脑组织缺血或静脉回流障碍，也可产生脑水肿。

**临床表现**　脑水肿在早期缺乏特征性临床表现，往往被原发病症状掩盖，若颅内压升高明显，会出现神经功能障碍症状。①神经功能障碍：轻度脑水肿，神经功能障碍不明显。较重的脑水肿，使局部脑缺血，如位于功能区可出现癫痫和肢体运动障碍，如波及语言中枢会出现失语。当水肿波及全脑，会产生严重后果，如昏迷。脑挫裂伤或自发性脑出血后病情逐渐恶化，多为脑水肿所致。严重脑外伤或中毒后出现的意识障碍，要考虑弥漫性脑水肿。肿瘤所致水肿程度与肿瘤的病理类型有关，一般分化程度越低，恶性程度越高，水肿越严重。②颅内压增高症状：脑水肿与颅内压增高常同时存在，但并非始终同时并存。脑水肿是一个体积概念，表明因组织水分增加导致脑体积加大；而颅内压增高是一力学概念，包括代偿性调节的因素。颅内压增高症状主要是头痛、呕吐、视盘水肿。生命体征出现呼吸变慢，心率减慢，血压升高，病理征和瞳孔变化等。③其他症状：脑水肿影响额叶、颞叶，产生精神症状，累及视丘下部，产生意识障碍、尿崩等症状。

**诊断**　脑水肿的诊断主要是根据原发病病史、临床表现和辅助检查。①原发疾病病史和临床表现：神经系统疾病，如脑肿瘤、脑外伤多伴有脑水肿，可随病情发展出现逐渐加重的颅内压增高症状。脑水肿继发于许多全身性疾病，如高血压、糖尿病、肝衰竭，当患者出现病情加重伴颅内压增高症状时要考虑脑水肿。应用脱水治疗有效，也提示脑水肿存在。②CT 或 MRI 检查：是临床诊断脑水肿的最可靠手段。CT 显示病灶周围或白质区域，不同范围的低密度区，MRI 在 T1 和 T2 加权像，水肿为高信号，MRI 诊断脑水肿比 CT 更敏感。③颅内压监护：可以反映脑水肿的发展与消退，但由于是侵入性操作，其作用仍有争议。④脑电图：对脑水肿的诊断缺乏特异性。

**治疗**　脑水肿的治疗主要是病因治疗，近年来并无新的突破。外科手术治疗可通过切除颅内病灶，减压以及各种分流术解除病因。药物治疗包括常用的脱水剂和激素，随着脑水肿研究机制的深入，出现一些新的治疗方式，在某些类型脑水肿的治疗中有效，有待于进一步临床验证。

**手术治疗**　①解除病因：包括切除颅内肿瘤，清除脑挫裂伤和坏死脑组织，清除颅内血肿，摘除凹陷性骨折等。病因去除后，有利于脑水肿消退。②去骨瓣减压：对于外伤等引起的广泛性脑水肿去骨瓣减压是有效方式之一。③脑脊液引流：行脑室持续引流，不仅可以引流原脑室的脑脊液而且有廓清水肿的作用。对于间质性脑水肿和严重脑外伤患者有很好效果。

**非手术治疗**　①保持水、电解质平衡：液体摄入过多，特别是在体内渗透压较低，如低钠血症时，会导致体液过多积聚于组织间隙，加重水肿。入水量应稍少于失水量，一般控制在每天1500~2000ml，使脑组织保持轻度脱水状态。补液以糖为主，根据尿钠高低补盐。尿钠低于20mmol/24h，提示机体已处于钠负平衡，可适量补盐。②脱水剂：常用的有以下几种。a. 呋塞米：属非渗透性利尿剂。借细胞膜离子传递作用于肾脏，也能抑制脉络丛分泌脑脊液。常用剂量为每6~12小时10~20mg。呋塞米脱水效果一般，易于反弹，由于大量水分和电解质的排出，应注意水和电解质平衡。b. 20%甘露醇：应用最普遍。属于大分子高渗溶液，不能透过正常的血脑屏障，在机体内不被破坏，随尿排出时借渗透压作用而产生利尿作用。但甘露醇的作用只有在血脑屏障正常的脑内起作用，而对血脑屏障受破坏的脑水肿区不起作用，甚至甘露醇分子经开放的血脑屏障聚积于脑组织细胞外液，形成局部高渗环境，加重脑水肿。甘露醇还有扩张血容量，降低血黏稠度，减轻脑血管痉挛，改善细胞代谢，对抗自由基的作用。因为脑组织对持续高渗透压可产生适应性，没理由长期应用甘露醇。甘露醇的剂量一般为每千克体重1~3g，每4~6小时快速静脉滴注1次，并随临床情况调整。该药对肾功能有轻度损害，肾功能不全和休克的患者慎用。c. 血浆清蛋白：是高渗透胶体溶剂，但其降压效果差，可协同甘露醇的作用。③糖皮质激：激素主要起保护细胞膜的作用，稳定细胞膜的钙离子通道，促使钙离子外流，对抗自由基，改善脑细胞代谢功能，减少毛细血管通透性，促使血脑屏障正常化，从而加速脑水肿的消除。应用糖皮质激素治疗肿瘤和脓肿的血管源性水肿的疗效肯定，对于应用于卒中有争议。糖皮质激素对细胞性水肿的疗效不肯定，需谨慎使用。常用的糖皮质激素是长效强力的地塞米松，经典的用药一般为每天分数次投药，起始用10mg，然后用4mg，每天4次。如在48小时内起效，则应维持此剂量至神经系统危急症状缓解后再减量。激素治疗最常见的并发症是胃出血，可同时用质子泵抑制剂。但分次给药，尽量缩短用药时间（<3周），可以降低并发症的发生率。④钙通道阻滞剂：促进脑血流灌注，减轻血管痉挛，对治疗急性脑水肿有较好效果。尼莫地平由于轻度降压作用，对于高血压动脉硬化同时累及脑血管的患者更适合。⑤自由基清除剂：治疗脑水肿的许多药物，如甘露醇、糖皮质激素、维生素C、维生素E、辅酶Q等均有清除自由基的作用。大剂量维生素C治疗创伤性脑水肿的作用肯定。外源性超氧化物歧化酶（SOD）可清除脑内氧自由基而对继发性脑水肿有防治作用，但难透过血脑屏障，效果不理想。

**转归预后**　不同疾病引起的脑水肿在形态学和病理等方面的表现各不相同。但发展至后期，往往细胞内、外脑水肿同时存在。脑水肿引起颅内压增高，使脑组织发生功能和结构上的损害。脑水肿消散主要通过三个途径：①水分通过室管膜引流入脑室。②通过血脑屏障吸收至血管系统。③组织液渗透压降低，细胞内外离子平衡恢复正常，水肿减轻。如果脑水肿不能改善，脑组织将普遍受累，导致脑死亡。

（洪涛）

xuèguǎnyuánxìng nǎoshuǐzhǒng

## 血管源性脑水肿 （vasogenic brain edema）

由于血脑屏障被破坏，毛细血管通透性增高，血浆蛋白渗出血管外至脑细胞外间隙，引起局部脑细胞水肿。是临床最常见的类型，是脑损伤后早期脑水肿的主要形式，脑微循环障碍，包括血管反应性低下，脑血流改变和血液流变学变化，都可以加重这种类型的脑水肿。脑肿瘤、脑脓肿、脑出血，常出现血管源性水肿。

（洪涛）

xìbāoxìng nǎoshuǐzhǒng

## 细胞性脑水肿 （cellular brain edema）

脑缺血、缺氧以及严重外伤造成细胞膜的钠钾依赖性ATP酶失活，细胞内水钠潴留，引起脑神经细胞、胶质细胞及内皮细胞肿胀，从而导致的脑水肿。曾称细胞毒性水肿（cytotoxic brain edema）。细胞性脑水肿主要是细胞内水肿。正常脑细胞依靠细胞膜$Na^+$-$K^+$-ATP酶维持细胞内、外的钠、钾离子梯度，使细胞外钠浓度高于细胞内约10倍。当损伤或中毒因素使细胞缺氧后，依赖于 ATP 的钠-钾离子泵能量迅速衰竭，钠离子顺其电化学梯度由细胞外流入细胞内，使细胞内渗透压增高，水及氯离子因此流入细胞内引起细胞内水肿。在脑组织的各种细胞中星形胶质细胞最为敏感，其原因尚有待研究，故细胞性脑水肿主要是脑内星形胶质细胞的水肿。

(洪涛)

nǎojīshuǐxìng nǎoshuǐzhǒng

## 脑积水性脑水肿 (hydrocephalic brain edema)

脑脊液吸收障碍时，脑室内压力升高引起脑室扩大，脑室壁室管膜破裂，脑脊液逸出至脑室周围的白质，形成的脑细胞外间隙水肿。又称间质性脑水肿。水肿位于脑室管膜的脑细胞外，血脑屏障无改变。临床常见于各种原因的蛛网膜下腔出血后梗阻性脑积水。

(洪涛)

shèntòuyāxìng nǎoshuǐzhǒng

## 渗透压性脑水肿 (osmotic brain edema)

病理状态引起细胞内渗透压升高，高于血浆渗透压导致的细胞内水肿。在生理条件下，腺垂体和神经垂体在下丘脑调控下维持平衡，腺垂体分泌促肾上腺皮质激素 (ACTH) 与神经垂体释放的抗利尿激素 (ADH) 各自通过对细胞内、外液中电解质和渗透压的影响相互制约而维持内环境稳定。ACTH 通过周围靶腺，升高血 $Na^+$ 和血浆渗透压，使细胞内渗透压低于血浆渗透压，ADH 通过促进水重吸致水潴留，引起高血容量，降低血 $Na^+$ 和血浆渗透压，使细胞内渗透压高于血浆渗透压。如果 ADH 分泌过多，引起的细胞内水肿称为渗透压性水肿。发生在脑白质、灰质的神经细胞内，血脑屏障正常。渗透性脑水肿的原因主要是脑外

伤或鞍区肿瘤，引起下丘脑-垂体轴功能障碍，ADH 大量释放，ACTH 分泌相对偏低，故在低血 $Na^+$ 时出现尿 $Na^+$ 增多 (大于 780mmol/24h) 的异常现象，临床称为抗利尿激素不适当分泌综合征 (syndrome of inappropriate secretion of ADH, SIADH)。

(洪涛)

lúnèiyā zēnggāo

## 颅内压增高 (increased intracranial pressure)

颅脑损伤、脑肿瘤、脑出血、脑积水及颅内炎症等使颅腔内容物体积增加，导致颅内压持续在 2.0kPa (200mmH₂O) 以上，从而引起的临床综合征。

**颅内压形成的原理** 颅腔容纳着脑组织、脑脊液和血液三种内容物，在成人或儿童颅缝闭合后，颅腔的容积是固定不变的，为 1400 ~ 1500ml。颅腔内的上述三种内容物，使颅内保持一定的压力，称为颅内压 (intracranial pressure，ICP)。由于颅内的脑脊液介于颅腔壁和脑组织之间，一般以脑脊液的静水压代表颅内压力，通过侧卧位腰椎穿刺或直接脑室穿刺测量来获得该压力数值，成人的正常颅内压为 0.7 ~ 2.0kPa (70 ~ 200mmH₂O)，儿童的正常颅内压为 0.5 ~ 1.0kPa (50 ~ 100mmH₂O)。在临床上颅内压还可以通过采用颅内压监护装置，进行持续地动态监护和观察。颅内压可有小范围的波动，它与血压和呼吸相关。心脏收缩期颅内压略有增高，舒张期颅内压稍下降；呼气时压力略增，吸气时压力稍降。颅内压的调节除依靠颅内的静脉血被排挤到颅外血液循环外，主要是通过脑脊液量的增减来调节。当颅内压低于正常范围时，脑脊液则分泌增加，吸收

减少，使颅内脑脊液量增多，以保持颅内压不变。相反，当颅内压高于正常范围时，脑脊液的分泌减少而吸收增多，使颅内脑脊液量减少，以代偿增加的颅内压。另外，当颅内压增高时，有一部分脑脊液被挤入脊髓蛛网膜下腔，也起到一定的调节颅内压的作用。脑脊液的总量约占颅腔总容积的 10%，血液则依据血流量的不同占总容积的 2% ~ 11%。一般而言允许颅内增加的临界容积约为 5%，超过此范围，颅内压开始增高。当颅腔内容物体积增大或颅腔容量缩减超过颅腔容积的 8%，则会产生严重的颅内压增高。

**病因及发病机制** 包括以下几方面。

引起颅内压增高的原因 分为三大类。①颅腔内容物的体积增大：如脑组织体积增大 (脑水肿)、脑脊液增多 (脑积水)、颅内静脉回流受阻或过度灌注，脑血流量增加，使颅内血容量增多。②颅内占位性病变使颅内空间相对变小：如颅内血肿、脑肿瘤、脑脓肿等。③先天性畸形使颅腔的容积变小：如狭颅症、颅底凹陷症等。

颅内压增高的类型 包括以下几种分类方法。

根据的病因 可分为两类。①弥漫性颅内压增高：由于颅腔狭小或脑实质的体积增大而引起，其特点是颅腔内各部位及各分腔之间压力均匀升高，不存在明显的压力差，因此脑组织无明显移位。临床所见的弥漫性脑膜脑炎、弥漫性脑水肿、交通性脑积水等所引起的颅内压增高均属于这一类型。②局灶性颅内压增高：因颅内有局限的扩张性病变，病变部位压力首先增高，使附近的脑组织受到挤压而发生移位，并把

压力传向远处，造成颅内各腔隙间的压力差，这种压力差导致脑室、脑干及中线结构移位。患者对这种颅内压增高的耐受力较低，压力解除后神经功能的恢复较慢且不完全，这可能与脑移位和脑局部受压引起的脑缺血和脑血管自动调节功能损害有关。由于脑局部受压较久，该部位的血管长期处于张力消失状态，管壁肌层失去了正常的舒缩能力，因此血管管腔被动地随颅内压的降低而扩张，管壁的通透性增高并有渗出，甚至发生脑实质内出血性水肿。

**根据病变发展的快慢** 可分为急性、亚急性和慢性三类。①急性颅内压增高：见于急性颅脑损伤引起的颅内血肿、高血压性脑出血等。其病情发展快，颅内压增高所引起的症状和体征严重，生命体征（血压、呼吸、脉搏、体温）变化剧烈。②亚急性颅内压增高：病情发展较快，但没有急性颅内压增高那么紧急，颅内压增高的反应较轻或不明显。亚急性颅内压增高多见于发展较快的颅内恶性肿瘤、转移瘤及各种颅内炎症等。③慢性颅内压增高：病情发展较慢，可长期无颅内压增高的症状和体征，病情发展时好时坏。多见于生长缓慢的颅内良性肿瘤、慢性硬脑膜下血肿等。急性或慢性颅内压增高均可导致脑疝发生。脑疝发生后，移位脑组织被挤进小脑幕裂孔、硬脑膜裂隙或枕骨大孔中，压迫脑干，产生一系列危急症状。脑疝发生又可加重脑脊液和血液循环障碍，使颅内压力进一步增高，从而使脑疝更加严重。

**引起颅内压增高的疾病** ①颅脑损伤：由于颅内血管损伤而发生的颅内血肿，脑挫裂伤伴有的脑水肿是外伤性颅内压增高常见原因。外伤性蛛网膜下腔出血，血块沉积在颅底脑池而引起的脑脊液循环障碍。外伤性蛛网膜炎及静脉窦血栓形成或脂肪栓塞都可导致颅内压增高。②颅内肿瘤：肿瘤的大小、部位、性质和生长速度是影响颅内压的重要因素。位于脑室或中线部位的肿瘤，虽然体积不大，但由于堵塞室间孔、中脑导水管或第四脑室脑脊液循环通路，易产生梗阻性脑积水，因而颅内压增高症状可早期出现而且显著。③颅内感染：脑脓肿患者多数有明显的颅内压增高。化脓性脑膜炎亦多引起颅内压增高。结核性脑膜炎，因脑底部炎症性物质沉积，使脑脊循环通路受阻，往往出现严重的脑积水和颅内压增高。④脑血管疾病：脑出血可造成颅内压增高。颅内动脉瘤和脑动静脉畸形发生蛛网膜下腔出血后，由于脑脊循环和吸收障碍形成脑积水，而发生颅内压增高。颈内动脉血栓形成和脑血栓，脑软化区周围水肿，软化灶内出血，则可引起急剧的颅内压增高，甚至可危及患者生命。⑤脑寄生虫病：脑内多发性囊虫结节可引起弥散性脑水肿；单个或数个囊虫在脑室系统内阻塞导水管或第四脑室，产生梗阻性脑积水。葡萄状囊虫体分布在颅底脑池时引起粘连性蛛网膜炎。脑包虫病或脑血吸虫性肉芽肿，都可产生颅内压增高。⑥颅脑先天性疾病：婴幼儿先天性脑积水，导水管的发育畸形，颅底凹陷和先天性小脑扁桃体下疝畸形，脑脊液循环通路受阻。狭颅症，颅腔狭小，限制脑的正常发育，从而引起颅内压增高。⑦良性颅内压增高：又称假性脑瘤综合征。颅内静脉窦（上矢状窦或横窦）血栓形成，由于静脉回流障碍引起颅内压增高。代谢性疾病、维生素 A 摄入过多、药物过敏和病毒感染所引起的中毒性脑病等都可引起颅内压增高。⑧脑缺氧：心脏骤停或昏迷患者呼吸道梗阻，在麻醉过程中出现喉痉挛或呼吸停止等均可发生严重脑缺氧。另外，癫痫持续状态和喘息状态（肺性脑病）亦可导致严重脑缺氧和继发性脑水肿，从而出现颅内压增高。

**病理生理** 包括以下几方面。

*影响颅内压增高的因素* ①年龄：婴幼儿及小儿的颅缝未闭合，颅内压增高可使颅开缝裂也增加了颅腔容积，从而缓和病情的进展。老年人由于脑萎缩使颅内的代偿空间增多，故病程延长。②病变的扩张速度：1965 年朗格利特（Langlitt）在狗的颅内硬脑膜外放置一小球囊，每小时将 1 ml 液体注入囊内，使之逐渐扩张。开始由于有上述颅内压调节功能的存在，颅内压的变动很小或不明显；随着球囊的继续扩张，调节功能的逐渐耗竭，颅内压增高逐渐明显。当颅内液体注入 4ml 时终于达到一个临界点，这时只要向囊内注入极少量液体，颅内压就会有大幅度的升高，释放少量液体颅内压即显著下降。这种颅腔内容物的体积与颅内压之间的关系，称为体积-压力关系曲线效应。③病变部位：颅脑中线或颅后窝的占位性病变容易阻塞脑脊液循环通路而发生梗阻性脑积水，故颅内压增高症状可早期出现而且严重。颅内大静脉窦附近的占位性病变，由于早期压迫静脉窦，引起颅内静脉血液的回流或脑脊液的吸收障碍，使颅内压增高症状亦可早期严重出现。④伴发脑水肿：脑寄生虫病、脑

脓肿、脑结核瘤、脑肉芽肿等，由于炎症性反应均可伴有明显的脑水肿、故早期即可出现颅内压增高症状。⑤全身系统性疾病：尿毒症、肝昏迷、毒血症、肺部感染、酸碱平衡失调等都可引起继发性脑水肿而导致颅内压增高。高热往往会加重颅内压增高的程度。

颅内压增高的后果　颅内压持续增高，可引起一系列中枢神经系统功能紊乱和病理变化。主要病理改变包括以下几点。①脑血流量的降低：正常成人每分钟约有1200ml血液进入颅内，通过脑血管的自动调节功能进行调节。正常的脑灌注压为9.3~12kPa（70~90mmHg），此时脑血管的自动调节功能良好。因颅内压增高而引起的脑灌注压下降，则可通过血管扩张，以降低血管阻力的自动调节反应保证脑血流量的稳定。如果颅内压不断增高使脑灌注压低于5.3kPa（40mmHg）时，脑血管自动调节功能失效，这时脑血管不能再进一步扩张以减少血管阻力。脑血流量随之急剧下降，造成脑缺血。当颅内压升至接近平均动脉压水平时，颅内血流几乎完全停止，患者处于严重的脑缺血状态，甚至脑死亡。②脑受压移位：引起脑疝。③脑水肿：颅内压增高影响脑的代谢和血流量从而产生脑水肿，使得脑的体积增大、进而加重颅内压增高。脑水肿时液体的积聚可在细胞外间隙，也可在细胞膜内。前者称为血管源性脑水肿，后者称为细胞毒性脑水肿。血管源性脑水肿多见于脑损伤、脑肿瘤等病变的初期，主要是由于毛细血管的通透性增高，导致水分在神经细胞和胶质细胞间隙潴留，促使脑体积增加所致。细胞毒性脑

水肿可能是由于某些毒素直接作用于脑细胞而产生代谢功能障碍，使钠离子和水分子潴留在神经细胞和胶质细胞内所致，但没有血管通透性的改变，常见于脑缺血、脑缺氧的初期。在颅内压增高时，由于上述两种因素可同时或先后存在，故出现的脑水肿多数为混合性，或先有血管源性脑水肿以后转化为细胞毒性脑水肿。④库欣反应：库欣（Cushing）于1900年曾用等渗盐水灌入狗的蛛网膜下腔以造成颅内压增高。当颅内压增高接近动脉舒张压时，血压升高、脉搏减慢、脉压增大，继之出现潮式呼吸，血压下降，脉搏细弱，最终呼吸停止，心脏骤停而导致死亡。这一实验结果与临床上急性颅脑损伤所见情况十分相似，颅内压急剧增高时，患者出现血压升高（全身血管加压反应）、心跳和脉搏缓慢、呼吸节律紊乱及体温升高等各项生命体征发生变化，这种变化即称为库欣反应。⑤胃肠功能紊乱及消化道出血：颅内压增高的患者可出现胃肠道功能的紊乱，呕吐、胃及十二指肠出血及溃疡和穿孔等。这与颅内压增高引起下丘脑自主神经中枢缺血而致功能紊乱有关。⑥神经源性肺水肿：急性颅内压增高病例中，发生率高达5%~10%。由于下丘脑、延髓受压导致$\alpha$-肾上腺素能神经活性增强，血压反应性增高，左心室负荷过重，左心房及肺静脉压增高，肺毛细血管压力增高，液体外渗，引起肺水肿，患者表现为呼吸急促、痰鸣，并有大量泡沫状血性痰液。

**临床表现**　颅内压增高的主要症状和体征如下。①头痛：程度不同，以早晨或晚间较重，部位多在额部及颞部，可从颈枕部

向前方放射至眼眶。头痛程度随颅内压的增高而进行性加重。用力、咳嗽、弯腰或低头活动常使头痛加重。头痛性质以胀痛和撕裂痛为多见。②呕吐：头痛剧烈时，伴有恶心和呕吐。呕吐呈喷射性。③视盘水肿：是颅内压增高的重要客观体征之一。表现为视盘充血，边缘模糊不清，中央凹陷消失，视盘隆起，静脉怒张。若视盘水肿长期存在，则视盘颜色苍白，视力减退，视野向心缩小，称为视神经继发性萎缩。以上三个症状和体征是颅内压增高的典型表现，称为颅内压增高三主征。④意识障碍及生命体征变化：疾病初期出现嗜睡，反应迟钝。严重病例出现昏迷、伴有瞳孔散大、对光反应消失、出现脑疝危象和去脑强直。生命体征变化为血压升高、脉搏徐缓、呼吸不规则、体温升高等病危状态甚至呼吸停止，最终因呼吸循环衰竭而死亡。⑤其他症状和体征：头晕、猝倒，头皮静脉怒张。在小儿患者可有头颅增大、颅缝增宽或分裂、前囟饱满隆起。头颅叩诊时呈破罐声及头皮和额眶部浅静脉扩张。

**诊断**　通过全面而详细地询问病史和神经系统检查，可发现许多颅内疾病在引起颅内压增高之前已有一些局灶性症状与体征，由此可作出初步诊断。小儿反复呕吐及头围迅速增大，成人进行性剧烈头痛、癫痫发作，进行性瘫痪及视力减退等，都应考虑有颅内占位性病变的可能。鉴别神经功能性头痛与颅内压增高所引起头痛的重要区别为是否有视盘水肿、头痛、呕吐三主征。对疑诊者应及时行以下影像学检查，以尽早诊断和治疗。①CT：是诊断颅内占位性病变的首选辅助检

查。不仅能对绝大多数占位性病变作出定位诊断，而且还有助于定性诊断。②MRI：在 CT 不能确诊或不能定性诊断的情况下，可进一步行 MRI 检查。MRI 同样也具有无创性，但检查费用稍高。若体内有金属异物者则不能行此项检查。③脑血管造影：若疑有脑血管畸形或动脉瘤等疾病的病例。数字减影血管造影（DSA）、磁共振血管成像（MRA）或计算机断层血管成像（CTA）即可明确诊断。④头部 X 线平片：颅内压增高者，可见颅骨骨缝分离，指状压迹增多，鞍背骨质稀疏及蝶鞍扩大等影像学改变。X 线平片对于诊断颅骨骨折，垂体瘤所致蝶鞍扩大以及听神经瘤引起内听道孔扩大等，具有重要价值。⑤腰椎穿刺：对颅内占位性病变患者有一定的危险性，有时可引发脑疝，故应慎重进行。

**治疗**　包括以下几方面。

**一般处理**　凡有颅内压增高的患者，均应留院观察。密切观察神志、瞳孔、血压、呼吸、脉搏及体温的变化，以掌握病情发展动态。有条件者可行颅内压监护，根据监护中所获得压力信息来指导治疗。频繁呕吐者应暂禁食，以防吸入性肺炎。不能进食的患者应予补液，补液量应以维持出入液量的平衡。补液过多可促使颅内压增高恶化。注意补充电解质并调整酸碱平衡。用轻泻剂来疏通大便，不能让患者用力排便，不可行高位灌肠，以免颅内压骤然增高。对意识不清的患者及咳痰困难者要考虑行气管切开术，以保持呼吸道通畅，防止因呼吸不畅而使颅内压更加增高。氧气吸入有助于降低颅内压。尽早查明病因，明确诊断，尽快施行去除病因的治疗。

**病因治疗**　颅内占位性病变，应当首先考虑开颅病变切除术，以去除病灶降低颅内压力。大脑非功能区的良性肿瘤，应争取根治性切除。若不能根治的胶质瘤病变可行大部切除或部分切除及减压术。若有脑积水者，脑脊液分流术，将脑室内液体通过特制导管分流入蛛网膜下腔、腹腔或心房。颅内压增高已引起急性脑疝者，应分秒必争进行紧急抢救或急症手术处理。

**降低颅内压治疗**　适用于颅内压增高但尚未查明原因或非手术治疗的病例。应用高渗利尿剂的原则是：意识清醒及颅内压增高程度较轻的病例，可选用口服利尿剂。若有意识障碍或颅内压增高症状较重的病例，则宜选用静脉或肌内注射药物。常用口服的药物有：①氢氯噻嗪 25～50mg，每天 3 次。②乙酰唑胺 250mg，每天 3 次。③氨苯蝶啶 50mg，每天 3 次。④50% 甘油盐水溶液 60ml，每天 2～4 次。临床上常用的可供注射的制剂包括：①20% 甘露醇 250ml，快速静脉滴注，每天 2～4 次。②20% 尿素转化糖或尿素山梨醇溶液 200ml，静脉滴注，每天 2～4 次。③呋塞米（速尿）20～40mg，肌内注射或静脉注射，每天 1～2 次。④也可采用浓缩 2 倍的血浆 100～200ml 静脉注射。⑤20% 人血清清蛋白 20～40ml 静脉注射，上述药物对减轻脑水肿、降低颅内压有效。

**激素应用**　①地塞米松 5～10mg 静脉注射或肌内注射，每天 2～3 次。②氢化可的松 100mg 静脉注射，每天 1～2 次。③泼尼松 5～10mg 口服，每天 1～3 次，可减轻脑水肿，有助于缓解颅内压增高。

**冬眠低温疗法或亚低温疗法**　降低脑的新陈代谢率，减少脑组织的氧耗量，防止脑水肿的发生与发展，对降低颅内压亦起一定作用。

**脑脊液体外引流**　脑室扩大的患者，行脑室穿刺缓慢放出脑脊液或持续体外脑室引流，以缓解颅内压增高。

**巴比妥治疗**　大剂量异戊巴比妥钠或硫喷妥钠注射可降低脑的代谢，减少氧耗及增加脑对缺氧的耐受力，使颅内压降低。但必须在有经验的专家指导下应用。在给药期间，应进行血药物浓度监测。

**辅助过度换气**　目的是使体内 $CO_2$ 排出。动脉血的 $CO_2$ 分压每下降 1mmHg，可使脑血流量递减 2%，从而使颅内压相应下降。

**预防**　为了预防病情加重和脑疝发生，颅内压增高患者每天应限制输液量和控制电解质。防治剧烈咳嗽和便秘，慎做腰穿，严禁压颈试验；及时合理地应用脱水降颅内压药物，对需要开颅手术者应争取时间尽早手术治疗，争取最佳疗效。

（吴承远）

nǎoshàn

**脑疝**（brain herniation）　当颅内有占位性病变时，该分腔的压力大于邻近分腔的压力，脑组织从高压力区向低压力区移位，导致脑组织、血管及脑神经等重要结构受压和移位，有时被挤入硬脑膜的间隙或孔道中，导致一系列严重临床症状和体征的疾病。颅脑外伤、脑肿瘤、脑脓肿及脑血管疾病等，病程发展的最后结局往往是因脑疝而死亡。急性脑疝病程短，病情重，严重者在数小时至数天内即可致命。因此，抢救脑疝患者必须分秒必争，迅速果断。神经外科医师大量的临床治疗工作和手术目的就是预防和治疗脑疝。

**解剖学基础**　颅腔被小脑幕分成幕上腔及幕下腔，幕下腔容纳脑桥、延髓及小脑。幕上腔又被大脑镰分隔成左右两分腔，容纳左右大脑半球。由于两侧幕上分腔借大脑镰下的镰下孔相通，所以两侧大脑半球活动度较大。中脑在小脑幕切迹裂孔中通过，其外侧面与颞叶的钩回、海马回相邻。发自大脑脚内侧的动眼神经越过小脑幕切迹走行在海绵窦的外侧壁直至眶上裂（图1）。颅腔与脊髓腔相连处的出口，称为枕骨大孔。延髓下端通过此孔与脊髓相连。小脑蚓锥体下部两侧的小脑扁桃体位于延髓下端的背面，其下缘与枕骨大孔后缘相对（图2）。

**病因**　颅内任何部位占位性病变发展到严重程度均可导致颅内各分腔压力不均而引起脑疝。常见病因有：①外伤所致各种颅内血肿，如硬脑膜外血肿、硬脑膜下血肿及脑内血肿。②颅内脓肿。③颅内肿瘤尤其是颅后窝、中线部位及大脑半球的肿瘤。④颅内寄生虫病及各种肉芽肿性病变。⑤先天性因素如小脑扁桃体下疝畸形。⑥医源性因素，对于颅内压增高患者，进行不适当的操作如腰椎穿刺，放出脑脊液过多过快，使各分腔间的压力差增大，则可促使脑疝形成。

**分类**　颅内的硬脑膜间隙及孔道较多，发生脑疝的部位也较多，对脑疝的命名也尚未一致。根据移位的脑组织及其通过的硬脑膜间隙和孔道，脑疝可分为以下常见的三类。①小脑幕切迹疝：为幕上的颞叶的海马回、钩回通过小脑幕切迹被推移至幕下，或小脑蚓部及小脑前叶从幕下向幕上疝出。②枕骨大孔疝：又称小脑扁桃体疝。为小脑扁桃体及延髓经枕骨大孔推挤向椎管内。③大脑镰下疝：又称扣带回疝。一侧半球的扣带回经镰下孔被挤入对侧分腔（图3）。

**分期及临床表现**　根据脑疝的发展规律，可将脑疝分为三期。脑疝各期之间无明显界限。脑疝各期持续的时间长短和临床表现的特点，取决于导致脑疝的原发病的性质、部位和脑疝发生的类型等因素。急性颅脑损伤所致脑疝，病程短促，可在数小时至数

天内结束全部病程。某些诱因（如腰穿）造成的急性枕骨大孔疝，甚至出现呼吸骤停而死亡，无法对病程进行分期。①脑疝前驱期（脑疝初期）：指脑疝形成前的阶段，为颅内压增高促使脑缺氧加重所致。主要症状是：患者突然或逐渐发生意识障碍，剧烈头痛，烦躁不安，频繁呕吐，呼吸深而快，脉搏增快，血压增高，体温上升等。②脑疝代偿期（脑疝中期）：脑疝已经形成，脑干受压迫，但机体尚能通过一系列的调节代偿作用，勉强维持生命的

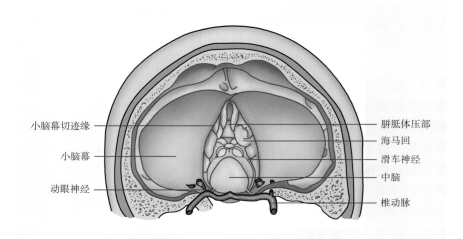

图 1　小脑幕切迹缘处的局部解剖关系

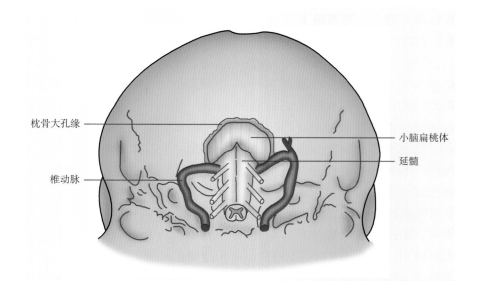

图 2　枕骨大孔处的局部解剖关系（由颅外向颅内看时所见的情况）

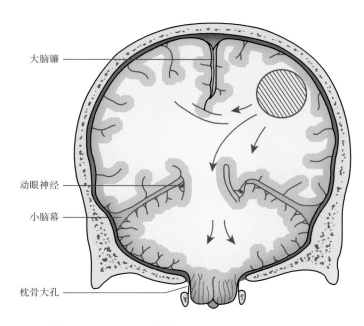

图3　大脑镰下疝（上）、小脑幕切迹下降疝（中）和枕骨大孔疝（下）

（左侧标注：大脑镰　动眼神经　小脑幕　枕骨大孔）

阶段。此其表现为全脑损害症状：患者昏迷加深，呼吸深而慢，脉搏迟缓，脉压增大，体温和血压升高等。脑干受压引起的局灶性体征有一侧瞳孔散大，偏瘫和锥体束征阳性等。③脑疝衰竭期（脑疝晚期）：脑干持续受压，代偿功能耗尽，出现功能衰竭。症状为：深度昏迷，呼吸不规律，血压急速波动并逐渐下降，双侧瞳孔散大而固定，体温下降，四肢肌张力消失，终因脑干功能衰竭而死亡。

**诊断**　询问是否有颅内压增高症的病史或由慢性转为急性脑疝的诱因。颅内压增高症患者神志突然昏迷或出现瞳孔不等大，应考虑为脑疝。颅内压增高患者呼吸突然停止或腰穿后出现危象，应考虑可能为枕骨大孔疝。小脑幕切迹疝的瞳孔改变应注意下列各种情况：①患者是否用过散瞳或缩瞳剂，是否有白内障等病。②患者如两侧瞳孔均已散大，不仅检查瞳孔，尚需检查两眼提睑肌肌张力是否有差异，肌张力降

低的一侧，常提示为动眼神经首先受累的一侧，即为病变侧。也可对照检查肢体肌张力，锥体束征及偏瘫情况以确定定位体征。③脑疝患者两侧瞳孔散大，如经脱水剂治疗和改善脑缺氧后，瞳孔改变为一侧缩小，一侧仍散大，则散大侧常为动眼神经受损侧，提示为病变侧。④如患者瞳孔不等大，瞳孔较大侧光反应灵敏，眼外肌无麻痹现象，而瞳孔较小侧提睑肌张力低，提示瞳孔较小侧为病侧。这是由于病侧动眼神经的副交感神经纤维受刺激而引起的改变。脑外伤后即刻发生一侧瞳孔散大，应考虑是原发性动眼神经损伤。需鉴别为眶尖或眼球损伤所致。体检时如仅凭瞳孔散大一侧定为病变侧，而忽略眼外肌改变及其他有关体征即进行手术检查，有时会发生定侧错误。

**检查方法**　①CT检查：小脑幕切迹疝时可见基底池（鞍上池）、环池、四叠体池变形或消失。下疝时可见中线明显不对称和移位。②MRI检查：可观察脑

疝时脑池变形、消失情况，清晰度高的MRI可直接观察到脑内结构如钩回、海马回、间脑、脑干及小脑扁桃体。③脑血管造影术：颞叶钩回疝部时除表现有幕上大脑半球占位性病变的特点之外，还可见大脑后动脉及脉络膜前动脉向内移位。小脑幕切迹上升疝时相反，现常用MRA或CTA替代脑血管造影术，以明确颅内血管性病变。④X线检查：颅骨平片（正侧位）检查时注意观察松果体钙化斑有无侧移位、压低或抬高征象。

**治疗**　包括一般治疗和手术治疗。

**一般治疗**　①急救措施：脑疝发生后患者病情突然恶化，医师必须正确、迅速、果断地奋力抢救。首先应用脱水降颅内压疗法，降低颅内压力。脑水肿是构成脑疝恶性病理循环的一个重要环节，控制脑水肿发生发展是降低颅内压的关键之一。颅内占位性病变所导致的脑疝，也需首先应用脱水药物降低颅内压，为手术治疗争得一定时间，为开颅手术创造有利条件。因此，应首先选用强力脱水剂由静脉快速推入或滴入。②脱水疗法的原理：脱水药物降低颅内压力其原理可分为两类。一是高渗透性脱水药物，二是全身利尿性药物。静脉快速大量注射高渗药物溶液，使血液内渗透压增高，由于血脑屏障作用，该种大分子药物不易进入脑及脑脊液内，在一定时间内，血液与脑组织之间形成渗透压差，从而使脑组织及脑脊液的水分被吸收入血液内，这部分水分再经肾脏排出体外，因而使脑组织脱水。同时因血液渗透压增高及血管反射功能，抑制脉络丛的滤过和分泌功能，脑脊液量减少，使

颅内压力降低。此类药物如：高渗尿素溶液、甘露醇、高渗葡萄糖溶液等。利尿性药物的作用是通过增加肾小球的过滤和抑制肾小管的再吸收，尿量排出增加，使全身组织脱水，从而降低颅内压。此类药物如依他尼酸钠、呋塞米、乙酰唑胺、氢氯噻嗪等。在脑疝发生的紧急情况下，一般选用脱水药物降低颅内压，给药方式采用快速静脉推入或快速静脉滴入。③脱水降颅内压疗法的并发症：长时间应用强力脱水药物，可引起机体水和电解质的紊乱，如低钾和酸中毒等现象。颅脑损伤和颅内血肿患者，脱水降颅内压疗法可以使这类患者病情延误或使颅内出血加剧。因此在颅脑损伤患者无紧急病情时，一般伤后12小时内不用脱水药物而严密观察。脱水疗法可能导致肾功能损害。心血管功能不全者，可能引起心力衰竭。④应用脱水降颅内压疗法的注意事项：高渗溶液的剂量和注入的速度直接影响脱水降颅内压的效果。一般用量越大，颅内压下降越明显，持续时间越长；注入速度越快，降颅内压效果越好。高渗溶液内加入激素（地塞米松或氢化可的松）可增强降颅内压效果。在严重脑水肿和颅内压增高发生脑疝的紧急情况下，应当把20%甘露醇或呋塞米作为首选药物，足量快速静脉推入或滴入，然后根据情况采用甘露醇、山梨醇及50%葡萄糖交替使用，每6小时1次。可以维持较长时间降压效果，为进一步检查和治疗作好准备。但应注意纠正水电解质的紊乱。

手术治疗　对已形成脑疝的病例，及时清除原发病灶是最根本的治疗方法。一般在脑疝代偿期或前驱期，清除原发病灶后，脑疝大多可以自行复位。但在脑疝衰竭期，清除原发病灶外，对某些病例还需要处理脑疝局部病变。处理脑疝局部的方法为：①小脑幕切迹疝：切开小脑幕游离缘，使幕孔扩大，以解除绞窄。或直接将疝出脑组织还纳复位。有时在清除原发病灶颅内压降低情况下，刺激患者的气管，引起咳嗽，以帮助脑疝还纳。②枕骨大孔疝：清除原发病灶外，还应将枕骨大孔后缘，第1颈椎后弓椎板切除，并剪开寰枕筋膜，以充分减压，解除绞窄并使疝下的脑组织易于复位或者直接将疝出的小脑扁桃体予以切除以解除压迫。由巨大脑脓肿、慢性硬脑膜下血肿引起的脑疝，可以先行体外引流以降低颅内压，待患者情况稳定后再考虑开颅手术。③减压手术：原发病灶清除后，为了进一步减低颅内压，防止术后脑水肿，或者原发病灶无法清除，则常需要进行减压手术。减压术的目的，是为了减低颅内压和减轻脑疝对脑干的压迫。如囊虫病、脑肿胀、脑水肿、广泛蛛网膜炎症粘连等疾患，原发病变不可能一举清除，也可行减压术。小脑幕切迹疝时可采用颞肌下减压术；枕骨大孔疝时可采用枕肌下减压术。抢救脑中心疝的手术方式可行冠状皮瓣双侧额部去骨瓣减压。重度颅脑损伤致严重脑水肿而颅内压增高时，也可采用去骨瓣减压术。减压术的骨窗应足够大，硬脑膜切开要充分，以达到充分减压之目的，上述方法称为外减压术。在开颅手术中可能会遇到脑组织肿胀膨出，此时可将部分非功能区脑叶切除，以达到减压目的，称为内减压术（图4）。内减压和外减压可同时应用，如对于颅内压很高的颅脑损伤合并血肿者，可以考虑单侧或双侧大骨瓣减压或双额叶切除内减压等。④侧脑室体外引流术：颅内占位性病变尤其是颅后窝或中线部位肿瘤，室间孔或导水管梗阻时，即出现脑室扩大。在引起脑疝危象时，可以迅速行快速细孔钻颅，穿刺脑室放液以达到减压抢救目的。应用脱水药未达到治疗效果者行脑室穿刺放液，脑室体外引流常常可以奏效。婴幼儿患者，也可以行前囟穿刺脑室放液。对于幕上大脑半球占位性病变所致小脑幕切迹疝时不适宜行脑室引流，这类引流可加重脑移位。

预防　①对颅内压增高患者应早期诊断、早期治疗，以预防病变突然恶化，引起脑疝发生。②运送和搬运患者应尽量防止震动，检查患者时也应注意防止用

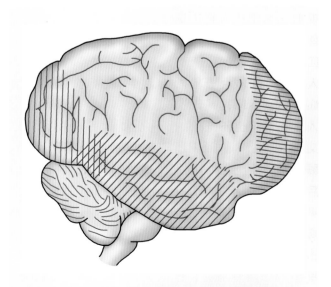

图4　内减压术可切除的额叶、颞叶及枕叶的范围

力过大，如过猛地搬动患者的头颈部等。③体位，颅内压增高患者宜采用头高位，一般头高15°~30°，以利于颅内静脉血回流。④颅内压增高患者应尽量避免腰椎穿刺。如必须腰穿时，应最好采用细针并密闭测量颅内压，不要快速大量放出脑脊液，以免发生脑疝。

（吴承远）

xiǎonǎomùqiējǐ shàn

## 小脑幕切迹疝（transtentorial herniation）

由于小脑幕上下颅内压不同，造成小脑幕切迹周围脑组织移位，挤入小脑幕裂孔，压迫小脑幕切迹内的中脑、动眼神经、大脑后动脉和中脑导水管的脑疝。又称天幕裂孔疝。

**分类** 根据疝出的内容物及发生脑疝的动力学改变又分为小脑幕切迹上升疝和小脑幕切迹下降疝。

**小脑幕切迹下降疝** 为小脑幕切迹疝中最常见的类型。由于小脑幕上压力高于幕下压力时所引起。多见于幕上占位性病变。但幕下病变引起梗阻性脑积水，导致脑室系统幕上部位（侧脑室及三脑室）明显扩张时，亦可出现小脑幕上压力高于幕下。靠近幕孔区的幕上结构（海马回、钩回等）随大脑、脑干下移而被挤入小脑幕孔。由于幕孔区发生脑疝的部位不同，受累的脑池和突入的脑组织也不同，故此类脑疝又分为三种。①脚间池疝：又称颞叶钩回疝。为颞叶钩回向内向后下移位被挤入脚间池所致。常见于颞叶及其邻近部位的占位性病变。②环池疝：又称海马回疝。指颞叶海马回前部受幕上占位性病变的推移向内向下移位被挤入环池内，压迫中脑及该区有关结构所致。常见于颞顶枕区的占位性病变。③四叠体池疝：又称大脑大静脉池疝。指海马后部、舌回前部、穹隆回峡部直到枕叶距状裂的一部分被挤压疝入四叠体池内，使中脑向内向前移位并牵拉损伤大脑大静脉所致。以上几种脑疝以脚间池疝较多见。

**小脑幕切迹上升疝** 由于从幕下向幕上疝出的脑组织主要为小脑上蚓部，故又称小脑蚓部疝。多为颅后窝占位性病变引起，并多与枕骨大孔疝同时存在。但是颅后窝占位性病变行侧脑室体外引流时，幕上压力突然降低，小脑蚓部易于由幕下向幕上移位。其症状和预后较钩回疝更为严重（图）。

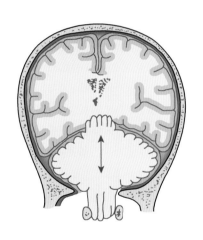

图　颅后窝病变时，枕骨大孔疝和小脑幕切迹上升疝同时存在

**解剖特点** 小脑幕是一个横铺于颅腔后部的硬脑膜组织，它将颅腔分为幕上幕下两个空间，其间有幕孔相通。幕孔呈卵圆形，纵径长于横径，其前缘游离。幕孔及邻近结构造成脑疝病变的解剖学基础是：①颞叶内侧的海马沟及海马回正常情况下即位于小脑幕切迹游离缘的上方，其内侧跨过小脑幕孔游离缘。因此当外侧有占位性病变向内下挤压时，海马沟或海马回易于挤入幕孔之内造成脑疝。②脑干中脑部分，动眼神经及血管等重要结构均由幕孔通过。③基底动脉的分支小脑上动脉和大脑后动脉，分别走行于小脑幕切迹下方和上方，两动脉之间有动眼神经向前伴行。④中脑与幕孔之间有脑池，是脑脊液循环由幕下通向幕上的重要通道。此处前方为脚间池，两侧为环池，后方是四叠体池。

**发病机制** 小脑幕切迹疝多因一侧幕上占位性病变或脑水肿较为严重，从而造成颅内压力不平衡，特别是颞部压力的推动，使病变一侧的脑组织向压力较低的对侧及小脑幕下移位。因颅骨不具有弹性，小脑幕也较坚硬，这时位于小脑幕切迹上内方的海马沟或海马回即被挤入小脑幕孔的间隙内，从而形成了脑疝。脑疝形成后阻塞了脚间池、环池或四叠体池，并且压迫中脑和动眼神经及重要血管。这样就会发展成为如下的恶性循环：小脑幕切迹疝形成后，由于疝出的脑组织挤压中脑及动眼神经、大脑后动脉，并阻塞环池和导水管的脑脊液循环，从而促使颅内压不断增高、脑缺氧、缺血严重，如未及时抢救阻止这一恶性循环，即会使局部性的病变，引起全局性病变，从而导致整个中枢神经系统的功能衰竭而死亡。一般说来，广泛性的脑水肿，脑脊液梗阻性脑积水，及颅内两侧对称的占位病变，由于是弥漫性颅内压增高，脑疝多发生于中线部位，即使形成海马沟或海马回疝，也往往为双侧疝。凡是足以引起组织侧移位的占位病变，脑疝常发生在病变同侧的小脑幕切迹处。颅内前方如有占位性病变，脑疝即发生在病变的后方。颅内幕上后方如有占位病变，脑疝即发生在病变前方。接近小脑幕孔区的占位性病变，如颞叶及内囊部位的病变，最易形成颞叶钩疝（前位疝）。顶枕部的占位性病变，易于形成海马回疝（后位疝）。幕孔周围质地坚韧的病变，如蝶骨嵴内侧脑膜瘤，由于病变本身的覆盖阻挡了小脑幕孔间隙，所以反而可以妨碍脑疝的形成。

**病理改变**　①疝入的脑组织早期常有轻度水肿和淤血，晚期则发生出血、梗死或软化，因此体积膨大，从而对中脑的压迫更加严重。以上改变主要是由于疝入的脑组织嵌顿于小脑幕切迹游离缘与中脑之间，使血管受压，局部发生血液循环障碍所引起的。②中脑本身的变化：脑疝时中脑出现变形、移位、出血和水肿。严重者，脑疝压及中脑，使中脑水肿加剧，甚至引起导水管闭锁。中脑变形和移位随脑疝的发生方向和体积而改变，一般由于脑疝从一侧挤压，致脑干前后径因挤压而拉长，横径因挤压而变短，故同时脑干可有侧移位，而使中脑脚底挤压于小脑幕游离缘上，造成压迹。小脑幕上升疝或下降疝方向不同，脑干可以分别出现向上或向下移位，甚至使之扭曲。脑疝所致中脑出血和水肿，这是由于中脑局部受压损伤，以及弥漫性脑组织缺血缺氧造成的。因为中脑和脑桥旁正中穿通动脉随脑干变形和移位，在脑干内容易被牵拉损伤，所以可导致脑干出血，而且主要是动脉性出血，脑干出血水肿，还常常会向上下两个方向蔓延，向上会影响到大脑中线部位结构如下丘脑，向下则会累及延髓。导水管闭锁是中脑受压、变形、水肿、出血的结果。

导水管闭锁绞窄引起脑脊液循环通路梗阻，造成梗阻性脑积水，从而使颅内压增高加重。

**脑神经的损伤**　动眼神经从脚间窝发出到海绵窦的走行过程中，易受损害。受伤机制如下：①脑干向下移位时，大脑后动脉也向下移位，从而压迫动眼神经。②岩床内侧韧带、小脑幕切迹缘、斜坡嵴等处均为坚韧结缔组织或骨性组织，可在以上部位受累而损伤动眼神经。动眼神经损害者可无病理改变，重者可使受压处发生压痕，局部有点状出血，甚至坏死。滑车神经因位置低，且在幕下，很少受累。但上升疝时则可损伤。

**血管的改变**　脑疝时血管位置及本身发生的改变；①脚间池疝（颞叶钩回疝）：海马钩可将后交通动脉呈现弓形拉向内侧，大脑后动脉的起始段伴随脑干向下向内移位。②环池疝：大脑后动脉后部向下向内移位。由于中脑和脑桥上部向下移位，基底动脉上端也向下移位。基底静脉后部则向后下及内侧移位。③四叠体池疝：如脑疝偏重一侧，大脑后动脉的后方及其分支颞枕动脉和枕内动脉常被推向内下方，甚至超过中线。④小脑幕切迹上升疝：大脑后动脉，小脑上动脉，基底静脉及大脑内静脉均向上移位。由于血管移位和血管受损甚至梗死或出血，往往会导致枕叶梗死和脑软化。大脑大静脉的及基底静脉的损伤或阻塞会引起深部脑组织淤血水肿。以上严重的病理改变，就会造成致命的严重后果。

**脑脊液循环障碍**　由于小脑幕孔周围的脑池阻塞及导水管受压闭锁，使脑脊液既不能流向第四脑室，也不能使脑脊液由幕下通过脑池流向幕上蛛网膜下腔。

结果形成梗阻性脑积水，使颅内压力增高。

除上述变化外，由于脑干向下移位，视丘下部被牵拉压迫于后床突及附近韧带上，致垂体柄折叠，加以血管受损，梗阻性脑积水、脑组织缺血缺氧等病理变化，导致自主神经功能紊乱、代谢和内分泌障碍等，使病变更加复杂，更加严重。以上病理改变，错综复杂，形成恶性病理循环，局部病变累及为全脑性病变，全脑性病变又加重了局部病理变化，若脑干遭到严重损害，患者往往因生命中枢衰竭而死亡。

**临床表现**　①颅内压增高的症状：表现为剧烈头痛，与进食无关的频繁喷射性呕吐。②瞳孔改变：脑疝初期由于患侧动眼神经受刺激导致患侧瞳孔变小，对光反射迟钝，随病情进展患侧动眼神经麻痹，患侧瞳孔逐渐散大，直接和间接对光反射均消失，并有患侧上睑下垂、眼球外斜。如果脑疝进行性恶化，影响脑干血供时，由于脑干内动眼神经核功能丧失可致双侧瞳孔散大，对光反射消失，此时患者多已处于濒死状态。③运动障碍：表现为病变对侧肢体的肌力减弱或麻痹，病理征阳性。脑疝进展可致双侧肢体自主活动消失，严重时可出现去脑强直发作，这是脑干严重受损的信号。颞叶钩回疝压迫同侧大脑脚，损伤平面在延髓锥体束交叉以上，因此使支配对侧肢体的锥体束受到损伤。依据压迫程度不同可出现不同程度对侧肢体偏瘫或轻偏瘫或锥体束征阳性。小脑幕疝时出现的病变同侧动眼神经麻痹及对侧肢体偏瘫，即形成交叉性瘫痪。这是中脑受损的典型定位体征［韦伯综合征（Weber syndrome）］。④意识改变：由于脑干内网状上行激动系统受累，患者随脑疝进展可出现嗜睡、浅昏迷至深昏迷。患者在颅内压增高的基础上，突然出现脑疝前驱期症状（即烦躁不安、呕吐、剧烈头痛、呼吸深快、血压升高等），以后意识模糊，逐渐昏迷。但也可昏迷突然出现。昏迷往往逐渐加深，至脑疝衰竭期进入深昏迷。小脑幕切迹疝较早出现意识障碍，因为易影响网状结构上行激活系统。相反，枕骨大孔疝尤其是慢性枕骨大孔疝发生意识障碍往往不明显或出现较晚。⑤生命体征紊乱：由于脑干受压，脑干内生命中枢功能紊乱或衰竭，可出现生命体征异常。表现为心率减慢或不规则，血压忽高忽低，呼吸不规则、大汗淋漓或汗闭，面色潮红或苍白。体温可高达41℃以上。a. 脑疝前驱期：呼吸深快，脉搏频数，血压升高。b. 脑疝代偿期：呼吸深慢，脉搏缓慢，血压高。c. 脑疝衰竭期：呼吸抑制，不规则，脉搏细弱，血压急速波动至衰竭。⑥去大脑强直：脑疝衰竭期，患者表现为双侧肢体瘫痪或间歇性或持续性四肢伸直性强直。往往同时伴有深昏迷，瞳孔两侧极度散大，呼吸不规则，高热等生命体征危重变化。去大脑强直这是由于脑疝挤压，在脑干红核及前庭核之间形成横贯性损伤，破坏了脑干网状结构下行抑制系统的结果。其四肢伸直性强直与去大脑皮质后上肢屈曲，下肢伸直性强直不同，后者的损伤部位是两侧大脑皮质或两侧内囊损害。去大脑强直是脑疝患者病情危重，预后不良的表现之一。持续时间越长，预后越差。至脑疝晚期肌张力完全丧失，这常为临近死亡征兆。

（吴承远）

zhěngǔdàkǒng shàn

## 枕骨大孔疝 （transforamen magnum herniation）

又称小脑扁桃体疝。大多发生于颅后窝血肿或占位病变，直接引起幕下颅腔压力严重增高，使小脑扁桃体受挤压，向下疝出。

**解剖特点**　枕骨大孔为卵圆形，其前后径约为 3.5cm，横径约为 3cm。其下缘相当于延髓与脊髓相连接处。枕骨大孔的上缘相邻为延髓，下缘为颈髓，后上邻近小脑扁桃体及小脑延髓池。除脑干外还有副神经、椎动脉、脊前和脊后动脉通过此孔。

**发病机制**　颅后窝容量较小，对颅内压增高缓冲力有限。当颅内压增高传导至颅后窝占位病变时，周围为颅骨，上方为坚实的小脑幕，因此可发生两种脑疝。①邻近枕骨大孔后上方的小脑扁桃体被推挤入小脑延髓池，进而推入枕大孔突入椎管内。压迫延髓和上颈髓即形成小脑扁桃体疝。与此同时小脑延髓往往下降移位。幕下压力增高，为求得空间代偿，邻近小脑幕孔区的小脑上蚓部及小脑前叶向上移动，严重者即可发生上升性小脑幕切迹疝。如小脑扁桃体下疝急性发生，可由于疝出组织对延髓压迫导致延髓水肿、淤血、出血、软化等病理改变，加以脑脊液循环障碍和血管改变，导致迅速出现延髓功能衰竭。如果位于延髓的呼吸中枢受损严重，患者早期可突发呼吸骤停而死亡。如系颅后窝原发病灶，因病程发展缓慢，颅内压缓慢增高，则可出现慢性小脑扁桃体下疝。②小脑扁桃体缓缓地坠入椎管内，并无明显脑疝症状。但在这种病变基础上，只要再加上一个诱因，如用力咳嗽、挣扎、外伤、施行腰椎穿刺并快速大量放出脑脊液，从而引起脑脊液动力改变，使枕骨大孔疝骤然恶化，出现延髓危象，甚至突然呼吸停止。颅内占位性病变，有时还可并发其他部位的脑疝，成为多发性脑疝。这种情况多见于晚期脑疝。如小脑幕切迹疝常合并有大脑镰下疝及蝶骨嵴疝等，往往使病情更加错综复杂。

**临床表现**　①枕颈部疼痛及颈肌强直：慢性枕骨大孔疝时，除有颅内压增高症状外，常因小脑扁桃体下疝至颈椎管内，上颈脊神经根受到压迫和刺激，引起枕颈部疼痛及颈肌强直以至强迫头位。慢性枕骨大孔疝，有时因某一诱因（如用力咳嗽，腰穿放出大量脑脊液或过度搬运头部等）而引起脑疝急剧恶化，出现延髓危象甚至死亡。②呼吸受抑制现象：由于小脑扁桃体对延髓呼吸中枢的压迫，表现为呼吸抑制，呼吸缓慢或不规则，患者此时往往神志清楚但烦躁不安。脑疝晚期，呼吸首先停止。③瞳孔：由于枕大孔疝不直接影响动眼神经，所以不出现动眼神经受压症状。但这种脑疝发生时，初期常为对称性瞳孔缩小，继而散大，光反射由迟钝变成消失。这是由于急性脑缺氧损害动眼神经核的结果。④锥体束征：枕骨大孔疝时，由于延髓受压，可以出现双侧锥体束征。一般由于小脑同时受累，故肌张力和深反射一并消失，锥体束征也可以不出现。而常表现为四肢肌张力减低。⑤枕骨大孔疝的生命体征改变及急性颅内压增高表现同小脑幕切迹疝。

（吴承远）

dànǎoliánxià shàn

## 大脑镰下疝 （beneath falx herniation）

又称扣带回疝。当一侧大脑半球有占位病变，除出现小脑幕切迹疝入外，病变侧的大脑内侧面扣带回也在大脑镰下前2/3部位向对侧疝入，因大脑镰后1/3与胼胝体接近，而其前2/3则与胼胝体有一段距离。一般扣带回疝不引起特殊症状，但是有时由于扣带回疝可以使大脑前动脉受压变窄，使该侧额叶内侧面或者旁中央小叶出现血液循环障碍，甚至软化。因此，出现对侧下肢运动和深感觉障碍以及排尿障碍等。但此种合并症并不常见。大脑镰是硬脑膜在颅内的一种镰刀状的中隔，从颅底鸡冠延伸至枕内粗隆，将大脑分为两个半球，对大脑起到固定作用，防止脑组织的左右移动。大脑镰前2/3较窄其下空间较大。因此，大脑镰下方前2/3易发生脑疝，以额顶下部肿瘤或者其他占位性病变多见。大脑镰下疝使大脑半球内侧脑组织以及胼胝体边缘动脉、胼周动脉受挤压或者梗死，使大脑半球内侧缺血和脑组织变性软化。出现对侧肢体瘫痪或者排便功能障碍。严重者与小脑幕下降疝同时合并，其症状和体征更加危重。头部CT检查或者MRI检查可见脑疝内容物和脑中线结构移位、脑室受压并可见原发病灶的部位和大小。

（吴承远）

### diégǔjí shàn

## 蝶骨嵴疝（transspheroid ridge herniation）

额叶后下部脑组织从颅前窝跨过蝶骨嵴被推挤进入颅中窝，甚至挤入眶上裂和眶内，或者颅中窝占位性病变将颞叶脑组织跨越蝶骨嵴挤入颅前窝而发生的脑疝。由于脑组织移位病变侧大脑中动脉可向下或向上移位。采用脑血管造影和脑血管成像就可以观察到这一影像。

（吴承远）

### nǎozhōngxīn shàn

## 脑中心疝（brain central herniation）

脑幕上占位性病变压迫脑中线结构向下向后移位形成的脑疝。包括丘脑、基底节、第三脑室、下丘脑和脑干上部等重要脑组织向下向后轴性移位。临床表现分为四期。①间脑期：表现轻度意识障碍，淡漠或嗜睡，呼吸不规则，双侧瞳孔缩小，四肢肌张力增高，病理反射阳性。②中脑和脑桥上部期：表现为浅昏迷，中枢过渡性呼吸，瞳孔对光反应迟钝或消失，有时去脑僵直发作。③脑桥下部和延髓上部期：表现为深昏迷，呼吸浅快，瞳孔对光反应消失，四肢弛缓性瘫痪。④延髓期：表现为深昏迷，呼吸不规则或停止，双侧瞳孔散大，四肢弛缓性瘫痪。脑中心疝多为严重广泛性脑挫伤，特别是严重的双侧额颞部脑挫伤和广泛出血引起，患者死亡率极高。

（吴承远）

### nǎofùsū

## 脑复苏（cerebral resuscitation, CR）

在心肺复苏的基础上，为减轻心脏骤停患者的中枢神经系统损害以达到部分或全部恢复脑组织的功能而进行的一系列综合性治疗。复苏主要指为了挽救生命而采取的措施，早期应用于心搏和呼吸停止而进行心肺复苏，如人工呼吸和心脏按压。随着科学发展，脑对缺血缺氧敏感性和脑功能在人体的重要性得到重视，心搏和呼吸停止的复苏，已经发展为心肺脑复苏。另外，颅腔内外的病变，如颅脑外伤、肿瘤、血管病变、感染和代谢病变等影响脑部，威胁生命，为抢救生命，解除这些影响脑的病损，在广义上讲，也可称为脑复苏。

**脑复苏适应证** ①各种原因引发心脏停搏。②各种原因引发呼吸停止。③中枢神经系统本身病损，如外伤、感染、血管病变、肿瘤、先天或后天病变等。④中枢神经系统外病损，如复合伤、脓毒血症、肝昏迷等。

**脑缺血缺氧的病理生理** 人脑重量只占全身体重2%，但脑血流量占心排血量15%～20%，需氧量占20%～25%，葡萄糖消耗量占65%，可见脑组织代谢率高，氧耗量大。但是，脑组织能量储备很有限。脑缺血10～15秒，脑的氧储备即耗尽，患者的意识丧失，20秒后自发和诱发电活动停止，细胞膜离子泵功能衰竭，5分钟内脑的葡萄糖及糖原储备和腺苷三磷酸（ATP）耗竭。缺血5～7分钟，脑组织出现不可逆缺血病损，即使恢复脑灌注，这些病损仍继续发展，而且神经细胞在再灌注后，继发于脑充血、脑水肿及持续低灌流，发生再灌注损害和无再灌流现象。前者表现细胞变性坏死，后者表现多灶性红细胞凝聚、血管痉挛引起毛细血管阻塞。缺血缺氧的脑细胞可释放有害物质，引发脑肿胀和水肿。除心肺功能骤停引发脑病理生理变化外，颅内外病变也可直接或间接引起脑缺血缺氧，加剧脑肿胀或脑水肿，互为因果，构成恶性循环。心肺脑复苏应在出现危象3～5分钟内进行，才有脑复苏的希望。若患者心跳和呼吸恢复，长期处于无意识活动的植物状态，反映大脑皮质神经元因缺血坏死而广泛损害，脑干神经元仍然存活保留一定的神经功能的结果。

**治疗** 心肺复苏是保证脑复苏的关键。脑复苏治疗原则如下。①病因治疗。②促进脑再灌注：使用肾上腺皮质激素和甘露醇降低颅内压，改善脑灌注；使用钙通道阻滞剂如尼莫地平，解除脑血管痉挛；使用右旋糖酐和丹参促进脑再灌注。③加强氧和能量供给：高压氧或常压氧治疗脑代谢促进药，如三磷酸腺苷（ATP）、辅酶A、维生素B、维生素E、吡硫醇（脑复新）、吡拉西坦（脑复康）、脑活素、果糖二磷酸钠（FDP）、胞磷胆碱（尼可林）等。④降低脑细胞代谢：亚低温、巴比妥类、苯妥英钠、地西泮类。⑤纠正引发起继发脑损伤的全身和颅内因素：水电解质紊乱、高血糖和低血糖、血压过高或过低、酸中毒或碱中毒、感染、颅内压增高。

**预后与预防**　一般认为全脑缺血缺氧5～7分钟，将发生脑组织不可逆性损害。如果存在微小的灌流，脑细胞的生存时限可明显延长。随着对复苏理论研究的进展和临床经验的积累，心脏停搏10分钟以上经抢救成功，恢复良好的神经功能病例也渐增多。由于临床情况复杂，对时限的认识应从积极意义来理解。力争在最短时间内复苏，即使已超时限，仍应积极争取机会而不应轻易放弃。脑损伤严重者，可导致患者严重病残或脑死亡。前者患者可清醒伴不同程度运动和认知功能障碍，也可呈微意识状态、植物生存状态。脑死亡是指全脑（包括脑干）功能不可逆丧失。影响患者预后的因素：①脑缺血缺氧的时间、严重程度。②复苏的时间和有效性。③患者年龄、性别：年轻和女性对缺血缺氧的耐受性要大。④原发病变。

（周良辅）

nǎosǐwáng

**脑死亡**（brain death）　脑不可逆损伤引起全脑功能丧失，表现为深度昏迷，没有自主呼吸及所有脑干反射消失的临床状态。

**病因**　①原发性脑器质性疾病：占75%～89%，包括颅脑外伤、脑卒中、颅内占位性病变和颅内感染性疾病。②原发性脑损害：占9%～35%，包括由全身其他脏器损害造成的脑缺血缺氧等情况。上述因素需排除以下可逆性昏迷：急性药物中毒；低体温，直肠温度小于32℃；代谢性、内分泌障碍、肝昏迷和尿毒症；病因不明的昏迷；患儿小于6岁。

**发病机制**　由于缺血缺氧和/或脑原发性病变造成脑组织不可逆损伤（见脑复苏），脑呈萎白或灰白色，组织呈半液化状态，神经元退变、坏死、自溶等变化。胶质细胞和血管内皮细胞也有相应坏死等改变。

**临床表现**　患者深昏迷，无自主呼吸，需靠呼吸机维持血压、心跳或靠药物维持。

**诊断**　临床诊断是判定脑死亡的基础。

主要根据　①可知病因的脑功能完全丧失，深昏迷状态。②脑干反射完全丧失：包括瞳孔对光反射、角膜反射、冷热试验、咽反射、咳嗽反射、吸吮反射等消失。③无自主性呼吸，呼吸试验阴性。④上述情况持续至少6小时以上。要求体检精细准确，排除可能影响检查与实验结果的因素。对明显昏迷患者诊断要排除可逆性昏迷，如药物中毒、低温、低血压休克、内分泌代谢性疾病、肝昏迷、尿毒症和严重水电解质紊乱等造成的昏迷状态。证实已不存在任何大脑皮质活动、脑皮质反射或脑干反射，无呼吸活动。检查皮质活动和反射是否存在时，医师须证实皮质对任何刺激无反应和证实无去皮质强直。

脑干反射的检查要注意反射回路的完整性。

辅助诊断　①阿托品试验阴性：静脉注射阿托品2mg，在心电监测下观察5～10分钟，阳性为心率较原来增加20%～40%，证明延髓中枢（迷走神经背核）功能存在。因为延髓为脑组织中耐受缺氧时间最长的部位，故阿托品试验对确诊脑死亡有重要价值。②无呼吸试验：纯氧下人工呼吸10分钟（不过度通气），监测$PaCO_2$。当$PaCO_2$ 5.33kPa时停止通气10分钟，此期间经气管导管插入一小管至气管分叉处供纯氧5分钟，并监测血压、心电图和血气分析。如$PaCO_2>8.0$kPa则不必延至10分钟，整个试验内没有任何呼吸动作和企图方称为无自主呼吸，此为判定脑死亡最重要的一点。③脑电图：采用标准技术，至少描记30分钟。脑电图主要反映皮质电活动的动态，脑死亡时表现为平直线即等电位。脑电图对脑死亡诊断基本可靠，平直线的脑电图表现已被许多国家列为脑死亡诊断条件。由于平直线的脑电图表现并非脑死亡所特有，且受低体温、休克、抑制性药物等的影响，应用时应注意。④诱发电位：可评估脑干及大脑皮质功能。其中脑干听觉诱发电位是用声波刺激听神经传路后检测脑干反应的电活动，可以直接反映脑干功能状态，听觉诱发电位在脑死亡患者的特征为各波均消失。此操作简便，但可靠性差。⑤经颅超声多普勒成像检查：脑死亡患者多为无信号，简单易行，但可靠性差。⑥CT、MRI：对脑部原发疾病诊断很有帮助。随着脑血流灌注成像和MRI加权扩散成像等新技术的应用，不但能发现严重脑损伤后解剖和血流改变，也能显示继发于脑死亡的超微结构变化，但它们在临床应用不方便且对脑死亡的判断价值仍在研究中。

诊断必须注意以下方面：①若检测脑功能的工具缺乏，就不能贸然作出准确的脑死亡诊断。②无呼吸试验施用不当可能导致不可逆的脑损害。③辅助试验不应取代或耽误已有的有效治疗措施的实施。④医师须熟练有关临床标准及诊断程序才有权宣布脑死亡。⑤涉及器官移植，须有两个医师宣布脑死亡，且任何一个医师与可能的器官接受者无关系，也不参与器官移植过程的任何一步。

**鉴别诊断** ①持续植物状态：持续植物状态时，患者保留自主呼吸，心血管功能保持稳定，存在睡眠-觉醒周期。脑死亡诊断只需要一较短的观察期（2~24小时），持续植物状态须观察几个月。②去大脑皮质状态：表现为睁眼昏迷，貌似清醒，能睁眼，吞咽进食，对周围毫无认识，呈持续性植物状态，系大脑皮质神经元广泛死亡所致，脑干反射存在。③去皮质强直状态：脑干严重损害但尚未死亡，深昏迷伴肢体强直性发作、肌张力增高、上肢屈曲、下肢伸直，严重时出现角弓反张。④闭锁综合征：见于脑桥基底部病变。患者脑桥以下脑神经麻痹、四肢瘫痪，因大脑半球及脑干被盖部的网状激活系统未受损，故意识清醒，能以眼球活动、睁闭眼示意与周围环境建立联系却不能言语，易被误认为昏迷。

**脑死亡的诊断标准** 包括以下几种。

**美国哈佛大学世界最早制定的标准（1968年）** ①感受性和反应性丧失，对外界刺激和内在需要完全无知觉和反应，甚至最强烈的疼痛刺激也不能引起发音、呻吟、肢体回缩或呼吸加快等。②自发性肌肉运动和自主呼吸消失，经医师观察至少1小时，关闭呼吸机3分钟，仍无自主呼吸。③反射消失，包括瞳孔扩大、对光反应消失，头-眼反射及眼前庭反射消失，瞬间运动、吞咽、呵欠、发音、角膜反射和咽反射消失，各种深浅反射消失。④脑电图示脑电波变平或等电位脑电图。⑤所有上述表现持续24小时无变化。⑥排除低温（体温低于32.2℃）和中枢神经系抑制药物（如巴比妥类药）的影响后才能确立。

**美国明尼苏达标准（1971年）** ①无自主运动。②试测4分钟无自主呼吸。③脑干反射消失：包括瞳孔扩大和固定；角膜反射消失；睫-脊反射消失；咽反射消失；头-眼反射消失；眼前庭反射消失；颈紧张反射消失。④所有上述现象持续12小时无改变。

**英国皇家学会标准（1976年）** ①必要条件：深度昏迷，应排除抑制性药物，原发性低温、代谢和内分泌紊乱引起的昏迷；因自动呼吸不足或停止而需用呼吸机维持（排除松弛剂或其他药物所致的呼吸衰竭）者；确诊为不可逆的脑部器质性损害。②确诊试验：所有脑干反射均消失；角膜反射消失；眼前庭反射消失；脑神经支配区无运动反应可以引出；咽反射消失或用吸引管刺激气管无咳嗽反射；停用机械呼吸机经相当长时间，足以使$PaCO_2$升高，超过呼吸兴奋阈，仍无自主呼吸者。③其他：重复检查，以减少错误；脊髓反射可能存在；确诊检查，如脑电图、脑血管造影或者脑血流测定（但并非必要条件）。

**日本大阪大学标准（1985年）** ①前提条件：需排除低温、低血压。②标准：自主呼吸停止；瞳孔扩大固定；脑干反射消失；对光、角膜、眼-脑或眼前庭反射、咳嗽反射均消失；血压急剧下降；脑干听觉诱发电位消失；脑电图平坦；脑血管造影示颅内血管不充盈。

**法国莫拉雷（Mollaret）等的标准（1959年）** ①昏迷，全无反应。②自主呼吸停止，肌张力消失（弛缓性瘫痪）。③所有反射均消失。④除非用人工方法外，否则不能较长地维持循环。⑤脑电图示脑电波呈直线，对任何刺激均无反应。

**小儿脑死亡标准** 由于5岁以下儿童脑的可塑性大，脑的发育尚未成熟，对脑损伤的耐力较成人为大，故上述成人的脑死亡标准并不完全适宜于儿童。此处节录美国儿童脑死亡判断特别工作组拟定的标准（1987年）如下。临床标准：①昏迷和呼吸停止，完全失去知觉，不能发音，无意识活动。②脑干功能丧失：瞳孔扩大、固定，对光反应消失；自发眼活动消失，眼-头和眼前庭反射消失；延髓肌肉系统的运动消失，包括面部及口咽肌肉。角膜、咽、咳嗽、吸吮等反射均消失；脱离呼吸机则患儿无自主呼吸运动。可采用标准方法进行呼吸暂停试验，但需其他标准存在时才做。③无低温和低血压。④肌张力弛缓，自发活动或诱发活动消失。但需排除脊髓反射如缩回反射或脊髓肌痉挛反射的存在。⑤在观察期应反复检查。观察期（按照年龄大小而定）：①7天至2个月，两次检查间隔至少

48 小时（包括脑电图）。②2 个月至 1 岁，两次检查间隔至少 24 小时。若脑血管造影证实颅内无血管显影，就不必再继续检查。③1 岁以上儿童。凡已肯定为不可逆的病情时，可不必再进行实验室检查，观察期至少 12 小时。若为缺氧-缺血性脑病，很难确定脑损害的可逆性及其范围，可将观察期延至 24 小时。当脑电图平坦或脑血管造影无颅内血管显影时，观察期可以缩短。

辅助检查包括以下几种。①脑电图：采用标准技术，描记至少 30 分钟，脑波为平线。②血管造影：证实脑循环停止即可诊断为脑死亡。③颈内动脉和静脉氧差：在脑死亡患者，颈动和静脉血之间的氧含量几乎无差别。有的颈静脉氧分压明显增高。有学者认为，用此方法估价代谢性脑死亡比较可靠。④阿托品试验：静脉注射阿托品 2mg（1~5mg），在心电图监测下观察 5~15 分钟。阳性者则心率加速，较原来心率增加 20%~40%，证明延髓中枢（迷走背核）功能尚存在。在脑死亡的患者，则为阴性，心率无改变。因延髓为脑组织中可以耐受缺氧时间最长的部位，故阿托品试验对确诊脑死亡有重要价值，且方法简单可靠，仅需几分钟就可得出结果。该试验在脑死亡前的深昏迷患者都是阳性。⑤脑干听觉诱发电位（BAEP）：可直接反应脑干功能状态，脑死亡患者的 BAEP 特征为各波均消失或仅 1 波残存，潜伏期延长。⑥经颅多普勒超声检查（transcranial ultrasound Doppler sonography，TCD）：脑死亡患者经 TCD 检查多为无信号。⑦前庭变温试验：耳内灌注冰水，无眼震出现。

中国脑死亡诊断标准（1986 年，草案）①深昏迷，对任何刺激无反应。②自主呼吸停止。③脑干反射全部或大部消失。④阿托品试验阴性。⑤脑电图呈等电位。⑥其他：如颈动脉-静脉氧分压差消失，经颅多普勒超声示颅内血流停止。

判断脑死亡的意义 当疑有脑死亡时，就应该进一步加以证实，若肯定为脑死亡，所有复苏措施就应停止，故脑死亡应作为中止复苏的指征，避免患者承受徒劳无益的治疗。但是诊断脑死亡必须审慎。

（周良辅）

chíxù zhíwù zhuàngtài

## 持续植物状态（persistent vegetative state，PVS）

延续很长时间对自身和外界认知功能丧失，能睁眼，能睡眠，有睡眠觉醒周期，丘脑下部及脑干功能基本保存的状态。1972 年詹内特（Jennet）和普拉姆（Plum）首先描述了严重颅脑损伤患者恢复过程中，脱离了昏迷，处于觉醒但无认知的状态，称为植物状态（vegetative state，VS）。目前持续性植物状态已被广泛接受和使用。根据中国神经外科、神经内科以及康复科等的不完全统计，近年来 PVS 的患者有 7 万~10 万例。该病死亡率高，致残严重而缺乏有效治疗，给社会及家庭带来极大的负担。由于目前对 PVS 的认识尚不统一，在临床实践中给该病的诊治带来一定的困难。PVS 在社会学及医学伦理学等方面引起的问题，愈来愈受到人们的重视。为统一 PVS 的定义并与国际接轨，1996 年中华医学会急诊医学分会，在南京召开了"制定我国持续性植物状态诊断标准专家讨论会"，对国际上植物状态的诊断标准进行比较和分析后，首次定义了 VS 及 PVS 的命名、定义及诊断标准，并在 2001 年对该标准进行了修订。

**病因** PVS 的病因复杂，多为急性颅脑损伤和脑血管疾病、慢性代谢病和变性疾病以及先天性发育畸形所致。通过对急性外伤性或非外伤性植物状态患者尸检大脑的研究发现，主要有三种病理表现。① 弥漫性轴索损伤：表现为损伤等各种原因所致的整个大脑半球弥漫性白质变性。缺氧缺血性脑病亦可引起广泛的白质脑病。② 大脑皮质弥漫性片状坏死：几乎所有患者都存在海马受累。③ 丘脑坏死。这三种病理表现经常混合存在，且与原发疾病的损害并存。由于病因不同，表现复杂，PVS 病理解剖及发病机制至今尚不清楚。

**诊断** 从临床特点出发制定了植物状态的七条诊断标准：① 认知功能丧失，无意识活动，不能执行指令。② 保持自主呼吸和血压。③ 有睡眠-觉醒周期。④ 不能理解或表达语言。⑤ 能自动睁眼或在刺激下睁眼。⑥ 可有无目的性的眼球追踪运动。⑦ 丘脑下部及脑干功能基本保存。这种植物状态必须持续 1 个月以上方可诊断为 PVS。

**治疗** 持续性植物状态主要依赖促苏醒治疗，但至今仍缺乏非常有效及统一的治疗方法。治疗原则：① 保持呼吸道通畅，保证供氧。② 防治脑以外其他系统疾病。③ 防治感染与高热。④ 加强营养与护理，防治并发症。治疗药物主要为脑循环代谢改善药，分为两类：一类能直接促进脑代谢，另一类通过增加脑血流量，间接促进脑的代谢，起着促醒作用。其他治疗包括高压氧治疗、神经电刺激疗法、音乐治疗、亲情疗法、环境刺激以及局部穴位按摩等方法，亦有一定的辅助治疗效果。

(雷霆)

qùdànǎo pízhì zhuàngtài

**去大脑皮质状态**（decortical state） 大脑皮质广泛病变引起的皮质功能丧失，而皮质下功能尚保存的一种特殊的意识障碍状态。又称去大脑皮质综合征或醒状昏迷。可由多种原因引起，常见于大脑广泛性缺氧、血液循环障碍以及各种严重脑病，如呼吸循环骤停、一氧化碳中毒、癫痫持续状态、脑血管病、脑外伤、脑炎和肝性脑病等。临床上表现为有觉醒和睡眠周期，醒时睁眼似能视物或双眼无目的游动，貌似清醒，但实际上并无任何意识活动，不能理解言语，亦无自发言语及有目的的自主活动。与此同时，皮质下的无意识活动及各种反射如瞬目、咀嚼、吞咽、瞳孔对光反射、角膜反射等却十分活跃，且对疼痛刺激有回避动作。随着皮质功能的康复逐渐出现不同程度的意识活动，若恢复不全则遗留有程度不同的智能障碍，呈痴呆表现，或长期处于去皮质状态。目前对该病均无有效办法。该病重在预防，以病因治疗为主。

(雷霆)

qùpízhì qiángzhí zhuàngtài

**去皮质强直状态**（decorticate rigidity state） 保持觉醒状态但意识内容丧失的一种特殊的意识障碍。属于醒状昏迷一种。因严重的脑干损伤，大脑与中脑和脑桥间的联系中断，影响了上部脑干的功能，表现为四肢强直性伸展，上臂内收并旋内，前臂伸直并过分旋前，髋内收、内转、膝伸直，颈后仰呈角弓反张。常见

于缺血缺氧性脑病，大脑皮质广泛损害的脑血管疾病及外伤等。发病机制可能为大脑皮质功能或皮质下某些功能丧失，而皮质下的大多数功能和延髓的自主神经功能保存或业已恢复，中脑及脑桥上行网状激活系统未受损，可保留无意识吞咽动作，存在觉醒-睡眠周期等。临床上常表现为语言和运动反应严重丧失，能无意识的睁眼闭眼，眼球能活动，瞳孔对光反射及角膜反射存在，四肢肌张力增高，病理反射阳性，吸吮反射及强握反射可出现，喂食可出现无意识吞咽，但无自发动作，对外界刺激不能产生有意识的反应，大小便失禁，存在觉醒-睡眠周期等。该症重在预防，以病因治疗为主。

(雷霆)

bìsuǒ zōnghézhēng

**闭锁综合征**（locked-in syndrome） 意识清楚但不能说话、不能活动的一种特殊征象。又称假性昏迷。1966年由普拉姆（Plum）及波斯纳（Posner）首次报道并命名，是一种特殊类型的意识状态。发病年龄为16~90岁不等。由血管损害所致的平均年龄为56岁，而非血管损害所致的平均年龄为40岁，比前者起病年轻。发病机制据为双侧皮质脊髓束及皮质延髓束在桥脑外展神经核附近水平被阻断，导致脑桥以下脑神经瘫及四肢瘫。而大脑半球和脑干被盖部网状激活系统无损害，故意识清醒，理解力正常。其病因多见于脑桥基底部基底动脉血栓形成，也见于脑桥腹侧或延髓局限性病变，以及急性感染性多发性神经炎。临床表现为四肢瘫痪、双侧面瘫、延髓麻痹，但意识清楚，认知功能存在，能睁、闭眼或上下运动眼球示意

病情重，进展快，死亡率高，应引起高度重视。诊治的关键在于早期识别其特殊的临床表现，并借助头部CT、MRI等影像学检查加以确诊。脑电图显示为正常或轻度慢波。患者不动不语，貌似昏迷，需与无动性缄默症、去大脑皮质状态相鉴别。一般来说，预后不良，多于发病早期死亡。由于病变在脑干，无咳嗽、咳痰动作，不能吞咽，且患者卧床，抵抗力下降，易出现肺部感染、上消化道出血、败血症、呼吸循环衰竭而导致死亡，故一经诊断，除有效的病因治疗外，应积极处理并发症。

(雷霆)

tóutuō

**头托**（head-rest） 神经外科手术中用于将头部固定在手术床上的装置。它一端可以固定在手术床的头端，另外一端连接可以调节的软垫。适用于仰卧位或者侧卧位头部的固定。它和头架的区别在于头架是使用3~4个头钉将头部硬性固定住的，而头托是通过软垫直接托举的，没有头钉。头托一般成马蹄形，由两个半圆形的软垫组成，针对头颅的大小和患者体位可以通过调节软垫的角度和方向来保证术中头位稳定不变以及舒适，避免头部意外地移动，还可缓冲开颅钻对头部的震动。头托对于头部的固定只是相对固定，无法连接头架的架圈以及架圈配套的自动脑牵开器。因此，头托适用于小儿和成人相对简单表浅的手术。如果术中需要使用自动牵开器，只能使用固定于骨窗上的自动牵开器。当患者呈侧卧位或者侧俯卧位的时候，应注意耳和眼的保护，避免耳和眼受压。

(刘伟明)

tóujià

**头架**（head-holder） 神经外科手术中用于将头部固定于手术床上的装置。头架能保证术中头位稳定不变，避免头部意外移动；防止头部压迫造成头皮压疮；还可缓冲开颅钻对头部的震动。对特殊体位，若无头架固定是无法完成的。为适用术中拍摄头部 X 线平片或脑血管造影，有一种可透 X 线材料头架可供选用。头架头钉可有压力测量装置，以避免头钉穿破颅骨。头钉固定位置适宜选择额、顶、枕等骨质较厚部分，应避开颞肌，颞浅动脉和骨突出部位。头架安装好后，应确认固定牢固。头架配有架圈，其环圈可供装置自动脑牵开器、棉条板用。同时环圈还有手托作用，供术者腕部或小鱼际肌放置，可稳定并减轻术者疲劳。

（刘伟明）

shǒushù xiǎnwēijìng

**手术显微镜**（operative microscope） 光学照明系统、多关节支架和底座三部分组成的显微外科手术必备的基础设备。神经外科手术显微镜光学系统有如下特点：①放大倍数范围为 5～20 倍，可分级调节或无级连续调节，以适应术中不同放大倍数的需要。②物距 300～400mm，以适应颅内视野较深。③使用冷光源，避免脑组织热损伤。④主镜和助手镜视野一致，并配置摄像监视系统。手术显微镜底座有小轮及制动装置，移动到位后，可将其固定，不妨碍手术操作。支架系统根据平衡原理设计（太空式），装有重量平衡系统，使手术显微镜可移动部分，以无重状态处于术者控制下。可供术者迅速准确地将手术显微镜调至最合适的位置，节约手术时间。手术开始前，术者应检查手术显微镜的工作状态。术中移动手术显微镜时应小心、缓慢。为确保手术野无菌，手术显微镜使用时应装配显微镜套。

（刘伟明）

xiǎnwēi wàikē shǒushùchuáng

**显微外科手术床**（microsurgical operating table） 为现代神经外科显微手术所配备的特殊手术床。它可以根据术者要求进行各种角度的旋转，以达到神经外科显微手术的需要。神经外科疾病位置深，由于"锁孔"效应的影响，为观察到各个角度的术野，需随时调整患者的头、体位。显微外科手术床可满足上述要求。这种手术床可进行仰卧位、侧卧位、俯卧位以及坐位手术。多功能电动可控手术床由油压控制床的升降，床面高度调节范围 50～100cm。床面可向侧方倾斜 20°，头足倾斜 25°。为保证坐位，床靠背可上曲 90°。上述各部位运动均由电动油压系统调控。床位调整好时，床面各部位不再有任何晃动。在使用手术床时，一般由麻醉医师调节手术床，以利于观察患者，调节时术者停止手术；防止误操作并缓慢调节；确保地线接地并避免床升降基座及电源处进水。

（刘伟明）

xiǎnwēi shénjīng wàikē shǒushù qìxiè

**显微神经外科手术器械**（microneurosurgical instrument） 为显微神经外科手术所配备的专用显微手术器械。为保持稳定和动作精确，神经外科显微手术器械一般是持笔状握住器械；为适应病变位置深的特点，显微手术器械应足够长。新设计显微器械工作杆和手柄的轴远端成角，使医师的手和工作杆从显微镜视野的轴上移开，视野和操作得到改善。有如下常用器械。

**显微镊和持针器** 钛合金制作的显微镊和持针器，质量轻，外表光滑，不易腐蚀，不磁化。单纯的柱状镊适用于表浅手术时夹住组织或配合缝合血管。深部手术器械尖端呈不同角度的弯曲，保证器械尖端位于术野中。显微镊应具备足够弹性也是非常主要的质量标准。分离组织时，先将镊尖端并拢插入组织，然后靠其弹性自动分开，上述动作反复进行，达到分离组织的作用。显微针持前端有不同的角度，为吻合血管和神经持针用，以直柄针持常用。针持的柄有两种形状。一种针持臂是扁平楔形的，能将针在任何角度固定并紧紧抓住。用其持针或夹缝线打结时用力精确。还有一种针持柄被设计成圆柱状，有利于在小且深的术野中，仅用示指、拇指旋转针持即可达到缝合、打结的动作。

**显微剪和蛛网膜刀** 显微剪和蛛网膜刀都是锋利的切开（断）组织的器械，显微剪刀应锋利，关闭和开启要灵活自如。显微剪有直头和弯头之分及长短不同型号。分离表浅组织，可使用直剪刀。在深部手术操作时，剪刀除够长外，其尖端应有一定弯度，避免出现术野盲区。显微手术刀，又称蛛网膜刀，用于打开蛛网膜池；吻合血管时，切开和修整吻合口。有的显微刀刀头和刀柄呈分体式，刀头可更换。除金属材料的刀刃外，还有使用金刚石为材料，非常锋利，但价格昂贵。

**显微分离器** 专用的显微分离器（又称剥离器），有铲式和球面式不同形状。为防止撕伤血管和神经，分离器不宜太尖。直柄带角度的分离器可用于分离脑肿瘤、动脉瘤等组织。铲式分离器还可用于分离侵犯颅骨内的残存肿瘤组织。直柄显微分离器，活动范围大。弯形的分离器适用于术野深处，避免术者自己手的影响。尖端弯曲或带钩的分离器的手柄呈方柱形，可提示术者分离器前端的方向。

吸引器　是神经外科手术重要手术器械，神经外科手术的全过程都需使用。如术者是右利手，通常左手固定持吸引器，右手使用更换的手术器械（如高速微钻、双极电极镊、剪刀等），这样能保证右手做更多精细动作。神经外科手术野狭小，吸引器管除用于清除术野的积血、冲洗水和脑脊液外，在神经外科手术中还可以当作牵开器、钝性分离器等。与吸引器相连的中心真空负压系统应保证吸引力的平稳温和。吸引器手柄上有侧孔，可调节吸引器压力。堵住吸引器侧孔，使吸力最大，及时吸除积血，以利手术。

（刘伟明）

shuāngjí diànníngqì

## 双极电凝器 （bipolar electro-coagulator）

显微神经外科手术的止血基本设备。双极电凝工作时，电流不通过人体，仅通过两镊尖端，不致产生电火花伤及周围组织。双极电凝器的长度要求8～25cm，尖端直径0.25～1.5mm。为减少双极电凝器工作时粘连，镊的尖断内嵌有合金材料，使用时还应不断冲生理盐水。有的双极电凝器带有自动滴水装置。除用于手术中软组织的止血外，双极电凝器还是一把良好的分离器，可分离组织。双极电凝器一般为枪状，不阻挡视线。双极电凝器的电流功率可调节，视厚度不同的组织而定。在重要的区域使用时，工作功率不宜过大。双极电凝器配有脚闸开关，脚闸踏板以宽大的为好，便于术中手术者利用足部寻找和控制。有的双极电凝器备有自动档，只要双极电凝器两端靠拢到一定距离，就会自动电凝。但有可能导致误损伤。

（刘伟明）

chāoshēng xīyǐnqì

## 超声吸引器 （ultrasonic aspirator）

利用高频震动器将要切除的组织粉碎，再经冲洗液乳化并经负压吸除的手术器械。是切除脑肿瘤的常用设备。震动的超声吸引器的顶端置放在肿瘤组织中产生空穴作用，破裂并捣碎肿瘤组织。使用超声吸引器在瘤内吸空使瘤体缩小，留出手术空间，便于进一步分离。软的瘤组织被吸除，留下血管和纤维结缔组织，再用电凝止血切断。根据肿瘤质地选择超声吸引器的功率，达到切除肿瘤的目的。超声吸引器有冲水和吸引系统，使破碎组织浸泡在生理盐水中被吸引器吸走。吸走的肿瘤碎片可用作组织学检查。使用超声吸引器时要注意严格在瘤内操作，不要超越瘤壁，以免造成肿瘤周围神经组织和重要血管的损伤。超声吸引器作用大小受组织中含水量影响。脂肪组织、黏膜、脑白质较神经和血管更易破碎。神经和血管内含有较丰富的弹性纤维和胶原组织，因此超声吸引器对其有选择性保护作用。超声吸引器的作用仅限于直接接触的组织，对附近组织的影响仅限在1mm之内。

（刘伟明）

shénjīng nèijìng

## 神经内镜 （neuroendoscopy）

神经外科手术中进行观察和操作的内镜工具。又称脑室镜。神经内镜有许多类型，按照功能可分为单功能镜及多功能镜，单功能镜是指没有工作通道仅有观察系统的观察镜，而多功能镜同时具有工作通道，并有照明、手术、冲洗及吸引等多种功能。

结构与性能　临床上根据镜身能否改变方向又可分为软性镜及硬性镜。硬性镜成像清楚，但不能改变方向，且较粗大。软性镜较细，可改变方向，较易进入狭窄腔隙。

应用　神经内镜在神经外科的应用，包括单纯内镜神经外科手术（endoscope neurosurgery，EN）、内镜辅助显微外科手术（endoscope-assisted microneurosurgery，EAM）和内镜控制显微外科手术（endoscope-controlled microneurosurgery，ECM）三种方式。EN手术器械在神经内镜通道以内；EAM采用神经内镜和手术显微镜交替手术；而ECM是完全在内镜观察下进行显微手术。神经内镜技术是微创神经外科的重要内容，可以减少创伤、扩大视角。在治疗颅内动脉瘤、经蝶窦垂体腺瘤切除、脑室内疾病及脑积水等疾病中已有广泛应用。适应证包括：①脑积水。②颅内蛛网膜囊肿。③脑内及脑室内血肿。④颅内寄生虫病。⑤部分颅底肿瘤和炎性病变。禁忌证与其他全身麻醉手术基本一致。

（刘伟明）

yǎngwòwèi

## 仰卧位 （supine position）

患者头部放于枕上，两臂置于身体两侧，两腿自然伸直的体位。是手术最常用的体位。在临床医学上，多数头、颌面、颈、胸、腹、四肢等部位手术皆可用。

适应证　仰卧位是开颅手术较常用的体位。适用于额部、颞部、顶部病变的手术和翼点入路等多种手术切口。

**具体操作**　患者仰卧于手术台上，双臂固定在身体两侧，肘部垫以棉垫，保护尺神经不受压迫。可根据不同手术切口要求，通过调整头架，转动头部角度从30°～60°。眼睑内涂眼膏封闭，防止角膜干燥和有害光照射。

**注意事项**　患者头部应稍高于心脏水平，以防止头部静脉血回流障碍。头部位置应有利于术中通过脑组织自身重力作用自然下垂，加大脑底与颅底的间隙，增大手术空间，减少术中对脑组织的牵拉。可根据需要旋转头部，但角度过大时，患者肩下应置一枕垫，以防颈部过度扭转影响静脉回流。麻醉所用的管道不要压迫颈部血管，保障患者呼气道通畅。另外，显微手术时，患者身体上方的手术器械托盘应超过头顶部40cm，以不妨碍装置手术显微镜为度。安装头架时注意勿使头架压迫双耳。

（刘伟明）

cèwòwèi

**侧卧位**（lateral position）　患者手术侧在上位，下位下肢取屈髋膝屈曲接近90°，上肢保持伸直位的体位。是临床常用手术体位。常用于神经外科手术、胸腰部手术和髋部手术。

**适应证**　侧卧位适用颞部、颅中窝底切口和枕下切口手术，也可用于椎板手术。此外，有时行枕下开颅时，为了更好地暴露后枕部结构，还可采用倾斜侧卧位。倾斜侧卧位较单纯侧卧位患者身体向前倾斜，更适用乳突后切口，切除脑桥小脑角肿瘤。安装头架固定头部时，将患者下颌尽量靠近胸部，颈部屈曲以充分暴露后颈部。这样可使头颅和寰椎后弓间隙变宽，在体胖颈部较短的患者枕下中线切口时，这样

的体位尤为重要。

**注意事项**　①侧卧位时，需用枕垫将患者胸部略垫高，以减少对患者身体下方腋窝内神经血管的压迫。头部摆放适中位即可。②患者一侧下肢（靠上侧）髋和膝关节屈曲，以避免躯体向一侧倾倒。用约束带将患者上面的手臂，自肩部向下牵拉，并固定在手术床上，这样可获得头部满意的暴露。

（刘伟明）

fǔwòwèi

**俯卧位**（prone position）　患者俯卧，两臂屈曲放于头的两侧，两腿伸直；胸下、髋部及踝部各放一软枕，头颈部屈曲或者偏向一侧的体位。

**适应证**　用于枕下切口、脊柱手术、颅-颈交界手术。

**具体操作**　使用特殊的架子支撑骨盆和侧胸壁，尽量减小对腹腔的压力，保持膈肌运动，降低下腔静脉的压力，以减少硬脊膜外出血。俯卧位时要避免压迫腹股沟处股神经，防止术后出现股痛等感觉障碍。有些颅后窝和颅-颈交界处手术，如颈关节不稳定需要用头架牵引固定头部。弯曲颈部使下颌尽量靠胸，最大程度暴露后颈部。患者手臂放在身体两侧，勿压迫上肢的周围神经。用约束带系在肩部两侧并在背部十字交叉，向下牵拉充分显露后颈部术野。对儿童和婴幼儿，应使用头托。

**注意事项**　俯卧位摆置完成后，必需确定患者通气道是否正常。若患者的头颈被过度屈曲，使气管插管扭曲，会造成通气困难。使用螺旋弹簧气管插管，可防止这种意外发生。另外患者在俯卧位时，低头屈颈，下颌靠近手术床的边缘，要注意勿使下颌

受压。通过调整舌与口咽通气道及气管插管的位置，可以预防术后患者舌体下垂性水肿。双眼应涂眼膏后封闭，预防术后球结膜水肿。手术时要用泡沫塑料或手术巾衬垫身体，小心勿压迫患者眼球。应用保温毯保持婴幼儿体温。俯卧位的缺点是胸腔内压力升高、颈部过屈、手术时不利于观察颅后窝侧方。

（刘伟明）

zuòwèi

**坐位**（sitting position）　患者半坐在手术床上接受手术的体位。

**适应证**　适用于颈部、枕部、枕下中线切口和经小脑幕下、小脑上切口。其优点是可减少术中出血，尤其适用颅后窝富于血供的肿瘤和巨大动静脉畸形切除术；经小脑幕下、小脑上切口，小脑因重力自然下垂，适用暴露小脑上面和第三脑室后部松果体区；因患者胸腔不受压，手术中呼吸道保持通畅好；易保持患者头部的中线位置，减少椎动脉扭曲的危险。坐位切口手术的最大缺点是手术中出血后易引起血压降低，手术后颅内血肿率较高；空气易进入静脉或静脉窦内引起空气栓塞，增加了放置中心静脉压管的危险；臂丛神经易受损；手术医师易疲劳等。

**具体操作**　气管内插管全身麻醉后，将梅菲尔德（Mayfield）型坐位用头架弓固定在手术床上。手术床抬高大腿，床的尾部降低，以保护腓总神经和坐骨神经。然后以3～5分钟增加10°～15°的速度升高床的背部，同时监测脉搏和心电图。当床的背部升至45°～50°，待患者生命征稳定后，医师托住患者头部并尽量屈曲至理想位置，保持颏部和胸骨间的距离至少一指宽空间。与此同时，

助手安装梅菲尔德头架，将头架弓连接固定在理想位置，避免头架移动。使梅菲尔德头架保持水平，脑自动牵开器的基座则会处在适当的角度以利于连接支持臂。但需注意，坐位切口手术时会出现气栓或低血压。中心静脉压导管可防止气栓，方法是在 X 线透视下，通过手臂外展或抬高调整导管末端的位置。使导管恰当地插入右心房，当导管刺激心壁时会引起心律失常，手术结束后应快速将导管从心腔退回到下腔静脉中，并要防止心肌灌注失常及心肌填塞障碍。超声监测可查出小的气栓，可由麻醉师操作监视。术中一旦损伤静脉窦，应立即压迫明胶海绵，修补破口，防止气体进入静脉窦形成气栓。术毕先去除头架，缓慢放平手术床。待患者呼吸及血压稳定后，再拔除气管内插管和搬动患者。

**注意事项** ①坐位手术时，麻醉师要严密注意血压及脉搏变化，一旦出现低血压，要立即恢复患者平卧位并采取必要的措施。通过调节手术床，保证充足循环血量、双下肢用充气泵包裹、背部升至 45°～50° 等措施，可保证患者耐受因体位改变引起的心血管系统改变。同时屈髋、屈膝，防止压迫患者腘窝。乳突后切口时，向对侧旋转头颈以利暴露病灶。头颈体位摆放后，需再次验证气管内插管的位置，将头架确实固定。②患者的手臂放在两旁的扶手上，避免肩部下垂牵拉颈神经根，这点对有颈椎病的患者更为重要。同时尚需注意保护尺神经。长时间麻醉可发生坐骨神经麻痹，屈膝或在大腿屈曲时小腿下垂。腓骨头两侧防护，防止出现腓总神经麻痹。

（刘伟明）

bàn fǔwòwèi

## 半俯卧位 （semi-prone position）

患者侧卧位基础上略向腹侧倾斜的体位。相对少用的手术体位。

**适应证** 半俯卧位可用于大脑后部如第三脑室后肿瘤、小脑幕肿瘤以及脑桥小脑角肿瘤等手术，也适用于颅后窝急诊手术。

**具体操作** 摆放好的患者体位很像睡眠状，上面的手臂下垂，前臂弯曲，可靠近下颌，胸前垫一小枕。头部自手术床头伸出，头颈弯曲。

**注意事项** 患者下面的腿伸直，注意保护腓神经，上面的腿保持膝、髋关节屈曲。体位摆放后检查气管内插管，防止出现梗阻，并保持腹部放松而不影响肺部通气。

（刘伟明）

shǒushù qiēkǒu shèjì

## 手术切口设计 （operative incision design）

手术切口设计是否合理关系着手术成败。肿瘤准确定位是选择切口手术切口的前提。早期的病变定位，术前是依据患者神经系统体征、头部 X 线平片、脑血管造影、气脑造影等。由于颅内占位病变使正常的脑沟回移位，这种定位方法往往不准确。CT 和 MRI 的出现，使颅脑肿瘤的定位十分准确，尤其是各种加权的 MRI 图像对定位起到十分重要的作用。脑血管造影的肿瘤血管染色也有助于脑瘤定位。功能磁共振（functional MR，fMR）的出现，为大脑半球肿瘤定位提供了新的途径，使手术切口设计更可靠的避开脑功能区，有效保证了手术安全。

**基本要求** ①切口尽量藏在发际内，不影响患者美观。②暴露充分，对脑组织损伤小，到达肿瘤路径近捷。③充分利用脑组织自然下垂，尽量利用前、颅中窝底、纵裂等正常解剖间隙进入，暴露所需的部位。本节重点介绍大脑半球病灶手术切口的设计方法。

**步骤** 手术切口设计分三步进行。

**确定病灶在颅内位置** 如果应用神经导航确定病灶部位，设计手术入路和头皮切口，则更加准确和方便，还可以应用功能磁共振（fMRI）图像，标出肢体运动和语言区，使手术达到微创神经外科水平。尚未具备神经导航设备时，确定病灶在颅内位置方法是，在 CT 和 MRI 影像上先确定某些解剖标志为参照物，如外耳道、耳的上、后缘、枕外隆突、冠状缝、人字缝，以及大脑深部的 Monro 孔，侧脑室，小脑幕等，计算病变与这些主要参照物的距离另外一种简易的定位辅助办法是 MRI 检查时，在患者头皮上放一个或几个标志物（专用 Marker 或维生素 E 胶囊）作为参照标志，尽量使标志靠近病变在头颅投影区，获得 1～2 个平面图像。用这种方法，可使皮瓣设计得既小又精确。利用脑血管造影像的异常表现，如肿瘤染色对脑肿瘤定位定性也有应用价值。但应注意，在脑血管造影的侧位像，颅骨前后径缩短，会将颞后脑肿瘤误诊为顶部肿瘤，应结合 MRI 定位，防止误差。脑血管造影还可显示肿瘤与重要的脑深部静脉的关系，应尽量避免手术损伤。颅内肿瘤位置及其与颅脑解剖标志的距离确定后，肿瘤的头颅表面投影便可确定。

**设计手术切口** 根据肿瘤的部位考虑手术切口时，应注意肿瘤与岛盖（opercula）、优势半球的缘上回、中央回、距状裂、岛叶间的关系。手术切口尽量避开基底节、脑干、侧裂等这些重要部位，CT与MR都可确定肿瘤与脑室的毗邻关系，MRI还能清楚显示肿瘤与侧裂的关系。MRI的T1加权像和脑血脑造影，还能清晰地显示与肿瘤毗邻的主要脑血管。选择病变距皮质最近的部位切口，允许暴露范围最大，脑组织损伤最小。如病变在优势半球的侧脑室三角区，虽然经角回切口病变距离皮质可能最近，但最好选择经顶内沟切口，而不要选择角回、缘上回切口，以避免术后失语和视野缺损。

**选择切口部位和头皮切口设计画线**　依据颅内肿瘤的定位诊断，确定切口部位后，即可设计手术切口。术前讨论病历时，选择颅骨标本或以医师头部为模特，模拟画出头皮切口线。手术当日，患者麻醉后画头皮切口。画切口前，术者应再次核对患者的CT、MRI、确认体位和切口侧别无误。为了便于画线，必须掌握颅脑重要解剖结构的体表投影。确定切口前，先标出这些投影作为参照。这里介绍的投影线可以根据脑血管造影、CT、MRI以及X线平片，在患者头部标出。主要包括以下几种。①基底线：此线通过眶下缘及外耳道上缘。②耳后线：经乳突垂直于基底线。③髁突线：经下颌骨髁突垂直于基底线。④上矢状线：连接眉间与枕外粗隆之间的头部正中线，K为中点；是上矢状窦的头皮投影，枕部稍偏右侧。⑤中央沟线：是中央沟在头颅的投影，为耳后线与上矢状线交点、髁突线与侧裂线的交点，两点连线。⑥侧裂线：眼外眦与上矢状窦线后3/4点连下线为大脑外侧裂投影。⑦上项线：乳突与枕外粗隆边线，是横窦的头皮投影线。⑧冠状缝：自眉间沿矢状窦向后13cm处（成人）。⑨角回：位于耳上，优势半球的语言中。⑩翼点：颧弓上4cm、额骨颧突后3cm。以上这些解剖标志投影可供设计切口时参考。确定头皮切口大小取决于切口部位，应考虑到肿瘤的大小、性质、深度、切除肿瘤的方法。头皮切口应大于肿瘤，尤其是对准备完整全切除的脑膜瘤，切口过小会造成肿瘤暴露和止血困难。头皮切口可呈曲线形、马蹄形、S形、直线形。上述设计手术切口和画线方法主要用于幕上大脑半球病灶，对颅后窝病灶和颅底肿瘤，因病灶与特定颅脑解剖结构有关，通常选定固定的手术切口。

（刘伟明）

zuànkǒngshù

**钻孔术**（drilling）　早期头颅钻孔术主要目的为外伤性颅内血肿的探查，但随着头部CT的广泛应用，单纯的钻孔探查已经很少采用。目前头颅钻孔术主要应用于慢性硬脑膜下血肿引流，脑深部病变组织活检以及脑积水患者行侧脑室-腹腔分流术也需行头颅钻孔术。

**手术方法**　①意识清楚的患者一般可采用局部麻醉，可以在术前给予小剂量的镇静药，儿童或意识不清及不能配合手术的患者应采取全身麻醉。一般在双侧额部、颞部的钻孔患者采用仰卧位。钻孔部位偏后时，可将头抬高并偏向病变对侧。颅后窝和枕部钻孔应取侧卧位，病变侧应位于上方。坐位也可用于枕部或颅后窝钻孔，但临床较少用到。单纯的头颅钻孔，应剪去切口周围直径为5.0cm范围内的头发，并且要剃除发茬。4%碘酒+70%酒精消毒头皮。消毒头皮时，防止消毒液进入眼和外耳道，尤其是使用碘酒消毒时，应使用酒精脱碘。用画线笔或甲紫棉签画出头皮切口。头皮术野用手术膜粘贴，周围铺消毒手术巾。②行钻孔术切口一般2cm长，可切到颅骨用乳突拉钩撑开切口，切口有出血时，用双极电凝止血，注意离开皮缘，以免影响伤口愈合。钻孔前，用骨膜剥离子将皮缘向两侧推移扩大术野。③应用手摇钻钻孔时应分两步进行。钻孔时，首先使用尖颅钻，钻头与颅骨面垂直，先左右转动摇把。当钻头旋入板障时，渗血较多，骨粉较少，此时压力应减轻，减慢转速，穿破颅骨内板后要立即停止。颞鳞部及枕部骨质薄，术者在这些部位钻孔操作时必须特别小心。应用手摇钻钻孔时，术者要使用肩和前臂的力量，而不应靠术者身体的重量钻孔。用力过重会使钻头钻透颅骨内板插入脑内，损伤硬脑膜及脑组织造成出血。为保证安全，在钻孔过程中，要间断停止钻孔，确认颅骨内板是否被钻透。颅骨被钻穿抵达硬脑膜，术者手中会有"涩"感。穿透颅骨后，改用圆锥钻继续扩大骨空，也可应用一次成形钻钻孔或用电动钻。在钻孔时特别要注意不要使硬脑膜与颅骨剥离，造成硬脑膜表面出血，影响手术进行。骨孔出血可以涂骨蜡止血，骨孔内硬脑膜出血可使用小功率双极电凝止血。骨孔四周覆盖止血纱布或明胶海绵止血。④钻孔后用硬脑膜钩挑起硬脑膜外层，尖刀十字切开硬脑膜，注意避免伤及脑皮质血管。尤其是在颅内压升高时更需要小心。硬脑膜边缘出血可以用双极电凝止血。⑤手术完成后，硬脑膜切口不必缝合。表面敷一块明胶海绵或止血纱布。分两层间断缝合帽状筋膜和头皮。缝线结必须埋在皮内深层并剪短。头皮间断缝合，缝合具有压迫止血的作用，可部分替代电凝止血。用薄层纱布覆盖切口，用绷带包扎全头，或再盖一块纱布，胶布固定。术后 5~7 天拆线，伤口如无渗出不需要更换敷料。

**并发症** 钻孔术后颅内血肿少见。开颅手术的伤口缝合过紧，可能出现头皮坏死。缝合时组织之间无效腔大，发生感染的机会增大。

(赵世光)

mùshàng kāilúshù

## 幕上开颅术 （supratentorial cranioectomy）

针对小脑幕上的病变进行切除的开颅手术。手术切口根据切口部位可分为额部切口、颞部切口、额颞切口、顶部切口。

**适应证** 主要用于大脑半球病变以及颅前窝及颅中窝病变的手术。

**注意事项** 设计根据手术部位、需要显露的范围、术者偏好而有所不同。设计切口时需考虑：能抵达病变区域，容易操作，显露良好，方便探查和切除病灶；避开或保护颅内重要结构和功能区；保证头皮软组织血液供应，避免术后头皮坏死；切口应尽量设计在发际内，满足患者头面部的美观要求。

(赵世光)

ébù qiēkǒu

## 额部切口 （frontal incision）

神经外科位于额部的手术切口。额部切口最常用的为冠状切口，通过双额发际内冠状切口，行单侧或双侧骨瓣成形，经额底、纵裂或皮质造瘘，显露颅前窝底、鞍区、额叶和侧脑室病变。常用

入路有冠状切口单额开颅额底入路、冠状切口单额开颅纵裂入路、冠状切口双额开颅双额底入路、额部开颅皮质造瘘侧脑室肿瘤切除术等。冠状切口适用于颅前窝底病变（颅前窝底和嗅沟脑膜瘤等）；鞍区病变（垂体瘤、鞍结节脑膜瘤和颅咽管瘤等）；前循环动脉瘤的夹闭；颅前窝底脑脊液漏的修补；额叶胶质瘤；侧脑室额部和体部肿瘤等。常规双额冠状皮瓣的切口起自一侧耳屏前方的发际前缘，两侧对称，呈蝴蝶状（图）。中线切口弧形向前有利于术中中线的记忆和术后皮瓣的对合。切口应位于发际内；切口两端点连线满足眉弓上缘的暴露；为满足病变后缘的显露，切口可以位于发际后一段距离；部分情况下，发际足够低，对侧切口可以适当缩小，满足眉弓显露即可。皮瓣游离可选择帽状腱膜下分离或骨膜下分离；骨瓣可以选择带蒂骨瓣或游离骨瓣，要求骨瓣应达颅前窝底，充分暴露额叶底面和眶顶。开放额窦要用整块骨蜡封闭。

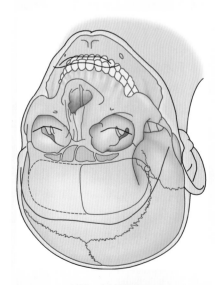

**图 冠状切口**

(赵世光)

nièbù qiēkǒu

## 颞部切口 （temporal incision）

神经外科位于颞部的手术切口。颞部切口常采用颞部马蹄形切口或问号形切口（图），经颞或颞下入路显露颅中窝和颞叶病变，根据病变位置不同扩展入路，如可形成额颞开颅颅中窝底入路、颞枕开颅颞下入路、颞顶开颅三角区入路。

**适应证** 颞部切口主要用于颅中窝有关的病变。包括脑实质外病变，如颅中窝脑膜瘤、软骨瘤、脊索瘤、三叉神经鞘瘤等，也可用于下颞叶和颞枕外侧的脑实质内病变，如胶质瘤、基底节区脑出血等。位于天幕缘、岩斜区域或幕下的病变，可通过切开天幕充分暴露肿瘤的部位。

**手术方法** 患者采用侧卧位或仰卧头偏位，头皮，帽状腱膜翻向下方；切开内筋膜和颞肌达骨膜。在预定钻孔处推开骨膜准备钻孔。一般钻 4 骨孔形成骨瓣，颞肌连同骨瓣翻向下方。颞叶丰满，术中需慢慢牵拉暴露外侧基底池等释放脑脊液以便充分使脑组织松弛。通过颞下前半部区域进入，避免影响颞叶后半部分回流到横窦和乙状窦的引流静脉［拉贝（Labbe）静脉］。如骨瓣偏后，应注意不要打开乳突气房和损伤横窦。

(赵世光)

é-niè qiēkǒu

## 额颞切口 （frontotemporal incision）

神经外科位于额颞部的手术切口。额颞切口是翼点入路的常用切口，经典翼点入路由亚萨吉尔（Yasargil）设计并广泛应用于神经外科领域。翼点入路是利用额颞发际内的弧形切口，行额颞骨瓣，并通过切除蝶骨嵴和分开侧裂，暴露深部基底池和鞍区

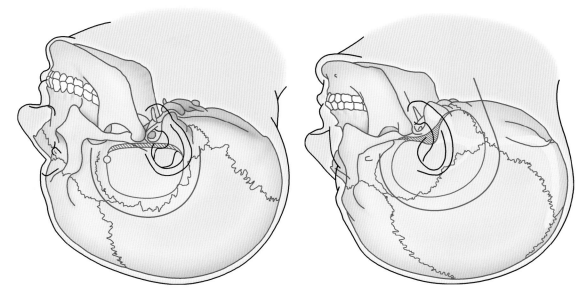

图 颞部切口

结构的开颅方式。此入路可以显露同侧和对侧的颅前窝底，同侧眼眶区、鞍区、鞍旁、海绵窦、斜坡和岩斜区、同侧颅中窝底和颞叶中底部区域，单侧入路就可以显露整个威利斯（Willis）环。

**适应证** 手术主要适合于威利斯环动脉瘤的夹闭和鞍上池偏一侧肿瘤的暴露和切除。包括视交叉池及鞍上池肿瘤，视神经和视交叉肿瘤；颈内动脉及其分支动脉瘤，基底动脉分叉及其上部分支动脉瘤；眼眶上部、后部以及外侧肿瘤；蝶骨嵴以及前床突周围病变（脑膜瘤等）；额颞叶脑内病变；上斜坡肿瘤和桥中脑腹侧暴露。

**手术方法** 患者采取仰卧位，头转向对侧约30°，使颧骨隆突放在最高位置，然后颈部轻度向下过伸。翼点入路采用发际内弧形切口（图），始于耳屏前方约1cm处，与颧弓垂直向上，弯向前方，终止于矢状线旁2～3cm发际前缘，切口两端连线，需满足眶外侧缘暴露。皮瓣沿帽状腱膜翻开，注意保护面神经额支。颞上线和外侧颞肌分别切开，并沿颞上线留一窄条筋骨膜备颞肌复位用，颅骨暴露内层前缘，尽量接近眶上缘，颞肌牵拉向下以免影响蝶骨嵴暴露。肌筋膜切开后注意观察冠状缝、鳞状缝和翼点的位置，估计蝶骨嵴位置，为下一步颅骨钻孔准备。钻孔部位选择是暴露的关键。第一孔位于颞上线前段的外侧缘、额颧缝上方，又称关键孔；第二孔位于眶上切迹（眶上孔）的上方；第三孔位冠状缝后方的颞上线；第四孔位于蝶鳞缝后面的颞骨鳞部；为方便骨瓣游离还可以在蝶骨嵴根部行第五钻孔。以上钻孔数目不是绝对的，术者须以当时手术条件和需要而定。

（赵世光）

dǐngbù qiēkǒu

**顶部切口**（parietalis incision）

神经外科位于顶部的手术切口。用于暴露大脑半球顶部表面。切

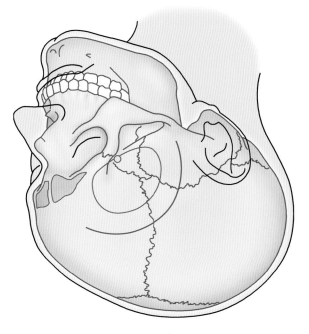

图 额颞切口

口形状可以设计为半环形或马蹄形，切口的长度不超过基底宽度。根据切口与中线的位置关系，可以进一步分为顶部近中线切口和顶部过中线切口。

**顶部近中线切口** 适用大脑镰旁、矢状窦旁脑膜瘤、胼胝体肿瘤切除术。皮骨瓣应准确的设计在中线上。翻骨瓣时，靠近中线硬脑膜表面易出血。在大脑镰旁和矢状窦旁脑膜瘤开颅钻孔时出血较多，可将矢状窦旁的骨孔留在最后钻。翻转骨瓣时，可能骨嵴会刺伤硬脑膜，最好在骨瓣基底两孔之间咬除部分颅骨，这样易于骨瓣翻开。

**顶部过中线切口** 为充分暴露大脑半球的中线结构，皮骨瓣可过中线设计。适用于累及双侧的矢状窦脑膜瘤。矢状窦两侧对应钻孔，中间骨桥用咬骨钳咬除，这样可减少矢状窦出血。

注意事项：①顶部手术切口周围硬脑膜容易与颅骨剥离，因此，开颅时骨窗周围的硬脑膜应该仔细悬吊，以防止出现术区外的硬脑膜外血肿。②顶部开颅上矢状窦开放的时候应该警惕气体栓塞的出现。

（赵世光）

éxià rùlù

**额下入路**（subfrontal approach） 通过抬起额叶底面经由额叶下方和颅前窝底之间的间隙的进入颅内深部来切除深部病变的手术入路。

**适应证** 额下入路是神经外科医师比较熟悉的路径，适合于颅前窝底部、蝶鞍区域、蝶骨小翼内侧、视交叉、视神经等处生长的肿瘤及其他病变的切除手术，尤其是向颅前窝底和鞍上生长的肿瘤。它同时还是颅前窝区域内血管性疾患、先天性缺损、寄生虫病、外伤后遗症等需要行外科治疗时的手术入路。

**手术方法** 采用库欣（Cushing）单侧额下入路切口，单额瓣开颅或丹迪（Dandy）双侧额下入路，双额瓣开颅。无论是单侧额叶皮肤切口还是冠状切口，颞部切口下缘不能超过颧弓，应在耳前约1.5cm，以防止损伤面神经分支造成额部肌肉麻痹。骨瓣下缘到眉弓，术前应仔细阅片，了解额窦大小，尽量不损伤额窦。若额窦很大无法避免损伤，必须注意把这些区域与消毒的脑部其他区域隔离，以防感染。当额窦开放而黏膜没有破损时，只需要用小剥离子把黏膜剥下，然后推入残留的额窦部分去，外面用骨蜡或肌肉封闭。额窦开放者，彻底切除窦内黏膜，填塞庆大霉素浸泡过的明胶海绵，用骨蜡封闭，然后游离骨膜，将其翻转并缝合在骨窗前缘的硬脑膜上。剪开患侧额部硬脑膜，用蛇形牵开器轻轻抬起额叶，即可显露肿瘤，剪开硬脑膜后先释放侧裂池脑脊液，为显露充分，可打开侧裂池根部暴露颈内动脉分叉部，待额叶塌陷后再抬起额叶，显露深部结构。

**优缺点** 术式的选择取决诸多因素，每种手术入路都有自己的优缺点。库欣和丹迪所开创的额下入路是比较经典的手术入路，其优点是：①操作简单、路径短捷，肿瘤暴露清晰，灵活掌握切除范围。②直视颅底受累情况，易于神经的保护。③便于控制双侧视神经和颈内动脉；并可经终板显露三脑室前下部病变。其缺点主要有：①需要打开额窦，有发生感染和脑脊液漏的潜在可能。②容易损伤眶上神经和嗅神经。③暴露肿瘤后部血管、神经，可能损伤视神经、视交叉或它们的

血供。④额叶牵拉导致损伤，有时须切除部分额叶。⑤蝶鞍侧方和视交叉后方显露差，不能满足多角度操作需要，对较大复杂肿瘤暴露差。⑥视交叉前置的患者不合适。

**注意事项** ①术中如果额窦开放，应尽可能将额窦黏膜剥离并切除，降低术后额窦感染的概率，同时要严格用骨蜡封闭开放额窦，防止脑脊液鼻漏。②避免过度牵拉额叶，过度牵拉额叶不但可以造成额叶损伤，而且还可能损伤同侧，甚至对侧嗅神经，严重时可以造成患者的嗅觉丧失。③注意深部视神经、视交叉及重要血管的保护。

（赵世光）

nièxià rùlù

**颞下入路**（subtemporal approach） 通过抬起颞叶，经颞叶下方和颅底之间的间隙对脑深部病变进行操作的手术入路。随着颅底外科和显微外科的迅速发展，颞下入路受到神经外科专家学者的青睐，广泛应用于临床并作出很多改良，由于缺乏统一的命名标准，不同的学者冠以不同的名称，彼此间存在重叠，改良后的入路仍各有优缺点，因此根据患者的影像学资料选择合适的手术入路就成为手术的关键所在。

**适应证** 1965年，德雷克（Drake）提出经典的颞下入路：取起自颧弓上缘、耳屏前方1cm的扩大翼点入路切口或耳前问号切口，去除额骨颧突与颧弓后跟上方之间的颞部鳞部，抬起颞叶后部，可以显露颅中窝底、颞叶底部、蝶骨大翼处、鞍旁、小脑幕游离缘区域的结构和病变，三叉神经后根减压或切断术也需采用这一入路。

**手术方法** 患者采取仰卧位。

头侧向手术对侧，皮肤切口可做马蹄形切口，即自颧弓上缘中点处开始，直线向上离矢状线 4～5cm 处弯向后行，至顶结节处弯向下直至乳突。亦可做问号形切口（图），此时应注意不要损伤面神经颞支，以免造成后遗症。颅骨钻孔时也应记住。颞骨鳞部骨质很薄，颅内压增高时骨质更薄，钻孔时勿太用力，以免将钻头插入脑组织造成损伤。颞部骨瓣翻起时常伤及硬脑膜中动脉的分支，因为此处脑膜中动脉可能正由硬脑膜进入骨窗，故应仔细止血。做颞部切口时，应注意不要打开乳突气房和损伤横窦，若乳突气房已打开，应使用骨蜡严密封闭。

但颞肌在颧弓的反折高出颅中窝底平面，影响了垂直视野的显露，外部受到拉贝（Labbe）静脉抬高的限制，内部受到岩骨嵴的阻挡，操作空间极其有限，为达到暴露常需较大程度地抬起颞叶后部，易造成颞叶和拉贝静脉的牵拉损伤，造成静脉性梗死和严重的颞叶脑水肿等，因此其临床应用受到限制。

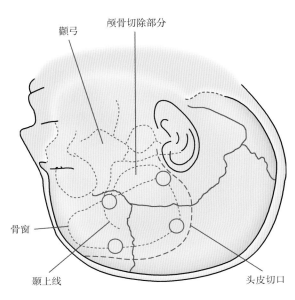

图　颞下入路切口及骨窗

（标注：颧弓、颅骨切除部分、骨窗、颞上线、头皮切口）

**注意事项**　①面神经额颞支的保护：经查阅权威的解剖专著，没有发现面神经额支的定义，但临床上常有此提法，普遍认为额支实际上是颞支参与支配额肌的前部分支。传统沿帽状腱膜下分离皮瓣的方法，约有 30% 的患者出现额支的损伤，导致不能皱眉、额纹消失、提上眼睑无力等额肌瘫痪症状，因此颞下相关入路的切口设计必须要考虑到额支的走行和分支。②颞肌术后萎缩的防治：颞肌萎缩将导致颞窝空虚、影响颞下颌关节的功能，患者继发面部畸形、张口困难等。公认的原因如下：a. 过度的牵拉及分离损伤颞肌纤维。b. 中断其血供导致颞肌缺血。c. 损伤颞肌的支配神经。d. 颞肌复位时松弛或挤压。e. 过度烧灼颞肌。因此应该骨膜下逆行完整分离颞肌，可以保护颞肌深部的神经和血管，避免双极或单极过度烧灼；同时在颞上线上方钻孔固定颞肌，保持颞肌张力，避免出现失活的组织瘢痕，也可减轻颞肌术后萎缩。③拉贝静脉的保护：拉贝静脉是颞叶静脉血回流的主要途径之一，受到过度牵拉或离断，术后出现严重的脑肿胀，引起失语、失写、脑疝等严重后果。对其的保护措施有多个方面：a. 针对静脉本身，通过解剖游离外侧的硬脑膜床或游离内侧脑表面静脉本身，或通过大隐静脉吻合延长静脉。b. 通过去

除包括颧弓、眶外缘、岩嵴等骨性结构增大术野暴露，减少对颞叶的牵拉从而减少拉贝静脉的损伤概率。c. 通过充分引流脑脊液、去除颞下回、颞中回前部脑组织等颅内因素，间接增大暴露从而起到保护作用。术中应该视病变情况，采取综合措施来保护拉贝静脉的解剖学完整。

（赵世光）

nièzhōnghuí rùlù

**颞中回入路**（gyrus temporalis medius approach）　通过颞中回对颞叶病变以及深部组织，如侧脑室等区域的病变进行切除的手术入路。是常用手术入路之一。

**适应证**　基底节区脑出血的治疗，颞中回入路是较常应用的手术入路；对侧脑室内病变，如侧脑室内脑膜瘤、室管膜瘤、脉络丛乳头状瘤等占位性病变的手术切除是比较经典的入路选择之一；此外，该入路对颞叶癫痫等功能性疾病的治疗也较常用，1958 年尼迈耶（Niemyer）首先提出了经颞中回进行选择性杏仁核海马切除手术。

**手术方法**　头皮切口做患侧颞部的马蹄形切口，头皮、帽状腱膜翻向下方，切开颞筋膜和颞肌达骨膜，一般钻 4 个骨孔形成骨瓣，颞肌连同骨瓣翻向下方。如果颅内压较高，为防止损伤皮质，切开硬脑膜时应先在相当于颞中回处将硬脑膜切开 5mm 小口，用双极电凝镊处理硬脑膜小血管及皮质表面小血管，若需要则行病变穿刺以降低颅内压而使皮质塌陷。将硬脑膜平行切开 3～4cm，若颅内压不高可弧形剪开硬脑膜；如果病灶清除后脑组织仍膨隆，可在颞肌下的手术野内星状剪开硬脑膜行颞肌下减压，这样有助于患者度过术后脑水肿

期。在颞中回预选的皮质切口处做适当长度切口，双极电凝止血，向深部进入病灶或病变区域。在经颞中回入路行选择性杏仁核海马切除术时，皮质切口起始处位于距颞极4cm处，向后延伸1cm，逐渐分离至海马表面，沿海马表面向两端游离暴露海马，测量海马两极点距切口起止点的距离；在皮质切口为2cm时，此时皮质切口为1cm。皮质切口的延伸，向两端各延伸0.5cm，再沿海马表面游离。经颞中回2cm皮质切口，就可做到海马的完全暴露，即达到了实际手术切除所要求的边界。

**优点** 采取颞中回入路治疗基底节高血压脑出血时，由于有外侧裂作为参照，容易定位颞极，辨认颞中回，皮质造瘘限制在颞极范围颞中回内，减少了颞叶功能损伤。颞中回离血肿腔最近，切开颞中回皮质进入血肿腔，可以尽量清除血肿，同时良好的显露下能够保护侧裂血管及血肿内囊侧的脑组织，不伤及其他穿通血管，防止止血所造成的二次脑损伤。具有止血彻底，血肿清除率高，再出血概率少，神经功能恢复好等优点。尤其对于血肿量大，外侧型基底节区高血压脑出血，手术效果良好。

**注意事项** 经颞中回入路易使颞上回后部脑回受损的机会较多，当发生在优势半球侧时，损伤后可以出现感受性失语（优势半球）。

(赵世光)

**jīng éyèpízhì-cènǎoshì rùlù**

## 经额叶皮质-侧脑室入路

(cortex of frontal lobe-lateral ventricles approach) 通过切开额叶皮质进入侧脑室，进行脑室内病变进行操作的手术入路。

**适应证** 手术入路选择应参考病灶大小、部位及其和周围重要结构的关系。经额叶皮质-侧脑室入路适用于：①脑室内病变：若肿瘤向一侧脑室生长，阻塞室间孔，引起侧脑室扩大者，可采用经额叶皮质-侧脑室入路。②鞍上池肿瘤：病变侵及三脑室底部或终板，进入第三脑室，甚至侵入侧脑室。③位于前上部的丘脑肿瘤等。

**手术方法** 可先行额角穿刺-脑室外引流，待患者平稳后行额叶皮质-侧脑室入路。术中从非功能区切开额叶皮质，进入侧脑室，进而到达病变区域，暴露病变后，若为囊性病变则在吸出囊液后其体积缩小，即可增大操作空间；实质性者先做瘤内切除，再分离肿瘤周围。分离时要轻柔，以免血管撕裂止血困难。病变与脑室壁粘连严重时，宁可部分残留，而不可勉强分离。肿瘤切除后，用生理盐水反复冲洗脑室腔，冲出脑室内可能存留的积血，并置外引流管。进入脑室的通道，要注意几个盲点，如室间孔的前上部和下丘脑壁，这些地方操作时一般难以看到，同时这些部位的出血不可以盲目电凝，应代之以小块止血材料，止血材料太大时容易漂浮和堵塞脑脊液循环通路。

**优缺点** 经额叶皮质入路的优点是不损伤回流入矢状窦的皮质静脉，也不会损伤胼周动脉，特别适用于侧脑室扩大或肿瘤突入一侧侧脑室的病例。缺点及预防：侧脑室不扩大者最好不用此入路，因为无脑积水存在时，要进入脑室需损伤大量脑组织，且难以维持牵拉而无法充分暴露。经皮质入路的不利之处在于对皮质脑组织的损伤和容易诱发癫痫，

术中注意皮质切口不宜过长（一般不要超过2cm），尽量减少牵拉压迫。如遇引流向矢状窦的粗大静脉可将纵形的皮质切口改为横切口，注意脑脊液梗阻的解除不能单纯依赖约在2周内将会闭合的皮质瘘口。术前、术中、术后均预防性应用抗痫药。

**注意事项** ①采用显微外科技术操作，术中不断调节显微镜视角，争取尽量在镜下直视操作，力争彻底切除肿瘤。②囊性肿瘤于吸尽囊液后力争切尽包膜，实质性肿瘤先从囊内开始，看清边界后再分块切除。③显露不充分时，重要结构周围不勉强切除，以免术后发生神经功能损害。④粘连较重处用锐性剥离较钝性剥离更安全。⑤肿瘤切除后反复冲洗术野，可减轻囊液对脑组织的刺激，又可防止脱落的瘤细胞移植而致复发。⑥皮质切口不能太靠后，尤其在优势半球，以免损伤额中回后部的书写中枢以及额下回后部的运动性语言中枢。

(赵世光)

**jīng cènǎoshìsānjiǎoqū rùlù**

## 经侧脑室三角区入路

(trans-trigone lateral ventricle approach) 通过顶枕切口，行顶枕骨瓣成形，切开顶枕皮质，进入侧脑室房部，切除源自侧脑室房部或向侧脑室房部发展病变的神经外科手术入路。侧脑室三角区，又称侧脑室房部，是侧脑室体部、枕角和颞角三者交汇部，侧脑室三角区入路是处理此部位病变最常用的手术入路之一。

**适应证** ①三角区脑膜瘤。②脉络丛乳头状瘤。③丘脑胶质瘤。④向侧脑室发展的三脑室后部肿瘤，如生殖细胞瘤。⑤松果体区肿瘤。

**手术方法** 患者取侧俯卧位。

头皮切口多采用顶枕马蹄形皮瓣，位于耳后横窦中外 1/3 上方，顶达顶结节附近，皮瓣翻向下方显露颅骨。颅骨钻孔去除骨瓣暴露硬脑膜，对角线方向切开硬脑膜暴露顶枕部皮质脑组织。分离切开脑沟或皮质进入侧脑室三角区。

**注意事项** ①左侧切口可有意偏后避免对语言中枢的影响，而右侧切口可适当偏前更有利于侧脑室房部的暴露。②硬脑膜切开前应悬吊，避免出现硬脑膜外血肿，颅内压过高可先行侧脑室穿刺放液，降低颅内压减少术中对脑组织的牵拉。③除非肿瘤过大或肿瘤表面皮质较薄，否则尽量切开脑沟或皮质，避免皮质造瘘，以免对脑皮质功能区造成损伤。④顶叶切口不要切及顶下小叶或更下方的脑回，以免损伤视放射纤维。⑤此部肿瘤多与脉络丛相连，术中避免牵拉肿瘤，电凝后再切除，以免造成难以控制的出血。⑥手术应避免损伤侧脑室房部的内侧壁，此处有视觉传导通路的视放射通过。

**并发症** ①脑内血肿：尤其是侧脑室房部的血肿，多因术中止血不彻底或颅内压、血压波动引起，一旦发现应立即手术清除血肿。②距状裂上下的枕叶皮质损伤，造成视野缺损或同向性偏盲。③脑水肿：任何脑部手术，几乎不可避免发生脑水肿，但程度和范围有所不同，术后的正确处理有助于减轻脑水肿。④下丘脑损伤：出现低体温、意识障碍和应激性溃疡等。⑤脑积水：术后脑脊液循环通路受阻或吸收障碍引起，部分患者须行脑室腹腔分流术。⑥左侧三角区入路可能导致言语功能障碍。

（赵世光）

*jīng diédòu rùlù*

**经蝶窦入路**（transsphenoidal approach） 经过蝶窦处理鞍区乃至颅前窝底和斜坡病变的手术入路。经蝶窦入路有三种方法：唇下入路、单鼻孔入路和内镜下经鼻蝶入路。前两种入路都须在鼻窥镜和显微镜配合下进行，手术术野比较受限，需分离鼻中隔黏膜及鼻中隔脱位，鼻部损伤较大，随着神经内镜及神经内镜技术的不断发展和完善，前两种入路目前已经基本被内镜下经鼻蝶入路所取代。内镜下经鼻蝶手术操作简便，手术视野更宽阔，提高了手术安全性和病变全切概率，同时鼻部损伤小，最大限度地保留患者鼻腔正常结构，术后恢复快（图）。

**适应证** ①蝶窦本身病变，如蝶窦囊肿。②鞍区病变，如垂体瘤、颅咽管瘤及脑膜瘤等。③部分向鞍上发展的病变，如侵袭性垂体瘤。④颅底脑脊液漏。⑤额颞叶脑内病变，例如胶质瘤。⑥上斜坡肿瘤及桥中脑腹侧暴露，如斜坡脑膜瘤。

**手术方法** 术前应用 2~3 天的抗生素滴鼻液滴鼻及术前剪鼻毛。患者头部采取仰卧位，头部后仰 15°，向术者方向（一般为

向右侧）转 10°~20°。依据术前检查决定利用哪侧鼻腔进行手术，在内镜下寻找中鼻甲，将副肾脑棉塞入中鼻甲与鼻中隔之间，扩张手术通道。在中鼻甲根部的蝶筛隐窝内寻找蝶窦开口，从蝶窦开口的内上缘向后弧形切开鼻中隔黏膜，翻向后方显露蝶窦前壁骨质。用高速磨钻磨除蝶窦前壁显露蝶窦腔、鞍底、颅前窝底及斜坡，选择相应部位开骨窗，暴露硬脑膜，穿刺针穿刺抽吸证实安全后，电凝切开硬脑膜切除病变组织。

**注意事项** ①术前应行轴位及冠扫 CT，详细评价鼻旁窦骨性结构。②术中应用肾上腺素浸泡的脑棉及电凝鼻黏膜等方法，务必使鼻腔操作通道宽敞。③术中如遇结构不清中线难以确定应使用术中 X 线确定中线结构。④打开蝶窦前壁及颅底时勿损伤视神经、颈内动脉及基底动脉。⑤术中应尽量防止蛛网膜破裂，造成脑脊液漏。⑥根据术中情况，常规进行颅底修补。

**并发症** ①脑脊液漏：多因术中蛛网膜破裂及颅底修补不佳所致。②脑膜炎：多因脑脊液漏继发产生，除应用抗生素控制感染外，及时修补脑脊液漏极为重

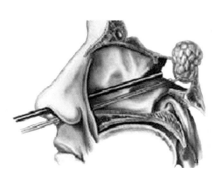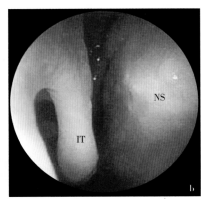

**图 经蝶窦入路**
a. 示意图；b. 内镜图像

要。③尿崩症：多因术中垂体后叶和垂体柄损伤所致。多数患者经过治疗短期内可缓解，部分患者需长期服药控制尿量。④颈内动脉、基底动脉及海绵窦损伤：发生概率较低，后果严重，可导致致命性出血。⑤视神经或视交叉损伤：对于高度气化的蝶窦因视神经或视交叉缺乏骨质保护可出现损伤。⑥鼻腔干燥及嗅觉障碍：术中积极保护鼻黏膜可大大减少其发生。

（赵世光）

yìdiǎn rùlù

## 翼点入路 （pterional approach）

通过去除颅骨外侧的部分额骨、颞骨和蝶骨大翼，经侧裂从外侧面显露脑组织和颅前窝的手术入路。是神经外科最常用的手术入路之一。大脑前部和它的神经、血管结构可以认为是沿着一个通道排列的，这个通道就是侧裂，而翼点位于颅骨外侧，是额骨、顶骨、颞骨和蝶骨大翼 4 骨相交处所形成的 H 形骨缝，它是这个通道的大门。

**适应证** ①视交叉池及鞍上池肿瘤，视神经和视交叉肿瘤，如垂体瘤、视神经胶质瘤。②颈内动脉及其分支肿瘤，基底动脉分叉及其上部分支动脉瘤，如后交通动脉瘤、基底动脉顶端动脉瘤。③眼眶上部、后部和外侧壁肿瘤，如颅前窝底脑膜瘤。④蝶骨嵴及前床突周围病变，如蝶骨嵴脑膜瘤。⑤额颞叶脑内病变，如额颞叶胶质瘤。⑥上斜坡肿瘤及桥中脑腹侧暴露，如中上斜坡脑膜瘤。

**手术方法** 患者头部由头架固定，采取仰卧头侧位，头部轻度抬高，头顶下垂20°，向对侧肩部旋转30°~45°。头皮切口（图）始于耳前、上方各 1cm 垂直于颧弓向上达颞嵴。切口时注意避免损伤靠近前部的颞浅动脉及面神经颞支，从颞嵴起切口急转向前在发际内达中线旁 1~2cm 处。将颞肌及其相连的筋膜自颞线从骨面上分离，向后下翻开显露颅中

窝底。这样颞窝的大部分敞开，显露翼点。颅骨钻孔，铣刀去除骨瓣显露硬脑膜。围绕外侧裂将硬脑膜弧形剪开，蒂朝向蝶骨嵴和眶部。轻轻拉开额颞叶，打开侧裂池、视交叉池及颈内动脉池周围的蛛网膜，显露视神经、视交叉、终板、基底动脉上部、大脑后动脉及小脑上动脉起始部、颈内动脉、大脑前动脉、大脑中动脉及其周围相关结构。

**注意事项** ①手术切口应尽量避免损伤颞浅静脉和颞浅动脉。②术中头位固定原则是置额颧缝于最高点。③虽然许多疾病均可通过翼点入路暴露和切除，但针对颅前窝底和眶顶病变开路应侧重额部暴露，眶外侧壁蝶骨嵴后颅中窝底病变开颅应侧重鳞状缝以下颞极暴露。④蝶骨嵴切除的多少将直接影响硬脑膜下暴露角度，蝶骨嵴切除越多手术暴露越充分，但应保证眶外侧壁完整。⑤侧裂分开有利于术野深部的暴露，也可保证侧裂完整沿蝶骨嵴

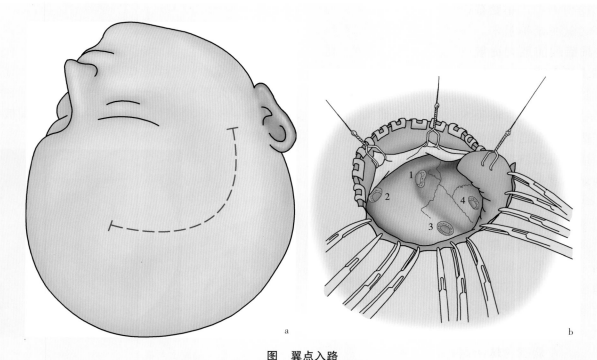

**图　翼点入路**
a. 头皮切口（虚线）；b. 显露翼点（按顺序在指示部位钻孔）

直接向深部探查。⑥打开侧裂时应注意勿损伤侧裂血管。

**并发症** ①术后切口毛发生长稀少：应用皮肤吻合器可减少其发生。②面神经颞支损伤：导致患侧额纹消失，上睑下垂。出现概率约为30%，筋膜间入路可避免出现此并发症。③术后颞肌萎缩：术中颞肌的正确切开及关颅时解剖复位将大大减少其发生。④头皮或硬脑膜外血肿：多因颞浅动脉处理不当引起。⑤血管痉挛脑肿胀、脑缺血：术中对血管显露过程及疾病本身都可引起血管痉挛，术中操作轻柔和术后应用抗血管痉挛药物能有效降低血管痉挛的发生率及血管痉挛程度。⑥脑水肿和颅内压增高：因脑组织牵拉等原因细胞通透性改变导致的脑水肿和颅内压增高，经积极术后处理多数患者在2周内逐渐缓解。

（赵世光）

*mùxià kāilúshù*

## 幕下开颅术（hypodrape craniotomy）

针对位于小脑幕下的病变进行切除的开颅手术。回顾来看，哈维库欣的最大贡献之一就是定义了颅后窝肿瘤的外科治疗。术前合适患者的选择，严谨高超的外科技术，相关技术的结合如脑室穿刺术、电凝技术及显微外科技术的引进，最终使得颅后窝肿瘤切除手术得到了革命性的提升。现在颅后窝的手术多采取枕下后正中入路及旁正中（乳突后）入路。幕下小脑上入路是对这些入路的一些改进。

**适应证** 小脑幕下肿瘤，颅后窝血管性病变，颅后窝外伤性血肿、自发性血肿，颅后窝脓肿、寄生虫性占位病变，蛛网膜粘连和囊肿，梗阻性脑积水，功能神经外科手术，颅颈交界区畸形等。

**手术方法** ①术前准备：术前8小时禁食，4小时禁饮；术前应用药物治疗；备皮配血；根据病变位置设计手术切口；术前根据病情进行对症治疗；必要时术前行脑室外引流。②麻醉：多为全麻，少数功能性手术可行局麻强化。③体位：多为侧卧位、侧俯卧位及俯卧位，少数使用坐位。④手术切口：正中切口、旁正中切口、小钩形切口、拐杖形切口、枕顶部拐杖形切口、弓形切口。⑤手术步骤：a. 切口，依次切开皮肤及皮下组织，充分暴露颅骨，利于操作。b. 颅骨开窗，颅骨钻孔，可用咬骨钳扩大形成骨窗根据病情确定，在咬除寰椎后弓时，一般宽度不超过距中线1.5cm。c. 切开硬脑膜及脑内操作。d. 缝合切口。

**注意事项** ①后组脑神经损伤引起的呼吸吞咽障碍，必要时辅助呼吸甚至气管切开，行胃管鼻饲。②密切关注生命体征变化及伤口情况，如有引流管须观察引流管情况。③脱水及抗感染治疗。④引流管在术后48小时内拔除。

（王茂德 李 奇）

*zhěnxià yǐzhuàngdòuhòu rùlù*

## 枕下乙状窦后入路（retrosigmoid approach）

通过枕部下方及乙状窦后方的间隙对小脑及其深部病变进行操作的手术入路。它由传统的枕下开颅的基础上演变而来，采用耳后钩形或直形切口，行乳突后枕骨骨瓣，暴露横窦和乙状窦夹角，切开硬脑膜并向内下牵开小脑，利用小脑幕和岩骨背面夹角，暴露脑桥、小脑与岩骨之间脑桥小脑角池周围病变的过程。

**适应证** 主要应用于脑桥小脑角区肿瘤的手术治疗，如听神经瘤、脑膜瘤、胆脂瘤、三叉神经等神经鞘瘤，以及三叉神经痛、面神经痉挛的血管减压等。

**手术方法** ①切口：于乳突后做直切口，由上项线上5cm下至颈4平面，倒钩形切口亦较多用，切开皮肤，皮下组织和肌层，直达枕骨鳞部表面，用自动牵开器牵开切口。②开颅：在上项线下方行枕骨钻孔，视肿瘤大小扩大骨窗：上界显出横窦下缘，外侧近乙状窦后缘，向下至枕骨大孔，肿瘤巨大时尚可切开寰椎后弓，内侧达中线或超过中线。瓣形或放射状切开硬脑膜，用丝线悬吊牵开。用脑压板将小脑半球向内侧牵开，撕开小脑延髓池及桥池蛛网膜，排出脑脊液，使颅内压减低。沿颅后窝外侧向小脑脑桥探查。

**优点** ①枕下乙状窦后入路解剖结构熟悉。②可显露脑桥小脑角区的 V ~ XII 组脑神经、颈静脉孔、面听神经、内耳门等结构。无需钻磨岩骨，即可显露肿瘤与脑神经、脑干的界面。③开关颅简单，避免了幕上开颅对颞叶的牵拉，创伤小。④视野开阔，术中通过神经电生理检测和岩骨薄层扫描可早期识别面听神经，方便保护面神经功能和保留听力，并发症少。

**注意事项** ①随着神经外科的发展，全切肿瘤的基础上对神经功能的保护越来越受到重视，手术对术者的要求较高，面神经解剖位置不确定，手术中牵拉面神经和小脑、损伤面神经血供，双极电凝的使用等操作易损伤面神经功能。②岩骨变异较大，在磨除内听道后壁时，易损伤骨迷路等重要结构，造成患者术后听神经功能受损。③操作时不可避免的牵拉小脑，易引发半球水肿、梗死。④手术操作位于面听神经、小脑下前动脉等重要结构之间，操作空间受到限制，勉强牵拉神经血管，易损伤这些重要结构。

（韩利江）

zhěnxià hòuzhèngzhōng rùlù

## 枕下后正中入路 （posterior midline approach）

采用枕外粗隆以下的后正中入路，沿中线切开，行两侧枕鳞骨瓣或寰椎后弓骨窗，暴露和切除两侧小脑、枕大池、枕骨大孔后缘附近、脑干背侧和四脑室内病变的手术入路。

**适应证**　沿中线生长的颅后窝后部、枕大孔背侧和颅颈交界背侧病变，如小脑半球病变、枕大孔后缘、小脑蚓、四脑室、脑干背侧延颈交界病变。

**手术方法**　多采用侧卧位。上头架固定头颅，双钉在下方，单钉在上方。牵开颈部，以利于手术操作，注意避免颈静脉受压。如果肿瘤紧邻脑干，要小心上头架摆放头位时勿加重肿瘤对脑干的压迫。自枕外粗隆上方垂直向下到第三颈椎棘突做正中切口，沿颈韧带分离，以减少出血。枕外粗隆下方的帽状腱膜及骨膜要用 V 形切口，以利术后筋膜的严密缝合。电刀分离骨膜和枕骨，显露枕骨和寰椎后弓。显露寰椎后弓时注意保护椎动脉。一般在分离寰椎后弓时尽量不要达到椎动脉切迹，因为切迹处有椎动脉走行。中线两侧各钻一孔，铣下骨瓣，咬开枕骨大孔，根据需要决定是否打开寰椎后弓。硬脑膜的剪开方式一般用"Π"形剪开。先在近枕外粗隆处垂直于枕窦方向弧形剪开硬脑膜。如枕窦发达，应先用双止血钳夹闭，剪断枕窦后缝扎断端。再于枕窦两侧，平行于枕窦方向向下剪开硬脑膜。这样剪开硬脑膜的好处是既可以避免枕窦出血，又可以充分暴露

硬脑膜下结构。剪开硬脑膜后即可由枕大池缓慢放脑脊液，降低颅内压，以利于完成肿瘤切除。关颅时注意硬脑膜要确切止血并缝合严密。

**注意事项**　①糟糕的术前计划会带来糟糕的术野显露，这会使手术效果大打折扣。所以，计划是手术最重要的部分，也是手术医师的重中之重。②体位摆放不恰当，则直接会导致术野显露不充分。③如若中线迷失，则会误入肌肉群中，这将导致大量的出血和颅骨显露不恰当，术后患者也会感到明显不适。④颅骨钻孔时损伤枕窦和环窦，则会出现大量的静脉出血。⑤如若脑脊液释放不充分，在分离过程中则会导致小脑表面的损伤。⑥切除肿瘤过程中，如若菱形窝损伤，则会产生严重的脑神经功能障碍。⑦如若肿瘤切除不完全或者是脑室内血凝块堵塞，均可以导致术后脑积水。如若发生，可以考虑进行内镜第三脑室底造瘘。⑧硬脑膜缝合不严密，则会发生脑脊液漏。

（韩利江）

guǎizhàngxíng píqiēkǒu

## 拐杖型皮切口 （hockey-stick incision）

利用始自中线的枕下钩形（倒钩形）切口或耳后弧形切，行一侧枕鳞扩大开颅，切除寰椎后弓及部分寰枕关节、枕髁内侧部，暴露枕骨大孔外侧和腹外侧病变的手术入路。又称远外侧入路。

**适应证**　枕骨大孔外侧和腹外侧病变。枕骨大孔脑膜瘤和神经鞘瘤（硬脑膜下）、枕骨大孔脊索瘤（硬脑膜外）、椎-基底动脉瘤和血管畸形、寰枢椎侧方肿瘤。

**手术方法**　采取侧卧位，病侧向上，头架固定头颅，避免颈

静脉受压。也不可过度伸屈颈部，以免加重肿瘤对脑干的压迫。拐杖形切口的长竖边位于后正中，自枕外粗隆上 1cm 至颈 3 棘突水平；横边位于横窦上 1cm；短竖边到乳突下 2cm。切皮时先切开后正中的长边，要严格按照中线的颈韧带切开，以减少出血。再切开横边和短竖边，分离到颅骨。用骨膜剥离器和电刀处理，边分离边止血，注意枕动脉电灼切断后最好缝扎断端。显露枕骨大孔外侧的枕髁和寰椎后弓后，将肌瓣牵向外下。注意分离寰椎后弓时要小心保护椎动脉，椎动脉位于后弓的椎动脉切迹处。分离此处时多有静脉丛出血，可用海绵压迫止血。分离椎动脉时要先钝性分离，清楚显示椎动脉后再锐性剪开筋膜。至此，枕骨上到横窦下到寰椎后弓，外至乳突内至中线，全部显露清楚。枕骨钻一孔，铣下枕骨骨瓣，根据肿瘤大小决定是否暴露横窦。下极咬开枕大孔及寰椎后弓，外侧达椎动脉入颅处。如果分离时椎动脉破裂出血，用肌肉修补缝合破口，即可止血。悬吊后，先将近枕大孔水平无枕窦处硬脑膜切一小口，自小脑延髓池放液，使颅内压下降。硬脑膜呈 Y 形剪开。如枕窦较大，可以缝扎。先牵小脑，即可显露肿瘤。椎动脉、小脑后下动脉、后组脑神经、脑干、上颈髓的保护是手术成功的关键。

**注意事项**　①切开正中矢状线切口。②寻找白线，并严格按照白线分离至枕骨。③自正中矢状线切口上缘向外切开到乳突尖部。④沿骨膜剥离向外推开肌皮瓣，并依据中线需要暴露的程度剥离对侧枕鳞骨膜，自上而下依次暴露枕外粗隆、枕外嵴、上项线、乳突、下项线、枕骨大孔下

缘、寰枕筋膜、寰椎和枢椎等骨性标志。

（韩利江）

## 经岩骨入路（transpetrosal approach）

通过磨除部分岩骨以到达暴露和切除颅内肿瘤的手术入路。

**适应证**　适用于岩骨或斜坡部位的肿瘤切除术，尤其适合于基底较宽的岩斜区脑膜瘤。

**手术方法**　仰卧位，头和上身稍抬高，头转向病变的对侧，上头架固定头颅，注意避免颈静脉受压，以免引起颅内血液回流障碍。在耳后方做弧形切口，下端达乳突尖下平下颌角水平，上端弯向耳上。切开皮肤、肌肉及骨膜，将肌皮瓣一起翻向前下。胸锁乳突肌自乳突附着处离断，拉向后下方，充分显露颞骨。在横窦的上下各钻两个孔，充分游离骨孔下的硬脑膜及窦壁。用铣刀铣下幕上的部分颞骨和幕下的部分枕骨，掀起骨瓣，这样即可显露横窦与乙状窦的夹角。分离好乳突与硬脑膜的间隙，这部分乙状窦多有向岩骨发出的导血管，要电凝后切断，以免撕破乙状窦。用高速磨钻磨除岩骨骨质，用骨蜡封实气房，充分暴露乙状窦。在枕骨及颞骨钻多个半孔，悬吊硬脑膜止血。沿乙状窦前缘切开硬脑膜，再向小脑幕方向扩大硬脑膜切口，小脑幕下的切口一直达乙状窦下缘。轻抬颞叶，即可见拉贝（Labbe）静脉。上两把止血钳，先夹闭岩上窦，再在两钳间切断岩上窦，并用 4 号线缝扎窦断端。平行于岩骨锥切开小脑幕，注意保护位于小脑幕缘的滑车神经。在枕大池缓慢放液颅内压进一步下降后，即可清楚显露深部的肿瘤。切除肿瘤后，关颅

时要将硬脑膜严密缝合，进一步确认封实乳突气房，去除多余骨蜡。软组织分层缝合。

**优缺点**　其优点在于该入路属于小脑幕上下联合入路，将颅中窝底结构以及颅后窝底结构同时暴露，暴露范围较大，有利于处理基底较为规范的病变，尤其是全斜坡病变。缺点在于手术创伤较大，开关颅费时费力，需要有一定经验的神经外科医师才能完成。

**注意事项**　①在磨除深部岩骨时要注意保护好面神经管及中耳和内耳的结构。②抬起颞叶时要注意保护拉贝静脉，切不可损伤这根静脉，以免术后小脑回流障碍引起小脑肿胀。

（韩利江）

lúnǎo bìngzào qiēchú jīběn fāngfǎ
## 颅脑病灶切除基本方法（the basic method of craniocerebral lesion resection）

尽管颅内病灶部位有所不同，病灶性质有良性、恶性之分，病灶体积有大小之别，但就颅内病灶手术切除的基本方法而言，仍有共性可循。颅内肿瘤切除的基本方法，可归纳为分块切除病灶和完整切除病灶。

**分块切除病灶**　适用于边界不清的病灶如脑内胶质瘤，或肿瘤虽然边界清楚，但瘤体较大、无法完整暴露肿瘤全貌者，如巨大听神经瘤和脑膜瘤。这类病灶或因边界不清，或体积大无法完整暴露病灶。开始分离病灶时，必须辨认被病灶包裹的动脉，将病灶与血管分离开。为使病灶缩小，可先在病灶内部切除，使用标本钳或超声吸引器切除病灶。待病灶体积缩小后，将病灶从周围正常脑组织分开，需要采用暴露—分块切除部分—再暴露—再次切除，反复交替操作直到切除

满意。分离良性肿瘤时，应尽量保护肿瘤与脑表面血管之间的蛛网膜分界面。若血管环绕肿瘤，应将其分离下来保护好。脑神经如果被肿瘤挤扁、拉长变形，使用剥离子垂直于神经的方向分离。神经被损伤后，可缝合或用生物胶粘连。为减少脑神经损伤，术中需应用神经电生理监测。右利手的术者分离病灶时，左手持吸引器，借用吸引器尖端用力推离病灶；右手操双极电凝镊，在病灶相对应的脑表面垫以棉条保护，并用双极电凝镊分离病灶。切除脑内较大的深部肿瘤，先在肿瘤内分块切除，待瘤体缩小后再行瘤外分离。若胶质瘤切除后止血困难，提示可能尚有肿瘤残存，可根据神经导航和超声波扫描提示，或参考术中病理结果继续切除肿瘤。双极电凝止血是最可靠的止血方法。肿瘤切除后创面渗血可用止血纱布。

**完整切除病灶**　①适用于体积较小边界清楚的病灶，如大脑凸面脑膜瘤、神经纤维瘤、海绵状血管畸形、脑脓肿以及转移瘤。这类病灶边界清楚，体积不大，可以沿着病灶周围分离完整切除。以大脑凸面脑膜瘤为例，肿瘤位于脑表面时可沿肿瘤四周剪开硬脑膜，并用缝线缝合硬脑膜牵引肿瘤，沿蛛网膜分离肿瘤，结扎肿瘤供应血管。切除表浅肿瘤时不必使用脑压板。在分离脑瘤过程中，用棉条保护好脑表面，最后将肿瘤完整翻出。如肿瘤深在皮质下，剪开硬脑膜后可采用神经导航技术或超声波扫描确定肿瘤的部位，沿脑沟切开脑皮质直抵肿瘤，自动牵开器撑开，分离肿瘤并将其完整取出。②适用于血供极其丰富的病灶，如实性血管网织细胞瘤或者颅中窝底海绵

状血管瘤。主要是这类肿瘤血供丰富，分块切除将会出血较多，整块切除有助于避免大出血的出现。

（赵继宗）

## shùzhōng jiāncè

### 术中监测（intraoperative monitoring）

在颅脑手术过程中，通过各种仪器检测患者的各项生命体征、脑血流动力学改变和神经功能状态。起评估生命指标指导麻醉与抢救、评估神经功能状态指导术者术中操作和协助判断预后的作用。

**术中各项生命体征的监测**

包括心电图、无创和有创血压监测、脉搏、血氧饱和度监测、呼气末二氧化碳分压、体温、血红蛋白或血细胞比容、血糖和凝血状态等检测。生命体征的监测由麻醉师负责，其正常和平稳是实施手术的必要前提条件，如果某项生命体征出现异常时，麻醉师会及时给予纠正；如果波动较大控制不理想或出现威胁生命的迹象时，麻醉师会及时通知术者，必要时终止手术。为了能准确、实时地监测各项指标，麻醉师可能会联合辅助科室人员使用一些特殊的监测手段，如心前多普勒、食管听诊器、食管超声心动图、血浆渗透压等。监测技术中有些是有创伤性的，如有创血压监测、食管超声心动图等，它们要比无创监测技术更准确的反应机体的变化状态，但创伤有增加并发症的风险，所以多数情况下都是以无创伤性监测为主。创伤性监测用于病情危重、情况特殊的患者。

**专科监测**　在神经外科手术中有时需要专科监测技术。包括：脑电生理监测（脑电图、肌电图、视觉诱发电位、听觉诱发电位、体感诱发电位、运动诱发电位等）、脑血流、颅内压、脑代谢等。其目的是降低患者神经系统遭受医源性损伤的风险，同时为外科医师提供功能性的指导作用。脑电生理监测需要使用专科监测仪器，由神经外科人员操作，是利用脑电图、肌电图和诱发电位等电生理学方法来检测某些神经结构，如神经、脊髓、大脑的某些部位的功能完整性，通过对术前和术中功能完整性的比较来判断病变、手术本身对神经功能创伤的程度，平衡两者对提高患者生存质量的利弊。脑血流的监测可使用多种方法，操作人员多为影像诊断科室人员，比如术中多普勒、激光多普勒流量计、$^{133}$Xe（氙-133）清除法等都可以监测脑血流量；大脑对缺氧的耐受能力差，缺氧会导致患者功能丧失甚至死亡，通过对脑血流量和脑代谢的监测可以判断手术对脑血流动力学造成的影响和应采取的措施，如术中临时阻断时间的长短、脑血管痉挛的程度、诊断脑供血动脉狭窄、判断侧支循环建立、是否有微血栓形成、术后是否会发生脑梗死等。颅内压监测观察麻醉药物和手术操作对颅内压的影响。脑代谢监测的内容有脑氧代谢率、局部脑血氧饱和度、脑糖代谢率。神经外科术中监测技术的应用降低了手术死亡率和致残率、提高了患者术后生存质量。随着科技的发展，越来越多的技术被应用于术中监测。术中监测下神经外科手术已成为神经外科手术发展的趋势。

（赵世光）

## nǎoxuèliú jiāncè

### 脑血流监测（cerebral blood flow monitoring）

术中通过各种影像学技术检测大脑主要动脉或局部脑组织血流量、血流方向等，了解脑血流动态变化、脑血管调节状态、动力学的变化情况、脑组织氧代谢情况，判断手术对脑血流的影响及是否会造成神经功能障碍，有助于指导手术操作、评价治疗效果和判断预后。监测的内容，包括脑血流量、脑血流速度、脑局部血流。

**临床应用**　①诊断：脑血管狭窄、闭塞、畸形、痉挛；发现体外循环下脑低灌注、血栓、气栓。②监测：颈动脉内膜剥脱术中，暂时阻断颈动脉时脑缺血危险与评估预后；并动态反映麻醉药物、控制降压、机械通气、颅脑手术对脑血流影响。③治疗：准确反映颅内压增高、连续监测，指导降颅压压治疗。

**检查方法**　脑血流检测方法包括：①经颅多普勒超声（transcranial doppler ultrasound，TCD）：利用血液流动的多谱勒效应，检测低频脉冲超声波的发射波与接收波之间的频移差分析脑血流的速度、方向、阻力指数和脉动指数等。可在术中检测脑主要动脉，特别是危重患者术中脑血流监测。TCD是无创检测方法，操作简单、廉价，可反复使用或实时动态检测，成为监测脑血流动力的常规仪器，TCD所测的血液流速仅为被测血管的流速，并非确切的血流量。因此，TCD主要是测量血流变化的技术，而不能监测CBF。TCD检测结果受血流信号强弱、颅骨密度、声窗大小、检测部位深度及位置、操作者判断能力的影响。经颅双功能彩色多普勒超声（transcranial color-coded sonography，TCCS）是TCD的升级产品，利用超声造影剂对超声信号的增强作用达到检测颅内微弱血流信号的目的，比TCD具有更高的灵敏度，TCCS降低了颅骨密度、声窗大小、探头角度等对超声信号的影响，提高了诊断符合率，但因造影剂造价昂贵，限制了 TCCS 的广泛应用。②激光多普勒流量计（laser Doppler flowmeter，LDF）：利用激光多谱勒效应，探头内的激光发生器内的二极管产生连续激光波，探头内接收光纤回收散射的光信号至光敏元件转换为电信号，经模数转换器转换为对应的参数 Pu，相对地反映局部脑血流量，LDF 不能以标准单位 ml/（100g·min）反映血流，定性多于定量。LDF 能连续、实时、敏感地监测微循环血流，监测指标包括：脑局部血流量、平均红细胞流速和回光总量等，但不能显示血流方向，LDF 必须在暴露皮质的情况下使用，因此 LDF 只能用于术中。③$^{133}$Xe 清除法：$^{133}$Xe 在血管内清除率与血流量成正比，通过标定的头部位置上接收器记录放射量的衰减得出 CBF。经计算机处理后可得出大脑半球多个不同部位脑组织的 $^{133}$Xe 清除曲线，rCBF 值及彩色分布图。认为 $^{133}$Xe 的清除率与 PET 一样为测定 rCBF 值的金标准。其优点是既可获得高分辨率的 rCBF 值图像，也可获得定量值；但是此方法耗时较长，步骤较为繁琐，对缺血诊断缺乏特异性。④氢清除法：是一较经典的常见组织血流测定法。由米斯拉基（Misrahy）等 1956 年最早用于测定 rCBF，随后广泛用于实验研究中。$H_2$ 在组织中通过氧化成为氢离子，该过程产生的电子在局部可形成电流，其大小与局部的 $H_2$ 分压成正比。短时吸入氢后，氢在血流或组织中迅速达到饱和。终止吸入后，氢从组织中通过血液循环而消除。由于氢是惰性气体，不引起动脉氧张力、

二氧化碳张力及酸碱度的变化，故组织清除率和被测组织的血流成正比。利用插入组织的氢电极测定组织中氢分压在一段时间内的变化过程，就能测定该段时间内组织的平均血流量。其优点是测量结果较准确，可重复，且无放射性，能较长时间作动态检测。由于电极要插入脑组织内，故具有一定的创伤性。⑤近红外光谱分析（near-infrared spectroscopy，NIRS）：通过检测入射光、透射光及返回散射光强度，获得近红外光在颅内的衰减程度，经比尔-朗伯（Beer-Lanbert）定律换算得氧合血红蛋白和还原血红蛋白浓度，推算出脑血流量和脑血容积。NIRS 无创伤，无放射，操作相对简单。1986 年，怀亚特（Wyatt）将其应用于临床。NIRS 测得的脑血流量值往往偏低，不能去除头皮等非脑组织对光信号衰减的影响，结果变异较大，需多次测量校正，限制了该技术的应用。⑥红外线图像测量脑血流：利用高灵敏度、高分辨率红外线照相机用非常高的快门速度在术中观察皮质功能，得到高清晰度的大脑动静脉图像。暴露的脑组织温度低于血管内血液温度，血流减少时脑温度迅速降低，再灌注时又升高，动脉内温度回升快于脑组织，红外线图像能迅速（<1 秒）发现局部脑血流量的变化和阻断或再开放动脉时 CBF 的改变。若术中 CBF 有变化，红外线照相机可迅速发现这些变化，然后提供该血管区域脑灌流状态的评估，用于观察暴露器官的血管和血流非常理想。⑦经颅双显示剂稀释法：运用温度-染料双稀释法测定全脑 CBF，因需中心静脉、颈动脉球及主动脉置管，有一定的创伤，且结果受外界温度

和脑血流量的影响，故其临床应用价值还有待于进一步探讨。

（赵世光）

## 颅内压监测（intracranial pressure monitoring）

采用颅内压测量仪对颅内压进行连续监测并记录的方法。常用手段是在颅腔内放置导管或微型压力传感器探头，体外连接颅内压监护仪，将压力变化转换为电信号，显示于监护仪上，并用记录器连续描记出压力曲线，以便了解颅内压的动态变化。1951 年纪尧姆（Guillaume）等首先开始在实验中对脑室的脑脊液压力进行连续测定。1960 年以后伦德伯格（Lundberg）等将此技术在临床推广，目前已被认为是诊断颅内高压的一种迅速、客观和准确的方法，广泛应用于颅内高压性疾病的监测。随着科技的不断进步，颅内压监测手段由最初的有创检查逐渐向无创化、多功能化方向发展。

**临床应用**　颅内压的高低、变化的速度、增高的程度反映了颅内疾病发展状况，也是颅脑手术指证的判定标准之一，颅内压监测能及时准确地反映颅内压力的变化，有利于诊断和判断病情，指导治疗和评估预后，对神经外科医师具有重要的意义。目前颅内压监测已广泛应用于神经科的颅脑外伤、脑血管病、脑肿瘤、脑积水、颅内感染等疾病，还可应用于内科、儿科等能引起颅内高压的疾病。颅脑外伤是颅内压监测应用最广，也最具代表性的适应证，颅脑损伤患者实施颅内压监测有助于实时判断颅内压力改变情况、颅脑损伤的程度，早期发现外伤性迟发血肿，鉴别原发性与继发性脑干损伤，选择治疗方案，根据压力指标判断手术

适应证，指导合理应用脱水剂，判断颅内压增高治疗效果，对蛛网膜下腔出血患者还可以起到脑脊液引流减轻脑血管痉挛的作用；对颅内肿瘤患者应用颅内压监测还可以起到脑室引流作用从而缓解颅内高压危象，有利于患者术前耐受能力。术后患者实施颅内压监测有利于早期发现颅内血肿的手术并发症，同时起到观察手术疗效的作用。颅内压监测结果正常者，预后多数良好，颅内压持续升高不能控制者，预后一般较差。

检查方法 目前在颅内压监测中临床常用的是有创性监测技术。根据测压的方式可分为植入法和导管法。根据压力传感方式的不同可分为液压传感式、非液压传感式。按传感器和导管的安置部位分脑室内监测、脑实质内监测、蛛网膜下腔监测、硬脑膜下或硬脑膜外监测等。①脑室内监测：目前临床上最常用的方法，是颅内压监测的金标准。其特点是将含有光导纤维探头的导管放置在侧脑室，另一端连接压力传感器测量，操作简便，测压准确，便于监测零点漂移，同时可以引流脑脊液，但易并发颅内感染，在颅内压急剧升高致脑室受压变窄和移位时，穿刺及置管较困难。颅内压高低的标准为正常<2.0kPa（15mmHg），轻度增高 2.0~2.67kPa（15~20mmHg），中度增高 2.67~5.33kPa（20~40mmHg），重度增高>5.33kPa（40mmHg），一般将压>2.67kPa（20mmHg）的中度增高，作为临床需要采用降低颅内压处理的界值。②脑实质内压力监测：将一条细纤维光缆经颅骨进入脑实质，其头部安装极微小显微芯片探头或光学换能器，直接放置在脑实质内进行

压力检测，是一种较好的替代脑室内置管的方法，感染率较低，主要缺点是零点基线的微小漂移，光缆扭曲或者传感器脱落移位等，且只能反映局部 ICP。③蛛网膜下腔监测：颅骨钻孔后植入中空螺管到蛛网膜下腔，使脑脊液充满螺栓，与压力监测系统相连进行测压，此法操作简便，对脑组织无明显影响，但易引起感染，螺栓易脱落或被堵塞而影响测量结果。④硬脑膜下或硬脑膜外监测：硬脑膜下监测系统在开颅手术时植入，硬脑膜外监测采用光导纤维微型扣式换能器，将探头放在硬脑膜外，具有感染率、癫痫和出血发生率低，放置时间长等优点，但假阳性值较多，使监测结果不太可靠。其他检查如神经内镜监测颅内压，有创脑电阻抗监测等临床应用较少。

近年来颅内压监测方法取得了较大进展，从有创单一颅内压监测指标逐渐向多指标联合监测和无创方向发展。计算机和信号处理技术的应用，可对颅内压信号进行实时信号处理和图像处理，从中提取多方面的参数，为临床和科研提供更多信息。常见无创性颅内压监测方法：经颅多普勒超声（TCD），通过观察颅内压增高时的脑血流动力学改变来估计 ICP；视网膜静脉压检测法，ICP 增高将导致视盘水肿和视网膜静脉搏动消失；闪光视觉诱发电位法，当颅内压升高时闪光视觉诱发电位波峰潜伏期延长，延长时间与 ICP 值具有良好的相关性；鼓膜移位法，ICP 变化引起外淋巴液压力变化可使镫骨肌和卵圆窗的位置改变，导致鼓膜移位，其值的变化能反映 ICP 的相应变化；前囟测压法，将前囟压平，然后连接传感器测量，主要用于

新生儿和婴儿监测；其他如近红外光谱技术、无创脑电阻抗监测、数学模型方法等尚处于研究阶段。目前各种无创颅内压监测方法都不同程度地存在着测量精确度差、方法烦琐等缺点，因而未被广泛用于临床，但随着科技的发展，无创技术水平也在不断提高，是颅内压监测技术未来的发展方向。

不良反应及注意事项 有创性颅内压监测最常见的不良反应是感染。可能出现伤口感染，甚至发生脑膜炎、脑室炎和脑脓肿等。感染类型与采用的监测系统不同有关，因此 ICP 监护整个操作过程中，都要严格执行无菌操作技术。监护时间一般 3~5 天，不宜过长，时间愈长感染的机会也逐渐增多。颅内压监测导致的颅内出血发生率较低，但病情严重，应避免反复穿刺，脑脊液引流时注意控制速度和引流量。脑室穿刺患者可能出现脑实质损伤，应限制穿刺次数和置管深度。颅内压监测过程中应注意保持适当的体位，使呼吸道通畅，如果患者躁动，可适当应用镇静药以免影响监护。

（赵世光）

nǎodàixiè jiāncè

**脑代谢监测**（cerebral metabolism monitoring） 利用间接、直接方法长期连续监测反映脑血流及脑组织氧代谢情况，如脑血流、氧分压、二氧化碳分压、pH 和脑温等指标，直接、动态地观察脑组织的病理生理变化，从而可以防止或者减轻脑组织的缺血缺氧状况，以指导治疗和改善预后，适用于急性重型脑损伤患者或者颅脑疾病手术中。脑正常的功能活动高度依赖有氧代谢，正常人在清醒静息状态下脑组织每分钟的氧耗量约是 49ml，约占整个身

体氧耗量的 20%，脑代谢所需的氧完全由 CBF 提供，CBF 提供的氧和葡萄糖经脑毛细血管输送到线粒体后，充分地进行有氧氧化而产生大量的 ATP、$CO_2$ 和 $H_2O$。重型脑损伤或者手术中脑血流临时阻断后，早期 CBF 减少，脑组织的氧供给及代谢产物的清除减少，同时脑组织的氧耗量的增加，造成脑组织氧的供需失调，导致脑组织缺氧。同时神经元通过葡萄糖的无氧酵解产生能量，从而产生大量乳酸，造成脑组织乳酸堆积和酸中毒，pH 降低。因此，可通过对脑组织代谢所需的血流量、氧及其代谢所产生的 $CO_2$、pH 进行监测来反映出脑组织的物质供给和代谢状况，从而指导临床干预措施。

**临床应用** 评价传统治疗方法：如甘露醇、过度换气、吸氧、亚低温等治疗方法的效果。进行预后评估：颅脑外伤后脑缺血缺氧对预后的影响已经获得临床证实。多参数脑组织代谢监测尤其适用于头颅外伤后早期发现脑缺血、缺氧，从而可以防止继发性脑损伤的发生发展，并指导治疗为受损的脑组织恢复提供适度的 CBF、$PbtO_2$ 和代谢环境。脑组织氧代谢监测可以在手术中，如动静脉畸形切除术、动脉瘤夹闭手术中，进行临时阻断后可以早期发现脑缺血缺氧，动脉瘤破裂出血后脑血管痉挛的监测以及脑组织含氧量的变化。脑组织代谢监测技术有助于阐明颅脑疾病的病理生理机制，与脑血管自身调节障碍的关系，可用于临床病情监测，疾病的预后判断，治疗的指导等方面。

**检查方法** ①脑血流监测：利用颈内静脉插管测定混合脑静脉血的氧饱和度，从而间接反映整个脑组织的血流和氧代谢情况。颈静脉血氧饱和度 $SjvO_2$ 可以采用间断监测和持续监测。间断监测是通过导管反复采血测定血氧饱和度，持续监测是在颈静脉内插入光纤探头来测定血氧饱和度。$SjvO_2$ 监测的不足：探头的光敏度弱、导管探头移动不易固定，能连续监测的时间短，易混入颅外静脉回流的血，结果可靠性仅为 43%。激光多普勒血流测量法（laser Doppler flowmetry，LDF）能持续动态地监测脑血流量，并通过测量颅底大动脉血流速度，反应脑血管痉挛程度及脑血管的反应功能。②脑氧监测：a. 间接监测法，经颅近红外线频谱法（NIRs）脑氧含量测定，是一种比较安全无创性的测定局部脑氧合程度（$rSO_2$）的方法。其基本原理是波长为 700～1000nm 的红外线可穿透人脑几厘米，氧合血红蛋白等色基能使该波长的红外线衰减，从而测定采样区的氧合血红蛋白与总血红蛋白之比，即局部氧饱和度。但其结果的可靠性仅为 70%，且不适宜用于有头皮血肿或开颅术后存在硬脑膜下积气的患者。b. 直接监测法，将单电极或者多参数传感器直接插入脑组织，持续动态监测脑组织的 $PO_2$、$PCO_2$、pH、脑温及其他多参数，直接获取脑组织氧合与代谢指标，从而反映局部脑组织的物质供给和能量代谢状况，实现治疗中脑组织的合理灌注与脑组织氧合及代谢方面的最佳平衡。

**监测指标** ①颅内压（intracranial pressure，ICP）：正常 ICP 标准为 5～15 mmHg，16～20mmHg 为轻度增高，21～40mmHg 为中度增高，>40mmHg 为重度增高，一般认为 ICP ≥ 20mmHg 为临床干预的界限。②脑灌注压（cerebral perfusion pressure，CPP）：正常 CPP 为 70～90mmHg，一般维持在 60mmHg 以上即可保证 CBF，但 CBF ≥ 90mmHg 并不能提高 CBF 或导致脑充血。③脑血流量（cerebral blood flow，CBF）：正常成人在休息状态下 CBF 为每分钟每 100g 脑组织 50～55ml。脑各区域的血流量并不均匀，脑白质血流量为 25ml/（100g·min），而灰质血流量为 75ml/（100g·min）。全脑和局部血流量可以在一定范围内波动，而低于这一范围并持续一定时间将会引起不同的脑功能障碍，甚至发生脑梗死。④脑氧（brain tissue oxygen pressure，$PbtO_2$）：指氧从毛细血管克服弥散阻力，到达脑组织的氧利用器官——线粒体。这一弥散通路上组织内物理性溶解的氧的压力，其大小直接与脑组织细胞水平的氧利用有关。一般认为，人类 $PbtO_2$ 正常参考值以 16～40mmHg 为宜。若 $PbtO_2$ 为 10～15mmHg 提示轻度低氧状态，<9mmHg 为重度低氧状态。目前以 $PbtO_2$ = 10mmHg 作为缺血阈值。⑤脑氧代谢率（cerebral metabolism rate of $O_2$，$CMRO_2$）：是指脑组织在单位时间内消耗的氧量，是颈内动静脉血氧含量差与脑血流的乘积。$CMRO_2$ 正常值为 3.2～3.3ml/（100g·min）。⑥脑组织 $PCO_2$：脑组织 $PCO_2$ 水平是由局部组织产生 $CO_2$ 的多少和局部微循环血流量多少来决定的。$PCO_2$ 正常值为 45～49mmHg。脑组织 $CO_2$ 和脑组织 $PbtO_2$ 变化方向相反。⑦脑组织 pH：脑组织的酸碱变化可引起严重的神经功能障碍，脑组织的正常 pH 为 6.99～7.23。⑧脑温：一般情况下，脑温可以用机体核心温度（可通过直肠、

口腔、食管、膀胱等部位测量）代表。研究表明，重度颅脑损伤早期，脑温高于直肠温度且高于正常值；亚低温治疗时，脑温和直肠温度同时下降，但是两者的差距逐渐增大。所以直接监测脑温更能反映脑组织温度和亚低温治疗时的温度变化。⑨颈静脉氧饱和度（SjvO2）：重度贫血、低碳酸血症或者动脉血氧饱和度较低时，虽然 ICP、CPP 和 CBF 都正常，但是仍可存在脑组织缺血、缺氧的情况。监测 SjvO2 可以及早发现重型脑损伤后引起的继发性脑损害的脑缺血、缺氧等危险因素。目前认为 SjvO2 正常值为 55%～71%，＜55% 提示脑氧合不足，＞71% 提示过度灌注。⑩局部脑氧合程度（rSCO2）：rSCO2 对于缺氧非常敏感，即使脑氧很小的变化都将引起光谱信号变化。正常值为（64±3.4）%。在长时间的监测阶段内，rSCO2 监测有效数据仅为 70%，与 PbtO2 相比其可靠性及敏感性均较低。

（田永吉）

shùzhōng shénjīngdiànshēnglǐ gōngnéng jiāncè

## 术中神经电生理功能监测

（intraoperative neurophysiologic monitoring）　神经电生理师通过电生理监测仪及电生理技术，在术中向手术和麻醉医师提供患者有关脑、脊髓、脑神经功能的实时状态并及时反馈术中神经功能完整性的变化情况。便于术者结合术中的具体情况，避开重要的神经结构，及时采取防范措施或终止危险的操作，防止出现不可逆的神经损伤，降低术后神经功能缺损的发生率，在国外已经成为神经外科手术中不可分割的一部分。

**临床应用**　术中神经电生理监测的主要目的：①尽可能早的发现和辨明手术造成的神经损害。②迅速发现手术中系统性的变化，如大脑半球缺血、缺氧。③协助手术医师鉴别不明确的组织。④协助手术医师鉴别神经受损害的部位、节段，并检查受损的神经或神经束是否还有功能。⑤协助手术医师辨别感觉皮质和运动皮质以及病变的切除范围。另外，神经电生理监测还广泛应用于重症昏迷患者的预后评估。

主要监测应用范围：①颅后窝手术：a. 脑桥小脑角肿瘤（听神经瘤和其他肿瘤）。神经监护主要有以下特点：脑电图（EMG）实时性同步性好；听神经瘤患者术前有的脑干诱发电位波形消失或只有 L 波听力已丧失，术中监护基本不考虑听神经的保留和功能恢复，面神经解剖保留后，手术临近结束时用电流刺激判断面神经的功能保留情况。b. 脑干、髓内、外肿瘤。脑干肿瘤中的神经电生理监测必不可少。体感诱发电位（SEP）和听觉脑干诱发电位（ABP）反映了上行传导路的情况，运动诱发电位（MEP）反映了下行传导路是否完整的信息，两者结合可以反映穿过脑干的长束功能状态，能及时发现危及脑干的操作。c. 三叉神经痛和偏侧面肌痉挛采取微血管减压术。通过三叉神经、面神经、舌下神经核团的监测，可以减轻脑神经损伤的程度，增加手术的安全性，提高患者的生存质量。②鞍区肿瘤手术：在脑桥小脑角（CPA）肿瘤术中面神经的运动功能保留与瘤体大小直接关系，因大部分病例病程较长，瘤体与周围组织粘连较重，且生长部位特殊，易损伤周围神经尤其是面神经，鞍区手术的视觉诱发电位和脑电图复合监护有利于保护视神经。③癫痫手术：术中皮质脑电图是目前癫痫灶定位中应用最广泛的技术，通过记录发作时的发作间期的棘波和尖波，来明确癫痫放电的起源和致痫脑组织的范围。有报道认为，原发性癫痫病例，在皮质电极监测指导下的额叶或颞叶切除，效果令人满意，大部病例术后发作得以控制和好转。在伴有脑部局部病变的癫痫病例，应用皮质脑电定位癫痫灶与局部病变并非完全一致。术中完全切除痫脑组织，在皮质脑电图定位下的癫痫灶切除术是癫痫灶切除治疗癫痫的最为有益的监测手段，且癫痫脑组织的切除与癫痫手术预后密切相关。④颅内动脉瘤及动静脉畸形手术。在颅内动脉瘤手术中，体感诱发电位和脑电监测越来越多地用于识别局部脑缺血，出现波幅降低，潜伏期延长或中枢传导时间延长，EE 波幅降低频率变慢，提示可能存在脑供血不足。⑤功能区手术皮质功能定位、监测。⑥脑瘫手术（SPR）监测。⑦重症昏迷患者预后评估。

**检查方法**　脑电生理监测的分类：脑实质及脑干功能监测主要分为两个方面：中枢性和周围性。中枢性指皮质、皮质下、长束解剖功能；周围性指脑干或脊髓的核团、周围神经。诱发电位监测可分为远场诱发电位监测和近场诱发电位监测。脑神经监测分为特殊神经功能监测与运动性神经功能监测。主要监测手段，包括脑电图（ECG）、脑干听觉诱发电位（BAEP）、视觉诱发电位（VEP）、体感诱发电位（SEP）和肌电图（EMG）、脑磁图（MEG）等。颅脑手术中较常运用监测手段，包括脑干听觉诱发电位（brainstem auditory evoked potentials，BAEP）、视觉诱发电位（visual evoked potentials，VEP）、脑电图（electrocerebral graphy，ECG）、肌电图（electromyocardial graphy，EMG）。

**不良反应及注意事项**　①术中监测的 KISS（keep it simple and stupid）原则：遵循 KISS 原则能够将恶化程度减轻很多，并减少各类事故的发生率。设计简易系统可能比设计复杂的系统难，但收效更高。②事先计划的重要性：术中可以预见的问题需在术前考虑周全，只有这样，神经电生理技师才能充分应对最常见的问题。③使用备忘录的好处：即便经验丰富的神经电生理技师也易忘记、忽视某些细节，备忘录可以帮助记录所有细节。④突发事件的应对：绝大多数与术中电生理相关的突发事件都是事先没有预料到的。突发的电信号干扰即是能够打断监测的一个很好的例子，因为它能使记录到的电位变得模糊。⑤机器故障：机器故障时间越来越少见，然而一旦发生，或是立即在短时间内纠正故障，或是在没有监测的情况下继续手术，而后者则会非常危险。⑥无应答：简易的测试能够有效减少无应答或意外应答的发生率。

（赵世光）

kāilúshùhòu lúnèiyā zēnggāo

# 开颅术后颅内压增高（hypertension intracranial after craniotomy）

开颅手术后各种原因引起的颅内压增高。开颅手术后颅内压增高使脑灌注压降低，严重时影响脑代谢，一旦发生脑疝，将危及患者的生命，因此需及时发现和处理术后颅内压增高。

**病因**　①二氧化碳潴留：在气管插管、气管切开或使用性能良好呼吸机的情况下，很少发生通气不良和二氧化碳潴留。但拔除气管插管后，由于麻醉药、麻醉性镇痛药和肌松药等可能抑制中枢性或外周性呼吸功能，同时自主呼吸或辅助呼吸不够，可能发生通气不足，导致血二氧化碳浓度升高，引起脑血管扩张、颅内压增高。患者表现为意识淡漠、反应迟钝。纠正方法是立即进行过度换气。血二氧化碳浓度低于 20mmHg 时，脑血管收缩后颅内压降低。因此拔除气管插管后，如果患者术前呼吸功能差，或合并肺部感染应监测血气指标，需及时纠正。过度换气降低颅内压的效果，取决于脑血管对二氧化碳浓度的反应。脑损伤和脑血管病变，血管反应性降低，此时单纯过度换气并不能降低颅内压，需同时应用脱水剂和糖皮质激素。②术后颅内出血：是术后颅内压增高的常见原因，出血多发生在术后几小时到几天。出血量或出血部位不同出现不同临床表现，包括意识障碍、瘫痪、瞳孔变化等。手术后病情变化应积极行头部 CT。颅内血肿较大或已经造成颅内压过高应及时手术清除。③静脉回流受阻：也会引起颅内压增高，如阻断拉贝（Labbé）静脉后颞叶脑组织肿胀，甚至发生淤血性脑梗死，严重时可形成颞叶钩回疝。术中或术后患者头位不当或颈静脉局部压迫，也会因脑静脉回流不畅而产生颅内压增高。心肺功能不良或充血性心力衰竭使静脉回流不畅，也可发生脑水肿。中心静脉压监测或放置 Swan-Ganz 导管，有助于及时发现静脉回流障碍，防止脑水肿的发生。④发热：患者发热脑血流和脑代谢都会增加，颅内压亦会随之增高。如颅内同时存在积气，升高的体温使积气体积膨胀，会加剧颅内压增高。因此，如术后早期患者高热，应及时明确发热原因，采取积极措施降低体温。⑤脑积水：术后局部脑室扩大和交通性脑积水都会使颅内压增高。头部 CT 和 MRI 检查可明确诊断和脑积水原因，为治疗提供依据。⑥脑水肿：与手术中脑组织暴露时间长、牵拉脑组织、损伤脑动脉、静脉回流不畅等有关。脑水肿多发生于术后 2~3 天，一般要持续 1 周。年轻患者手术后脑水肿发生较早，术后当天即可出现。单纯局限性脑水肿经脱水和糖皮质激素治疗可好转。广泛脑水肿或合并脑出血、患者意识恶化、保守治疗无效时应去骨片减压。⑦脑血管自动调节功能障碍：由于脑血管自动调节功能异常，不能依血压的变化自动收缩和扩张。脑血管处于麻痹状态，随血压升高被动地扩张，颅内血容量增多，颅内压增高。这种异常多见于脑外伤、巨大动静脉畸形及血二氧化碳蓄积时。颈动脉内膜剥脱术暂时阻断颈动脉血流，当血流恢复后，脑组织可能发生反应性充血高灌注，引起脑肿胀和颅内压增高。许多麻醉药物如氟烷能增加脑血流，从而使颅内压增高。降血压药物如硝酸甘油也可引起颅内压增高。

**颅内压监测**　开颅术后颅内压增高的临床表现与一般颅内压增高无差异，但由于患者术后短时间内仍受麻醉药物的影响，临床判断术后早期颅内压增高有一定困难。颅内压监测可客观反映出颅内压变化，有助于及时发现颅内压增高。颅内压监测有三种途径：①最简单的是硬脑膜下压力监测，方法是在硬脑膜下腔置一根软管，管的另一端与液压式传感器相连接。脑脊液压力变化以曲线方式记录。此种传感器测压范围较小（40mmHg）。②利用导管内置光导纤维，头端带有压力传感器插入脑实质内，另一端连接监测装置，以压力曲线连续记录脑脊液压力变化。③将压力监测器放在脑室内，不仅能监测脑脊液压力，颅内压增高时还可放出脑脊液降低颅内压。压力传感器应放置在外耳道水平，使颅内压不受头部位置变化影响。导管可以留置数天，但需应用抗生素预防感染。以上三种方法有助于连续监测颅内压，当患者术后出现颅内压增高时能得到及时处理。

**治疗**　术后出现颅内压增高应该及时发现并早期处理，避免出现恶性循环，危及生命。其治疗原则主要是针对不同病因进行及时处理，将颅内压降至正常范围。

（赵继宗）

kāilúshùhòu xuèzhǒng

# 开颅术后血肿 （hematoma after craniotomy）

是颅脑手术后严重并发症。颅内可代偿空间有限，20~30ml血肿即可造成病情恶化，发现或处理不及时对患者术后康复极为不利，甚至危及患者生命。

**病因**　①术中止血不彻底：是发生术后颅内血肿最常见的原因。神经外科手术止血比较困难，病灶切除后脑表面止血不彻底、肿瘤部分切除肿瘤残面出血、动静脉畸形有残存等，都会造成硬脑膜下或脑内血肿。硬脑膜下穿刺引流和颅内压监测装置也会引发脑内血肿。②脑静脉血回流受阻：术中过度牵拉脑组织，损伤主要静脉，如颞下入路损伤拉贝（Labbé）静脉，术后脑组织发生淤血性坏死。这种血肿多发生于脑内，同时伴有脑挫伤。③头皮

颞肌止血不彻底或颅骨板障渗血：关颅过程中血液流入骨瓣下、硬脑膜悬吊不确实、硬脑膜剥离等都可能造成术后硬脑膜外血肿。因此在开关颅过程中应严格止血、妥当悬吊硬脑膜、注意防止硬脑膜的过度剥离，板障渗血处用骨蜡封堵。④皮质引流静脉断裂：多发生于术前伴有颅内压增高患者，如切除颅后窝肿瘤后脑脊液梗阻解除、颅内压骤然下降，幕上脑组织塌陷，皮质引流静脉断裂，出现远隔手术区部位血肿。为防止此类情况发生，术中注意放脑脊液时不宜过快，量不宜过多等。⑤凝血功能异常、脑动脉硬化、糖尿病均可使术中止血困难，易发生术后血肿。患者术前合并肝炎、肝功能异常；或刚接受完化疗患者，免疫功能和骨髓功能受到抑制；长期服用阿司匹林或/和抗凝治疗等，都可能影响患者的凝血功能，容易发生术后血肿。患者术中发生弥散性血管内凝血 （disseminated intra-vascular coagulation，DIC） 可导致脑内多发性出血，止血困难。血生化验检查，血纤维蛋白原减少、纤维蛋白降解产物增多。手术中大量输血发生溶血反应，也可以导致凝血功能障碍。患者合并高血压和动脉硬化，也是术中止血困难的重要原因。对于各种可能影响凝血功能合并症，术前应给予适当治疗。⑥手术中止血方法不当：如过分依赖止血药物、生物胶；关颅时患者血压过低；手术结束不久患者突然癫痫大发作，都可能造成手术后血肿。

**临床表现**　开颅术后血肿可以发生在头皮帽状筋膜下、硬脑膜外、硬脑膜下和脑内。开颅手术后血肿多发生在手术后3天内，个别病例可发生在手术后1周，

如颅内大动脉（颈内动脉）破裂应用生物胶修补。早期术后幕上血肿表现为手术结束后，患者迟迟不醒；或术后患者已清醒，继之意识逐渐变差；肢体运动障碍，病理征阳性。颅后窝术后血肿病情变化快，患者可能突然呼吸停止。上述临床表现也可见于手术后脑水肿、原发脑损伤和脑积水等手术后并发症，CT可供鉴别。

**治疗**　主要包括以下几种。

**帽状腱膜下血肿**　开颅术后单纯帽状腱膜下血肿不会危及患者生命，但影响伤口愈合，增加感染机会。帽状腱膜下出血还会流入硬脑膜外造成硬脑膜外出血。术中仔细止血，帽状腱膜下血肿是可以预防的。肌肉血管和头皮主要动脉如眶上、颞浅、枕动脉出血是帽状腱膜下出血的主要来源。为彻底止血，头皮应双层缝合，帽状腱膜缝合针距为1cm，头皮或皮下缝合可防止皮缘渗血。手术后如敷料无渗血，24小时内不要拆除敷料，以保证头皮止血效果，避免伤口污染。少量出血帽状腱膜下血肿可吸收，出血量较多时可穿刺抽出积血，然后加压包扎。

**硬脑膜外血肿**　开颅手术后硬脑膜外会有少量血液积聚，但一般不会对硬脑膜造成压迫。开颅时骨瓣边缘应用骨蜡止血，沿骨窗四周悬吊硬脑膜是防止发生硬脑膜外血肿可靠措施，这一步骤应在开颅时进行。如果开颅时不及时悬吊硬脑膜，手术过程中出血会流入硬脑膜外形成血肿。在骨瓣中央钻孔，悬吊硬脑膜能使硬脑膜与颅骨内面紧贴，可有效地减少硬脑膜外积血。硬脑膜外不应放置过多明胶海绵和其他止血材料，因为这些止血材料本身有占位效应，放置过多术后复

查 CT 时表现为硬脑膜受压现象。切开硬脑膜前其表面出血可电凝止血。为避免过多电凝硬脑膜影响硬脑膜缝合，剪开硬脑膜时其边缘出血可以先用银夹暂时夹闭，待缝合硬脑膜时再电凝出血点。应用头架固定头部时，若头钉穿破颅骨，板障出血可渗入骨板下方或因头钉刺破硬脑膜造成硬脑膜外出血，甚至造成硬脑膜与颅内板剥离，逐渐形成血肿。预防办法是按要求装置头架，头钉的固定点应避开颞肌，防止头钉穿破颅骨。尤其对婴幼儿开颅时更应警惕，需使用儿童专用的头架。对伴有梗阻性脑积水的颅后窝肿瘤，手术切除肿瘤后，流失大量脑脊液，虽然脑积水得以改善，但有时会引起硬脑膜的剥离，造成远隔部位硬脑膜外血肿，手术中出现急性颅内压增高。为防止上述意外发生，切除颅后窝肿瘤前先行侧脑室-腹腔分流术，既可缓解颅内压增高，又能防止一次手术脑脊液迅速流失造成颅内血肿。

硬脑膜下/脑内血肿 发生术后硬脑膜下/脑内血肿有三种原因。①肿瘤切除后关闭硬脑膜前止血不彻底，血肿位于硬脑膜下和脑内肿瘤残腔。②术中主要静脉损伤或牵拉脑组织过重，脑组织挫伤较重，血肿多在硬脑膜下或/和脑内。③脑积水患者经侧脑室-腹腔分流术后，或伴脑积水的颅后窝肿瘤切除后，脑脊液引流过度，脑组织塌陷移位，大脑皮质桥静脉断造成硬脑膜下血肿，可发生于远隔部位。硬脑膜下血肿较大时临床症状迅速恶化，手术后几小时出现。第三种原因造成的血肿可能发生在术中，表现为术中脑急性膨出。出现上述情况需立即探查术野中，如未见异常，迅速关颅后行 CT 检查。术后颅内血肿量较大（幕上血肿 30ml，幕下血肿 10ml），占位效应明显需立即手术清除血肿。再次手术时注意仔细止血，并清除硬脑膜下血肿及坏死脑组织。再次开颅手术会增加伤口感染的机会，术后应给予抗生素。术后少量硬脑膜下血肿，患者无临床症状，可严密观察，血肿可能自行吸收，但少数可发展为慢性硬脑膜下血肿。

脑室内血肿 术中脑室未开放可能发生脑室内血肿。脑室一旦开放，应及时用棉条将脑室破口封闭以防血液流入脑室。脑室内手术止血较脑表面止血困难，切除脑室内肿瘤或血管畸形时术野必须仔细止血。脑室内止血尽量采用电凝和止血纱布，明胶海绵会被脑室内脑脊液漂浮，失去压迫止血的作用。脑室内手术操作过程中，需随时以棉片阻塞室间孔和导水管开口，以防血液继续流向脑室系统。手术中脑室开放，术后脑室内可放置引流管，也可连接脑室内颅内压监测器检测脑室内压力。术后复查 CT 观察出血吸收情况。脑室内出血会造成脑脊液循环受阻或脑脊液吸收障碍形成术后脑积水。

预防 ①术前检查患者心血管功能和凝血功能：术前评价时应详细询问病史，血小板计数应在 $100×10^9$/L 以上，凝血酶原时间（prothrombin time，PT）和部分凝血致活酶时间（partial thromboplastin time，PTT）正常。如患者凝血功能异常应及时纠正。②术中止血：针对不同组织采用正确止血方法。每一步手术操作都应彻底止血后再继续进行手术。③严格执行开关颅技术操作规范：每步都应确切认真，正确应用止血材料。④肿瘤切除后仔细止血：使用生理盐水冲洗术野，对任何微小的出血（有学者称为"冒烟"）都应寻找来源认真处理，直到冲洗生理盐水清澈。⑤置换积气：关闭硬脑膜前应用生理盐水将硬脑膜下间隙充满，置换出颅内积气。⑥血压控制：关颅时应将患者血压恢复至接近术前水平，以判断止血情况。⑦注意放出脑脊液速度：施行脑积水分流术和伴脑积水颅后窝肿瘤切除术，不要快速放出脑脊液。侧脑室-腹腔分流术采用压力适当分流管。颅后窝开颅术后严格缝合硬脑膜，防止脑脊液外溢。⑧小心搬动患者：术后运送患者时应小心搬动患者头部，避免强烈震动头部。

（赵继宗）

kāilúshùhòu qìlú

**开颅术后气颅**（pneumocephalus after craniotomy） 开颅手术打开硬脑膜和蛛网膜后空气进入颅腔，置换蛛网膜下腔脑脊液，关闭硬脑膜后蛛网膜下腔和硬脑膜下腔积聚一定量气体，称为气颅。可见于幕上和幕下开颅手术，患者坐位手术时更多见。缝合硬脑膜时术野中气体置换不充分；术中额窦、乳突气房开放和术后脑脊液漏，都可能出现颅内积气。

**临床表现** 通常开颅手术后 CT 检查会显示颅内少量积气，很少造成脑移位，几天后气体可自行吸收，一般不会加重病情。但术后颅内积气过多，患者术后发热或合并脑水肿，会促进颅内压增高。颅内积气达到一定量时可引起占位效应，患者出现临床症状，称为张力性气颅，患者表现为淡漠和麻醉苏醒缓慢。张力性气颅 CT 检查表现为术野低密度，可合并少量出血，中线移位，脑室受压。

**治疗**　出现张力性气颅可钻孔穿刺把气体释放出来。穿刺释放颅内积气无效时应开颅放出积气，重新缝合硬脑膜，并修补开放额窦和乳突气房。为减少术后颅内积气，缝合硬脑膜时应由低位到高位，缝合硬脑膜前最后一针打结时，用生理盐水填满硬脑膜下腔充分置换出积气。

（赵继宗）

kāilúshùhòu gǎnrǎn

## 开颅术后感染（infection after craniotomy）

颅内感染由于其特殊的解剖结构，与身体其他部位的感染有明显的不同。开颅术后感染又分为直接感染和继发感染。直接感染包括头皮切口感染、脑膜炎以及脑脓肿等神经系统感染；开颅术后的呼吸道感染、泌尿道感染称为继发感染。因为神经系统感染最为严重，下面主要讨论神经系统感染即直接感染。感染多发生在术后 3～30 天，体内有分流管、钛网等人工植入物者，甚至术后 1 年内仍可以发生感染。

**直接感染**　包括以下几种。

**切口感染**　发生于头皮和帽状腱膜。帽状腱膜缝合不良、皮下缝线残端过长、遗留头皮缝线未拆等，是造成伤口感染最常见原因。手术后去骨片减压、硬脑膜缝合不严（经岩骨入路）、手术后脑脊液外溢，是造成伤口感染的重要诱因。枕下中线入路，特别在儿童枕骨粗隆处头皮较薄，如帽状腱膜缝合不良也易发生伤口感染。伤口感染早期症状多不明显，数天后头皮红肿。头皮下积脓患者发热，周围血象白细胞增多，需穿刺抽吸放出脓（积）液，并作细菌培养。选用适当抗生素，如治疗及时，有些头皮感染可不需切开引流。头皮感染转

为慢性，伤口经久不愈，拍头部 X 线平片或 CT 骨窗扫描，确定是否存在颅骨骨髓炎。骨髓炎应及时去除骨瓣，伤口会很快愈合。骨瓣去除后影响患者外貌，颅骨修补术应在感染控制后 6～12 个月施行。感染伤口再次开颅手术时，要特别注意预防切口感染，术中确切止血，不留无效腔，尽量减少损伤头皮。

**细菌性脑膜炎**　开颅术后细菌性脑膜炎与手术室环境、无菌手术技术紧密相关。病原菌可来自皮肤、手术器械、植入异物如脑室分流管或手术区引流管。开颅时鼻旁窦和乳突气房开放，潜伏细菌可能成为感染源。术后化脓性脑膜炎多发生在术后 3 天，患者突然高热、颈强直、精神淡漠、脑脊液白细胞数增多、氯化物、糖定量降低、蛋白量增高。脑脊液应行细菌培养，针对细菌对抗生素敏感程度，选用透过血脑屏障能力较强抗生素控制颅内感染。定时腰椎穿刺放出炎性脑脊液，脑室炎行脑室外引流，能降低颅内压并引流感染脑脊液。颅内存在异物，化脓性脑膜炎治疗极为困难，必要时应去除。急性化脓性脑膜炎治疗不及时或细菌对抗生素耐药，经久不愈转变为慢性脑膜炎。有效通过血脑屏障抗生素类型较少，有时化脓性脑膜炎治疗困难。因此，预防化脓性脑膜炎发生尤为重要，其方法是：①改进手术室无菌环境，现代化手术室应有净化空气系统，使术野区域几乎无尘埃，减少手术间空气中细菌，有效减少颅内感染。②严格无菌手术操作。③为预防术后化脓性脑膜炎，对无污染手术可采用通过血脑屏障好的抗生素，如头孢曲松类，手术前半小时快速静滴，整个手术

过程保证高血药浓度。手术超过 4 小时，可再补充一次剂量。患者术后不再使用抗生素。如术后患者发热，行腰椎穿刺，检查脑脊液细胞数、生化及细菌培养和药敏等项检查。证实为化脓性脑膜炎，选用敏感抗生素治疗。④术中尽量减少暴露范围，提倡微骨窗入路。手术时间与感染率成正比。⑤关颅前用生理盐水反复冲洗术野。⑥尽量不放置引流管（条）。如放置引流管，术后也应尽早拔除。⑦严密缝合硬脑膜、帽状筋膜，防止脑脊液漏。

**硬脑膜外积脓**　硬脑膜外积脓局限于硬脑膜外腔，多伴游离骨瓣骨髓炎。如硬脑膜缝合不严，感染可能向硬脑膜下扩散。患者表现为局部炎症和体温升高。开颅手术后切口长期不愈合者，需拍头部 X 平片，以除外颅骨骨髓炎。CT 检查可见硬脑膜外有占位征象。硬脑膜外积脓妨碍骨瓣愈合，除应用抗生素治疗，必要时需去除骨瓣，清除硬脑膜外积脓，刮除炎性肉芽组织，彻底清创。

**开颅术后脑脓肿**　为罕见并发症。多与脑室引流管和硬脑膜下引流的放置时间较长有关。开颅术后患者发热、癫痫，怀疑脑脓肿时应及时行 CT 或 MRI 检查。确诊为脑脓肿可抗感染治疗，待脓肿局限后，对伴有颅内压增高手术切除脓肿。

**无菌性脑膜炎**　又称非细菌性脑膜炎。各种开颅术后均可发生，占儿童颅后窝手术患者的 30%。头痛、颈抵抗、恶心和呕吐及精神状态改变等与细菌性脑膜炎无区别。但伴脑脊液漏者多为细菌性脑膜炎。无菌性脑膜炎病例，脑脊液白细胞计数较低。血和脑脊液培养出现细菌可排除无菌性脑膜炎。另外，术后 3～4

天血和脑脊液 C 反应蛋白浓度水平较高者提示细菌感染可能。基因扩增技术（PCR）也有参考价值。无菌性脑膜炎机制尚不清楚。多数学者认为，由于非细菌性物质（如血液或肿瘤内容物）对脑膜刺激。无菌性脑膜炎康复过程差异很大，有些患者需很长时间，抗生素对缩短病程帮助不大，采用激素治疗病情可以得到缓解。

**继发感染**　包括以下几种。

肺部感染　肺炎是开颅术后常见的严重并发症。麻醉诱导时患者误吸、术后患者意识不清、后组脑神经麻痹、长期卧床等都是造成肺炎的重要诱因。术前伴有慢性阻塞性肺病的患者术后更易发生肺部感染。术后肺炎影响患者气体交换，造成缺氧，继而加重脑水肿。为降低术后肺炎的发生，应注意以下几点：术后拔管时应彻底吸除口腔和气管内分泌物，防止误吸；伴有后组脑神经损伤、咳嗽反射差、吞咽发呛者应注意吸痰；患者意识差应及早气管切开；术后病情允许让患者采取半卧位；鼓励患者早日下床活动。发生肺炎后应进行痰培养，使用敏感抗生素。定时雾化吸入和翻身叩背是治疗肺炎重要辅助措施。

泌尿系统感染　神经外科术后泌尿系统感染主要为导尿管相关的尿路感染。①无症状菌尿：大多数无症状菌尿不推荐使用抗生素治疗。一些例外情况推荐进行适当治疗：毒力较强的微生物造成的院内感染；可能出现严重并发感染风险的患者；泌尿系统手术的患者；某些可引起高菌血症发生率的菌株感染；以及年龄较大的女性患者移除导管后可能需要短期治疗。②有症状的感染：

推荐在取尿样培养前及应用抗菌药物治疗前更换留置时间超过 7 天的导管，或采用其他方式引流，如阴茎套引流、耻骨上膀胱造瘘引流等；如无必要继续置管者可不再插管。推荐根据尿培养及药敏试验结果选用有效抗生素。初始可根据经验选用广谱抗生素治疗，之后根据培养结果调整抗生素使用。症状较轻者可采用口服用药，一般用药 5~7 天。症状较重、发热、血培养阳性及胃肠道给药有困难者可选用非胃肠道用药，如肌内注射或静脉注射给药。病情严重者一般用药 10~14 天。偶见念珠菌感染，可采用抗真菌治疗。不推荐长期无根据使用抗生素治疗。

败血症　是指致病菌或条件致病菌侵入血循环，并在血中生长繁殖，产生毒素而发生的急性全身性感染。败血症伴有多发性脓肿而病程较长者称为脓毒血症。上述各部位感染均可导致败血症，静脉和动脉插管维持时间过长亦可发生败血症。长期保留在患者体内的静脉通道（周围性或中心性），必须每隔 3~7 天更换导管。一旦出现不明原因发热，应考虑拔除导管，拔除导管顶端行细菌培养，对判断感染原因有帮助。败血症的临床表现多是非特异性的，神经外科的感染是多样的，败血症的检出及治疗受医师的认识程度、检测条件等诸多因素影响。

**治疗**　①切口感染主要是切开引流及换药，待炎症局限后可以行清创缝合术，清创前需要行头部 X 线平片检查除外合并颅骨骨髓炎，如果有骨髓炎，需要同时去除骨瓣。②细菌性脑膜炎及无菌性脑膜炎主要是通过腰穿放液和腰穿置管持续引流来控制感

染，但前提需要除外颅内高压，如果存在颅内高压（包括脑积水），腰穿及腰穿引流应禁止，以免诱发脑疝。③脑脓肿需要先抗感染治疗，待炎症局限时行脓腔穿刺引流。④呼吸道感染及泌尿系感染需要进行相应的细菌培养，根据培养结果选择抗生素进行抗感染治疗。

（赵继宗）

kāilúshùhòu nǎojǐyèlòu

## 开颅术后脑脊液漏 （cerebro- spinal leak after craniotomy）

脑脊液通过硬脑膜漏口流入筋膜下间隙，容易发生切口和脑膜感染。脑脊液丢失过多，患者可出现低颅内压头痛。严密缝合硬脑膜是预防脑脊液漏关键。颅后窝开颅止血时硬脑膜被烧灼后回缩，严密地缝合硬脑膜有时很困难，可以用人工硬脑膜，保证硬脑膜严密缝合。另一种脑脊液漏因开颅时乳突气房或鼻窦开放，未能用骨蜡封闭好，硬脑膜缝合不严密，脑脊液经鼻旁窦或乳突气房，发生脑脊液耳漏和鼻漏，多见于颅底入路。术后出现脑脊液耳漏或鼻漏，应分析脑脊液漏口可能在何处。颅中窝或脑桥小脑角手术乳突气房开放，脑脊液可沿耳咽管流至鼻腔，出现脑脊液鼻漏。脑脊液耳漏发生率较低，因为鼓膜将中耳和外部隔开，只有鼓膜破裂时脑脊液才会从外耳道流出。开颅时额窦开放，脑脊液经额窦进入鼻腔，患者可出现脑脊液鼻漏。预防脑脊液鼻漏、耳漏的方法是以骨蜡封闭乳突气房和额窦，严密修补硬脑膜，以防止脑脊液渗漏。术中硬脑膜缺损可用筋膜或人工硬脑膜材料修补。去骨片减压术后，脑压仍高会出现脑脊液自伤口外漏，甚至造成伤口感染。此时，单纯补缝头皮漏口处

或应用静脉脱水剂是不够的，可腰椎穿刺置管持续脑脊液引流，有利于切口愈合。

**诊断** 鼻孔流出的脑脊液糖定量检查在 1.9mmol/L（35mg/dl）以上者有助于脑脊液鼻漏的诊断。脑脊液漏确诊可行脑池造影 CT。具体方法：经腰椎穿刺注入水溶性非离子性造影剂，如碘普罗胺，头低俯卧位半小时后行 CT 检查，可发现脑脊液的漏口。

**治疗** 腰椎穿刺置管，持续脑脊液引流，保持头高位，可有效减少渗漏，促进漏口愈合。如反复引流数天渗漏未减轻，则需手术修补漏口。漏口修补办法：原切口开颅探查，用骨蜡重新封闭乳突气房或额窦，严格修补并缝合硬脑膜。术后脑脊液漏合并脑膜炎时应给予抗感染治疗。伤口渗出脑脊液，则需重新严密缝合伤口，缝合伤口时应慎用局麻药，避免局麻药进入脑脊液导致患者脊髓休克、呼吸衰竭或脑神经麻痹。脑脊液丢失过多会引起低颅内压，应注意补充液体。

(赵继宗)

kāilúshùhòu nǎogěngsǐ

# 开颅术后脑梗死（cerebral infarction after craniotomy） 开颅术后脑梗死并不少见，可分为全脑梗死和局灶性脑梗死。脑灌注压必须高于 55mmHg 才能保证脑血液供应。通过监测动脉血压和颅内压可以判断脑灌注压。

**病因** ①高龄、老年人脑动脉硬化、脑侧支循环功能较差，动脉硬化血管内栓子脱落，引发术后缺血性脑梗死。②术前 1 个月内 TIA 发作 2 次以上者，提示患者血流动力学状态不稳定。术前低血压（BP 小于最高血压的 85%）、高碳酸血症（$PaCO_2$ 大于 45mmHg）、低碳酸血症（$PaCO_2$ 小于 35mmHg）、血细胞比容减少、贫血等，都是诱发缺血性脑梗死危险因素。③控制性低血压，脑血流降低也会发生术后脑梗死。④术中脑压板应用不当会造成局灶性脑梗死。牵拉脑组织时间过长，受压脑动脉闭塞，降低局部脑血流量（rCBF），从而引发脑缺血。CT 检查可见脑组织点片状出血和脑水肿。显微手术中应用自动脑压板，使术者在有限的空间操作时，避免被助手的手遮挡术野，与手持脑压板相比，其稳定性好，对脑的压力小。⑤术中主要脑动脉及其穿支损伤：肿瘤分离和切除过程中，损伤肿瘤周围动脉穿通支或止血不当，伤及主要脑动脉，如大脑中动脉分支，是造成术后脑梗死重要原因。颅后窝手术损伤椎-基底动脉的终末支，导致小脑或脑干梗死，术后出现严重脑干梗死综合征。小脑梗死后脑水肿压迫脑干，术后病情会急性恶化，多见于听神经瘤手术。及时行脑室穿刺脑脊液引流，必要时开颅切除坏死液化脑组织，可能挽救部分患者生命。手术切除额、颞叶胶质瘤时，大脑中动脉可能被肿瘤包裹，造成大脑中动脉或分支误伤，手术后基底核或内囊脑梗死。切除蝶骨嵴或鞍区脑膜瘤，肿瘤与颈内动脉、大脑前动脉、大脑中动脉相邻，操作不注意会伤及。颅内压明显升高，脑灌注压不能随之升高使脑灌注不足，发生广泛性脑梗死，CT 显示大面积低密度病变，药物治疗无效时应去骨瓣减压。大脑前动脉和大脑中动脉及其分支受损后会出现相应部位脑梗死。⑥术中损伤重要静脉：重要脑静脉损伤可由其他侧支静脉代偿，侧支静脉代偿不足时，可因血细胞渗出引起脑水肿和脑内出血，最终出现出血性梗死。出血性脑梗死部位和程度与引流静脉引流范围及侧支静脉多少有关。术中短时间内大量脑脊液流失，脑组织移位使引流静脉扭曲，也可造成出血性脑梗死。影响侧裂静脉，如经翼点入路夹闭动脉瘤、额颞部胶质瘤切除术等手术，手术后会发生脑水肿，患者出现偏瘫（失语），甚至意识障碍。颞下入路抬起颞叶损伤拉贝（Labbe）静脉，术后会发生颞叶出血性梗死。幕上脑膜瘤切除手术时损伤中央静脉，手术后也会发生严重脑水肿。颅后窝静脉系统侧支循环较丰富，因静脉移位梗阻引起脑梗死发生率较低。通畅的横窦被阻断，术中可出现小脑肿胀和小脑膨出，应立即切除小脑外 1/3，避免脑干急性受压，造成严重后果。⑦其他：术中患者颈静脉被压静脉回流不通；患者心功能不全；女性患者口服避孕药和产褥期血液高凝状态，都是造成开颅术后脑梗死的原因。

**诊断** 术后脑梗死多发生在术后 2~3 天。患者意识恍惚，严重者可昏迷，出现肢体运动障碍，伴有颅内压增高时甚至可能发生脑疝。头部 CT 检查与术前相比，出现新的低密度病灶。

**预防** 包括以下几方面。

**术前准备** 术前对血流动力学状态不稳定患者适量输液、口服抗血小板凝集药物，对预防术后脑梗死有一定帮助。

**麻醉措施** 应用利妥醚酯可减少术后脑梗死的发生。术中维持正常血压，输入适当量的液体，维持正常血气，纠正贫血，都是预防脑梗死发生的重要措施。

**手术操作应注意的事项** ①体位：摆放患者体位时应稍抬高头部，防止颈静脉受压，保证脑静脉回流通畅。②正确使用脑压板：间断运用脑压板可以预防发生术后局部脑梗死。术者要随时注意脑压板位置，尽量减小脑压板压迫。应用腰椎穿刺持续引流，放出蛛网膜下腔脑脊液，使脑充分回缩，得到尽可能大的手术操作空间，避免过度牵拉脑组织。③血管保护：有边界肿瘤，如脑膜瘤和神经纤维瘤，肿瘤与正常血管、神经之间有一层蛛网膜相隔，切除肿瘤时尽量保护蛛网膜的完整，可使神经、血管得以保护。尤其在切除鞍区、蝶骨嵴肿瘤时，更需小心保护颈内动脉及其分支。切除边界不清胶质瘤时，需注意肿瘤包裹重要动脉，注意避免伤及大脑中动脉、大脑前动脉。④超声吸引器（CUSA）的使用：应保持在肿瘤内切除肿瘤，穿破肿瘤壁即有损伤肿瘤周围血管、神经的可能。⑤术后处理：开颅术后可采用晶体液和胶体液，维持较高血容量，增加脑血流，使脑血管处于扩张状态。同时与升压措施相结合，可以解除潜在血管痉挛。升压和扩容治疗时，用漂浮导管（Swan-Ganz 导管）监测心输出量，根据 Starling 曲线评价患者心肌收缩能力。脑梗死发生后再应用预防药物疗效多不明显。

**治疗** 包括以下几方面。

**药物治疗** 经确诊为术后脑梗死，应立即给予溶栓、保护脑细胞、脱水治疗。①脱水治疗：CT 见有大面积脑水肿时，可静滴甘露醇（0.5~1.0g/kg）和糖皮质激素减轻脑水肿。②溶栓治疗：脑主要动脉及其主要分支引起的轻度到中度缺血性脑梗死，在急性期可进行溶栓治疗。动脉内注溶栓剂如尿激酶可使血管再通，但有导致脑出血的可能。但有学者认为溶栓治疗不适合完全性卒中。③脑保护剂：巴比妥类药物对预防和治疗脑缺血发作有一定作用。常规应用苯巴比妥和硫喷妥钠。依托咪酯可以保护缺血的脑组织，并有轻度的镇静作用。④亚低温治疗：正常体温下脑组织只能耐受数分钟的严重缺氧。脑组织耐受缺氧的能力随体温的降低呈线性增加。体温降至 33℃ 以下，对脑细胞有较好保护作用，术后脑梗死患者可试用。

**手术治疗** 术后出现大脑半球缺血性梗死，占位效应明显，或经保守治疗颅内压增高无法控制，可以去骨瓣减压术。小脑梗死后恶性水肿可行枕下去骨瓣减压。如有出血性脑梗死，需清除血肿和液化坏死脑组织。

（赵继宗）

kāilúshùhòu nǎojīshuǐ
## 开颅术后脑积水 （hydrocephalus after craniotomy）

开颅术后早期脑积水，提示脑室系统梗阻未得到解决或出血阻塞脑室系统。患者表现为头痛、呕吐、精神淡漠、反应迟钝或尿失禁。以上症状多为隐匿性缓慢加重，脑室穿刺压力正常或轻度升高。术后晚期脑积水多因脑室系统肿瘤复发或继发性蛛网膜炎至脑脊液吸收障碍。头部 CT 或 MRI 可明确诊断。可分为以下几种。

**交通性脑积水** 开颅术后交通性脑积水多因手术时血液流入蛛网膜下腔或脑室内，影响蛛网膜颗粒对脑脊液的吸收所致。自发性蛛网膜下腔出血和术后脑膜炎也可能导致脑积水。患者表现为淡漠、反应迟钝、尿便失禁等症状。CT 检查可见脑室系统均匀扩大。应用脑室外引流系统检测颅内压。根据颅内压调节引流阈值，脑室内压高于此值时脑脊液引流。脑脊液引流量较少时可以间断闭管，最后拔除脑室引流。如脑室引流放置 1 周仍无法拔除，应考虑行分流手术，尽早行分流手术可减少感染机会。

**局限性脑积水** 多因室间孔及其邻近部位的手术时造成室间孔或导水管阻塞所致。患者表现为颅内压升高症状。CT 或 MRI 可见一侧或双侧侧脑室扩大。治疗方法：患侧脑室穿刺引流，引流可保留 1 周。如拔除引流后颅内压增高症状未缓解，应行侧脑室-腹腔分流手术。

**假性脑膜膨出** 开颅手术时硬脑膜未严密缝合或行去骨瓣减压术，脑脊液溢出至骨瓣下、骨瓣外或帽状腱膜下间隙，可造成头皮下积液。如未及时处理，硬脑膜内外长期交通，部分患者出现假性脑膜膨出。患者表现为术后颅内压未缓解，脑组织疝出等。CT 检查可见皮下囊肿，经头皮穿刺抽出脑脊液，蛋白含量通常较高。伴有脑积水时应先予以解决，待颅内压力正常后再行硬脑膜修补术。修补硬脑膜后需监测颅内压以防发生脑积水。上述情况与儿童脊髓脊膜膨出修补术后继发脑积水相类似。

**硬脑膜下积液** 手术后脑组织与硬脑膜之间可聚积脑脊液，称为硬脑膜下积液或硬脑膜下水瘤，CT 可确诊。手术后硬脑膜下积液常见于脑室极度扩大，分流手术时采用的分流管不适合。有时手术中脑室开放，脑脊液蓄积在硬脑膜下形成硬脑膜下积液。如积液尚未引起脑中线结构移位，可不予特殊处理，CT 随访待其自行吸收。如脑中线结构发生移位、患者出现神经系统症状应行穿刺引流。

（赵继宗）

kāilúshùhòu diānxián

## 开颅术后癫痫 （epilepsy after craniotomy）

神经外科开颅术后患者出现的癫痫发作。又称术后癫痫。常见于大脑半球脑膜瘤、胶质瘤、鞍区肿瘤等手术后。

**病因** 发生术后癫痫原因与手术操作有关，如未缝合硬脑膜，应用明胶海绵等止血材料等。术中行脑室引流或脑室-腹腔分流术后，术后癫痫发生率也较高。另外，术后早期酸中毒和低钠血症也可诱发癫痫。术后几个月发生迟发癫痫则与幕上脑出血、脑膜炎和脑积水有关。术后早期发生癫痫，不利于患者康复。癫痫大发作会引起脑缺氧、术后血肿等并发症，因此应积极、有效地预防术后癫痫。

**预防和治疗** 一般认为术前有癫痫病史患者以及潜在癫痫患者，尤其是凸面脑膜瘤及胶质瘤、出血性动脉瘤，即便无癫痫病史，术前1周也应给予抗癫痫药物预防性治疗。麻醉药物可抑制癫痫发生，但因手术当日禁食，患者已漏服抗癫痫药，因此术中应静点抗癫痫药物，术后继续给予适量抗癫痫药，维持有效血药浓度。常用抗癫痫药物如苯妥英钠、卡马西平和丙戊酸钠类等都能很好地预防癫痫发作。预防癫痫发作应在术前及术中应用抗癫痫药，术后继续静脉泵入或口服以维持有效血药浓度。苯妥英钠副作用包括神经毒性和造血系统抑制，使血白细胞、血红蛋白和血小板减少、皮疹及肝脏损害、牙龈增厚及毛孔增粗等。皮疹在停药数天后可消失。卡马西平的副作用与苯妥英钠近似，口服给药可出现胃肠道反应。另外，服用卡马西平还可出现感觉异常。丙戊酸钠为原发性强直-阵挛发作和失神

发作的首选药物，对局限性发作和症状性全身性发作，作用较前两者稍差，但肝损害作用较轻，所以也被列入一线抗痫药物。苯巴比妥有抑制代谢和催眠作用，随用药时间延长催眠作用减轻，但有可能药物蓄积。目前，苯巴比妥已不再列入一线抗痫药物。苯妥英钠副作用较多，肝损害副作用大，所以术后癫痫的首选药物为卡马西平；应用抗痫药物避免不必要的更换和同时使用两种药物；如需更换药物，两种抗痫药物应同时服用数天，待第二种药物血药浓度达到有效范围后再逐渐停止第一种药物；定期血药浓度、肝功能和血象检查，如发现异常应及时调整抗痫药物；尽量避免突然停药；术前无癫痫发作者，术后应预防性抗痫药物1个月；术前有癫痫发作，术后应使用抗痫药物至少1年，若无癫痫发作可逐渐停药；如服药期间出现癫痫发作，应首先检查血药浓度是否在有效范围，若未达到中毒剂量仍可适当增加服用剂量，否则可在医师指导下更换抗痫药物。另外，术前存在潜在性癫痫患者，开颅术后低钠血症、酸中毒会促进癫痫发生。维持水电解质平衡、预防高热和感染、术中精细操作和尽量减少破坏脑组织，可减少术后癫痫发生。

（赵继宗）

kāilúshùhòu níngxuègōngnéng yìcháng

## 开颅术后凝血功能异常 （coagulation disorder after craniotomy）

神经外科手术后凝血因子缺乏或功能异常。主要分为遗传性和获得性两大类。遗传性凝血功能障碍一般是单一凝血因子缺乏，多在婴幼儿期即有出血症状，常有家族史。获得性凝血功能障碍较为常见，患者往往有多种凝

血因子缺乏，多发生在成年，临床上除出血外尚伴有原发病的症状及体征。

**病因** 手术创伤可促使受损组织和血小板释放凝血酶原激酶和血管收缩因子，促进凝血。手术时间长、术中输血较多、组织损伤严重，血液呈高凝状态，并可诱发弥散性血管内凝血 （disseminated intravascular coagulation, DIC）。高凝状态、酸中毒和失血使凝血时间缩短，可能诱发深静脉血栓和肺动脉栓塞。经超声波检查证实的深静脉血栓占神经外科手术患者的19%~50%，2.3%神经外科患者临床表现有深静脉血栓，其中1.8%发生肺栓塞。肺栓塞死亡率为9%~50%。

**治疗** 包括以下几方面。

深静脉血栓和肺栓塞的处理 开颅术后患者血液处于高凝状态，加之患者卧床、活动少等因素，下肢深静脉易形成血栓，老年患者发生率更高。患者表现为不明原因发热，下肢压痛和肿胀。遇此情况应及时进行多普勒超声或静脉造影检查明确诊断。下肢深静脉血栓形成是开颅术后常见并发症，血栓形成过程不易发觉。多发生在术后1周。深部血栓脱落会造成肺栓塞，严重的可危及患者生命。一旦发现血栓形成，可应用肝素行抗凝治疗或在下腔静脉内安置滤过装置，以防肺栓塞发生。患者应绝对卧床、禁止活动，直到临床证明血栓已经消融。出现下肢静脉血栓可选用低分子肝素（速避凝）治疗。手术时间长更易发生深静脉血栓，患者在术中或术后卧床时，使用间歇性腓肠肌泵，可有效地预防术后深静脉血栓形成，术后患者可穿着弹力性袜，尽早下床活动，瘫痪肢体可被动运动。剧烈胸痛、胸膜摩擦音、心电

显示右心室高电压、低血压、心动过缓、低氧血症等均提示发生肺栓塞。术后早期肺动脉栓塞者处理较为困难。下腔静脉折叠术或放置格林费尔德（Greenfield）滤器是较为有效方法。

弥散性血管内凝血的处理　目前，开颅术中、术后并发 DIC 已越来越引起重视。DIC 通常发生在严重创伤、败血症、大量输血和溶血反应之后。DIC 可导致凝血因子的消耗和纤溶系统的激活。凝血和纤溶过程的相互作用，决定了患者临床表现。DIC 主要表现是出血性休克和急性肾衰竭，出现全身淤斑、静脉穿刺针眼处渗血。诊断 DIC 需检测血纤维蛋白定量、PT、PTT、血小板计数、血中纤维蛋白降解产物。治疗可采用补充新鲜冻干血浆、纤维蛋白原和血小板。应用肝素和 6-氨基己酸治疗 DIC 仍存在争议。患有先天凝血功能障碍患者行神经外科手术时，应在术前补充新鲜血浆和相应的凝血因子。

**其他疾病对凝血功能的影响**

显微神经外科手术已很少需要大量输血。若术中输血量超过 2000ml，可能影响患者凝血功能。肝脏疾病、消耗性凝血疾病、血小板功能障碍、第 V 和 VIII 凝血因子缺乏，术前应用双香豆素或阿司匹林等，都可造成术中止血困难。饮食摄入不足、胆道梗阻、吸收障碍、不适当应用抗生素使菌群失调等可引起维生素 K 缺乏。凝血酶原、凝血因子 VII、IX、X 的合成均需维生素 K 参与。合并严重肝脏疾病的患者，除 VIII 因子外各凝血因子均减少，还可能存在低纤维蛋白原血症。肝脏疾病合并凝血功能异常者，应补给新鲜冻干血浆和维生素 K。双香豆素有拮抗维生素 K 的作用，抑制凝血因子 II、VII、X、XI 的激活。停止应用双香豆素，并给予维生素 K 后，凝血功能可以在 6~12 小时内逐渐恢复正常，如同时给以新鲜血浆可迅速纠正凝血异常。

（赵继宗）

pízhìmáng

## 皮质盲（cortical blindness）

双侧大脑枕叶皮质受到损伤或血管痉挛缺血而引起的一种中枢性视功能障碍。皮质盲多见于大脑后动脉损伤或脑血管痉挛。

**病因**　皮质盲的常见原因是脑血管病。最常见的是由闭塞性脑血管病引起，其他还可以由脑炎、脑肿瘤、脑外伤、缺氧、变性、脱髓鞘病等引起。神经外科手术后出现皮质盲常出现在双枕部窦旁脑膜瘤，主要是双枕部皮质受到损伤造成。

**临床表现**　患者术后皮质盲表现为双目失明，部分病例可逐渐改善。临床表现为双眼视觉完全丧失，瞳孔光反射正常，眼底正常。

**诊断**　①视觉完全丧失，光感丧失。②强光照射或手指突然到达眼前时眼睑闭合反射丧失。③对光反射与辐辏反射存在。④视网膜结构正常，眼底无视神经萎缩。⑤可伴有偏瘫、偏身感觉障碍、失语、失认、记忆和定向力障碍等症状。⑥脑电图睁闭眼反应消失，视动性眼震无反应。⑦闪光视网膜电流图（ERG）正常，但视觉皮质诱发电位（VEP）检查异常。

**治疗**　主要是针对病因治疗，一般采用皮质激素及扩血管药物，也可以进行高压氧治疗。

**预后**　神经外科手术后出现皮质盲，当损伤轻者可以在术后 1 周后恢复，严重者可能不能恢复。

（赵继宗）

jìngmài kōngqì shuānsè

## 静脉空气栓塞（venious air embolism，VAE）

空气进入静脉系统，随后通过中心静脉进入到右心房、右心室、肺动脉造成的呼吸循环改变。其发生首先需要满足两个基本条件：①有空气进入血液的通道。②需要有一定的压力差，即静脉压力相对低于大气压，或有直接或间接的外界压力推动空气进入血液中。

**病因**　坐位或者仰卧头高位手术时，如静脉窦损伤破口处进入空气，可形成空气栓塞。栓子阻塞肺动脉，患者呼吸困难、全身青紫、呼吸道血性分泌物，右心衰竭，血压下降，可迅速致患者死亡。手术时应特别小心避免损伤静脉窦及大脑静脉。一旦损伤应及时用明胶海绵压迫并缝合封闭破口，同时控制大幅度呼吸动作，患者取右侧卧可延缓空气进入肺动脉减轻症状。

**诊断**　临床上诊断 VAE 的依据主要有三条：①食管或胸前听诊闻及磨轮样杂音。②呼气末 $CO_2$ 分压（$PETCO_2$）下降。③超声发现心内气栓。

**治疗**　①高流量纯氧通气。②手术术野立即用盐水覆盖。③手术术野位置低于心脏水平④如果有中心静脉导管，则通过导管回抽气体。⑤快速扩容提高中心静脉压力。⑥降低或者停止吸入麻醉剂。⑦给肾上腺素（10~100μg 开始）维持心输出量。⑧开始心肺复苏（如果严重低血压）。⑨考虑经食管超声来评估血栓和右心功能。⑩考虑左侧卧位。⑪如果情况严重，有可能情况下终止手术。

一旦发生可疑的 VAE，需要立即采取措施阻止空气的进一步进入。关键是发现空气的入口。

手术区域需要立即用盐水覆盖，要检查中心静脉通路是否存在接头松脱或意外进气的可能。备好心血管活性药物，处理可能的循环异常，如低血压、严重心动过缓等。救治时患者的体位也很重要。应该取左侧半卧位，头偏低，使右室流出道位于右心室最低处，使气体离开右室流出道。

(赵继宗)

tǐwèixìng yāchuāng

## 体位性压疮 （postural bedsore）

长时间压迫局部皮肤引起局部皮肤组织持续性缺血、缺氧，从而出现营养不良及代谢循环障碍所形成的局部组织溃疡和坏死。压疮不是一种疾病，而是继发于某种疾病的并发症。从病理、生理角度来说称为压力性溃疡。

**病因** 在神经外科，高血压脑出血术后、重型颅脑损伤、颅内肿瘤等导致卧床的患者较多，此类患者长期卧床，加之尿便失禁，极易发生压疮，轻则增加患者的痛苦，重则发生继发感染产生败血症导致死亡。坐位手术时患者体重主要落在臀部，手术时间长，患者没有被充分垫衬，可能出现压疮。腓总神经受到体位性牵拉或直接压迫也容易受损。

**治疗** 压疮的发生重在预防，主要在于消除发生原因。压疮不仅可由压力引起，也可由摩擦力、剪切力和潮湿引起，通常是由2~3种力联合所致，仅由一种原因所致的压疮很少见。而且与年龄、吸烟、营养不良、贫血及机体应激反应等有关。现在比较新的观点认为可用压力性溃疡或营养性溃疡解释压疮更确切些。①全身营养支持：早期营养支持是预防压疮发生的基础，由于急性损伤早期，机体出现应激反应，机体分解代谢高于合成代谢，且

为非外源性营养所纠正。所以应从损伤早期给予营养支持和代谢调理。②减压设备应用与局部减压：预防压疮需要诸多干预措施的互相配合，最重要的预防干预措施是移除和重新分配身体敏感部位的压力。电动气垫床内气体的流动可降低皮肤与床垫的剪切力，并能起到全身按摩的作用，保持床铺平整可减轻皮肤局部压力。对长期卧床患者局部皮肤受压起到缓冲作用。③勤翻身：每1~2小时翻身、叩背1次，避免压疮易发部位持续与床面接触受压是预防压疮的最基本方法。翻身表面上看是简单而有效的压力解除法，但实质上也是弥补机体对生理反射活动失调的主要措施。④减少剪切力的产生：剪切力是因两层组织之间相邻表面的滑行，产生进行性的相对移位所引起，由摩擦力与压力相加而成，与体位有密切关系。临床上，当床头抬高30°时，患者身体就可向下滑动，可以产生与皮肤相平行的摩擦力和皮肤垂直方向的重力而导致剪切力的产生，从而导致压疮的发生。工作中避免床头≥30°，减少床头抬高的时间与角度，且在股骨下垫软枕，使剪切力达到最小。

(赵继宗)

xiǎonǎoxìng jiānmòzhèng

## 小脑性缄默症 （cerebellar mutism）

儿童颅后窝肿瘤切除术后，出现的罕见完全性语言丧失。多见于2~11岁儿童，性别无明显差异。好发于涉及中线结构的小脑肿瘤，如髓母细胞瘤、囊性小脑星形细胞瘤和室管膜瘤，肿瘤体积通常较大。

**病因** 小脑性缄默的解剖学基础或生理学机制尚不清楚。小脑中线及中线旁的深部核团受到

广泛破坏可能是小脑性缄默症的主要病因。

**临床表现** 手术清醒后言语正常，18~72小时后患者逐渐变得缄默。意识水平不受影响，语言理解正常。患者可用一种非言语方式与他人沟通。与术前状态相比没有新的脑干、脑神经或小脑功能障碍，没有颅内高压症状。这种缄默可持续4天~12周。患者有时也可以表现为术后苏醒时无神经功能缺失，随后出现假性延髓性麻痹，伴脑神经功能障碍、情绪不稳定、言语不清和共济失调，一段时间后症状自动缓解。

**治疗** 目前尚没有特殊的预防和治疗方法。

(赵继宗)

bìhéxìng lúnǎo sǔnshāng

## 闭合性颅脑损伤 （closed craniocerebral injury）

头部致伤时，头皮、颅骨和脑膜中有一层保持完整，颅腔与外界互不相通。致伤原因主要是头部受到冲撞或受钝性物体打击所致。外力作用于头部时立即发生的脑损伤即原发性脑损伤，主要有脑震荡、弥漫性轴索损伤、脑挫裂伤、原发性脑干损伤及下丘脑损伤等。

**病因及发病机制** 造成颅脑损伤的暴力可分为作用于头部的直接暴力和作用于身体其他部位再传递到头部的间接暴力两种。

**直接暴力性损伤** 外力直接作用于头部产生的损伤，可判断损伤部位和性质，常见的有：加速性损伤、减速性损伤和挤压性损伤。①加速性损伤：指头部静止时，突然受到外力的打击，头部由静止状态转变为向作用力方向加速动动所造成的损伤。②减速性损伤：指运动中的头部，突然撞到静止的物体，头部由动态转为静态时造成的损伤。③挤压

性损伤：指两个或两个以上方向不同的外力同时作用于头部，使头部在相对固定的情况下受挤压而变形引起的损伤。④旋转性损伤：暴力作用的方向不通过头部的中心，常使头部产生前屈、后伸、向左或向右倾斜的旋转运动，脑损伤情况，除包括脑表面与颅骨内面因运动启动的先后不同产生摩擦致外伤，脑组织深层与浅层之间运动速度快慢不同，大脑半球的上部与下部，前部与后部，左侧与右侧的运动方向不同，致使脑内部结构产生扭曲和剪切性损伤。

间接暴力性损伤　暴力作用于头部以外的身体其他部位，再传递到颅底和其相邻近神经结构而造成的损伤为间接暴力损伤。常见的有三种情况。①传递性损伤：如高处坠落时患者的两足或臀部着地，暴力通过脊柱传递到颅底部，造成枕骨大孔和邻近颅底部骨折，导致延髓、小脑和颈髓上段的损伤。②挥鞭样损伤：外力作用于躯体，使躯体突然产生加速或减速运动，由于惯性的作用，头部的运动往往落后于身体，引起颅颈交界处发生强烈的过伸或过屈动作，如甩鞭样动作造成脑干和颈髓交界处的损伤。③胸部挤压伤时并发的脑损伤：指因胸部受到猛烈的挤压时，骤然升高的胸膜腔内压沿颈静脉传递到脑部致伤。

病理生理　绝大多数颅脑损伤不是单一的损伤机制造成的，而常常是几种机制和许多因素共同作用的结果。脑损伤的机制比较复杂，其主要致伤因素有：颅骨变形、骨折造成脑损伤和脑组织在颅腔内呈直线或旋转运动造成的脑损伤。

颅骨变形、骨折　在外力直接作用于头部的瞬间，外力可以导致颅骨变形，即颅骨局部急速内凹和立即弹回，使颅内压相应地急骤升高和降低。颅骨内凹时，在外力冲击和颅内压增高的共同作用下造成脑损伤；内凹的颅骨弹回时，颅内压突然下降而产生负压吸引力，使脑再次受到损伤。

脑组织在颅腔内运动　常见有直线和旋转运动两种。①直线运动：在加速和减速运动时，脑的运动常落后于颅骨的运动，产生了局限性颅内压骤升和骤降，使脑被高压冲击到受力点对侧的颅壁，接着又被负压吸引到受力点的同侧并与颅壁相撞，于是在两侧都发生脑损伤。发生在受力侧者称为冲击伤，对侧者称为对冲伤。额极、额底、颞极和颞叶底面凹凸不平，脑组织移位时与之相撞击和摩擦易致脑损伤。一般而言，加速性损伤多发生在外力直接作用的部分，极少对冲性损伤；减速性损伤既可发生冲击伤，又可发生对冲伤，且较加速性损伤更为广泛和严重。②旋转运动：当外力作用的方向不通过头的轴心时，头部则沿某一轴线做旋转运动，高低不平的颅底、具有锐利游离缘的大脑镰和小脑幕，阻碍脑在颅腔内做旋转运动而产生应切力，使脑的有关部分受摩擦、牵扯、扭曲、碰撞、切割等而损伤。

冲击伤与对冲伤　暴力使着力点处的头皮、颅骨和脑组织产生损伤，这种损伤称为冲击点损伤，而暴力作用的对侧所产生的脑损伤称为对冲性损伤。①冲击点损伤：产生原因主要是颅骨着力后，瞬时发生的内弯变形或骨折，冲击其下方脑组织所造成的损伤。物体与头部接触面积小时易产生冲击点的脑挫裂伤，加速性损伤较减速性损伤的脑损伤严重。②对冲性损伤：以枕部着力的减速伤时，产生对冲性脑损伤最为多见，这是由于此损伤方式缺乏伤员自身的保护，当枕部接触物体时，冲击点处作用力量大，对冲部位脑向冲击点方向移动范围也大，脑在颅前窝底和颅中窝底凹凸不平的骨面上滑动，脑底面常产生严重的挫裂伤，额叶底面常见到失活的脑组织；其次为头侧方着力的减速伤，对冲侧的额叶在颅前窝底，颞叶在颅中窝底和蝶骨嵴处滑动和冲撞而致伤；而前额部着力的减速伤，对冲伤则很少见，因为枕叶下面在光滑的小脑幕上滑动，所以不易产生损伤。

临床表现　颅脑损伤后的临床表现与伤因、伤情和伤后的救治情况密切相关。按格拉斯哥昏迷评分（Glasgow coma score, GCS）可将颅脑损伤分为：轻型颅脑损伤（GCS评分13~15）、中型颅脑损伤（GCS评分9~12）和重型颅脑损伤（GCS评分不超过8分）。中国根据颅脑损伤的伤情特点，将其分为轻型、中型、重型和特重型。

轻型　指单纯脑震荡伴有或无颅骨骨折。①昏迷在0~30分钟内。②仅有头痛、头晕等自觉症状。③神经系统和脑脊液检查无明显改变。

中型　指轻度脑挫裂伤伴有或无颅骨骨折及蛛网膜下腔出血，无脑受压表现。①昏迷在12小时以内。②有轻度神经系统阳性体征。③体温、呼吸、脉搏、血压有轻度改变。

重型　指广泛颅骨骨折、脑挫裂伤、脑干损伤或颅内血肿。①深昏迷12小时以上。②意识障碍逐渐加重或清醒后再次昏迷。③有明显的神经系统阳性体征，生命体征明显改变。

**特重型**　指重型颅脑损伤中更急、更重者。①原发脑伤重，伤后深昏迷，去大脑强直或伴有其他部位脏器伤、休克等。②已有晚期脑疝，包括双瞳散大、生命体征严重紊乱或呼吸已近停止。

**诊断和鉴别诊断**　颅脑损伤病情紧急，须通过病史询问、体格检查和必要的辅助检查，迅速明确诊断。

**病史询问**　①包括受伤时间、原因、头部外力作用的情况。②伤后意识障碍变化情况。③伤后作过何种处理。④伤前健康情况，主要了解心血管、肾与肝脏重要疾患等。

**体格检查**　伤情危重者，只行扼要检查。①包括意识障碍的程度和变化。②头皮损伤，耳鼻出血及渗液情况。③生命体征（呼吸、脉搏、血压和体温）检查。④瞳孔检查大小、形状和对光反射情况。⑤运动和反射改变。

**辅助检查**　①颅骨X线平片：只要病情允许应作常规正、侧位或特殊位摄片，以了解颅骨骨折部位，类型及颅内异物等情况。②腰椎穿刺：了解脑脊液压力和成分改变，但对已有脑疝表现或怀疑有颅后凹血肿者应视为禁忌。③CT和MRI检查：是目前诊断颅脑损伤的常规检查技术。④脑血管造影：可发现外伤性的血管损伤或动静脉瘘。

**治疗**　颅脑损伤患者的预后除了取决于损伤的严重程度及年龄等客观因素外，手术时机的掌握、伤后早期呼吸循环紊乱、高血糖、高热以及合并症、并发症的防治均不容忽视。

**现场抢救与转运**　①重点了解病情。②认真检查头部及全身情况。③初步止血，妥善包扎伤口。④保持呼吸道通畅，防止窒息。⑤注意颈椎失稳或胸腰椎的损伤。

**颅脑损伤患者的监护**　颅脑损伤患者病情复杂多变，须实行严密的监护，及时准确地掌握病情，以指导治疗和处理。因此，颅脑损伤患者的监护是使患者度过危险期的重要环节，是神经外科工作的重要组成部分。①神经功能和生命体征观察：神经功能的监护主要指对患者意识状态、瞳孔以及肢体运动、感觉和浅反射、深反射、病理反射等的观察、判断。生命体征观察是颅脑损伤患者的重要观察内容之一。动脉收缩压增高或波动常提示颅内压增高或脑干功能障碍；出现潮式呼吸多见于弥漫性脑功能障碍；快而深的呼吸是脑干上部缺血的早期表现；不规则的呼吸类型，如长吸气性呼吸或抽泣样呼吸，则提示脑干下部功能受损。②颅内压监测：颅内压是脑组织对蛛网膜下腔产生的压力，正常成人为 $80 \sim 180mmH_2O$，儿童为 $50 \sim 100mmH_2O$，颅脑损伤的患者颅内压监测是极为重要的监护内容，可根据颅内压的变化及时判断病情，指导治疗，评估预后。颅内压监护的方法包括：脑室内插管法，蛛网膜下腔插管法，硬脑膜下，硬脑膜外及脑组织内颅内压监测五种方法。以脑室法较可靠，且可通过脑积液引流降低颅内压，但应防止继发性感染。③血流动力学监测：颅脑损伤患者的血流动力学监护，主要包括心率、心律、动脉血压以及中心静脉压等内容。这些监测可反映心脏动力及身体血流的动态变化，中心静脉压监测对颅脑损伤后脱

水及补液治疗有重要指导意义。④呼吸功能监测：颅脑损伤患者行呼吸功能监护十分必要，监测的主要内容，包括呼吸频率、潮气量及血气分析等。

**颅脑损伤患者的外科治疗**　闭合性脑损伤的手术治疗主要是针对颅内血肿或重度脑挫裂伤合并脑水肿引起的颅内压增高和脑疝，其次为颅内血肿引起的局灶性脑损害，常用的手术方式有以下几种。①开颅血肿清除术：手术前已经CT检查血肿部位明确者，可直接开颅清除血肿。术前已有明显脑疝征象或CT检查中线结构有明显移位者，血肿清除后应将硬脑膜敞开，并去骨瓣减压，以减轻术后脑水肿引起的颅内压增高。②去骨瓣减压术：重度脑挫裂伤合并脑水肿有手术指征时作标准大骨瓣开颅术，敞开硬脑膜并去骨瓣减压，同时还可清除挫裂糜烂及血循环不良的脑组织作为内减压。③钻孔探查术：伤后意识障碍进行性加重或再昏迷等颅脑外伤患者，因条件限制术前未能作CT检查，或就诊时脑疝已十分明显，无时间作CT检查，钻孔探查术是有效的诊断和抢救措施。钻孔在瞳孔首先扩大的一侧开始，通常先在颞前部（翼点）钻孔，如未发现血肿或怀疑其他部位还有血肿，则依次在额顶部、眉弓上方、颞后部以及枕下部分别钻孔。发现血肿后即做较大的骨瓣或扩大骨孔以便清除血肿和止血。④脑室外引流术：脑室内出血或血肿合并脑室扩大，应行脑室外引流术。⑤钻孔引流术：慢性硬脑膜下血肿主要采取颅骨钻孔，切开硬脑膜达到血肿腔，置管冲洗清除血肿液，术后引流 $2 \sim 3$ 天。

**颅脑损伤患者的非外科治疗**

①保持呼吸道通畅：患者由于深昏迷、舌后坠、咳嗽和吞咽功能障碍，以及频繁呕吐等因素极易引起呼吸道机械阻塞，应及时清除呼吸道分泌物，对预计昏迷时间较长或合并严重颌面伤以及胸部伤者应及时行气管切开，以确保呼吸道通畅。②严密观察病情：伤后72小时内每半小时或1小时测呼吸、脉搏、血压1次，随时检查意识、瞳孔变化，注意有无新症状和体征出现。③防治脑水肿，降颅内压治疗：a. 限制入量。每24小时输液量为1500～2000ml，保持24小时内尿量在600ml以上。b. 脱水治疗。目前常用的脱水药有渗透性脱水药和利尿药两类。口服药物有：氢氯噻嗪、乙酰唑胺、氨苯蝶啶、呋塞米、50%甘油盐水溶液等。静脉注射的制剂有：20%甘露醇、30%尿素转化糖或尿素山梨醇溶液、呋塞米等。此外，浓缩2倍的血浆、20%人血清清蛋白也对消除脑水肿、降低颅内压有利。c. 脑脊液引流。持续脑室外引流或者对进行颅内压监护的患者间断地放出一定量的脑脊液，或待病情稳定后，腰穿放出适量脑脊液。d. 冬眠低温疗法。体表降温有利于降低脑的新陈代谢，减少脑组织耗氧量，防止脑水肿的发生和发展，对降低颅内压亦有一定的作用。e. 巴比妥治疗。大剂量戊巴比妥或硫喷妥钠可降低脑的代谢，减少氧耗及增加脑对缺氧的耐受力，降低颅内压，但不建议常规长期使用。f. 辅助过度换气。目的是使体内 $CO_2$ 排出，据估计动脉血 $CO_2$ 分压每下降0.13kPa（1mmHg），可使脑血流递减2%，从而使颅内压相应下降，但不能长时间应用。④神经营养药物的应用：可按病情选用或联合应用。⑤防止并发症，加强护理：早期应以预防肺部和尿路感染为主，晚期则需保证营养供给，防止压疮和加强功能训练等。

（冯华　李飞）

tóupí cāshāng

## 头皮擦伤（scalp abrasion）

因致伤物的作用使头皮表皮破损或表皮层与真皮层分离的一种头皮损伤。主要是因为受伤时皮肤与致伤物呈切线方向相对运动造成的摩擦受伤。擦伤后可见表皮破损，创面呈现苍白色，并有许多小出血点和组织液渗出。由于真皮含有丰富的神经末梢，损伤后往往十分疼痛。头皮擦伤表面常常沾有一些泥灰及其他脏物，所以清洗创面是防止感染的关键。一般用生理盐水清洗，碘酒、乙醇（酒精）棉球消毒伤口周围，沿伤口边缘向外擦拭，注意不要把碘酒、乙醇（酒精）涂入伤口内，否则会引起强烈的刺激痛，0.1%新洁尔灭溶液清洗刺激性更小，一般不用包扎，让出血点暴露自然结痂。如果创面发生感染，可用淡盐水先将伤口洗净再涂以甲紫。一般1周左右可以愈合。

（徐如祥）

tóupí cuòshāng

## 头皮挫伤（scalp contusion）

头部受钝器伤或碰撞外伤所致的以头皮肿胀压痛，皮下淤血，扪之坚实为特点的闭合性皮肤损伤。头皮挫伤表现为头皮肿胀压痛，皮下淤血，表面常伴浅表擦伤，可见有许多小出血点和组织液渗出。可出现局部头皮坏死变紫黑色。头皮挫伤处常位于头部暴力作用点。挫伤较重时可出现中心皮下血肿质软，周围组织肿胀质硬，按压时中央凹陷，应与颅骨凹陷骨折鉴别，必要时行X线平片或CT检查。X线平片或CT是必要的影像学检查，主要是用来除外是否合并颅骨骨折及颅内血肿情况。头皮挫伤表面如有表皮擦伤常常沾有一些泥灰及其他脏物，所以需要清洗创面防止感染，一般用0.1%新洁尔灭溶液清洗消毒，或用生理盐水冲洗，再用2%碘酒及75%乙醇（酒精）棉球消毒伤口周围，沿伤口边缘向外擦拭，注意不要把碘酒、乙醇（酒精）涂入伤口内，否则会引起强烈的刺激痛。一般不用包扎，让出血点暴露自然结痂。急性期局部可以冷敷减轻组织出血，无出血后可给予局部热敷以利淤血消散。如果创面发生感染，可用淡盐水先将伤口洗净再涂以甲紫。挫伤组织发生坏死时要防止感染，如有痂下积脓应予以清创引流，并给予适量抗生素治疗。

（徐如祥）

tóupí xuèzhǒng

## 头皮血肿（scalp hematoma）

头部遭受钝物打击或碰撞引起皮下组织内血管破裂出血而造成的头皮肿胀。头部遭受木棍、砖头等钝物打击或与钝物发生碰撞引起。头皮血肿的特点是头皮相对完整，因血肿发生于头皮的层次部位不同，通常可分为头皮下血肿、帽状腱膜下血肿和骨膜下血肿。①头皮下血肿：一般体积小，有时因血肿周围组织肿胀隆起，中央反而凹陷，似凹陷性颅骨骨折。②帽状腱膜下血肿：因该层组织疏松可蔓延至整个头部，多有波动感。③骨膜下血肿：特点是因有颅骨缝的限制，血肿局限于某一颅骨范围之内，以骨缝为界，张力较高。CT是必要的影像学检查，可以见到头皮肿胀，同时还可以了解是否合并颅骨骨折及颅内血肿情况。一般较小的头皮血肿，无需特殊处理，经过2周左右多能自行吸收。较大的血肿可能需4~6周才吸收，可采用局部适当加压包扎，有利于防止血肿的扩大。巨大的血肿常需穿刺抽除同时局部压迫包扎，经一次或几次治疗可愈，因穿刺抽吸有感染的风险，需要慎重。穿刺治疗无效，血肿不消或继续增大时，如考虑动脉损伤性出血，可切开清除血肿并止血。如血肿已经感染的需切开引流。处理头皮血肿时，要着重于考虑到颅骨损伤甚至脑损伤的可能。对合并颅骨骨折的骨膜下血肿，要注意并发颅内血肿的可能。婴幼儿帽状腱膜下血肿严重时遍及整个头颅穹隆部，血肿边界与帽状腱膜附着边缘，出血多时可并发休克，应严密观察生命体征的变化。

（徐如祥）

tóupí lièshāng

## 头皮裂伤 （scalp laceration）

锋利的物体砍伤或戳伤头皮，造成边缘整齐的头皮组织断裂。头部撞击于面积狭窄、形状有棱角的外物时，也容易造成头皮裂伤。斜向或者切线方向的暴力作用在头皮上，还可能造成头皮的撕裂伤。

**临床表现**　当头皮裂伤较浅，未伤及帽状腱膜时，裂口不易张开，血管断端难以退缩止血，出血反而较多。若帽状腱膜断裂，则伤口明显裂开，损伤的血管断端随伤口退缩、自凝，故而较少出血。锐器刺伤或切割所致头皮单纯裂伤表现为裂口较平直，创缘整齐无缺损，伤口的深浅多随致伤因素及力量而异，大多数单纯裂伤仅限于头皮，有时可深达骨膜，但颅骨常完整无损，也不伴有脑损伤。少数锐器直接穿戳

或刀斧劈砍可能进入颅内，造成开放性颅脑损伤。钝器损伤或因头部碰撞在外物上所致裂口多不规则，创缘有挫伤痕迹，创口间尚有纤维相连，没有完全断离，严重的组织挫伤即为"组织挫灭"现象。头皮撕裂伤表现为舌状或瓣状头皮，常有一蒂部与头部相连。这类患者失血较多，但较少达到休克的程度。

**诊断**　检查头皮裂伤时应注意皮缘是否整齐，深度，颅骨完整性，如有颅骨骨折或疑为钝器致伤时应查头部 CT 明确是否有颅骨骨折或脑损伤。伤口较大或有活动性出血不止时应化验血常规，注意生命体征，是否存在失血性休克。

**治疗**　头皮裂伤应急症处理，现场将伤口加压包扎止血。一期进行清创缝合术，头皮单纯裂伤尽早施行清创缝合，即使伤后超过 24 小时，只要没有明显的感染征象，仍可进行彻底清创一期缝合，同时给予抗菌药物及破伤风抗毒素 （tetanus antitoxin，TAT） 注射。复杂头皮裂伤亦应及早施行清创缝合，组织挫灭严重者应清除坏死组织，修剪创缘使之整齐，再予缝合，如有张力可游离帽状腱膜下层，或做减张切口再缝合，并常规用抗生素及 TAT。如有头皮撕裂伤由于撕裂的皮瓣并未完全撕脱，常能维持一定的血液供应，清创时应该小心保护残蒂，如有条件给予周围血管吻合，缝合头皮时应尽量减小皮瓣张力，可游离裂口周围帽状腱膜下层松解头皮，然后予以分层缝合，若张力过大，应首先保证皮瓣基部的缝合，而将皮瓣前端部分另行减张切口或转移皮瓣加以修补。

（徐如祥）

tóupí sītuōshāng

## 头皮撕脱伤 （scalp avulsion）

在强力外力的牵扯下，头皮自帽状腱膜下间隙全层撕脱的头皮损伤。几乎都是因为留有发辫的妇女不慎将头发卷入转动的机轮而致，常造成大片头皮或全头皮的严重撕脱伤。偶可因快速的剪切力所致皮肤撕脱。由于表皮层、皮下组织层与帽状腱膜3层紧密相接在一起，故在强力的牵扯下，往往将头皮自帽状腱膜下间隙全层撕脱，有时连同部分骨膜也被撕脱，使颅骨裸露。头皮撕脱的范围与受到牵扯的发根面积有关，严重时可达整个帽状腱膜的覆盖区，前至上眼睑和鼻根，后至发际，两侧累及耳郭甚至面颊部。患者大量失血，可致休克，但较少合并颅骨骨折或脑损伤。头皮撕脱伤现场急救应用绷带加压包扎压迫止血、防治休克，保护好撕脱的头皮，条件允许时，应采用显微外科技术，行血管吻合、头皮原位缝合术。也可清创、抗感染的前提下，行中厚皮片植皮术，对骨膜已撕脱者，需在颅骨外板上多处钻孔达板障，然后植皮。同时应给予抗菌药物以及破伤风抗毒素 （tetanus antitoxin，TAT） 注射。

（徐如祥）

lúgǔ sǔnshāng

## 颅骨损伤 （cranial injury）

颅骨受暴力作用所致的连续性中断或完整性受到破坏。造成颅骨损伤的暴力可分为直接暴力 （如打击、碰撞、切割） 和间接暴力 （如挤压力、传导力）。根据骨折部位可将颅骨骨折分为颅盖骨骨折及颅底骨折；又可根据骨折形态分为线形颅骨骨折、凹陷性颅骨骨折和粉碎性颅骨骨折；根据骨折部位的头皮是否完整分为开

放性颅骨骨折和闭合性颅骨骨折，颅盖骨骨折处伴头皮破裂称开放性颅骨骨折。开放性颅骨骨折和累及气窦的颅底骨折易合并骨髓炎或颅内感染。

**临床表现**　骨折局部的头皮肿胀和压痛、颅骨板障出血可积聚到硬脑膜外腔或骨膜下，颅骨骨膜下血肿，其边缘多以颅缝为界限。当骨膜被撕裂时，血液流入帽状腱膜下层，血肿分布更为广泛，缺乏明显边界。婴幼儿颅盖部生长性骨折，常伴有偏瘫、失语和局灶性癫痫等表现。凹陷颅骨骨折时，急性期可检出局部骨质下陷。头皮下血肿周围形成的圆形组织反应带易被误认为凹陷颅骨骨折，有时需要行颅骨 X 线平片检查才能鉴别。若骨折片下陷较深，刺破硬脑膜，损伤和压迫脑组织，可有偏瘫、失语、对侧感觉障碍和局灶性癫痫等表现。此外，骨折常伴有外伤性蛛网膜下腔出血，出现头痛，颈强直和克氏征阳性等脑膜刺激症状，如合并颅内血肿，常有进行性意识障碍，出现脑局灶症状和颅内压增高症状等。颅底骨折常合并局部皮下淤血，颅前窝骨折累及眶顶和筛骨，可伴有鼻出血、眶周广泛淤血，称眼镜征或熊猫眼征，以及广泛球结膜下淤血；颅后窝骨折线通过颞骨岩部后外侧时，多在伤后数小时至 2 天内出现乳突部皮下淤血，称巴特尔（Battle）征。如有颅底硬脑膜撕裂可出现脑脊液鼻漏、耳漏。若骨折线通过筛板或视神经管，可合并嗅神经或视神经损伤。颞骨骨折常合并有Ⅶ、Ⅷ脑神经损伤，造成面瘫、听力障碍。枕骨大孔或岩骨后部骨折，可合并后组脑神经（Ⅸ～Ⅻ）损伤表现如吞咽困难、声音嘶哑等。若骨折端伤

及颈动脉海绵窦段，可因颈内动脉-海绵窦瘘的形成而出现搏动性突眼及颅内杂音。破裂孔或颈内动脉管处的骨折，导致颈内动脉破裂，可发生致命性鼻出血或耳出血。

**诊断**　依据明确的外伤史，及着力点处的头皮挫伤及头皮血肿可推断颅盖骨折部位，结合影像资料可确诊。因颅底结构复杂，影像伪影较重，故有时不易查看到骨折线，颅底骨折多由临床症状和脑脊液漏等特有体征确诊。①头部 X 线平片：包括正位、侧位及切线位 X 线平片，可见单发或多发骨折线。凹陷骨折可见骨碎片重叠，密度增高或骨片移位，或局部陷入脑内，婴儿颅骨凹陷常呈乒乓球样凹陷。粉碎骨折见多条交叉的骨折线。生长性骨折见线形骨折裂缝增宽。②头部 CT 三维重建：可以明确颅内损伤情况，颅内积气是开放性骨折或内开放骨折的间接征象，有助于诊断。并经 CT 骨窗像可明确骨折部位及性质，三维重建骨折线更明显。

**治疗**　单纯性颅盖骨线形骨折本身无需特殊处理，但应警惕是否合并脑损伤；骨折线通过硬脑膜血管沟或静脉窦所在部位时，要警惕硬脑膜外血肿发生的可能，需严密观察或 CT 复查。

**开放性颅骨骨折**　可导致颅内积气，应预防感染和癫痫。开放性线形骨折，如骨折线宽且有异物者可钻孔后清除污物咬除污染的颅骨以防止感染，如有颅内血肿按血肿处理。

**凹陷性颅骨骨折**　深度小于 5mm，不伴有脑组织受压的症状时，可予非手术治疗。手术治疗适应证包括：①合并脑损伤或大面积的骨折片陷入颅腔，导致颅内压增高，CT 示中线结构移位，

有脑疝可能者，应行急诊开颅去骨瓣减压术。②因骨折片压迫脑重要部位引起神经功能障碍，如偏瘫、癫痫等，应行骨折片复位或取出手术。③在非功能部位的小面积凹陷骨折，无颅内压增高，深度超过 1cm 者，为相对适应证，可考虑择期手术。④位于大静脉窦处的凹陷性骨折，如未引起神经体征或颅内压增高，即使陷入较深，也不宜手术；必须手术时，术前和术中都需做好处理大出血的准备。⑤开放性骨折的碎骨片易致感染，须全部取除；硬脑膜如果破裂应予缝合或修补。

**颅底骨折**　单纯性颅底骨折无需特殊治疗，主要观察有无脑损伤及处理脑脊液漏、脑神经损伤等合并症。当合并有脑脊液漏时，脑防治颅内感染，禁忌填塞或冲洗，慎做腰椎穿刺（已发生颅内感染者除外）。取头高位卧床休息，尽量避免用力咳嗽、打喷嚏和擤鼻涕。静脉滴注或肌内注射抗生素。多数漏口在伤后 1～2 周内自行愈合。超过 1 个月仍未停止漏液者，在抗感染前提下，对明确漏口位置者，可开颅手术修补硬脑膜，以封闭漏口。颅底骨折后即出现的进行性视力减退，证实为碎骨片挫伤或血肿压迫视神经者，条件许可应争取在 12 小时内行视神经管减压术。颅底骨折合并外伤性颈内动脉海绵窦瘘自愈机会不多，绝大多数需手术治疗。血管内栓塞治疗简单可靠，治愈率高。颅底骨折后迟发性鼻出血、单眼失明是海绵窦颈内动脉瘤的典型表现。由于外伤性动脉瘤的瘤颈较宽，返流血液过多，用可脱性球囊栓塞因可能发生再出血，此种情况应行动脉瘤内弹簧圈填塞。

（徐如祥）

lúgàigǔ gǔzhé

## 颅盖骨骨折 （calvarium fracture）

颅盖骨受暴力作用所致的颅骨结构改变。按照骨折形态分为线性骨折与凹陷性骨折；按骨折与外界是否相通分为开放性骨折和闭合性骨折。

**病因及发病机制** 颅盖骨骨折存在提示伤者受暴力伤重，合并脑损伤的概率较高。是否造成骨折取决于外力大小、方向和致伤物与颅骨接触的面积及颅骨结构特点。骨折的性质和范围取决于致伤物的速度与大小：体积小、速度快可致穿入性或粉碎性骨折；体积大、速度快可致广泛的凹陷性骨折或粉碎性骨折。外力作用于头部的方向和骨折性质、部位关系密切：垂直打击于颅盖部时，引起着力点的凹陷性骨折和粉碎性骨折；倾斜外力作用于颅盖骨则常引起线性骨折。此外伤者的年龄、着力部位和头部位置及固定与骨折关系也很密切。

**临床表现与诊断** 线性骨折可能伴有头皮损伤，常依赖头部 X 线平片和 CT 发现，但较纤细的骨折线仍常被忽略。凹陷性骨折范围大、较明显，软组织出血不多，触诊多可确定。小的凹陷性骨折极易与边缘较硬的皮下血肿相混淆，需经辅助检查确定。若凹陷性骨折片陷入颅内，局部脑组织受压形成挫裂伤，临床上出现相应的局灶性症状或颅内压增高，若刺破静脉窦则引起致命大出血。

**治疗** 线性骨折无需处理。如果骨折线通过脑膜血管和静脉窦，需警惕发生硬脑膜外血肿的可能。若凹陷性骨折凹陷深度大于 1cm 并位于重要功能区，骨折片刺入脑内引起神经功能障碍的则应手术治疗，可行骨片复位、摘除及颅骨成形术。非功能区的轻度凹陷或无脑受压的静脉窦处凹陷性骨折不需手术治疗。

**预后** 单纯线性骨折和非功能区的凹陷性骨折预后好，引起脑损伤和神经功能障碍的凹陷粉碎性骨折预后欠佳。

（王茂德 李 奇）

lúdǐ gǔzhé

## 颅底骨折 （cranial fossa fracture）

头部外伤引起的颅底部位骨折。大多数颅底骨折是由颅盖骨骨折延伸而来，少数可因头部挤压伤或着力部位与颅底水平的外伤所致造成，大多为线性骨折。多根据部位分为颅前窝骨折、颅中窝骨折和颅后窝骨折。

**病因及发病机制** 外力造成颅盖骨骨折引发或颅底水平的外力造成，线性骨折多见，根据颅底结构特点，横形骨折在颅前窝可延伸至对侧，颅中窝骨折沿岩骨前缘使蝶鞍横断，纵形骨折线邻近中线者，常在筛板、视神经孔直至枕大孔，外侧者常在眶顶、圆孔和卵圆孔的线上，甚至使岩骨横断。

**临床表现** 耳鼻出血和脑脊液漏、脑神经损伤、皮下和黏膜下淤血。①颅前窝骨折：可有鼻出血，或形成眼睑和球结膜下淤血，即熊猫眼征，脑膜破裂者则造成脑脊液瘘，气体进入颅内形成颅内积气。常伴有嗅神经损伤。②颅中窝骨折：骨折累积蝶骨和颞骨。多形成脑脊液耳漏或鼻漏。多发生面神经和听神经损伤。③颅后窝骨折：累及岩骨和枕骨。见乳突下和枕下皮肤淤斑，咽后壁可见黏膜下淤血。伴有后组脑神经的损伤。骨折累及颈内静脉时可造成颈内动脉海绵窦瘘或大量鼻出血。

**诊断** 根据伤者体征和头部CT 检查明确诊断。

**治疗** 闭合性骨折无特殊处理，通常预后较好。伴有脑神经损伤、血管损伤者预后可能欠佳，并须根据伤情分别进行治疗。出现脑脊液漏的患者须进行抗感染治疗，必要时行手术治疗。

（王茂德 李 奇）

shēngzhǎngxìng lúgǔ gǔzhé

## 生长性颅骨骨折 （growing skull fracture）

儿童外伤后由于各种因素使骨折不能愈合而逐渐增大的颅骨线性骨折。较少见。好发于额顶枕部，表现为局部包块、颅骨缺损及神经功能缺失。

**病因及发病机制** 多见于婴幼儿头部外伤后，多位于额顶部，当颅骨发生线性骨折时，硬脑膜与颅骨分离并撕裂，在生长过程中，蛛网膜、软脑膜和脑组织膨出疝入骨折裂隙内，形成对骨折缘的压迫，长时间脑搏动对骨折裂隙进行冲击使骨折线不断增宽甚至形成囊性脑膨出。

**临床表现** 儿童患者数月前具有明确的外伤史，主要表现为头颅发育异常，主要分为两类。①以颅骨缺损为主，可称为创伤性颅骨腐蚀症，表现为损伤区变软，并有搏动。②在损伤区有明显膨出，称为创伤性脑膨出。患儿多有局部脑损伤，致偏瘫癫痫等。

**诊断** 生长性骨折的诊断并不困难，儿童患者具有明确的外伤史，X 线平片及 CT 检查可见增宽的骨折线和大面积的颅骨缺损。

**治疗** 早期手术修补硬脑膜，阻止骨折裂隙进一步增宽及局部脑膨出，无膨出和骨折缺损小的患者定期复查。对有频繁癫痫发作的患者，应在术前行脑电图检查，进行癫痫灶的定位。若能明确外伤后形成的瘢痕或者软化灶为致痫灶，可以手术将致痫灶一并切除。

（王茂德　李奇）

*Gélāsīgē hūnmí píngfēn*

## 格拉斯哥昏迷评分 （Glasgow coma score，GCS）

为了评估头部外伤患者状态而制定的一套患者意识的评分方法。1974 年由格拉斯哥大学的格雷厄姆·蒂斯代尔（Graham Teasdale）和布赖恩·詹妮特（Bryan J. Jennett）制定。GCS 现已被广泛用于其他病患的意识变化评估，如头部外伤、脑血管意外（脑卒中）等。在 GCS 推广使用以前，人们往往用昏迷、半昏迷、意识欠清、神志蒙眬、嗜睡等都是描述意识状态时的常用词，这些不同用词在判定不同意识障碍时的定义不严格，难以量化，且由于判断者的语言差异和理解不同，主观误差大，这给病情评估和临床学术交流带来了极大困难。GCS 使患者意识状态的评估标准化，其优势在于用"计分总和"来衡量意识状态，减少了人为误差，医护人员根据 GCS 分数就能较为迅速准确了解病患的昏迷程度，并可根据 GCS 分数的动态变化，评估治疗结果，进行预后判断。GCS 是将患者的睁眼、运动、语言分别评估计分后，再根据计分总和（总分）将患者的意识状态分成 13 个等级（3～15 分），具体评估方法见表。GCS 应用时应注意：①各种刺激的强度应足够，疼痛刺激要由轻到重，避免不必要的痛苦，可以重复刺激，但不可以一次刺激持续时间太长。②同一时间的两次刺激反应不一致，或同一刺激在机体两侧反应不一致时，应以反应好的一次或一侧为准。③气管切开或插管、动眼神经损伤、眼睑水肿以及非中枢性原因导致躯体运动障碍时，不应单纯用 GCS 总分来评估，应分别报告分项计分数值来反映神志状态。④在使用 GCS 评估脑损伤程度时，应注意排除患者醉酒、使用毒品和麻醉药物的影响。

（张建宁）

*Gélāsīgē yùhòu píngfēn*

## 格拉斯哥预后评分 （Glasgow outcome score）

用格拉斯哥昏迷评分评估头外伤患者预后的评分方式。该评分是在 1975 年由詹妮特（Jennett）和邦德（Bond）最先提出，被沿用至今，根据患者的残疾状况和生活自理能力对患者预后作出相对的评估。一般将预后分为 5 等级。5 级：为恢复良好。患者恢复正常生活，尽管有轻度缺陷；4 级：为轻度残疾。患者残疾但可独立生活，能在保护下工作；3 级：为重度残疾。患者神志清醒、残疾，日常生活需要照料；2 级：为植物生存。仅有最小反应（如随着睡眠/清醒周期，眼睛能睁开）；1 级：为死亡。

（张建宁）

*nǎo jiāsùxìng sǔnshāng*

## 脑加速性损伤 （cerebral injury of acceleration）

相对静止的头颅突然遭到外力打击，瞬间由静态转为动态所造成的脑损伤。其损伤效应该有以下三种情况：①暴力使着力部位的颅骨产生暂时性的局部凹入变形，致使位于其深面的脑组织受到冲击，造成直接的冲击点损伤；同时，当暴力作用终止颅骨弹回原状时，脑与颅骨内板之间形成暂时性的负压腔隙，使受损的脑组织在压力梯度突变的作用下再次受到损伤。②在暴力作用下，着力点对侧的脑组织朝着暴力作用的方向惯性移动，冲撞于颅腔内壁上，引起着力点对侧的脑组织损伤，又称对冲性损伤。头部被迫运动时，躯体也往往随之而动，在一定程度上缓冲了脑组织与颅腔的冲撞力，因而减轻了对冲伤的程度。③当暴力作用在完全静止或被固定的头部时，因头部难以移动，不能缓冲暴力作用的强度，故其着力部位的损伤往往较重，而着

表　格拉斯哥昏迷评分（GCS）

| 内容 | 标准 | 评分 |
| --- | --- | --- |
| 睁眼反应 | 自动睁眼 | 4 |
| | 听到言语、命令时睁眼 | 3 |
| | 刺痛时睁眼 | 2 |
| | 对任何刺激无睁眼 | 1 |
| 言语反应 | 回答正确 | 5 |
| | 回答错误 | 4 |
| | 用词不当，但尚能理解含义 | 3 |
| | 言语难以理解 | 2 |
| | 无任何言语反应 | 1 |
| 运动反应 | 能执行简单命令 | 6 |
| | 刺痛时能指出部位 | 5 |
| | 刺痛时肢体能正常回缩 | 4 |
| | 刺痛时躯体出现异常屈曲（去皮质状态） | 3 |
| | 刺痛时躯体出现异常伸展（去大脑强直） | 2 |
| | 对刺痛无任何运动反应 | 1 |

力点对侧的脑组织损伤较轻或无明显损伤。

(张建宁)

## nǎo jiǎnsù xìngsǔnshāng
## 脑减速性损伤 (cerebral injury of deceleration)

运动着的头颅突然碰撞外物后，瞬间由动态转为静态时产生的脑损伤。如跌伤、坠落伤，或从行驶车辆上摔下所致的脑损伤。致伤暴力所产生的损伤效应主要发生在受力点对侧，其次为受力点局部的脑组织。当运动的头颅因碰撞外物而突然停止运动时，不仅着力部位的颅骨瞬时变形产生着力点处脑组织损伤，而且因脑组织仍继续沿惯性方向在颅腔内做相对移动，这种移动使柔软的脑组织与颅骨及小脑幕、大脑镰等硬脑膜结构发生擦挫和冲撞，进一步导致脑组织损伤。颅前窝和颅中窝底骨面凹凸不平，减速性损伤发生时位于颅前窝和颅中窝的额、颞叶前部或底面脑组织，更加容易出现损伤或损伤严重；与此相反，枕部颅骨及颅腔内硬脑膜光滑平整，减速性损伤发生时枕叶脑组织不易损伤或损伤轻微。当暴力作用的力轴未通过头部的重心，使脑组织在颅腔内产生旋转运动，不仅可致脑组织在颅腔内擦挫、冲撞引起损伤，同时，由于脑组织不同结构的密度不一致，如灰质与白质、脑实质与脑室腔、大脑半球与脑干之间，均可在旋转力和离心力的作用下，在不同界面上产生剪应力，而引起严重损伤。

(张建宁)

## nǎo jǐyāxìng sǔnshāng
## 脑挤压性损伤 (crush injury of brain)

多个暴力同时作用于静止头部的不同部位时所产生的脑损伤。常见于分娩时因产道狭窄或使用产钳所致的婴儿头部产伤，头颅在分娩过程中发生变形，常引起颅内出血，还可见于意外事故所致头部挤压伤。当暴力作用于头部时，尽管颅骨已发生骨折，甚至出现耳、鼻脑脊液漏，但因为没有加速性或减速性损伤效应，脑组织损伤往往不严重。但当挤压暴力过大、作用时间较长时，颅骨严重变形，甚至碎裂、塌陷，此时，脑组织发生相应的移位和损伤，如脑中线结构移位严重、颅内压骤然增高时，可能导致患者发生脑疝危及生命。

(张建宁)

## nǎo huībiānyàng sǔnshāng
## 脑挥鞭样损伤 (whiplash injury of brain)

各种原因所致的头颅像挥鞭一样被甩向暴力轴方向，导致的脑损伤。当躯干遭受加速性暴力冲击时，身体往往先于头部产生惯性运动，这可导致头颅随后出现挥鞭样运动，引起脑损伤。如当胸部突然遭受加速暴力冲击时，作用力经颅颈连接部传至头部，头颅随后产生同方向甩动，并在颅颈交界处产生剪应力，其作用导致颅颈交界处的脑组织损伤；而当躯干运动终止时，头部仍以颅颈交界处为中心继续作前后摆动或旋转运动，直至受到躯干的限制后，头部运动才骤然停止，这一过程可再次导致相应部位脑组织受到剪应力损伤。挥鞭样损伤时，脑组织与颅腔之间亦同样存在着剪应力损伤，因为惯性作用使脑组织在加速旋转运动中与颅腔内结构相互撞击，不仅导致脑表面挫裂伤，还可造成脑实质内各不同密度结构界面上发生剪切损伤。

(张建宁)

## nǎozhèndàng
## 脑震荡 (cerebral concussion)

脑外伤后出现一过性脑功能障碍，而脑组织无肉眼可见的病理性改变的轻型闭合性脑损伤。脑震荡的概念由佩尔 (Pare) 于16世纪提出，但直到20世纪脑震荡作为一种轻型闭合性颅脑创伤类型才得到人们的广泛认识。通常认为，脑震荡是致伤暴力累及脑干后即刻出现的一种以短暂神经功能障碍为特征的临床综合征，包括意识改变，视力、平衡障碍等。

**发病机制** 机械性暴力作用于头部后，脑在颅腔内运动，对脑组织产生牵张和压迫。如果这种作用力较轻，对脑组织并不造成任何损害，随着作用力的增加，脑皮质功能可出现相应的生理性障碍，当作用力达到一定程度时，尽管不足以造成神经轴索的断裂，却足以造成脑皮质活动和脑干功能暂时紊乱，导致大脑皮质与脑干网状激活系统之间联系的暂时中断，但不产生永久性损害结果。

**临床表现** 颅脑外伤后患者立即出现短暂意识丧失，历时数分钟至十多分钟，一般不超过半小时。轻症患者可表现为瞬间意识混乱或恍惚；病情较重的患者可出现大脑、脑干及颈髓功能抑制，不仅会出现意识障碍，还可发生血管神经中枢和自主神经调节功能紊乱，表现为皮肤苍白、出汗、血压下降、心动徐缓、呼吸浅慢、肌张力降低、各生理反射迟钝等一系列反应。脑震荡患者意识恢复之后，常有头痛、恶心、呕吐、眩晕、畏光及乏力等症状。同时，常伴有明显近事遗忘（逆行性和顺行性遗忘）现象，即对受伤前后的经过不能回忆。脑震荡程度越重，原发性昏迷时间越长，其近事遗忘现象越显著，而远事记忆多无损害。脑震荡恢复期患者常出现头晕、头痛、恶心、呕吐、耳鸣、失眠等症状，一般数周至数月后逐渐消失。但仍有部分患者存在长期头晕、头痛、失眠、烦躁、注意力不集中和记忆力下降等症状。脑震荡患者神志恢复后神经系统检查一般无阳性体征。

**诊断**　主要以颅脑受伤史，伤后短暂意识改变，近事遗忘及无神经系统阳性体征为依据。目前尚无更加直接、客观的诊断依据。临床上需通过各种辅助检查方法，如颅骨 X 线平片、腰穿、脑电图检查、头部 CT 或 MRI 检查，以及动态观察病情变化和转归来鉴别和排除脑挫裂伤、弥漫性轴索损伤和迟发性颅内继发损害。

**治疗**　脑震荡患者伤后在一定时间内应密切注意意识、瞳孔、肢体活动和生命体征的变化，以进一步排除颅内其他损伤。急性期患者应注意卧床休息，避免外界不良刺激，减少脑力活动，适当给予镇静、镇痛及改善自主神经功能药物等治疗，并注意患者的心理调节和治疗，恢复期患者一般无需特殊治疗，多数患者在 2 周内可恢复正常，预后良好。

（张建宁）

*nǎo cuòlièshāng*

**脑挫裂伤**（cerebral contusion and laceration）　脑挫伤和脑裂伤的统称。脑挫伤是指损伤部位脑组织遭受破坏后，软脑膜完整者；脑裂伤是指损伤部位软脑膜、血管、脑组织同时破裂并出血者。脑挫伤和脑裂伤常常同时发生，难于区别，因此统称为脑挫裂伤。

**病因及发病机制**　颅脑创伤发生时，外界暴力可以直接作用于头部，也可以通过身体其他部位间接将作用力传至头部。在暴力作用下颅骨、脑膜、脑血管和脑实质等颅内组织可以出现扭曲变形或异常运动，从而导致脑实质内细胞、组织结构的损害和脑组织功能障碍。当暴力达到一定强度时就可造成脑组织的挫裂伤。脑表面的挫裂伤常在暴力打击的着力部位和对冲部位，尤其是后者多较为严重，并常发生于大脑额叶、颞叶前端及底部，这是由于在暴力作用瞬间脑组织在颅腔内的滑动并与颅底结构发生碰撞所致；脑组织深部的挫裂伤常因脑组织的变形和剪切力所致。

病理检查时，肉眼可见脑皮质点状、片状出血灶。显微镜下：损伤区中央为出血灶，周围是坏死脑组织，同时还可见脑挫裂伤的继发病理改变——脑水肿、血肿以及受损血管栓塞。脑挫裂伤后继发的脑水肿可于伤后早期发生，伤后 3~7 天达到高峰，继发性脑水肿可导致颅内压增高，严重者可形成脑疝。伤后 4~5 天时，坏死组织及血液开始分解，损伤区周围组织可因含铁血黄素沉着而黄染。伤后 1~3 周时，局部坏死、液化的区域逐渐吸收囊变，坏死区周围有胶质细胞等脑组织细胞增生修复，损伤区蛛网膜增厚并与硬脑膜及脑组织发生粘连，最后形成脑膜脑瘢痕，广泛脑挫裂伤可在数周后形成外伤性脑萎缩。

**临床表现**　脑挫裂伤的临床表现因致伤因素和损伤部位的不同而各异，轻者可没有原发性意识障碍，而重者可致深度昏迷。常见临床表现包括以下几种。①意识障碍：脑挫裂伤最突出的临床表现之一。伤后多立即出现，昏迷时间由数分钟至数小时、数天、数月甚至持续性昏迷不等。昏迷时间及程度与脑挫裂伤的严重程度有关。临床上常以伤后昏迷时间超过 30 分钟为判定脑挫裂伤的参考。②神经系统局灶性症状与体征：此类症状与体征可根据损伤部位和程度不同而有所不同，受伤当时患者可立即出现与伤灶相应的神经功能障碍或体征，如瘫痪、失语、感觉障碍以及局灶性癫痫等；但也有一些部位的挫裂伤可无神经系统受损的表现。伤后当患者出现新的神经系统体征或原有神经系统症状加重时，应注意颅内继发性损害的发生。③颅内压增高的表现：头痛、恶心、呕吐是脑挫裂伤后最常见的颅内压增高表现。头痛只有在患者清醒之后才能陈述，如果伤后持续剧烈头痛、频繁呕吐，或一度好转后再次加重，常常是颅内继发性损害导致病情加重的表现；昏迷患者呕吐时可能出现误吸而引起伤后肺部并发症，甚至窒息。④其他表现：患者伤后常因脑功能抑制而出现生命体征改变，早期表现为血压下降、脉搏细弱及呼吸浅快，但如果持续低血压，应注意有无同时存在的复合损伤，特别是胸部、腹部脏器损伤；脑挫裂伤后伴有蛛网膜下腔出血时，患者常有头痛、闭目畏光、颈项强直等脑膜激惹征象；脑挫裂伤患者体温可轻度升高，一般约 38℃，若持续高热则多伴有丘脑下部损伤。

**诊断**　脑挫伤患者应有明确的头部外伤史，伤后的意识障碍是脑挫裂伤诊断的重要依据，但严重意识障碍也常给脑挫裂伤的临床定位诊断带来困难。对有神经系统阳性体征的患者，可根据神经系统体征进行初步确定受损部位和程度；对于意识障碍严重、脑组织深部挫裂伤或多处挫裂伤的患者，特别是伤后早期的患者，单靠伤史和查体难以作出确切的诊断，常需根据病情选择必要的辅助检查进行进一步的定性、定位诊断。①头部 X 线平片：能够较为全面地发现和观察颅骨骨折，对分析脑挫伤的致伤机制和判断伤情具有一定意义。②头部 CT 检查：能清楚地显示脑挫裂伤的部位、程度和颅内出血和脑水肿等继发性损害的情况，并根据脑室和脑池的大小、形态和移位情况间接估计颅内压高低。通过多次 CT，还可以动态观察脑水肿的演变或迟发性血肿的发生，观察病情变化。头部 CT 已成为脑挫伤诊断，尤其是早期诊断的首选检查方法。③头部 MRI 检查：能显示脑挫裂伤的部位、程度和颅内出血和脑水肿等继发性损害，但由于 MRI 成像时间较长，躁动患者难以合作，一般较少用于急性期患者的诊断。但其对脑干、胼胝体、颅底等特殊部位及微小脑挫伤灶，特别是挫伤灶周围脑水肿的观察，有 CT 所不及的优势。④腰椎穿刺：有助于了解脑脊液中含血情况，以此与脑震荡鉴别，同时可测定颅内压并引流血性脑脊液。但需要指出的是，对有明显颅内高压的患者，应禁忌腰穿检查，以免诱发脑疝。

**治疗**　脑挫裂伤治疗目的是：维持患者生命体征稳定，阻断或减少继发性损害的发生，促进受损神经系统功能的恢复。尽早进行合理治疗是降低死亡率、减少致残率、提高患者生存质量的关键。①一般处理：脑挫裂伤的治疗以非手术治疗为主，对于临床症状较轻的轻型和中型脑挫裂伤患者，主要是在对症治疗的同时密切观察病情变化，并定期或在必要时进行头部 CT 复查。对于中、重型患者应加强监护，注意维护生命体征的稳定，保持气道通畅，间断或持续吸氧，深度昏迷患者预计短期内（3～5 天）不能清醒时，宜早行气管切开，维持水电解质平衡和每日热能及营养供给。在治疗过程中密切监测患者颅内压（ICP）以及呼吸、心率、血压、血氧饱和度等生命体征的动态变化，同时，重视心、肺、肝、肾功能及合并症的防治。②颅内增高的处理：几乎所有脑挫裂伤患者都有不同程度的颅内压增高。可根据病情轻重给予卧床、抬高床头及甘露醇等降颅内压药物治疗。颅内压增高严重时，可考虑外科手术干预治疗。③手术治疗：脑挫裂伤一般不需要手术治疗，但若继发性损害严重非手术治疗效果欠佳，并可能引起脑疝危及患者生命，应及时进行手术治疗。常见的手术指征包括：开放性脑挫裂伤；脑挫裂伤严重，因挫碎水肿脑组织和颅内出血及血肿而致进行性颅内压增高，颅内压持续超过 5.33kPa（40mmHg）者；脑挫裂伤后期并发脑积水者。根据患者病情特点可选择：开颅血肿清除术；开颅清除碎裂组织，并行内、外减压术；脑室外引流术；后期并发脑积水者可行脑室腹腔分流术等相应外科处理。④脑保护及功能康复治疗：脑挫裂伤急性期可酌情使用脑保护药物治疗。当病情较为稳定时，可给予神经营养药物治疗。同时应尽早开始功能康复治疗，包括理疗、按摩、针灸、被动或主动的肢体功能训练及心理干预治疗。

**预后**　根据伤情不同，脑挫裂伤患者预后各不相同。轻型患者预后良好，中重型患者大多遗留有不同程度的后遗症，甚至植物生存。

（张建宁）

**原发性脑干损伤**（primary brain stem injury）　暴力作用于头部后瞬时发生的中脑、脑桥和延髓损伤。由于脑干是感觉和运动纤维的传导通路及心血管中枢、呼吸中枢的所在部位，伤后患者症状常较严重，死亡率高。临床上单纯的脑干损伤并不多见，大多数病例都合并有颅内其他部位的脑组织损伤。

**病因及发病机制**　外界暴力可以直接作用于脑干，也可以通过身体其他部位间接将作用力传至脑干，除了与小脑幕切迹缘或枕骨的斜坡撞击致伤外，脑干沿纵轴异常运动或扭曲变形也可导致脑干损伤。脑室内脑脊液冲击也可以造成中脑导水管周围或四脑室底的脑干组织损伤。原发性脑干损伤的病理改变常为脑干组织的挫伤、裂伤及灶性出血和水肿，多见于中脑被盖区，脑桥及延髓被盖区次之。显微镜下可见细胞肿胀、破碎及神经轴索断裂，后期在损伤软化区还可出现大量格子细胞等。

**临床表现**　原发性脑干损伤的典型表现为伤后持续昏迷，轻者对痛刺激可有反应，严重者持续深度昏迷，各种脑干反射消失，四肢软瘫。伤后早期生命体征即出现紊乱，表现为呼吸节律紊乱，心率及血压波动明显，双侧瞳孔大小多变，眼球位置歪斜或凝视，四肢肌张力增高，频发去大脑强直，常伴有单侧或双侧锥体束征，根据损伤部位的不同，患者呼吸、循环及眼球和瞳孔的变化也有所不同；同时，患者还可出现高热、消化道出血、顽固性呃逆，甚至神经源性肺水肿。原发性脑干损伤往往与颅内其他部位的脑挫裂伤或血管损伤同时发生，这些损伤所致的症状、体征常与原发性脑干损伤的临床表现相互交织；其他颅脑损伤引起的继发性损害也常波及脑干。因此，除少数在伤后早期即出现脑干损伤症状又没有颅内压增高表现的患者外，其余大部分患者均难以依据病史和临床表现作出原发性脑干损伤的明确诊断，临床上可借助相关的辅助检查进一步确诊。

**诊断** 头部 CT 检查是原发性脑干损伤诊断最常用的辅助检查，但由于脑干紧邻颅底，CT 检查时颅底骨质产生的伪影常常会干扰脑干结构的观察，而 MRI 检查不受颅底骨质的影响，在显示脑干内小挫伤、水肿灶时明显优于 CT，是诊断原发性脑干损伤最理想的辅助检查。但原发性脑干损伤患者大多病情危重，常不具备进行 MRI 检查的条件，只有部分病情稳定的患者方能采用。脑干听觉诱发电位（BAEP）检查可以较准确地反映脑干损伤的平面及程度，也是原发性脑干损伤诊断的辅助检查手段。

**治疗及预后** 原发性脑干损伤的治疗以非手术治疗为主，治疗原则与脑挫伤的治疗基本相同。患者常伴发颅内其他部位的严重损伤，因此应结合其他部位脑损伤的情况进行综合治疗。此外，脑干损伤患者大多病情危重、意识恢复慢，应加强对患者的监护，及时处理各种并发症。原发性脑干损伤的病死率高，尤其是脑桥、延髓平面受损的患者大多预后不良。

（张建宁）

xiàqiūnǎo sǔnshāng

## 下丘脑损伤 （hypothalamic injury）

下丘脑直接受到暴力作用而导致的直接损伤；或者是脑原发性损伤所致的脑水肿、颅内压增高或脑组织移位而引起的继发性损害。

**病因及发病机制** 单纯下丘脑损伤极为少见，多数情况常与脑挫裂伤、脑干损伤等颅内损害同时存在。原发性下丘脑损伤常由于颅底骨折时骨折边缘或骨折片直接伤及下丘脑组织，也可以是大脑组织与颅底的相对移位时产生的牵张或剪切力作用于相对固定的下丘脑组织所致。继发性下丘脑损害是广泛而严重的脑挫裂伤、脑水肿、颅内压增高、脑缺血、缺氧以及伤后的炎症反应等累及下丘脑所致。下丘脑损伤的病理改变多为灶性出血、水肿、缺血、坏死、软化，常常伴有垂体柄和垂体的损伤。

**临床表现** 下丘脑具有广泛而复杂的生理功能，由于损伤部位、性质和程度的不同，下丘脑受损后患者的临床表现多样。①意识与睡眠障碍：下丘脑受损可导致上行网状激活系统功能障碍，患者可表现为不同程度的嗜睡症状，严重者可昏迷。②呼吸、循环障碍：丘脑前部受损以低血压、脉速为多见。后部受损则以呼吸节律紊乱为主，常表现为呼吸减慢，甚至呼吸停止。视前区损伤时可能发生急性中枢性肺水肿。③体温调节障碍：表现为机体自身体温调节功能丧失，患者可出现中枢性高热或体温不升。中枢性高热发生时体温常骤然升高，常规退热药物治疗常常无效。④水、电解质、糖代谢紊乱：下丘脑损伤时对于各个因子造成的损伤不同，表现为不同的水、电解质、糖代谢紊乱。患者可出现尿崩症、低钠血症、高钠血症、高血糖症的临床症状。⑤急性上消化道出血：重症颅脑损伤合并下丘脑损伤时，常发生急性胃、十二指肠黏膜糜烂、坏死，导致溃疡、出血。⑥其他：下丘脑损伤的患者还可能出现厌食或是贪食症状。部分下丘脑-垂体轴损伤的患者，可能遗留性功能障碍。部分患者还可能出现面颈部潮红、出汗、心悸、流泪、流涎、颤抖及胃肠不适等症状。

**诊断** 脑损伤常常与严重的脑挫裂伤、颅内高压或者是脑干损伤同时伴发，因被后者的症状掩盖，外伤性下丘脑损伤的诊断常常较困难。颅脑损伤患者出现不能解释的呼吸、心率、体温、意识、水电解质、高渗性昏迷、顽固消化道出血等情况时，要警惕下丘脑损伤的存在。内分泌功能的检查，如促甲状腺激素、生长激素、催乳素、促肾上腺皮质激素等项的检查可能提示下丘脑-垂体轴的受损情况，对诊断有一定参考价值。高分辨率的 CT 和 MRI 可能显示骨折或者下丘脑局部的挫裂伤、血肿，或是断裂的垂体柄与视交叉，这些都对下丘脑损伤的诊断有辅助作用。

**治疗及预后** 对于下丘脑本身的原发损伤，目前尚无确切有效的特殊疗法。由于下丘脑损伤常常伴发严重、广泛的脑损伤，所以针对脑损伤进行的以脱水降颅内压治疗为主的综合治疗仍然是治疗重点。对于下丘脑损伤所特有的症状，可进行针对性处理，严密监护，维持内环境稳定。严重下丘脑损伤的患者大多预后不良，少数存活患者，也需要对相应的遗留病症进行后续治疗。

（张建宁）

mímànxìng zhóusuǒ sǔnshāng

## 弥漫性轴索损伤 （diffuse axonal injury，DAI）

外力作用于头部后，脑组织产生剪切力所致的以神经轴索断裂为主要特征的弥漫分布的原发性脑实质损伤。

**病因及发病机制** 脑组织的延展变形能力较小，颅脑创伤时产生的剪切力极易造成脑组织内神经轴索的扭曲、断裂。交通事故、斗殴打击、坠落跌倒伤及头部时，均可导致弥漫性轴索损伤。脑的轴索损伤多见于脑的左右、上下联结处，或脑白质、灰质等不同密度结构的连接部，并随致伤暴力的程度和性质不同，有着深远距离和大小面积的差异。①DAI 早期（伤后 6～24 小时）：轴索受到张力或应力伤后撕裂，断端轴浆聚集退缩于近端而成球状物，称为神经轴索回缩球（axonal retraction ball，ARB）。常见于胼胝体、脑干上部背外侧及大脑半球灰、白质交界区或脑的中央区。②DAI 中期（伤后 2～3 周）：轴索球被具有吞噬性的、成串的、大量微胶质细胞簇所替代，损伤的轴突和髓鞘碎裂，并出现胶质细胞增生。在脑白质、胼胝体及脑干可见成簇的小胶质细胞增生及含铁血黄素存积。亦可见相应部位呈小囊性变，小软化灶及小瘢痕形成。③DAI 慢性期（伤后 2～3 个月）：可出现脑白质的弥漫性变性，大脑半球体积缩小，硬度增加，胼胝体变薄，脑沟变宽，脑回变小，脑室呈普遍或局限性扩大。DAI 常常与脑组织挫伤和脑血管损伤同时出现，并可继发急性硬脑膜下血肿、蛛网膜下腔出血、脑室内出血及基底节区血肿等。

**临床表现** DAI 的临床表现较为复杂，最主要的表现为伤后立即昏迷，且昏迷持续时间长，恢复慢。根据伤情轻重和部位的不同，可出现不同的临床特征，患者往往长期处于去脑强直状态、植物生存或痴呆状态。伤情较轻者可无瞳孔异常改变，伤情较重者可表现为一侧或双侧瞳孔散大，光反应减弱或消失，或凝视等。DAI 的患者虽然临床症状较重，但有相当一部分患者无颅内压增高症的表现。此外，由于 DAI 常常与其他类型的颅脑损伤同时存在，患者往往还具有其他一些颅脑损伤的临床表现。

**诊断** 头部 CT、MRI 等影像学检查不能发现轴索损伤的直接征象。因此，DAI 患者 CT、MRI 检查时甚至可能观察不到异常影像学改变。但影像学检查常可以显示 DAI 伴发的脑和血管组织损伤所致的间质水肿、出血、血肿等改变。头部 CT 如发现位于大脑皮-髓质交界处、神经元核团和白质交界处、胼胝体、脑干或小脑的单发或多发无明显占位效应的出血灶（一般直径<2cm）往往提示有 DAI；头部 MRI T2 加权像上可见皮质下及脑白质区等部位单发或多发小片状高信号影，也是 DAI 患者常见的影像学特征。

**治疗** DAI 的治疗以非手术治疗为主，治疗原则与脑挫伤基本相同。尽早进行合理治疗是减少伤残率、降低死亡率的关键。在治疗同时应严密监护警惕颅内出血、血肿、脑梗死等继发性病变出现，预防各种并发症的发生。除非合并继发性颅内血肿、脑积水或有难以遏止的颅内高压需要手术外，一般不需手术处理。

**预后** DAI 患者的病情多较严重，有时难以治愈，患者的预后与年龄、伤情及有无并发症有关，高龄、伤情严重、伤后出现心、肺并发症者预后差。重症患者的病死率约 50%，伤后长期存活者大多遗留有不同程度的认知功能障碍，甚至植物生存。

（张建宁）

**jìfāxìng lúnǎo sǔnshāng**

## 继发性颅脑损伤（secondary craniocerebral injury）

在原发颅脑损伤的基础上，病情因继发病变而恶化，加重脑组织的损伤。多指受伤一段时间后出现的脑受损病变，主要有脑水肿和颅内血肿等。

**病因及发病机制** 脑水肿继发于脑挫裂伤；颅内血肿因颅骨、硬脑膜或者脑的出血而形成，与原发性脑损伤可以相伴发生，也可以单独发生；继发性脑损伤因产生颅内压增高或者脑压迫而造成危害。

**临床表现** ①脑损害症状：多发生在局部脑挫裂伤病灶的周围。常表现为癫痫或癫痫加重，或因水肿加大累积功能区而出现相应功能缺损症状。②颅内压增高：表现为头痛、恶心呕吐、躁动不安、嗜睡甚至昏迷。若颅内压继续增大可引发脑疝。③意识障碍：硬脑膜外血肿可以出现特征性的"昏迷—清醒—再昏迷"表现；硬脑膜下血肿一般会出现意识障碍进行性加重。④生命体征改变：一般由颅内压增高引起，常表现为血压增高，脉搏徐缓、呼吸减慢。⑤其他症状：脑水肿影响额叶、颞叶、丘脑可引起精神障碍。

**诊断** ①CT 检查：一般硬脑膜外血肿表现为颅骨内板与脑表面之间有双凸镜形或弓形密度增高影，而硬脑膜下血肿则表现为新月形的高密度影。脑水肿一般在病灶周围或白质区域，不同范围的低密度区。②MRI 检查：脑水肿在 T1 加权像或 T2 加权像上，水肿区为高信号，较之 CT 结果更确切。

**治疗** 对于脑水肿及时解除病因是治疗的根本，而对于颅内血肿则应行手术进行清除。一般CT检查血肿量幕上>40ml，幕下>10ml；或血肿不大但中线移位>1cm，脑室和脑池受压明显均有手术指证。

（冯华 李飞）

yìngnǎomówài xuèzhǒng
## 硬脑膜外血肿（epidural hematoma，EDH）

发生于硬脑膜外的血肿。颅脑损伤后血液积聚在颅骨内板与分离的硬脑膜之间，好发于幕上大脑半球凸面，出血多来源于骨折损伤的硬脑膜动脉、静脉、静脉窦或颅骨板障，其中以脑膜中动脉损伤最常见。硬脑膜外血肿约占外伤性颅内血肿的40%。

**病因及发病机制** 创伤是最经典的原因，常为钝性伤，如交通事故、打击、坠落和其他意外。与急性硬脑膜下血肿、脑挫裂伤和弥漫性轴索损伤不同，硬脑膜外血肿并非由头的相对运动所产生，而是因局部（主要是）硬脑膜和颅骨血管破裂所致。硬脑膜外血肿的出血来源多见于硬脑膜血管的破裂，包括脑膜中动脉分支、静脉、硬脑膜静脉窦和颅骨血管（板障和颅骨导血管）等，其中最常见的是颅骨骨折导致脑膜中动脉破裂。因此，硬脑膜外血肿最常见的部位是颞顶部，占70%~80%。其他发生于额部、顶部和枕部的血肿各占10%左右，其中部分枕部硬脑膜外血肿为横窦上下骑跨型。硬脑膜外血肿较少发生于矢状窦附近。血肿最初为新鲜血液和血块，几天后开始液化并被逐渐吸收，周围有薄层肉芽形成，1个月左右形成肉芽包膜，内含血块液化之液体一，混有柔软血凝块，有的可机化成固体。

**临床表现** 可有急性和慢性两种血肿。

**急性硬脑膜外血肿** 血液积聚于颅骨与硬脑膜之间，动脉破裂形成的血肿发展较快，血肿量迅速增大，可在数小时内引起脑疝，危及生命。若出血来源于静脉、静脉窦或板障，则血肿增大较慢，病情发展较缓。①外伤史：头颅的直接暴力伤，可发现局部有头皮伤痕或头皮血肿。②意识障碍：根据受伤时力量的不同，患者可无意识障碍、短暂昏迷或长时间意识不清。有20%~50%的患者出现典型的"昏迷—清醒—再昏迷"过程，即出现中间清醒期。受伤时由于头部受到冲击而出现意识障碍，意识恢复后由于硬脑膜外血肿扩大、颅内压增高，脑干受压，再次出现昏迷，并可能出现脑疝症状。部分患者原发性颅脑损伤较轻，伤后无原发昏迷，至颅内血肿形成后才出现意识障碍，在临床上容易误诊；若原发性脑损伤严重，伤后可出现持续昏迷，进行性加重，颅内血肿的临床症状和体征常被原发性脑损伤所掩盖，此类患者也易误诊。③颅内压增高表现：大多数患者在伤后即有头痛和呕吐表现，随着血肿量增加，颅内压进行性增高，头痛及呕吐可进行性加重，还可表现有烦躁不安或淡漠、定向力障碍，并出现血压升高、脉搏减慢、脉压增大、心率和呼吸减慢等代偿反应。若病情进一步恶化，则出现血压下降、脉搏细弱和呼吸抑制。④神经系统体征：少量急性硬脑膜外血肿可无明显神经系统阳性体征，若血肿量扩大，出现小脑幕切迹疝，则可观察到瞳孔改变，多为患侧瞳孔先缩小、对光反应迟钝，继而瞳孔进行性扩大，对光反应消失，如病情进行性加重，则对侧瞳孔亦可随之扩大，发生枕骨大孔疝。若血肿引起脑疝或血肿压迫运动区还可出现一侧肢体肌力减退，脑疝晚期则可表现为去大脑强直。

**慢性硬脑膜外血肿** 由于发展较慢、颅腔容积代偿等原因，临床表现发展缓慢。以头痛、呕吐及视盘水肿等慢性颅内压增高的症状和体征为主。

**诊断** 诊断需行以下检查。①头部X线平片：观察到跨脑膜中动脉的骨折线时，应高度重视有硬脑膜外血肿的可能，骨折线跨过横窦、乙状窦、上矢状窦时也应考虑硬脑膜外血肿可能。出现骨折线不一定出现硬脑膜外血肿，但有超过90%的硬脑膜外血肿患者合并有颅骨骨折。②头部CT：是检查急性硬脑膜外血肿最精确、最敏感的方法。其特征性表现是颅骨下方梭形高密度影（图a）。10%~50%硬脑膜外血肿患者合并有其他颅内病变，如硬脑膜下血肿、脑挫裂伤和脑内血肿等。慢性硬脑膜外血肿患者CT可见位于颅骨内板下方的梭形高密度影，周边光滑，增强后可见包膜强化，偶有钙化，如血肿液化，则呈低密度（图b）。③头部MRI：急性期硬脑膜外血肿MRI检查为等信号，因而MRI较少用，但MRI对占位效应和脑移位的观察较CT明显。慢性硬脑膜外血肿头部MRI于T1和T2加权像上均可见边界清楚的梭形高信号改变（图c）。④实验室检查：严重颅脑损伤时可能释放组织促凝血酶原激酶，从而导致弥散性血管内凝血，术前应检查凝血状态；另外还需要检查血细胞比容，尤其是小儿，硬脑膜外血肿的形成可能导致血容量不足。早期诊断是取得急性硬脑膜外血肿救治效果的关键，幕上急性硬脑膜外血肿的早期诊断，应判定在颞叶钩回疝征象之前，而不是昏迷加深、瞳孔散大之后。故临床观察殊为重要，当患者头痛呕吐加剧、躁动不安、血压升高、脉压增大或出现新的体征时，即应高度怀疑颅内血肿，及时进行的影像学检查，包括颅骨X线平片、CT等。

**治疗** 包括急性硬脑膜外血肿和慢性硬脑膜外血肿的治疗。

**急性硬脑膜外血肿** 如诊断明确，需立即手术治疗，清除颅内血肿、解除脑受压、缓解颅内高压。通常，单纯硬脑膜外血肿可不行去骨瓣减压，但合并脑挫裂伤重或手术前脑疝时间长应同时行去骨瓣减压术。

**手术适应证** ①幕上血肿量大于30ml、颞部血肿量大于20ml、颅后窝血肿量大于10ml、中线移位超过5mm。②意识障碍进行性加重或出现再昏迷。③神经系统症状进行性加重或出现新的阳性体征。④颅内压大于40mmHg或进行性升高。

**手术方式** 有以下三种。①骨瓣开颅硬脑膜外血肿清除术：适于大部分病例，根据影像学检查结果，行骨瓣成形开颅。血块可用吸引器吸去或用脑压板剔出，清除血肿同时寻找出血来源。来自静脉窦的出血一般只需用明胶海绵覆盖即能控制；较严重的静脉窦出血可用止血纱布、肌片、生物胶等止血；来自脑膜中动脉的出血则需用双极电凝、结扎控制。待血肿清除后，宜用生理盐水冲洗创面，仔细检查有无出血点，并逐一止血，防止术后再出血。注意同时伴有其他颅内损伤，如硬脑膜下血肿或脑内血肿，必要时一并清除。仔细悬吊硬脑膜于骨窗外缘，回置骨瓣并固定，分层缝合头皮。②钻孔穿刺清除硬脑膜外血肿：其适应证为病情相对稳定，出血量30～50ml，经CT检查明确定位，中线移位达0.5cm以上，无继续出血者。方法则按CT所示血肿最厚处，行锥孔或钻孔，然后插入吸引针管或放入带绞丝的碎吸针管。排出部分血液后再注入尿激酶，或尿激酶加透明质酸酶溶解残留的血凝块，反复数次，留管引流至CT复查血肿已排尽为度。该方法也可用于院前急救或脑内血肿的引流。③钻孔探查术：在紧急情况下对病情急剧恶化，来不及行诊断性检查时，即应进行钻孔探查术。所有神经外科医师都应熟悉这种操作。第一个钻孔应该在颞区，恰好在颧弓上方，根据神经系统体征定位并制订手术方案：瞳孔散大侧；异常运动反应对侧；颅骨骨折侧。第二个钻孔在枕区与额区。探得血肿后按需要延长切口并扩大骨窗。清除血肿，妥善止血。当一侧手术已完成，还应在另一侧重复进行。

**慢性硬脑膜外血肿** 治疗应根据血肿的部位、血肿的量、脑受压程度及病情等决定。病情恶化明显的患者应及时手术治疗，多采用骨瓣开颅清除血肿，血肿已液化时可钻孔冲洗引流。血肿量少、症状轻微、无明显症状的患者可行非手术治疗，促进血肿吸收，定期复查CT。

**预后** 硬脑膜外血肿的病死率为9.4%～33%，平均约10%。若患者生存，则术前的运动功能、格拉斯哥昏迷评分（GCS）和瞳孔反应与患者的功能预后显著相关。单纯的硬脑膜外血肿而无脑结构的损伤，只要迅速清除血肿，则预后极好。快速的诊断和适当

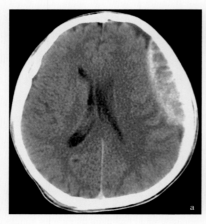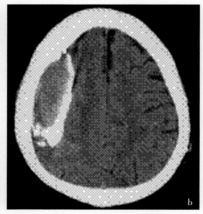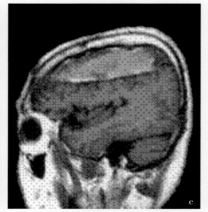

**图 硬脑膜外血肿**

a. CT示左侧顶部急性硬脑膜外血肿；b. CT示右侧顶部慢性硬脑膜外血肿；c. MRI示顶部慢性硬脑膜外血肿

的处理是降低病死率、获得良好功能预后的关键。

（冯华 李飞）

yìngnǎomóxià xuèzhǒng

## 硬脑膜下血肿（subdural hematoma，SDH）

颅脑损伤后发生于脑皮质与硬脑膜和蛛网膜之间的血肿。出血多来源于脑挫裂伤、脑皮质动静脉破裂或桥静脉断裂。硬脑膜下血肿约占颅内血肿的40%。可呈急性或慢性表现，分为急性硬脑膜下血肿和慢性硬脑膜下水肿。

（冯华 李飞）

jíxìng yìngnǎomóxià xuèzhǒng

## 急性硬脑膜下血肿（acute sudural hematoma）

受伤72小时内出现的硬脑膜下血肿。一般发生在坠落、交通事故或打击伤以后。是颅脑损伤常见的继发损害，在重型颅脑外伤患者中发生率为12%~29%，约占全部颅内血肿的40%。急性硬脑膜下血肿发生的男女比例为3：1。年长者存在脑萎缩，在受伤后桥静脉所受剪切力，更容易形成急性硬脑膜下血肿。

**病因及发病机制** 急性硬脑膜下血肿一般都为暴力使脑组织与固定的硬脑膜形成移位，将皮质与硬脑膜静脉窦间的桥静脉撕断引起出血，也可由于脑组织挫伤后皮质血管出血流入硬脑膜下腔所致。血肿来源有：①脑挫裂伤后皮质动脉和静脉破裂，血液流入硬脑膜下腔或先流入脑内形成脑内血肿，再穿破皮质流到硬脑膜下腔。②大脑皮质静脉进入静脉窦处破裂，这些静脉损伤可位于大脑上静脉进入上矢状窦处、大脑下静脉进入横窦和蝶顶窦处，或大脑中静脉进入上岩窦处，所引起的血肿常分布于大脑凸面的较大范围。加速性损伤所致脑挫裂伤，血肿多在同侧；而减速性损伤所引起的对冲性脑挫裂伤出血常在对侧；一侧枕部着力于对侧额、颞部前份发生硬脑膜下血肿，甚至同时并发脑内血肿；枕部中线着力易致双侧额极、颞尖部血肿；当头颅侧方打击时，可引起伤侧硬脑膜下血肿或/和脑内血肿；头颅侧方碰撞或跌伤时，同侧多为硬脑膜下血肿或/和硬脑膜外血肿，对侧可致单纯性和/或复合型硬脑膜下血肿；前额部着力时，血肿往往都在额部，很少发生在枕部，而老年人则常引起单侧或双侧单纯性硬脑膜下血肿。血肿形成时多为新鲜血液或柔软血凝块，3天内逐渐变成硬凝块并与脑膜粘着，2周内凝块逐渐液化，肉芽组织开始长入脑膜粘着面，然后开始机化，其硬脑膜粘着面形成血肿外膜，蛛网膜粘着面形成血肿内膜，内外膜将血肿包裹。

**临床表现** ①外伤史：一侧枕部着力，可能于对侧额、颞部发生脑挫裂伤和硬脑膜下血肿；后枕中线部着力易导致双侧额、颞底部脑挫裂伤和硬脑膜下血肿；前额部受力时，脑挫裂伤和血肿往往都发生于前额部，极少发生于枕部。②意识障碍：急性硬脑膜下血肿伤情比较严重，病情发展较快，伤后意识障碍较为突出，常表现为持续昏迷，并呈进行性恶化，较少出现中间清醒期，即使意识障碍程度可能一度好转，也较短暂。③颅内压增高表现：急性硬脑膜下血肿主要表现为进行性意识加深，生命体征变化突出，同时较早出现小脑幕切迹疝表现。④神经系统体征：硬脑膜外血肿患者早期即可因脑挫裂伤累及脑功能区而出现相应的神经系统阳性体征，如偏瘫、失语、癫痫发作等。如在观察过程中脑损伤体征明显加重或出现新的阳性体征，应考虑继发性颅内血肿可能。由于多数硬脑膜下血肿患者合并有较严重的脑挫裂伤，蛛网膜下腔出血量较多，故脑膜刺激征常较明显。

**诊断与鉴别诊断** 颅脑损伤后，原发昏迷时间较长或原发昏迷与继发性意识障碍互相重叠，表现为昏迷程度不断加深，并随之出现脑受压及颅内压增高的征象，应怀疑急性硬脑膜下血肿；若病情发展较缓慢已为期3天~3周，有中间意识好转期，继而加重，出现颅内压增高症状，则提示可能伴有亚急性硬脑膜下血肿。应积极行CT检查，明确有无硬脑膜下血肿及了解其他损伤类型如脑内血肿、脑挫裂伤。①头部X线平片：急性硬脑膜下血肿患者约50%可见颅骨骨折，也可有线形骨折或凹陷性骨折，但血肿部位不一定与骨折部位相一致，只能作为受伤机制的参考。②头部CT：硬脑膜下血肿的诊断主要依靠CT。急性硬脑膜下血肿表现为新月形高密度影，覆盖于脑表面（图a），CT还可发现脑挫裂伤的部位、范围和程度以及是否合并有脑内血肿。有时，急性SDH为等密度，见于下列情况：患者血细胞比容低；血肿为特急性（小于1小时）；有活动性出血。③头部MRI：急性期硬脑膜外血肿MRI检查为等信号（图b），MRI能更清晰地显示脑损伤的范围、程度以及血肿的部位、血肿量，对占位效应和脑移位的观察较CT明显。④实验室检查：在急性SDH形成中，需要排除并纠正凝血障碍，应检查凝血酶原时间（PT），部分凝血活酶时间（APTT）和血小板计数。常规检查还包括血红蛋白、电解质。急性硬脑膜下血肿多与脑挫裂伤伴发，症状体征无特异性，临床表现与血肿的范围、形成速度和合并脑挫裂伤的程度有关，与急性硬脑膜外血肿临床特点的比较见表。

**治疗** 急性硬脑膜下血肿病情重、病情发展快，一经确诊往往需要开骨窗或骨瓣手术清除血肿，当急性硬脑膜下血肿伴有严重脑挫裂伤或脑水肿、术前即有脑疝、中线结构移位明显、血肿清除后颅内压缓解不理想时还须行去骨瓣减压术。

**手术指征** 血肿的大小、颅内压的高低、合并损伤的程度及患者的临床表现均是手术与否的指征：①幕上血肿量大于 30ml、颅后窝血肿量大于 10ml、中线移位超过 5mm。②意识障碍进行性加重或出现再昏迷。③神经系统症状进行性加重或出现新的阳性体征。④颅内压大于 40mmHg 或进行性升高等患者均有去骨瓣减压的手术指征。

**手术方式** ①骨瓣开颅术：骨瓣开颅手术显露较好，可以清除血肿并进行止血，但较复杂，可能费时较多，创伤性较大，因此在病情紧急的患者中，最好先用钻孔法将血肿大部清除，等脑压下降病情稳定后，再将钻孔连成骨瓣，进一步处理。若清除血肿后脑压又增高，应根据受伤机制估计可能其他部位血肿扩大，特别是额极、颞底部及脑内深部。②颞肌下减压及枕下减压术：在急性血肿中，用骨瓣成形清除血肿和严重破碎脑组织后，如果脑压较高，缝合硬脑膜较紧张，或者有严重脑挫裂伤，估计术后有脑水肿较重时，为安全计，宜行减压术。有时甚至需要切除额极和颞极，行内减压，方能关颅。

**术后处理** 急性硬脑膜下血肿一般合并存在脑挫裂伤和水肿，应行颅内压监测。清除急性 SDH 后，将颅内压控制在 20mmHg 以下，维持脑灌注在 60～70 mmHg。清除急性血肿后应常规行 CT 复查。如果术后颅内压仍高，急诊行 CT 检查，了解是否再出血或其他血肿。术后随访复查凝血问题（PT、APTT）和血小板，及时纠正，减少再出血的危险。如果患者病情稳定，可行头部 MRI 检查，发现相关的脑实质损伤。术后或非手术治疗的患者，均应行动态 CT 观察血肿是否完全消散。并仔细地行神经系统检查，了解患者病情。

**预后** 急性 SDH 的病死率约为 50%。小于 40 岁患者的病死率为 20%，而 40～80 岁患者的病死率为 65%，大于 80 岁患者的病死率为 88%。急性硬脑膜下血肿若属老年人对冲性特急血肿，双瞳孔散大、光反应消失，血肿小而病情重，则预后极差。急性 SDH4 小时内手术者，病死率为 30%，而 4 小时以上手术者，病死率为 90%。

（冯华 李飞）

màngxìng yìngnǎomóxià xuèzhǒng
**慢性硬脑膜下血肿**（chronic subdural hematoma） 受伤 3 周后出现的硬脑膜下血肿。血肿在 CT 上表现为低密度。好发于老年人，脑萎缩或任何其他原因的脑组织丢失如高龄、酒精中毒、脑

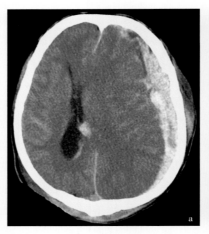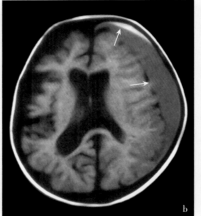

**图 急性硬脑膜下血肿影像学表现**
a. CT 示左侧额、颞、顶部急性硬脑膜下血肿；b. MRI 示左侧急性硬脑膜下血肿

**表 急性硬脑膜外血肿与急性硬脑膜下血肿的临床特点比较**

| 临床特点 | 急性硬脑膜外血肿 | 急性硬脑膜下血肿 |
| --- | --- | --- |
| 着力点 | 多发生在着力同侧 | 多发生在着力对侧，同侧少 |
| 脑挫裂伤 | 较轻，多发生在着力部位 | 较重，多发生在对冲部位 |
| 颅骨骨折 | 多数有 | 半数患者有 |
| 血肿与骨折关系 | 多在同侧 | 同侧、对侧均可 |
| 原发性意识障碍 | 较轻 | 较重 |
| 中间清醒期 | 多见 | 较少出现 |
| 蛛网膜下腔出血 | 少见 | 严重 |

卒中，在硬脑膜和脑表面形成了空腔，有利于慢性硬脑膜下血肿的形成。少数慢性硬脑膜下血肿病例来源于急性硬脑膜下血肿。慢性硬脑膜下血肿占颅内血肿的10%，为硬脑膜下血肿的25%，双侧血肿的发生率较高。该病头伤轻微，起病隐袭，容易误诊。

**病因及发病机制**　慢性硬脑膜下血肿可能由于脑皮质与静脉窦之间的桥静脉撕裂所致，但也可能为相对独立于颅脑损伤之外的疾病。好发于50岁以上的老人，可无明确的或仅有轻微的头部外伤史，有的患者本身患有血管性或出血性疾病。

**病理生理**　慢性硬脑膜下血肿的发生原因，绝大多数都有轻微头部外伤史，尤以老年人额前或枕后着力时，脑组织在颅腔内的移动度较大，最易撕破自大脑表面汇入上矢状窦的桥静脉，其次是静脉窦、蛛网膜粒或硬脑膜下积液受损出血。也有相当数量患者无确切的外伤史。慢性硬脑膜下血肿扩大的原因有多种假说。目前多数认为血肿不断扩大，与患者脑萎缩、颅内压降低、静脉张力增高及凝血机制障碍等因素有关。开始时为硬脑膜与蛛网膜界面的分离，硬脑膜边缘细胞增生，产生了新的膜。然后，新生的细小血管长入膜内。新生血管可能出血，成为该腔隙出血的来源。电镜发现血肿内膜为胶原纤维，未见血管；外膜含有大量毛细血管网，其内皮细胞间的裂隙较大，基膜结构不清，有很高的通透性，在内皮细胞间隙处，尚可见到红细胞碎片、血浆蛋白和血小板，说明有漏血现象。

**临床表现**　临床表现隐匿，可表现为意识障碍、失衡、认知功能不全、记忆缺失和运动障碍、头痛、失语。慢性硬脑膜下血肿的占位效应引起颅内高压、局部脑受压、脑循环受阻、脑萎缩及变性，癫痫发生率可较高。为期较久的血肿，其包膜可因血管栓塞、坏死及结缔组织变性，甚至发生钙化，长期压迫脑组织，促发癫痫，加重神经功能缺失。神经系统检查可表现为偏瘫、视盘水肿、偏盲或动眼神经功能障碍。易与颅内肿瘤或正常颅内压脑积水相混淆；60岁以上患者，常表现为偏瘫、痴呆、精神异常和锥体束体征阳性。

**诊断与鉴别诊断**　诊断要点：①常有头部轻伤或被忽略的受伤史，症状常在伤后3周以上出现。②慢性颅内压增高症状如头痛、呕吐和视盘水肿，婴幼儿出现惊厥、呕吐、前囟膨隆和头围增大，至晚期可出现脑疝。部分患者以精神症状较为突出或以局灶性脑症状为主。③头部X线平片多显示慢性颅内压增高表现，少数可见血肿钙化征象。幕上血肿者，超声波检查中线波向对侧移位。脑血管造影、头部CT或MRI检查可显示血肿部位和范围。慢性硬脑膜下血肿的首选检查为CT（图a），不仅可显示血肿，还可初步判断血肿形成的时间。血肿形成1周内CT表现为新月形高密度占位，3周内表现为混杂密度或等密度，3周后表现为略低或低密度影，有时须仔细观察才可发现。头部MRI对慢性硬脑膜下血肿更敏感、更准确，明显优于CT，于T1和T2加权像上均可见高信号改变，增强后可有包膜强化（图b，图c，图d）。④颅骨钻孔探查发现硬脑膜下血。⑤婴幼儿患者常有急产或生产困难史。

**鉴别诊断**　①慢性硬脑膜下积液：又称硬脑膜下水瘤，多数与外伤有关，与慢性硬脑膜下血肿极为相似，也有认为硬脑膜下积液就是引起慢性血肿的原因。鉴别主要靠CT或MRI，否则术前难以区别。②大脑半球占位病变：除血肿外其他尚有脑肿瘤、脑脓肿及肉芽肿等占位病变，均易与慢性硬脑膜下血肿发生混淆。区别主要在于无头部外伤史及较为明显的局限性神经功能缺损体征。确诊亦需借助于CT、MRI或脑血管造影。③正常颅内压脑积水与脑萎缩：这两种病变彼此雷同，又与慢性硬脑膜下血肿相似，均有智能下降或精神障碍。但上述两种病变均无颅内压增高表现，且影像学检查都有脑室扩大、脑池加宽及脑实质萎缩。

**治疗**　液化的慢性硬脑膜下血肿通常经1~2孔引流。闭合引流系统放置24~72小时。非液性的慢性SDH仅通过钻孔不能充分减压，必须开颅清除。双侧慢性SDH必须双侧引流，通常一次手术，两侧钻孔。

**手术方式**　①钻孔引流：根据血肿的部位和大小选择一孔或两孔。于局麻下，先于前份行颅骨钻孔或采用颅锥锥孔，进入血肿腔后即有陈血及棕褐色碎血块流出，放置引流管，用生理盐水轻轻反复冲洗，直至冲洗液变清为止。术毕，放置引流管进一步引流血肿。在CT监测下观察血肿引流情况和脑受压解除、中线结构复位程度。②骨瓣开颅慢性硬脑膜下血肿清除术：适用于包膜较肥厚或已有钙化的慢性硬脑膜下血肿，打开骨瓣后，可见青紫增厚的硬脑膜，先切开一小孔，缓缓排出积血，待颅内压稍降后瓣状切开硬脑膜及紧贴其下的血肿外膜，一并翻开可以减少渗血。血肿内膜与蛛网膜易于分离，应

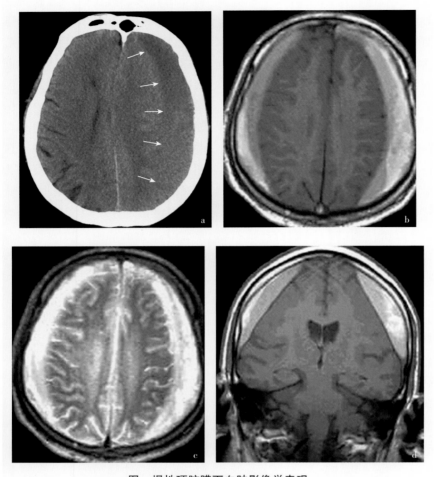

**图　慢性硬脑膜下血肿影像学表现**

a. CT 示左侧额、颞、顶部慢性硬脑膜下血肿；b. T1 加权像 MRI 示双侧慢性硬脑膜下血肿；c. T2 加权像 MRI 示双侧慢性硬脑膜下血肿；d. 冠状位 MRI 示双侧慢性硬脑膜下血肿

予切除，但不能用力牵拉，以免撕破内外膜交界缘，该处容易出血，可在近缘 0.5cm 处剪断，妥善止血，血肿腔置管引流。

术后处理　无论是钻孔冲洗引流还是开颅手术切除，都有血肿复发的问题。常见的复发原因有：老年患者脑萎缩，术后脑膨起困难；血肿包膜坚厚，硬脑膜下腔不能闭合；血肿腔内有血凝块未能彻底清除；新鲜出血而致血肿复发。可采用头低位、卧向患侧，多饮水，给予充足的液体以帮助脑复张，不用强力脱水剂，术后接引流袋，同时经腰穿或脑室注入生理盐水；术后行动态的 CT 观察，如果临床症状明显好转，即使硬脑膜下仍有积液，可不必再次手术。

预后　慢性硬脑膜下血肿的治疗结果与术前的神经功能有关。在出现明显的神经功能恶化之前作出早期诊断有良好的预后。术后 30 天的病死率为 3.2%~6.5%，80% 患者功能恢复。小于 60 岁患者有 61% 恢复良好，而大于 60 岁患者中的 76% 恢复良好。

（冯华　李飞）

nǎonèi xuèzhǒng

**脑内血肿**（intracerebral hematoma）　颅脑损伤后脑实质内出血形成的血肿。可以发生于脑组织的任何部位，以额叶和颞叶最为多见。脑内血肿约占颅内血肿的 5%。是脑受力变形或者剪力作用致使脑实质内血管撕裂出血而引起。

病因及发病机制　脑内血肿多因直接打击的冲击伤或凹陷性骨折所引起，其余则为脑深部、脑干及小脑等处的脑内血肿，为数较少。由于不同的损伤机制所引起的血肿部位不同，所以按部位来考虑时，发生频数也有一定规律。额颞叶前部的脑内血肿最为常见，约占全数的 80%；顶枕叶次之，占 10%，其他 10% 位于大脑深部、小脑和脑干。以发生部位定，对冲点血肿最为常见，着力点次之，大脑深部与脑干内血肿较少见。在贯穿性损伤中，脑内血肿可发生于损伤途径的任何部位。血肿可为单侧或双侧。双侧血肿或源于两侧额叶的对冲损伤，或为一侧着力点（顶枕叶）和对侧对冲点（额颞叶）的损伤。这些病理特点，在定位诊断尚未确定的病例中，对决定钻孔探查部位有一定意义。与血肿合并存在的头皮和颅骨损伤，通常提示损伤时的暴力着力情况，故对定位亦有一定帮助。老年患者因血管脆性增加，较易发生脑内血肿。

病理生理　血肿形成的初期仅为一血凝块，浅部者周围常与挫碎的脑组织相混杂，深部者周围亦有受压坏死、水肿的组织环绕。4~5 天之后血肿开始液化，变为棕褐色陈旧血液，周围有胶质细胞增生，此时，手术切除血肿可见周界清楚，几不出血，较为容易。血肿的外形，按其存在时间久暂，可分为下述几个阶段。在最初 1~2 天内由血液或血凝块所组成，其四周为水肿的脑组织。如果局部脑挫裂伤严重，则破碎的脑组织和血块混合，可形成一种糜烂样的结构；4~5天后，血块和破碎脑组织开始液化，血肿转变为棕黄色的稠厚液体，同时四周有胶原纤维和神经胶质增生，至2~3周时，血肿表面有包膜形成，内贮黄色液体，并逐渐成为囊性病变，相邻脑组织可见含铁血黄素沉着，局部脑回变平、加宽、变软，有波动感，已多无颅内压增高表现。这些形态特点使血肿在手术时甚易辨认。

**临床表现** ①位于额、颞前端及底部的血肿与对冲性脑挫裂伤、硬脑膜下血肿相似，除颅内压增高外，多无明显定位症状或体征。②若血肿累及重要功能区，则可出现偏瘫、失语、偏盲、偏身感觉障碍以及局灶性癫痫等征象。③因对冲性脑挫裂伤所致脑内血肿患者，伤后意识障碍多较持久，且有进行性加重，多无中间意识好转期，病情转变较快，容易引起脑疝。④因冲击伤或凹陷骨折所引起的局部血肿，病情发展较缓者，除表现局部脑功能损害症状外，常有头痛、呕吐、眼底水肿等颅内压增高的征象，尤其是老年人因血管脆性增加，较易发生脑内血肿。

**诊断** ①CT 检查：急性期90%以上的脑内血肿均可在CT 平扫上显示高密度团块，周围有低密度水肿带（图a），但2~4周时血肿变为等密度，易于漏诊，至4周以上时呈低密度，又复可见。②MRI 检查：能较好显示脑实质损伤情况，但急性期应根据需要和患者病情综合考虑，以免影响急诊救治（图b，图c）。

**鉴别诊断** 需与硬脑膜外血肿、硬脑膜下血肿及脑水肿相鉴别（表）。

**治疗** ①手术治疗：急性脑内血肿的治疗与急性硬脑膜下血肿相同，均属脑挫裂伤复合血肿，两者还时常伴发。手术方法多采用骨窗或骨瓣开颅术，清除硬脑膜下血肿及挫伤糜烂脑组织后，随即探查额、颞叶脑内血肿，予以清除。②非手术治疗：有少部分脑内血肿虽属急性，但脑挫裂不重，血肿较小，不足30ml，临床症状轻，神志清楚，病情稳定，或颅内压测定不超过25mmHg 者，亦可采用非手术治疗。对少数慢性脑内血肿，已有囊变者，颅内

**表 硬脑膜外血肿、硬脑膜下血肿及脑内血肿、脑水肿的鉴别要点**

| 鉴别 | 硬脑膜外血肿 | 硬脑膜下血肿及脑内血肿 | 脑水肿 |
|---|---|---|---|
| 原发脑损伤意识改变 | 无或较轻<br>多有中间清醒期 | 较重<br>进行性意识障碍 | 严重<br>相对稳定，脱水治疗好转 |
| 脑受压症状病变部位 | 多在伤后24小时之内<br>着力点或骨折线附近 | 多在24~48小时之内<br>对冲部位 | 多在48~72小时之内<br>着力部位轻、对冲部位重 |
| CT 检查 | 内板下透镜状高密度影 | 硬脑膜下及脑内高密度影 | 低密度影 |
| MRI 检查 | 内板下透镜状高信号影，强度变化与血肿期龄有关 | 急性期呈低信号或等信号，亚急性期与慢性期为高信号 | 脑室、脑池变小，$T_2$加权像可见质与白质交界处高信号水肿区 |

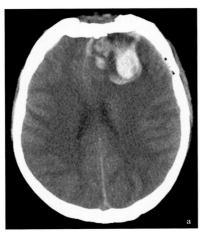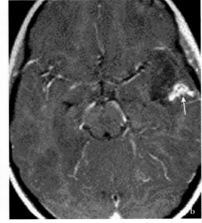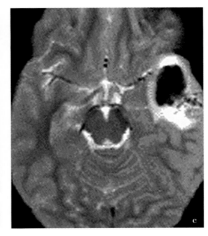

**图 脑内血肿影像学检查**

a. CT 示左侧额部脑内血肿、合并额部凹陷性骨折；b. T1 加权像 MRI 显示左侧颞叶脑内血肿，合并挫裂伤；c. T2 加权像 MRI 显示左侧颞叶脑内血肿，合并挫裂伤

压正常，则无需特殊处理，除非有难治性癫痫外，一般不考虑手术治疗。③术后处理：患者术后常有脑水肿存在，应给予积极的抗水肿治疗。癫痫是常见的并发症，应同时行抗癫痫治疗。定期随访，注意有无脑软化、癫痫灶形成、脑积水、脑穿通畸形等晚期改变发生。

**预后** 急性与亚急性脑内血肿患者常并有其他严重的脑挫裂伤，手术死亡率较高，约为45%。同时，后遗症也较多，诸如瘫痪、半身感觉减退、偏盲、智能减退、癫痫等的发生率，均较其他血肿为高。影响疗效的因素有：患者的一般情况、脑损伤的程度、病变的部位以及手术的及时与否等。慢性血肿患者因已度过了脑损伤的急性阶段，故死亡率较低。

(冯华 李飞)

lúhòuwō xuèzhǒng

## 颅后窝血肿 （posterior fossa hematoma）

外伤性颅后窝血肿多由后枕部着力损伤所致，枕部头皮多有损伤，多伴有枕骨骨折。外伤性颅后窝血肿以硬脑膜外血肿最常见，多由枕部直接暴力引起，枕骨骨折，造成静脉窦、脑膜血管及板障静脉出血所致。

**病因及发病机制** 外伤性颅后窝硬脑膜外血肿常见于枕部着力伤，导致枕骨骨折，骨折线越过横窦时可造成横窦上下硬脑膜外血肿，即骑跨横窦型硬脑膜外血肿。颅后窝血肿主要压迫小脑与枕叶，造成占位效应和静脉回流障碍，出现颅内压增高症状。

**临床表现** ①急性颅后窝硬脑膜外血肿：受伤后3天内出现，枕部着力，乳突根部皮下淤血、肿胀，患者头痛剧烈，呕吐频繁，血压升高，烦躁不安，具有典型急性颅内压增高表现，小脑共济失调往往缺乏。血肿巨大者可很快出现昏迷，双侧瞳孔散大，呼吸骤停，直至死亡。②亚急性与慢性颅后窝硬脑膜外血肿：亚急性血肿在伤后4天至3周内发病，慢性血肿则在3周后出现症状。此两类血肿病程长，病情发展慢。枕乳部着力外伤，照片发现人字缝分离或枕骨骨折，可有头痛、呕吐，查体常发现眼底水肿，少数患者可有眼球水平震颤或小脑共济失调，多数患者会去医院就诊行CT检查确诊，很少出现误诊而危及患者生命。CT可发现颅后窝混杂密度、等密度或低密度血肿。

**诊断与鉴别诊断** 因早期外伤性颅后窝血肿缺乏特有的临床征象，所以对后枕部着力的颅脑损伤，虽无意识障碍，仅有头痛、呕吐等颅内压增高症状者应尽快行CT检查，及早发现。①X线平片：可在汤氏位片上发现枕骨骨折或人字缝分离。②CT检查是早期诊断颅后窝血肿的首选方法，CT可发现颅后窝高密度血肿影，骨窗位可见枕骨骨折（图a）。③MRI检查：可避免颅骨的伪影，易观察到血肿的大小、范围及对周围组织的压迫情况（图b）。

**治疗** 颅后窝硬脑膜外血肿一旦确诊，应立即手术清除血肿。①骑跨横窦型硬脑膜外血肿：清除血肿的原则是先清除横窦下方颅后窝硬脑膜外血肿，再清除横窦上方枕叶硬脑膜外血肿。患者全麻，侧卧位，标记中央矢状窦线与横窦，做枕外粗隆与乳突根连线中点的纵形直切口，全层切开软组织达颅骨，首先于横窦下方钻一骨孔探查，确诊血肿后扩大骨窗，清除幕下血肿，迅速去除颅后窝的占位，解除小脑、脑干受压。然后于横窦上方钻一孔探查，彻底清除幕上血肿。多数血肿清除后无活动性出血，冲洗后安放引流管。若横窦损伤出血用明胶海绵压迫出血处几分钟，并缝合上下硬脑膜悬吊于横窦骨桥上。对横窦沟小血肿致颅内压增高者，应将压迫横窦的血块清除，必要时将血肿处颅骨咬去，以达彻底解除横窦受压、舒通横窦静脉血液回流之目的，手术效果极佳。②单纯性颅后窝硬脑膜外血肿：手术方法与骑跨血肿相同，但皮肤切口应偏下方，骨窗位于幕下。

(冯华 李飞)

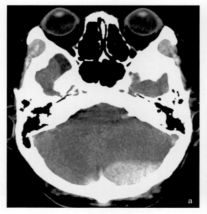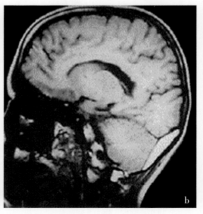

**图 颅后窝血肿影像学检查**
a. 颅脑CT示左侧颅后窝急性硬脑膜外血肿；b. MRI示骑跨横窦型硬脑膜外血肿

## 外伤性脑室内出血 （traumatic intraventricular hemorrhage）

wàishāngxìng nǎoshìnèi chūxuè

外伤引起的脑室内出血。是一种少见的颅脑损伤，发生率占重型颅脑损伤的 1%~2%。

**发病机制** ①是因暴力作用在额或枕部，使脑组织沿前后方向猛烈运动时，脑室壁产生剪力变形，撕破室管膜血管而致，称为原发性脑室内出血。②外伤性脑实质内血肿，破入脑室而引起，称为继发性脑室内出血。

**临床表现** 临床上除脑受损、颅内压增高及意识障碍之外，还有中枢性高热，呼吸急促，去脑强直及瞳孔变化，易与脑干损伤及丘脑下部损伤相混淆。

**诊断** 确切诊断有赖 CT 检查，可见明显的高密度影充填部分脑室系统一侧或双侧，大量出血可形成全脑室铸形。

**治疗** 该病往往并发严重脑挫裂伤及其他部位的血肿，因此治疗原则是在积极治疗原发性脑损伤的同时处理脑室内出血。通常，少量脑室出血多能自行吸收，即使有少量血凝块也能在 10 天左右液化，故采用腰椎穿刺引流血性脑脊液数次即可使脑脊液转清；若脑室出血量大，充盈全脑室系统时，则需行钻孔冲洗引流或神经内镜直视下冲洗。

**预后** 主要取决于并发颅脑损伤的严重程度，其他因素包括脑室内出血量的多少，脑积水的出现时间，年龄等，单纯脑室内出血预后相对良好。但是总体上外伤性脑室内出血的病死率和致残率较高。

（冯华 李飞）

## 外伤性基底节区血肿 （traumatic basal ganglion hematoma）

wàishāngxìng jīdǐjiéqūxuèzhǒng

脑外伤造成的基底节部位的脑内血肿。是在 CT 广泛应用之后才发现的特殊部位出血。其发生率占颅脑损伤的 3% 左右。多因加速或减速性损伤所产生的扭转或剪切力，使经白质进入基底节的小血管撕裂而致。

**临床表现** 外伤后早期出现完全偏瘫，而意识障碍相对较轻。

**诊断** 早期诊断需靠 CT 检查，并应根据血肿的大小、累及范围及病情能否稳定来决定手术与否。

**治疗** 若患者伤后意识有所改善，血肿小于 30ml，颅内压不超过 25mmHg，CT 无严重脑室、脑池受压、中线移位未超过 10mm，未穿破脑室者，可行非手术治疗，否则应及早施行手术。单纯性基底节血肿可采用钻孔穿刺引流术，必要时可注入尿激酶数次以促其固态血块液化后排出。若单纯性基底节血肿已破入脑室，则直接行脑室穿刺放置导管引流。基底节血肿伴有同侧颅内血肿时，则需行开颅术清除血肿，以彻底止血。

**预后** 主要依据损伤的部位而出现不同症状的后遗症，主要有：语言不利 、肢体功能障碍、口角歪斜等。

（冯 华 李飞）

## 颅内创伤性动脉瘤出血 （intracerebral traumatic aneurysmal hemorrhage）

lúnèi chuāngshāngxìng dòngmàiliú chūxuè

颅内创伤性动脉瘤是指颅脑外伤直接损伤或者间接损伤血管壁而形成的动脉瘤，它是颅脑损伤后特殊的并发症，其发生率虽然较低，但破裂出血后死亡率及残疾率极高，也是颅脑战伤患者延期死亡的重要原因之一。

**分型** ①急性型：颅脑损伤后迅速形成，可为急性颅内血肿的出血源，常伴有严重脑创伤，意识障碍深，多在清除血肿时发现或急诊血管造影时确诊，易遗漏，预后与原发及继发性脑损伤的程度密切相关。②亚急性型：临床表现较为典型且多见。先有或轻或重的颅脑伤，治疗痊愈或好转后，动脉瘤破裂出血，病情突然加重或恶化，甚至死亡，腰穿脑脊液可有新鲜出血，CT 显示颅内延迟性出血，一般发生在伤后 2 周左右。③慢性型：多为颈内动脉海绵窦段创伤性动脉瘤，以头伤后反复鼻腔大出血为特征，或出现眼外肌麻痹和非搏动性突眼。

**临床表现** ①占位或对邻近结构的压迫表现：头痛、脑神经麻痹、肢体无力或麻木、癫痫、神经行为障碍等。②破裂出血的表现：脑内、脑室、蛛网膜下腔、硬脑膜下或硬脑膜外出血，以及鼻腔大出血等。③破裂出血后的继发性损害表现：如脑血管痉挛、严重时的脑缺血甚至脑梗死、脑积水等。

**诊断** 血管成像和脑血管造影是诊断颅脑损伤后创伤性动脉瘤的方法，颅脑外伤患者有以下表现之一时，要高度警惕，应及时行脑血管造影，明确有无颅内创伤性动脉瘤（图）。①闭合性颅脑损伤患者，起初 CT 无明显异常，经治疗临床症状好转，伤后 2~3 周，病情突然加重或恶化，腰穿脑脊液有新鲜出血，复查 CT 见有蛛网膜下腔、脑室或其他难以解释的颅内出血时。②头伤后反复出现鼻腔大出血，可出现眼外肌麻痹和非搏动性突眼。③头伤后 CT 见脑内、脑室、脑池内出血邻近颅内大血管，且与外伤性颅内血肿的常见部位不符时。④颅脑穿透伤，致伤物或骨折片穿过脑动脉主干区域时；或早期清创后出现颅内延迟性出血时。

**治疗** ①脑浅表血管创伤性动脉瘤：即使原发性脑创伤和破裂后病情严重，因病变易于显露，手术难度不大，一经确诊应及时手术治疗。②位于深部血管的创伤性动脉瘤：因其大多数为假性动脉瘤，瘤囊薄、无瘤蒂、不易夹闭，多需阻断载瘤血管，手术难度及风险大；若确诊时意识障碍重，颅内压增高而又无脑积水表现者，早期直接手术非但不易接近动脉瘤，还会加重脑损伤，宜先行止血、脱水等综合治疗，病情缓解后尽快手术。③颈内动脉海绵窦段内创伤性动脉瘤：易发生致命性鼻腔大出血，或破裂形成颈内动脉海绵窦瘘，确诊后应首选血管内治疗，可选择可脱球囊、弹簧圈、或颅内支架等方法栓塞。

(冯华 李飞)

duōfāxìng lúnèi xuèzhǒng

**多发性颅内血肿** （multiple intracranial hematoma） 颅脑损伤后颅内同时形成两个以上不同部位或不同类型的血肿。此类血肿常伴发于严重脑挫裂伤患者，有些患者，在入院初次 CT 检查时就已明确诊断，但也有相当一部分患者初次检查时只见单个血肿，甚至只有脑挫裂伤灶，直到 1 天或数天后 CT 检查发现多发血肿。

**临床表现** 多发性血肿没有独特的临床征象，虽然可以根据致伤机制和神经功能受损表现，作出初步估计，但因各种多发性血肿之间，症状和体征往往混淆，难以确诊，常须依靠影像学的检查，或经手术探查证实。一般分为三种情况。①同一部位不同类型的多发血肿：多为对冲性脑挫裂伤伴急性硬脑膜下血肿及脑内血肿；或着力部位硬脑膜外血肿伴局部硬脑膜下和/或脑内血肿。②不同部位同一类型的多发血肿：常为双侧硬脑膜下血肿，尤其是小儿及老年患者，因额部或枕部减速性损伤所致。当致伤暴力大、脑挫裂伤严重时，常为急性硬脑膜下血肿，往往位于双侧额颞前份。若脑原发性损伤轻微，系脑表面的桥静脉撕裂出血时，则多为慢性或亚急性双侧半球凸面硬脑膜下血肿。偶尔可因挤压伤致双侧颞骨骨折，亦有引起双侧硬脑膜外血肿的可能，但较少见。③不同部位不同类型的多发血肿：见于着力部位硬脑膜外血肿和/或脑内血肿伴对冲部位硬脑膜下及脑内血肿。有时枕部减速性损伤，引起枕骨骨折，可致颅后窝硬脑膜外血肿，伴对冲部位硬脑膜下和/或脑内血肿。多发性颅内血肿临床表现常较严重，患者伤后多持续昏迷或意识障碍变化急促，容易早期出现天幕切迹疝及双侧锥体束受损征。

**诊断** 根据头部 CT 检查和术中探查情况确定。

**治疗** 对术前已通过影像学检查，定位诊断明确的多发血肿，可以合理设计手术入路、方法和次序；但对术中始疑有多发血肿的病例，应根据致伤机制、着力点和颅骨骨折等情况慎加分析，进行探查。同一部位不同类型血肿的清除：最常见的是额颞前份对冲性脑挫裂伤，急性硬脑膜下伴脑内血肿，属混合性同一部位的血肿，往往彼此相连，故可在同一手术野内一并清除，偶尔需行脑穿刺始能发现；其次是硬脑膜外血肿伴发硬脑膜下或局部脑内血肿，可疑时必须切开硬脑膜探查硬脑膜下或行脑穿刺，证实后予以清除。不同部位同一类型血肿的清除：较多见的是双侧硬脑膜下血肿，好发于额、颞前份

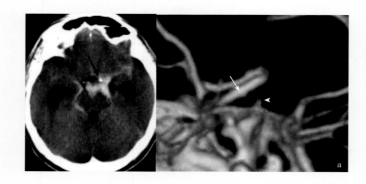

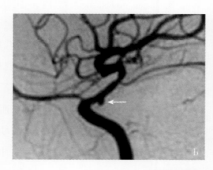
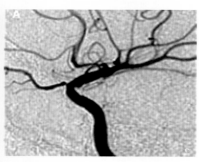

**图 创伤性动脉瘤影像学检查**
a. CT 血管造影（CTA）；b. 数字减影血管造影（DSA）；c. 栓塞术后

或额、顶凸面。其次是双侧颞部硬脑膜外血肿，较少见。手术探查及清除这类双侧的血肿时，患者头宜仰卧垫高，消毒铺巾须兼顾两侧施术的要求。一般急性双侧血肿应先于有脑疝的一侧，或血肿较大的一侧行骨窗开颅清除血肿，另一侧行钻孔引流或扩大钻孔至适当的骨窗清除血肿。对亚急性双侧血肿，可以一次手术双侧骨瓣开颅，亦可按血肿之大小分次剖开清除。对慢性硬脑膜下血肿大多采用双侧钻孔引流术。

**预后**　目前国内外大多学者认为多发性颅内血肿预后较差，硬脑膜下合并脑内血肿类型、低格拉斯哥昏迷评分（GCS）、中线移位、持续存在并进行性加重的颅内高压以及瞳孔对光反射消失等提示预后不良。此外，从外伤发生至得到治疗的时间，以及患者自身情况，也对预后有着重要影响。

（王茂德　李　奇）

xīnshēng'ér lúnèi chūxuè

## 新生儿颅内出血（intracranial hemorrhage of newborn）

新生儿较常见的危重疾病，尤以早产儿易发生，病死率高，存活者常有神经系统后遗症。发生部位与胎龄关系密切，早产儿、难产儿发生幕上下硬脑膜下出血较少，蛛网膜下腔出血较多；32周胎龄以内的早产儿易发生缺氧性脑室周围生发层出血伴（不伴）蛛网膜下腔出血或脑实质出血；足月儿多为产伤所致。

**分类**　①脑室周围-脑室内出血（periventricular intraventricular hemorrhage，PVH-IVH）：根据出血局限程度分Ⅰ～Ⅳ级。Ⅰ级：室管膜下出血；Ⅱ级：脑室内出血但无脑室扩大；Ⅲ级：脑室内出血伴脑室扩大；Ⅳ级：脑室内出血伴脑实质出血。②原发性蛛网膜下腔出血。③脑实质出血。④硬脑膜下出血。⑤小脑出血。

**临床表现**　①PVH-IVH：常表现为呼吸暂停、嗜睡、肌张力低下和拥抱反射消失。②原发性蛛网膜下腔出血：典型表现为生后第2天出现抽搐，腰穿可见血性脑脊液。③脑实质出血：如出血部位在脑干，早期可发生瞳孔变化、呼吸不规则和心动过缓；下肢运动障碍多见。④硬脑膜下出血：一般在出生24小时后出现惊厥、偏瘫和斜视等神经系统症状。⑤小脑出血：临床表现多不典型，表现为频繁呼吸暂停、心动过缓等。

**诊断**　症状体征有助于诊断，脑脊液检查示红细胞计数增多、蛋白增高、细菌培养阴性。床旁前囟B超显示颅内情况异常，头部CT可以明确颅内出血部位和大小。

**治疗**　主要为支持疗法、止血、控制惊厥、降低颅内压和治疗脑积水，脑室内出血多者行脑室穿刺置管外引流术，脑实质内出血量大者需行手术清除血肿。

**预后**　主要与出血部位及严重程度相关。Ⅰ级、Ⅱ级PVH-IVH90%以上存活，脑积水发生率低于20%。Ⅲ级、Ⅳ级PVH-IVH存活率不足40%，且其中60%以上留有脑积水和脑瘫、癫痫、智力低下、视力与听力损害等神经系统后遗症。如出血在脑干则病死率高。

（王茂德　李　奇）

yìngnǎomóxià jīyè

## 硬脑膜下积液（subdural effusion）

脑脊液在硬脑膜下间隙聚积形成的积液病灶。多由头部外伤引起，创伤后造成蛛网膜和软脑膜损害，发生粘连，蛛网膜颗粒丧失吸收脑脊液功能，脑脊液不能正常循环流动等一系列病理生理改变。积液常为清亮、血性或黄变，压力高低不等。根据病程可分为急性和慢性两种。急性者多发生于伤后数小时至3天，进展快，主要为颅内压增高症状，严重的可出现昏迷及脑疝。慢性者多见于伤后数月甚至数年，主要表现为偏瘫、失语、癫痫，并有意识障碍等表现。头部CT检查可明确诊断；积液密度与脑脊液近似。积液呈非酱油样性质，不含深色凝血块，无包膜形成。无症状者动态观察，有症状者通常行钻孔引流术，必要时可行开颅手术治疗。预后主要取决于脑损伤和脑组织萎缩的程度。

（王茂德　李　奇）

kāifàngxìng lúnǎo sǔnshāng

## 开放性颅脑损伤（open cranio-cerebral injury）

致伤物造成的头皮、颅骨、硬脑膜和脑组织均向外界开放的损伤。颅底骨折硬脑膜撕裂时，可发生脑脊液漏，颅腔实际已和外界沟通，亦属开放性颅脑伤。如果硬脑膜未破裂、颅腔与外界不相通，则脑损伤仍为闭合性。

**病因**　开放性颅脑损伤一般分为锐器或钝器所造成的非火器性颅脑开放伤和枪弹或弹片造成的火器性颅脑损伤两大类。非火器性开放性颅脑伤致伤原因较多，多见于打击伤、坠跌伤，亦可见于交通事故伤，致伤物分钝性和锐性致伤物两类。钝性致伤物有木棒、锤、砖块、飞石等击伤头部，高处坠落或交通伤，因人体处于运动状态，头部撞击在较钝物体上造成头部开放伤时，也属钝性物致伤。锐性致伤物包括钉、锥、钢钎、刀、斧等。

**病理生理**　开放性颅脑损伤

伤情严重程度取决于致伤物的类型和作用力的大小。钝性致伤物所致打击性损伤头皮撕裂伤多不规则，颅骨凹陷骨折程度不一，脑组织挫裂严重。高处坠落或交通伤则头皮、颅骨、脑组织损伤的范围广泛，且减速与加速伤机制同时存在，伤情较打击伤更为严重和复杂，伤口污染亦较重。锐性致伤物造成的开放性颅脑伤，头皮、颅骨和脑实质损伤的范围相对局限，伤口形状和范围与致伤物的刃面相一致，脑损伤取决于作用力大小和深度，并可伴脑实质内出血。开放伤伤口和伤道污染情况视致伤物而异，常有泥沙、毛发，伤道浅部有碎骨片或其他异物。幼童被铅笔或其他较尖锐玩具致伤，可能经眶部刺入颅内造成开放性脑损伤。如致伤物不是通过眼眶、口腔刺入颅内或损伤大血管，一般情况下伤情相对较轻，如不注意易被忽略。

**临床表现** 包括局部症状和全身症状。

**局部症状** 开放性颅脑损伤创伤局部头皮创缘多不整齐，掺杂有头发、布片、泥沙、玻璃碎片和碎骨片等异物，有时可见脑脊液及坏死液化脑组织从伤口溢出，或脑组织由硬脑膜和颅骨缺损处向外膨出。

**全身症状** ①意识改变：局限性穿刺伤、切割伤，如未伤及脑功能区，不发生颅内血肿、脑受压，则可无意识障碍或仅有短暂意识障碍。钝器伤、坠落伤常合并有较广泛的脑损伤，可出现不同程度的意识障碍。锐器若直接伤及脑干或丘脑下部，可出现去皮质强直及高热等表现。②生命体征改变：局限性穿透伤多无生命体征变化。开放性损伤失血较多，可出现失血性休克的表现。

当脑损伤严重，伴有颅内出血、急性脑水肿或肿胀，急性颅内压增高时，可表现为血压升高、脉缓和呼吸频率改变，重者可出现脑疝征象。③局灶神经系统症状：损伤累及脑功能区，可出现相应的神经系统症状，如肢体瘫痪、失语、意识障碍、偏盲、外伤性癫痫等。如伤及脑神经，则出现相应神经损伤症状。④颅内感染症状：致伤物穿入颅腔，往往将头皮、头发、布片和颅骨等碎片带入脑组织内，如清创时间延迟或清创不彻底，容易发生化脓性脑膜炎、脑炎或脑脓肿。表现为头痛、恶心、呕吐，体温升高，心率快，颈项强直，血象升高等。⑤复合伤：复合伤是引起休克的重要原因，常见的复合伤多为胸腹闭合性损伤。颅脑伤重于复合伤时，临床征象以脑伤为主，容易漏诊复合伤，特别是有意识障碍的患者，不可忽视全身体格检查。

**诊断** 开放性颅脑损伤可见头部伤口，易于诊断，但对颅内损伤情况则需仔细检查。开放性颅脑损伤的诊断依据有：①有头伤史，可见伤道出血，部分见脑脊液和脑组织外溢。②可出现偏瘫、失语、癫痫等局部脑组织损害的症状。③部分患者可因颅内血肿或颅内感染出现颅内压增高的表现。④头部 X 线检查提示颅骨骨折、颅内异物（骨片、空气、金属等），CT 和 MRI 检查可显示脑挫裂伤和血肿等。

辅助检查主要包括以下几种。①伤口检查：注意检查伤口的部位、大小、形态，有无脑脊液和脑组织外溢，有无活动性出血。在未作好手术准备之前，严禁探查伤口深部，以防大出血。②颅骨 X 线平片检查：颅骨正、侧位

及切线位片可了解颅骨骨折的部位、类型、程度，颅内异物的数目、位置、性质，插入物的位置（图 a），有利于指导清创。③CT 和 MRI：CT 可了解脑伤的性质、位置和范围以及颅内出血和血肿的大小，有助于确定碎骨片和显示异物的存留（图 b），但对脑内分散的碎骨片数目和形态不如颅骨平片确切，如出现颅内积气，则说明颅腔与外界交通（图 c）。CT 三维重建可以显示颅骨骨折、塌陷的范围与程度（图 d）。MRI 一般不用于急性期检查，但对后期判定脑损伤的程度、脑水肿、慢性血肿等有一定意义。④脑血管造影：当患者有颈内动脉颅内段和海绵窦的损伤征象时，脑血管造影可以证实血管损伤的部位和性质，作为治疗的依据。⑤腰椎穿刺：腰椎穿刺一般不用于创伤性质的诊断，多于手术后或创伤晚期确定有无颅内感染和蛛网膜下腔出血。

**治疗** ①积极进行止血、包扎，纠正休克，维持呼吸、循环稳定，抗感染等治疗。②急救时尽量少扰动伤口，尽快用敷料包扎，减少出血和继发损伤、污染；伤口内留置有致伤物者不可拔出可摇动。③手术清创：开放性脑损伤原则上须尽早行清创缝合术，使之闭合。清创缝合应争取在伤后 6 小时内进行；在用抗生素的前提下，72 小时内尚可行清创缝合，清创从头皮到脑伤道逐层进行，去除失去活力的头皮组织和异物，修齐创缘；取除游离的碎骨片，于邻近损伤部位的正常颅骨钻孔，咬除污染区的碎骨片；最小限度的切除硬脑膜边缘，最后清除所有见到的血凝块、异物及嵌入的骨碎片。彻底清创后，若脑组织塌陷、脑搏动良好，缝

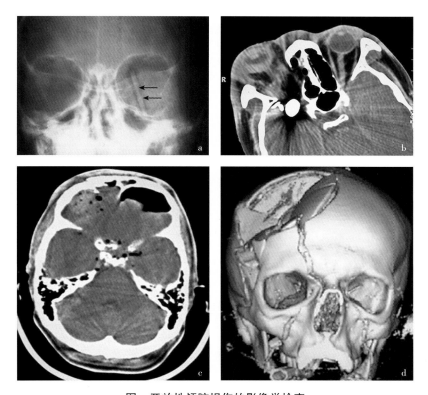

**图 开放性颅脑损伤的影像学检查**

a. X 线检查示异物刺入颅内；b. CT 示金属异物存留，颅底骨折；c. CT 示颅内积气，脑挫裂伤；d. CT 颅骨三维重建示顶骨大面积塌陷

合或修补硬脑膜；脑挫裂伤严重，清创后颅内压仍高者，可不缝合硬脑膜减压，分层严密缝合头皮。对于感染的开放性颅脑损伤，先行抗感染、伤口引流等处理，待感染控制后行晚期清创。④异物处理：有致伤物嵌入者，不可贸然拔除，应在明确检查伤道走行后进行清创处理。以头皮伤口为中心，做 S 形切口，绕颅骨穿孔周围钻孔，形成骨瓣，将嵌入物连同骨瓣沿其纵轴方向缓慢拔出，当发现活动性出血时立即剪开硬脑膜，牵开脑伤道，寻找出血处进行止血，清除失活脑组织和凝血块后逐层缝合。

**预后** 依损伤的严重程度而不同，合并重度脑损伤、颅内血肿、继发脑疝和失血性休克者预后不佳。

（冯华 李飞）

lúnǎo huǒqìshāng

## 颅脑火器伤 （craniocerebral missile wound）

火药、炸药等爆炸产生的投射物，如枪、炮弹的弹丸或碎片直接作用于颅脑引起的颅脑损伤。

**致伤机制** 直接损伤作用 投射物穿过组织时，依靠其动能，直接撕裂、破坏组织，造成组织的直接损伤，形成原发伤道或称永久伤道。

瞬时空腔效应 高速投射物穿过组织时，其致伤能量除沿弹道方向形成前冲力造成直接损伤外，很大一部分能量形成侧冲力，以压力波形式传递给伤道周围组织，后者迅速向四周压缩、移位，形成比原发伤道大几倍或十几倍甚至几十倍的瞬时空腔。随着周围组织的压力强度增加以及空腔达一定限度后，由于组织弹性作用，空腔迅速收缩塌陷。空腔收缩后由于腔内压力再次增大，再次出现膨胀；如此，空腔经几次脉动性扩张、收缩，最终消失。虽然空腔的持续时间仅数毫秒至数十毫秒，但急剧膨胀与收缩的空腔，使伤道周围组织受到连续的压缩、牵拉、撕扯与震荡，造成组织远较原伤道大得多的广泛不均匀损伤，原伤道周围组织和远隔部位形成大范围挫裂伤灶。瞬时空腔的致伤效应，取决于投射物传递到组织的能量及组织本身的生物物理特性。投射物速度越快，传递到组织的能量越大，瞬时空腔越大，持续时间长，脉动次数多，组织损伤越重。投射物在组织内不稳定，在组织内翻滚、撞击、捣搅，直接搓碎脑组织。传递给组织的能量大，瞬时空腔效应越明显。颅脑的组织结构不同于身体其他部位，外为颅腔壁，质地坚硬；内为脑组织，含水量较多、柔软、黏滞性大、易传递能量。当致伤物击中颅脑时，首先是直接造成广泛的颅骨破碎和脑组织的广泛损伤，接着是投射物动能对颅内容物的瞬时空腔作用，加重、扩大原伤道的损伤。由于压力波扩张受到坚硬颅腔内壁的限制，颅内压力会急骤升高，甚至使颅骨崩裂，脑组织向外飞溅。

压力波作用 投射物致伤时，组织内压力的产生机制包括：①投射物碰击组织表面时，可产生一个压力峰值达 10.1 MPa（100 个大气压）的冲击波，以约 1500 m/s 的速度向组织内传播。②投射物在组织内传递能量，形成瞬时空腔，由此形成压力波。③投射物在组织内将动能传递给组织液体微粒，使组织粒子加速运动，一旦其运动速度达到或超过该组织内音速时，即形成所谓"跨音速流"，从而产生冲击波。实验研究发现，高速投射物作用于头颅瞬间，可在脊髓、远隔部位的脏器如肺、心内膜等处出现不同程度的点、片状出血；如作用于下肢或胸腹腔时，可见到颅内，尤其脑底部、脑干部的点、片状出血，表现为"远隔效应"。其损伤机制，可能是较强的压力波作用于循环系统，致使体液或血液压力骤然上升，引起脏器微小血管破裂出血。

**分类**　主要包括以下几种分类方法。

**按伤道特征分类**　①头皮软组织伤：指颅外软组织受损，伤口或伤道在颅外软组织内，颅骨及硬脑膜完整。通常伤情不重。由于冲击波加速度及压力波效应，部分患者可合并有颅内损伤，如蛛网膜下腔出血、脑挫裂伤、颅内血肿。②颅脑非穿透伤：指颅外软组织和颅骨损伤，硬脑膜未破损。因空腔效应及压力波效应，多伴有脑损伤。在投射物着力点处下方或距损伤部位一定范围内，存在脑挫裂伤，也可并发颅内出血或血肿。③颅脑穿透伤：指颅外软组织、颅骨和脑膜均被穿透，颅腔与外界相通，脑组织内出现伤道。一般损伤较重，是火器性颅脑损伤救治的重点。根据伤道的不同分为：a. 盲管伤，仅有射入口，致伤物停留在颅内伤道远端，或遇对侧颅骨内板后弹道方向发生反折；b. 贯通伤，有射入口和射出口，致伤物离开颅内，形成贯通颅腔的伤道；c. 切线伤，投射物呈与头颅表面相切线的方向损伤头颅，造成颅外软组织、颅骨和脑组织形成沟槽样伤道（图1）。

**损伤部位分类**　颅内某些特殊部位和结构损伤，伤情严重，预后极差，在处理上有特别要求。①静脉窦损伤：常见于矢状窦，其次为横窦，也可见窦汇、直窦、乙状窦和海绵窦。合并静脉窦损伤，容易造成大出血，出血若流向颅外，可致失血性休克，出血积于颅内，形成颅内血肿，引起脑受压移位，终致脑疝。②脑室穿通伤：见于投射物穿入或穿过脑室，形成盲管伤或贯通伤；由于脑内伤道深，且脑室与伤道相通，极易引起大量脑脊液外溢，并可出现脑室系统感染和积血。侧脑室损伤多见，双侧侧脑室损伤以及第三或第四脑室损伤一般

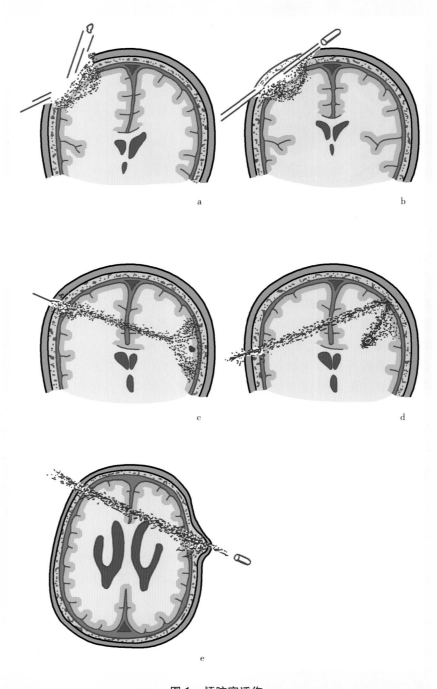

**图1　颅脑穿透伤**
a、b. 切线伤；c、d. 盲管伤；e. 贯通伤

都伴有脑重要结构损伤，多较严重，伤后早期死亡率极高。③颅后窝伤：相对少见，多为经颅其他部位伤的延续，颅后窝容积小，内有脑干和椎基底动脉等重要结构，损伤后预后极差。④颅面伤或颅颈伤：指投射物经面颌、耳颞或上颈部射入，伤道经眶、额窦、筛窦、上颌窦、鼻腔或耳、乳突入颅，由于伤道穿过污染的黏膜腔和穿过颅底，易损伤颅底血管或引起脑脊液漏，极易并发大出血、低颅内压反应和继发性感染，处理上也较困难，预后不良。

**伤道特点**　现代火器性致伤物的特点是速度快、质量轻。速度快则动能大，空腔就大，致伤作用强；质量轻，击中组织后减速快，能量释放快，能量传递率（碰击能量/组织吸收能量）大，造成的损伤也重。小口径枪弹所造成的损伤远较稍大口径枪弹为重。贯通伤时常常造成弹丸或弹片的出口大于入射口，伴有范围及程度均严重的伤道内脑组织损伤的。近距离射中时，入口常大于出口。高速、小质量破片伤若为贯通伤则入口大于出口。小破片造成盲管伤的发生率高于贯通伤，钢珠弹伤多为盲管伤。破片伤入口形状，随破片形状而异；三角形、方形或不规则破片，其入口较大，呈不规则撕裂。钢珠弹入口一般为边缘整齐的圆孔，有时因皮肤弹性良好，入口仅仅见窄小的裂痕，可被血块掩盖，不易发现。质量轻的致伤物稳定性差，遇到不同密度的组织，易改变弹道方向，因而在颅内可形成走行方向复杂的伤道。投射物击中颅骨时形成的骨碎片，作为继发性投射物再作用于伤道，不仅增大伤道内腔，还可形成许多

继发性伤道。

**伤道病理**　颅脑火器伤伤道可分为三个区域。①原发伤道区：由投射物直接造成。伤道内充满破碎毁损的脑组织，杂以血块、血液、渗出物和随致伤物进入的异物，如碎骨片、头发、皮肤碎屑、泥沙、布片等。碎骨片通常散布于伤道近端。盲管伤致伤物多停留在伤道远端。脑膜或脑组织出血可形成血肿，血肿可在硬脑膜外、硬脑膜下或伤道内，如伤道较长，则伤道血肿可在近端、中段或远端，分别形成伤道近端血肿、中段血肿、远端血肿，清创时切勿遗漏伤道远端血肿。盲管伤如伤道远端达对侧脑表面，应警惕对侧硬脑膜下血肿。②脑挫裂伤区：原发伤道周围，由于空腔效应，脑组织形成范围广泛的挫裂伤区。病理表现为血管断裂或破裂，形成点、片状出血，脑细胞结构不清，胶质细胞肿胀或崩解，血管周围间隙增大、组织水肿。损伤程度和范围取决于致伤物传递给周围组织的能量。大脑凸面、脑底、丘脑下部、小脑、脑干等处伴有蛛网膜下腔出血。③震荡区：位于脑组织挫裂伤区外，其内组织结构完整，神经元及神经纤维因震荡而发生暂时性功能抑制，不伴有其他继发性损害。震荡区的大小不一，范围与传递给组织的能量有关。破片伤中，震荡区多集中于入口附近，近盲管伤末端或贯通伤出口处可完全没有震荡区，这与破片能量大都在近入口处释放有关。伤后随时间变化，伤道病理特征出现不同。上述变化一般发生在3天内，为急性期变化；周围脑水肿逐渐加重。伤后4~5天进入炎症反应期，创道内坏死组织及血凝块开始液化，逐渐与存活组织

分离，周围组织水肿充血、炎性渗出，小胶质细胞变成格子细胞进入损伤区，胶质细胞增生，开始修复阶段，此期内如不并发感染，多在3个月左右，脑膜脑瘢痕形成。

**临床表现**　①生命体征变化：轻者可无变化或变化轻微，重者变化显著，甚至有呼吸、循环衰竭，可迅速致死。投射物击中颅脑瞬间，压力波造成颅内压急骤升高，多出现呼吸暂停、呼吸节律不规整（急促、缓慢或间歇性呼吸急促），血压可一过性下降，脉搏细弱，心率减慢，多为原发性休克或脑休克期。持续时间和严重程度与损伤程度及部位有关，如伤及重要生命中枢如脑干、下丘脑，或动能很大的枪弹伤、大破片伤，伤者常不能恢复，迅速中枢衰竭死亡。一般穿透伤原发性生命体征紊乱，持续数十秒或数分钟后逐渐恢复。浅层小破片伤可无原发性生命体征改变。颅脑火器伤休克的发生率远高于平时伤，多因创口大合并有大量外出血、脑室伤大量脑脊液丢失或合并其他部位的多发伤引起。患者面色苍白、冷汗、脉搏细弱、心率快、血压低，甚至测不到、烦躁不安等创伤性休克的表现。如颅内有血肿形成，出现进行性颅内压增高，则表现为呼吸慢而浅，脉搏变慢宏大有力，血压升高等，终致脑疝形成。②意识障碍：低速弹或小弹片局限性穿透伤，未伤及脑重要结构者可无意识障碍。穿透伤伴有严重脑挫裂伤，或伤及深部重要结构，伤后即可出现意识障碍；如无原发意识障碍，或意识障碍好转或恢复后再次出现进行性意识障碍，提示有脑疝可能。常为颅内出血形成血肿所致。③颅内压增高症状：

开放性创口较大者，因脑脊液、积血及碎化脑组织外流可缓解颅内压增高；而创口小，尤其是当颅内有血肿者，常有明显颅内压增高症状，如头痛、呕吐、烦躁不安、进行性意识障碍，甚至出现脑疝症状。④神经功能缺失：因脑神经损伤或脑功能区受损引起，可出现单一和复合脑神经损伤，多见于嗅神经、视神经、动眼神经、三叉神经、外展神经、面神经和听神经损伤，以及瘫痪、失语、感觉障碍、视野缺损、癫痫等。

**诊断**　明确创口的部位、大小、形状，以及有无异物碎屑、脑脊液或搓碎脑组织外溢，有无活动性出血及程度、脑组织膨出等。创口较小时，易被头发掩盖而不易发现，应剃光头发后仔细检查。邻近的眶部、鼻部、颌面部及上颈部，也应予以详细检查，以防遗漏。检查创口时，如条件不具备，仅作表面检查，禁向创口深部探查或随意取除嵌入创口内的骨片和异物，防止造成大出血；创口深部的检查应在手术室进行。①头部 X 线片：常规拍摄头部正、侧位 X 线平片，了解颅骨骨折情况、射入口及射出口位置，颅内碎骨片和异物的数目、大小、形态和部位，对判断伤情，指导清创有重要意义。必要时可加拍切线位、汤氏位、颌面或颅颈区 X 线平片，检查颅面或颈颅伤。②CT 检查：经损伤现场急救病情稳定后，后送至条件许可的医院，进行 CT 检查，了解创口和伤道情况、头皮损伤和颅骨骨折、异物碎片和颅骨碎片以及颅内血肿和脑软组织损伤情况（图 2），CT 可显示外伤晚期脑软化、脑脓肿、脑穿通畸形囊肿等。③MRI检查：对于了解颅脑火器伤后颅

外和颅内软组织损伤情况，效果优于 CT；通常用于伤后晚期了解颅内感染、脑脓肿、脑软化灶、穿囊肿等。但怀疑有金属异物存留时不宜采用。④数字减影脑血管造影（DSA）：对诊断颅脑火器伤后血管性并发症，如脑血管栓塞、外伤性动脉瘤、动静脉瘘有决定性意义。⑤腰椎穿刺：通常用于清创术后和伤后晚期。通过检测颅内压，释放和化验脑脊液，可检查和治疗蛛网膜下腔出血和颅内感染；行奎肯施泰特试验（Queckenstedt test），可了解颅内和脊髓蛛网膜下腔通畅情况。

**治疗**　包括以下几方面。

**急救和后送**　急救目的和措施是在受伤现场去除和阻断致伤源，简单迅速制止活动性出血，予以创口保护处理，以免受到二次损伤和污染，维持呼吸和循环基本稳定，满足后送途中基本需求，以求在医疗处置条件良好的环境中接受合理治疗。战时阵地急救，因环境条件特殊，首先应将患者由火线上抢救下来，然后进行创口包扎。创口包扎一般应用急救包，创口大、有脑外露或膨出者，应以急救包敷料包其周围，保护脑组织，再加压包扎，

以减少出血、污染，防止增加损伤；伴有胸、腹、四肢复合伤者，还应注意有无活动性大出血，应紧急简单控制出血，迅速后送环境较安全的救护所。对昏迷、危重患者应注意保持呼吸道通畅，宜采用侧俯卧位，以利上呼吸道分泌物、血液及呕吐物排出，防止误吸和窒息。在后送至的救护所，仔细检查创口包扎情况，对包扎不确实或有活动性出血的创口，应重新处理。对呼吸道不通畅者，应用气管插管，或行气管切开术，保持呼吸道通畅；危重患者应进行抗休克、复苏处理，包括补充血容量，纠正缺氧、酸中毒及其他电解质紊乱。对患者进行初步分类，填写伤票，记录伤情，除已有中枢衰竭者应就地抢救外，根据患者伤情，迅速组织后送。战争环境下，对后送来的大批患者强调合理的分级医疗救护。根据具体情况设有一线、二线和后方三级医疗救护单位（医院）。有神经外科手术组加强的一线医院，限于处理危及生命的颅内血肿、大出血和濒危患者，不可将大批颅脑损伤患者集中在一线医院行手术处理。早期清创处理，应在二线医院或后方专科

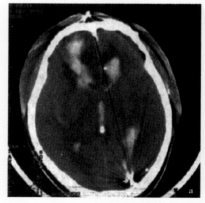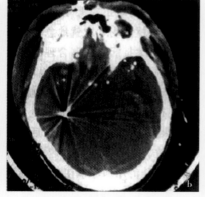

**图 2　颅脑火器伤 CT**

a. 脑深部金属异物伴伤道和脑室积血；b. 脑内多处金属异物伴伪影形成

医院进行。颅脑火器伤患者，根据病情，可采用越级后送，采用快速运送工具，尽快将患者送至可进行良好的神经外科处理的医疗单位。

颅脑火器伤清创术 彻底清创术指彻底清除创口浅部受损搓碎的软组织和深部失活坏死的脑组织，取出嵌入伤道的金属异物、颅骨碎片及其他异物，清除血块，彻底止血，严密缝合硬脑膜和头皮软组织（图3）。彻底清创术，结合术前、术中、术后使用有效抗生素，使颅脑火器伤的感染率和死亡率明显下降。

清创分期原则 ①早期处理：指伤后3天以内的伤员，经必要的术前检查和准备之后，应尽早地进行颅脑火器伤创口清创术；对于伤道有活动性出血，或有颅内继发血肿形成，或有脑疝前兆者，应紧急果断开颅手术；颅脑穿透伤合并有脑室伤、大量脑脊液漏、静脉窦伤、颅后窝伤，也应提前处理；颅脑穿透伤应优先于非穿透伤；同类型伤先到达者，先接受处理。合并有危及生命的

胸、腹伤时，应先处理合并伤，维持呼吸和循环稳定；如有脑疝征象，在良好的麻醉与输血保证下，也可同时开展多部位、多器官手术。对伤情严重，有明显休克或生命体征不稳定、全身情况较差的患者，应积极进行复苏治疗，待患者全身情况稳定后再手术更为安全。清创术后，应留治观察数日再后送，较为安全。②延期处理：伤后3天~1周后送来的伤员，经早期清创处理，创口无感染迹象，可换药处理，无需再次清创；如创口未经处理，或虽经处理但不彻底，或已有感染时，则在全身应用有效抗生素治疗的同时，适当扩大创口以利引流，待感染局限或创口愈合后再行晚期修复和整形处理。③晚期处理：伤后1周以上到达的伤员，创伤多伴有严重感染，多比较严重，应加强全身抗感染治疗及支持疗法，创口分泌物培养加药敏试验，根据结果选用敏感抗生素。局部创口换药，有引流不畅者可适当扩大创口引流，待感染局限或创口愈合再行后期修复

和整形处理。对无感染，伤口已愈合的伤员，如无需手术处理的并发症，则不必再次手术。

清创注意事项 ①清创术应尽早进行，对于防止晚期颅内感染、外伤性癫痫极为重要。②快速后送，甚至越级后送，有利于正确的处理深部颅脑穿透伤和继发颅内血肿，可及早避免脑室系统感染和脑疝出现。③一次性彻底清创，要求彻底地清创头皮颅骨伤口，以及伤道内已碎化坏死的脑组织，条件（如备血）不具备时，不作伤道周围挫伤失活组织的清除。条件良好的医疗单位，可行伤道内的积血、血块清除，直至伤道周围正常脑组织出现，彻底止血。④取除伤道内异物应审慎，应彻底清除头发、头皮软组织碎屑、泥沙、衣帽碎片、碎骨片，对伤道周围脑组织内，尤其深部的、细小的骨碎片不强求摘除；对伤道内金属异物，在不增加脑损伤情况下应尽量取除。细小的金属异物存留，不是必需取除的指征。⑤尽量做到严密缝合或修补硬脑膜，无张力对位缝

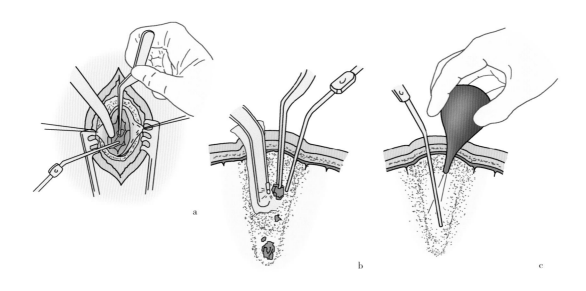

**图3 伤道清创术**
a. 浅部清创；b. 脑深部清创；c. 清洁伤道

合头皮。

非手术治疗 同一般开放伤及闭合性颅脑损伤，应加强抗感染处理和抗癫痫治疗；维持呼吸和循环稳定，防止和治疗并发症；加强营养及全身支持治疗；晚期应加强心身功能康复锻炼和社会适应。

(贲 舟 贺晓生)

lúnǎo qiēxiànshāng

## 颅脑切线伤 （craniocerebral tangent injury）

投射物呈与头颅表面相切线方向损伤头颅，造成颅外软组织、颅骨和脑组织形成沟槽样伤道的颅脑火器穿透伤。

**临床表现** 颅脑切线伤损伤相对表浅，临床表现相对轻微，很少引起生命体征变化。因受伤部位不同，可以表现不同的神经功能缺失，患者可以表现为瘫痪、失语、感觉障碍、视野缺损、癫痫，也可以出现单一和复合脑神经损伤，多见于嗅神经、视神经、动眼神经、三叉神经、外展神经、面神经和听神经损伤。当颅内有血肿者，常有明显颅内压增高症状，如头痛、呕吐、烦躁不安、进行性意识障碍，甚至出现脑疝症状。

**诊断** 包括以下几方面。

创口检查 明确创口的部位、大小、形状，以及有无异物碎屑、脑脊液或搓碎脑组织外溢，有无活动性出血及程度、脑组织膨出等。颅脑切线伤的特点是创伤物造成的入口和出口相连同，所以相对头皮和颅骨的创伤范围较大，检查创口时应注意嵌入创口内的骨片和异物，防止造成大出血。

辅助检查 ①头部X线平片：常规拍摄头部正、侧位X线平片，了解颅骨骨折情况、射入口及射出口位置，颅内碎骨片和异物的数目、大小、形态和部位，对判断伤情，指导清创有重要意义。必要时可加拍切线位、汤氏位、额面或颅颈区X线平片，检查颅面或颈颅伤。②CT检查：经损伤现场急救病情稳定后，后送至条件许可的医院，进行CT检查，了解创口和伤道情况、头皮损伤和颅骨骨折、异物碎片和颅骨碎片以及颅内血肿和脑软组织损伤情况。

**治疗** ①询问受伤经过，查问伤情记录，认真检查局部和全身情况。遇见复杂的伤情（多处伤、复合伤等）或同时处理多位伤员，必须分清轻重缓急，作合理安排。②积极防治休克，尽可能迅速消除休克病因（如出血、张力性气胸等），输液、输血、给氧等，以备及早施手术处理。③为防治感染，迟早给予抗生素和破伤风抗毒血清。④大多数火器伤需要清创，一般应在伤后8～12小时内施行；如早期用抗菌药物，无明显感染征象，伤后24～72小时仍可清创。但如果处理时间过晚，伤口已经感染，则只宜引流、清除显见易取的坏死组织和异物，进行敷料交换。清创的原则：创伤入口出口接近或相连，多呈沟槽状，碎骨片散在，应彻底清除；硬脑膜和脑皮质裂伤广泛，应清除失活组织，彻底止血。脑压不高者，清创后修补硬脑膜。

(王永刚)

lúnǎo fǎntiàoshāng

## 颅脑反跳伤 （craniocerebral rebound injury）

投射物击中头部，与颅骨撞击后造成颅脑穿透伤，而金属异物被反弹折回从入口弹出的颅脑火器穿透伤。头部伤口为开放伤，创口的入口和出口在同处。骨折碎片穿破硬脑膜进入脑内。

**临床表现** 颅脑反跳伤的临床表现与损伤的深浅以及损伤的部位有关，如果深部累及脑干，可以引起生命体征变化。因受伤部位不同，可以表现不同的神经功能缺失，患者可以表现为瘫痪、失语、感觉障碍、视野缺损、癫痫，也可以出现脑神经损伤，出现相应的脑神经麻痹表现。反跳伤易引起颅内血肿，患者可表现出颅内压增高症状，严重时可以出现意识障碍，甚至可以出现脑疝症状。

**诊断** 颅脑反跳伤的特点是创伤的入口和出口相同，所以相对头皮和颅骨的创伤范围小，但脑组织损伤相对深，需要行：①头部X线平片检查，常规拍摄头部正、侧位X线平片，了解颅骨骨折情况、碎骨片的深度及位置，对判断伤情，指导清创有重要意义。②CT检查：可以了解颅骨骨折、颅骨碎片以及颅内血肿和脑软组织损伤情况。

**治疗** ①检查伤情，给予抗生素和破伤风抗毒血清。②伤口清创：反跳伤的伤口相对小，清创时，可以见创口向两侧呈S形延伸，并撑开伤口，暴露颅骨。扩大颅骨骨窗，清除碎骨片，清除颅内血肿及挫伤的脑组织，缝合修补硬脑膜，缝合伤口。如果伤口部皮肤缺损大，缝合困难时，可以采用转移皮瓣的方法继续缝合。

(王永刚)

lúnǎo cìrùshāng

## 颅脑刺入伤 （craniocerebral inserted injury）

尖锐物体穿入颅内并留置颅内的开放性颅脑损伤。此类伤在处理上有其特点，故需十分慎重。除手术者于术中拔出致伤物外，其他人不可撼动或试行拔出，防止在拔出时发生大出血,无法控制而丧失救治机会。

**临床表现** 特点是创口小,创道深而窄。可以见到刺入物外露在颅外,因受伤部位不同,可以表现不同的神经功能缺失,患者可以表现为瘫痪、失语、感觉障碍、视野缺损、癫痫,也可以出现单一和复合脑神经损伤表现。合并颅内有血肿的概率小,颅内压增高多不明显。

**诊断** 颅脑刺入伤刺入物可能损伤颅内重要的血管,因此不能轻易拔除刺入物。术前应通过影像学检查了解刺入物在颅内的位置,与重要血管的关系,拔除刺入物是否会引起急性颅内血肿。术前需要行以下检查。①头部 X 线平片检查:常规拍摄头部正、侧位 X 线平片,了解颅骨骨折情况、刺入物的深度及位置,对判断伤情,指导清创有重要意义。②CT 检查:可以了解颅骨骨折以及颅内血肿和脑软组织损伤情况。③CTA 及 CTV 检查:对于高度怀疑可能损伤重要血管损伤的时候,如果患者条件允许,应该进行相关血管检查,必要时还可以行脑血管造影检查。根据这些检查结果,可以对于随后拔除刺入物时可能出现的急性出血有一个预判,并作好相应的准备。

**治疗** ①检查伤情,给予抗生素和破伤风抗毒血清。伤员一般情况良好,经创口检查和影像学检查后作好充分准备后再手术。伤员处于昏迷状态,有颅内高压和脑疝表现者应立即手术。②伤口清创:由于刺入物存留在颅内,因此在完成相关影像学检查后应尽快手术取出刺入物并完成伤口的清创缝合。术前需要备好止血的用品和器械,插入物邻近大血管,应准备银夹、动脉瘤夹、充足的血液通道、两条输液通道和

两个吸引器等。必要时与介入放射共同处理。打开伤口时要充分暴露颅骨。以颅骨刺入口为中心,周围钻孔,并用铣刀围绕刺入物铣下一个骨瓣,尽力减少骨瓣的移动,沿插入物的纵轴方向连同骨瓣小心翼翼地向回拔出,一旦发生大出血,迅速在颈部压住颈动脉,或由介入放射经血管内控制出血。以脑压板牵开脑伤道,必要时用两个吸引器同时吸引,看清损伤血管,以银夹或动脉瘤夹夹闭。然后进一步清除脑内碎骨片、血块和失活脑组织。

(王永刚)

wàishāngxìng nǎojǐyèlòu

## 外伤性脑脊液漏 (traumatic leakage of cerebral spinal fluid)

颅脑外伤后,原本处于密闭循环状态的脑脊液由颅内向外流出。通常分为鼻漏、耳漏、眼漏,甚至鼻咽部漏。前两者多见。

**病因及发病机制** 外伤引起颅底骨折,骨折处同时撕裂硬脑膜和蛛网膜,造成脑脊液由蛛网膜、硬脑膜破口以及骨折裂口,经鼻腔、外耳道、眼眶流出,少数情况脑脊液由颅底流向鼻咽部,从而使颅腔与外界交通,形成脑脊液漏;同时,空气经漏孔逆行进入颅内造成气颅,也称颅内积气。漏口的形成,也是发生逆行性颅内感染的原因。由于颅底骨质薄弱,与硬脑膜贴合紧密,外伤后易发生骨折并连带撕裂硬脑膜,导致脑脊液从颅底流出,并终经鼻、耳、眼,甚至鼻咽部等薄弱孔道外漏。儿童颅骨骨质较软,外伤时不易断裂,因而小儿脑脊液漏少见。

**临床表现** ①脑脊液外流:外伤后早期脑脊液漏多数在伤后立即出现,可持续数时,长者可数日,伤后早期多为血性脑脊液,

逐渐变淡。因脑膜裂口被凝固血块所封闭,脑脊液漏逐渐停止。多数可自行愈合;少数于数月甚至数年之后复发,尤其是在颅内压突然增高的情况下,如用力、咳嗽、喷嚏等,而使虽然黏合封堵但仍为薄弱的漏口破开,再次发生脑脊液漏,称为延迟性脑脊液漏。延迟性脑脊液漏患者,脑脊液清亮、透明。一般在坐起、垂头时漏液增加,重者可见脑脊液连续滴下,平卧时减轻或停止;仰卧位时液体流向后鼻道和咽腔,引起反射性吞咽动作,患者自感鼻咽部有咸味液体流淌。由于颅底骨折部位不同,可单鼻孔或双鼻孔脑脊液外流。②低颅内压表现:脑脊液流出过多,颅内压降低,出现低颅内压综合征,表现为头痛、恶心、心率加快。③颅内感染:脑脊液漏迁延不愈,时停时漏,往往导致颅内继发感染,造成反复发作性脑膜炎。④伴发症状:见于外伤后急性期,多为颅底骨折的征象。颅前窝底骨折可引起眶周皮下淤血,俗称熊猫眼征。眼结合膜下出血,甚至嗅觉丧失或减退,少数伤及视神经或动眼神经者,出现视力减退或失明,眼睑上抬无力,眼球外斜。颞部岩骨骨折,在耳后乳突区出现皮下淤斑,称巴特尔(Battle)征,可伴有面神经、听神经、展神经、三叉神经损伤,表现为眼睑闭合不全、口角歪斜,听力减退或丧失,眼球不能向外移动,瞬目困难,重者角膜溃疡形成。

**诊断与鉴别诊断** 诊断关键是外伤病史和漏液性质。有明确的颅脑外伤病史,脑脊液生化检测显示含糖量较高,有助诊断;也可用尿糖试纸测定。当漏液混有血液,生化测定难于鉴别,可采用红细胞计数法,比较漏液与

血液的血细胞计数。确切诊断须有影像学证据，如气颅、颅底骨折。脑池核素显影或造影剂显影，显示漏口部位也是确诊依据。用鼻内镜，在鼻腔内检查发现颅前窝底脑脊液漏口位置，可明确诊断。

①颅骨 X 线平片：显示有无经颅盖骨至颅底的骨折线，有无岩骨骨折线；单纯颅底骨折难以依靠 X 线平片检出。②头部 CT：可显示气颅，窗位调节可见颅底骨折线，以及鼻窦腔内的积血。三维 CT 重建，可更好的显示颅底骨折裂缝和骨片错位情况，对于了解漏口部位和脑神经损伤极为有利。③鼻内镜检查：可在鼻腔内探查漏口位置；或行腰椎穿刺蛛网膜下腔注入亚甲蓝染料，在内镜下观察染蓝脑脊液的流出部位。④放射性核素脑池造影：经腰穿向蛛网膜下腔注射碘-131 标记的人血清清蛋白、锝-99，经单光子发射计算机体层扫描（SPECT）或 γ-照像，观察漏孔部位。⑤显影剂脑池显影：腰椎穿刺向蛛网膜下腔注射水溶性造影剂甲泛葡胺，X 线平片或 CT 显示漏孔部位。⑥实验室检查：有感染迹象者，外周血白细胞总数增多，中性分类增高。脑脊液白细胞数增多，蛋白质含量增高。

**治疗** ①体位治疗：要求鼻漏患者半坐头后仰位，使鼻部位置处于最高点；耳漏患者，头向健侧偏斜，使漏耳位于最高点。目的在于依据重力减少脑脊液外流，以利漏口愈合。同时，应用脱水药物，降低颅内压，如甘露醇静脉输入；应用脑脊液分泌抑制剂，减少脑脊液生成，如乙酰唑胺；抗生素应用防治感染。嘱患者尽量避免咳嗽、擤鼻、憋气等动作，保持大便通畅，以防脑膜破口扩大，造成颅内积气和逆

行感染，或本已将要愈合的漏口再次开放。重者，行腰椎穿刺或置管释放脑脊液，降低脑脊液压力以促进漏口愈合。多数急性期和部分延迟性脑脊液漏患者，多可经此治愈。②手术治疗：适于脑脊液漏迁延不愈，或颅底骨折线较宽者，应实施脑脊液漏修补术，以封堵脑脊液漏口。术式分颅外入路、颅内入路。颅外入路采取内眦-鼻旁切口，用肌肉填塞筛窦，或经鼻中隔进入填塞蝶窦；颅内入路，对鼻漏可采用额部单侧或冠状切口，在颅前窝底找到骨折和脑膜裂口；骨性缺损较大者，可先在自体骨瓣上取相应大小骨片，或钛合金材料，覆盖骨缺损部位，而后用筋膜覆盖；对于骨裂孔较小者，直接用软组织修补，如用肌肉填塞骨裂孔，外盖以筋膜，或用人工脑膜片覆盖，填塞组织间辅以生物胶，加强封堵漏口效果。由于操作空间狭窄，通常难以做到缝合修补。耳漏可经颞部手术，寻找岩骨骨折部位，予以修补。对脑脊液漏时间较长者，漏口区会有脑组织疝出；可予以吸除，再加以严密修补。

**预后** 一般预后良好。个别患者或未予及时治疗，或治疗不当，脑脊液漏迁延不愈，终将伴发颅内逆行性感染，甚至死亡。急性期脑脊液漏，非手术治疗措施，多可以防止脑脊液漏的迁延不愈。

（费 舟 贺晓生）

wàishāngxìng nǎojīshuǐ

**外伤性脑积水**（traumatic hydrocephalus） 头颅外伤后，血凝块堵塞脑脊液循环通道（如室间孔、中脑导水管、第四脑室出口、基底池等），或蛛网膜下腔出血引起粘连及纤维变性，妨碍脑脊液吸收，发生脑脊液循环障碍，

引起脑室扩张，脑室系统的脑脊液增多。因梗阻而致为梗阻性脑积水，因吸收障碍所致为交通性脑积水。少数脑外伤患者在恢复期因脑萎缩而致脑室扩张，称代偿性脑积水。外伤性脑积水分急性和慢性，急性型发病率低，见于伤后 2 周之内，快者可发生在伤后 1~3 天内，多因血凝块堵塞脑脊液循环通道而致；慢性型多见，常发于伤后 3~6 周，或迟至 6~12 个月，甚至迟达 1 年或数年，常见于交通性脑积水和代偿性脑积水。

**病因及发病机制** ①梗阻性脑积水：颅脑损伤后，脑组织挫碎、脑室以及蛛网膜下腔出血，当脑脊液循环通路如在室间孔、中脑导水管、第四脑室出口、基底池等被组织块或血块堵塞时；或血性脑脊液引起无菌性炎症反应，在蛛网膜与软膜之间发生粘连时；或因小脑幕切迹疝、脑干移位而致环池闭塞；或导水管外部受压；或颅后窝压力增高，致小脑扁桃体下疝，引起小脑延髓池堵塞或粘闭，凡此均可引起脑脊液循环困难，造成梗阻性脑积水。中脑导水管梗阻，可导致幕上对称性脑积水；当单侧室间孔受堵，可出现单侧脑室扩大脑积水。②交通性脑积水：当脑组织碎块、血块、红细胞及其分解产物，堵塞进入大静脉窦的蛛网膜颗粒，可造成脑脊液的吸收障碍，脑室扩张（含第四脑室），构成交通性脑积水。③代偿性脑积水：外伤性脑内血肿灶吸收、脑软化，脑室可扩张；或因大骨瓣减压，外伤恢复期脑严重膨出，脑室被动扩张形成脑积水。初始颅内压略高，晚期随脑组织萎缩或脑组织向外膨出，颅内压降低至正常范围，又称正常压力脑积水。

**临床表现** ①急性期：外伤性脑积水呈进行性颅内压增高，多见于梗阻性脑积水，脑室短时期内扩张，颅内压增高症状明显，如头痛、恶心、呕吐，呼吸深慢、心律舒缓、血压增高，即两慢一高征，又称库欣反应（Cushing reaction）。意识渐进性障碍，或时而好转时而加重，经脱水降压后，意识改善，生命体征趋于稳定。眼底检查视盘水肿多明显。②慢性期：慢性外伤性脑积水，多表现为正常压力脑积水，自伤后至出现脑积水症状半年至1年，甚或数年。患者主要表现有精神症状，如淡漠、情绪不稳、痴呆、下肢僵硬、步态不稳、共济失调，也可伴有尿便失禁，以及癫痫等表现。病情发展缓慢，症状时有波动。腰穿测压显示压力多在正常范围内，脑脊液蛋白含量升高。眼底检查视盘水肿不明显。

**诊断与鉴别诊断** 影像学检查脑积水患者可显示其脑室扩张，结合颅脑损伤病史、查体和化验检查，多可确诊。重要的是区分脑积水类型。①外伤后急性脑积水：梗阻性多见，症状出现迅速，尤其是意识障碍发展快。CT显示脑室扩张，但四脑室扩大不明显；MRI显示侧脑室周围水肿带。腰穿奎肯施泰特试验（Queckenstedt test）阳性。②交通性脑积水：第四脑室也扩大，腰穿奎肯施泰特试验阴性。③代偿性脑积水：多伴有精神症状（睁眼昏迷、痴呆、步履蹒跚、尿便失禁）和神经功能缺陷（瘫痪、肌张力高、失语）；影像学显示，脑组织水肿、软化、梗死，甚至囊性变。骨窗张力一般不高。

**治疗** 主要包括非手术治疗和手术治疗。

**非手术治疗** 用于脑积水早期，可给予甘露醇、呋塞米等脱水降压手段；如效果不理想，脑积水进行性加重，则宜采取手术处理。

**手术治疗** 尽管脑积水有多种手术方式，但对于脑外伤后脑积水患者，由于患者整体情况弱，脑室腹腔分流术是一个简单方便的外科措施。梗阻性脑积水、交通性脑积水及正常颅内压脑积水相比，尤以前两类分流效果为佳。脑室腹腔分流管通常分高压、中压、低压三类，还有婴幼儿型，目前还有可调压分流管。外伤性脑积水分流一般使用中、低压分流管。局麻或全麻下施术，外耳道后方及上方各4cm处颅骨钻孔，经此孔脑室内置入一根细管，外联一个单向阀门，阀门远端连接另一细长管，经颈外侧、前胸部，通过皮下隧道，经左或右下腹置入腹腔。过多的脑脊液，经此管流入腹腔被吸收，由此脑室内压（也即颅内压力）得到缓解。

**预后** 通常脑积水分流术后患者神经和精神症状逐渐缓解，少部分患者术后可有低热、腹痛、皮下隧道红肿。应用抗感染药物，症状消失。如脑内再次出血，或伴发颅内感染，脑室分流管会堵塞，需手术调整脑室腹腔分流管。

（贾　舟　贺晓生）

lúgǔ quēsǔn

**颅骨缺损**（skull defect） 颅骨缺损大都因开放性颅脑损伤或火器性颅脑穿透伤后，手术清创无法一期修补所致，而平时大部分患者是因颅脑损伤后开颅手术血肿清除和去骨瓣减压术后所遗留颅骨缺损，极少情况下是有病颅骨切除不能一期修补而残留颅骨缺损。颅骨缺损，使脑组织缺乏了外罩保护，颅内压因此不能维持正常。

**病因及发病机制** 对于开放性颅脑损伤，尤其是火器性颅脑损伤做清创术，由于颅骨本身骨折碎裂，或伤口有污染可能，或伤口已有污染迹象，碎骨片不能复位，应予去除，因而遗留颅骨缺损；闭合性颅脑损伤，颅骨粉碎性骨折，位于功能区，凹陷深度较大，应予手术摘除、复位骨片，但因条件不具备等各种原因，未能做一期颅骨修补；颅内弥漫挫裂伤、颅内血肿、中线偏移，有脑疝形成趋势或已形成脑疝者，必须进行开颅清除血肿、挫裂失活脑组织，为增强减压效果，可开放硬脑膜，去除颅骨瓣，即行去骨瓣减压术，以期保证术后颅内压不致急剧上升，又称颞肌下减压术；骨瘤等颅骨病变切除后，原则上可行一期修补，但由于病变骨有感染可能，或由肿瘤所侵犯，或术后需做放射治疗不能行一期修补者，可遗留颅骨缺损。颅骨自身修复能力差，直径小于1cm者可以骨性愈合，直径2~3cm难以修复，从而遗留颅骨缺损。颅骨缺损一是影响美观；二是脑组织缺乏保护；三是颅内压力不稳定。患者坐卧或直立时，骨窗塌陷，平卧时骨窗膨隆。凹陷和膨起变化，可造成头痛、头晕等症状。同时患侧脑室也逐渐向缺损区扩张膨出或变形，久之影响脑发育。小儿颅骨缺损可随着脑组织的发育而变大，突出的脑组织也逐渐呈进行性萎缩及囊变。因此，完整的颅骨，对保证小儿脑的正常发育极为重要。

**临床表现** ①低颅内压综合征：头痛、恶心、易激怒、烦躁不安等。②头颅变形：骨窗塌陷和隆起交替，骨窗边缘有触痛感，位于额、颞部有碍美观。③心理恐惧：缺乏安全感。④神经、精神功能异常：颅脑损伤后，脑组织的破坏所造成的神经精神异常，多伴随着颅骨缺损，即使修补术后，部分患者的这些症状在较长时期内，仍难以恢复。⑤骨窗缘变化：骨窗缘增厚，或者吸收溶解；外膨之脑组织逐渐软化，同侧脑室被动性扩张。骨窗区脑组织外膨，内部软化，或者囊性变，加重脑损伤症状，久之导致局部脑萎缩。

**诊断与鉴别诊断**　体检和病史均有助于诊断。①查体：多可看到或触及颅骨缺损区，了解其边缘情况，有无吸收和增厚，隆起和塌陷情况，骨窗张力可反映颅内压。②X线平片：正、侧位及其他不同方位平片，可显示颅骨缺损的部位、范围、形状。③CT检查：明确颅骨缺损的部位与范围，而且可以了解骨窗缘、颅骨及脑内、脑膨出情况，还能通过三维重建，提供金属钛板电脑塑形所需的数据资料。小儿应和囟门尚未闭合或延迟闭合相鉴别。CT和病史对病理性骨板破坏溶解，如皮脂腺囊肿、颅骨表皮样囊肿、嗜酸性肉芽肿、放射后颅骨吸收、肿瘤骨转移等，可予以鉴别诊断。

**治疗**　颅骨修补成形术 用特殊材料或自体骨板，覆盖颅骨缺损区域并固定于缺损周边，恢复头颅完整性。

**修补指征**　对于小的颅骨缺损，如不做修补手术，遗留缺损，患者也可逐渐适应低颅内压。手术指征：①颅骨缺损大于直径3cm者。②缺损部位有碍美观。③引起长期头昏、头痛等症状难以缓解者。④脑膜脑瘢痕形成伴发癫痫者，需同时行痫灶切除术时。⑤严重心理负担影响工作与生活者。对初期清创不彻底，局

部有感染迹象、颅内仍存病灶及颅内压增高的患者，暂勿施行颅骨成形术；全身情况差、神经缺损严重、不能自理生活者；或者缺损区头皮菲薄有大片瘢痕者，亦勿急于修补，局部可以外罩头盔，待条件具备后再考虑行修补手术。

**手术时机**　患者一般情况稳定，颅骨缺损区头皮条件良好，无感染和缺血迹象；瘢痕不是颅骨修补的绝对禁忌证，应具体情况具体分析。提倡尽早实施修补手术。在单纯凹陷性骨折或颅骨病变，做骨片摘除后，即可同期手术完成修补。

**修补原则**　做到修补后美观，颞肌下修补，修补材料边缘圆钝，无齿、毛刺，术后咀嚼时不致引发疼痛或其他不适。

**修补材料**　修补材料的基本特点是生物相容性好，无抗原特性，易塑型，不导电，不导热，记忆性良好。分自体组织和异体材料两种，前者系用患者自身的肋骨、髂骨或颅骨，后者则属高分子聚合物及金属等植入材料。自体组织，组织相容性好，但难以保存，取材有限，还有溶解吸收可能；目前倾向采用异体材料，尤以金属钛合金材料为最佳选择。

**手术方法**　局麻或全麻后，围绕缺损区的头皮切口呈马蹄形，多取用原手术切口，皮瓣基底宽窄适度，保证皮瓣基蒂部血液供应充分。分离头皮时勿损伤深面的硬脑膜或脑表面纤维瘢痕层，以免损伤脑组织，造成新的并发症和后遗症，也旨在防止术后皮下积液，影响皮瓣与钛板的贴合。但分离皮瓣时，也不能过浅，否则会引起头皮愈合不佳，钛板外露。根据患者颅骨缺损的CT三维重建数值，在计算机辅助下，塑

形出的修补钛板，精确度达到与缺损区的形状吻合，术后容貌可恢复良好。术中分离皮瓣，暴露缺损区骨缘，覆盖缺损区，对位吻合准确后，以颅钉在钛板周边严密固定。如术前骨窗隆起，可先做腰穿置管放出脑脊液，减低颅内压力，便于分离皮瓣；如术前骨窗塌陷，可予皮下注入低浓度麻药或是注射用生理盐水，以利皮瓣分离。钛板安装固定完毕后，如硬脑膜层塌陷，可在钛板范围内，将硬脑膜悬吊在钛板上，防止术后修补区积血或积液。术毕，应分层缝合头皮，如术中分离未见脑脊液流出，可不放引流，加压包扎；反之，应放置引流，有助于皮瓣和钛板贴合。如考虑术后可能皮下积液，也可放置负压引流。

**并发症**　发热，皮下积液，切口愈合不良致脑脊液外漏，头皮坏死，钛板外露，也有术后出现癫痫，这可能是因为外伤当时脑组织受损造成迟发癫痫而巧合发生于修补术后，也有可能是修补术中，皮瓣分离损伤了脑组织，或钛板间接牵拉脑组织，而产生了修补术后癫痫。

**预后**　经及时而恰当的修补手术，缺损多可良好修补；个别患者，修补区再受外伤，可致颅内再次出血，或单纯性钛板凹陷。前者可拆除钛板，清除血肿，一期或延期再次修补；后者小范围可不予处理，大范围可行修补材料撬起。一般预后良好。

（贺　舟　贺晓生）

wàishāngxìng dīlúnèiyā zōnghézhēng

**外伤性低颅内压综合征**（traumatic low intracranial pressure syndrome）　脑外伤患者由于各种原因出现颅内压降低，侧卧位腰穿压力在0.59kPa（60mmH$_2$O）

以下所产生的临床综合征。

**病因及发病机制** 该综合征与脑脊液的产生减少或吸收以及流出过多有关，常见于伤后脑血管痉挛、休克、严重脱水、低血钠、过度换气，以及手术丢失脑脊液，或腰椎穿刺释放脑脊液和脑脊液自针孔流出蛛网膜下腔；或伤（术）后应用抑制脑脊液分泌的药物，如乙酰唑胺等，脉络丛分泌脑脊液功能受抑制，均可造成脑脊液过少。正常颅内压的范围，由腰椎穿刺测定应在 0.78 ~ 1.18（80 ~ 120mmH$_2$O）。一般颅脑损伤后的颅内压，常有不同程度的升高，而表现为低颅内压者较少，间或有些患者伤后早期曾经有过颅内压增高，以后又出现颅内低压表现。发生头痛的原因可能是颅内血管受到牵扯或推压而致；也与颅内容量减少而使脑膜的张力产生顺应性变化有关；或与颅腔容量代偿性调节，使血量与脑脊液量互补，所引起的颅内血管扩张有关。

**临床表现** ①头痛：特点是平卧头低位时减轻或消失，直立时加重，在头外伤后 1 ~ 2 小时出现，常见于前额及后枕部，严重时可遍及全头并向颈、背、肩、下肢放射。在伤后 2 ~ 3 天之后头痛最为突出。②恶心、呕吐、眩晕：常发生于头位变动、剧烈头痛之后，可伴发头昏目眩，严重时可出现意识障碍。③自主神经功能紊乱：可有脉搏细速、血压偏低、畏光、乏力、畏食、失水及颈部僵硬等表现，面颈部皮肤可有阵发性潮红等，个别患者因脑组织失去脑脊液的托浮和衬垫作用，脑神经直接受到挤压或牵扯而出现瞳孔不等大或外展肌麻痹等脑神经征象，需注意与颅内压升高鉴别。

**诊断** 外伤性低颅内压综合征的诊断主要依靠临床特点和腰椎穿刺测脑脊液压力来明确。临床上遇有头伤后出现较重的头晕、头痛、乏力、畏食等症状，与脑损伤的轻重程度不符，特别是具有明显的抬高头位头痛加剧、放低头位疼痛减轻的规律时，即应想到颅内压低的可能。卧位腰椎穿刺测压在 0.59kPa（60mmH$_2$O）以下即可诊断，若压力低于 0.39kPa（40mmH$_2$O）则属重度低颅内压，常伴有严重失水及电解质紊乱。治疗性诊断，使患者平卧或足高头低位、吸入含 5% CO$_2$ 与 95% O$_2$ 的混合气 5 ~ 10 分钟或静脉注射蒸馏水 10 ~ 15ml，如头痛缓解或消失，明确诊断。

**病史** 颅脑创伤造成颅底骨折伴脑脊液外漏、体循环失血、失水、禁食或恶病质状态，外伤后手术或腰穿操作，脑脊液经头皮切口或腰穿针口漏出，丢失较多脑脊液，均可造成低颅内压。注意头痛与体位的关系，该病在患者咳嗽、喷嚏，或压腹时，头痛加重。

**体格检查** 检查血压、脉搏、呼吸、眼睑、鼻根部、耳后有无青紫、肿胀、陈旧性淤斑，眼球运动情况，视力、视野变化，其他脑神经检查，脑膜刺激征等。

**辅助检查** ①侧卧位腰穿脑脊液压力低于 0.59kPa（60mmH$_2$O），奎肯试验阳性，表明脑脊液容量和压力不足；重者脑脊液压极低，更重者脑脊液为负压，无脑脊液流出，甚至压腹仍无脑脊液流出，用空针抽吸见有少量脑脊液；奎肯试验阴性应排除蛛网膜下腔梗阻。②头部 CT 或 MRI 显示脑室、脑池变小，脑沟变窄，广泛性、弥漫性脑膜增厚，并可除外小脑扁桃体疝，压闭小脑延髓池，导

致腰穿时脑脊液压力降低。

**鉴别诊断** 头痛、恶心、呕吐也常见于颅内压增高患者，如颅内占位病变、脑积水等。通常颅内压增高时，头痛最重，伴有心率缓慢、呼吸深慢、血压增高的库欣（Cushing）三联征；而外伤性低颅内压患者恶心、呕吐较为明显，脑脊液压力减低。

**治疗** 卧床休息，可采取平卧或头低脚高位。增加液体输入量，每天可给予超过正常需要量 1 ~ 2L 的液体。扩血管及促进脉络丛分泌脑脊液药物治疗。吸入含 5% CO$_2$ 的氧气，每小时吸 5 ~ 10 分钟，CO$_2$ 具有扩张脑血管，促进脑脊液分泌作用；可静脉滴注低渗盐水（0.5% 的低渗盐水 500 ~ 1000ml/d），亦有促进脉络丛分泌脑脊液的作用。用 0.5% 普鲁卡因 10ml 行左、右侧颈交感神经节交替封闭，每天 1 次，可使颅内血管扩张；经脑室内注入生理盐水或过滤空气 10 ~ 15ml，或经腰穿鞘内注射 15 ~ 20ml 生理盐水或空气，不仅能直接充填蛛网膜下腔容积，同时有刺激脑脊液分泌的作用，但是需防治腰椎穿刺后穿刺孔漏液，可予以缝合封闭。其他可刺激脑脊液分泌的药物有罂粟碱、麻黄碱、肾上腺素、咖啡因、皮质类固醇、毛果芸香碱、右旋硫酸苯异丙胺等。腰穿鞘内注入过滤的空气或生理盐水每次 30ml，即可使颅内压升高，刺激脑脊液分泌。也可向脑室内注入。对因处理，如脑脊液漏修补术；对症处理，如电解质紊乱患者，予以补充血容量及电解质。及时处理并发症，颅内积气、逆行性颅内感染，造成头痛和发热，个别脑脊液外漏过快者，或是医源性腰穿测压、放液导致脑塌陷，桥静脉受牵拉断裂出血，可引起

颅内血肿。

**预后**　及时发现和恰当处理外伤性脑脊液漏。通常腰大池置管脑脊液引流，适当降低颅内压，有助于脑膜漏口愈合，或采用脑室穿刺外引流，达到目的。效果不佳者，可开颅或经鼻蝶修补硬脑膜漏口。如出现明显低颅内压表现，可予以补液，纠正电解质紊乱；给予抗生素预防和控制感染。一般预后良好。

（贲舟　贺晓生）

qiānyánxìng hūnmí

**迁延性昏迷**（persistent coma）
长期意识障碍，对外界刺激失去反应的状态。又称睁眼昏迷、无动性缄默或植物状态。见于原发或继发性严重脑干损伤或过久的脑缺血、缺氧之后，脑的高级功能丧失。

**病因及发病机制**　创伤造成原发或继发性脑干损伤，破坏中脑网状结构，影响外界刺激经脑干向大脑皮质的传导；或直接通过力学机械作用，或间接通过颅内压持续增高，引起严重的脑皮质缺血、缺氧、广泛而较重的脑挫裂伤、弥漫性轴索损伤，造成脑功能明显丧失，均可致迁延性昏迷。皮质下中枢及脑干损伤较轻，功能逐渐恢复，患者可出现去皮质状态；两者功能皆未恢复时，呈现去皮质强直，是伤后迁延性昏迷的早期表现。多见于重型脑损伤，伤后持续昏迷不醒，或因原发性脑干损伤过重，或由于颅内出血，导致脑疝而造成继发性脑干损害；或因颅内压持续增高，引起严重脑缺血、缺氧；甚或发生呼吸、心脏骤停而行复苏术，复苏后，病情渐趋稳定，颅内压恢复正常，但意识却处于昏迷状态，可持续3个月以上。

**临床表现**　多在伤后最初的1~2个月呈深昏迷，对强痛刺激仅有肢体伸直反应，其后1~2个月痛刺激时，逐渐出现睁眼动作。晚期可出现本能的自发睁眼，或无目的的眼球游动，对语言毫无反应，无遵嘱活动。随时间推移，原有的去皮质状态或去大脑强直逐渐减弱或消失，对痛刺激出现缓慢的肢体回缩反应，但肌张力仍较强，并常有强握、吸吮、磨牙和咀嚼等动作出现。患者终日处于似睡非睡的状态，有明显的觉醒和睡眠节律，对外界环境无任何反应，可吞咽和打哈欠，有时眼球可以追随人或物的移动，但缺乏有目的的动作，不能自动调整不适的卧姿，也不主动索食。个别患者对亲人或熟人的声音和容貌产生流泪等情感反应，预示将会逐渐苏醒。

**诊断**　根据病史、病情和其特有的临床征象。体格检查时瞪目不语，四肢肌张力较高，双上肢多呈屈曲状态，紧抱在胸前，被动强伸时可有痛苦表情，偶尔呻吟，双下肢内旋、内收，置于伸位或屈位，双足跖屈。浅反射检查腹壁反射消失，可查及提睾反射。角膜反射、瞳孔光反应、吞咽及咳嗽反射均存在。CT和MRI检查早期可见整个大脑半球、基底节及小脑白质区的广泛低密度或高信号改变，深部白质较明显，并沿脑回的白质伸延。中脑和脑桥内可显示软化灶，但延髓往往完好。随着脑萎缩的发展，脑沟和脑池加宽，脑室系统扩大，构成"代偿性脑积水"。脑电图检查重度异常，多呈弥漫性高慢波活动，或呈低波幅8~9Hz的α波，以前额和中央区明显，诱发电位检查，患者对声、光、疼痛等刺激均无反应。

**鉴别诊断**　①外伤性脑积水：重型脑损伤后常持续昏迷，病情逐渐加重，如CT或MRI显示脑积水，脑室周围呈低密度或低信号改变，腰穿测压脑脊液压力高，应诊断为外伤后脑积水，行脑室穿刺脑脊液外引流，或行脑室腹腔脑脊液分流术后，病情迅即好转。②闭锁综合征：不是由外伤引起，因头颈部损伤累及脑干或椎基底动脉而致，又称假昏迷或脑桥腹侧部综合征，缄默不语、四肢瘫痪、意识清楚且能通过眼睛的活动与人沟通，用睁眼、闭眼表达意思。③脑死亡：严重脑损伤导致中枢性衰竭的患者，呼吸已经停止，但依靠人工呼吸器还可以继续维持患者心跳，患者对外界一切刺激均无反应，肌肉松弛，体温下降，脑干反射消失，逐渐出现循环衰竭的征象。

**治疗**　加强颅脑创伤初期的管理，提倡在ICU条件下，严密监护及对症处理，维持循环和肺功能稳定，防治脑缺血、缺氧，及时发现和排除颅内血肿，控制脑水肿，降低颅内压，高热者行物理降温，抽搐者予以抗癫痫药物，保证气道通畅和肝、肾功能正常，防治多器官功能衰竭。呼吸不稳定者，用呼吸机维持和辅助呼吸，恰当选取呼吸机模式，严密监测颅内压和血气值，控制和维持颅内压不超过4kPa（30mmHg），血动脉氧分压（$PaO_2$）在9.3kPa（70mmHg）以上，动脉血二氧化碳分压（$PaCO_2$）在3.3~4.6kPa（25~35mmHg）。对于气道狭窄、痉挛、分泌物黏稠不易吸出、血氧饱和度（$SaO_2$）进行性下降者，可行气管切开术。给予神经营养药［吡拉西坦（脑复康）、吡硫醇（脑复新）、脑蛋白水解液、脑活素、神经生长因子、神经节苷脂等]和代谢活化药物（腺苷三磷酸、辅酶A、细胞色素C、谷氨酸、谷氨酰胺、γ-氨酪酸、维生素B₆以及胞二磷胆碱）。呼吸微弱或不稳定者，辅以呼吸兴奋剂（洛贝林、尼可刹米）、催醒药物（中药麝香、安宫牛黄丸）以及活血化瘀药物（尼莫地平、中药丹参）。为改善脑血供应和提高血氧含量，可行高压氧舱和充氧血输入等措施；为维持营养，除口服和鼻饲饮食之外，尚须静脉给予乳化脂肪、氨基酸、水解蛋白、维生素、微量元素、血浆、清蛋白、球蛋白等，也可深静脉给予高能量复合营养液，定期输以少量新鲜血液；为防止关节强直和肌肉萎缩，可隔数天肌内注射丙酸睾丸酮等雄性激素，促进蛋白合成，辅以中医推拿、按摩、针灸及理疗；另外，感染、癫痫、失水、便秘、尿潴留及压疮等并发症的预防和处理也不容忽视。

**预后** 患者因长期卧床容易并发肺部感染和压疮，与预后紧密相关。关键在于并发症的防治，良好的综合治疗使多数患者由迁延性昏迷转为植物状态。植物状态数年后甚至十数年，也有意识恢复的报道。

（费 舟 贺晓生）

*wàishāngxìng diānxián*

## 外伤性癫痫（traumatic epilepsy）

继发于颅脑损伤的癫痫发作。任何时间均可发生，如伤后即刻，也可伤后数年。并非所有脑损伤患者都并发癫痫；通常脑损伤愈重，癫痫机会愈大；开放性脑损伤癫痫较闭合性者多，硬脑膜穿透者较非穿透者癫痫发生率高，尤其是火器性脑损伤并发癫痫的比例更高。

**病因及发病机制** 伤后24小时内发生，称早期外伤性癫痫，多为脑挫裂伤、颅内血肿、凹陷性骨折等，造成局部脑组织压迫、挫裂、出血、缺血、水肿以及生化改变；伤后24小时～1个月内发生，称中期外伤性癫痫，常见原因为继发性颅内血肿、脑水肿、脑缺血、软化、颅内感染、颅内异物存留等；受伤1个月后发生，为晚期外伤性癫痫，原因多为脑退行性病变、脑膜脑瘢痕、脑穿通畸形、颅内异物长期存留、晚期脑脓肿形成等。早期癫痫，约占外伤后癫痫的30%，多发生于伤后1小时之内，儿童多见，常为部分性癫痫发作，与脑实质直接或间接损伤有关。早期癫痫，多预示有晚期习惯性癫痫的可能。大脑皮质额-顶中央区、颞叶内侧（包括海马、杏仁核等）区域原发性或继发性损伤，容易造成中、晚期癫痫。部分早期和中期癫痫，源于急性脑实质损伤、颅内血肿特别是急性硬脑膜下血肿，或源于脑损伤后继发性组织反应及创伤的愈合过程，这类病理生理变化可以在一定期间内逐步缓解和恢复，故不一定导致反复发作性癫痫，通常对药物治疗反应较好，多能自行缓解。晚期癫痫，往往呈重复性或习惯性发作，此类癫痫的发病很难预料，常与脑膜脑瘢痕、脑内囊肿、脑穿通畸形、脑脓肿及颅内血肿、异物、骨折片有关；由于病变压迫、牵拉和刺激邻近的正常或部分损伤的脑组织，引起神经细胞异常放电，导致癫痫发作。开放性颅脑损伤特别是火器伤，由于硬脑膜破裂、脑实质挫碎及异物存留机会较多，更易导致癫痫。

**临床表现** 多为大发作，小发作及双侧严重肌阵挛少见。多数患者发作类型较为固定。早期及中期癫痫随着时间的推移，加上抗癫药物的服用，约有25%患者在数年内缓解或停止；但晚期癫痫常有加重的趋势，可由局部性发作而演变为全身性发作，严重时并有记忆力减退、人格障碍、智力低下等表现。通常额叶脑瘢痕常引起无先兆的大发作；中央-顶区的病灶多为肢体的运动性或感觉性发作；颞叶损害表现为精神运动性癫痫；枕叶则常有视觉先兆。外伤后早期癫痫常在首次发作之后有一间歇期，数周或数月不等，以后频率逐渐增高，3～5年50%患者可能有所好转，或趋于停止。少数患者癫痫发作频繁，甚为顽固，构成所谓难治性癫痫。

**诊断** 有头部外伤史，不论是闭合性或开放性颅脑损伤，伤后不同时期出现的不同类型癫痫发作，CT或MRI显示脑损伤部位，且病灶部位与癫痫表现相符合，伤前无癫痫病史，局部性发作或演变为大发作，脑电图或动态脑电图显示异常波形。X线平片和CT可见颅骨骨折、异物存留、颅内血肿、气颅以及脑组织损伤情况。MRI显示脑实质水肿、软化、瘢痕，以及脑萎缩、胶质增生、囊性变、脑穿通畸形、蛛网膜囊肿、脑池扩大、脑室受牵等。脑电图或动态脑电图显示，源于大脑皮质的高波幅的尖波、棘波、尖慢波或棘慢波综合出现，位相一般为阴性；深在损伤病灶，其波形多为尖波或尖慢波综合，波幅较低，位相有时阴性，有时阳性。癫痫灶的定位，除根据波形、波幅及位相之外，尚应注意癫痫波出现的同步性。

**治疗** 对反复发作的早期或中期外伤性癫痫，应给予系统的抗癫痫药物治疗。一般应根据发作类型用药，如大发作和局限性发作，选用抗癫痫药物的顺序为苯妥英钠、苯巴比妥、卡马西平、扑米酮（扑痫酮）或丙戊酸钠（德巴金）；小发作则常用丙戊酸钠、乙琥胺、地西泮（安定）或苯巴比妥；精神运动发作则首选卡马西平，其次为苯妥英钠、苯巴比妥、扑米酮、丙戊酸钠或地西泮；肌阵挛发作则宜选用地西泮、硝西泮（硝基安定）或氯硝西泮（氯硝基安定）。用药的原则是达到使用最小剂量，完全控制发作，又不产生副作用的目的。故应从小剂量开始，逐渐增加到完全控制发作，并根据患者发作的时间，有计划地服药。所选定的药物一旦有效，最好是单一用药，不轻易更换，并行血药浓度监测，维持血药浓度直至完全不发作2~3年，再根据情况逐步缓慢减药，若达到完全停药后仍无发作，则可视为临床治愈。对少数晚期难治性癫痫，经系统的药物治疗无效，则需行手术治疗。术前根据脑电图、CT、MRI等确定痫灶部位，术中用皮质脑电图进一步痫灶精确定位，切除脑膜、脑癜痕及致痫病灶。病灶在额极、颞极者，可行额极、颞极切除术。异物、碎骨片、脑脓肿亦可采取开颅手术或立体定向术以清除或切除。术中在皮质电极记录的引导下，切除有致痫可能的一处或数处病变。

**并发症**　晚期难治性癫痫，不断加重，可由局部性发作而演变为全身性发作，严重时导致记忆力减退、人格障碍、智力低下。

**预防**　正确和及时处理原发伤，如开放伤合理的清创以及闭合伤颅内血肿的清除与减压，对预防外伤后癫痫有重要意义。应争取尽早彻底的清创术，清除血

肿、失活脑组织、异物，对凹陷性骨折予以整复或去除，缝合破裂的硬脑膜，预防性应用抗生素以防颅内感染；闭合性颅脑损伤有手术指征者，应及早手术，以防治颅内压增高导致的脑疝，做到彻底颅内减压。预防性应用抗癫痫药物，如苯妥英钠、卡马西平、丙戊酸钠等。

**预后**　外伤后早期癫痫常在首次发作之后有一间歇期，数周或数月不等，以后频率逐渐增高，3~5年50%患者可能有所好转，或趋于停止。部分患者仍继续有所发作，但频率不定，程度较轻者抗痫药物多能控制。另有少数患者癫痫发作频繁，甚为顽固，预后较差。

（费　舟　贺晓生）

nǎowàishānghòu zōnghézhēng

## 脑外伤后综合征（post-traumatic brain syndrome）

患者脑损伤数月后仍感头痛、头昏、学习效能减低，甚至心理和行为变化，神经系统检查无明确的阳性体征，CT和MRI检查无异常发现的临床综合征。又称脑震荡后综合征或脑损伤后神经性反应。

**病因**　轻度或中度闭合性颅脑损伤，多为轻微脑器质性损害，伤后一般情况恢复较好，常遗有头晕、头痛及某些程度不一的自主神经功能紊乱症状。内向或多疑性格者，或部分女性患者，或受负性应激压力影响下，更趋于出现类似表现。

**发病机制**　通常脑损伤后综合征患者脑内会有一般影像学检查难以发现的轻微病理学改变，如轻度的脑血管痉挛、脑缺血、脑水肿，重者可能伴发脑毛细血管破裂造成显微镜下可见的脑内微点状出血，或是蛛网膜下腔出血引起广泛的脑血管痉挛，或是

神经轴突髓鞘的分离、断裂、轴突肿胀和断裂等，由此造成脑神经生理学异常变化，出现一系列不同程度的脑功能障碍。性格特征、社会因素、教育背景，以及性别、年龄差异，也是患者是否出现以及何种程度出现脑外伤后综合征的重要条件。一般而言，脑力活动者、中老年女性、生活和工作压力较大者更易发生。

**临床表现**　临床特点为主观症状较重而客观体征缺如或轻微，主要是头昏、头痛和神经系统功能障碍、情绪和性格等高级认知功能变化。头痛多见，以弥漫性头部胀痛及搏动性头痛为主，持久而严重，发作时间不定，以下午为多，部位常在额颞部或枕后部，有时累及整个头部，或头顶压迫感，或呈环形紧箍感，因而终日昏沉、焦躁不安。枕后头痛常伴颈部肌肉紧张及不适，多与颅颈部损伤有关。头痛的发作可因失眠、疲劳、情绪欠佳、工作不顺利或外界噪声和喧嚣而加重。头晕亦较常见，可为头晕目眩，并非真正的眩晕，而是主观感到头部昏浊、思维常不清晰，注意力不集中，学习效能降低，记忆力减退，尤其是近事记忆受损，也有患者自诉浑身不适。少部分患者性格改变，内向和多疑，总觉着自己脑子有病，经常反复到医院看病，甚至是强迫性怀疑自己脑子有伤，苦闷、抑郁，生活索然无趣，甚至产生自杀倾向。也有少数患者表现为癔症样反应，情绪波动大，易激惹，有时可有肌痉挛性发作、视力下降、听力减退、闭目不语和不由自主的哭笑，甚至发生癔症性瘫痪，重者呈木僵或缄默状态。神经系统查体多无明确的阳性体征。

**诊断与鉴别诊断**　主要根据

病史和症状及体征。CT 与 MRI 可显示脑内有无明确的器质性改变，如脑萎缩、脑积水、脑梗死、小的出血和软化灶，以及其他微小病灶。脑脊液检查大多属正常范围之内，少数患者压力可稍高或稍低，蛋白定量可稍增高。脑电图可能出现广泛性节律异常或局灶性慢波、快波或发作波等，有的出现去同步化现象。放射性核素脑脊液成像有助于了解脑脊液循环是否存在阻碍。对这类患者应耐心询问病史，了解自伤后至现在整个病情的全过程，包括各项检查的结果、治疗经过、手术发现以及曾经作出的诊断意见和治疗效果。在全面了解患者情况之后，根据需要进行必要的检查。虽然神经系统检查常为阴性，但认真仔细的体格检查仍有重要意义，有时能从一些蛛丝马迹中发现线索，从而找到病因或排除器质性损害。还可根据病史和检查有目的地安排辅助性检查：腰椎穿刺可以测定颅内压，以明确有无颅内压增高或降低，同时能了解脑脊液是否正常；脑电图检查有助于发现局灶性损害及有无持久的异常波形，以决定进一步的检查方向；CT 能够明确显示有无脑萎缩、脑积水或局限性病灶；MRI 更有利于发现脑实质内的微小出血点或软化灶；放射性核素脑脊液成像可以了解脑脊液循环情况。需与颅脑器质性病变和全身一些慢性疾病相鉴别；另外还应与神经症鉴别，后者与神经症素质、人格特征和精神应激有关，病程多迁延，呈发作性，自主神经功能失调症状相对较轻，神经电生理学、神经放射学检查均正常。神经症患者对抗焦虑和抗抑郁治疗缺乏特异性，而对自己所相信的任何治疗和暗示疗法均能取得相同的效果。

**治疗**　综合采用多种方法进行治疗。

*心理及行为疗法*　关心病情，悉心开导，解除患者对"脑震荡后遗症不能医治"的误解。对患者的病痛应表示关注、耐心开导、解除忧虑，使患者树立信心，才能认识疾病、战胜疾病。为患者创造一个良好的医疗生活环境，避免外界的各种不良刺激。鼓励患者下床活动，多参加户外活动，保持脑力劳动和体力劳动的平衡，锻炼身体，生活规律化，纠正不良习惯和嗜好，尽早恢复力所能及的工作，学习新的知识和技能，主动参与社会交往，积极参与集体活动，建立良好的人际关系，做到心情开朗、情绪稳定、工作顺利、家庭和睦，则更有益于达到身体上、精神上和社会适应上的完全康复。

*对症处理*　对头痛可给予镇痛药，如罗通定、肠溶阿司匹林、布洛芬等，但不宜用麻醉药或吗啡类药品，以免成瘾；头晕可给予苯海拉明、三氯叔丁醇等；自主神经功能失调可给予谷维素、异丙嗪、γ-氨酪酸（γ-氨基丁酸）、哌甲酯（哌醋甲酯）、阿托品（硫酸阿托品）、东莨菪碱等；兴奋患者可给予奋乃静、地西泮（安定）、奥沙西泮（去甲羟基安定）等；抑郁患者可给予谷氨酸、γ-氨酪酸。此外还可以采用中医中药治疗，常用的中成药有：安神补心丸、天麻醒脑胶囊、安宫牛黄丸、脑震宁等，也可采用理疗、针灸等措施。

**预后**　该病预后一般良好。对脑外伤患者，应耐心开导、解除患者的忧虑，使其树立战胜疾病的信心。

（费　舟　贺晓生）

*jíxìng jǐsuǐ sǔnshāng*

**急性脊髓损伤**（acute spinal cord injury）　一种严重危害人类健康的疾病，多数源于交通伤、坠落伤、暴力或运动伤，其发生率为（20~40）/10 万。损伤程度一方面与脊髓瞬间受力所致的原发损伤程度有关，可产生脊髓震荡、不完全损伤、完全损伤和脊髓横断；另一方面与脊髓原发损伤后产生的继发性损害有关，这些继发性损害在某种程度上是可以干预的。

**分类**　有以下几种分类方法。

*根据损伤后硬脊膜是否破裂*　可将脊髓损伤分为闭合性损伤和开放性损伤两种。闭合性损伤常伴有脊柱损伤，开放性脊髓损伤因伴有硬脊膜破裂导致脊髓与外界沟通。

*根据脊髓损伤程度分类*　①完全性脊髓损伤：即损伤平面以下所有感觉、运动和括约肌功能均消失。脊髓休克期过后肌肉由弛缓性瘫痪变为肌张力增高、腱反射亢进、病理反射性的痉挛性瘫痪。②不完全性脊髓损伤：损伤平面以下尚有一些感觉和运动功能存在。包括脊髓中央损伤、脊髓前部损伤、脊髓后部损伤和脊髓半侧损伤。

*根据脊髓损伤部位*　分为上颈段、下颈段、胸段、胸腰段和腰骶段脊髓损伤，其中胸腰段最为多见，下颈段次之。上颈段、胸段和腰段则较少见。

**病理改变**　包括原发性脊髓损伤和继发性脊髓损伤。

*原发性脊髓损伤*　①脊髓震荡。②脊髓挫裂伤。③脊髓受压：导致受压的原因有几种：a. 骨性压迫，即压缩或脱位的椎体和粉碎性骨折片等压迫脊髓。b. 软组织压迫，椎间盘和韧带的压迫。

c. 椎管内硬脊膜外血肿或硬脊膜下血肿。④脊髓水肿或脊髓肿胀等。④脊髓休克。

继发性脊髓损伤 脊髓原发损伤数小时至数天内，脊髓受损仍在继续发生，这种继发性损伤是一复杂自我破坏的级联反应，其发生机制尚不清楚，包括自由基、阿片肽受体和脂质过氧化作用；细胞凋亡、细胞内蛋白质合成、兴奋性氨基酸作用和脊髓血液微循环障碍等。针对这些继发因素进行干预对脊髓损伤的治疗可能起到一定的作用。

**临床表现** 脊髓损伤，在结构上无论是否完全横断，在急性期都可表现为伤后立即出现损伤水平以下运动，感觉和括约肌功能障碍。因此，在临床上都应注意患者的损伤平面。脊柱骨折的部位可有后突畸形，伴有胸腹脏器伤者，可有休克等表现。

脊髓震荡 表现为损伤平面以下感觉，运动和括约肌功能不完全神经功能障碍，持续数分钟至数小时后恢复正常。

脊髓休克 损伤水平以下感觉完全消失、肢体弛缓性瘫痪、尿潴留、大便失禁，各种深浅反射消失。这是损伤水平以下脊髓失去高级中枢控制的结果。一般24小时后开始恢复，如出现反射，但完全度过休克期需要 2~4 周。

完全性脊髓损伤 休克期过后，脊髓损伤水平呈下运动元损伤表现，而损伤水平以下为上运动元损伤表现，肌张力增高、肌反射亢进、出现病理反射、无自主运动、感觉完全消失和括约肌障碍。脊髓各节段完全性损伤临床表现如下。①上颈段脊髓损伤：四肢瘫痪，由于膈肌和肋间肌瘫痪，可出现呼吸困难、咳嗽无力、

死亡率较高。②下颈段脊髓损伤：双上肢表现为下运动神经元瘫痪，肌肉萎缩、腱反射低下，可有麻木、下肢呈痉挛性瘫痪。③胸段脊髓损伤：有一清楚的感觉障碍平面（脊髓休克后消失），双下肢呈痉挛性瘫痪，两侧对称。④胸腰段脊髓损伤：感觉障碍在腹股沟的上方和下方，双下肢呈痉挛性瘫痪，膀胱及肛门括约肌失控，大小便失禁。⑤马尾神经损伤：腰$_{3~5}$损伤时，造成马尾神经功能障碍大多为不完全性的，双下肢大腿呈弛缓性瘫痪，大小便失禁。

不完全性脊髓损伤 可在休克期过后，亦可在伤后立即表现为感觉、运动和括约肌功能的部分丧失、病理征可阳性。常见以下几种特殊类型的不完全损伤：①脊髓半切综合征：又称脊髓半侧损伤综合征、布朗-塞卡综合征（Brown-Sequard syndrome）。表现同侧瘫痪及本体感觉、振动觉、两点分辨觉障碍，损伤水平皮肤感觉节段性缺失，而对侧在水平几个节段以下的痛、温觉丧失。②脊髓前部损伤综合征：损伤平面以下运动障碍，痛觉和温觉丧失，但本体觉、触觉正常。多见于屈曲性楔性或泪滴骨折以及椎前动脉受损和阻塞。③脊髓中央损伤综合征：通常上肢瘫痪重于下肢，损伤平面以下表现为分离性感觉障碍，即痛觉和冷热觉消失，触觉和深感觉保存，并多伴有括约肌功能障碍。④脊髓后部损伤综合征：表现为损伤平面以下深部感觉消失，两侧运动障碍，但痛觉、触觉和冷热觉保留。

**诊断** 对脊髓损伤的诊断，根据损伤病史、体征，进行局部和神经系统检查作出正确诊断并不困难。同时作好全身检查，及时发现休克及胸、腹腔脏器合并

损伤，掌握病情变化作出及时而正确的处理。对损伤程度的制定标准，多用弗兰克尔（Frankel）的分级标准。A 级：受损平面以下无感觉及运动功能；B 级：受损平面以下有感觉但无运动功能；C 级：有肌肉运动但无功能；D级：存在有用的运动功能；E 级：感觉和运动功能正常。

①X 线平片：应摄正位、侧位和双侧斜位片。阅片时观察：脊柱的整体对线、排位；椎体骨折，脱位的类型；附件有无骨折；椎间隙有无狭窄和增宽（分别提示椎间盘突出和前纵韧带断裂）。②脊髓造影：可以发现 X 线平片不能发现的脊髓压迫因素，可显示蛛网下腔有无梗阻，脊髓受压迫的程度和方向，神经根有无受损。③CT 检查：轴位 CT 可显示椎管的形态，确定脊髓有无受压及受压的程度，对骨折和椎管狭窄情况提供准确的诊断依据。④体感诱发电位：刺激周围神经（上肢为正中神经或尺神经；下肢为胫神经或腓总神经），经过脊髓传导，在大脑皮质相应的感觉区可记录到电位变化，受伤 24 小时以后检查，不能引出诱发电位，且经数周内连续检查似无恢复者；表明为完全性损伤；受伤后即能引出诱发电位，或者经过一段时间能够引出异常电位波者，表明为不完全性损伤。此项检查对脊髓损伤的诊断和预后估计均有帮助。⑤MRI 检查：助于了解脊髓受损的性质、程度、范围，发现出血的部位及外伤性脊髓空洞，脊柱矢状面成像可直接观察到脊髓损伤全貌和周围结构受损程度，脊髓震荡多无阳性发现。脊髓挫伤在 T1 加权图像脊髓外形增大，可见脊髓内信号不均匀及局限的低信号水肿区。在 T2 加权脊髓中

心和周围为高信号。

**治疗**　脊髓损伤患者的治疗包括急救、搬运及脊柱骨折、脱位的处理。治疗原则是在保证生命安全的情况下，防止病情加重，力争恢复或改善脊髓功能，并积极预防和治疗并发症。在现场急救和搬运脊柱脊髓损伤患者过程中，掌握正确的搬运方法对防止加重损伤有极其重要意义。正确的搬运截瘫患者的方法，应由3人位于患者的一侧，同时将患者水平抬起，放在木板上，若有颈椎损伤，施救者应双手托住伤员下颌及枕部，保持颈部中立位，尽快送到专科医院，切忌1人或2人将伤员屈曲抢救。在有条件的地区，可以由救护车或直升机运送。

**非手术治疗**　①颅骨牵引：适用于颈椎骨折脊髓损伤，争取在住院后2~5小时内完成。应用克氏（Crutchfield）颅骨牵引钳，牵引重量由4kg开始，每10分钟增加2kg，最多不超过20kg，并将床头垫高10~20cm，借患者体重进行反牵引，经X线平片证实复位后，若不需进一步手术治疗，则以5~8kg维持1~2周，待纤维愈合后改用其他支具制约，如颈圈、颈胸支架固定3个月。②手法整复：适用于胸椎骨折和脱位。前后脱位者，取俯卧位，两下肢各由一人牵引，并逐渐抬高，使脊柱后伸，然后按压背部使之复位。经摄片证实复位后，再轻轻翻身仰卧，局部垫一软枕使之呈过伸位。如伴有侧方脱位，取侧卧位（上位椎体移向的一侧在下），下方垫枕，由两人各牵一下肢向上方弯曲脊柱，术者按压下位脊椎，可以复位，然后改俯卧，按前述方法整复前后脱位，最后仰卧保持过伸位。③逐步垫高法：

适用于胸腰段脊柱骨折和脱位。患者仰卧，背部骨折处垫以软枕，使脊柱呈过伸姿势，并逐步垫高，增加过伸，达到复位。一般需要2个月才能使复位稳定。在此期间要定时翻身并维持过伸位。上述②、③点不适用于椎板和棘突骨折。

**高压氧治疗**　高压氧治疗法可以提高血氧分压，改善脊髓缺氧、缺血状态，有利于脊髓功能恢复。

**局部低温治疗**　降低脊髓部位代谢，减少氧耗量，可采用开放或闭合式硬脊膜外或硬脊膜下冷却盥洗，温度5~15℃。

**手术治疗**　包括以下几个方面。

**手术适应证**　①脊髓不完全损伤，症状进行性加重。②影像学显示椎板骨折，椎管内有碎骨片、椎体后缘突入椎管压迫脊髓。③脊髓损伤功能部分恢复后又停顿。④脊髓损伤伴小关节交锁，经闭合复位失败。⑤腰以下骨折脱位，马尾损伤严重。

**手术禁忌证**　①伤势严重有生命危险或合并有颅脑损伤、胸腹脏器伤伴有休克，在休克没有得到纠正之前不宜手术。②X线平片、CT等检查无明显骨折脱位压迫，且症状逐渐好转。③当骨折脱位严重超过前后径1/2以上，临床表现为完全截瘫者。

**手术方法**　①切开复位和固定。②椎板切除术。③脊髓前方减压术。

（许民辉）

jǐsuǐ zhèndàng

**脊髓震荡**（spinal concussion）

脊髓受外力作用迅速出现短暂可逆性的传导功能障碍。出现不完全性感觉、运动和括约肌功能缺失症状，多见于颈髓。一般伤

后数分钟或者数小时恢复。通常下肢的运动功能恢复早，其次为上肢和臀部，最后是手的精细功能。

**病因及发病机制**　脊髓震荡有明确的外伤史，常伴有疼痛、脊柱活动受限和软组织损伤。该病可发生在脊柱任何部位，但以颈段和胸腰段结合部最为多见，少数病例可合并有脑震荡，甚至脑干震荡。职业运动员、患有椎管狭窄、先天性椎体发育不良和脊柱退行性变者易患该病。发生机制不明确，目前认为，脊髓神经功能障碍的产生可能是由于轴索被膜上$K^+$通道和$Na^+$通道在外伤后出现功能障碍，使轴索的绝对不应期延长，引起神经冲动的传导中断。

**临床表现**　①受伤部位疼痛及脊柱活动受限。②肢体运动功能障碍。③对应损伤平面以下深、浅感觉障碍。④排便困难或者尿失禁。

**诊断**　①脊柱外伤后立即出现神经系统的功能障碍。②神经系统功能障碍与脊柱损伤平面相符合。③神经系统功能障碍在伤后72小时内完全恢复。④影像学检查虽然少数病例可合并有椎体骨折，但无脊髓受压征象以及脊髓器质性损伤的表现。

**治疗**　①卧床休息。②镇痛和营养神经治疗。③给予甘露醇脱水。④对出现运动功能障碍者可给予激素治疗。

**预后**　脊髓震荡预后良好。腰痛及脊柱活动受限的恢复时间，主要取决于软组织损伤的轻重以及是否合并有椎体骨折。神经系统的功能障碍最长可在48~72小时内完全恢复正常，而不会遗留任何后遗症。

（王茂德　李　奇）

jǐsuǐ cuòlièshāng

**脊髓挫裂伤**（spinal contusion and laceration） 最常见的脊髓实质损伤，累及一个或者数个脊髓节段，多引起神经轴索、脊膜和血管的损伤，病理可见点状或片状出血、渗出、水肿及软化坏死等。根据脊髓表面软脊膜是否完整，可分为脊髓挫伤和脊髓挫裂伤，后者软脊膜可部分或大部分撕裂，脊髓呈部分性或完全性断裂。大部分外伤性脊髓横贯性或不完全横贯性损伤是由脊髓挫裂伤引起，严重的脊髓损伤局部产生神经递质和自由基可作用于脊髓微循环使小静脉破裂，供血血管痉挛，造成脊髓中心性出血坏死。

**临床表现** 根据损伤程度不同可表现为完全性损伤和不完全性损伤，具体见急性脊髓损伤。

**诊断** 包括判定脊髓损伤程度，判定脊髓损伤节段或水平，定位诊断。影像学检查包括 X 线平片，或 CT 了解骨伤情况，MRI 了解脊髓损伤情况。脊髓诱发电位检查有助于了解严重程度和判断预后的重要指标。

**治疗** ①手术治疗：保证脊柱稳定性的前提下保护脊髓残存功能，包括脊髓吻合、神经组织移植、神经移植和大网膜移植等。②药物治疗：皮质激素、神经节苷脂、钙通道阻滞剂、抗氧化剂、二甲基亚砜、阿片类和一氧化氮合酶等。③康复治疗：在急性期和恢复期进行康复治疗。

**预后** 脊髓造影显示完全梗阻、CT 脊髓造影可见脊髓肿大、脊髓横断性损害以及深反射消失等四方面是判定预后的重要指标，四项中具备三种提示预后不良。

（王茂德 李奇）

jǐsuǐ xiūkè

**脊髓休克**（spinal shock） 脊髓部分或完全离断后损伤水平以下脊髓功能的暂时性完全丧失或大部分丧失。又称脊休克。1841年由霍尔（Hall）首先描述。其特征为损伤脊髓平面以下运动、感觉、反射以及排尿便功能的消失，数小时内开始恢复，2~4 周完全恢复。较严重的损伤有脊髓休克的过程，一般在 3~6 周后才逐渐出现受损平面以下的脊髓功能活动。脊髓休克时间越长，说明脊髓损伤程度越严重。诊断及治疗见脊髓挫裂伤。

（王茂德 李奇）

shénjīng shàngpí zǔzhī zhǒngliú

**神经上皮组织肿瘤**（neuroepithelial tumor） 神经外胚叶组织发生的肿瘤。包括两类：①由神经间质细胞（胶质细胞）形成的，称胶质瘤。②由神经系统的实质细胞（神经元细胞）形成的，没有统一名称。由于两类肿瘤不好区分，且胶质瘤的发生率远远大于神经元肿瘤，故临床上把它们统称为胶质瘤。主要有四种类型：星形胶质细胞瘤、少突胶质细胞瘤、室管膜瘤和混合性胶质瘤。脑胶质瘤是颅内最常见的原发肿瘤，占全部脑肿瘤的 33.3%~58.6%，平均 43.5%。男女发病率之比为 1.85∶1。胶质瘤的发病率在 30 岁以前随年龄的增加而增加，40 岁后又逐渐下降。在部位上，儿童及少年以颅后窝及中线肿瘤多见，成年人以大脑半球肿瘤居多，而老年人则胶质母细胞瘤占优势。胶质瘤的部位与患者的年龄有一定关系，如脑干肿瘤多见于儿童而少见于成人。胶质瘤的类别与患者的年龄也有关系，如小脑肿瘤（髓母细胞瘤、星形细胞瘤和室管膜瘤）多见于儿童

或少年；大脑星形细胞瘤和多形性胶质母细胞瘤则多见于成人；成人的脑干肿瘤常见为星形细胞瘤，而儿童脑干胶质瘤则常为极性胶质母细胞瘤。胶质瘤大多数发生在大脑半球，占全部胶质瘤的 51.4%，其中又以额叶最多（占大脑半球胶质瘤的 46%），颞叶次之（占 35%），顶叶更少（占 15.60%），枕叶最少（占 2.6%）。两侧半球发生胶质瘤的概率差别不大。星形细胞瘤和室管膜瘤平均分布于脑组织的各区域。不少胶质瘤范围广泛，可以影响几个脑叶，甚至两侧大脑半球。

**病因** 胶质瘤的发病原因目前尚不完全清楚。大量研究表明，胶质瘤和其他系统恶性肿瘤一样，在细胞染色体上存在的癌基因和抑癌基因在各种后天诱因作用下发生表达改变，是一个多基因多步骤逐渐演变过程。诱发胶质瘤的可能因素有：遗传、物理和化学以及生物等等因素，目前确定的两个危险因素是暴露于高剂量电离辐射和与某些综合征相关的高外显率基因遗传突变，如神经纤维瘤病 1 型（NF1）、神经纤维瘤病 2 型（NF2）、特科特综合征（Turcot syndrome）等。胶质瘤多呈浸润性生长，无明显边界，除可向周围脑组织浸润外，还可以沿脑白质纤维生长，甚至可以扩展到对侧半球。胶质瘤细胞极少发生颅外转移。某些恶性程度较高，位于脑表面和脑室内，瘤质较脆者，瘤细胞容易脱落并沿脑脊液在脑表面播散种植。

**临床表现** 胶质瘤是生长在基本密闭的颅腔内的新生物，随其体积逐渐增大而产生相应的临床症状，包括颅内压升高及神经功能缺失的症状和体征。其临床

表现常具有以下特征：起病一般缓慢，症状渐进性加重；具有颅内压增高的表现；肿瘤生长部位或其邻近的神经组织受到肿瘤的压迫、侵犯而产生功能缺损表现。某些类型的颅内肿瘤，还可有一些特殊表现，可作为临床诊断的重要依据。一般情况下，随着肿瘤增大，逐渐出现颅内压增高的症状和体征包括头痛、呕吐、视盘水肿、视力减退、复视、癫痫发作和精神症状，还可出现黑矇、头晕、猝倒、表情淡漠、意识障碍、尿便失禁、脉搏徐缓及血压增高等征象。瘤内出血可表现为急性颅内压增高，病情严重时常有脑疝形成。根据肿瘤所处的位置，一部分患者还可出现局灶性症状和体征，是颅内肿瘤临床定位的重要依据，称为定位症状。局部症状是由于肿瘤所在部位的脑组织受到肿瘤的压迫或浸润而产生的一种功能障碍的表现。概括起来可分为刺激性症状（如局部癫痫）和失用性症状（如失语症或失用症）。早期出现的局部症状，对定位诊断有价值。晚期出现的局部症状，如一侧或两侧外直肌瘫痪等，常为颅内高压的表现，称为假性定位症状，应注意鉴别。

**诊断** 主要依据以下检查。

脑脊液肿瘤细胞学检查 在脑脊液内找到肿瘤细胞，可以确诊中枢系统的肿瘤，这项检查对临床帮助较大。不少细胞学和病理学工作者对脑脊液内脱落细胞进行过较多的观察。然而这一工作目前仍没有成为临床的常规诊断方法，主要是因为在脑瘤患者中脑脊液内发现肿瘤细胞的阳性率未能达到理想的高度，其中以髓母细胞瘤阳性率最高，转移癌亦较高，其次为星形细胞瘤及室管膜瘤。近年来应用荧光显微镜检查体腔液内脱落的肿瘤细胞效果较好，主要是通过观察肿瘤胞质内的核糖核酸（RNA）和细胞核内的脱氧核糖核酸（DNA）的荧光反应而诊断。肿瘤胞质内核糖核酸含量较高，发出很亮的橙色荧光，而细胞核内含有丰富的脱氧核糖核酸，呈现强烈的亮绿色荧光，质核对比清晰，易于诊断。正常脱落的细胞由于所含核糖核酸和脱氧核糖核酸量较低，所显示的荧光强度不高。如此也可以用来帮助鉴别诊断。

影像学检查 ①头部CT：是首选的筛查性检查。低度恶性胶质瘤表现为等密度/低密度病灶，瘤周水肿、占位及增强效应轻微。高度恶性胶质瘤表现为肿瘤密度不均匀、有坏死和出血、瘤周血管源性水肿广泛、占位效应显著、界限不清、不规则性强化和中线组织结构推移等。低度恶性胶质瘤偶尔也可表现有高度恶性肿瘤的某些征象。②头部MRI：与CT相比，MRI具有更好的组织对比性和分辨率，除了常规的轴位，并可做冠状位和矢状位扫描，在检出及确定肿瘤侵犯范围方面较CT敏感。通过分析不同组织的质子密度、T1和T2弛缓时间，对中枢神经系统不同组织和结构的细微分辨能力远胜于CT，可以发现CT所不能显示的微小肿瘤，如脑干胶质瘤等。若通过应用顺磁性药物静脉注射后作增强扫描分辨力将大大提高。③单光子发射计算机体层显影（SPECT）和正电子发射体层显影（PET）：此两项检查可选择性用于胶质瘤与转移瘤的鉴别。与CT和MRI相比的优越性还可同时获得头颅以外的其他脏器信息。也可用于胶质瘤治疗后的放射性脑坏死与肿瘤复发的鉴别。

**治疗** 治疗恶性脑胶质瘤，尚未找到彻底有效的方法，目前仍然依靠手术+放疗+化疗为主的综合治疗方案。手术可以缓解临床症状，延长患者的生存期，并获得足够的标本用以明确病理诊断和分子水平的研究。手术主张安全、最大范围地切除肿瘤，而功能fMRI、术中MRI、神经导航、皮质电刺激以及术中唤醒麻醉等技术的应用促进了该目的的实现，并辅助以其他治疗手段（如免疫治疗、放疗增敏剂以及基因治疗等）。恶性胶质瘤属人类预后最差的肿瘤之一，一旦复发，在数月内病死率接近100%。其中占据恶性胶质瘤发病率50%的多形胶质母细胞瘤，其5年生存率仅在5.5%左右，中位生存期为52周。

手术治疗 根据胶质瘤性质和部位的不同，手术治疗可分为两大类：①直接切除肿瘤的手术。②姑息性手术，即采用各种不同方法解除颅内压增高，以暂时缓解病情，延长患者生命或争取时间作其他综合治疗。胶质瘤手术有三个基本原则：①尽最大可能彻底切除肿瘤。②防止和避免损伤脑部的重要功能区域。③必须解除或减低颅内压增高，疏通脑脊液通路上的梗阻因素。必须根据病情轻重缓急、年龄的大小、体质的强弱、症状的轻重、体征的多少以及肿瘤的部位、性质、大小等具体情况，分析利弊全面考虑，订出合理手术方案。根据肿瘤被切除的程度可分为：肿瘤全切除、肿瘤次全切除、肿瘤大部切除、肿瘤囊内切除、肿瘤活体组织检查等。

放射治疗 对手术患者，放射治疗宜在手术后一般状况恢复后尽早进行。常规照射剂量为

5000~6000cGy，在 5~6 周内完成。对于照射野大放疗敏感性高的，如髓母细胞瘤，可给予4000~5000cGy。各种类型的神经胶质瘤对放射治疗的敏感性有所不同，一般认为分化差的肿瘤较分化好的为高，以髓母细胞瘤、松果体胚生殖细胞瘤和松果体腺细胞瘤对放疗最为敏感，其次为室管膜母细胞瘤，多形性胶质母细胞瘤仅中度敏感，星形细胞瘤、少突胶质细胞瘤等更差些。对髓母细胞瘤及室管膜瘤，因易随脑脊液播散，应包括全椎管照射。

化学治疗　近年来国际上的大组随机对照研究，提示辅助的化疗能增加患者的生存时间。特别是脑恶性胶质瘤患者术后同步放化疗组生存率明显优于单纯放射治疗组。利用化疗可以进一步杀灭实体肿瘤的残留细胞，有助于提高患者的无进展生存时间及平均生存时间。目前美国 FDA 批准的应用于恶性胶质瘤的化疗药物有以下几种。①亚硝脲类药物：包括洛莫司汀（CCNU），卡莫司汀（BCUN），尼莫司汀（ACUN）。②替莫唑胺（TMZ）：是甲基化药物，亦被认为是二代烷化剂，是恶性胶质瘤化疗的一线药物。③贝伐珠单抗（阿瓦斯汀）：以血管内皮生长因子（VEGF）为靶标的分子靶向药物。胶母细胞瘤细胞有表皮生长因子受体（EGFR）和 VEGF 的过表达。利用贝伐单抗+伊立替康治疗至少在常规化疗一程后复发的恶性胶质瘤的研究表明上述治疗能使 6 个月无疾病进展生存达到46%，6 个月平均生存率84%，平均生存时间12.6 月。

基因治疗　胶质瘤的发生、发展是多种癌基因和抑癌基因共同作用的结果，且与机体的免疫状态密切相关。针对这些因素，目前常用的基因治疗策略有自杀基因、分子免疫基因、反义基因、抑癌基因治疗。

预后　经过综合治疗后，低级别胶质瘤（WHO Ⅰ~Ⅱ级）患者的生存期为 8~10 年，未经治疗的低级别胶质瘤 40%~50% 的患者会在 5 年后进展为高级别胶质瘤；高级别胶质母细胞瘤（WHO Ⅲ~Ⅳ级）预后很差，尽管目前治疗手段有所改善，但患者 5 年生存率仍不能达到 10%。

（江 涛 尤永平）

xīngxíng xìbāoliú

**星形细胞瘤**（astrocytoma）
以星形胶质细胞所形成的脑肿瘤。星形细胞瘤是胶质瘤中最常见的，生物行为具有侵袭性，某些患者可以维持终生，而另一些患者可能存活不到 1 年，占胶质瘤的 20%~50%，男性多于女性，发病高峰在 30~40 岁。可以发生在中枢神经系统的任何部位，成人多见于幕上，儿童多见于幕下。发生于幕上者多见于额叶和颞叶，顶叶次之，枕叶较少见，亦可见于视神经、丘脑和第三脑室旁。发生于幕下者则多位于小脑半球和第四脑室，亦可见于小脑蚓部和脑干。

分类　按肿瘤的生物学特性星形细胞肿瘤可分两大类。①局限性星形细胞瘤：包括毛细胞型星形细胞瘤、室管膜下巨细胞性星形细胞瘤与多形性黄色星形细胞瘤。这类肿瘤边界清楚，较少向周围脑组织浸润，其临床表现与病情发展均有各自典型特征，预后较好。②弥漫浸润性星形细胞瘤：包括弥漫性星形细胞瘤、间变性星形细胞瘤及多形性胶质母细胞瘤等。这类肿瘤无明显边界，向周围脑组织广泛浸润，肿瘤细胞呈间变特性。此类肿瘤病程为进展性，手术为主的综合治疗效果均较差。世界卫生组织（WHO）根据其恶性行为将其具体分为Ⅰ~Ⅳ级：Ⅰ级包括毛细胞星形细胞瘤和室管膜下巨细胞型星形细胞瘤等；Ⅱ级为弥漫性星形细胞瘤（纤维型、原浆型、肥胖细胞型）；Ⅲ级为间变（恶）性星形细胞瘤（AA）；Ⅳ级为胶质母细胞瘤或称多形性胶质母细胞瘤（GBM），随着级别升高而恶性程度增加。

病理　星形细胞瘤有四种病理形态，即原浆型、纤维型、肥胖细胞型及混合型。①原浆型星形细胞瘤：为最少见的一种类型。主要见于大脑，多位于额叶。部位表浅，主要侵犯大脑皮质，使受累脑回增宽、柔软、变平为其特点。肿瘤呈灰红色，切面呈半透明均匀胶冻样。深部侵入白质，边界不清。常有变性，形成囊肿，囊肿的大小、数目不定，周围为瘤组织。光镜下肿瘤细胞形态具有原浆型星形细胞特征，形态和分布一致。间质嗜伊红染色，状如蛛网，无胶质纤维。②纤维型星形细胞瘤：常见。见于中枢神经的任何部位及各年龄组患者。在成人中多见于大脑半球；在儿童和青少年中较多见于小脑、脑干与丘脑。肿瘤质地坚韧，有时如橡皮。弥漫型肿瘤切面呈白色，与四周脑组织不易区别。邻近皮质可被肿瘤浸润，色泽深灰，与白质分界模糊。肿瘤中心可有囊肿形成，大小数目不定。局灶型肿瘤边界光整，主要见于小脑，常有巨大囊肿形成，使肿瘤偏于一侧。③肥胖细胞型星形细胞瘤：好发于成人大脑半球，占成人大脑半球神经上皮源性肿瘤的5%~10%。这类肿瘤生长较快，呈灰红色，质地软，结节状。光镜下见典型的肥胖细胞，体积肥大，呈球状或多角形，胞质均匀透明，突起短而粗。瘤细胞核小，偏于一侧。瘤细胞分布致密，有时排列于血管周围形成假菊花样。神经胶质纤维局限于细胞体周围。④混合型星形细胞瘤：此型亦较常见。为上述多种类型瘤细胞的混合体。

**临床表现** 良性星形细胞瘤生长缓慢，病程较长，自出现症状至就诊时间平均 2 年，有的可达 10 年。与此相反，胶质母细胞瘤为高度恶性的肿瘤，生长快，病程短，50%～60% 自出现症状到就诊时间在 3 个月内，70%～80% 在半年以内。个别病例因肿瘤出血，可呈卒中样发病。偶然也有病程较长者，这可能是由于肿瘤以较良性的类型开始，后来转变为胶质母细胞瘤。临床症状的严重程度主要取决于颅内压增高、病变部位、肿瘤的病理类型及生物学特性。位于大脑半球的主要症状是癫痫，其次是头痛及视盘水肿，另外还有约 33% 患者可出现癫痫，20% 患者有精神症状，表现为淡漠、迟钝、智力减退或痴呆，其他还有锥体束征及不全偏瘫、偏侧感觉障碍、失语、偏盲等症状；位于脑干的则出现各种脑干症状；位于小脑的星形细胞瘤主要位于小脑蚓部及第四脑室，其次是小脑半球，患者多为儿童或青少年。病程取决于肿瘤部位，位于小脑蚓部及第四脑室易引起脑积水，病程较短。颅内压增高是最常见的症状，大多数患者还有颅后窝症状及小脑症状。间变性、恶性星形细胞瘤肿瘤生长快，病程短，症状出现早。

**诊断** ①CT 检查：Ⅰ级星形细胞瘤表现为脑内低密度病灶，与脑质分界较清。占位表现不明显，仅有邻近脑室局部轻微受压和/或中线结构轻度向对侧移位。Ⅱ、Ⅲ级者表现为略高密度、混杂密度病灶或囊性肿块，可有点状钙化和肿瘤内出血，与脑质分界不清，形态不规则。占位表现及周围脑水肿均较显著。因肿瘤所在的部位和其大小而异，表现相应的占位效应。阻塞第三脑室及 Monro 孔后，引起两侧脑室扩大，梗阻性脑积水。Ⅳ级则显示为略高或混杂密度病灶，边缘不规则，占位表现及脑水肿可更为明显。增强检查：Ⅰ级星形细胞瘤由于肿瘤血管内皮细胞结合紧密、没有或仅有少量造影剂血管外溢，故无强化或仅轻度强化。Ⅱ、Ⅲ级肿瘤因肿瘤血管形成不良，造影剂易发生血管外溢，故有明显强化。强化多为环状，形态与厚度不一；有时在环壁上出现一强化的肿瘤结节，是星形细胞瘤的特征。有时可呈边界不清或清楚的弥漫性或结节性强化。Ⅳ级则较Ⅱ、Ⅲ级强化更明显，形态更不规则。视神经胶质瘤可见视神经段梭形肿大，位于眶内或颅内，有时呈哑铃状。小脑星形细胞瘤在 CT 上肿瘤的实质部分呈低和/或混杂密度病灶，注射造影剂后可有轻度增强，而囊腔部分则始终保持低密度影。囊壁部分可呈环形或弧线状增强。脑干部位的星形细胞瘤 CT 上可见脑干增粗，左右不对称以及出现低密度或混杂密度的肿瘤病灶影。②MRI 表现：星形细胞的 MRI 的特点与 CT 相似，与其级别有关。良性星形细胞瘤由于肿瘤的生长，使细胞内外水分增多，造成 T1 和 T2 加权像延长，T1 加权像表现为低信号，T2 加权像呈高信号，信号强度均匀，瘤周水肿轻微，注

射造影剂后增强不明显。随着肿瘤的生长，恶性度增加，瘤内发生囊变使得 MRI 不均匀，瘤体与周围水肿在 T1 加权像不如 T2 加权像容易区分开来，肿瘤可有轻度增强。MR 可查出 CT 检不出的低恶度星形细胞瘤；Ⅲ～Ⅳ级星形细胞瘤，包括间变性星形细胞瘤（WHO Ⅲ 级）和多形性胶质母细胞瘤（WHO Ⅳ 级），在 T1 加权像上呈混杂信号，以低信号为主，间杂更低或高信号，体现了瘤内坏死或出血。T2 加权像呈高信号，信号强度不均匀，可见到肿瘤血管所造成的曲线状或圆点状流空效应。在质子密度加权图像上，肿瘤信号低于周围水肿信号，而肿瘤内部坏死区信号却高于周围水肿信号；在长 TR 长 TE 图像上，肿瘤内部坏死区信号强度近似于周围水肿信号强度，瘤体信号强度相对减低。由于四周组织的神经胶质增生，有时在瘤周可见一个由低信号晕环绕，介于肿瘤和水肿之间带，这在恶性度高的肿瘤较为多见。后者常有显著的异常对比增强，增强持续时间长，增强部分呈斑块状、线条状、花环状或结节状，但在肿瘤坏死或出血区不发生对比增强。注射 Gd-DTPA 后明显增强，周围脑水肿明显，占位征象明显，瘤内或见坏死与出血；MRI 比 CT 更易显示瘤体的大小及播散情况；脑干星形细胞瘤最常见于脑桥中部，矢位 MRI 清楚显示脑干不规则增粗，及长 T1 长 T2 异常信号，明显优于 CT，周围水肿轻微，可压迫第四脑室及脑桥小脑角池。星形细胞瘤的 MRI 特点，难以区分其组织类型。

**治疗** 位于大脑半球的星形细胞瘤都须手术切除，良性者可不做放射治疗与化学治疗，毛细

胞星形细胞瘤中，囊性者占多数，手术全切后预后较好，有的报道其 10 年生存率可达到 100%，有很多患者能长期存活。此外，少见的 I 级星形细胞瘤中，还有室管膜下巨细胞星形细胞瘤，常与结节性硬化伴发，肿瘤多位于脑室内，切除后可以长期生存。低度恶性肿瘤如位于非功能区可连同脑叶一并切除，肿瘤位于深部可做部分切除加外减压术；如位于功能区，可在作呼唤麻醉状态下、神经功能监测仪指导下、行保持功能的手术切除。视神经胶质瘤和第三脑室肿瘤的手术要注意保护丘脑下部。浸润性的实质性小脑星形细胞瘤手术原则与大脑半球表浅部肿瘤一致，囊性小脑星形细胞瘤若"瘤在囊内"只要将瘤结节切除即可达到根治目的。脑干胶质瘤有条件的医院也可开展手术切除、有梗阻性脑积水未能切除肿瘤时可做侧脑室腹腔分流术。浸润性星形细胞瘤包括间变性星形细胞瘤和多形性胶质母细胞瘤，都难以做到根治性切除，术后应给予放疗、化疗、靶向治疗等综合治疗，可延长患者的生存时间。术后复发者常有恶性度增高的趋势。

（江 涛 尤永平）

jiānbiànxìng xīngxíng xìbāoliú

## 间变性星形细胞瘤 （anaplastic astrocytoma）

当弥漫性星形细胞瘤发生局部或分散的间变，细胞增殖潜能明显增高，表明肿瘤已恶性进展为间变性星形细胞瘤（WHO Ⅲ级）。

**病因及发病机制** 间变性星形细胞瘤一般起源自低级别的星形细胞瘤，但是也有在首次活检时就诊断为间变性星形细胞瘤，而没有低级别星形细胞瘤的临床经过。间变性星形细胞瘤更倾向于进展为胶质母细胞瘤。间变性星形细胞瘤好发于 35～60 岁，确诊时的平均年龄为 41 岁，介于弥漫性星形细胞瘤（平均年龄 34 岁）和胶质母细胞瘤（平均年龄 53 岁）之间。男性发病率高于女性，男：女为 1.8：1。间变性星形细胞瘤的发生部位与其他弥漫浸润性星形细胞瘤相同，好发于大脑半球，其中额、颞叶病变累加可占 3/4，还可见于间脑、前视路、脑干和小脑。

**病理** 间变性星形细胞瘤一般质地较软，肿瘤剖面上常可发现结节、灰暗与软化或囊变的区域，但是大囊较少见；病灶可以有出血；肿瘤的质地和颜色似勾画出与周围脑结构的分界，但肿瘤细胞实际浸润范围超过肉眼识别的肿瘤边界。这种肿瘤在中枢神经系统内播散与向颅外转移少见。

**临床表现** 典型的临床表现为神经功能缺陷、癫痫和颅内高压表现。相对于低级别胶质瘤来说病史多较短，癫痫的病变发生率较低。

**诊断** 壮年或中年起病，半年至 2 年的病史，患者出现颅内高压和局限神经功能障碍，或患者有低级别星形细胞瘤的病史，病情发生进展。结合影像学检查一般可以作出初步诊断。确诊靠肿瘤内多部位取材的系列活检或手术标本的病理证实。①CT 检查：间变性星形细胞瘤表现为边界不清的混杂密度；钙化不常见；瘤内出血可见；20% 的病例出现大囊；病灶伴瘤周水肿及占位效应；绝大多数病例可见部分对比增强，但一般不均匀，有时为不规则的强化环。②MRI 检查：间变性星形细胞瘤在 T1 加权像为等至低的混杂信号，可见出血灶；T2 加权像为中心高信号、周围环绕等信号，并伴指状高信号的水肿带；肿瘤具有中度占位效应；对比增强后可出现部分或环状不规则强化。影像学上有时发现肿瘤沿室管膜、软脑膜和脑脊液播散的证据。

**治疗** 间变性星形细胞瘤应采取以手术为主辅以放疗及化疗的综合治疗措施。手术的原则是尽可能的切除肿瘤，同时尽量保护周围脑组织结构与功能的完整。即使是影像学检查证实全切的病变，也应当术后放疗。间变性星形细胞瘤手术加放疗的治疗效果比胶质母细胞瘤更显著。化疗可以在手术后使用并与放疗合用。最普遍使用的化疗方案是在手术后和放疗前或后使用亚硝基脲类药物。序列化疗方案包括丙卡巴肼+洛莫司汀+长春新碱（PCV 方案）和替莫唑胺在间变性星形细胞瘤获得了较好的疗效。

**预后** 大多数间变性星形细胞瘤患者，手术和放疗后均可使症状改善或稳定，60%～80% 患者的生存质量较高，5 年生存率约 28%。患者死亡常是由于肿瘤迅速复发，复发的肿瘤间变特点更加显著，并且有 50% 患者进展为胶质母细胞瘤。

（江 涛 尤永平）

shǎotūjiāozhì xìbāoliú

## 少突胶质细胞瘤 （oligodendroglioma，OD）

来源于少突胶质细胞的脑肿瘤。少突胶质细胞瘤的 WHO 分型和生物学行为（恶性度）分级与克诺汉（Kernohan）分型和分级不同：仅分 Ⅱ 级的少突胶质细胞瘤和 Ⅲ 级的间变性少突胶质细胞瘤两型。此类肿瘤常被误认为纤维型星形细胞瘤、间变性星形细胞瘤或混合型少突-星形细胞瘤。少突胶质细胞瘤占颅内肿瘤的 1.3%～1.8%，占全部颅内胶质瘤的 4%～12.5%，多见于中年，男性多于女性。发病高峰为 30~40 岁。90%位于幕上，额叶最多见，其次为顶叶和颞叶。

**临床表现** 大部分生长缓慢，病程较长，在出现症状到就诊时间一般为 2~3 年。癫痫为该病最常见的症状，占 52%～79%，并常因癫痫为首发症状。颅内压增高的症状出现较晚，除头痛、呕吐外，视力障碍和视盘水肿患者约占 1/3。肿瘤侵犯运动、感觉区可相应地产生偏瘫、偏身感觉障碍及运动性或感觉性失语等，间变性少突胶质细胞瘤生长较快，临床症状相似于胶质母细胞瘤。

**诊断** 定性诊断主要依靠 CT 和 MRI，CT 检查少突胶质细胞瘤 90%左右可见钙化灶，CT 平扫表现为幕上略高密度肿块，如囊变则出现边界清楚的低密度区。常见弯曲条带状钙化，具特征性，偶见肿瘤内出血。周围脑水肿及占位表现均较轻。增强检查病变呈轻度强化，边界清楚，轮廓不规则。MRI 影像 T1 加权像呈低信号，T2 加权像为高信号，周围水肿易与肿瘤相区分。肿瘤钙化灶在 MRI 像上呈低信号区。少突胶质细胞瘤注药后的多无明显强化。

**治疗** 治疗以手术切除为主，手术原则为尽可能切除肿瘤。比较彻底切除者术后常可获得较好疗效。生存期可达 10 年以上。仅作部分切除（包括活检及减压者）术后平均存活可达 3 年。肿瘤部分切除术后容易复发，这种患者可再次手术，以延长生存期。间变性少枝胶质细胞瘤除了手术，还应根据分子病理分型进行放疗和化疗，且其对化疗较敏感。

**预后** 在少突胶质瘤中有研究表明 1p/19q 杂合性缺失的患者 5 年生存率显著高于没有 1p/19q 杂合性缺失的患者。有 MGMT 启动子超甲基化的患者对替莫唑胺化疗更加敏感。并且 MGMT 启动子超甲基化与 1p/19q 缺失有一定正相关性。

（江涛 尤永平）

jiānbiànxìng shǎotūjiāozhì xìbāoliú

## 间变性少突胶质细胞瘤 （anaplastic oligodendroglioma） 

当少突胶质细胞瘤发生局部或分散的间变，细胞增殖潜能明显增高，表明肿瘤已恶性进展为间变性少突胶质细胞瘤（WHO Ⅲ级）。

**病理** 间变性少突胶质细胞瘤组织学上具有如下特点：呈浸润性生长，肉眼呈灰红色，瘤内可见出血及囊变，常见钙化。组织学上肿瘤组织呈蜂窝状，细胞呈炸鸡蛋样外观，瘤内组织血管丛状增生形成所谓"鸡毛样血管结构"。其内细胞密集、细胞核呈多形性、有丝分裂活跃、血管内皮增生可伴有肿瘤组织坏死。少突胶质细胞瘤出现间变并不意味着肿瘤迅速生长，这点不同于星形细胞肿瘤。间变性少突胶质细胞瘤比少突胶质细胞瘤更具有侵袭性。

**临床表现** 间变性少突胶质细胞瘤倾向表现出颅内高压症状，如头痛和视盘水肿，归因于肿瘤的占位效应和脑脊液通路梗阻。根据肿瘤累及的不同部位可以出现相应的局限性神经功能障碍的症状与体征或认知功能障碍。少突胶质细胞性肿瘤较少种植在中枢神经系统的其他部位，也很少出现颅外转移。

**诊断** CT 检查少突胶质细胞瘤 90%左右可见钙化灶；MRI 影像 T1 加权像呈低信号，T2 加权像为高信号。多数间变性少突胶质细胞瘤在 CT 及 MRI 上出现不均匀强化，但影像学不表现强化并不能除外间变性少突胶质细胞瘤。但应当强调的是，在影像学无强化的少突胶质细胞肿瘤，其中约 30%组织学已经发生间变。

**治疗** 间变性少突胶质细胞瘤以尽可能切除肿瘤为手术原则，对于不能手术的肿瘤应活检明确病理性质，并给予放疗和化疗。对于复发肿瘤，根据患者状况可以选择二次手术、放疗、化疗、生物治疗。替莫唑胺药物化疗可以用于以前使用过 PCV 方案（洛莫司汀、丙卡巴肼和长春新碱）的复发患者。

（江涛 尤永平）

hùnhéxìng jiāozhìliú

## 混合性胶质瘤 （mixed glioma）

含有两种或两种以上胶质细胞的肿瘤。包含的肿瘤细胞成分包括少突胶质细胞、室管膜细胞以及星形细胞等。其中以少突胶质细胞/星形细胞混合型最常见，而其他类型均少见。世界卫生组织（WHO）2000 年公布的神经系统肿瘤分类中，"混合性胶质瘤"一项仅列出"少突-星形细胞瘤"和"间变性少突-星形细胞瘤"两类，而删除了 1993 年分类中"其他"一项，反映了少突-星形细胞混合性胶质瘤在混合性胶质瘤中占绝大部分，但该分类并不排除其他类型混合性胶质瘤的存在。2007 年的 WHO 神经系统肿瘤分类中，已经没有"混合性胶质瘤"而以"少突星形细胞瘤（简称为 OA）"代之。贝利（Bailey）和库欣（Cushing）认为，仅由一种肿瘤性胶质细胞组成的胶质瘤非常少见。内特斯基（Netsky）则认为，真正的"纯胶质瘤"是不存在的，即绝大多数胶质瘤均含有一种以上的胶质肿瘤成分。按照以主要细胞成分作为诊断的原则，一些以某一胶质成分为主的肿瘤被诊断为"纯胶质瘤"。如果两种或多种肿瘤细胞成分比例近似，应该考虑"混合性胶质瘤"。

**临床表现**　OA患者最主要的首发症状是癫痫发作，占所有病理诊断OA患者的63%～85%。其他常见临床表现是记忆力减退，头痛，和语言障碍。

**诊断**　少突-星形细胞混合性胶质瘤可发生于脑内的任何部位，以额叶最常见，其次为颞、顶叶，偶见于幕下和脑室内。肿瘤位置表浅，多同时累及皮髓质，易于向皮质表面生长致脑回粗大肿胀，脑沟变浅。肿瘤可表现为两种形态特征：局限性或弥漫性；内部结构亦呈现两种影像学特征：囊/实混合性或实体性。囊/实混合性肿瘤在CT上呈低等混杂密度，囊变区呈脑脊液样低密度；MRI显示肿瘤囊变优于CT，特别是T2加权像、PD和FLAIR序列，囊变区在T2加权像、PD呈脑脊液样高信号，其在FLAIR序列上高信号被抑制，易与肿瘤实体部分或水肿所致的高信号区别。实体性肿瘤在CT上表现为片状低、等或稍高密度区，密度较均一；MRI上表现为不均一等或稍长T1、稍长T2信号。另外，少突-星形细胞混合性胶质瘤的钙化常见。少突-星形细胞混合性胶质瘤好发于额叶表浅部位，易钙化和囊变，与纯少突胶质细胞瘤的影像学表现近似，但结合患者一般资料、肿瘤发病率及影像学表现可作出倾向性诊断。

**治疗**　在病理分级中将混合性胶质瘤分为少突星形细胞瘤（WHO Ⅱ）和间变少突星形细胞瘤（WHO Ⅲ）。无论哪种级别首

先治疗方案首先是手术切除，可先行立体定向组织活检，进行病理分型和染色体检查。若为间变性少突星形细胞瘤，国内外推荐进行替莫唑胺药物化疗，待肿瘤体积缩小后，再行手术全切，术后进一步行放化疗，可明显延长生存期。其中当肿瘤细胞存在1p19q共同缺乏时，肿瘤对化疗的敏感性将大大增加。

**预后**　治疗以手术切除为主，手术原则为在保证患者功能的前提下尽可能多地切除病变。比较彻底的切除者术后可获得较好的疗效。病变完全切除后平均生存13年，部分切除术后平均活3.3年。肿瘤复发后若全身状况允许可再次行手术。术后放化疗有一定的疗效，5年及10年生存率可达52%和32%。

（江　涛　尤永平）

jiāozhì mǔxìbāoliú

## 胶质母细胞瘤 （glioblastoma, GBM）

WHO Ⅳ级胶质瘤，是颅内常见的恶性肿瘤之一，为恶性程度最高的星形细胞瘤，在所有脑胶质瘤中约占50%。

**病因及发病机制**　胶质母细胞瘤可为原发或继发于低度恶性的星形细胞瘤的恶变。其主要病理特点是以增殖的小细胞为主，形态各异。细胞多样性是胶质母细胞瘤的显著特点。由于肿瘤细胞呈高度间变和不成熟性、新生血管结构不良、血栓形成等原因，常有广泛退变出血和坏死。胶质母细胞瘤常位于幕上深部脑白质内，与周围脑组织看似分界清楚，核异形，核内有丝分裂像增多，活跃，甚至可见梭形的间充质肉瘤样变，瘤细胞可侵犯软脑膜，瘤周脑组织水肿广泛，颅内压增高症状明显。常侵犯额、颞、顶叶，枕叶较少见，基底节和胼胝

体常受累，瘤组织可以经胼胝体侵犯对侧大脑半球呈S形生长，或是经胼胝体在两侧大脑半球深部呈蝶形生长，丘脑的胶质母细胞瘤也不少见。小儿和青年人的脑干胶质瘤大多转变为胶质母细胞瘤，小脑内胶质母细胞瘤十分少见。胶质母细胞瘤发病年龄高峰在40～60岁。男性比女性略多，男女比为3.2∶1。

**分类**　GBM的分子遗传学分类。①原发性GBM：又称Ⅱ型GBM。占老年GBM患者的大部分，平均发病年龄55岁，临床病史较短（常小于6个月），以前没有较低级别胶质瘤的病史或组织学证据。其特征性分子遗传学改变是EGFR基因的扩增，而无染色体17p上的杂合性丢失和/或p53基因突变。组织学显示其细胞形态变异很大，含有较多的巨细胞和多核巨细胞，瘤内常见广泛的出血和坏死。②继发性GBM：又称Ⅰ型GBM。从低级别或间变性星形细胞瘤发展而来。患者相对年轻（30～45岁），预后较原发性GBM好。其特征性分子遗传学改变是p53突变和17p上的杂合性丢失，而无EGFR基因的扩增。组织学显示肿瘤大部由星形细胞组成，也含有少枝胶质细胞，部分细胞显示多形性，但瘤内出血坏死较少。其他GBM如巨细胞GBM，临床上原发，虽无较低级别胶质瘤的病史，但其遗传学改变与继发性GBM相似。预后较其他GBM好。

**临床表现**　患者多以头痛起病，且伴有恶心呕吐，视盘水肿。部分患者可呈癫痫发作、偏瘫失语起病，并可伴有不同程度意识及智力障碍。病程长者，可引起继发性视神经萎缩而视力下降。个别病例可出现瘤内出血而呈卒

中样起病。患者在确诊后，生存时间约1年。

**诊断** 胶质母细胞瘤的CT征象多与该瘤多形性的特征相吻合，主要表现为：①额、顶、颞叶范围较大的混杂密度肿块，病灶内可见囊变区，少数病灶内出血者可见高密度病灶，较少出现钙化。②均有明显的占位效应。患侧脑室受压以致封闭，中线结构向对侧移位，周围可见明显的脑水肿低密度区。③实性部分有明显增强反应，呈厚薄不一的不规则环状强化，并可见突出的壁结节，囊变区不强化。胶质母细胞瘤的MRI主要表现为长T1长T2信号，病变内出血根据时间的不同可表现为短T1短T2信号或短T1长T2信号，囊变区表现为更长T1长T2信号。由于可以多平面成像，所以对病变显示的更清晰，有利于外科手术治疗。胶质母细胞瘤应注意与脑脓肿、转移瘤、星形细胞瘤Ⅲ级等可出现典型环状增强的病灶相鉴别，瘤内卒中的病变需与单纯颅内血肿鉴别。

**治疗** 以手术为主，放射治疗，化学药物治疗，分子靶向治疗、免疫治疗和基因治疗为辅的综合治疗。

**手术治疗** 目前为止，最大安全手术切除仍作为治疗胶质母细胞瘤的主要方法。一般认为对预计为GBM的患者决定是否手术要考虑年龄和卡氏评分（KPS）这两个最重要的预后因素。若年龄>70岁，KPS<70，建议只给予支持治疗；若年龄及KPS均<70可考虑给予放疗等治疗方法；若年龄<70岁，而KPS>70建议手术治疗。目前在临床上采用的手术方法有以下几种：①肿瘤活检加外减压。②肿瘤部分切除加内外减压。③肿瘤肉眼切除加脑叶或皮质切除（即强化切除），分别针对肿瘤位于非功能区和功能区。④从功能区切开皮质（用于侵及皮质或浅表肿瘤）并保护皮质沿肿瘤假边界分离做肿瘤切除。⑤从非功能区进入肿瘤切除。如果肿瘤位于额叶前部、颞叶前部等所谓非功能区，可将肿瘤连同脑叶一并切除，即行强化切除，有学者认为此方法能够延长生存期，但也有学者认为全切肯定较不全切除为优，但与全切加脑叶切除无差别，而不全切除加脑叶切除甚至不如单纯不全切除，故认为没有必要附加脑叶切除。对位于语言、运动或视觉中枢等重要功能区的肿瘤，手术治疗面临的主要问题是如何在尽可能切除肿瘤的同时最大限度保留患者的神经功能。值得一提的是，目前功能磁共振检查及传导束磁共振检查已逐步应用于临床，这使得手术前脑功能区的准确定位以及确定肿瘤与神经传导束的关系成为可能，为临床医师在手术中尽量避免损伤重要的神经结构提供了依据，从而使胶质母细胞瘤的手术治疗跨上了一个新的高度。

**放射治疗** 是治疗胶质母细胞瘤的重要辅助手段。常规的外照射治疗在延缓肿瘤复发和延长生存期方面的效果已经得到临床上的充分证实。患者术后同步放化疗组生存率明显优于单纯放射治疗组。

**化学治疗** 早已用于胶质母细胞瘤的治疗，目前在临床上可使用的化疗药物很多，有全周期与周期特异性药物。MGMT基因启动子区域甲基化的患者对替莫唑胺有较好的敏感性且预后相对较好。目前标准胶质母细胞瘤治疗方法为最大安全切除，辅以放疗联合替莫唑胺化疗。

**靶向治疗** 基于靶向抑制在恶性脑胶质瘤中异常表达的基因及激活的细胞信号转导通路的靶向治疗策略方兴未艾，成为治疗新模式的发展方向和传统治疗方案的必要补充。目前，针对特异靶点的分子靶向药物不断地被研发并应用于临床治疗肿瘤和其他疾病，这类药物主要包括小分子细胞信号转导抑制剂和单克隆抗体制剂两类。其中，小分子抑制剂具有特异性强，毒副作用相对小、方便的口服剂型以及易于通过血脑屏障等优点。

**免疫治疗** 是继手术、放疗、化疗治疗胶质母细胞瘤的又一重要方法。很多学者在这方面已经做了大量临床及基础研究工作，并取得了一定成果。

**基因治疗** 在过去的几十年，对胶质母细胞瘤的手术治疗、放疗、化疗及免疫治疗都取得了很大进展，但是，胶质母细胞瘤患者的生存时间没有得到明显延长。近年来一种新的治疗方法引起了人们的关注，这就是基因治疗。很多学者通过试验证实胶质母细胞瘤患者存在基因损伤，如p53基因突变、p21基因过表达、表皮生长因子受体和血小板衍生生长因子受体的扩增和过表达以及10q和19q染色体的缺失等。近年来，胶质母细胞瘤的基因治疗在以下几个方面取得了很大发展：基因转移方式的改进；基因治疗策略的完善；基因治疗方式的丰富与联合基因治疗；基因治疗与常规治疗的结合。这些进展为胶质母细胞瘤的基因治疗开辟了广阔的发展道路和光明的前景。目前已有多种基因应用于胶质瘤的体内和体外治疗试验，如自杀基因、反义核酸基因、细胞因子基因等。但在基因治疗方面仍然有许多技术问题尚待进一步研究和解决，相信随着分子生物学、组织病理学以及基因植入技术的不断发展，这一治疗方法必将获得更好的发展。

**预后** 长期以来，人们多认为此瘤恶性度极高，患者生存期很短；从诊断到患者死亡一般为8~12个月，但近年来许多作者认为在不加重脑功能损害的情况下，尽可能多些切除瘤组织，达到肉眼全切或次全切除，术后合用放疗和化疗，生存期有明显延长。关于GBM的瘤细胞播散或称移行，一般可在邻近、远部或对侧大脑半球出现复发瘤，但很少见到借血行向身体其他组织或器官转移。胶质母细胞瘤细胞不能穿过基底膜进入血管腔内，瘤细胞是沿基底膜表面移行，这可能是胶质母细胞瘤脑内播散的常见形式，其他可见沿蛛网膜下腔在颅内或椎管内种植。

(江 涛 尤永平)

dǎoyè jiāozhìliú

## 岛叶胶质瘤 (insula glioma)

发生在岛叶的胶质瘤。岛叶是大脑半球的五大脑叶之一，为边缘系统的一部分，属于旧皮质，主要与内脏感觉有关，由于解剖结构和位置的特殊性，该部位的肿瘤诊断和治疗有特殊性。

**病理** 胶质瘤是岛叶最常见的肿瘤。以低级别胶质瘤为主，包括星形细胞瘤（Ⅱ级）占60%，少突胶质细胞瘤（Ⅱ级）占5%，混合性胶质瘤（星形+少突Ⅱ级）占15%，间变性星形细胞瘤占10%，胶质母细胞瘤少见。岛叶病变多数发生于优势半球，原因不详。优势半球发病率占59%~70%。

**临床表现** ①癫痫：岛叶病变的患者其主要症状是以各种类型的癫痫为主，发生率77%~100%，平均80%，其中80%为部分型发作，个别患者表现为记忆力下降。岛叶病变以癫痫为主要症状是由其特殊的解剖位置决定的。岛叶与海马紧密相邻，而后者又是全脑中最容易发生癫痫的部位，各种刺激性因素如肿瘤压迫、炎症以及变性等均可以导致海马异常放电而引起癫痫发作。海马同时也参与高级记忆活动，对新事物的记忆并将其储存于脑内，要求海马-穹隆-乳头体系统完好无损。当岛叶病变压迫或生长至颞叶内侧面时会影响、破坏海马功能而导致记忆力下降。②言语障碍：发生在优势半球的患者有时会出现失语。③偏瘫：虽然岛叶的深面即为内囊和基底节等重要结构，但岛叶病变即使长至很大的体积也极少出现病变对侧肢体的偏瘫，这可能与肿瘤有向低阻力方向生长的特性有关，即病变常向侧裂池的底面生长，并挤压岛盖组织。从病变发生的角度考虑，起源于该部位的病变均发生于古老的皮质成分，一般不侵犯新皮质如内囊区域，所以也一般不会出现新皮质受损的症状。

**治疗** ①手术治疗：手术切除肿瘤是治疗岛叶胶质瘤的主要手段，但由于岛叶及颞底内侧面的解剖结构比较复杂，又毗邻基底节等重要结构和大脑中动脉，手术相对复杂，术后出现偏瘫失语的概率较高。手术一般采用额颞翼点入路，利用侧裂池的自然间隙，经过分开侧裂池的蛛网膜，不必要依赖切除浅表的皮质或颞叶组织即可达到暴露并切除病变，又不损伤或者少损伤正常脑结构和功能的目的。在切除岛叶病变时切除深度和程度的判定：尤其是低级别的胶质瘤，其深面的质地和外观与病变深面正常的脑组织有时很难区分。此时要注意寻找上、下岛环状沟，经岛环状沟的底面确定病变的上下界，这是术中重要的空间定位标志。另外一个标志是依赖豆纹动脉的位置。其他措施包括：术中应用B超，可以判断病变的切除深度并减少病变的残留。也可以应用术中神经导航技术。目前为了减少术后偏瘫、失语等并发症，使用术中唤醒技术配合术中皮质下电刺激技术，但此技术不能保证切除程度。术后偏瘫的原因主要与术中刺激或损伤侧豆纹动脉有关，可导致壳、苍白球、内囊等部位的缺血。另外一个原因是岛叶动脉长穿支损伤、导致放射冠缺血；切除深度过深也是引起术后偏瘫的一个原因。②放化疗：岛叶的胶质瘤手术全切相对困难，对于不能全切的患者术后配合放疗可达到良好的无肿瘤生存期，并有助于延缓肿瘤的复发。一般不需要配合化疗。对于级别较高的胶质瘤是否要化疗有待进一步研究。③抗癫痫治疗：虽然岛叶病变以癫痫发作为重要症状，但此种癫痫是因为病变压迫或侵犯海马所致，所以切除岛叶病变后癫痫症状绝大多数都能得到控制，但术后一般要继续服用一定时间的抗癫痫药物。虽然对于术前有癫痫症状的患者在术中皮质电刺激中可以见到在额盖和颞盖处有癫痫波，但我们认为此种情况属于异常放电的"泛化"，不必要去处理，只要切除岛叶区域的病变即可达到控制癫痫的目的。

(王 磊)

shìguǎnmóliú

## 室管膜瘤 (ependymoma) 来源于脑室和脊髓中央管的室管膜

细胞及其下的上皮胶质细胞的中枢神经系统肿瘤。又称室管膜胶质瘤、室管膜细胞瘤或室管膜上皮瘤。室管膜瘤为神经胶质瘤中来源于室管膜的肿瘤，占神经胶质瘤的第三位，约占颅内肿瘤的2.5%，神经上皮肿瘤的10.2%，儿童颅内肿瘤的6%~12%。男性多于女性，为1.2~1.5：1。主要发生于小儿及儿童，成人较少见，国内资料表明30岁以下患者占66.8%，10岁以下占22%，高发病年龄在6~15岁。颅内室管膜瘤幕上占44.4%多为成年人，幕下占55.5%多为儿童，占儿童室管膜瘤的3/4。其余依次为侧脑室、第三脑室和导水管。肿瘤大多位于脑室内，但少数肿瘤位于脑组织内或小脑、脑桥底部，偶见多发者。脊髓室管膜瘤是最常见的脊髓髓内肿瘤，占椎管内胶质瘤的50%~60%。脊髓室管膜瘤的好年龄为30~40岁，多位于颈段或颈胸段脊髓。室管膜瘤位于脑室内或脑室邻近室管膜处，偶见于脑实质内与室管膜无关联。脑室内室管膜瘤与脑室壁粘连，第四脑室室管膜瘤则与四脑室底粘连，瘤体突入脑室内，向下生长可至小脑延髓池或经二侧孔达脑桥小脑角，偶可下达颈髓，少数肿瘤有钙化，幕上肿瘤钙化率高于幕下肿瘤。脊髓中央管室管膜细胞发生的室管膜瘤，位于脊髓中央向外呈膨胀性生长，多数血供不丰富，肿瘤与正常脊髓常有明显的分界，易于手术切除。

**分型及分级** 据世界卫生组织（WHO）中枢神经系统肿瘤分类室管膜瘤属于 WHO Ⅱ级肿瘤。共有四种亚型：细胞型、乳头型、透明细胞型和伸长细胞型，但这些分型与预后基本无关。室管膜瘤特征性组织表现包括：血管周围的假菊形团排列或室管膜细胞的菊花形排列。在显微镜下的特点是肿瘤细胞呈菊花样排列，而假菊花形团为肿瘤细胞包绕血管排列而成。间变性室管膜瘤为恶性室管膜瘤属 WHO Ⅲ级，其特征是生长活跃，瘤细胞具有多形性，细胞致密，有不同程度的核异形性，明显的有丝分裂，明显的血管内皮增生及坏死，间变性室管膜瘤占所有室管膜瘤的25.2%，主要发生于儿童颅内，多发年龄为10~14岁，以颅后窝最为常见，发生在脊髓者少见。室管膜瘤可通过脑脊液循环通路在中枢神经系统散播，其发生率为5%~15%。播散的发生取决于肿瘤所在部位及病理级别，间变性室管膜瘤或位于颅后窝的室管膜瘤易发生播散，幕下间变性室管膜瘤播散的发生率最高。

**病因及发病机制** ①遗传易感性和染色体异常：绝大多数室管膜瘤为散发性病例，约30%的室管膜瘤有22号染色体异常（包括22号染色体单体及22q缺失或易位），还常见染色体6q和9q杂合性缺失（LOH），染色体3p14，10q23和11q丢失（Losses），7号染色体获得（Gains）及13号染色体单体。幕上室管膜瘤可有9号染色体丢失，透明细胞型室管膜瘤可有染色体1q获得及9、3和22q丢失。②分子生物学异常：室管膜瘤与其他胶质瘤截然不同，很少有p53基因异常，但常有抑癌基因 CDKN2A 失活及 RASSF 1A 和 HIC.1 表达下调；绝大多数室管膜瘤有 EGFR 过表达，却很少有 EGFR 基因扩增；成人室管膜瘤常有 MDM2 基因扩增和过表达；脊髓室管膜瘤可有 NF2 基因突变。比较基因组杂交（CGH）检测证实，染色体 1q 获得及9和13丢失与间变性室管膜瘤发病密切相关。微阵列比较基因组杂交（Array-CGH）的进一步分析揭示，1q 的获得区位于 1 q21.3~23.1和 1 q31.1~31.3，并初步证实位于 1q23 的 DUSP12 基因是间变性室管膜瘤发病的始动癌基因。

**临床表现** 病程较长，多在1年左右，位于第四脑室内或间变性室管膜瘤病程较短，最短者仅10天，位于幕上者病程长，可达4~5年。①第四脑室室管膜瘤：因肿瘤阻塞脑脊液循环通路造成梗阻性脑积水，产生颅内压增高的症状较早，多以头痛为首发症状，随后出现头晕及呕吐等症状。可有强迫头位，因体位改变可出现剧烈头痛、头晕、恶心、呕吐、甚至意识障碍［彭斯（Burns）征］。无脑积水患者出现呕吐提示肿瘤已累及脑干极后区，肿瘤累及上颈段时，可有枕颈后部疼痛及颈抵抗，常见视盘水肿，日久出现视力减退。小脑受累可出现身体平衡障碍，步态不稳，及眼球震颤等共济失调的症状与体征。②侧脑室室管膜瘤：出现颅内压增高症状较晚，当肿瘤长大影响脑脊液循环时出现颅内压增高的症状及体征，肿瘤侵犯或压迫周围脑组织时，依脑受累部位而产生相应的症状与体征，如偏瘫、偏侧感觉障碍、偏盲、失语等，因肿瘤深在不易侵犯脑皮质，癫痫发作少见。③第三脑室室管膜瘤：易阻塞脑室产生颅内压增高。位于第三脑室前部者出现视神经受压及垂体，下丘脑受损的症状，位于第三脑后部除早期出现颅内压增高外，并可出现双眼上视障碍。④生长于脑实质的室管瘤：因部位不同出现相应部位脑功能损害的症状与体征。⑤脊髓室管膜瘤：为典型脊髓髓内肿瘤的表现，症状多呈缓慢进展，病程常在 1 年以上，患者以肢体麻木或疼痛为首发症状，肢体麻木无力进行加重，感觉障碍呈节段性，可有感觉分离现象，晚期则出现肢体瘫痪及括约肌功能障碍。

**诊断** 以儿童及青少年发病为主，常以颅内压增高为主要症状。幕下室管膜瘤常出现小脑受累的症状与体征，幕上肿瘤可出现偏瘫、失语、癫痫等症状，结合 MRI 或 CT 多可作出诊断，确诊需靠病理诊断。颅骨平片常可见到脑回压迹增多及骨缝分离等颅内压增高的征象，在婴幼儿骨缝分离十分明显。CT 发现脑室内有肿瘤组织呈高或低密度，有不

同程度的钙化和囊性变，肿瘤可有部分强化，MRI 在 T1 加权像成像为高至低信号，在 T2 加权像为高信号，肿瘤的不均匀一致反映肿瘤存在钙化、出血和囊变，肿瘤强化常呈现不均匀性。MRI 为脊髓室管膜瘤诊断的首选方法，肿瘤所在节段脊髓变粗呈梭形，在 T1 加权像肿瘤呈较均匀的等或低信号，T2 加权像为高信号，常伴发有囊变，发生在肿瘤内或在肿瘤两端的脊髓内，GD-DTPA 增强扫描肿瘤实体部分强化明显（图）。

**鉴别诊断** ① 小脑髓母细胞瘤：第四脑室室管膜瘤需与小脑髓母细胞瘤相鉴别，小脑髓母细胞瘤 MRI 上显示肿瘤生长在小脑

蚓部，与第四脑室底无粘连。②第四脑室囊肿或囊尾蚴病：可于任何年岁发病，囊肿占据第四脑室，MRI 等显示为囊性占位，无实体肿瘤。③侧脑室内脑膜瘤和脉络丛乳头状瘤：脑膜瘤发病年岁大，肿瘤边际清楚，常有明显强化。脉脉络丛乳头状瘤儿童多见，常发生于侧脑室而室管膜瘤长于侧脑室内者少见，常有明显的脑室扩大或出血。④ 脊髓空洞症脊：髓室管膜瘤应与脊髓空洞症相鉴别，脊髓空洞症常常伴有小脑扁桃下疝，脊髓中央 MRI T1 加权像为低信号不被强化。

**治疗** 手术是主要治疗方法，颅内压增高症状严重或脑室扩大明显者，术前可行脑室外引流术

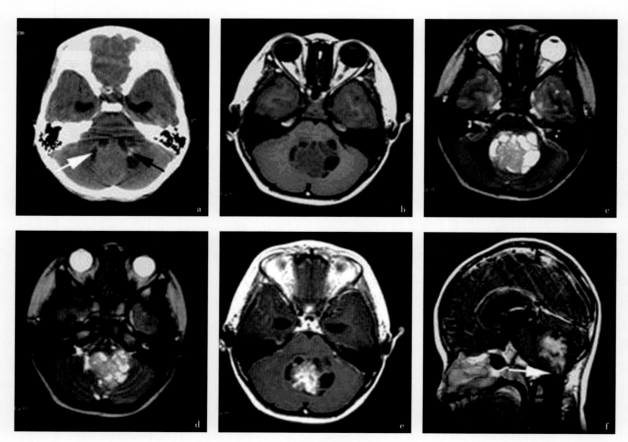

**图　室管膜瘤的影像学表现**
a. CT 平扫：第四脑室内等密度肿块，边缘清楚，周围可见低密度残存第四脑室并可见点状钙化（箭头）；b. MRI T1 加权像：肿瘤呈等信号，囊变区为低信号；c、d. MRI T2 加权像：肿瘤呈不均一高信号；e、f. Gd-DTPA 增强扫描：肿瘤不均匀强化，并侵及第四脑室正中孔（箭头）

以缓解颅内压，预防脑疝发生。手术的目的是争取全切除肿瘤打通脑脊液循环通路，对位于第四脑室内的肿瘤，因其与第四脑室常有紧密粘连，不应勉强全切肿瘤，以免造成脑干损伤，术后肿瘤细胞可循脑脊液向椎管内播散，个别可向第三脑室，侧脑室播散。放射治疗是术后治疗的重要组成部分，对肿瘤未能全部切除者，术后应行放射治疗。低恶性室管膜瘤如果无脊髓播散术后要局部和全脑放疗，幕下室管膜瘤应增加颈部放疗。如果已有脊髓播散或恶性室管膜瘤应行全脑加全脊髓放疗。婴儿放疗有较多并发症，影响其生长及发育，应考虑化疗等其他治疗。

**预后** 患者预后与患者年龄，肿瘤恶性程度，生长部位，手术切除程度，有无播散，放化疗情况及耐受程度密切相关。高恶性度肿瘤，肿瘤切除不完全，有脊髓等部位播散者预后不佳。5 年生存率为 37%～69%，间变性室管膜瘤的 5 年生存率为 20%～30%。

（杨树源）

shìguǎnmóxià jùxìbāoxíng xīngxíng xìbāoliú

## 室管膜下巨细胞型星形细胞瘤（subependymal giant cell astrocytoma，SEGA）

来源于侧脑找不到室壁含有大神经节样星形细胞的良性缓慢生长的肿瘤。属 WHO 肿瘤分类 I 级。多发生于 20 岁前。几乎都是发生结节性硬化综合征（tuberous sclerosis complex，TSC）的患者，而结节性硬化可以 SEGA 为首发表现，结节性硬化的患者 SEGA 发病率为 6～16%。

**病理** SEGA 常呈界限清楚的局限性结节状生长，切面呈灰白色多囊性，如有陈旧或新鲜出血可呈棕黄或红褐色。肿瘤内及邻近脑组织中常有明显的钙化。SEGA 组织学表现主要由核偏于一端，胞质丰富红染的瓜子形肥胖细胞组成，核染色质较稀疏，有 1～2 个明确的核仁；还可见到胞质丰富红染的梭形细胞及神经节细胞样肿瘤细胞，部分 SEGA 可出现血管内皮细胞增生、坏死、核分裂及明显的细胞多形性，但并不意味着肿瘤的生物学行为发生了改变，不影响患者预后。极少数复发的 SEGA 病例中从未发生恶性转化。肿瘤梭形细胞全部表达神经胶质酸性蛋白（GFAP），肥胖细胞和神经节细胞样细胞的 β 微管蛋白 III 表达率>80%，并不同程度表达神经元特异性烯醇化酶（NSE）、突触素和神经微丝；所有肿瘤细胞均表达 S-100。MIB-1 标记指数为 0.1%～3.8%，平均 1.1%，说明该肿瘤细胞增殖活性很低。

**病因及发病机制** SEGA 的肥胖细胞 tuberin 弱阳性，梭形细胞和神经节细胞样细胞不表达 Tuberin；PCR 分析证实，后两种细胞有染色体 16p13 的杂合性缺失（LOH）。这些都说明 TSC2 基因的结构和功能异常是导致结节性硬化伴发 SEGA 的直接因素。

**临床表现** SEGA 最常见于侧脑室壁及第三脑室的室间孔附近。绝大多数在 10～20 岁发病，最常见症状是明显加重的癫痫发作和颅内压增高的症状，肿瘤生长进入第三脑室和室间孔阻塞脑脊液循环通路引起颅内压增高。

**诊断** MRI 能对肿瘤所在部位和大小精确定位，肿瘤可出现钙化和出血。确诊要靠病理检查。

**治疗** 良性肿瘤手术全切除可治愈。预后良好。

（杨树源）

shìguǎnmóxià shìguǎnmóliú

## 室管膜下室管膜瘤（subependymoma）

附着于脑室壁的良性肿瘤，在丰富的肿瘤纤维基质中有胶质瘤细胞丛。又称室管膜下星形细胞瘤。属 WHO I 级，管膜下室管膜瘤约占室管膜起源肿瘤的 8.3%，可以发生在两性的任何年龄，但最好发于中老年男性，男女之比为 2.3：1。管膜下室管膜瘤主要位于四脑室（占 50%～60%）和侧脑室（占 30%～40%），少数位于三脑室、透明隔和脊髓。脊髓的室管膜下室管膜瘤都发生在颈段和颈胸段脊髓，绝大多数位于脊髓内，极少数位于脊髓外。管膜下室管膜瘤为境界清楚质地较韧的实性肿块，绝大多数病例的肿瘤直径不超过 2 cm，脑室管膜下室管膜瘤附着于脑室壁并突入脑室腔内，位于四脑室、体积大的管膜下室管膜瘤可压迫脑干，脊髓内肿瘤位于脊髓中央。室管膜下室管膜瘤组织形态学特征是肿瘤组织中细胞较少，在胶质细胞突起形成的致密胶质纤维基质中，可见散在分布、聚集成簇状、核大小形态一致的肿瘤细胞团。肿瘤细胞体积小，类似于室管膜下胶质，核染色质稀疏，无核分裂或核分裂罕见，偶见多形性细胞核。偶见肿瘤细胞突起围绕小血管排列，形成类似室管膜瘤的血管心菊形团。胶质纤维基质中可见微囊变、出血和钙化，部分室管膜下室管膜瘤可见丰富的间质微血管。免疫组织化学染色，多数肿瘤细胞的胞质神经胶质酸性蛋白（GFAP）阳性，个别病例的肿瘤细胞表达 NSE，MIB-1 标记指数<1%。

**病因及发病机制** 绝大多数管膜下室管膜瘤为散发病例，仅极少数病例有家族遗传倾向。目前还未见有关管膜下星形细胞瘤分子遗传学与分子生物学异常的报道。

**临床表现** 为生长于脑室内的良性肿瘤，常无症状，位于脑室内，阻塞脑脊液循环通路，而引起颅内压增高的症状，如头痛、恶心、呕吐等，位于脊髓的室管膜下室管膜瘤可引起受累节段的脊髓功能障碍，如节段性感觉障碍及运动障碍等。

**诊断与鉴别诊断** MRI 精确定位肿瘤位置，确诊靠病理检查来确定。MRI 可见室管膜下室管膜瘤为边界清楚的结节性肿块，常不被强化，可能出现局部性出血或钙化。脊髓内室管膜下室管膜瘤与室管膜瘤不同，常不在脊髓中央。

**治疗** 手术全切可以治愈，有因手术切除不全而复发的报道。

**预后** 生长缓慢预后良好。

（杨树源）

guāngdònglì yǐndǎo jiāozhìliú qiēchúshù

## 光动力引导胶质瘤切除术

（glioma resection under the guide of photodynamic therapy）将光动力治疗应用于胶质瘤的手术切除中，从而达到杀除残余肿瘤目的的方法。光动力治疗（photodynamic therapy，PDT）是利用光敏剂和激光活化进行疾病治疗的新方法，是一种有较高特异性的治疗脑恶性肿瘤方法。

**作用原理** 机体在接受光敏剂后一定时间，光敏剂可通过被肿瘤破坏的血脑屏障，以相对较高浓度存留在脑肿瘤组织内，此时以特定波长的光（激光）照射肿瘤部位，光敏剂发生光化学反应，在有氧情况下，产生化学性质非常活泼的单态氧或/和某些自由基，与肿瘤组织和细胞内的多

种生物大分子发生作用，引起功能障碍和结构损伤，最终导致肿瘤组织死亡。PDT 具有许多重要优点：创伤小、毒性小、选择性好、适用性好、可重复治疗、可姑息治疗、可协同手术、提高疗效、可消灭隐性癌病灶、可保护容貌及重要器官功能。

**适应证** 确诊为胶质瘤并需手术切除的患者。

**操作方法** ①确定脑胶质瘤病例。②术中暴露肿瘤前经静脉给予光敏剂。③显微镜下尽量全切肿瘤，对于不能切除的残余肿瘤行光动力治疗。④光动力治疗：估算需要激光光动力照射的瘤床面积，然后根据瘤腔和瘤床的形状，应用激光光动力治疗仪，选择不同类型的光纤进行激光照射，间断用生理盐水冲洗瘤腔，照光结束后，常规关颅。⑤避光护理：术后患者避光 3 天。

**常见并发症** ①药物过敏反应：可发生过敏性休克或慢性过敏反应：如胸闷、心悸不适等表现。②热反应：少部分患者在用药当天可出现低热。③皮肤光毒反应：主要是接触光敏剂后避光不当所致，可出现皮肤痒感、红斑、水肿，严重者可起水疱甚至破溃。④皮肤色素沉着：有 50% 患者可能出现变黑，一般 2~3 个月后自然消退。⑤血清谷丙转氨酶升高。

（王茂德 李奇）

yíngguāng yǐndǎo jiāozhìliú qiēchúshù

## 荧光引导胶质瘤切除术

（glioma resection under the guide of fluorescent therapy）在荧光引导下切除肿瘤的技术。通过荧光引导肿瘤组织染色，在特殊激发光照射下使肿瘤组织产生荧光，从而能够区分肿瘤组织、瘤周水肿组织、正常脑组织，引导术者

最大程度切除肿瘤而避免损伤正常功能区的损伤。术中实时荧光显像技术具有定位准确、快速、应用简便、灵敏度和特异性高等优点。国际上荧光显像方法主要有 5-氨基乙酰丙酸（5-ALA）、荧光素钠（FLS）、纳米荧光探针、靛氰绿、多光子激发荧光等引导的荧光显像法，目前较为成熟的方法主要有 FLS、5-ALA 引导的术中实时荧光显像技术，后三者仍处于基础研究阶段。

**适应证** 需要手术切除的胶质瘤。

**治疗方法** ①麻醉诱导前 2.5~3.5 小时口服 5-ALA，剂量为 20mg/kg，给药 24 小时内患者需避免直接暴露在日光或室内强光下。②切开硬脑膜后，显微镜下反复转换正常光和荧光模式，首先在正常光源下切除坏死组织和容易辨别的肿瘤实质部分，然后在荧光引导下切除边缘的残存肿瘤组织；另一种是直接在荧光引导下沿肿瘤边缘进行分离和切除。

**不良反应** ①较大剂量的 5-ALA（40mg/kg）可导致低血压、恶心、呕吐以及血浆转氨酶（常见谷草转氨酶 AST）升高等全身不良反应。②使用 5-ALA 后皮肤致敏。③神经功能受损。④肿瘤突出边缘的残留。

（王茂德 李奇）

nǎo jiāozhìliú huàxué zhìliáo

## 脑胶质瘤化学治疗

（chemotherapy of glioma）应用一种或者多种药物杀死肿瘤细胞，或者控制肿瘤细胞的生物行为，从而抑制肿瘤的进一步生长的治疗方法。脑胶质瘤的化疗开始于抗肿瘤药物出现不久的 20 世纪 40 年代末至 50 年代初，随着新抗肿瘤药物的研制和应用，化疗在脑胶质瘤的综合治疗中也占有很重要

的位置。

**适应证** 各种级别的脑胶质瘤，主要用于手术切除术后及放疗后的辅助治疗。

**治疗方法** 常用化疗药物有亚硝基脲类、抗代谢类、抗生素类和生物碱类药物等。一般选取的化疗方案为 PCV 方案：即丙卡巴肼（PCB）、洛莫司汀（CCNU）、长春新碱（VCR）联合应用；MCV 方案为甲氨蝶呤（MTX），洛莫司汀（CCNU）和长春新碱（VCR）联合应用。除此之外还可采用化疗联合放疗进行胶质瘤治疗。替莫唑胺是近来研究得较多的一种药物，为口服的第二代烷化剂。它能较好地通过血脑屏障。已证实在阻滞疾病进展，延长患者生存时间和提高生活质量方面有明显优势。由于替莫唑胺的低毒性和给药方便而受到越来越多的关注。给药途径：化疗的给药途径大体上有全身给药和局部给药。全身给药包括口服、肌注和静脉注射等几种不同途径。其优点是方法简单、便于掌握和使用，其缺点是药理作用分散，在肿瘤局部不能形成较高的药物浓度，且全身毒性反应重。局部给药途径有鞘内给药、瘤腔内给药和动脉内给药。局部用药不仅可以提高中枢神经系统特别是肿瘤局部的药物浓度，还可以减轻全身用药所引起的多器官毒副作用。

**不良反应** ①药物刺激反应：静脉用药时卡莫司汀（BCNU）和尼莫司汀（ACNU）多见，主要是恶心、呕吐及上腹不适。②骨髓抑制反应：是烷化剂药物最明显的不良反应，一般以血小板减少最早出现，而白细胞随后也明显减少。③肝功能异常：部分患者会出现转氨酶升高。④长期用药可导致慢性骨髓抑制、肺及肾脏损害。⑤部分患者可致脑水肿，尤其在大剂量给药时更易发生。

（王茂德 李 奇）

**màiluòcóng zhǒngliú**

## 脉络丛肿瘤 （choroid plexus tumor）

起源于脉络丛上皮的肿瘤。包括脉络丛乳头状瘤（WHO Ⅰ级），非典型脉络丛乳头状瘤（WHO Ⅱ级），脉络丛癌（WHO Ⅲ级）三个分型。脉络丛肿瘤占全脑肿瘤的 0.3%～0.6%，在各年龄人群发病，15 岁以下儿童为多，占同年龄段脑肿瘤的 2%～4%，占 1 岁以下儿童脑肿瘤的 10%～20%。儿童病例好发于第三脑室，成人好发于第四脑室和脑桥小脑角区。其两性发病率无差异，常为单发，多发罕见。脉络丛肿瘤的发病机制至今未明。某些综合征与脉络丛肿瘤有关，如艾卡尔迪综合征（Aicardi syndrome），但两者之间的因果关系仍未明了。某些动物实验显示，猴空泡病毒 SV40 的大 T 抗原可诱发脉络丛肿瘤。肿瘤蛋白 E6 和 E7 来自人乳头瘤病毒。

（赵世光）

**màiluòcóng rǔtóuzhuàngliú**

## 脉络丛乳头状瘤 （choroid plexus papilloma）

起源于脉络丛上皮的良性肿瘤。

**病因及发病机制** 发病机制至今未明（见脉络丛肿瘤）。

**病理** 脉络丛乳头状瘤肉眼观呈球形，外表类似菜花状，质地柔软，偶可见陈旧出血。脉络丛乳头状瘤倾向于向脑室内生长，而不是侵入室管膜。肿瘤细胞与正常脉络丛上皮相似，呈柱状或立方上皮细胞呈单层乳头状生长，部分细胞为复层。肿瘤细胞有基底膜支撑（与室管膜瘤的不同点）。在细胞学上通常观察不到恶

性特征，有少数情况下可见细胞及核的异型性和核分裂象，可见钙化，属 WHO Ⅰ级。免疫组化可见 S-100 蛋白、细胞角蛋白、波形蛋白、平足蛋白等呈阳性。

**临床表现** 脉络丛乳头状瘤主要症状为脑脊液产生过多及脑脊液通路闭塞造成的颅内压增高症状，局部神经症状少见。有 75%～95% 的患者并发脑积水。患者可有头痛、恶心、呕吐、兴奋、视觉障碍及抽搐等症状。常出现的神经系统阳性体征包括：巨颅症、眼底水肿、约 1/4 患者出现不同程度意识障碍。虽然脉络丛乳头状瘤是缓慢生长的肿瘤，但它因继发脑积水或肿瘤内出血而使神经功能障碍迅速恶化。少数病例因继发不对称性脑室扩大而出现单侧体征。

**诊断与鉴别诊断** 多数病例影像学检查可显示脑室内肿瘤影。①头部 X 线平片：可显示肿瘤钙化点，儿童患者可见颅缝分离。②脑血管造影：显示肿瘤血管丰富。常见脉络膜后动脉增粗。三脑室病变有脉络膜后动脉供血，四脑室病变接受小脑后下动脉延髓支或引部支供血。脑血管造影有助于考虑是否行术前栓塞。③CT 和 MRI 检查：是影像学诊断上首选的方法。增强 CT 可见脉络丛乳头状瘤均匀强化。MRI T1 加权像为等至稍高信号，T2 加权像呈等至高信号，造影增强明显。部分病例可见钙化和肿瘤内出血。脉络丛乳头状瘤影像特征包括：脉络丛被肿瘤包裹而不是移位、点状钙化、蛛网膜下腔出血、血管缺乏以及叶状改变。

脉络丛乳头状瘤与发生于脑室内呈现乳头样结构的肿瘤如乳头状室管膜瘤和乳头状脑膜瘤相鉴别。曾经对脉络丛乳头状瘤和

脉络丛癌难以鉴别，但如今 WHO 第四版采用了非典型脉络丛乳头状瘤的概念，按照前述的诊断标准应该较为容易。

**治疗** 脉络丛乳头状瘤：手术全切可获得痊愈。脑积水较重或颅内压过高者，开颅前可行脑脊液外引流，以降低颅内压和减少对脑组织的牵拉损伤。由于肿瘤血供较丰富，供血多来自脉络膜前动脉（侧室内者）、脉络膜后内侧或后外侧动脉（三脑室内者）、小脑后下动脉（四脑室者）等，有时肿瘤血管出血电凝较困难，因此应尽量避免分块肿瘤切除。宜找出肿瘤血管蒂，电凝后离断，争取完整切除肿瘤。对发生在第四脑室的脉络丛乳突状瘤采取颅后窝正中开颅；突向脑桥小脑角者可做患侧耳后钩形切口，行单侧枕部骨窗开颅。三脑室内肿瘤，肿瘤的蒂部多位于后上部的丘脑中间块或松果体隐窝处，采取胼胝体-透明隔-穹窿间入路进入三脑室有明显优势，可以直接从上部暴露处理肿瘤蒂，然后将肿瘤向前面翻转完整切除。侧脑室肿瘤血供多来自于肿瘤底部的脉络膜前动脉，可应用颞顶皮骨瓣开颅，在颞枕交界角回处皮质直切口进入侧室三角区，轻牵开皮质后先处理肿瘤底部的供血动脉，再分块切除肿瘤；但有学者认为此入路易损伤颞叶深部视放射和语言中枢，建议采用顶上小叶或顶间沟切开进入侧室。在儿童期，由于代偿能力强、皮质小直切口、术中牵拉轻微，可以减少颞枕入路术后失语和偏盲的发生，若瘤体过大，不必强求完整切除以防止损伤深部结构。切除肿瘤前注意阻断供血动脉以利于手术中减少出血，对于未能完全切除肿瘤而不能缓解脑积水者，

应当作分流手术。术中出血是手术切除面临的主要问题，有学者建议术前采用导管技术行供血动脉栓塞，但因供血动脉走行较长且迂曲，使得选择困难，也有人建议采用术前放射治疗或化疗来减少肿瘤供血。

**预后** 脉络丛乳突状瘤血供丰富、位置深在且比邻重要结构，既往手术全切困难，近年随着显微手术的开展，病死率明显下降，低于 1%。全切除肿瘤的患者不需放疗常可获得十分满意的长期疗效。随着手术技术提高，全切术后 5 年无复发存活率已达 100%。肿瘤近全切除后复发率为 0~7%。手术并发症发生率 8%~9.5%。术后最常见的并发症为脑室穿透引起的硬脑膜下积液，术后脑脊液分流术可增加硬脑膜下积液的发生率。

（赵世光）

màiluòcóngái

## 脉络丛癌 （choroid plexus carcinoma）

起源于脉络丛上皮的恶性肿瘤。占全部脉络丛肿瘤的 29%~39%。

**病因及发病机制** 发病机制至今未明（见脉络丛肿瘤）。

**病理** 脉络丛癌基本与脉络丛乳头状瘤相似。脉络丛癌组织比脉络丛乳头状瘤质地更软，纤维更多。脉络丛癌多伴出血和广泛的坏死，在脑组织中呈浸润性增殖，恶性度高。WHO 分类中的诊断标准为以下 5 项中占 4 项以上：①高倍镜下 10 个视野中见 5 个以上核分裂象。②细胞密度高。③核多形性。④乳头状结构消失，呈杂乱铺路石样结构。⑤坏死灶。

**临床表现** 脉络丛乳头状癌主要症状与脉络丛乳头状瘤相似（见脉络丛乳头状瘤）。

**诊断与鉴别诊断** 多数病例

影像学检查可显示脑室肿瘤。①头部 X 线平片：可显示颅缝分离、肿瘤钙化点。②脑血管造影：可显示动静脉分流和新生血管。常见脉络膜后动脉增粗。三脑室病变有脉络膜后动脉供血，四脑室病变接受小脑后下动脉延髓支或蚓部支供血。③CT 检查：CT 平扫呈高密度影，增强扫描呈不均匀强化。④MRI 检查：影像学特征包括不均匀强化、坏死、囊变、嵌入脑室。疑似脉络丛癌者，术前应行脊髓 MRI 检查，排除肿瘤向椎管内转移。

**治疗** 以手术切除治疗为主，术后需给予放化疗等辅助治疗。就手术入路而言，脉络丛癌的处理与脉络丛乳头状瘤相同，但因脉络丛癌具有血供更加丰富，与正常脑组织界限不清，癌组织脆性大、易碎等特点使得手术难度增加。虽然放射治疗仍存在争议，但大部分文献报道认为脉络丛癌属于放疗敏感性肿瘤，并且观察到放疗患者生存期相对较长。近年大宗病例 Meta 分析显示，化疗是比放疗更有效的独立预后因素。对于手术仅部分切除而又无法接受放疗的患儿，化疗可有效延长总生存期。顺铂加依托泊苷（VP-16）是最常见的辅助性化学治疗方案，文献报道对脉络丛癌有延缓复发的效果。对于 3 岁以上儿童术后无论是否全切都建议给予放化疗联合治疗，对于 3 岁以内儿童建议术后给予化疗。

**预后** 脉络丛癌患者 5 年生存率为 41%，10 年生存率为 35%。部分切除的脉络丛癌术后接受放化疗联合治疗 2 年生存率达 63%，单独放疗为 32%，而不接受任何辅助治疗者 2 年生存率仅为 15%。

（赵世光）

xiǎonǎo fāyùbùliángxìng shénjīngjié xìbāoliú

## 小脑发育不良性神经节细胞瘤

（dysplastic cerebellar gangliocytoma） 发生在小脑的十分罕见的肿瘤。又称为莱尔米特-杜克洛病（Lhermitte-Duclos disease）。曾称小脑良性肥大、小脑皮质弥漫性神经节神经瘤、浦肯野瘤、小脑错构瘤、错构母细胞瘤、有髓神经细胞瘤、弥漫性有髓神经节细胞瘤。最早由莱尔米特（Lhermitte）和杜克洛（Duclos）在 1920 年报道。它常合并一些先天性畸形，如巨颅症、巨脑症、灰质异位、小脑回、多指/趾畸形、脊膜膨出、血管外膜瘤、巨人症、舌肥大及骨性狮面等；也可合并其他肿瘤，如脑膜瘤，星形细胞瘤。

**病因及发病机制** 病因尚不完全清楚。显微镜下表现为小脑内颗粒细胞层肥大，而这些异常的大细胞来源于颗粒细胞的早期成熟。因此，有些学者认为该病为先天性发育不良。近几年更多的学者认为该病为一种错构瘤，因为对其进行免疫组化研究显示它含有异源细胞成分，常有肿瘤性的钙化，而且病变切除后有再生长的趋向。

**病理** 病理学表现：大体上可见受累的小脑脑叶增大，这是颗粒细胞层增宽，分子层过度髓鞘化所致。光学显微镜下可见小脑颗粒细胞层充满异常肥大的神经节细胞，而浦肯野细胞减少或消失。分子层增宽，含有多个有髓纤维，肥大的神经节细胞的轴突在此过度髓鞘化，并平行于软脑膜下腔走行，脑白质萎缩。电镜下观察证实这些肥大的神经节细胞起源于颗粒细胞层浅层的颗粒细胞。免疫组化染色以及脱氧核糖核酸增殖活性检测，发现病变中缺乏细胞分裂表现以及细胞增殖活性，提示该病为良性病变。

**临床表现** 该病可发生在任何年龄，多见于中青年。病程进展较慢，早期多无症状，首发症状以颅内压增高压为主，常伴有脑神经麻痹，尤其以三叉、面及听神经麻痹明显，晚期可以出现行走不稳及共济失调等小脑症状。少数还可出现智力障碍、癫痫及直立性低血压。该病可散发，有时也合并考登综合征（Cowden syndrome，CS）。CS 是一种常染色体显性遗传病，又称多发性错构瘤综合征，是由于肿瘤抑制基因 PTEN 发生突变造成的，表现为周身皮肤黏膜丘疹、甲状腺及乳腺肿瘤、肠息肉、泌尿生殖系统肿瘤等。小脑发育不良性神经节细胞瘤有可能是 CS 在中枢神经系统中的一个表现。同时伴发小脑发育不良性神经节细胞瘤和 CS 的这种新的斑疹性错构瘤病定义为考登-莱尔米特-杜克洛病复合体（Cowden-Lhermitte-Duclos disease complex，COLD）。

**诊断** 该病发病率极低，临床上常被误诊，误诊的原因主要是临床医师对该病缺乏认识。其实该病术前诊断并不困难，患者病史多较长，常有颅内压增高、多发脑神经麻痹及小脑性共济失调等临床症状，结合 MRI 的特征性表现，可作出诊断。该病常与 CS 共存，因此对于疑为 CS 的患者应常规进行头部 MRI 检查以除外合并小脑发育不良性神经节细胞瘤，而对于明确诊断为小脑发育不良性神经节细胞瘤的患者，应进行全面系统的检查，尤其皮肤、甲状腺、乳腺及泌尿生殖系统等以除外合并其他肿瘤。如果结果为阴性，应长期随访，定期复查，这样有助于肿瘤的早期诊断。该病影像学表现比较特异。①MRI：是首选检查，T1 加权像为沿小脑沟回走行，低信号和等信号相互交替的分层结构，T2 加权像为高信号和等信号交替，这种改变称为虎纹征象，注药后多无加强。②CT：多表现为低密度或低密度与等密度相交替的混杂密度。可有钙化，可累积一侧或双侧小脑半球，而且易偏一侧，有轻度的占位效应，可造成Ⅳ室移位和梗阻性脑积水。③脑血管造影：显示无血管病变。库尔勘特拉尔（Kulkantrakorn K）等将手术切除的小脑病变组织分别进行影像学及病理学研究，结果表明 CT 上的低密度及 MRI T1、T2 加权像的低信号/高信号区相当于病变小脑脑叶的中心部，包含有白质、异常的颗粒细胞层和内分子层，而 CT/MRI 上的等密度/等信号区相当于脑叶的表层，包含有外分子层和软脑膜层。

**鉴别诊断** ①星形细胞瘤：CT 上常表现为低密度或混杂密度病变，但 MRI 上常显示混杂信号，可有不规则强化及囊变，病变基本局限在一侧小脑半球；而小脑发育不良性神经节细胞瘤除了在 MRI 上具有典型的虎纹征外，病变常较大，可以累及双侧小脑半球，不伴有囊变及强化。②小脑梗死：常见于老年人。起病突然，多数患者临床症状较明显，CT 及 MRI 病变呈楔形改变。

**治疗** 治疗以手术切除为主。对于合并脑积水患者单纯脑室分流术只能暂时缓解症状，还需进一步手术切除病变。由于有切除后可复发，因此应尽可能将病变完全切除，如果病变范围广，无法完全切除也应在不影响功能的情况下，尽可能多切病变，并定期复查头部 MRI。该病不主张单纯放疗。

**预后** 该病多数不遗传，但合并 CS 时有遗传倾向。如果能完全切除病变，预后较好。对于不能完全切除病变的患者，应定期复查。

（王永刚）

shénjīngjié xìbāoliú

**神经节细胞瘤** （gangliocytoma） 分化良好、缓慢生长的神经上皮源性肿瘤。由成熟的神经节细胞构成。WHO 分级 I 级。神经节细胞瘤是一种罕见的肿瘤，占全部脑肿瘤的比例不到 1%。60% 的神经节细胞瘤发生于儿童和青少年（8.5~25 岁，平均发病年龄为 9.5 岁）。男女发病率无明显差异（1:1.1）。神经节细胞瘤可以发生在整个脑-脊髓神经轴，包括小脑、邻近三脑室底部的下丘脑、鞍区、松果体区、脑干和颈胸段脊髓。位于大脑半球的神经节细胞瘤，相对好发位置为颞叶，可谓颞叶单发病灶，也可在颞叶或顶叶同时发生。拉塞尔（Russell）等学者统计，颞叶是这类肿瘤最好发的部位，其次为第三脑室底部。

**病因及发病机制** 神经节细胞瘤的组织发生不十分明确。发病机制涵盖多种假说：①有学者认为其起源于胚胎残存的神经节细胞的前身细胞，即神经母细胞。②部分中枢神经系统神经节细胞瘤病例提示，其可能是周围或自主神经系统的神经母细胞瘤转移灶的成熟分化。③另有学者认为肿瘤可能与局部发育异常或错构瘤性的病变有关。分子遗传学提示，小脑发育不良性神经节细胞瘤伴发于考登综合征（Cowden syndrome），是由生殖细胞 PTEN 基因突变所致。散发的神经节细胞瘤的分子遗传学机制则尚未阐明。

**病理** 肿瘤肉眼观呈实质或囊性，边界清晰，灰白色-黄褐色。囊性时可见壁结节。可伴有钙化。镜下，神经节细胞胞体较大，胞质丰富，核巨大，核仁明显，胞质边缘常常聚集尼氏小体，呈现大小不同的形态，局部呈集簇样聚集。胞核不规则，出现多核和双核，尤其双核对诊断更有意义。肿瘤可见钙化灶和血管壁钙化。血管周围淋巴细胞浸润为典型的组织病理学改变。电镜超微结构显示瘤细胞有成熟神经元分化特征。神经节细胞中可见核膜凹陷形成多个不规则核膜切迹，清楚的核仁，发达的粗面内质网，核周见层状小囊。神经节细胞最突出的特征是在其胞质中可见到含致密核心的小囊泡（DCV）状神经内分泌颗粒，大小为 80~150nm。还可见 70~80nm 的中心透明小囊泡。胶质瘤成分可见显著的胶质纤维。免疫组化显示神经节细胞体多种抗原表达，如突触素、微管相关蛋白-2（MAP-2）、神经微丝蛋白以及 NeuN 染色阳性。

**临床表现** 神经节细胞瘤呈现偏良性的生长过程，出现临床症状到手术治疗间期可长达数年至十余年之久。神经节细胞瘤临床表现呈部位特异性。最常见的临床症状为癫痫（在脑肿瘤引起的难治性癫痫中该病占 44%，患者常在幼儿时开始癫痫发作，迁延可长达数年至数十年）和头痛，癫痫后常伴随颅内压增高、非特异性头痛（于颅内压增高无关）和局灶神经功能缺失症状。肿瘤位于中线结构时，特别是三脑室底部可出现梗阻性脑积水的相应

症状。嗜睡和进食障碍也与神经节细胞瘤有关。肿瘤罕发于鞍内，且发生于鞍内者大多合并垂体瘤，以肢端肥大症最为常见。某些非垂体瘤性神经节细胞瘤产生的症状有垂体功能减退、糖尿病。临床上，大部分脊髓神经节细胞瘤患者（仅占神经节细胞瘤患者总数的 10%）往往无症状，常于体检时发现。同上，根据肿瘤的位置，脊髓神经节细胞瘤可以出现神经根病、肢体无力、痉挛、瘫痪、多汗或马尾综合征。另外，神经节细胞瘤常和多发性神经纤维瘤病的关系密切，其原因尚未阐明。

**诊断与鉴别诊断** 对于儿童和青少年患者，有长期顽固性癫痫病史，影像检查显示颞叶或额叶病灶，应考虑神经节细胞瘤。CT 平扫肿瘤呈等密度或略低密度，多为类圆形，边界清楚，少数呈弥漫性，可见囊变、钙化，病灶周围无水肿或水肿较轻，增强无强化。MRI 的 T1 加权像肿瘤呈等或略低信号，可见钙化（低或高信号区）。T2 加权像呈等或高信号，与正常脑组织难以分辨，增强后无强化或局部轻微强化，常见点状钙化，表现为低或高信号，但在质子加权序列上常为高信号。发生于鞍内的神经节细胞瘤常伴发垂体瘤，影像学上与鞍内垂体瘤的表现相仿，通常难以区分。

该病罕见，主要和神经节胶质瘤鉴别。在影像学上，神经节细胞瘤和神经节胶质瘤相似，可见囊变和钙化，增强后多无变化。发生在颞叶者应和星形细胞瘤、胚胎发育不良性神经上皮肿瘤鉴别；发生在额叶者，应和少突胶质细胞瘤鉴别；发生于鞍区者，应和垂体腺瘤鉴别，但往往鉴别

较困难。

**治疗** 鉴于神经节属 WHO I 级肿瘤，治疗首选手术切除肿瘤。鞍区神经节细胞瘤生物学行为温和，偶见局部破坏现象。治疗以经蝶手术切除肿瘤为首选。

**预后** 肿瘤往往体积较小，界限清楚，细胞分化水平高，生长部位允许外科切除等因素确定其预后大都良好。部分学者经过长期随访发现，肿瘤没有复发，说明它是良性的，外科手术效果好，不必进行其他辅助治疗，局部有侵袭者预后相对较差。完全切除可治愈。因此，预后情况取决于生长部位及手术切除程度。术后肿瘤复发极少，若复发，病灶一般在原肿瘤部位，复发于肿瘤切除不完全有关。鞍区神经节细胞瘤术后症状缓解率及血生长激素（GH）水平的恢复与肿瘤大小、侵袭性和术前 GH 激素水平有关，切除节细胞瘤后，GH 水平会自动降低。合并垂体微腺瘤手术缓解率达 80%，症状体征可完全缓解，垂体功能得以保留。

（赵世光）

cùxiānwéi zēngshēng yīngér xīngxíng xìbāoliú

# 促纤维增生婴儿星形细胞瘤

（desmoplastic infantile ganglio-glioma，DIG） 1982 年首次由塔拉图托（Taratuto）等定义为脑膜、大脑星形细胞瘤，与硬脑膜相连伴纤维组织增生。又称婴儿成结缔组织性神经节胶质瘤或婴儿大脑成结缔组织性星形细胞瘤，是婴儿的大囊性肿瘤，位于幕上大脑皮质和软脑膜，常与硬脑膜相连，一般手术预后好。病灶以额、顶叶多见，亦可位于颞叶或枕叶。肿瘤生长较快，位于大脑半球浅表，常呈现一大囊，实质部分肿瘤质地常不均一，有的部分较为坚硬。肿瘤表面常有丰富的血管网。组织学上，婴儿促纤维增生型星形细胞瘤/节细胞胶质瘤相当于 WHO I 级。

**病因及组织病理学特点** 肿瘤较大，深部有单个或多发性囊腔，内含清亮或淡黄色液体。实性的表面部分位于大脑外，累及软脑膜和表面脑皮质，常与硬脑膜粘连，质硬，橡胶样，色灰或白，无出血或坏死。镜下所见，星形细胞是明显的神经上皮成分，主要存在于纤维增生区，这些成分以及肿瘤性节细胞是婴儿促纤维增生型节细胞胶质瘤的特征，大部分软脑膜区可见梭形、细长的星形细胞和突起排列成束状、车辐状或旋涡状，间杂着胶原纤维，网织纤维围绕瘤细胞，形态类似间叶组织肿瘤。在婴儿促纤维增生型节细胞胶质瘤可见异质性神经元成分伴小的多角细胞和不典型或典型的节细胞散在分布，细胞外基质少。在 DIG 可有多少不等成堆分化差的神经上皮细胞，核小、圆形、深染，周围少量核周体围绕。尽管肿瘤下面脑皮质的血管周围间隙内常有肿瘤细胞，但在脑表面和促纤维增生肿瘤之间有明显的边界。间质成分可见微浸润或微囊伴皮质胶质细胞增生。核分裂和坏死少见，如果有也仅限于分化差的神经上皮成分中。有些肿瘤可含有肿瘤性血管，但无微血管增生。免疫组化染色是诊断此病的重要辅助手段，神经胶质细胞表现为胶质细胞原纤维酸性蛋白（GFAP）和波形蛋白（vimentin）阳性，而 DIG 可发现突触素（Syn）和神经微丝（NF）呈阳性。

**临床表现** 婴儿促纤维增生型星形细胞瘤/节细胞胶质瘤是罕见肿瘤，一般发生在出生后两年内，男性稍高。肿瘤位于幕上，常累及一叶以上脑组织，好发于额叶，其次为颞叶，少见于枕叶。通常病史短，患儿出现颅围增大、囟门突出和强迫性眼球下旋（落日征），以及偏瘫、癫痫、反射亢进等，少数病例出现第 VI 脑神经麻痹。

**诊断** 典型的 DIG 表现为特定的发病年龄，即 2 岁以内发病；多为额、顶叶表浅部位的囊性病变；纤维性细胞和分化程度不等的星形细胞样细胞并存；免疫组化或电镜证实存在星形细胞分化。头部 X 线平片可显示骨缝分离，肿瘤可侵袭邻近内骨板。头部 CT 上肿瘤最显著的特点为呈现一巨大低密度囊性病灶，而实质部分呈稍高密度或等密度，增强后瘤结节明显强化。在 MRI 影像上，肿瘤囊性部分 T1 加权像为低信号，T2 加权像为明显高信号，周边实质部分 T1 加权像为等信号，T2 加权像呈等信号或稍高信号，增强后呈明显强化。

**鉴别诊断** 鉴别诊断主要包括：①脑膜的纤维组织细胞瘤。②纤维型脑膜瘤。③颅内纤维瘤病。这三者的瘤组织内均可呈现出丰富的梭形细胞，排列成束状或编织状，类似 DIG，但这三者均无星形细胞分化的证据。因此，与其鉴别最重要的是 DIG 需免疫组化或电镜证明其星形细胞分化。④胶质肉瘤，呈现肉瘤和胶质两种成分。但通常两种成分中细胞异型性明显，均有大量核分裂象，且密度较低的肉瘤成分与密度较高的纤维型胶质成分间分界明确。

**治疗** 治疗以手术切除为主，手术能全切者一般可以获得根治效果。

（赵世光）

shénjīngjié jiāozhì xìbāoliú

## 神经节胶质细胞瘤 （ganglioglioma，GG）

肿瘤性节细胞和胶质瘤细胞构成的分化良好、生长缓慢的神经系统肿瘤。较少见。由考维尔（Courville）最先提出。神经节胶质瘤占中枢神经系统神经上皮肿瘤的 0.5% ~ 1.7%，可发生在神经轴的任何部位，包括视神经及脊髓，但好发于幕上，以颞叶最常见，发生在脑干较少见。肿瘤界限清楚，单纯外科手术切除后即有治愈的可能性，2007 年及 2016 年 WHO 将其归为 I 级。

**病因及组织病理学特点** 病因不明。肉眼观察，肿瘤与正常脑组织间常有一明显边界，质地韧，切面呈灰色，细颗粒状，瘤内常有囊腔，小钙化灶。组织学检查，可见到增生成熟的神经细胞和分化较好的肿瘤性胶质细胞，瘤内的神经细胞和胶质细胞的多少变异很大，有时可见到成团的神经细胞，多远离正常灰质。在胶质细胞占优势时，由于肿瘤性胶质细胞及纤维增生可掩盖神经元的变化，此时需用特殊染色法方可发现神经细胞的改变。瘤细胞无一定的排列和方向性，神经节细胞形状各异，有时为双核或多核，但无分裂象，伴有异常轴突，胞质丰富，内有不规则尼氏小体，胶质细胞主要为分化较好的肿瘤性星形细胞（主要为肥大型或纤维型）、少有少突胶质细胞。大脑半球 GG 常伴有微小钙化、淋巴细胞浸润、微小囊性变、嗜酸小体等，中线区 GG 则少见。

**临床表现** 神经节胶质细胞瘤可以发生在任何年龄，以儿童和年轻人多见，平均发病年龄 8.5~25 岁，男性多发。该病病史多较长，可为数个月至数年。大部分病例为单发，极少数多发。幕上神经节胶质细胞瘤常表现为癫痫发作，而脑干神经节胶质细胞瘤则主要表现为渐进性神经功能障碍，可表现为肢体运动和感觉障碍及后组脑神经麻痹。若肿瘤累及桥臂和小脑，可出现共济障碍。

**诊断** 临床对年龄较轻，癫痫长期、反复发作，对药物治疗不敏感者，应高度怀疑 GG 的可能，及时行 CT 检查，如发现低密度占位或钙化点，可行立体定向活组织学检查，除常规染色外，要行特殊组织学染色，GG 的确诊主要依据组织学特点：①肿瘤具有神经细胞和胶质细胞两种成分。②肿瘤的胶质细胞多数为星形细胞或少突胶质细胞。③神经细胞内必须见到尼氏小体或细胞突起。

头部 X 线平片可显示继发于慢性颅内压增高的颅骨改变。脑电图常异常，多为局灶慢波或癫痫波。CT 平扫肿瘤呈境界清晰的囊性区域，与脑脊液相似，一个等密度或略高密度的较表浅的实性结节，钙化达 30% ~ 50%，局部颅板变薄，瘤周水肿极少见，即使有也是轻微的。增强 CT 常见实性部分的强化，而囊性肿瘤中一般附有强化的壁结节。MRI 典型的特征由 1 个囊与 1 个壁结节构成，也可表现为实性或环形强化的囊性病灶。

**鉴别诊断** ①胚胎发育不良性神经上皮瘤：发病年龄一般在 20 岁以下。几乎均发生于幕上大脑皮质内或以皮质为主，常累及脑表面并向外膨出，颅骨受压变薄。常伴随皮质发育不良。病灶常较小，为囊性或多发小囊状病灶，囊内分隔多见。T2 加权像呈高信号，信号常不均匀，钙化及水肿少见，多数不增强。②毛细胞型星形细胞瘤：发病年龄小于 20 岁，尤以 5 ~ 10 岁儿童多见，好发生于小脑、下丘脑、脑干或视觉通路，主要表现为大囊小结节，增强扫描囊壁和壁结节明显强化，有时囊内可见液-液平面，钙化少见。③多形性黄色星形细胞瘤：发病年龄多小于 18 岁。多发生于幕上，颞叶多见。大多数表现为囊变伴壁结节，增强的结节邻近脑膜，常强化。钙化少见。④少突胶质细胞瘤：好发于 30 ~ 50 岁。靠近脑表面，可造成相应部位颅骨吸收和变薄。CT 上多呈低密度或混杂密度，钙化常见，呈弯曲条带状或脑回状。囊变较少，大多无增强。⑤节细胞瘤：是一种单纯的神经元肿瘤，不含肿瘤性胶质细胞。与节细胞胶质瘤在影像上很难区分。有些位于皮质的节细胞瘤伴随脑膜尾征，类似脑膜瘤。⑥婴儿促纤维增生性节细胞胶质瘤：常见于 1 岁以下婴儿。发生于幕上，好发于额叶、顶叶。占位效应明显，瘤体较大呈囊状，常有强化的壁结节，壁结节附着于硬脑膜。常累及脑膜，可见脑膜增强。⑦小脑发育不良性节细胞瘤：病理上被认为是错构瘤。大体病理检查表现为肿瘤区小脑叶异常增粗、增厚。大多数发生于青少年。CT、MRI 检查表现为病灶由许多粗大的类似小脑叶形态的结构组成，呈横形、纵形或者斜形，典型者呈条纹状或者成层状排列。一般不强化。

**治疗** 完全切除是治疗 GG 的最佳选择，术后不需要放疗，仅进行影像学随访即可。若不能完全切除，为防止残留肿瘤进一步发展，必须考虑放疗，以提高控制率和生存率。一旦诊断 GG，应该尽早手术，不仅可以有效控制顽固性癫痫发作，而且能够增加治愈的可能性。

（赵世光）

pēitāi fāyùbùliángxìng shénjīng shàngpí zhǒngliú

# 胚胎发育不良性神经上皮肿瘤（dysembryoplastic neuroepithelial tumor，DNET）

中枢神经系统的良性胶质神经元肿瘤。极为少见。常发生在儿童和青少年。其好发于皮质，往往伴随长期的、对药物抵抗的部分复杂性癫痫，其病理学表现多变。1988年由多马·迪波尔（Daumas Duport）等首次提出，在2007年及2016年WHO脑肿瘤组织分类中，DNET被归为神经元和混合神经元-神经胶质肿瘤类，WHO分级为Ⅰ级。

**病因及组织病理学特点** 目前DNET的发病机制仍不清楚，DNET的组织起源多被认为与胚胎发育不良有关，可能起源于中胚层。DNET的大体特点为皮质内多发结节，表现为黏液状或实性结节，部分可发生囊变，在肿瘤与正常组织边缘有皮质发育不良区。组织学表现为特异性胶质神经元成分（specific glioneuronal element，SGNE），呈柱状垂直起源于皮质表面，由轴突束组成，周围衬以小的S-100（+）和胶质细胞原纤维酸性蛋白（GFAP）（-）的少突胶质样细胞，柱间是看似漂浮于淡伊红染色间质中的正常神经元，间质内有散在的GFAP（+）星形细胞。DNET的组织学分型为单纯型，复杂型与非特异型。单纯型仅含有SGNE，可以有囊变，影像表现为位于皮质的均匀的囊样病变，没有强化和钙化。复杂型除SGNE之外，还伴有局灶性皮质发育不良、胶质结节和多结节样构造等。非特异型具有

与复杂型相同的临床和神经影像学表现，但是组织学上不含有SGNE。

**临床表现** 在肿瘤引起的难治性癫痫中，DNET占到约10%。临床上DNET多见于儿童及青少年，文献报道男性略多于女性，一般在20岁前发病，首发临床症状主要为反复发作的难治性癫痫，而且癫痫几乎是其唯一症状，抗癫痫药物治疗无效。神经系统体征常为阴性。

**诊断** 目前认为有以下表现者应考虑该病：①初次发病年龄小于20岁的部分发作性癫痫，伴或不伴继发性全身性发作。②无进展性神经功能障碍。③MRI显示为明显皮质外形的幕上病灶。④CT或MRI无周围水肿带，也无肿瘤挤压效应（有囊性者除外）。

影像学检查主要包括：①CT平扫显示绝大多数病灶为低密度影，少部分病灶为等低混杂密度，约10%的病例CT检查未见异常。增强扫描病灶多无明显强化，少量可见结节样强化。病灶多呈倒三角形或扇形，尖端指向脑室侧，所谓的"倒三角形征"。病灶周围多无水肿，占位效应轻微，邻近的颅骨可见受压变薄。②MRI诊断价值优于CT。病变局限者多表现为皮质内边界清楚的结节，T1加权像信号比灰质低，T2加权像呈高信号，少有水肿和占位效应，约1/3病例增强后可见环状强化，个别病例显示轻度的点状或边缘性强化。病变呈弥漫分布者界限不清，皮质肿胀，类似巨脑回，但病变周围皮质正常，病变呈分隔、三角形分布，约90%的DNET呈多囊改变，它是DNET的MRI特征性表现，此点有别于神经节细胞胶质瘤和其他胶质神经源性畸形病变。

**鉴别诊断** DNET应与神经节胶质细胞瘤、少突胶质细胞、低级别星形细胞瘤和中枢神经细胞瘤进行鉴别。这些肿瘤影像学表现有时很相近，但是也有一些各自的临床和影像学特点。①神经节胶质细胞瘤：DNET与神经节细胞胶质瘤的鉴别是很困难的。此两者均多见于儿童和青年，表现为边界清楚的肿瘤，常位于皮质，好发于颞叶，有长期的癫痫病史及皮质的发育不良，即使在病理上也有很多相似之处。但神经节胶质细胞瘤也可以发生于幕下，多有占位征象，病变可以表现为多灶性，以实性为主，囊变者通常为大囊，40%病变表现为囊性病灶及成熟壁结节，而DNET的囊则多为小囊。神经节胶质细胞瘤的钙化较DNET常见，30%～41%神经节胶质细胞瘤可见钙化，而DNET病灶出现钙化的比率约20%。增强扫描神经节胶质细胞瘤的实质结节强化明显。尽管神经节胶质细胞瘤也是良性肿瘤，却可以缓慢生长，并有恶变可能，而DNET可多年不变。②少突胶质细胞瘤：多见于18岁以后的成人，平均发病年龄35岁。肿瘤好发于额叶，主要累及皮质或皮质下，有占位效应，病变内钙化多见，瘤周可见水肿，增强扫描病变内多见强化。③低级别星形细胞瘤：常位于大脑白质内，并可沿着白质纤维束生长，很少累及皮质，其好发年龄为20～40岁，低级别胶质瘤可以无增强、无钙化，但病变周围可见水肿。而DNET位于皮质，缺乏占位效应和瘤周水肿可以帮助鉴别。④胶质神经元错构瘤：多为实性，钙化多见，增强扫描其实质结节不强化，同时也不出现瘤内分隔改变。⑤神经节细胞瘤：最常见于第三

脑室底部，典型者 CT 上呈稍高密度，MRI 上呈长 T1、稍短 T2 信号，钙化与囊变少见；近来有学者研究发现，PET 显像也有助于 DNET 与神经节细胞胶质瘤、低级别胶质瘤的鉴别，DNET 表现为蛋氨酸（MET）低摄取，而神经节细胞胶质瘤和低级别胶质瘤均呈高摄取。

**治疗** 手术切除 DNET 是最好的治疗方法，可控制癫痫发作。经手术切除后一般预后好，全切无复发报道。

(赵世光)

zhōngshū shénjīng xìbāoliú

# 中枢神经细胞瘤（central nerve cell tumor，CNC）

是生长于侧脑室和第三脑室的小细胞神经元肿瘤。在 1982 年首先由阿松（Hassoun）等报道，其主要发生部位在透明隔近室间孔处，引起临床症状时，肿瘤均长得很大，其主要症状是梗阻性脑积水所产生的颅内压增高症状。近来报道逐渐增多，贝利（Bailey）和库欣（Cushing）脑膜组织学分类属于来源于原始髓上皮的神经细胞瘤；按克尔诺汉（Kernohan）肿瘤分类归于神经星形细胞瘤 I 级；世界卫生组织（WHO）2000 年公布的中枢神经系统肿瘤属于神经元及混合神经元神经胶质起源的肿瘤 WHO 分级为 II 级。

**病因及发病机制** 1982 年阿松等首先发现其超微结构的特殊性，认为是神经细胞起源，但光镜下有别于神经节细胞瘤和神经母细胞瘤而另外命名脑室内神经细胞可能来自透明隔或穹隆小灰质核团的颗粒神经元。中枢神经细胞瘤过量表达胚胎神经细胞黏附分子，但缺乏神经丝蛋白以及成熟突触。因此，其发生可能由于胚胎期神经细胞基因表达异常，

缺乏进一步分化。

**病理** 肿瘤主要部分位于侧脑室内，边界清楚，部分附着侧脑室壁可起源于透明隔和胼胝体，也可与额叶附着或侵袭额叶随着肿瘤生长可向第三脑室阻塞中脑导水管或进入第四脑室，肿瘤阻塞室间孔，第三脑室或中脑导水管时均可引起脑室扩大产生梗阻性脑积水。肿瘤成球形，边界清楚。肿瘤质地软，灰红色，有钙化。光镜下肿瘤细胞形态与少突胶质瘤非常相似，不易区分。由单一的小细胞组成，质少，核圆，染色质呈斑点状，常有核周空晕现象。瘤内局部有钙化灶。部分肿瘤内含有类似室管膜瘤的血管周假玫瑰花形结构。如果有核分裂象肿瘤坏死或血管内皮增生，则提示肿瘤恶变。通过免疫组化可对中枢神经细胞瘤与少突胶质瘤和室管膜瘤进行鉴别，在绝大多数中枢神经细胞瘤中突触素呈强阳性而胶质细胞原纤维酸性蛋白（GFAP）为阴性。此外部分肿瘤神经元特异性烯醇化酶（NSE）染色阳性，对少数突触素阴性的肿瘤诊断需依靠电镜对细胞超微结构的观察。在电镜下可见肿瘤细胞胞质内有多量的神经分泌颗粒、突触、微管和轴突等神经细胞样结构。

**病理生理** CNC 起自透明隔或脑室壁。半数病例累及侧脑室孟氏孔，15% 病例同时累及侧脑室和第三脑室，3% 的病例单独发生于第三脑室。约 13% 的 CNC 为双侧发病。这与 CNC 的胚胎学基础有关。在胚胎发育过程中，神经管头端膨大形成脑泡，腔隙形成左右脑室，脑泡的壁发育成脑实质，脑实质通过透明隔及其下端的孟氏孔与脑室沟通，此处易残存原始神经上皮细胞。该病

WHO 分级为 II 级肿瘤，组织学特征与少突神经胶质细胞瘤相似，为神经元起源的均匀一致圆形细胞，细胞内细胞核呈圆形或卵圆形，周围有"晕征"。在免疫组化和电镜应用之前，该病通常被称为脑室内少突胶质细胞瘤或孟氏孔室管膜瘤。该病的确诊需依靠电子显微镜及免疫组化检查，电镜下示神经细胞特性，如微管、神经内分泌颗粒、清凉囊泡，有时可见突触。免疫组化呈特异性改变，有神经元标记的蛋白质、神经元特异的烯醇化酶和突触素的一致表达。

**临床表现** 中枢神经细胞瘤以中青年多见，发病年龄一般在 15～52 岁，平均发病年龄在 30 岁，男女比例近乎相等。中枢神经细胞瘤病程为 3～7 个月。由于肿瘤位于孟氏（Monro）孔附近临床上主要表现为梗阻性脑积水引起的颅内压增高症状。因肿瘤位于侧脑室内患者主要表现为颅内压增高症状，发病初期临床症状不明显，少数患者有轻度头痛或不适。随着肿瘤生长头痛逐渐加重，头痛频繁持续时间增长。当肿瘤生长阻塞室间孔或进入第三脑室阻塞中脑导水管时患者转为持续性头痛恶心频繁呕吐，伴有视物模糊、甚至失明。部分患者因肿瘤累及额叶产生反应迟钝、摸索现象，强握反射阳性等额叶症状，可有嗅觉异常或嗅觉丧失和幻嗅等。肿瘤位于侧脑室体部三角区时部分患者可有偏瘫或偏身感觉障碍。大多数患者无定位体征，最常见的体征为视盘水肿。

**诊断** 对中青年患者颅内压增高起病的侧脑室肿瘤，特别是头部 CT 或 MRI 显示肿瘤伴有点状钙化者应考虑脑室内神经细胞

瘤。术后光镜检查很难与少突胶质细胞瘤区别。确切的组织学诊断依赖于透射电镜检查或免疫组织化学显示特异性神经细胞抗原检查。影像学特点如下。①好发部位：肿瘤大都位于侧脑室前2/3，透明隔或孟氏孔区，典型表现为以广基底与侧脑室透明隔相连的肿瘤，均伴有不同程度脑积水。②CT：肿瘤呈稍高密度，常伴有钙化和囊性变。③MRI：呈稍长或等 T1 信号，稍长 T2 信号，可有轻度到明显强化；DSA 可显示肿瘤染色。肿瘤边界清晰，一般无瘤周水肿以及肿瘤侵入脑实质的征象。磁共振波谱成像发现 CNC 有 3.35 ppm 的特殊波峰，对其鉴别诊断有重要意义。

**鉴别诊断** 该病应与侧脑室内少突胶质细胞瘤、脑膜瘤室管膜瘤、室管膜下巨细胞型星形细胞瘤及星形细胞瘤相鉴别，这些肿瘤发生在侧脑室内，从临床症状和体征上很难与侧脑室中枢神经细胞瘤相鉴别，但影像学提示该肿瘤发生部位于一侧或双侧透明隔向脑室其他部位生长，瘤体显示点状或小片状钙化时，应疑为中枢神经细胞瘤。①侧脑室内少突胶质细胞瘤：脑室内的少突胶质细胞瘤在发病年龄、性别、光镜病理检查方面都难与神经细胞瘤相鉴别。其诊断依据主要依靠电镜或免疫组织化学检查。②室管膜下巨细胞瘤：此肿瘤多见于 20 岁以下青少年，几乎所有患者都伴有结节性硬化，肿瘤起源于室管膜结节的巨大星形细胞，室间孔附近好发，临床上易产生阻塞性脑积水。MRI 上呈长 T1、长 T2 信号，信号均匀，边缘清楚，增强扫描肿瘤呈明显强化，同时可见室管膜下的其他结节。③室管膜瘤：是起源于室管膜或

室管膜残余部分的肿瘤，可发生于脑室内及脑室外，58% 源自第四脑室，42% 源自侧脑室和第三脑室。发生于幕下者多见于儿童，平均发病年龄 6 岁；发生于幕上者的发病年龄稍高，为 18 ~ 24 岁。室管膜瘤沿脑室塑形生长，可有囊变。MRI 上肿瘤呈等长 T1、等长 T2 混杂信号，增强扫描肿瘤不均匀强化。MRI 诊断主要靠肿瘤位置和形态的改变，而不是肿瘤的信号特征，其中肿瘤沿脑室塑形生长是其特征性改变。④脉络膜丛乳头状瘤：发生于脉络膜丛，好发于侧脑室三角区（50%）及第四脑室（40%），也可发生于第三脑室（5%）。发生于侧脑室的脉络膜丛乳头状瘤好发于 10 岁以前的婴幼儿，发病无性别差异，多数为良性病变，病程缓慢。肉眼观呈"菜花样"改变，可有出血和囊变。MRI 上肿瘤多数呈等 T1、短 T2 信号，肿瘤内常可见血管流空现象，有时肿瘤内可见脑脊液而导致信号不均匀，增强扫描肿瘤呈明显均匀一致强化。自一侧脑室突入对侧脑室或侵入脑桥小脑角区是该病的特征性表现。⑤侧脑室脑膜瘤：起自脉络丛、脉络组织和中间帆内的蛛网膜细胞，属于少见的脑膜瘤，多数为良性。主要见于 30 岁以上成人，好发于女性，多发生于三角区。MRI 上肿瘤呈等长 T1、等长 T2 信号，边界清楚，增强扫描呈明显均一强化。总之，尽管 CNC 的最终确诊需依靠电镜和免疫组化检查，但起源于侧脑室透明隔的肿瘤，应考虑到 CNC 的可能，然后结合病变的部位、形态、边缘、MRI 信号特点、发病年龄和病史进行鉴别，为临床提供早期诊断信息。

**治疗** 中枢神经细胞瘤的治

疗以手术治疗为主。手术的目的除了要切除肿瘤外，还要解除梗阻性脑积水，由于肿瘤对放疗极为敏感有效，结合术后放疗患者多数可获得长期生存。手术可采取额部经胼胝体入路，切开胼胝体到病变侧脑室首先将脑脊液吸除，并将透明隔切开，对侧脑脊液也同时吸除，然后将肿瘤切除。也可根据肿瘤在侧脑室内位置取额部经皮质造瘘入侧脑室行肿瘤切除术。如果患者术后脑积水不能解除应行侧脑室腹腔分流术。因肿瘤对放疗敏感，对于肿瘤未能全切的术后患者应常规外放疗，放射剂量一般取 40 ~ 60Gy。应该注意到即使肿瘤术后脑积水解除，颅内高压缓解，但由于部分患者脑脊液通路粘连狭窄，或者蛛网膜颗粒吸收障碍及肿瘤复发等原因仍有可能会产生脑积水、颅内压增高，使患者再次出现头痛、恶心呕吐等症状，或急骤颅内压增高危象，以至出现生命危险，此时可做分流术来缓解颅内压增高。

**预后** 中枢神经细胞瘤大多具有良性生物学行为，多数预后良好。由于肿瘤在脑室壁附着处存在着浸润生长的可能性，单纯手术将肿瘤切除不一定能完全防止肿瘤复发。对于复发肿瘤，可以选择再次手术或立体定向放射治疗。一般中枢神经细胞瘤 5 年生存率为 81%，全切者 5 年生存率可达 90%。放疗对次全切除者有效，可延长生存期。

（王 磊）

sōngguǒtǐ xìbāoliú

## 松果体细胞瘤（pineocytoma）

发生于构成松果体腺的松果体细胞的肿瘤。可见于任何年龄组，但大多发生于 25 ~ 35 岁年龄段，无性别差异。松果体细胞瘤成人

较儿童多见，生长缓慢。松果体实质细胞肿瘤包括松果体细胞瘤和松果体母细胞瘤。松果体区肿瘤15%～20%来自实质细胞，包括松果体细胞瘤（占1/4）、松果体母细胞瘤（占1/2）和两者的混合瘤（占1/4）。

**病理** 肿瘤多为灰红色，质地软，呈半透明状。肿瘤可突入第三脑室内生长，基底部呈浸润性生长，也可见退行性变，如囊变、出血，与周围境界不清。镜下观察肿瘤细胞小而圆，大小一致，弥散或巢状分布，分化良好，无核分裂象，形态与正常松果体细胞相似。局部缓慢生长，不向周围浸润。部分巢状分布的瘤细胞中混杂有节细胞和星形细胞，类似于神经节细胞瘤。

**临床表现** 病程长短不同，取决于肿瘤的位置和体积大小。肿瘤的发展过程所产生的临床症状主要有三个方面：颅内压增高、邻近结构受压征象、内分泌紊乱。

*颅内压增高* 肿瘤突向第三脑室后部梗阻导水管上口，或向前下发展使导水管狭窄或闭锁，以致早期发生梗阻性脑积水及颅内压增高的临床表现，如头痛、呕吐、眼底水肿和意识状态改变等。

*神经系统症状* 肿瘤压迫或浸润松果体区及其邻近结构，还可引起神经系统损害。①眼征：四叠体上丘综合征［帕里诺综合征（Parinaud syndrome）］和中脑导水管综合征。肿瘤破坏上丘和顶盖区引起眼球活动障碍，两眼上视不能，瞳孔光反射障碍。帕里诺综合征通常只有两眼上视不能，由皮质顶盖束受到肿瘤压迫或破坏引起，如果上丘后半部受损，则两眼下视不能。中脑导水管综合征除了眼球上视不能外，还伴有瞳孔光反应改变，眼球会

聚功能麻痹或痉挛，眼球震颤，提示导水管周围（包括导水管前部和第三脑室后下部）受损。②听力障碍：肿瘤体积较大时可以压迫四叠体下丘及内侧膝状体而出现双侧耳鸣和听力减退。③小脑征：肿瘤向后下发展可以压迫小脑上脚和上蚓部，引起辨距不良、共济失调、肌张力降低以及意向性震颤。④丘脑下部损害：可能是肿瘤的直接侵犯到丘脑下部所致，亦有因肿瘤使导水管梗阻造成第三脑室前部漏斗隐窝的扩张而影响丘脑下部的因素，症状表现为多饮多尿、嗜睡以及向心性肥胖等。

*内分泌症状* 表现为性征发育停滞或不发育，正常松果体腺可分泌褪黑激素，它可抑制腺垂体的功能，降低腺垂体中促性腺激素的含量和减少其分泌，而儿童及青春前期松果体的功能表现活跃，因而抑制了性征的过早发育，至青春期时松果体逐渐退化使得性征发育成熟，故性征发育迟缓者在松果体肿瘤中可见于松果体细胞瘤的患者。

*其他症状* 由于颅内压增高和肿瘤直接压迫中脑，部分患者可出现癫痫发作，病理反射甚至意识障碍。

**诊断与鉴别诊断** 定位诊断主要依赖于临床表现和影像学检查。辅助检查主要包括以下几种。①CT检查：CT平扫肿瘤通常呈圆形，边缘清，直径在3cm以下。大多数肿瘤可以不均匀强化。②MRI检查：肿瘤在T1加权像呈低信号，而在T2加权像为高信号，矢状位扫描有助于了解肿瘤的生长方向以及中脑受压的程度，正常松果体缺乏血脑屏障，能被造影剂强化。因此强化的松果体结果并不一定异常。③内分泌功

能检查：血浆和脑脊液检查黄体生成素、促卵泡激素、睾酮、泌乳素、生长激素和褪黑激素，可以判断肿瘤性质及治疗后的疗效。帕里诺综合征和中脑导水管综合征以及内分泌功能障碍的出现，应考虑该部位病变的可能。

松果体细胞瘤主要与松果体区生殖细胞肿瘤和松果体母细胞瘤鉴别。患者年龄和性别对肿瘤性质判断有重要参考价值。生殖细胞肿瘤主要向第三脑室内生长。

**治疗** 以手术治疗为主，因为该肿瘤的病理性质所决定肿瘤对放射治疗不十分敏感，而部分患者在脑室腹腔分流术后虽然颅内压不高但中脑受压的体征却更明显，只有直接手术切除肿瘤才能解除对脑干的压迫。通过手术能获得较大的肿瘤标本，对病灶性质了解得更全面。手术也可以最大限度地缩小肿瘤体积，利于术后其他辅助治疗。根据肿瘤的发展方向可采用不同的手术入路，松果体区肿瘤常见的手术入路包括幕下小脑上入路、枕叶下经天幕入路、经纵裂胼胝体后部入路，可根据肿瘤性质、位置、扩展方向和术者对入路的熟悉程度采取相应入路。对于肿瘤未能全切除且脑脊液循环梗阻未能解除者，应当及时行侧脑室-腹腔分流手术作为辅助治疗术后可给予放射治疗。

**预后** 1993年，席尔德（Schild）报道的18例松果体细胞瘤的随访中，有包膜良性松果体细胞瘤经过积极治疗，5年存活率高达67%。

（赵世光）

sōngguǒtǐ mǔxìbāoliú

**松果体母细胞瘤**（pineoblastoma） 发生于松果体区神经外胚叶髓上皮的肿瘤。少见。可发生

于任何年龄，但儿童多见，男女性别比例基本相等。临床起病较快，短则1个月。常浸润邻近结构，并都可循脑脊液向远处播散，但很少有中枢神经系统外转移。

**病理** 光镜下，松果体母细胞瘤细胞多，较小，圆形或卵圆形，肿瘤细胞核质比例高，核分裂多见，并可见颗粒状染色质。形态学上与其他神经外胚层肿瘤如髓母细胞瘤难以鉴别，都可出现 Homer-Wright 玫瑰花结，即围绕原纤维中心，瘤细胞核呈菊花样排列。超微结构缺乏松果体细胞瘤的细胞特征，胞体较多，密集拥挤成片，核周质及细胞器均少见。

**临床表现** 由于生长在大脑大静脉池内，上方为胼胝体压部，下方为中脑四叠体，后下方隔小脑幕与小脑上蚓部相邻。肿瘤的发展过程所产生的临床症状主要有三个方面：颅内压增高、邻近结构受压征象、内分泌紊乱（见松果体细胞瘤）。

**诊断与鉴别诊断** 定位诊断主要依赖于临床表现和影像学检查。辅助检查主要包括以下几种。①CT 检查：CT 平扫肿瘤可表现为大而分叶状肿瘤或边缘不清的均匀肿块，增强后密度增高，但钙化不常见。②MRI 检查：T1 加权像呈等信号，也可呈低信号，而在 T2 加权像为高信号，矢状位扫描有助于了解肿瘤的生长方向以及中脑受压的程度，正常松果体缺乏血脑屏障，能被造影剂强化。因此强化的松果体结果并不一定异常。③内分泌功能检查：血浆和脑脊液检查黄体激素促卵泡激素、睾酮、泌乳素、生长激素和褪黑激素，对肿瘤性质可以判断及治疗后疗效判断。④脑脊液检查：松果体母细胞瘤有沿脑脊液通路远处播散特性，采用脑脊液细胞学检查，寻找肿瘤细胞对病变性质和预后判定、治疗有重要参考价值。帕里诺综合征（Parinaud syndrome）和中脑导水管综合征以及内分泌功能障碍的出现，应考虑该部位病变的可能。

松果体母细胞瘤主要与松果体区生殖细胞肿瘤和松果体细胞瘤鉴别。患者年龄和性别对肿瘤性质判断有重要的参考价值。生殖细胞肿瘤主要向第三脑室内生长。

**治疗** 治疗前关键在于明确肿瘤性质。一般不主张立体定向活检，以免误诊导致肿瘤播散和术中出血。多先采用开颅手术，切除肿瘤，尽量缩小肿瘤体积，但全切除困难。放射治疗是该病的主要治疗手段。明确诊断后应尽快放疗。因该病极易循脑脊液通路远处播散，除做全脑照射，还应做预防性脊髓照射。如治疗前已有远处播散，预后较差。放疗后是否需要化学治疗，还没有定论。

**预后** 病变的脑脊液播散直接影响松果体母细胞瘤患者的生存时间。目前经各种治疗后1、3、5年的生存率分别为88%、78%、58%。

（赵世光）

xiùshénjīng mǔxìbāoliú

## 嗅神经母细胞瘤（olfactory neuroblastoma）

起源于上鼻腔嗅神经上皮的肿瘤。曾称嗅神经上皮瘤、感觉神经母细胞瘤。1924年伯杰（Berger）和卢克（Luc）首次对该肿瘤的特点进行了描述。1993年世界卫生组织（WHO）肿瘤病理分类将嗅神经母细胞瘤归于神经元肿瘤，并附加说明包括嗅神经上皮瘤。嗅神经母细胞瘤是一种非常罕见的、发生于鼻腔的神经外胚层肿瘤，占所有鼻腔肿瘤的2%～3%。发生率约为0.04/10万。该肿瘤可以发生于任何年龄段，但10～20岁和50～60岁较为多见。女性略多于男性。该肿瘤的发病机制尚不清楚，未见与饮食、环境等因素相关。

**病理** 肉眼观，肿瘤常单侧、息肉状、柔软，具有红-灰相间完整的黏膜。切面为灰-黄褐色或粉-红色，血供丰富。肿瘤呈侵袭性生长，筛板常受到侵袭而破坏，邻近的鼻窦、眼眶及颅骨也往往受到侵袭。镜下，肿瘤组织位于黏膜下层，呈分叶状结构，间隔以丰富的血管纤维间质。肿瘤细胞形态一致，瘤细胞呈小圆形，胞质稀少，核小，核仁不明显。肿瘤细胞边界不清，周围绕以神经原纤维基质，可以见到两种类型的菊形团，假性菊形团（Homer Wright 菊形团）和真菊形团（Flexner-Wintersteiner 菊形团），前者占所有嗅神经母细胞瘤的30%，后者占该肿瘤的5%。假性菊形团的特点是瘤细胞排列成环状、围绕中央神经原纤维基质，细胞膜不清；而真菊形团的瘤细胞则排列成腺样结构，细胞膜清楚。嗅神经母细胞瘤最常用的病理学分级是许亚姆斯（Hyams）分级系统（表）。

**临床表现** 患者的典型症状是单侧鼻塞和鼻出血，通常这些症状在临床诊断前6个月到1年就已经出现。其他表现包括嗅觉丧失、头痛、眼球突出、视野缺失或丧失、过度流泪。这些症状的出现要依赖于疾病的程度。嗅神经母细胞瘤的起病隐匿，症状不具有特异性，所以早期诊断困难。该肿瘤可以侵袭到鼻及鼻窦、通过筛板侵及脑膜及脑。该肿瘤

表　许亚姆斯（Hyams）组织学分级系统

| 级别 | 分叶状结构 | 有丝分裂指数 | 核多形性 | 纤维基质 | 菊形团 | 坏死 |
|---|---|---|---|---|---|---|
| I | + | 无 | 无 | 明显 | Homer Wright | 无 |
| II | + | 低 | 低 | 存在 | Homer Wright | 无 |
| III | +/- | 中 | 中 | 低 | Flexner-Wintersteiner | 有 |
| IV | +/- | 高 | 高 | 无 | 无 | 明显 |

有 10%～30% 发生转移，最多见于颈部淋巴结，很少有发生远处转移。此外，有极少数患者出现低钠血症及库欣综合征。肿瘤的大小不一，小的肿瘤在 1cm 以下，大的肿瘤可以充满整个鼻腔并蔓延到鼻窦、眼眶或颅腔。该肿瘤的预后与临床分期密切相关。目前临床上根据卡迪什（Kadish）分期标准将嗅神经母细胞瘤分为Ⅲ期：Ⅰ期是肿瘤局限于鼻腔内；Ⅱ期是肿瘤侵及鼻窦；Ⅲ期是肿瘤侵袭范围超过鼻腔及鼻窦，可侵犯筛板、眼眶、颅底、颅内、颈部淋巴结及远处转移。

**诊断与鉴别诊断**　该病起病隐匿，临床表现无特异性，因此早期诊断较难。嗅神经母细胞瘤的影像学表现没有特异性。CT 显示病灶多为等密度影，边界不清，肿瘤内出现片状钙化或囊性变较为少见。肿瘤侵犯颅骨可造成颅骨广泛的破坏。增强 CT 可以表现为均匀强化病变，也可见到非强化的坏死区。对于在 CT 上显示有颅内侵袭的肿瘤，应行 MRI 检查，MRI 能提供肿瘤在鼻腔及其向颅内侵袭的范围并指导手术。T1 加权像表现为稍低信号或等信号，T2 加权像为稍高信号，增强后出现不均匀强化。

嗅神经母细胞瘤主要与发生在鼻腔、鼻窦的其他小圆形细胞肿瘤相鉴别。对于组织学结构典型的嗅神经母细胞瘤通常确定诊断不难，然而，对于形态结构较

为复杂，分化差的肿瘤需与鼻窦未分化癌、未分化型鼻咽癌、鼻窦神经内分泌癌、鼻腔横纹肌肉瘤、原始神经外胚层肿瘤、鼻窦恶性黑色素瘤及淋巴瘤等相鉴别，这时需要借助病理学手段进行诊断。

**治疗**　嗅神经母细胞瘤的治疗方案目前没有统一的标准，经颅面切除术联合放疗被认为是治疗该肿瘤较好的治疗方法。研究显示单独手术的 5 年生存率为 62.5%，而手术联合放疗为 72%。手术主要采取颅面联合入路的方式，颅面联合入路是安全、有效、肉眼可完全切除肿瘤的最佳方式，较颅外入路更能完全切除肿瘤，提高肿瘤患者的生存期。术后预防脑脊液漏、感染及视神经损伤等并发症的出现。

**放射治疗**　分割放射治疗是目前治疗该肿瘤的有效辅助治疗手段，分割放射治疗联合手术可以提高患者的无瘤生存率。单独的放射治疗 5 年的生存率是 23%，而与手术联合，5 年生存率可以提高到 72%。放射剂量应在 50Gy 以上。术前放疗较术后放疗的优势是：①病变区血供丰富，氧充足，有利于放疗。②肿瘤边界清楚，有利于界定放射范围，减少不必要的损害。

**化学治疗**　化疗在治疗复发性及转移性的嗅神经母细胞瘤的疗效是肯定的，可以延长患者的生存期。目前常用的化疗药，包

括放线菌素、甲氨蝶呤、卡莫司汀（BNCU）、环磷酰胺、长春新碱、顺铂。尽管该肿瘤对化疗敏感，但建议与手术或放射治疗联合应用。

**预后**　嗅神经母细胞瘤的预后不佳。患者的生存时间与肿瘤组织学分级、临床分期、手术切除程度、放疗及化疗密切相关。低级别肿瘤的 5 年生存率为 80%，而高级别肿瘤的 5 年生存率为 40%。约 30% 的患者在治疗后 2 年内复发。25% 的患者发生颈部淋巴结转移，10% 的患者发生远处转移，主要见于肺及骨骼。

（赵世光）

suǐ mǔxìbāoliú

**髓母细胞瘤**（medulloblastoma）确切起源尚不清楚，但是目前普遍认为其是原始神经干细胞演化而来。因为髓母细胞瘤的形态很像胚胎期的髓母细胞，故此命名。2007 年世界卫生组织（WHO）将其定位 IV 级，是恶性程度最高的颅内胶质瘤之一。1925 年，贝利（Bailey）和库欣（Cushing）首次报道了该肿瘤。该肿瘤占儿童脑肿瘤的 16%，小脑肿瘤的 40%，该病在 3～4 岁和 8～9 岁是发病高峰，成人少见，但不足中枢神经系统肿瘤的 1%。该病有种族倾向，白种人患病是黑人的 1.75 倍。男性多见，男女之比是 1.4∶1。1%～2% 的患者同时还患有戈兰综合征（Gorlin syndrome）。尽管大部分髓母细胞瘤

位于颅后窝，有 11%～43% 的患者肿瘤沿着蛛网膜下腔转移。极少数出现神经系统以外的转移，主要发生于婴儿。

**病理** 髓母细胞瘤多为实质性，呈灰紫色或紫红色，质地较软，多有假包膜。肿瘤多位于小脑的蚓部，沿第四脑室顶生长，但也有部分生长偏于一侧小脑半球。约 7% 患儿肿瘤偏于一侧小脑半球，30% 的成人患者肿瘤生长于一侧小脑半球。显微镜下观察，细胞密集排列，常呈圆形、椭圆形、长椭圆形或近锥体形，细胞间有神经纤维。肿瘤细胞胞质极少，大多数成裸核细胞，细胞大小一致，少量可呈菊花形结构，但多数细胞无特殊排列。细胞核呈圆形或卵圆形，染色质极为丰富，着色浓染，核分裂象多见。

**临床表现** 依赖于患者的年龄和疾病的程度（局限性和播散性），髓母细胞瘤最典型的症状由于引起梗阻性脑积水而出现颅内压增高综合征，包括：呕吐（67%）、头痛（60%）、共济失调（40%）、恶心（39%）。患者仰卧时头痛加重，呕吐后症状减轻。绒球小结叶受到影响，常出现平衡失调及眼球运动障碍。对于有颅后窝病变征象的儿童，应进行眼底检查。眼底镜检查可出现由颅内压增高造成的视盘水肿。

**诊断** 如果儿童出现颅内压增高症状，如持续性的头痛，反复的呕吐，并且出现走路不稳等症状，即怀疑有髓母细胞瘤的可能，应进行进一步的 CT 及 MRI 的检查，可明确诊断。①CT 检查：典型髓母细胞瘤一般直径大于 3.5cm，位于颅后窝中线之小脑蚓部。累及上蚓部的肿瘤延伸到小脑幕切迹之上，在头部 CT 上 87% 呈现为均匀一致的高密度影，

10% 为等密度病灶，病灶中有小坏死时，平扫亦可呈不均匀的混杂密度，少数有钙化，偶可呈低密度囊性变。病灶边界均较清晰，多位于小脑蚓部，成人患者可多见于小脑半球。增强检查呈均匀一致的强化。有时病灶周围环绕有一条薄的低密度水肿带。第四脑室常被推移向前，可伴有梗阻性脑积水征。②MRI 检查：T1 加权像上，肿瘤一般信号强度均匀，发生坏死或囊变时，肿瘤内部可见到较肿瘤更长 T1、更长 T2 的病灶区。T2 加权像中 67% 肿瘤呈高信号，另 33% 肿瘤呈等信号，97% 瘤周有明显水肿。由于髓母细胞瘤的实质部分信号强度的特点不甚突出，故肿瘤所在部位及由此而产生的间接征象则显得较为重要，可了解与脑干之间关系，因此正中矢状扫描图像尤为关键，冠状扫描可作为三维影像参考。在 MRI 矢状位图像上 74% 可见肿瘤与第四脑室底间有一极细长的低信号分隔带。③脑脊液检查：因髓母细胞瘤患者多伴有颅内高压，所以腰椎穿刺有一定的风险，要谨慎操作。一般可对眼底检查双侧视盘无水肿的患者进行腰椎穿刺检查，放出 1～2ml 脑脊液，常规化验检查，并可寻找肿瘤细胞。患者脑脊液检查可发现蛋白含量升高，白细胞增多。④其他检查：有 MRS、PET、SPECT。这些检查都有助于该肿瘤的诊断及鉴别诊断，这些检查手段将为进一步研究髓母细胞瘤起到重要的作用。

**鉴别诊断** 髓母细胞瘤需与以下疾病鉴别。①小脑星形细胞瘤：亦多发于儿童，以小脑运动性共济失调为主要表现，病程较长。而髓母细胞瘤多以平衡障碍为主要表现。②第四脑室室管膜

瘤：发病年龄一般较髓母细胞瘤晚，多发病于儿童和青年，可有呕吐等颅内高压症状，但小脑实质症状不如髓母细胞瘤严重。③脉络丛乳突状瘤：好发于第四脑室及侧脑室，年龄一般在 50 岁以下，10 岁以下儿童约占 1/3。病程长短不一，以颅内压增高表现为主症，后期可出现共济运动障碍。眼球震颤及强迫头位。CT 显示高密度的边缘不规则的肿块，多见钙化，增强明显。④脑膜炎：多半发热，脑膜刺激症状明显，脑脊液浑浊，脑脊液常规检查白细胞数量明显上升，糖和氯化物含量降低及细菌培养阳性。如髓母细胞瘤广泛种植于颅内，亦可出现脑膜刺激症状，容易误诊为脑膜炎。⑤小脑结核瘤：多发于儿童，有结核病史或接触史，可有结核中毒症状。

**治疗** 主要包括以下几种治疗方法。

**手术治疗** 对于出现颅内高压的患者，应及时手术解除颅内高压，手术应最大限度的切除肿瘤，打通第四脑室。术中应尽量避免肿瘤组织播散。如果肿瘤侵犯脑干，可行次全切，保护脑干功能。

**放射治疗** 髓母细胞瘤对放射治疗极为敏感，因此手术后应及时进行放射治疗，降低患者的复发率。一般在术后，手术切口愈合良好及身体条件允许的情况下，就可及早进行放射治疗。通常放射治疗范围为全脑脊髓。全脑放射颅前窝至筛板，颅后窝至颈髓，脊髓放疗须达到 $S_2$ 水平。3 岁以下儿童放疗副作用较大，2 岁以内儿童暂不进行放疗。髓母细胞瘤放疗的关键是颅后窝的高剂量照射，推荐剂量是颅后窝 50Gy，全脑 30～35Gy，脊髓

30Gy。

化学治疗 手术后合理的化疗证实有助于提高生存率。放疗后化疗比单独放疗效果要好，推荐方案为长春新碱、洛莫司汀和顺铂联合化疗，但化疗效果尚在进一步研究中。

预后 髓母细胞瘤的预后欠佳。但随着近年来手术技巧的提高，肿瘤全切的比例增高，术后常规脑脊髓放疗的实施，患者的生存率有明显的提高。目前，髓母细胞瘤 5 年总体生存率为 33%～60%。患者的预后与发病年龄及治疗措施有关。儿童患者的 5 年生存率明显低于成人的 5 年生存率。髓母细胞瘤手术切除程度及术后放疗、化疗可影响患者生存期，少数患者可能获得长期生存，但需长期随访。髓母细胞瘤的复发多见于术后第 2～4 年。对于复发髓母细胞瘤手术及放疗效果均不如初发肿瘤。

(赵世光)

fēidiǎnxíngjītāiyàng/héngwénjīyàng liú

# 非典型畸胎样/横纹肌样瘤

（atypical teratoid/rhabdoid tumor，AT/RT） 发生于中枢神经系统的横纹肌样瘤。横纹肌样瘤是婴幼儿和少儿少见的具有侵袭性恶性肿瘤，最常发生于肾脏和中枢神经系统。中枢神经系统原发性横纹肌样瘤 1987 年由比格斯（Biggs）首次报道。由于此类肿瘤含有横纹肌样、原始神经外胚层、上皮及间叶多向分化成分，类似于畸胎瘤，但又缺乏畸胎瘤典型的组织分化特点，生殖细胞的标记全部阴性。因此 1996 年罗克（Rorke）命名此肿瘤为非典型畸胎样/横纹肌样瘤（atypical teratoid/rhabdoid tumor，AT/RT）。2000 年 WHO 中枢神经系统肿瘤分类将此肿瘤归为一种新的胚胎性肿瘤。AT/RT 在临床罕见，好发于 2 岁以下婴幼儿，年龄 5 岁以下的病例占到 94%，男女比例为 1.4∶1，该病约占儿童原发性中枢神经系统肿瘤的 2.1%，少数发生于成人。AT/RT 发生于颅后窝占 52%，发生于脑桥小脑角、脑干和幕上约占 39%，其余见于松果体、脊髓及多灶性，成人均位于大脑半球。

病因及发病机制 AT/RT 的组织发生至今尚未定论，目前认为 AT/RT 来源于脑膜前体细胞，在胚胎期相当于包绕肾脏和其他脏器浆膜间叶前体细胞，因此解剖学上好发于脑膜皱褶丰富的地方，如小脑皮质。此外有组织细胞源性、神经上皮源性及生殖细胞源性等多种推测。

病理生理 AT/RT 是病理形态独特的肿瘤，光镜下肿瘤成分复杂多样，具有多向分化及多形性特点，多灶性坏死是该瘤的特点之一。AT/RT 的超微结构核心是有螺旋并列的 6～10mm 无包膜平行丝组成的横纹肌细胞胞质包涵体。典型的组织学改变是最主要的诊断依据，即肿瘤含有横纹肌样细胞及原始神经外胚层、上皮组织和肿瘤性间叶组织，但部分病例不含有典型的横纹肌样细胞。特染及免疫组化染色对辨认上述各种关键成分起关键作用。是诊断 AT/RT 有意义的辅助指标。

临床表现 AT/RT 的临床表现各异，取决于年龄、肿瘤部位、大小等因素。AT/RT 属于高度恶性肿瘤，易种植转移，预后极差，1/3 患者就诊时已有肿瘤细胞的扩散，多数在 1 年以内死亡，复发和转移是导致患者死亡的主要原因。

诊断 AT/RT 是近年新认识的肿瘤，是婴幼儿和少年、少儿中枢神经系统少见的极具侵袭性的恶性肿瘤，预后极差。影像学表现对肿瘤的定位和鉴别诊断具有重要价值，但无诊断特异性。确诊主要靠病理、分子遗传学特征。AT/RT 多发于颅后窝的脑桥小脑角和脑干，部分位于幕上，其余见于松果体、脊髓及多灶性。CT、MRI 表现无特异性但在肿瘤的定位和鉴别诊断上具有重要价值。CT 平扫多表现为混杂密度，也可等密度或稍高密度，呈不均匀或均匀强化，瘤内可常见囊性变及瘤周低密度水肿带。MRI T1 加权像为低信号，T2 加权像为等或高信号，肿瘤实质与灰质信号相似或稍高，增强扫描可见中等至明显增强，等信号时可能与肿瘤细胞密集，细胞核比例大而含水量相对较少有关。颅脑 AT/RT 多发生于颅后窝，位于小脑蚓部者 MRI 矢状位可见肿瘤突入第四脑室，第四脑室以上脑室系统扩张；横断面扫描示第四脑室受压、变形，呈弧形包绕在肿瘤前方及侧面。当发生在蛛网膜下腔转移时，平扫可见大脑回和小脑叶的边界模糊，增强扫描呈条状或结节状强化。颅外转移的靶器官及骨最多见，其次是淋巴结和软组织，而肝、肺以及纵隔几乎不受侵犯。

鉴别诊断 AT/RT 应与髓母细胞瘤、小脑星形细胞瘤、原始性神经外胚肿瘤、脉络丛瘤和室管膜瘤相鉴别。此外，还应与脑干肿瘤、血管网状细胞瘤、皮样囊肿、听神经瘤、脑膜瘤、畸胎瘤和侵犯颅后窝的颅底肿瘤，如转移瘤、肉瘤、组织细胞增多症、脊索瘤、副神经节瘤等鉴别。①髓母细胞瘤：源于髓帆生殖中心的胚胎残存细胞，占儿童颅内肿瘤的 15%～25%。好发年龄是

5~15 岁，第二次高峰为 24~30 岁。儿童发生于小脑蚓部占 92%。易早期经脑脊液播散。肿瘤肉眼下呈灰红色，质地较脆，较少发生大片坏死，囊变和钙化较少见。镜下可见肿瘤细胞密集，排列稠密，胞质少，核大浓染。CT 平扫多数呈高密度病灶，CT 值为 36~58Hu，少数为等密度。T1 加权像肿瘤呈等或略低信号，T2 加权像上呈等或高信号。占位效应明显，极少发生坏死囊变。增强后多呈均匀强化，动态增强扫描显示肿瘤实质部分时间密度曲线呈富血管型，快速上升快速下降。若为高度恶性肿瘤，预后差，但肿瘤对放疗较敏感。与 AT/R 的影像学区别是后者更容易发生坏死。鉴别主要依靠病理、分子遗传学特征。② 小脑星形细胞瘤：好发于儿童颅后窝，占儿童颅内肿瘤的 10%~20%，高峰年龄为 10~20 岁，85% 为毛细胞型，手术切除后可长期生存，复发较常见，其余为恶性肿瘤，如少见的胶质母细胞瘤。CT 平扫多呈低密度，边界清晰，可见壁结节，增强扫描后可见壁结节硬化。MRI 可见一囊性病灶，囊性部分不强化或呈环形强化。一般容易诊断，影像学可与 AT/RT 相鉴别。③ 原始性神经外胚肿瘤：是好发于婴幼儿、儿童的恶性肿瘤，临床较少见，临床上发病年龄更小，且预后更差。主要靠病理、分子遗传学特征等进行诊断和鉴别诊断。④ 脉络丛癌、室管膜细胞瘤、血管网状细胞瘤、皮样囊肿等在影像学上有特征性，容易与 AT/RT 相鉴别。⑤ 脊髓 AT/RT 病例报道少见，应与脊髓常见的肿瘤，如星形细胞瘤、室管膜细胞瘤、血管网状细胞瘤、转移瘤、淋巴瘤及脊柱结核等相鉴别。

**治疗** AT/RT 极具侵袭性，预后极差，现行的治疗方案并非规范统一。因单一治疗方式或传统治疗方式的效果很不理想，现临床广泛应用联合治疗，尽可能最大限度切除肿瘤甚至选择二次手术、早期病灶及颅、脊柱放疗、多药联合、多途径（静脉、口服及鞘内注射）化疗（包括或不包括干细胞移植）等。目前多数学者主张积极的手术治疗，并应争取达到全切除。尽管不能单一评定单一药物疗效，但临床研究表明 AT/RT 对化疗敏感，目前推荐应用以铂和烷化、烃化剂为基础的化疗药物。齐默尔曼（Zimmerman）等报道采用强化化疗的治疗模式可明显延长其生存时间，即使是复发的患者其治疗效果也令人满意。尽管目前对 AT/RT 的治疗效果尚存争议，但多数学者认为放疗是必需的。

**预后** AT/RT 是婴幼儿和少儿、少年中枢神经系统少见的极具侵袭性恶性肿瘤，预后极差。

（王 磊）

shénjīngxiānwéixìng zhǒngliú

## 神经纤维性肿瘤（cranial nerve tumor）

发生在颅内和椎管内的起源于脑神经或脊神经根的施万细胞（神经膜细胞）的肿瘤。按 WHO 中枢神经系统肿瘤分类可以细分为神经鞘瘤、神经纤维瘤、神经束膜瘤和恶性外周神经鞘肿瘤。神经纤维性肿瘤脑神经以神经鞘瘤多见；神经纤维瘤、神经束膜瘤和恶性外周神经鞘瘤罕见，常与神经纤维瘤病Ⅰ型有关。颅内神经鞘瘤占颅内肿瘤的 8%~12%，是外周神经鞘的良性肿瘤，可以起源于少突神经胶质细胞-神经髓鞘结合处两端的任何部位。最多见于第Ⅷ脑神经（听神经）的前庭支，也见于三叉神经，偶见于面神经、舌咽神经、副神经、动眼神经及其他脑神经上。神经纤维性肿瘤组织学和相关临床特点多种多样，与其他中枢神经系统肿瘤相比，更常见发生于家族性综合征中。神经鞘瘤和神经纤维瘤中均含有多少不等的施万细胞成分，但神经纤维瘤中成纤维细胞成分更多。虽然两者的起源相同，组织学上也有许多相似之处，但临床经过、组织学和组织化学特征都有明显不同。神经鞘瘤多为单发，有厚的胶原性包膜。肿瘤的包膜不侵犯载瘤神经的纤维束，而与载瘤神经的外膜粘着，它是神经鞘膜细胞局部瘤变的结果，无遗传因素的影响。多发性的颅内神经鞘瘤多伴有颅内其他肿瘤，如脑膜瘤、胶质瘤等和其他多种先天畸形、组成神经纤维瘤病：载瘤神经梭形扩大，肿瘤组织长于神经鞘膜内，将神经纤维分隔，这是在遗传因子的影响下神经鞘膜细胞广泛瘤变的结果，属常染色体显性遗传。神经鞘瘤不同于神经纤维瘤。神经纤维瘤是一种神经内界限清楚或神经外弥漫性生长的肿瘤，由施万细胞、神经束膜样细胞和成纤维细胞构成的肿瘤，是非浸润性的外周神经鞘的肿瘤，其细胞来源尚未确定。多发性神经纤维瘤病与神经纤维瘤病Ⅰ型相关。神经纤维瘤内常含有有髓或无髓的神经纤维，肿瘤无包膜（其周围的外膜即为神经外衣），手术不能将肿瘤完全与神经剥离。神经纤维瘤好发于外周神经的末梢部位，在不伴有神经纤维瘤病的情况下，很少有孤立的神经纤维瘤发生在颅、脊神经根。组织学改变因肿瘤内所含神经鞘细胞和成纤维细胞的比例不同而异。

（王运杰）

shénjīngqiàoliú

## 神经鞘瘤 （neurilemmoma）

肿瘤性分化的施万细胞构成的包膜完整的良性肿瘤。WHO 分级为 I 级。神经鞘瘤占颅内肿瘤的 8%，脊髓肿瘤的 29%。神经纤维瘤病 2 型（NF2）的神经鞘瘤发生率很高。国外报道颅内神经鞘瘤男女发病比为 2：1，可发生于各个年龄段，高峰发病期在 40~60 岁。在颅内神经鞘瘤最多见起源于第Ⅷ脑神经即前庭听神经的前庭支，也见于三叉神经，偶见于面神经、舌咽神经、副神经、动眼神经及其他脑神经上。分布范围多位于脑桥小脑角，也可位于颅中窝、鞍旁、颅后窝、枕大孔区及颅前窝底眶内等，甚至脑实质内。

**病因及临床表现** 来源于施万细胞即神经膜细胞。神经鞘瘤病理上可以分为细胞性神经鞘瘤、黑色素性神经鞘瘤和丛状神经鞘瘤三种，颅内肿瘤多为细胞性，少数也可为黑色素性。颅内神经鞘瘤常发生于脑神经，好发于感觉神经，特别是听神经，多为类圆形，有包膜，呈黄色或灰红色，可有囊性变和出血，无坏死。神经鞘瘤常见血管壁增厚并透明变性，扩张血管周围常见出血。

神经鞘瘤是良性肿瘤，为 WHO I 级，一般生长很慢，偶尔会快速生长。对肿瘤生长的连续影像随访研究显示症状的持续时间和肿瘤生长之间呈负相关。镜下肿瘤中往往可查到有丝分裂（71%），但多个有丝分裂（大于 4/10 高倍视野）罕见。有学者研究了 70 例位于外周和颅内的神经鞘瘤，发现 MIB-1 标志指数（即生长指数）与复发之间没有联系，但镜下有丝分裂数与肿瘤复发有明显相关性。另一个大型前瞻性

研究评价了 124 例前庭的神经鞘瘤的 MIB-1 标志。增殖活性与患者病程相关，增殖活性越高，诊断前症状持续时间越短。

大部分神经鞘瘤是散发的，NF2 基因是散发性神经鞘瘤形成中的重要基因。NF2 是肿瘤抑制基因，60% 的神经鞘瘤可以检测到 NF2 基因的失活突变。多数病例还可伴随 22q 上的 NF2 等位基因的缺失。22 号染色体的缺失更常见于细胞性神经鞘瘤。少量病例还可能有染色体 1p 缺失。少数神经鞘瘤可由遗传性肿瘤综合征伴发。神经纤维瘤病 2 型可伴发双侧听神经鞘瘤。另外，卡尼综合征（Carney syndrome）可伴发黑色素性神经鞘瘤。卡尼综合征一种常染色体显性遗传疾病，以面部雀斑、心脏黏液瘤和内分泌疾病［肾上腺皮质多发结节所致的库欣综合征（Cushing syndrome）或垂体腺瘤所致的肢端肥大症］为特点。

神经鞘瘤恶变很罕见，但黑色素性神经鞘瘤约有 10% 会发生恶变。原发恶性神经鞘瘤较少见，约 50% 的病例与神经纤维瘤病 I 型（NF1）有关，另有 10% 发生在放疗照射部位。大部分发生于 30~60 岁的成人，有 NF1 病史者发病年龄较轻（28~36 岁），女性发病率稍高。颅内恶性神经鞘瘤好发于三叉神经，其次是听神经。切面奶油色或灰色，伴灶性坏死和出血，Ki-67 标记的生长指数为 5%~65%。恶性神经鞘瘤预后差，约有 60% 的患者最后死于该病。

颅内神经鞘瘤绝大多数位于脑桥小脑角及周围，临床表现多以单侧高频耳鸣隐匿起病，缓慢进展，逐渐听力丧失。肿瘤压迫第 V 脑神经或Ⅶ脑神经，患者面部麻木，面肌运动障碍和味觉改

变。后组脑神经受压可出现声音嘶哑、吞咽困难。大型听神经瘤可压迫脑干和小脑，出现复视、共济失调和锥体束征阳性，可导致脑脊液循环梗阻出现颅内压增高。听力纯音测定通常表现为以高音损失为主的感觉性听力丧失。

**诊断** 薄层轴位 MRI 为首选诊断方法。MRI 表现为内听道圆形或卵圆形肿块，肿瘤中度强化，大肿瘤可有囊变。CT 可见呈喇叭口状扩大的内听道，伴骨质破坏，可影响到乳突气房，CT 对选择手术入路有帮助。

**治疗及预后** 丛状神经纤维瘤和神经主干的神经纤维瘤是大部分恶性外周神经鞘瘤的前期病变。其他类型的神经纤维瘤恶性转化少见。恶性外周神经鞘瘤预后很差，5 年和 10 年生存率分别是 34% 和 23%。颅内神经鞘瘤绝大多数位于颅底，随着显微外科技术的广泛应用和颅底外科的迅速发展，其手术切除率和载瘤神经及周围脑神经的保护率均有显著提高，死亡率明显下降，手术效果大为改观。

（王运杰）

shénjīng xiānwéiliúbìng

## 神经纤维瘤病 （neurofibromatosis，NF）

源自神经轴索鞘膜的神经膜细胞及神经束膜细胞的肿瘤。是常染色体显性遗传性疾病。有 6 种不同的类型，常见两个独立的类型：神经纤维瘤病 1 型（NF1）和 2 型（NF2）。

**神经纤维瘤病 1 型（NF1）**

又称冯·雷克林豪森病（von Recklinghausen disease）、外周神经纤维瘤病。是常染色体显性遗传病，以多发性神经纤维瘤、恶性外周神经鞘瘤、视神经胶质瘤和其他星形细胞瘤、多发性咖啡牛奶斑、腋下和腹股沟雀斑状色

素沉着、虹膜错构瘤（Lisch 结节）和不同的骨病变为特点。NF1 发病率约 1：4000，阿拉伯–以色列人种发病率略高。约 50% 的患者有新的胚系突变。除了大的缺失，自发性突变主要在父胚系。

**病因及发病机制**　NF1 患者常出现 NF1 基因的突变和等位基因的 LOH（杂合性缺失）。NF1 基因定位于染色体 17q12，产物为胞质蛋白神经纤维瘤蛋白，属于哺乳动物 RasGTP 酶激活蛋白，确切的功能还不清楚，在多种组织中都有表达，表达水平最高的是中枢和外周神经以及肾上腺。NF1 自发突变率高，约 50% 的患者为新突变，外显率几乎 100%。NF1 的特点不同于散发性肿瘤。皮肤和丛状亚型神经纤维瘤是 NF1 的主要亚型。皮肤神经纤维瘤是界限清楚、无包膜的良性肿瘤，为结节状，可引起神经症状；丛状神经纤维瘤表现为受累的大神经干和分枝的弥漫性肿大，是 NF1 的特征性病变。

**临床表现**　NF1 的患者神经系统可发生神经纤维瘤、恶性外周神经鞘瘤和胶质瘤，还可伴有巨脑、智力障碍、癫痫、脑积水、导水管狭窄和外周神经病。

**神经纤维瘤**　NF1 患者的神经纤维瘤的特点不同于散发性肿瘤。皮肤和丛状亚型神经纤维瘤是 NF1 的主要亚型。皮肤神经纤维瘤是界限清楚，无包膜的良性肿瘤，由施万细胞和成纤维细胞样细胞组成，混有内皮细胞、淋巴细胞和大量的肥大细胞。深部的结节性神经纤维瘤不多见，质实，可引起神经症状。丛状神经纤维瘤使大神经干和分支弥漫性肿大，有时很像绳状包块，是 NF1 的特征性病变。丛状神经纤

维瘤在 1~2 岁时产生，在皮下形成边界不清的单个肿块，发展到后来可能严重毁容，并累及身体的大片区域。如果肿瘤位于头颈部，它们可能损害生命功能。5% 的丛状神经纤维瘤有恶变危险。相反，其他类型的神经纤维瘤罕见恶变。

**恶性外周神经鞘瘤**　NF1 的恶性外周神经鞘瘤常发生于年轻人，可包括横纹肌母细胞和其他异质成分。这种病变称为恶性蝾螈瘤，是 NF1 最具特点的病变。另外，恶性外周神经鞘瘤腺管型也提示有 NF1。

**胶质瘤**　NF1 最常见的胶质瘤是毛细胞型星形细胞瘤，位于视神经内。如果双侧性生长，提示为 NF1。NF1 视神经胶质瘤可多年静止，有些可有退化。NF1 可产生的其他胶质瘤包括弥漫性星形细胞瘤和胶质母细胞瘤。

**其他中枢神经系统表现**　巨脑、智力障碍、癫痫、脑积水、导水管狭窄和神经病。另外特点有：①色素异常：咖啡牛奶斑、雀斑状色素沉着和 Lisch 结节都可造成色素异常。咖啡牛奶斑是 NF1 新生儿的第一个表现，在婴儿期它们的数量和大小不断地增加，在成人期可停止生长，甚至可以减少。约 2/3 的 NF1 患者会出现腋窝和/或腹股沟雀斑状色素沉着，易发生在年轻患者。Lisch 结节小，是高出于虹膜表面的色素性错构瘤。几乎所有的 NF1 成人都会发生 Lisch 结节，所以它的存在是诊断 NF1 特别有用的标准。②骨和血管病变：NF1 患者常有蝶骨翼发育不良导致单侧眶上壁缺损，可导致搏动性突眼。另外，脊柱变形常造成严重的脊柱侧凸，需要外科治疗。长骨（特别是胫骨）变薄、弯曲、假关节和个子

矮小也可以出现在 NF1。肾和大的颈部血管等动脉可发生纤维肌肉发育不良。③肿瘤：NF1 患者患嗜铬细胞瘤、十二指肠类癌、横纹肌肉瘤和儿童慢性髓细胞性白血病的危险性增加，常伴有皮肤黄色肉芽肿。

**诊断**　诊断为 NF1 的患者应存在下列 ≥2 种症状：① ≥6 个牛奶咖啡斑，青春期前直径大于 5mm，青春期后直径大于 15mm。② ≥2 个任何一种类型的神经纤维瘤或一个丛状神经纤维瘤。③腋下和/或腹股沟雀斑状色素沉着。④视神经胶质瘤。⑤明确的骨病变，如蝶骨翼发育不良、长骨皮质薄、伴（不伴）假关节。⑥根据上面的标准，一级亲属（父母、同胞、子女）有 NF1。

### 神经纤维瘤病 2 型（NF2）

NF2 是常染色体显性遗传病，以肿瘤性和发育不良性神经鞘细胞（神经鞘瘤和神经鞘病）、脑膜上皮细胞（脑膜瘤和脑膜血管瘤病）和胶质细胞（胶质瘤和胶质微错构瘤）病变为特点，还可以伴发球后浑浊和大脑钙化。双侧听神经瘤是 NF2 的特征性病变，具有诊断价值。这一综合征中发生的其他肿瘤，包括多发性室管膜瘤、脑膜瘤、发生于其他脑神经的神经膜细胞瘤，以及大脑、脑干和脊髓的低级别星形细胞瘤。脑/脊膜瘤既可发生于颅内，也可发生于椎管内。胶质瘤常为低级别，但若位于脊髓或脑干则会有严重的神经损害症状。NF2 是 22 号染色体长臂缺失所致。NF2 病变基因在 22q，其突变或缺失导致神经鞘蛋白形成障碍。对于在非 NF2 的患者，22 号染色体缺失常导致脑膜瘤及脊髓神经纤维瘤。约 1/4 万的新生儿会发生 NF2。约 50% 的病例无家族性 NF2 病史，

因新获得胚系突变所致。

**临床表现** NF2 的临床过程在各家族之间各不相同。有些家族发病早，伴有不同的多发性肿瘤（Wishart 型），而其他家族发病晚，仅有双侧听神经鞘瘤（Gardner 型）。已发现母系基因的遗传作用较强。

**神经鞘瘤** NF2 相关神经鞘瘤是 WHO Ⅰ级肿瘤，由肿瘤性神经鞘细胞构成，但在几个方面与散发神经鞘瘤不同。NF2 神经鞘瘤发生时间早，许多 NF2 患者在 20 多岁时即被诊断为双侧听神经瘤。NF2 听神经瘤可以包裹第Ⅶ对脑神经，增生活性高，但侵袭性生物学行为不明显。除了第Ⅷ对脑神经听神经外，其他的感觉神经也可发生神经鞘瘤，如第Ⅴ对脑神经和脊髓神经根；运动神经也可发生神经鞘瘤，如第Ⅻ对脑神经。皮肤神经鞘瘤可为丛状。在大体和镜下，NF2 神经鞘瘤可呈多结节状（葡萄簇状），多发性神经鞘瘤可沿着单个神经生长，特别是脊髓神经。

**胶质瘤** NF2 患者约 80% 的胶质瘤是脊髓髓内或马尾肿瘤，另外 10% 的胶质瘤发生在延髓。在 NF2 患者的胶质瘤中，65%~75% 是室管膜瘤，几乎所有的脊髓肿瘤都是室管膜瘤。大部分 NF2 病例的脊髓室管膜瘤是多发性髓内肿块。弥漫型和毛细胞型星形细胞瘤也可发生于 NF2，但较少见。

**神经纤维瘤** 皮肤神经纤维瘤也可发生于 NF2。

**神经鞘病变** 神经鞘细胞增生，有时伴轴突增粗，无明确肿瘤形成。NF2 神经鞘瘤病常位于脊髓后根进入区，有时伴后根或脊髓血管周间隙的神经鞘瘤，结节性病灶很像小的创伤性神经瘤。

少数报道认为神经鞘瘤病是反应性病变。

**脑膜血管瘤病** 斑块状生长的脑膜内皮细胞和成纤维细胞样细胞围绕小血管生长为特点的皮质病变，可发生于 NF2，也可散发。脑膜瘤病常为单个皮质病变，也可多发，或非皮质病变。病变主要由血管构成，很像血管畸形，或主要由脑膜内皮细胞构成，有时伴脑膜瘤。散发性脑膜血管瘤病为单灶性病变，常发生于年轻人和儿童，临床表现为癫痫，持续性头痛。相反，NF2 相关脑膜血管瘤病可多灶性，无临床表现，仅在尸检时发现。

**其他** ①胶质错构：大脑皮质的胶质错构（或微错构瘤）由界限清楚的簇状细胞构成，细胞体积中到大，核不典型或无，胞质有时星状，嗜酸性。免疫组化染色 S-100 蛋白强阳性，但 GFAP 灶性阳性。它们常见于 NF2 并具有确定诊断价值，但与智力低下或星形细胞瘤的发生无关。②大脑钙化：大脑和小脑皮质、脑室旁和脉络丛好发。③外周神经病：有些 NF2 患者可发生感觉运动外周神经病。可继发于局部神经鞘细胞瘤样变或洋葱样神经鞘细胞增生。④神经系统外表现：球后浑浊也是 NF2 最常见也是最有确诊价值的病变，也可见肾错构瘤。⑤其他临床特征：癫痫或其他局灶性功能缺失；皮肤结节、皮肤神经纤维瘤、咖啡斑（比 NF1 少）；多发硬脊膜下肿瘤多见（NF1 少见），包括髓内（尤其是室管膜瘤）和髓外（施万细胞瘤、脊膜瘤等）；抗原性神经生长因子增多（NF1 无）。

**诊断** 诊断依据：①双侧听神经瘤（肿瘤来源于施万细胞）。②有家族（父母、同胞兄弟姐妹）

NF2 病史，同时有下列一种情况：a. 单侧听神经瘤患者年龄<30 岁。b. 伴有以下情况的两种：神经纤维瘤、脑膜瘤、胶质瘤、神经鞘瘤或青少年晶状体浑浊。

**治疗** NF1 患者伴发的视神经胶质瘤，与非 NF1 的视神经胶质瘤患者不一样，很少发生于视交叉（通常发生于视神经），常为多发，预后更好。大多数为非进展性，应进行眼科及影像学（CT 或 MRI）检查随访。手术治疗不能改变视力损害，仅用于肿瘤大、形状不规则、压迫邻近结构的患者。NF1 的其他神经系统肿瘤的处理同普通患者，局灶、可切除、有症状的肿瘤应手术切除，但颅内肿瘤常无法切除，这些患者化疗或放疗较为适宜，仅在颅内压升高时采取手术治疗，当怀疑恶变时，可考虑活检及作内减压。

神经纤维瘤病无法治愈，治疗措施均是围绕减轻症状。妊娠可加速听神经瘤的生长，酮替芬（ketotifen）抑制肥大细胞释放组胺，2~4mg/d 治疗 30~40 个月有些患者瘙痒及局部压痛症状可得到缓解。

NF2 的患者处理双侧听神经瘤，当肿瘤较小时听力保留的可能性较大，因此小型肿瘤应尽量切除；如果术后手术侧有用听力保留，则可考虑另一侧手术；否则，对侧肿瘤尽可能随访或次全切除以防止耳聋。立体定向放射外科也是可选择的治疗方法之一。双侧听神经瘤的手术效果较差，术后听力损害和面瘫的发生率较高，双侧永久性面瘫和失聪将是正常生活的重大障碍，所以手术的关键在于如何保留面神经功能和听力。如双侧听神经瘤导致明显的颅内高压，威胁患者的生命时，可手术切除一侧较大的肿瘤，

较小的肿瘤用 γ 刀控制其生长。如双侧肿瘤均较大，也可双侧同时手术或分期手术，但至少要保留一侧的面神经。如一侧不能保留面神经，则对侧可做包膜下切除，残余肿瘤进行 γ 刀治疗。另外，术前应行颈部 MRI 检查以排除髓内肿瘤，以免术中造成脊髓损伤。

（王运杰）

tīngshénjīngqiàoliú

## 听神经鞘瘤（acoustic neurilemmoma）

起源于神经膜细胞的良性肿瘤。主要发生于听神经的前庭支。极少数情况下，肿瘤直接来源于听神经的听支。听神经鞘瘤大多为单侧，左侧和右侧发病率基本相等，少数为双侧。听神经鞘瘤是颅内最常见的肿瘤之一，占所有颅内肿瘤的 8%～10%，脑桥小脑角区（CPA）肿瘤的 80%～90%，年发病率约为 1/10 万。成年人多见，平均发病年龄为 37.2 岁，发病年龄高峰为 30～49 岁，占总数 60%；15 岁以下和 65 岁以上罕见，无明显性别差异。

**病因及发病机制** 听神经鞘瘤绝大多数发生于听神经的前庭神经支，又称前庭神经鞘瘤；不到 10% 的发生于耳蜗神经支的神经瘤则称为耳蜗神经瘤。听神经颅内部分长 17～19mm，听神经鞘瘤多发生于内听道（IAC）内前庭神经上支的中枢与周围部分移行处的髓鞘（Obersteiner-Redlich 区，离脑干 8～12mm，靠近内听道口）的施万细胞。

**分期** ①第一期：肿瘤直径<1cm，仅有听神经受损的表现，除耳鸣、听力减退、头昏眩晕和眼球震颤外，无其他症状，故常被患者忽视或求医于耳科，临床上与听神经炎不易鉴别。②第二期：肿瘤直径<2cm，除听神经症状外出现邻近脑神经症状，如三叉神经和面神经症状、小脑半球症状，一般无颅内压增高，内听道可扩大。③第三期：肿瘤直径在 2～4cm，除上述症状外可有后组脑神经（Ⅸ、Ⅸ、Ⅸ对脑神经等）及脑干功能的影响，可有明显的小脑症状，并有不同程度的颅内压增高，脑脊液蛋白质含量增高，内听道扩大并有骨质吸收。临床诊断已无困难。④第四期：肿瘤直径>4cm，病情已到晚期，上述症状更趋严重，语言及吞咽明显障碍，可有对侧脑神经症状，有严重的梗阻性脑积水，小脑症状更为明显，有的可出现意识障碍，甚至昏迷，并可有角弓反张等发作，直至呼吸骤停。

**临床表现** 听神经鞘瘤的病程进展缓慢，从发病到住院治疗时间为 3.6～4.9 年。典型的临床表现发生次序：①耳鸣或发作性眩晕：耳鸣（高频）大多为首发症状，继而出现一侧听力隐匿进行性减退、失聪。由耳鸣或眩晕到耳聋一般历时 1 年以上。②同侧角膜反射减退或消失：继听力减退之后，常伴一侧面部麻木和角膜反射减退或消失。有时对侧角膜反射也减退，属假定位体征，系脑干受推移，对侧三叉神经在天幕处受压。③小脑症状：眼球水平震颤，向病侧注视更为明显、肢体肌张力减低、共济障碍。④后组脑神经麻痹：进食呛咳、咽反射消失、声音嘶哑等。⑤锥体束征：常为病变同侧肢体无力、反射亢进和病理征。晚期可出现双侧锥体束征。⑥高颅内压症状：头痛、呕吐和视盘水肿。长期的高颅内压可引起视盘继发性萎缩，导致双侧视力下降和失明。⑦面瘫：虽然肿瘤同面神经关系紧密，但患者很少表现为面瘫，仅在病程晚期出现。

**诊断** 听神经鞘瘤的诊断首选 MRI 或 CT 等影像学检查，如患侧残留有用听力，可行听力测定及耳科学检查，用于对疾病进程的对比或手术治疗时术中监护及手术前后的对比。①MRI 检查：为首选的诊断方法，敏感率接近 98%，特异性几乎达 100%。典型听神经瘤表现以内耳道为中心圆或卵圆形肿瘤，T1 加权像上为略低或等信号，T2 加权像上为高信号，如有囊变或出血，信号可不均匀。增强扫描时肿瘤实质部增强，并能很好的显示内听道内的肿瘤。周围脑组织水肿带轻微。瘤大时可压迫脑干、脑池和引起脑积水。②CT 检查：平扫时肿瘤多为均匀、等密度或略低密度，少数为混合密度，后者有肿瘤囊变、坏死或出血。肿瘤边界欠清楚，呈圆形、椭圆形或不规则形。增强后实质肿瘤呈均匀增强，囊变部不增强但囊壁可呈环形增强。高分辨率薄层 CT 用于术前评价乳突充气程度、颈静脉球的位置和测定内听道后缘到后半规管的距离。正常内听道的直径为 5～8cm，许多听神经瘤患者内听道骨质扩大（呈喇叭形），但仍有 3%～5% 的患者 CT 上无内听道扩大。③听力检查：常可显示感觉性听力丧失，语言辨认力下降而语言感受阈增高。音叉试验表现为神经性耳聋，气导>骨导，韦伯（Weber）试验偏向健侧。电测听检查表现神经性耳聋和复聪试验阴性，用于该病与其他神经性耳聋和耳蜗病变鉴别。脑干听觉诱发电位反应潜伏期延长（尤其是 V 波），而表现正常脑干听觉诱发电位只存在 Ⅰ 波，有助早期发现听神经瘤。

**鉴别诊断** 听神经瘤主要的鉴别诊断有：①其他原因所致的前庭神经和耳蜗神经损害：如内耳性眩晕病、前庭神经元炎、迷路炎、各种药物性前庭神经损害、耳硬化症、药物性耳聋：前庭神经瘤为进行性耳聋，无复聪现象，可有邻近的脑神经的症状和体征，CT和MRI均有相应表现，脑脊液蛋白增高。②CPA脑膜瘤：常不以前庭神经损害为首发症状，常表现为颅内压增高症状，可伴有患侧面部感觉减退和听力下降，CT和MRI肿瘤信号与听神经瘤相似，但沿岩骨嵴的肿瘤基底较宽，其轴心不在内听道，可有邻近硬脑膜强化的尾征，可见岩骨嵴及岩尖骨质吸收。③表皮样囊肿：多以三叉神经刺激症状为首发症状，面、听神经损害不明显，CT为低密度，MRI可见T1加权像为低或高信号，T2加权像为高信号，增强后无明显强化。多无骨质变化。④邻近脑神经肿瘤：其起源部位不同，如三叉神经鞘瘤常扩展至颅中窝与颅后窝呈哑铃形，后组脑神经鞘瘤常可见颈静脉孔扩大。肿瘤的首发症状也有助于明确诊断。面神经的神经膜细胞肿瘤如果位于脑桥小脑角时，与听神经瘤很难区别。面神经的神经膜细胞肿瘤累及颞骨的机会更多，很容易破坏整个面神经管而较早引起面神经功能异常，这是其区别于听神经瘤的特征。

**治疗** 听神经瘤的治疗方案主要是依据其大小和症状所决定的。由于听神经瘤是良性肿瘤，对于大多数患者来说，应行手术彻底切除肿瘤。随着立体定向放射治疗的普及，在患者高龄、有系统性严重疾患或肿瘤巨大、与脑干粘连紧密等情况下，可以综合考虑手术切除和γ刀治疗、肿瘤全切和神经保留等问题，可作次全切除或囊内切除，残余肿瘤用γ刀照射。

**随访观察** 对年龄较大（超过70岁）或寿命有限，有同侧听力丧失但没有脑干压迫或脑积水证据的患者，可定期行CT或MRI随访（2年内每6个月1次CT或MRI，如果稳定则每年1次），并密切观察症状，反复神经系统查体。对听神经瘤的生长速度目前无法预测。通常认为其生长速度每年1~10mm，有的多年不变，6%可以变小，另有一些每年直径可增大20~30mm，绝大多数在3年内会有不同程度的生长。症状和体征因肿瘤增大加重或肿瘤生长每年大于2mm的患者需要积极治疗。在临床一般情况良好时应采取手术治疗，如一般情况差行放射治疗（或可能的情况下手术治疗）。

**手术治疗** 听神经瘤是良性肿瘤，主要采用手术治疗。随着显微解剖和显微外科手术技术和方法的不断发展，包括面神经术中监护技术及脑干诱发电位监测等技术的应用，听神经瘤的手术全切除率和面、听神经的保留率均显著提高。手术并发症与术者的经验和手术入路的选择有关。

**放射治疗** 可单独治疗或作为外科手术的辅助性治疗。分外放射治疗和立体定向放射外科治疗（SRS）。立体定向放射外科治疗利用聚焦的放射线束杀死肿瘤细胞，多用于小于3cm的肿瘤。但在多数情况下，这种治疗方式还用于不愿意行显微手术、一般状况不稳定、有症状的老年患者、显微手术切除后复发和手术次全切除后有残余病变的患者。放射外科治疗后可有听力减退，发生概率随肿瘤体积增大而升高。需注意的是，放射线对神经组织、血管及肿瘤的作用是缓慢渐进性的，放射性损害一般在6~18个月发生，在此期间应避免行外科手术。直径≤3cm的肿瘤放射外科治疗后暂时性轻度面瘫的发生率为15%，三叉神经功能障碍发生率为18%。发生反应后皮质激素治疗一个疗程可使半数以上的患者放射性脑神经损害在3~6个月内消退。

**预后** 显微外科手术后复发在很大程度上与肿瘤切除程度相关。所有患者均应行影像学（CT或MRI）随访，复发既可发生于全切除的患者，也可发生于次全切除的患者。可发生于手术多年以后。复发后恶性变者少见。

（王运杰）

shuāngcè tīngshénjīngqiàoliú

**双侧听神经鞘瘤**（bilateral acoustic neurilemmoma） 双侧听神经同时发生肿瘤。是神经纤维瘤病2型的特征性表现。发病年龄较轻，18~24岁。可伴发其他脑神经和周围神经的神经鞘瘤，脑膜瘤，以及少见一些的室管膜瘤和星形细胞瘤。常伴发持续性面瘫、斜视（动眼神经麻痹）以及肢体运动障碍。双侧听神经瘤占听神经瘤总数的1%~2%。

**病因及发病机制** 双侧听神经瘤多为多发性神经纤维瘤病的一种或部分表现，也将其归入2型神经纤维瘤病。为常染色体显性遗传。属神经纤维瘤，由肿瘤性神经鞘细胞构成，但在几个方面与散发神经鞘瘤不同。NF2神经鞘瘤发生时间早，许多NF2患者在20多岁时即被诊断为双侧听神经瘤。NF2听神经瘤可以包裹面神经，增生活性高，但侵袭性生物学行为不明显。除了听神经外，还可伴有其他脑神经的神经鞘瘤，如三叉神经、脊髓神经根、副神经等。NF2 神经鞘瘤可呈多结节状（葡萄簇状）。镜下双侧听神经瘤表现不同于散发性听神经瘤，多见 Verocay 体（稀疏核区周边环绕木栅状的核区）、高细胞构成、分叶和葡萄样的生长方式。

**诊断** 见神经纤维瘤病。

**治疗** 双侧听神经瘤的治疗主要是手术治疗。立体定向放射外科如 γ 刀等，也是治疗的选择。手术后听力损害和面瘫的发生率较高，手术的关键在于如何保留面神经功能和听力。有主张当双侧听神经瘤导致明显的颅内高压，威胁患者的生命时，可手术切除一侧较大的肿瘤，保留较小的肿瘤，用 γ 刀控制其生长。如双侧肿瘤均较大，也可双侧同时手术或分期手术，但至少要保留一侧的面神经，如一侧不能保留面神经，则对侧只能做包膜下切除，残余肿瘤进行 γ 刀治疗，不可强求双侧肿瘤的全切除。如双侧肿瘤均在 2.5cm 内，可同时手术切除，但应努力保留双侧面神经和听力，也可以同时行 γ 刀治疗。

**预后** 双侧前庭神经鞘瘤的患者应警惕隐袭性出现的平衡失调、方向定位感缺失问题。听力丧失的治疗包括耳科医师专业会诊、学习唇读和手语，佩戴助听器和人工耳蜗或脑干植入芯片。

**预防** 对于 NF2 患者或危险人群，应从 10～12 岁开始每年检查 MRI，听力和脑干诱发电位，一直延续到至少 40 岁。放射治疗 NF2 相关肿瘤可能会引发肿瘤、加速其生长或恶变。早期发现遗传有家族性 NF2 突变的亲属并密切监测，可以早期发现和治疗肿瘤。

(王运杰)

sānchāshénjīngqiàoliú

**三叉神经鞘瘤**（ trigeminal neurilemmoma） 来源于三叉神经的神经鞘瘤。少见，是位于听神经瘤之后排在第二位的颅内神经鞘瘤。患者一般中年发病，发病高峰在 40～45 岁，最高发病率在 38～40 岁。女性比男性略多。三叉神经鞘瘤占颅内肿瘤 0.07%～0.36%，颅内神经纤维肿瘤的 0.8%～8%。大多数三叉神经瘤为神经鞘瘤，少数为神经纤维瘤。后者常有家族史和神经纤维瘤病。

**临床表现** 三叉神经鞘瘤为良性肿瘤，生长缓慢，病程大多较长，可从几个月至十几年。常以一侧面部感觉异常或疼痛或麻木起病，可伴有角膜反射减退或消失，渐出现咀嚼肌无力和萎缩。按肿瘤生长部位不同，可有其他不同的临床表现。如肿瘤位于颅后窝，还可引起 Ⅵ、Ⅶ 和 Ⅷ 脑神经症状如复视、面瘫和听力障碍，晚期可出现颅内压增高症状、小脑征和后组脑神经症状、锥体束征。如肿瘤位于颅中窝，还可引起 Ⅱ、Ⅲ、Ⅳ 和 Ⅵ 脑神经症状，如视力减退、复视、眼球活动障碍等以及突眼、颞叶内侧受压症状，如钩回发作，大脑脚和颈内动脉受压引起对侧偏瘫等。应注意相当部分的三叉神经瘤即使长得很大，引起相应症状却很轻微，或仅有头痛、头晕。因此，该病诊断主要靠神经影像检查。①三叉神经鞘瘤的 50% 位于颅中窝，起源于三叉神经神经节（Fefferson A 型肿瘤）。80%～90% 的神经节三叉神经鞘瘤可有面部麻木或疼痛、角膜反射迟钝，60% 的患者以此为初始症状。但有一些患者（10%～20%）从未发生三叉神经功能障碍。神经节肿瘤常比三叉

神经根肿瘤更易合并面部疼痛（52% 和 58%）。15% 的患者初始症状是复视，但到诊断时可达 50%。这通常是因外展神经麻痹所致。罕见面瘫和听力下降。若有上述表现，可能的机制是侵犯了颞骨内的岩浅大神经、面神经、咽鼓管或耳蜗。②三叉神经根肿瘤占三叉神经鞘瘤的 20%～30%，常限于颅后窝（Fefferson B 型肿瘤），常伴有听力下降、耳鸣、面神经和小脑功能障碍。早期三叉神经症状可提示该病，但 10% 前听神经鞘瘤初始表现可以是三叉神经功能障碍，而 6% 三叉神经鞘瘤初始表现可以是听力下降。③占据颅中窝和颅后窝的哑铃形肿瘤占三叉神经鞘瘤的 15%～25%（Fefferson C 型肿瘤），他们的临床表现是神经节和颅后窝肿瘤症状和体征的联合。

**诊断** 诊断主要依据三叉神经损害的症状和影像学的改变。典型的首发症状多为三叉神经痛及三叉神经分布区内的感觉和运动障碍。由于肿瘤起源的部位、发展方向和大小的不同，临床表现可有较大的差异，诊断应注意首发症状，常见的依次为三叉神经感觉支功能障碍（67%），三叉神经运动支麻痹（43%）和面部疼痛（41%）。CT 检查可显示肿瘤为圆形或椭圆形、低密度或等密度肿块，增强后肿瘤密度均匀或不均匀增高。CT 骨窗位可显示颅中窝或岩骨骨质的破坏吸收（岩骨尖骨质、圆孔、卵圆孔或眶上裂骨质吸收、骨孔扩大等）。MRI 检查可显示边界光滑清楚的肿块，T1 加权像为低或等信号，T2 加权像为高信号。注射造影剂后肿瘤呈均匀信号强化。MRI 还可显示肿瘤与邻近结构如脑干、海绵窦内颈内动脉等的关系。为

了准确诊断和利于手术方案的设计，应同时作 CT 和 MRI 检查。部分三叉神经瘤可囊变。其在 T1 加权像为低信号，T2 加权像为高信号，造影后呈环形增强。

**鉴别诊断** 主要应与颅中窝和脑桥小脑角的其他肿瘤鉴别。鉴别诊断包括颅底转移瘤、原发骨肿瘤、脑膜瘤、表皮样囊肿和听神经鞘瘤。根据临床表现和 CT 及 MRI 等影像学特点较易区别。转移瘤和原发骨肿瘤，如软骨肉瘤和脊索瘤常常表现为不规则骨破坏的形式，而不是光滑的扇形骨。脑膜瘤常会导致骨肥厚而非骨质破坏，而且常有肿瘤内的钙化。这一点在神经鞘瘤中并不常见。表皮样囊肿常常会在骨受侵袭的区域边缘有骨硬化，这也少见于神经鞘瘤。听神经鞘瘤可导致内听道均匀扩大，也有可能是不规则扩大。在听神经瘤中，听力缺损较早出现，同时也是更为突出的主诉。

**治疗** 同听神经瘤一样，完全切除肿瘤常可以治愈。根据肿瘤生长部位不同可以采用不同的入路。手术入路的选择取决于肿瘤的位置和范围。术中进行脑干听觉诱发电位和体感诱发电位的监测。颅中窝及哑铃形三叉神经鞘瘤可采用扩大颅中窝底硬脑膜外入路，可同时去除颧弓、眶外侧壁、前床突及充分磨除岩尖，必要时也可采用联合入路，肿瘤局限于颅后窝者可采用枕下乳突后入路。对颅中窝型和周围型者可采用改良翼点入路及其扩大入路开颅，经硬脑膜外暴露和切除肿瘤。对颅后窝型，则通过耳后枕下入路手术。同听神经瘤。如肿瘤巨大，一种入路难以全切除时可采用幕上下联合入路。常见手术并发症为神经功能障碍，包

括新发的或恶化的三叉神经功能障碍、外展神经麻痹、动眼神经麻痹、面瘫、听力下降等，大多可恢复，但仍可遗留不同程度的三叉神经感觉障碍（37% 左右）和咀嚼肌萎缩（20%）。其他并发症有脑脊液漏、颅内感染、颅内血肿和脑积水等。手术时应严密缝合硬脑膜，填补修复颅底，防止脑脊液漏。

**预后** 由于显微外科技术的应用和手术入路的不断改进，三叉神经鞘瘤的手术全切除率有了显著提高，大组病例报道已达90% 以上，神经功能损害为 9%，死亡率为 0～1%，长期随访肿瘤复发率为 0～3%，故手术全切除仍是提高治疗效果的关键。

（王运杰）

miànshénjīngqiàoliú

**面神经鞘瘤**（facial neurilemoma） 起源于面神经的神经鞘瘤。十分罕见，仅占脑桥小脑角区肿瘤的 1.5%，可以起源于面神经行程的任意段，从脑桥小脑角到颅外腮腺间隙的分叉处到颅外的头颈部。17.8% 的面神经鞘瘤起源于脑桥小脑角，24.3% 起源于内听道段。影像学 CT 表现为光滑增粗的面神经管，MRI 表现为其内的增强肿块影。随着 CT 和 MRI 技术的发展，近年来发现率有所增加。多数面神经鞘瘤累及面神经管鼓室部或垂直部（分别为 58% 和 48%）。大多为多部分受累。主要起源于面神经的感觉支，可发生于面神经的任何部位。颅外的面神经瘤在口腔颌面外科较多见，颅内面神经瘤主要位于颅中窝、颅后窝。

**临床表现** 面神经鞘瘤可以表现为许多症状如面神经瘫、神经性耳聋及传导性耳聋。症状的产生和肿瘤在岩骨中发生部位相

关。肿瘤通常往阻力最小的地方生长，可以很长时间没有面神经的症状，直到肿瘤长大。慢性进展性面瘫是面神经鞘瘤的典型临床表现。但是，约 11% 的病例面瘫为突发，27% 面神经鞘瘤患者没有面瘫。有报道 17% 的患者有面神经痉挛。另一主要临床表现是约 50% 的患者有听力下降，耳鸣和眩晕或头晕的发生率分别为13% 和 10%，30% 以上的患者有肿瘤的外在表现如肿块、疼痛或耳溢液。起源于中间神经的肿瘤可能伴有味觉改变。纯音测听显示患者常有明显的听力障碍。CT 和 MRI 表现与听神经瘤难以区别，可以据临床症状进行鉴别。脑桥小脑角-内听道的面神经鞘瘤如果没有进入面神经管迷路段则很难与听神经瘤区别。

**诊断** 起源于脑桥小脑角-内听道的面神经鞘瘤如果不伸入面神经管迷路段，仅局限于脑桥小脑角时，很难与前庭听神经鞘瘤鉴别，但很多面神经鞘瘤可以有迷路尾征，面神经的神经膜细胞肿瘤累及颞骨的机会更多，很容易破坏面神经管而较早引起面神经功能异常，这是其区别于听神经瘤的特征。面神经鞘瘤典型的影像学 CT 表现为光滑增粗的面神经管，MRI 表现为其内的增强肿块影。发生于膝状神经节的面神经鞘瘤影像学表现较典型，常呈管状增粗，也可为隐窝处局部圆形肿块。如果面神经沿岩浅大神经蔓延，则可呈现为颅中窝的圆形脑外病变。起源于鼓室段的面神经鞘瘤往往会向中耳腔分叶，而不呈现管状的形态特征。最后，起源于乳突段面神经的神经鞘瘤可能突入邻近的乳突气房，在MRI 上呈现侵袭性肿瘤的特征。影像学上 CT 表现为良性骨破坏及

周围骨缘的重塑，MRI信号特点和其他神经鞘瘤一样，如果肿瘤生长较大的话 MRI 会呈现肿瘤内部信号的异质性，T2 加权像高信号，T1 加权像等或低信号。打增强剂后肿瘤常为均匀一致增强。较大的面神经鞘瘤可有囊性变。

**鉴别诊断**　岩骨内面神经鞘瘤应与胆脂瘤、面神经血管瘤和腮腺恶性病变鉴别。这三种病变都可以表现为颞骨内面神经管扩大。胆脂瘤在 MRI $T_1$ 加权像上往往不增强，可以容易的区分。面神经血管瘤常常累及面神经管和周围的颞骨，影像上骨缘不规则，甚至有"虫蚀"征等侵袭性骨改变。骨化性血管瘤有 50% 内部呈现蜂窝样钙化，也较容易鉴别。沿神经侵袭的腮腺恶性肿瘤影像上可见肿瘤由腮腺内沿扩大的面神经管从远端向近端延伸。面神经鞘瘤在症状上往往表现为仅有轻度的面神经症状，易误诊为特发性（Bell）面神经瘫。T1 加权像通常表现为面神经岩骨段全程增强，在内听道底呈束状增强；CT 上没有面神经管的增粗。另外，正常的面神经由于表面有血管丛伴行，在迷路的远端往往也可有增强效应。

**治疗**　颅内面神经鞘瘤手术完全切除可治愈肿瘤。手术入路同听神经瘤。术式的选择要综合考虑肿瘤的大小、解剖位置、听力情况。罕见的是小的肿瘤可同神经分离，但多数病例需要面神经切除和移植。手术的时机选择仍有争议。如果患者术前已有面瘫，则应彻底切除肿瘤并进行面神经重建；然而许多面神经鞘瘤的患者神经功能正常或接近正常，而手术则最好的结果是 House-Brackmann Ⅲ 级面瘫。即使术中成功保留了面神经，术后面部肌

肉的功能也不一定能保留。也可术中即行神经修补或吻合，如果面神经出脑干段断裂也可行面-舌下神经吻合术。有学者建议可延期至出现 House-Brackmann Ⅲ 级以上面瘫时再手术。但移植的效果却与术前发生面神经功能障碍的时间长短相关，而且肿瘤对骨质的破坏可能会影响迷路，造成听力障碍或眩晕，所以早期手术可能对获得好的最终疗效有利。如决定暂时不进行手术，则患者应定期进行影像复查，也可选择放射外科治疗。但放射外科治疗对面神经鞘瘤功能保留的效果是否能达到治疗前庭神经鞘瘤的效果仍不知道。

**预后**　肿瘤较小时手术切除肿瘤容易且面神经修复成功的概率也较大，早期诊断能够改善患者的预后。

（王运杰）

shéyānshénjīngqiàoliú

**舌咽神经鞘瘤**（glossopharyngeal neurilemmoma）　起源于舌咽神经的神经鞘细胞（施万细胞）的良性肿瘤。也可以起源于舌咽神经的颅内或颅外段，舌咽神经鞘瘤十分少见。常见于中年，女性多于男性。发病年龄 14～63 岁（平均为 37 岁）。散发性的舌咽神经鞘瘤少见，散发性舌咽神经鞘瘤和迷走神经鞘瘤加起来只约占所有颅内神经鞘瘤的 2.9%。如果肿瘤起源于舌咽神经近端，则常向颅内生长，表现为颅后窝或脑桥小脑角有占位性病变；如果起源于舌咽神经远端，则为颅外、颈段或颅底肿瘤。颅内舌咽神经鞘瘤肿瘤主体在颈静脉孔，可分别向颅内或颅外生长，可呈哑铃状生长。颅外舌咽神经鞘瘤常见于神经纤维瘤病的患者，可为丛状神经纤维瘤，也可为多发的神

经鞘瘤。镜下细胞致密、胞核呈"栅栏"状的 Antoni A 区，以及细胞成分较少、背景疏松伴脂化的 Antoni B 区。S-100 染色阳性。

**临床表现**　舌咽神经鞘瘤根据发生的部位可分为四型。①A 型肿瘤：为颅内型，主要位于脑桥小脑角，颈静脉孔增大不显著。②B 型肿瘤：主要位于颈静脉孔，可向颅内伸展。③C 型肿瘤：主要位于颅外，可伸展至颈静脉孔。④D 型肿瘤：为哑铃形，同时向颅内和颅外伸展。临床症状常不显著，往往肿瘤已长到较大体积有明显的症状时才来就诊，因此病程可以长达数年。起源于颅外段的舌咽神经鞘瘤病程相对略短。颅内型舌咽神经鞘瘤临床表现为听力下降、耳鸣、眩晕、平衡障碍、视物模糊、舌咽神经和面经不全瘫等。可早期出现同侧咽反射减弱或消失，但较少引起注意。在肿瘤较大时，多伴有脑干受压症状。少数患者可有面肌抽搐、面部感觉减退、咀嚼无力和复视等。颅外的舌咽神经鞘瘤常表现为咽旁的不动性无痛性肿块，可将舌和咽部推向对侧，较少产生神经缺失症状。但有时也可表现为吞咽相关的颈痛和吞咽困难，声音嘶哑，肩部肌肉萎缩和舌肌萎缩。

**诊断**　诊断需行以下检查：CT 和 MRI 检查可显示肿瘤位于颈静脉孔区，并引起颈静脉孔的扩大。正常情况下约 95% 双侧颈静脉孔相差在 12mm 以下，两侧相差>20mm 或伴有骨质破坏则有诊断意义。影像学表现同一般的神经鞘瘤。肿瘤较大时可同时向颅内、外生长，颅底骨质破坏明显。需与颈静脉球瘤等鉴别，必要时可行 DSA 检查以明确诊断。肿瘤可呈实质性或囊变。颅内舌咽神

经鞘瘤常位于颈静脉孔，术前在影像上往往无法与此部位的其他神经鞘瘤——起源于第 X 对脑神经的迷走神经鞘瘤和第 XI 对脑神经的副神经鞘瘤区分。其他的鉴别主要为听神经瘤和颈静脉球瘤。颈静脉孔区神经鞘瘤有时也难以与听神经瘤区分。尤其是 A 型即主要位于颅内的肿瘤，由于颈静脉孔与内听道靠近，所以患者也常伴有面听神经的症状；B 型肿瘤常侵犯颅骨，可表现出耳鸣、耳聋、中耳肿物或舌下神经症状。其他可以发生于脑桥小脑角的肿瘤还有脑膜瘤、脉络丛乳头状瘤、脊索瘤、脑桥外生性胶质瘤、软骨瘤、小脑血管网状细胞瘤、黏液纤维肉瘤、上皮样囊肿，以及鼓室鳞癌等。起源于颅外段的舌咽神经鞘瘤应与其他的后组脑神经鞘瘤鉴别。还应与甲状腺肿瘤、唾液腺肿瘤、淋巴瘤和甲状旁腺肿瘤鉴别。

**治疗** 以手术治疗为主。应综合肿瘤大小和临床症状选择术式。可选择后外侧枕下入路，肿瘤位于下斜坡和颅颈交界处，可选用单侧枕下入路结合远外侧入路，视肿瘤生长情况切除部分枕髁。也有人应用岩枕经乙状窦入路。全切除病例大多伴有相应神经功能障碍，包括吞咽困难、呛咳、声音嘶哑、舌肌萎缩等，故应考虑该部位手术的危险性和神经功能损害的问题，肿瘤较小者可选用立体定向放射治疗。对颅内外沟通瘤，则可分期手术或残余肿瘤用 γ 刀治疗控制。

**预后** 舌咽神经鞘瘤为良性肿瘤，往往因靠近重要结构而无法全切，或切除后遗留神经功能障碍，但即使不全切除，二次手术时也较少有恶变报道。

（王运杰）

mízǒushénjīngqiàoliú

## 迷走神经鞘瘤（vagal neurilem-moma）

起源于迷走神经的神经鞘瘤。常发生于颈静脉孔区，是颈静脉孔区神经鞘瘤的一种。随着检查手段的进步，颈静脉孔区神经鞘瘤发现率增加，约占颅内神经鞘瘤的 2.9%，但迷走神经鞘瘤更罕见。大型迷走神经鞘瘤常影响邻近神经结构和其他后组脑神经如面、听神经和舌下神经。颈静脉孔区神经鞘瘤最常见的症状为吞咽困难、声音嘶哑、构音障碍和听力障碍。手术可以改善这些症状，但也可能带来新的术后并发症。

**临床表现** 临床表现缺少特征性。常以听力减退为首发症状，在早期以受累及的神经功能损害为主，表现为颈静脉孔综合征，声音嘶哑、咽痛、吞咽困难，副神经鞘瘤表现为斜方肌痛、胸锁乳突肌萎缩、感觉迟钝。在肿瘤较大时，多伴有脑干受压症状。少数患者可有面肌抽搐、面部感觉减退、咀嚼无力和复视等。颅外的迷走神经鞘瘤表现为颈旁的生长缓慢的非对称性包块，可于胸锁乳突肌内缘触及。迷走神经鞘瘤较少产生神经缺失症状，最常见的症状是声音嘶哑，有诊断意义的是触及肿块时阵发性咳嗽。

**诊断与鉴别诊断** CT 可见颈静脉孔扩大，MRI 可见颈静脉孔区肿瘤，但往往无法区分肿瘤起源的神经。正常情况下约 95% 双侧颈静脉孔相差在 12mm 以下，两侧相差>20mm 或伴有骨质破坏则有诊断意义。影像学表现同一般的神经鞘瘤。肿瘤较大时可向颅内、外生长，颅底骨质破坏明显。须与颈静脉球瘤等鉴别，必要时可行 DSA 检查以明确诊断。肿瘤可呈实质性或囊变。

**治疗** 迷走神经鞘瘤应手术切除，肿瘤为良性，全切除病例大多伴有相应神经功能障碍，包括吞咽困难、呛咳、声音嘶哑、舌肌萎缩等，所以切除范围可以保守一些。如肿瘤与后组脑神经、脑干等粘贴紧密，也可部分切除以保护神经功能，残余肿瘤以放射外科治疗防止其进一步生长。

**预后** 迷走神经鞘瘤为良性肿瘤，颅内肿瘤往往因靠近重要结构而无法全切，或切除后遗留神经功能障碍，但即使不全切除，二次手术时也较少有恶变报道。

（王运杰）

fùshénjīngqiàoliú

## 副神经鞘瘤（accessory nerve neurilemmoma）

起源于副神经的神经鞘瘤。副神经为单纯运动神经，颅内神经鞘瘤常发生于感觉神经，发生于纯运动性脑神经者极少，目前仅有约 20 例经手术证实者报道，其中 50% 的患者为神经纤维瘤病伴发。颅内的副神经鞘瘤常发生于 30~60 岁，女性发生率稍高于男性。

**病因及发病机制** 肿瘤起源于局部神经束的神经鞘，形成边界清楚的偏心性肿块，推挤旁边的神经。肿瘤有光滑的外膜，有时有分叶。肿瘤较大时常发生继发的退行性变，产生大小不等的黄色变性和囊性变区域，还可能伴有新鲜或陈旧出血。镜下同其他神经鞘瘤一样，是由 Antoni A 和 Antoni B 区域构成。Antoni A 区域由致密的纤维和成束的梭形细胞组成，Antoni B 区域由多形性的空泡状细胞松散排列而成。

**临床表现** 起源于副神经的神经鞘瘤根据其解剖位置可分为三型。①颈静脉球型：起源于颈静脉球段的副神经，可蔓延至枕大池。②脑池型：起源于蛛网膜池内段的副神经，可蔓延至颈静脉孔。③颈型：位于颅颈交界处，可由小脑蚓部蔓延至 $C_{1-2}$ 水平。副神经鞘瘤绝大多数为颈静脉球型。

静脉球型副神经鞘瘤临床表现依其生长范围不同而异。可表现为第 V ~ XII 对后组脑神经受损症状，小脑功能障碍，颅内压增高症状，眼球震颤等。颈静脉孔区神经纤维瘤累及颈静脉孔可表现为颈静脉孔综合征（舌的后 1/3 味觉减退、声带麻痹、吞咽困难、胸锁乳突肌和斜方肌无力导致肩部下垂）。听神经是除副神经之外的后组脑神经中最常受累的，有时候面神经也可以受累。肿瘤较大位于枕骨大孔内时常会产生舌下神经受累症状。肿瘤较大时还会产生脑干受压和小脑症状。

脑池内神经鞘瘤常表现为副神经瘫、小脑症状。但舌下神经及迷走神经瘫的症状尚未见报道。

诊断 由于副神经鞘瘤通常位于或波及颈静脉孔，影像学上可以显示颈静脉孔扩大。但由于其通常生长缓慢，颈静脉孔受侵袭的边缘常较平整，肿瘤的颅内和颅外段边界清楚，常呈分叶状，推挤邻近的神经组织（脑干、小脑、脊髓）或颅颈部的软组织。CT 和 MRI 信号与听神经鞘瘤相似。CT 上这些肿瘤呈低密度或等密度，可包含囊性或坏死区域，但没有钙化。MRI 上显示 T1 加权像呈低信号或等信号，T2 加权像呈不均匀的高信号。打造影剂后 CT 和 MRI 均呈现非囊性区域中度增强。由于后组脑神经互相紧挨，术前往往难以判定肿瘤起源于哪一根。颈静脉孔区神经鞘瘤以舌咽神经鞘瘤和迷走神经鞘瘤多见，副神经鞘瘤是最少见的。

脑血管造影有助于区分颈静脉孔区神经鞘瘤和其他肿瘤。神经鞘瘤常推挤正常血管结构如颈内动脉远端和小脑后下动脉，可以有轻到中度的肿瘤染色，静脉相表现为静脉孔区的充盈缺损；副神经节瘤在血管造影上为富血管区域，CT 上边界不清，T2 加权像上表现为混合信号。转移性肿瘤一般血管不丰富，MRI 信号与神经鞘瘤相似，但 CT 上颈静脉孔边缘常为不规则破坏。颈静脉孔区软骨肉瘤和脑膜瘤血管也较少，但 CT 上可伴有钙化。正常人也可有颈静脉孔双侧不对称，应仔细对比增强前后的影像鉴别。

治疗 治疗以手术为主。入路可选择后外侧枕下入路或外侧入路，全切除病例大多伴有相应神经功能障碍，包括吞咽困难、呛咳、声音嘶哑、舌肌萎缩等，故应考虑该部位手术的危险性和神经功能损害的问题，肿瘤较小者可选用立体定向放射治疗。对颅内外沟通瘤，则可分期手术或残余肿瘤用 γ 刀治疗控制。

预后 副神经鞘瘤为良性肿瘤，发病率低，目前尚未有复发时有恶变的报道。

（王运杰）

shéxiàshénjīngqiàoliú

**舌下神经鞘瘤**（hypoglossal neurilemmoma） 起源于舌下神经的施万细胞的神经鞘瘤，很少见，国内外文献仅有不足 100 例报道，其中 10%~15% 发生于神经纤维瘤病患者。该病好发于女性，年龄在 40 岁左右，舌下神经的全程均可发生肿瘤。多数患者由于脑干受压或颅内压增高症状而就诊，舌下神经受累症状虽然较少受到注意，却可先于其他症状 5 个月至 10 年出现。肿瘤较大时还可出现小脑症状、同侧或对侧锥体束受累症状。

临床表现 根据其发生部位和临床表现可将其分为三类。①颅外型：主要以颌下、颈部肿块及舌下神经核下性麻痹为主。②颅内型：较多见，主要表现为颅内压增高，第 IX ~ XII 对脑神经麻痹，小脑和脑干受累表现。③混合型：肿瘤呈哑铃状生长，兼有颅内和颅外型的表现。

常见的症状为单侧舌肌萎缩、伸舌偏斜和舌肌震颤，也可伴有其他相邻的神经功能损害症状，在肿瘤较大时，多伴有脑干受压症状，也可发生颅内压增高、传导束征、共济失调和其他后组脑神经功能异常。一侧舌下神经麻痹和舌肌萎缩，伸舌偏向患侧为该病特征性表现，但常因其缓慢出现而被患者忽视。当肿瘤长得相当大，引起颅内压增高、第 IX ~ XI 对脑神经受累和颈部、颌下肿块时才就诊。迷走神经受累、肩部肌肉萎缩、嘶哑等症状应与多发性硬化、肌萎缩性侧索硬化症等相鉴别。

诊断与鉴别诊断 CT 及 MRI 检查具有诊断价值。舌下神经鞘瘤表现为岩锥、舌下神经管及颈静脉孔区的骨质破坏。舌下神经鞘瘤通常完全限于颅内，偶尔可见位于颅内和颅外的哑铃形肿瘤，也可见单纯的颅外肿瘤。CT 骨扫描可了解颅底骨质破坏情况，而 MRI 平扫和增强图像可清楚显示肿瘤的部位及与相邻结构的关系，较大肿瘤可向颅内、外生长，颅底骨质破坏明显。

舌下神经鞘瘤的 CT 和 MRI 影像学表现同其他脑神经鞘瘤，但同时有同侧舌肌畏缩、脂肪变性，在 MRI 的 T1 和 T2 加权图像上舌肌均呈高信号，且见扩大的舌下神经孔，可以与外源性肿瘤

（如脊索瘤、脑膜瘤、淋巴瘤、转移瘤）和骨源性疾病如佩吉特病和骨化性肌炎等鉴别。

**治疗** 治疗以手术切除为主。单纯的颅外肿瘤可通过单独经前入路，通过颈部切口手术切除。颅内型可经枕髁入路切除。混合型处理较困难，可经枕髁入路切除颅内、舌下神经管内肿瘤，颅外部分若很大时可磨开颈静脉孔（经颈静脉孔入路），结扎颈内静脉，再磨开舌下神经管切除肿瘤或二期经颈部切口切除，也可切除颅内肿瘤，颅外部分肿瘤辅以 γ 刀治疗。立体定向放射外科用于术后残留、复发或肿瘤直径小于 3cm 者。

**预后** 舌下神经鞘瘤患者预后的好坏与能否早期发现肿瘤有关。若肿瘤较大，常累及低位脑干，术后可引起呼吸衰竭；肿瘤全切除后大多伴有相应的神经功能障碍，如舌肌萎缩、吞咽困难、呛咳、声音嘶哑等，故应考虑到该部位手术的危险性和神经功能损害的问题。

（王运杰）

năomóliú

**脑膜瘤**（meningiomas） 起源于脑膜的脑肿瘤。在颅内肿瘤中，脑膜瘤的发生率仅次于胶质瘤，为颅内最常见的良性肿瘤，占颅内肿瘤的 15%～24%（平均为 19%）。脑膜瘤可见于颅内任何部位，但幕上较幕下多见，比例约为 8∶1。好发部位依次为大脑凸面、矢状窦旁、大脑镰旁和颅底（包括蝶骨嵴、嗅沟、脑桥小脑角等）。

**病因** 脑膜瘤的病因迄今不完全清楚。颅脑外伤和射线照射虽不是引起脑膜瘤的主要致病病因，但可能是形成脑膜瘤的因素之一。蛛网膜细胞的分裂率很低，

因此脑膜瘤的发生必须有外因，如病毒感染、射线照射、外伤、遗传因素或内源性因素，如激素、生长因子等。①外伤：早在 1884 年基恩（Keen）就报道脑膜瘤的发生与外伤有关。尤因（Ewing）提出外伤后发生脑膜瘤的诊断标准：a. 可靠的头部外伤史。b. 外伤部位必须完全确定。c. 肿瘤起源必须在外伤的部位。d. 伤后相当长一段时间后才发生肿瘤。e. 肿瘤性质必须明确。②病毒感染：在脑膜瘤发生中的作用已研究 20 余年，大多集中在 DNA 病毒、乳多泡病毒家族（如猴病毒 40，BK 和其他猴病毒 40 样病毒等）。③射线照射：放疗可治疗某些不能手术切除的肿瘤，但放疗应用不当却又会促发脑膜瘤等发生。射线可通过直接或间接机制损伤 DNA，导致肿瘤发生。④遗传学因素：1993 年瓦格尔·卡皮丹（Vager-Capodane）在 75 例脑膜瘤患者中发现 72% 有染色体克隆异常，19% 染色体 22 为单体型，15% 有结构和编码异常，11% 有端粒染色体。复合的染色体异常伴端粒染色体常见于间变型脑膜瘤，正常染色体组型或染色体 22 呈单体型则主要见于良性脑膜瘤。除染色体 22 异常外，染色体 1，3，6，7，8，10，12，14，18，X 和 Y 异常也见报道［1992 年阿诺尔德斯（Arnoldus），1994 史密斯（Smith）］。近来随着分子生物学技术的发展，可对脑膜瘤患者的染色体进行分析和制图。大多数认为脑膜瘤的基因在 22 号染色体长臂，位于肌球蛋白与原癌基因 SIS 之间［1987 年鲁洛（Rouleau）］。它是一种抑癌基因，与神经纤维瘤病 II 型的基因在不同位点。因此，瘤细胞内单体型 22 染色体丢失，继之发生随机事

件或此肿瘤的抑癌基因发生突变，引起细胞失控生长，导致脑膜瘤。常见脑膜瘤与神经纤维瘤病 II 型合并发生，后者又称中枢性神经纤维瘤病，表现为双侧听神经瘤，22 号染色体丢失；脑膜瘤患者中 70% 也表现有 22 号染色体丢失［1993 年布莱克（Black），1991 年拉克林（Rachlin），1994 年史密斯（Smith）］。两者丢失相同的抑癌基因。因此一旦抑癌基因的等位基因缺失，继之发生异常或突变，肿瘤即发生发展。乳腺癌患者也丧失 22 号染色体，她们也可以同时发生脑膜瘤，说明两者存在一定的内在联系。相反，神经纤维病 I 型的基因位于 17 号染色体，这些患者很少发生脑膜瘤。⑤激素和生长因子受体：皮质激素和多肽生长因子与细胞膜受体相互作用，引发胞内一系列反应，从而影响细胞的增殖。脑膜瘤可在妊娠期增大和伴发于乳癌，因此对脑膜瘤的神经激素作用进行了不少研究，发现脑膜瘤细胞有下列受体：孕酮受体、雌激素受体、雄激素受体、糖皮质激素、生长激素受体、神经张力素受体、多巴胺受体、上皮生长因子受体、血小板衍生生长因子受体、胰岛素样生长因子受体、转化生长因子受体、干扰素 α 受体、白介素 σ 受体、成纤维细胞生长因子受体、内皮素受体等。

**病理** ①大体病理：肿瘤形状依其所在部位而异，一般有三种形态。①球状：最常见，多见于脑表面或脑室内，前者与硬脑膜紧密粘连，并嵌入邻近脑组织中；后者与脉络膜丛紧密相连。②扁平状（毡状）：位于脑底，其厚薄不一，一般不超过 1cm，与颅底硬脑膜广泛粘连。③马鞍状（哑铃状）：位于颅底的骨嵴上或

硬脑膜游离缘，如蝶骨嵴、大脑镰、小脑幕、视神经包膜脑膜瘤。脑膜瘤多有一层由结缔组织形成的包膜，其厚薄不一。瘤表面光滑或呈结节状，常有血管盘曲。瘤质地坚韧，有时有钙化、骨化，少数有囊变。肿瘤多为灰白色，剖面有螺旋纹，少数由于出血或坏死，瘤质变软，色暗红，可呈鱼肉状。脑膜瘤与脑组织之间的界面可光滑、分叶状、指状突起和呈浸润生长，后两种情况肿瘤常无包膜。脑膜瘤可侵入静脉窦、颅骨、颞肌和头皮。颅骨可因破坏或反应性骨增生而形成外生或内生骨疣。肿瘤血供大多来自与肿瘤粘连的硬脑膜（颈外动脉系统供血），少数来自皮质动脉（颈内或椎基动脉）。静脉回流多经硬脑膜附着处。肿瘤与脑之间有时可有黄色液体囊腔，邻近脑组织可有程度不同的水肿，水肿范围与肿瘤大小不成比例，有时脑水肿严重，似恶性胶质瘤或转移瘤。有时水肿可发生在远离肿瘤处，而使诊断和手术定位发生错误。产生脑水肿的原因复杂，与肿瘤所在部位、组织学特性、瘤细胞分泌功能、脑皮质软脑膜的完整性、脑组织静脉回流和水肿液回流到脑室的通道有关。②组织学分型：世界卫生组织（WHO）于 1979 年统一脑瘤的分类，1993 年、2000 年和 2007 年 WHO 对脑瘤分类重新做了修改（表），并在 2016 年 WHO 神经病理分类中继续延用这种分类方法。

**临床表现** 除具有脑瘤共同表现外，脑膜瘤还具有下列特点：①通常生长缓慢、病程长，一般为 2~4 年。但少数生长迅速，病程短，术后易复发和间变，特别见于儿童。脑膜瘤的复发与肿瘤的组织学特点有密切关系。脑膜瘤也可发生在儿童，儿童中，脑室内生长、瘤周囊变、缺少硬脑膜附着等现象比成人常见，并且男性患儿占多数。②肿瘤长得相当大，症状却很轻微，如眼底视盘水肿，但头痛却剧烈。神经系统失代偿，才出现病情迅速恶化。这与胶质瘤相反，后者生长迅速，很快出现昏迷或脑疝，而眼底却正常。③多先有刺激症状，如癫痫等，继以麻痹症状，如偏瘫、视野缺失、失语或其他局灶症状，提示肿瘤向外生长。④可见于颅内任何部位，但有好发部位及相应症状。

**诊断** 结合临床表现、辅助检查等可确诊。

**X 线平片** 除颅内压增高表现外，可有：①肿瘤钙化，见于砂粒型。钙化较密集，可显示整个肿瘤块影。②局部颅骨增生或破坏。③板障静脉增粗和增多，脑膜动脉沟增粗，棘孔可扩大。

**CT 检查** MR 在诊断脑膜瘤方面有取代 CT 之势，但 CT 仍是诊断该病的主要方法，特别可显示脑膜瘤与邻近骨性结构的关系、钙化等。脑膜瘤在 CT 的典型表现有：①瘤呈圆形或分叶状或扁平状，边界清晰。②密度均匀呈等或偏高密度，少数可不均匀和呈低密度，为瘤内囊变或坏死，约见于 15% 的病例中。也可见点状钙化，特别是颅底病变。CT 观察钙化情况比 MRI 优越。③增强后密度均匀增高。④瘤内钙化多均匀，但可以不规则。⑤局部颅骨可增生或破坏。⑥50% 患者在肿瘤附近有不增强的低密度带，提示水肿、囊变。脑膜瘤瘤周水肿有两种形式。a. 局灶水肿，多为肿瘤机械性压迫，引起脑缺血损伤所致，因此本质上不是真正水肿。b. 广泛水肿，瘤周低密度边缘不清楚，常有指状突起。瘤周脑组织含水量增多，且伴相应症状。产生瘤周水肿的原因：肿瘤体积、部位、组织类型、血供类型、静脉回流和脑膜瘤和邻近脑组织分界面破坏。除分泌型

表 2007 年 WHO 脑膜瘤分组（根据复发倾向和侵袭性）

| 较少机会复发和侵袭的脑膜瘤 | WHO 分级 |
| --- | --- |
| 脑膜内皮细胞型 | I 级 |
| 纤维型（成纤维细胞型） | I 级 |
| 过渡型（混合型） | I 级 |
| 砂粒型 | I 级 |
| 血管瘤型 | I 级 |
| 微囊型 | I 级 |
| 分泌型 | I 级 |
| 淋巴浆细胞丰富型 | I 级 |
| 化生型 | I 级 |
| 较多机会复发和/或侵袭性强的脑膜瘤 | |
| 非典型脑膜瘤 | II 级 |
| 透明细胞型 | II 级 |
| 脊索样型 | II 级 |
| 横纹肌样 | III 级 |
| 乳头状型 | III 级 |
| 恶性或间变形 | III 级 |

脑膜瘤外，上述原因多非单一起作用，而是多种因素的综合作用。一般单纯颈外动脉供血，不产生脑水肿；颈内动脉供血者常伴脑水肿。

MRI检查　该病的主要诊断方法，不受骨伪迹影响等是其优点。特别有利于显示颅底、颅后窝和眶内的肿瘤。T1加权像增强配合脂肪抑制技术，能准确显示肿瘤生长的范围，与大动脉和静脉窦的关系。脑膜瘤MRI的特点：①以硬脑膜为其基底，此处也是肿瘤最大直径。②在T1加权像上约60%脑膜瘤为高信号，30%为低信号。在T2加权上，肿瘤呈低至高信号，且与瘤病理类型有关，如纤维型多为低信号，内皮型为高信号。③在T1和T2加权像上常可见肿瘤与脑组织之间一低信号界面，代表受压的蛛网膜或静脉丛。低信号也可能是瘤内钙化（砂粒型）。如此低信号界面消失，特别在T2加权像上可见邻近脑内高信号，常提示蛛网膜界面被破坏。④T2加权像可清晰显示瘤周水肿，瘤周水肿常见于额叶脑膜瘤、蝶骨嵴脑膜瘤及脑膜内皮型、过渡型、接受软脑膜动脉供血的脑膜瘤。⑤脑膜尾征：肿瘤附着的硬脑膜和邻近硬脑膜可增强（在CT也可有），反映该处硬脑膜的通透性增大，并不是肿瘤浸润。

血管造影　并非每例患者均需行血管造影，但它可显示肿瘤血供，利于设计手术方案、术前瘤供血动脉栓塞等，以及了解静脉窦受累情况等。脑膜瘤血管造影的特点：①瘤血管成熟，动脉期有增粗的小动脉，毛细血管期肿瘤染色，静脉期有粗大静脉包绕肿瘤。②颈外动脉（如颞浅动脉、枕动脉、咽升动脉、脑膜中

动脉、脑膜垂体干、小脑幕动脉等）增粗、血流速度加快（正常时颈内动脉循环时间快于颈外动脉）。血管造影不再作为诊断的常规方法，特别是判断静脉窦的受累情况，采用磁共振静脉造影（MRV）结合肿瘤增强扫描能清楚显示肿瘤对静脉窦的侵犯情况。仅在需要术前栓塞肿瘤供应动脉时才选择常规血管造影。

治疗　虽然大多数脑膜瘤属良性肿瘤，手术切除可治愈。但手术存在一定的手术死亡率和病残率，所以应谨慎选择手术指征。脑膜瘤的手术死亡率为7%~14%。根据肿瘤的部位和患者的状态，手术的目的可有不同。对于凸面、嗅沟、矢状窦前1/3以及一些天幕、颅后窝脑膜瘤，力争全切肿瘤是手术的目的，而对于蝶骨嵴内侧、矢状窦后1/3脑膜瘤以及斜坡脑膜瘤，有时为减小创伤不行肿瘤全切除，甚至目前仍有一些脑膜瘤，如视神经鞘脑膜瘤，只进行活检或开颅探查。加之影像学进步无症状脑膜瘤发现增多。因此，在决定脑膜瘤的处理时应考虑下列因素：①对无症状脑膜瘤应观察3~12个月，再决定治疗方案。②伴瘤周水肿者应手术。③有占位效应、伴智力下降者应手术。④幕上大脑凸面、矢状窦旁、镰旁脑膜应早期手术。⑤颅底脑膜瘤如蝶骨嵴、鞍结节、嗅沟、脑桥小脑角应手术。⑥扁平脑膜瘤、海绵窦内脑膜瘤、斜坡脑膜瘤如无症状，暂可不必手术。

外科手术　为该病首选方法。能全切除者应争取做根治性手术，以减少复发。1957年辛普森（Simpson）的脑膜瘤切除术的分类法已被公认。①彻底切除（G1）：脑膜瘤及其附着的硬脑

膜、受侵的颅骨均切除。②全切除（G2）：瘤体完全切除，但与其附着的硬脑膜没有切除，仅做电灼。③肉眼全切除（G3）：瘤体切除，但与之粘连的硬脑膜及颅骨未做处理。④次全或部分切除（G4）：有相当一部分瘤体未切除。⑤开颅减压（G5）：肿瘤仅活检。上述G1~4术后复发率分别为：9%、19%、29%和40%。

立体定向放射外科　包括γ刀、X刀和粒子刀。适用于术后肿瘤残留或复发、颅底和海绵窦内肿瘤。以肿瘤最大直径≤3cm为宜。γ刀治疗后4年肿瘤控制率为89%。该法安全、无手术风险是其优点，但是长期疗效还有待观察。

栓塞疗法　包括物理性栓塞和化学性栓塞两种，前者阻塞肿瘤供血动脉和促使血栓形成，后者则作用于血管壁内皮细胞，诱发血栓形成，从而达到减少脑膜瘤血供的目的。两法均作为术前的辅助疗法，且只限于颈外动脉供血为主的脑膜瘤。物理栓子包括各种不同材料制作成的栓子，以硅橡胶钡剂小球（直径1mm）最理想。化学性栓塞有应用雌激素（如马雌激素），按每天1.5~2.0mg/kg给药，连续6~12天。根治性手术一般在栓塞1周后进行。

放射治疗　可作为血供丰富脑膜瘤术前的辅助治疗，适用于：①肿瘤的供血动脉分支不呈放射状，而是在瘤内有许多小螺旋状或粗糙的不规则的分支形成。②肿瘤以脑实质动脉供血为主。③肿瘤局部骨质破坏而无骨质增生。术前放射剂量一般40Gy为一疗程，手术在照射对头皮的影响消退后即可施行。④恶性脑膜瘤和非典型脑膜瘤术后的辅助治疗，

可延缓复发。

药物治疗 用于复发、不能手术的脑膜瘤。药物有溴隐亭、枸橼酸三苯氧胺、米非司酮、曲匹地尔、羟基脲和干扰素 α-2β 等。溴隐亭可抑制体外培养的脑膜瘤细胞生长。

（周良辅）

## 第三脑室脑膜瘤（third ventricle meningioma）

dìsānnǎoshì nǎomóliú

室内脑膜瘤起源于脉络丛或沿着该丛行走的蛛网膜组织，主要发生于第三脑室脉络丛的基质或其外的蛛网膜组织。肿瘤多位于第三脑室前髓帆、室间孔或第三脑室底。占全部脑膜瘤的 1%~4%。肿瘤多为纤维型，质地较硬，但亦有内皮型或混合型。

临床表现 第三脑室脑膜瘤很少见，文献多为病例报道，缺乏大规模数据的调查研究。多见于青年，依据其肿瘤的起源分为第三脑室前部脑膜瘤和后部脑膜瘤；前部脑膜瘤由于位置毗邻垂体及下丘脑，多出现内分泌功能障碍，还伴有智力发育低下或短期记忆丧失；后部脑膜瘤起源于松果体内结缔组织，脑膜瘤靠近松果体，多表现为松果体区占位引起的梗阻性脑积水、小脑及脑干受压症状。

诊断 头部 CT 及 MRI 可明确诊断，CT 平扫肿瘤呈等或略高密度，偶有局灶性钙化影。MRI 表现为等或略长 T1 加权像信号，略短 T2 加权像或等信号，增强多表现为均匀性增强，与典型脑膜瘤不同的是没有脑膜尾征。

治疗 主要以手术切除为主。随着显微神经外科的发展，以及术中导航技术的广泛应用，第三脑室脑膜瘤基本达到全切除。术后死亡率和病残率已明显下降。

患者术后多有神志障碍、中枢性高热、电解质紊乱等一过性并发症，应加强临床管理；预后较好。

（雷霆）

## 板障内脑膜瘤（intradiploic meningioma）

bǎnzhàngnèi nǎomóliú

极少见，占脑膜瘤总数不足 1%，属于异位脑膜瘤。多起病于青壮年。

病因及发病机制 可能起源于胚胎期残留在颅骨内的蛛网膜细胞。瘤组织内血运丰富，质软且脆。肿瘤生长缓慢，易向颅骨外板方向发展。肿瘤早期多不累及内板而是在颅盖部位挤压颅骨外板，形成一个半球型、质韧的肿块，其基底部宽而固定。

临床表现 除局部的骨性肿块外，一般无疼痛及神经系统症状。如发生在眶顶部则可出现眼球突出及眼球活动障碍等明显症状。

诊断 根据临床表现和体征，以及影像学检查可初步诊断。术后病理可确诊。头部 X 线平片可显示板障和外板骨化、增厚、或有放射状骨针形成。晚期可见到骨质坏死溶解造成的骨破坏及钙化，还可见到相应部位脑膜动脉沟变粗大，同侧棘孔变大。CT 可见颅骨骨质受压破坏或增生，板障内出现边界清楚的肿块。增强扫描时肿瘤显影明显强化。

鉴别诊断 ①骨肉瘤：X 线检查也可以表现为生骨与溶骨双重现象。但是骨肉瘤病史短，生长快，向周围组织浸润，并可以有早期转移，呈现完全不同的恶性经过。②累及颅骨基底部时，应与颅骨纤维异常增生症鉴别。骨纤维异常增殖症累及范围广，CT 检查无明显的增强效应。

治疗 手术切除为主要的治疗手段。尤其是生长在颅骨凸面的板障脑膜瘤。手术围绕受侵颅

骨设计皮肤切口，术中应将肿瘤及受侵颅骨及硬脑膜完整切除。缺损硬脑膜可以使用人工脑膜或者自体筋膜修补。颅骨缺损可一期或者二期行修补成形术。如果肿瘤全切，术后不需要放化疗。如果肿瘤恶性，应进一步行放射治疗。

预后 手术全切是治疗板障内脑膜瘤的关键，全切肿瘤患者有可能治愈，预后良好。

（雷霆）

## 多发脑膜瘤（multiple meningioma）

duōfā nǎomóliú

颅内出现两个或两个以上相互不连接的脑膜瘤。多见于大脑凸面，也可发生于颅底。临床上还常见颅内脑膜瘤与听神经瘤或者椎管内脊膜瘤同时存在的情况。占全部脑膜瘤总数的 0.9%~8.9%。老年患者约占患者总数的 50%。

病因及发病机制 多发脑膜瘤的发生机制目前尚不明确，但是有两个机制值得关注。①遗传因素：合并神经纤维瘤病被认为是与细胞遗传学有关。②激素因素：特别是雌激素的作用。有许多研究都提出女性脑膜瘤发病率更高。任何病理类型都可出现在多发脑膜瘤，同一患者可以出现不同病理类型的脑膜瘤。

临床表现 多发性脑膜瘤的位置多变，因此临床表现也多样化，但常以较大肿瘤所在部位的症状较为明显，常见的症状有头痛、恶心、呕吐、肢体力弱、视力障碍等。癫痫的发生率低于单发的脑膜瘤。颅内压增高症状较单发脑膜瘤更为突出，原因是多个肿瘤总体积的增长比单个肿瘤迅速。伴有听神经瘤或椎管内脊膜瘤的患者同时会有相应的脑神经或脊髓受损症状或体征。

**诊断** 应用 CT 和 MRI 可以比较容易地确诊颅内多发脑膜瘤。CT 平扫多为等或者稍高密度，脑膜瘤的血供非常丰富，在进行 CT 或 MRI 增强扫描时脑膜瘤明显均匀强化。MRI T1 加权像示脑膜瘤呈等或稍低信号，T2 加权像表现为等或稍高信号。MRI 有多方位、多平面成像的特点和优点，是对颅后窝及颅顶部等 CT 显示欠佳的部位的必要补充，避免了小病灶的漏诊。当发现为多发脑膜瘤时，MRI 检查可以明确是否有听神经瘤，以便排除是否合并神经纤维瘤病。

**治疗** 多发性脑膜瘤的手术指征和手术原则仍是一个需要深入探讨的问题。在手术切除多发脑膜瘤时应综合考虑，包括患者的年龄、医师的经验、肿瘤的大小、数目、所在部位等。比较肯定的是，手术应首先处理引起临床症状的肿瘤，通常也是体积较大的肿瘤。大多数学者建议采取先大后小，先幕上后幕下，先浅表后深入的手术策略。相邻部位的肿瘤可一次切除，不同部位的肿瘤可分期手术。体积较小，无症状或症状轻微，位置深在的肿瘤也可暂不手术，密切观察，或行 X 刀或 γ 刀治疗。

**预后** 如果手术成功，患者预后良好，症状会得到改善甚至完全消失。但是多发脑膜瘤部位各异，通常需要进行多次手术，给患者的身体和心理带来沉重负担，术后并发症也相应地增多。因此，预后往往不如单发脑膜瘤。合并听神经瘤的多发脑膜瘤，术后复发的机会较单纯多发脑膜瘤为多，术中应尽量切除肿瘤组织及受累硬脑膜。为了防止肿瘤复发，术后放疗是必要的。另外，单独使用 γ 刀或 X 刀对颅内多发小脑膜瘤进行照射，也是较为理想的办法。

（雷 霆）

yìwèi nǎomóliú

**异位脑膜瘤**（ectopic meningioma） 在无脑膜覆盖的组织器官内发生的脑膜瘤。可分为原发性和继发性两种。前者指原发于颅外，与颅脑或神经无任何关联以及原发于颅底神经孔向颅外生长的脑膜瘤；后者指原发于颅内向颅外生长以及颅内恶性脑膜瘤颅外转移。异位脑膜瘤发病率很低，占脑膜瘤的 1%~2%。异位脑膜瘤常见于头颈部，特别是头皮、颅骨、脑实质内、眼眶、鼻、鼻窦、中耳、腮腺等，一般多位于躯体中轴附近。

**病因及发病机制** 脑膜瘤的发病原因尚未明确，可能与一定的内环境改变和基因变异有关，亦可能与颅脑外伤、放射性照射、病毒感染等因素有关，并非单一因素造成的。患多发性神经纤维瘤的患者易发生脑膜瘤，而且脑膜瘤细胞培养谱见染色体 22 缺失，表明脑膜瘤的发生存在遗传因素。大剂量放射治疗也是诱发脑膜瘤的重要原因之一，在曾经接受过放射治疗的患者中有 16% 可能会诱发皮肤或皮下组织的异位脑膜瘤。

**临床表现** 根据肿瘤生长部位的不同，其临床表现也各异，常无特异性。多数病例早期无症状或只表现为局部肿块；随着肿瘤生长，侵及范围扩大，常出现局部或其邻近器官受侵的症状，表现为各种继发症状，如颅内异位脑膜瘤会出现头痛、呕吐等颅内压增高、癫痫症状；发生于眼眶的异位脑膜瘤，表现为眼球突出、视力障碍、复视、眼胀；发生于鼻窦及鼻腔内的异位脑膜瘤患者可出现鼻塞、鼻出血、嗅觉减退等。

**诊断** CT 平扫多表现为均匀略高密度，部分瘤内出现沙砾样或斑点状钙化影，边界清晰。MRI 多表现为 T1 加权像呈等或略低信号和 T2 加权像为等或略高信号影，信号均匀，边界清晰，Gd-DTPA 增强扫描多有均匀明显强化。影像学检查可显示病变的部位、范围、轮廓、密度、坏死情况、生长方式及其与邻近组织器官的关系，对鉴别诊断及手术方案的制订等有极大帮助。该病的确诊有赖于病理检查，必要时也需行免疫组化标记以协助诊断。

**治疗** 异位脑膜瘤的治疗仍以手术切除为主。原则上应争取完全切除，并切除受肿瘤侵犯的脑膜与骨质，以期达到根治。脑膜瘤属实质外生长的肿瘤，大多属良性，如能早期诊断，在肿瘤尚未侵犯周围的脑组织与重要脑神经以及血管受到损害之前手术，应能达到全部切除的目的。对确实无法手术切除的晚期肿瘤，行瘤组织活检后，仅做减压手术，以延长患者生存时间。恶性者可辅以放疗。手术原则：①肿瘤直径小于 3cm，距视神经、大血管有一定距离，尤其多发较小脑膜瘤，首选 γ 刀或 X 刀治疗。②无症状者可暂时观察；恶性者术后放疗，术中尽量保护肿瘤周围脑组织及重要血管、神经，先控制肿瘤血供，离断肿瘤与脑膜粘连，条件许可时，肿瘤应全切除。

**预后** 原发性与继发性的区分对预后的判断有一定的意义，原发性常属良性范畴；而继发性则更多地与转移及浸润性生长有关，提示预后相对较差。若手术完整切除肿瘤，预后良好。

（雷 霆）

## jiānbiànxìng nǎomóliú

### 间变性脑膜瘤 （anaplastic meningioma） 起源于脑膜瘤的恶性脑膜瘤，生物学行为不良，易复发和侵袭，WHO 分级为 Ⅲ 级，临床上较少见。间变性脑膜瘤的临床特点，影像学表现、治疗及预后均与常见良性脑膜瘤有较大差异。其病理特点是细胞丰富，排列密集，小细胞大核，胞核比例大，核分裂象多见并可见多灶性肿瘤坏死。影像学 CT 检查多表现为等高或等低密度占位病变，MRI 检查多为等或长 T1 加权像，T2 加权像信号占位，病变具有脑外肿瘤特点，但边缘多不规则，部分呈分叶状，瘤内密度或信号多不均匀，可见低密度影或囊变，增强扫描呈不均匀强化，周围脑组织水肿多明显。手术切除仍是间变性脑膜瘤的首选治疗方法，术中应争取彻底切除病灶。即使肿瘤复发，若患者条件许可，仍应考虑再次手术。手术的目的是完全切除肿瘤及受累的硬脑膜和颅骨。手术切除程度是影响患者预后的主要因素。无论间变性脑膜瘤彻底切除或部分切除，术后均应给予普通放疗，可以提高患者的生存期。化疗药物对间变性脑膜瘤没有确切疗效。间变性脑膜瘤预后多不佳，多次复发是该病的主要死因。间变性脑膜瘤术前确诊较困难，术后易复发，预后不良。术后应长期随访，以及早发现肿瘤复发。

（雷　霆）

## èxìng nǎomóliú

### 恶性脑膜瘤 （malignant meningioma） 具有良性脑膜瘤的某些特点，逐渐发生恶性变化呈现恶性肿瘤特点的脑膜瘤。表现为肿瘤在原部位多次复发，并可发生颅外转移。恶性脑膜瘤占颅内脑膜瘤的 0.9% ~ 10.6%，平均为 2.8%。男性发病多于女性，男女比例为 8∶1，起病年龄较轻。恶性脑膜瘤病理特点是细胞数增多、细胞结构减少，细胞核多形性并存在有丝分裂，瘤内有广泛坏死。恶性脑膜瘤可发生颅外转移，主要转移至肺（35%）、骨骼肌肉系统（17.5%），以及肝和淋巴系统。转移可能也与手术操作有关。此外，肿瘤侵犯静脉窦、颅骨、头皮，亦可能是造成转移的原因。恶性脑膜瘤也可经脑脊液播散种植。

**临床表现** 恶性脑膜瘤的平均发病年龄明显低于良性脑膜瘤，肿瘤多位于大脑凸面和矢状窦旁，其他部位尤其是颅后窝少见。恶性脑膜瘤的患者更易出现偏瘫等神经系统损害症状。脑膜瘤的常见症状如癫痫、头痛等在恶性脑膜瘤中常见，但病程较短。

**诊断** 根据临床表现，结合 CT 及 MRI 检查结果，恶性脑膜瘤的诊断与良性脑膜瘤诊断一样并不十分困难。①CT 上表现为形态不规则呈分叶状肿瘤，可出现蘑菇征、边界不清、包膜不完整、信号不均匀伴周围明显水肿，无钙化。增强后肿瘤不均匀强化。②肿瘤易侵犯脑组织和颅骨，MRI 的 T1 和 T2 加权像上恶性脑膜瘤都为长信号。注意根据临床表现及影像检查与良性脑膜瘤相区别，最后确诊需病理学检查。

**治疗** 手术治疗是目前行之有效的治疗手段，恶性脑膜瘤的治疗以手术切除为首选方法，应尽量全切除肿瘤。即使是复发的恶性脑膜瘤，有条件可再行手术治疗。术中对肿瘤侵犯的颅骨、硬脑膜应尽量切除，术后再行硬脑膜修补。对瘤周的脑组织可尽量电凝或激光照射，对减少肿瘤残余，防止复发有较好的效果。常见并发症有：① 颅内出血或血肿，与术中止血不彻底有关，随着手术技巧的提高，此并发症已较少发生。创面仔细止血，关颅前反复冲洗，即可减少或避免术后颅内出血。② 脑水肿及术后颅内压增高，可用脱水药物降低颅内压，糖皮质激素减轻脑水肿。③ 神经功能缺失，与术中损伤重要功能区组织及重要结构有关，术中尽可能避免损伤，出现后对症处理。为了延缓复发时间，可进行放疗或核素瘤腔内放射治疗。

**预后** 恶性脑膜瘤是治疗效果较差的脑膜瘤，其主要问题是术后易复发，恶性脑膜瘤经手术部分切除后，患者平均生存期为 46 个月，复发时间为 5 个月，而手术全切除者分别达到 130 个月和 35 个月。

（雷　霆）

## nǎomó ròuliú

### 脑膜肉瘤 （meningeal sarcoma） 原发于颅内的，较少见的恶性肿瘤之一，具有肉瘤的形态。多见于儿童，病程短，术后易复发，可发生肺和骨等远处转移。脑膜肉瘤约占颅内脑膜瘤的 3%，其中男性占比例较高，这与良性脑膜瘤女性占比例较高不同。

**病因及发病机制** 病因和发病机制尚不清楚。与脑膜瘤发病原因和发病机制相似，并非单一因素造成，可能与颅脑外伤，射性照射、病毒感染以及合并双侧听神经瘤等因素有关。

**分类** 脑膜肉瘤分为原发性和继发性两类。原发性脑膜肉瘤又可分为单发型和脑膜肉瘤病两种。单发型多呈现团块状，亦可为扁平形，以纤维肉瘤多见，也可为梭形细胞或多形细胞，纤维肉瘤生长迅速，血供丰富。脑膜肉瘤多来自硬脑膜或软脑膜。若发生于脑内的血管周围的软脑膜组织，多与硬脑膜无粘连而位于脑白质内。肿瘤常有出血、坏死或囊变，质地松脆，边界不清，瘤周围脑组织有浸润。镜下可见瘤组织向脑组织浸润，周围胶质增生，有大量的纤维形、梭形和多形瘤细胞。良性脑膜瘤与恶性脑膜瘤术后均易恶变为脑膜肉瘤。继发性脑膜肉瘤由良性脑膜瘤恶变而来，以血管网状细胞瘤恶变较为常见。

**临床表现**　与良性脑膜瘤的临床表现基本相同，只是病程较短。因肿瘤多位于矢状窦旁或者大脑突面，可以出现偏瘫，偏身感觉障碍。癫痫也是脑膜肉瘤较常见的症状，表现为全身性发作或者局限性发作，患者有头痛、呕吐和视盘水肿等颅内压增高症状。

**诊断**　仅从临床表现上，很难与脑膜瘤相鉴别，结合辅助检查有助于诊断，根据 X 线平片、脑血管造影、CT 以及 MRI 等影像学表现，可作出初步诊断。①脑血管造影可见颈内动脉分支向肿瘤供血，肿瘤血管局部循环加速，管径粗细不均匀。②CT 可见特有的蘑菇样肿瘤影，其周围水肿比脑膜瘤严重。肿瘤可深达脑实质内，颅骨可能出现破坏，肿瘤内出现坏死。上述特点在良性脑膜瘤是很少见的。③MRI 上脑膜肉瘤的 T1、T2 加权像是长信号。

**鉴别诊断**　①良性脑膜瘤：病程长，进展缓慢，多为长期头痛、成人癫痫、精神改变、颅骨局限性包块、视盘水肿等表现。颅骨 X 线平片多为骨增生性改变。CT 和 MRI 多表现为边缘光滑、形态规则的类圆形肿块影，增强扫描多均匀一致强化，无明显囊变

和坏死区；钙化常见；除非影响静脉回流，瘤周水肿多为轻度至重度。②恶性脑膜瘤：根据患者临床表现和影像学检查难以在术前与恶性脑膜瘤相鉴别，往往需通过术后病理诊断，特别是 PAS 染色、免疫组化甚至需电镜观察才能与之鉴别，并用于区分各型脑膜肉瘤。③细菌性脑膜炎：因脑膜肉瘤病程短、进展快，可出现类似于急性或亚急性脑炎表现的持续而剧烈的头痛、频繁呕吐和显著的颈强，临床上易于与细菌性脑膜炎相混淆。在谨慎评估腰穿风险后进行脑脊液检查有助于两者鉴别。脑膜肉瘤患者的脑脊液离心检查可发现肿瘤细胞；细菌性脑膜炎患者脑脊液白细胞计数增多、蛋白质含量高、糖和氯化物减少等改变，细菌培养可明确致病菌。④原发性脑积水：神经影像学肿瘤占位效应等改变，腰穿引流脑脊液后呕吐、颈强等症状可消失（而肿瘤因对脑膜和神经根的浸润，上述症状难以明显改善或消失），脑脊液离心检查也不能找到肿瘤细胞。⑤其他恶性肿瘤：如血管外皮细胞瘤、恶性神经外胚层肿瘤、胶质肉瘤等的脑膜种植，需结合患者的原发肿瘤病史及术后病理确诊。

**治疗**　主要是手术切除，因肿瘤质地软、松脆，有丰富的颈内动脉分支供血并向周围脑实质内浸润生长，所以不能像切除良性脑膜瘤一样仅沿瘤周分离。切除肿瘤后，应对周围的脑组织予以电凝，尽最大可能切除侵犯的颅骨和硬脑膜。术后应常规放疗，可以抑制肿瘤细胞生长，延长复发时间并防止肿瘤颅外转移。应用立体定向技术向肿瘤内置核素碘（$^{125}$I）具有良好的治疗效果。化疗虽是一种可行的方法，但脑

膜肉瘤对化疗不敏感，副作用大，难以肯定其效果。

**预后**　脑膜肉瘤因复发快，瘤组织浸润局部脑组织，少数患者出现颅外肺和骨组织转移或者颅内播散，因此脑膜肉瘤预后不佳。

（雷　霆）

yuánfāxìng zhōngshū shénjīng xìtǒng línbāliú

# 原发性中枢神经系统淋巴瘤

（primary central nervous system lymphoma，PCNSL）　局限于颅脑–脊髓中线轴，没有侵犯全身其他系统的淋巴瘤。一般多见于脑实质，眼、软脑膜也可发现，累及脊髓少见。PCNSL 约占颅内肿瘤的 3%，占全部非霍奇金淋巴瘤的比例低于 1%~4%。

**病因及发病机制**　免疫功能正常的人群中，PCNSL 的年发病率约为 0.28/10 万；在获得性免疫缺陷综合征（acquired immune deficiency syndrome，AIDS）患者中，年发病率明显升高，为 4.7/10 万。免疫正常人群发病平均年龄为 58 岁，AIDS 患者为 43 岁。儿童少见，若发病多伴随遗传性免疫缺陷，如变异型免疫缺陷病、IgA 缺乏症、高 M 球蛋白综合征、严重性联合免疫缺陷等。PCNSL 最明显的危险因素是患者免疫系统出现改变。在类风湿关节炎、系统性红斑狼疮、结节病、干燥综合征的人群中 PCNSL 发病率升高。心脏、肾移植术后患者发病的危险性增高。根据美国脑肿瘤统计中心（Central Brain Tumor Registry of the United States，CBTRUS）1990 年和 1994 年的数据，PCNSL 发病率逐年升高，已达 4.1%。相关因素包括：AIDS 的发生率升高、影像诊断技术提高、组织学诊断技术的极大改善、

器官移植患者使用免疫抑制剂后生存年限延长等。

**病理生理**　肉眼观察淋巴瘤质地柔软，颜色各异，与脑组织界限不清。肿瘤以实体肿块或片状生长。肿瘤以细胞位于血管周围、浸润瘤旁脑组织以及边界不清为特征。很少见到肿瘤出血、囊性变、坏死及内皮增生。肿瘤可侵犯血管壁，出现类似血管炎的表现。尸检显示肿瘤具有明显占位效应，侵犯或推挤正常脑组织。局部无占位效应者少见，但可见广泛的组织浸润。浸润性肿块边缘常为肿瘤细胞、反应性小淋巴细胞和反应性胶质细胞的混合区。对 PCNSL 行显微镜检查，肿瘤细胞特征性地以血管为中心生长，肿瘤浸润小动脉、微动脉和小静脉。PCNSL 的镜下病理特点有：新生肿瘤细胞的淋巴样表现、血管周围的淋巴渗透、新生细胞位于血管壁内及网硬蛋白的出现。血管壁内新生的肿瘤细胞具有独特的叠片结构，其他颅内恶性肿瘤中不具备此现象，因此具有鉴别诊断价值。约 90% 的 PCNSL 是弥散性 B 细胞淋巴瘤。原发的 T 细胞淋巴瘤占 PCNSL 的 1%～3%。

**临床表现**　PCNSL 的临床表现很不一致，这主要与肿瘤的生长部位以及范围有关，大部分患者都有脑内病变的症状和体征。PCNSL 的病变多位于额叶且累及多叶，患者多表现为头痛、乏力、嗜睡、性格改变。癫痫发作比胶质瘤、脑膜瘤以及脑内转移瘤的发生率低，这可能与 PCNSL 的病变较少累及易发生癫痫的脑皮质区有关。此外，有的患者表现为幻觉、幻视、幻听等精神症状，亦可以表现为健忘、智力减退。症状的持续时间为几周至几个月，

这与 PCNSL 的预后较差有关。免疫缺陷患者的临床表现与免疫功能正常患者有所不同，如艾滋病（acquired immune deficiency syndrome，AIDS）患者多有精神智力方面的改变，多系统缺损改变，多并发其他疾病，如病毒性脑炎、弓形虫病、进行性多叶脑白质病等。PCNSL 常累及四个部位：脑实质（30%～50%）、软脑膜（10%～25%）、眼球（10%～25%）及脊髓（1%）。肿瘤最常见位于大脑半球，多见额叶，好发于脑室周围白质、基底节、胼胝体。

在很多 PCNSL 患者确诊时，PCNSL 已在中枢神经系统内播散。PCNSL 多叶播散的特性亦表现在淋巴瘤的眼部浸润，肿瘤细胞常浸润玻璃体、视网膜、或脉络膜，裂隙灯显微镜检查时可见房水中淋巴细胞增多。虽然有些患者有视物模糊、玻璃体浑浊的表现，但很多患者并无眼部症状，所以在 PCNSL 患者治疗前应进行全面而细致的眼部检查。

脊髓性 PCNSL 临床上表现为双侧下肢肌力减退，不伴有背部疼痛，随着疾病的发展，逐渐出现下肢的感觉障碍和疼痛，脑脊液多为正常。

软脑膜性 PCNSL 多表现为淋巴细胞性脑膜炎、脑性神经病、进行性腰骶综合征及颅内压升高的症状和体征，这种患者可表现为恶性脑积水而无脑实质病变。软脑膜性 PCNSL 的预后极差。

**诊断**　包括以下几方面。

影像学检查　①CT：平扫约 90% PCNSL 为脑室周围深部脑组织单发或多发等密度或稍高密度类圆形或分叶状肿块，瘤内密度均匀，少见坏死、囊变、钙化及出血，周围有轻或中度水肿。增

强 CT 肿瘤呈团块状、结节状明显强化，主要是由于大量对比剂由淋巴瘤瘤体漏入肿瘤周围间隙所致。②MRI：平扫 T1 加权像呈等或稍低信号，T2 加权像呈等或略高信号，信号相对均匀，邻近水肿呈现两极化，无明显水肿或显著水肿，呈火焰样改变，弥散加权像呈高信号，弥漫型小病灶呈长 T1、长 T2 信号；注射造影剂后，T1 加权像显示比 CT 范围更大的病变。肿瘤一般无坏死、出血、钙化和囊性变，这也是与颅内其他肿瘤的鉴别点之一。③磁共振波谱分析（magnetic resonance spectroscopy，MRS）：表现为 N-乙酰天门冬氨酸（NAA）中度降低，胆碱（Cho）升高，肌酸（Cr）有轻度降低，并有巨大脂质峰（Lip 峰）和乳酸峰（Lac 峰）复合峰出现，其中脂质峰（Lip 峰）升高被认为是淋巴瘤的特征性改变，这一改变在无坏死的胶质瘤很少出现，可以作为鉴别的一个指标。④正电子发射体层显像（PET）和单光子发射计算机体层显像（SPECT）：PCNSL 在 PET 及 SPECT 上呈高代谢的图像表现。PET 检查可以获得一个反映病灶对代谢物的摄取高度的指标，称为标准摄取值（standard uptake value，SUV），如果病灶 SUV 在 10 以上，应该高度怀疑 PCNSL。

活检　虽然上述的影像学检查、实验室检查及核医学检查能够对多数病例进行定位定性诊断，但是病理学检查仍是最可靠的诊断方法，不但能够判定恶性程度（细胞分化程度）、观察异形性，而且还可行免疫组化染色细胞标志检查，明确恶性淋巴瘤细胞起源和组织分型，进一步指导治疗。在行活检之前如果使用皮质激素，

可能会对正确的诊断造成干扰，因此活检前 2 周应该禁用激素类药物。

脑脊液细胞学检查 15% 的患者脑脊液细胞学检查可发现肿瘤细胞。有的可以通过脑脊液检查明确诊断。除了标准的细胞学检查，脑脊液肿瘤标志物、特异的 $\beta_2$ 微球蛋白、细胞的免疫表型或者克隆的免疫球蛋白基因排列均有助于诊断。

鉴别诊断 ①转移瘤：多位于灰白质交界处，非增强 CT 多为低密度，MRI 显像为长 T1 长 T2 异常信号，而淋巴瘤多为低或等 T1 等 T2 信号。注射造影剂后，病灶呈结节状明显强化，病灶较大者，往往有中心坏死，而在淋巴瘤相对少见。转移瘤周围水肿十分明显。一些患者可提供中枢神经系统以外肿瘤病史。②胶质瘤：多数胶质瘤 MRI 表现为长 T1 长 T2 异常信号。其浸润性生长特征明显，边界不清，某些类型胶质瘤，如少突胶质细胞瘤可有钙化，胶质母细胞瘤强化多不规则，呈环状或分支状。③脑膜瘤：多位于脑表面邻近脑膜部位，形态类圆形，边界清楚，有周围灰质推挤征象。非增强 CT 为高密度及 MRI 为等 T1 等 T2 信号为特征。注射造影剂后，肿瘤均匀增强，有脑膜尾征。但应指出的是，脑膜尾征并非脑膜瘤所特有，任何病变侵及脑膜，均有出现尾征的可能。④感染性病变：发病年龄相对年轻，部分有发热病史。细菌性感染病变增强扫描多为环状强化。多发硬化等多为斑片状强化。

治疗 原发性中枢神经系统淋巴瘤对放疗及化疗敏感，对于已经明确诊断的原发性中枢神经系统淋巴瘤首选大剂量甲氨蝶呤（HD-MTX）化疗，对于化疗效果不佳的患者可以辅以放射治疗。单纯手术并不能提高生存率，因此对于高度怀疑是 PCNSL 的患者应首选进行活检，不推荐开颅手术。

化疗 所有 PCNSL 患者应尽可能地给予化疗。大剂量甲氨蝶呤（HD-MTX）联合或者不联合其他药物都能显著提高缓解率（60%～90%），延长生存期，明显优于单独的放疗。HD-MTX 为基础的化疗方案：HD-MTX（>1g/m²）对 BBB 有很高的穿透性并能产生较强的淋巴细胞细胞毒作用，目前被认为是治疗 PCNSL 最主要的药物。其高剂量给药方法通常为 MTX 3～8g/m² 持续 4 小时、6 小时或者 24 小时，每 7 天、14 天或者 21 天给药 1 次。患者一般能耐受，但毒性反应不可忽视。术前应进行水化及碱化，用药 24 小时后进行解毒可以减少毒性反应的发生。

放疗 对于化疗效果不佳的 PCNSL 患者可以考虑进一步放疗。PCNSL 一般呈多灶病变，所以需要全脑照射。标准的治疗剂量为全脑 40Gy。放疗剂量超过 50Gy 不能提高缓解率也不能延长无肿瘤进展生存期。提高剂量不增加疗效，而神经毒性增加。放疗后神经毒性包括嗜睡、精神障碍、躯体运动失调、语言障碍、癫痫、偏瘫等。

手术治疗 手术对于 PCNSL 仅有诊断价值，单纯手术切除肿瘤，其 5 年生存率和不治疗的结果相似，其生存期 1～4 个月，而且手术切除范围不影响预后，扩大切除范围不能延长生存期，但加重了不可逆的神经损伤。立体定位活检术多能提供足够的组织以明确病理诊断，并且损伤较小，优于常规开颅手术。但在出现脑积水、难以控制的占位效应或诊断不明的单个易切除病灶的情况下可以考虑手术治疗。

预后 与全身性 NHL 不同，病理学类型对 PCNSL 的预后无影响，不同病理类型之间生存期并无统计学意义差异。比较肯定的预后有利因素有年龄≤60 岁和一般状态良好（ECOG 评分 PS 0～1），而血清乳酸脱氢酶（LDH）增高和脑脊液（CSF）蛋白质水平增高是预后不良因素。

(王 磊)

lúnèi shēngzhí xìbāo zhǒngliú
## 颅内生殖细胞肿瘤 （intracranial germ cell tumor，ICGCT）

来源于原始生殖细胞或多能胚细胞的颅内肿瘤。

分类 2007 年及 2016 年世界卫生组织（WHO）分类法将生殖细胞肿瘤分为生殖细胞瘤、胚胎性癌、卵黄囊瘤、绒毛膜癌、畸胎瘤和混合性生殖细胞肿瘤六类。其中 2/3 为生殖细胞瘤，后五类相对少见，后五类又被统称为非生殖细胞瘤性生殖细胞肿瘤（non-germinomatous germ cell tumor，NG-GCT）。肿瘤多发生在间脑中线部位，松果体区和鞍上区分别占 51% 和 30%，8.5% 为多发。生殖细胞瘤还可以生长在丘脑和基底节。除成熟畸胎瘤外，均易经脑脊液播散。

病理 肿瘤边界较清楚，一般无包膜。大多呈灰红色、质软、易碎，可见有出血、囊性变和钙化。成熟型畸胎瘤内有分化成熟的 3 个胚层衍化的器官样组织结构，如表皮和皮肤组织、胃肠腺的黏膜组织、脂肪肌肉组织以及骨和软骨组织。成熟畸胎瘤属于良性，而生殖细胞瘤和其他 NG-GCT 属于恶性，瘤细胞可脱落在脑脊液（CSF）中，在脑室内和蛛网膜下腔发生种植和播散。极少数可沿血液转移到中枢神经系统之外如肺、淋巴结、骨骼等；也可通过V-P分流由CSF发生腹腔内种植，也由进入CSF的瘤细胞种植到脊髓。

**临床表现** 依据肿瘤部位、性质、大小等因素决定其症状和体征。①肿瘤位于松果体区时肿瘤压迫中脑顶盖，出现帕里诺综合征（Parinaud syndrome），即眼球上视不能，但不伴眼会聚功能障碍；导水管受压引起梗阻性脑积水、颅内压增高、锥体束征阳性和共济失调。青春期性早熟也较常见。②肿瘤位于鞍上时可出现视力视野障碍、尿崩症和垂体功能减退、发育迟缓；阻塞侧脑室孟氏（Monro）孔可发生脑积水。鞍上肿瘤患者的病史要比松果体区肿瘤长，前者可能为数年，后者多为数月。③肿瘤位于基底节丘脑，患者可出现偏瘫、偏身感觉障碍等症状。

**诊断** ①影像学检查：头部X线平片松果体区异常钙化是松果体区肿瘤的特征性表现。CT表现多为均匀等密度或高密度病灶，钙化可源于松果体。MRI/CT注射对比剂后，病变常均匀一致明显强化，瘤周水肿带多不明显。基底节生殖细胞瘤形态不规则，瘤内钙化、囊变多见，有的甚至表现为囊性病灶。基底节生殖细胞瘤常伴同侧大脑半球萎缩。畸胎瘤CT平扫为混杂密度病灶，常见钙化，MRI为混杂信号，有时可在T1加权像、T2加权像均出现高信号，提示存在脂肪成分。②脑脊液脱落细胞学检查及肿瘤标志物：由于肿瘤易通过脑脊液播散，部分可以找到肿瘤脱落细胞，对诊断有重要意义。③肿瘤

标志物：与生殖细胞瘤相关的标志物有人绒毛膜促性腺激素（HCG）、甲胎蛋白（AFP）和胎盘碱性磷酸酶（PLAP）等。肿瘤标志物阳性者肯定存在有来源于胚生殖细胞的肿瘤，如AFP大于25ng/ml和/或HCG大于50IU/L几乎可肯定存在NG-GCT或混合性GCT，应先予以化疗和放疗，有肿瘤残存时再手术切除。如HCG和AFP均为阴性，PLAP为阳性，可考虑为纯生殖细胞瘤。④立体定向活检：活检为确诊生殖细胞瘤的首选方法，在绝大多数情况下可作出确切诊断，为下一步的治疗提供可靠的依据。⑤试验性放疗：生殖细胞瘤对射线有极高度的敏感性，极小的剂量就可以使肿瘤明显缩小，因此结合病情、影像学及肿瘤标志物，对高度怀疑为生殖细胞瘤的患者行试验性放疗，把试验性放疗定为20Gy，达到此剂量后复查CT，如肿瘤缩小大于80%，可以确诊为生殖细胞瘤。

**治疗** 颅内GCT的治疗方法的选择取决于肿瘤的部位和病理性质，当合并脑积水、颅内压增高的患者，可先行脑室引流或分流手术。单发的纯生殖细胞瘤可以通过放化疗治愈，手术（活检或切除）仅起到诊断作用。以往主张进行全脑加全脊髓放疗，目前放疗结合化疗可以降低放射剂量、减轻放疗副作用。对成熟畸胎瘤而言主要为手术切除，可以通过手术全切治愈。而其他NG-GCT则必须手术切除，辅以放疗和化疗。

**预后** ①预后好的GCT包括单发的纯生殖细胞瘤和成熟畸胎瘤。②预后中等的GCT包括伴β-HCG升高的生殖细胞瘤、多发的生殖细胞瘤、未成熟畸胎瘤、

含生殖细胞瘤及成熟畸胎瘤或未成熟畸胎瘤成分的混合性生殖细胞肿瘤。③预后差的GCT包括畸胎瘤恶性变、胚胎癌、内胚窦瘤、绒毛膜上皮癌或含有上述恶性成分的混合性生殖细胞肿瘤。

（王永刚）

lúnèi shēngzhí xìbāoliú

**颅内生殖细胞瘤**（intracranial germinoma） 来源于原始胚胎生殖细胞的颅内肿瘤。是生殖细胞肿瘤中最常见的一种类型。

**病因** 颅内生殖细胞瘤发生的病因尚不十分明确，可能是在胚胎发育时原始生殖嵴分化过程中部分迁移的原始生殖细胞被意外包裹在神经轴内，以后发展成为生殖细胞瘤。

**临床表现** 生殖细胞瘤多发生在青少年，男性明显多于女性。好发于松果体区，是松果体区最常见的肿瘤。其次好发于鞍区，少数患者可发生在丘脑及基底节区。不同部位可以有不同的临床表现。

**松果体区生殖细胞瘤** ①颅内压增高：肿瘤早期突向第三脑室后部梗阻导水管上口导致发生梗阻性脑积水而颅内压增高，表现为头痛、呕吐及视盘水肿，如果脑积水不能及时纠正有些患者会因视神经继发性萎缩而出现双眼视力下降。②四叠体受压综合征：肿物压迫中脑背盖部的动眼神经核，可造成帕里诺综合征（Parinaud syndrome），表现为眼球上视不能，伴瞳孔散大及对光反应丧失，但调节反应存在，也可有不同程度的眼睑下垂。③尿崩症：多见于松果体区生殖细胞瘤鞍上出现转移患者，但也有的患者鞍上未见到明显的影像学异常，可能与第三脑室前部扩张影响丘脑下部分泌的激素变化有关，

也可能是肿瘤细胞浸润至丘脑下部尚未达到影像学改变的程度。

**鞍上生殖细胞瘤** ①尿崩症：90%以上的鞍上生殖细胞瘤首发症状为尿崩症，是由于肿瘤起源于神经垂体，早期浸润和破坏神经垂体造成的。因此，对于无明显诱因出现尿崩症的青少年患者应高度怀疑生殖细胞瘤，应该及时进行增强 MRI 检查，除外生殖细胞瘤可能。②视力视野障碍：肿瘤浸润和压迫视神经及视交叉可引起视力视野障碍，主要表现为视力减退，视野多为双颞侧偏盲，个别有同向性偏盲或视野缩小。③内分泌功能低下：肿瘤浸润和压迫腺垂体，造成其内分泌功能减退，儿童表现为发育停滞（矮小及性征不发育），成人可性欲减退、阳痿或闭经等。④颅内压增高：肿瘤增大引起双侧脑室扩大，表现为头痛、呕吐及视盘水肿。

**基底节生殖细胞瘤** 生殖细胞瘤发生在基底节和丘脑者相对少见，占生殖细胞瘤 5%～10%。基本上只发生于男童，主要表现为进行性轻偏瘫，开始可先在上肢或下肢，进展缓慢，病史多数在 1 年以上。颅内压增高不多见，少数患者尚有智力减退和性早熟。

**诊断** 根据以上典型的症状、体征、肿瘤标志物及影像学改变来诊断生殖细胞瘤并不困难。①肿瘤标志物：临床上常用的肿瘤标志物测定为甲胎蛋白（AFP）、β-人绒毛膜促性腺激素（β-HCG）、胎盘碱性磷酸酶（PLAP）和癌胚抗原（CEA）等，如 β-HCG 和 AFP 均为阴性，PLAP 为阳性，可考虑为纯生殖细胞瘤。②CT 检查：CT 平扫为等密度或稍高密度影，可为均匀一致的占位性病变。松果体区生殖细胞瘤患儿的松果体钙化在 CT 上可较明显，呈弹丸状钙化，松果体钙化常被肿瘤包绕。增强 CT 在松果体区者通常表现为中度到明显的均匀一致的强化。鞍上生殖细胞瘤多为圆形或分叶状的实质性肿物，CT 平扫呈等密度或稍高密度。注药后也有明显的均匀强化，少有钙化发生。基底节生殖细胞瘤有其独特的 CT 表现，肿瘤多为不均匀的稍高密度影，有时呈多囊性，附近脑室受压相对不严重，甚至可因白质的萎缩而产生局部侧脑室额角的轻度扩大。③MRI 检查：MRI 检查对于显示小的松果体区、鞍区肿瘤病灶（小于 1cm），脊髓或脑室内等其他部位的小病灶是 CT 所无法比拟的。松果体区生殖细胞瘤常为圆形、椭圆形或不规则形。肿瘤实质部分 T1 加权像为呈等或稍低信号，T2 加权像等或稍高信号，少数可呈混杂信号。注药后均匀强化，边界清楚，有少数强化不均匀。鞍区生殖细胞瘤多位于漏斗或/和下丘脑。MRI 显示肿瘤呈圆形或椭圆形，或早期仅见垂体柄增粗，偶见瘤内钙化和出血。基底节生殖细胞瘤早期 MRI 可无异常发现，有的患者表现为肢体肌力弱可持续相当长的时间，影像学检查并未发现异常信号，随着病情进展，在 T1 加权像上呈等或低信号，而 T2 加权像为稍高或混杂信号，占位效应常不明显，注药后可均匀或不均匀强化。有的基底节生殖细胞瘤呈多囊性改变，常伴有同侧皮质萎缩。

对不典型表现者或甚至临床上典型生殖细胞瘤的进一步确诊可采取以下方法。①立体定向活检：活检为确诊生殖细胞瘤的首选方法，绝大多数情况下可作出确切诊断，为下一步的治疗提供可靠的依据。②脑脊液细胞学检查：生殖细胞瘤瘤细胞常脱落于脑脊液中，取脑脊液送病理科行细胞学检查，有些可查到瘤细胞，但存在颅内压增高患者腰穿相对禁忌，有诱发脑疝风险。因此，脑脊液查肿瘤细胞并不是常规检查方法。③试验性放疗：生殖细胞瘤对射线极其敏感，极小的剂量就可以让肿瘤缩小，因此可以通过给予小剂量放疗的办法，观察放疗前后的肿瘤大小变化诊断生殖细胞瘤。试验性放疗剂量定为 10Gy 左右，对高度怀疑生殖细胞瘤的患儿，首先采取诊断性放疗（或称为试验性放疗）。放疗后可观察 2～4 周，如肿瘤缩小，则继续完成放射剂量；如肿瘤仍无缩小，可考虑诊断为非生殖细胞瘤，应选择手术治疗。

**治疗** 对生殖细胞瘤主要治疗手段为放疗和化疗，手术（活检或切除）仅起到诊断作用，对于病理已经证实为生殖细胞瘤患者，如一般状况允许，应先行系统化疗后再低剂量放疗，化疗可以降低放射剂量、减轻放疗副作用。

**预后** 纯生殖细胞瘤对射线高度敏感，是极少数可以放疗治愈的肿瘤之一。

（王永刚）

lúnèi jītāiliú

**颅内畸胎瘤**（intracranial teratoma） 多个胚叶来源的肿瘤成分构成的一种少见的先天性颅内肿瘤。较少见，约占颅内肿瘤的 0.5%。它是颅内生殖细胞肿瘤的一个亚型，约占生殖细胞肿瘤的 20%。好发于青少年，易发生在松果体区及鞍区。可分为成熟畸胎瘤（即良性畸胎瘤）和未成熟性畸胎瘤（恶性畸胎瘤）。成熟畸胎瘤里可以含有很多种成分，包括皮肤、毛发、牙齿、骨骼、油脂、神经组织等；未成熟畸胎瘤分化欠佳，没有或少有成形的组织，结构不清。

**病因** 病因不清，可能与胚胎期生殖细胞异常分化等因素有关。

**病理** 良性畸胎瘤边界清楚，有完整的包膜，易从周围的脑组织上剥离，仅部分与脑组织粘连紧密，对脑组织主要是压迫，很少为浸润。常呈囊实性，囊内可有水样黏液样或脂样物（似上皮样囊肿组织），有时肿物有油状物破入脑室，因比重关系，在脑室内自由移动，这也是术前确诊的一个指标。实性部分内可嵌有骨骼、牙齿和软骨，常有毛发混杂其间，有时因陈旧出血，囊内可含有咖啡状液体。恶性畸胎瘤，不易识别出骨和软骨，而囊内常因出血而有糜状褐色液体，部分包膜不完整，肿瘤向周围浸润生长。光镜下表现为三个胚层组织的分化，如分化成类似成年人组织者，称为成熟畸胎瘤；如有类胚胎性或胎儿样不成熟组织者称为未成熟畸胎瘤。瘤内的内胚层结构可含有消化道和呼吸道组织及各种分泌黏液的腺体；中胚层结构如骨、软骨及肌肉组织；外胚层结构常见为鳞状上皮及神经组织，可见神经胶质细胞，各种分化的神经元、神经胶质、神经管及脉络丛等。

**临床表现** 早期畸胎瘤多无明显临床症状，大多是体检时偶然发现。当肿瘤增大时多数患者出现颅内压增高的症状，表现为头痛、恶心、呕吐，眼科检查可见双侧视盘水肿。位于松果体区的畸胎瘤可出现双眼上视不能、共济失调、性早熟、脑神经麻痹等。鞍区者可出现尿崩症、嗜睡、视力视野障碍以及水、脂肪代谢障碍等。

**诊断与鉴别诊断** 典型的影像学检查结合肿瘤标志物检查，比较容易诊断畸胎瘤。①头部 X 线平片：多数显示有颅内压增高征象，如发现有牙齿、小骨块、钙化影像，更有助于定性诊断。②CT 检查：CT 平扫可见肿物形态不规则，结节状及明显分叶状和密度不均的占位性病变，通常有实性成分（高密度）、囊性（低密度）及钙化和骨化等，多囊者较为常见。全部患者皆可见到脂肪成分，瘤内出血少见。有少数病例可见脑室内油脂状液体随体位变化而游动（为畸胎瘤破溃入脑室所致），良性畸胎瘤与恶性畸胎瘤在 CT 平扫很难区别，但后者囊变成分、钙化和脂肪相对较少，实质部分较多。畸胎瘤良性者常已生长多年，肿物发现时通常较大，在松果体区者几乎皆有不同程度的幕上脑室扩大。注药后实性部分明显强化，密度极不均匀，囊壁强化可呈多个环状影。③MRI 检查：T1 加权像及 T2 加权像出现的信号极为混杂，但边界较清楚，呈结节状或分叶状，良性畸胎瘤边界无水肿（T2 加权像显示清楚的高信号），如有周边水肿，提示肿瘤为恶变成分或恶性畸胎瘤，肿瘤在注药后瘤壁和实质部分明显强化。④肿瘤标志物：癌胚抗原（CEA）可轻度或中度增多。恶性畸胎瘤的甲胎蛋白（AFP）阳性率很高，可达80%，良性畸胎瘤中约 50%甲胎蛋白阳性。甲胎蛋白检测对诊断很有帮助。

该病应与颅咽管瘤、垂体腺瘤、皮样囊肿和上皮样囊肿、下丘脑和视交叉胶质瘤、卵黄囊瘤、绒癌、脊髓膜膨出等鉴别。

**治疗** 主要为手术切除，成熟畸胎瘤需手术切除，但须强调病理标本应多点取材，以免漏诊恶性成分。如果能手术全切可望治愈。未成熟畸胎瘤即使手术全切也易复发，术后需要辅助放疗和化疗。如果患者合并明显的脑积水，术前应根据病情需要行脑室外引流或者脑室腹腔分流手术。

**预后** 成熟畸胎瘤、未成熟畸胎瘤、畸胎瘤恶性的预后差异较大，成熟畸胎瘤的 10 年生存率可达为 90%；未成熟畸胎瘤的 10年生存率为 70%；畸胎瘤恶性转化的预后较差，5 年生存率低于50%。

（王永刚）

lúnèi èxìng jītāiliú

**颅内恶性畸胎瘤** （intracranial malignant teratoma） 分化不良的神经外胚成分构成的罕见中枢神经系统肿瘤。发生率为颅内肿瘤的 0.5% ~2%。多见于儿童和青年。肿瘤多发生于颅内中线结构附近，松果体区最多，其次为鞍区、斜坡、大脑半球、丘脑和基底核。该肿瘤好发于男性，预后差。

**病因** 病因不清，可能与胚胎期生殖细胞异常分化等因素有关。组织学上恶性畸胎瘤中含胚上皮癌、卵黄囊肿瘤、鳞状细胞癌、腺癌或肉瘤等恶性成分。

**临床表现** 发生于松果体区者多为男性，发生于鞍区者多为女性。早期多无明显临床症状，大多是体检时偶然发现。肿瘤增大时多数患者出现颅内压增高的症状，表现为头痛、恶心、呕吐，眼科检查可见双侧视盘水肿。位于松果体区的畸胎瘤可出现双眼上视不能、共济失调、性早熟、脑神经麻痹等。鞍区者可出现尿崩症、嗜睡、视力视野障碍以及水、脂肪代谢障碍等。

**诊断**　病变主要发生在鞍上区和松果体区等中线区域，其影像学特征的特点是病变密度不均，信号混杂，囊变呈多房性，且囊变和钙化区域相对较小，有时可以瘤内出血及瘤周水肿。全脊髓MRI增强扫描常可发现转移病灶，提示肿瘤沿脑脊液播散。恶性畸胎瘤患者常出现血清和脑脊液的甲胎蛋白（AFP）和人绒毛膜促性腺激素（β-HCG）水平升高，脑脊液检查也可见蛋白质增多。

**治疗**　颅内恶性畸胎瘤首选治疗方法是手术切除，原则上应尽可能全切并最大限度保护毗邻神经结构且减少血管损伤。影响肿瘤全切的因素是：发生于松果体区的肿瘤，其周边易分离，而与中脑背侧和大脑大静脉显著粘连；鞍区肿瘤则与毗邻的下丘脑结构及大脑动脉环血管粘连，造成手术损伤，也是导致神经功能缺失和死亡的直接原因，推测可能与恶性畸胎瘤的侵袭性生长方式有关。术后应给予放疗与化疗，放疗应考虑全中枢照射减少脊髓播散的机会，放疗后应考虑全身化疗 4~6 个周期。

（王永刚）

lúnèi róngmáomóshàngpái

**颅内绒毛膜上皮癌**（intracranial choriocarcinoma）　起源于胚胎性绒毛膜的颅内恶性肿瘤。中枢神经系统原发性绒毛膜上皮癌是极为罕见的恶性肿瘤，属非生殖细胞瘤性生殖细胞肿瘤（non-germinomatous germ cell tumor，NG-GCT）中的一种。好发于松果体区及鞍区，其中松果体区占 75%，鞍区占 15%，其余分布在脑其他部位，可血行转移到肺及肝等。病因尚不明确。

**病理**　肿瘤由滋养层细胞及合胞体滋养层巨细胞两种细胞构成，其中滋养层细胞，细胞边界清楚，胞质丰富；合胞体滋养层巨细胞体积大，有多个细胞核，细胞核形态不规则，且染色质深染，呈嗜伊红染色，并有多个空泡，显微镜下可见由滋养层细胞及合胞体滋养层巨细胞形成绒毛的结构。

**临床表现**　①肿瘤位于松果体区时肿瘤压迫中脑顶盖，出现帕里诺综合征（Parinaud syndrome），即眼球上视不能，但不伴眼球会聚功能障碍；导水管受压引起梗阻性脑积水、颅内压增高、锥体束征阳性和共济失调。②肿瘤位于鞍上可出现视力视野障碍、尿崩症和垂体功能减退、发育迟缓；阻塞侧脑室 Monro 孔可发生脑积水。③肿瘤富含血供，易自发瘤内出血，患者可以表现明显的颅内压增高表现。

**诊断**　①影像学检查：CT 可呈高密度，MRI 特点为 T1 加权像等或稍高或混杂信号，为瘤内有不同时期的亚急性出血所致，肿瘤可有明显强化。血管造影常显示肿瘤丰富的血管影像。②肿瘤标志物检查：血浆中人绒毛膜促性腺素（HCG）极度增高。HCG 若 > 1000mIU/ml，则考虑为绒癌或含有绒癌成分的混合性生殖细胞肿瘤。

**治疗**　对于单发的颅内病灶可以考虑行开颅手术切除。术后辅助放疗及化疗有助于改善预后。对于多发病灶，建议先行活检后放化疗，但由于肿瘤易自发性出血，放化疗期间应该严密观察病情变化。

**预后**　肿瘤恶性程度较高，预后较差。

（王永刚）

chuítǐ xiànliú

**垂体腺瘤**（pituitary adenoma）　腺垂体细胞来源的颅内常见良性肿瘤。约占中枢神经系统肿瘤的 10%，人群发生率约为 7.5/10 万。垂体腺瘤的分类有多种，临床上常用的有以下几种。①根据肿瘤的大小分类：可以分为垂体微腺瘤（最大径≤1cm）、垂体大腺瘤（最大径 1~4cm）、垂体巨大腺瘤（最大径>4cm）。②根据肿瘤细胞的生长方式分类：可以分为侵袭性垂体腺瘤和非侵袭性垂体腺瘤。③根据肿瘤细胞的分泌活性分类：可以分为功能性（分泌性）垂体腺瘤和无功能性（无分泌性）垂体腺瘤两大类，其中功能性垂体腺瘤包括垂体催乳素腺瘤、垂体生长激素腺瘤、垂体促肾上腺皮质激素腺瘤、垂体促甲状腺激素腺瘤以及垂体促性腺激素腺瘤等；无功能性垂体腺瘤包括大嗜酸性细胞腺瘤以及裸细胞腺瘤等。

**病因及发病机制**　垂体腺瘤病因及发病机制仍不清楚。多数学者认为主要是基因突变理论（垂体学说）和垂体腺瘤细胞增殖理论（下丘脑学说）。迄今为止，多项研究证明了垂体腺瘤是单克隆起源的。约 40% 的垂体生长激素腺瘤存在 Gsp 基因突变，而 Ras 基因突变在垂体泌乳素腺瘤发生中起一定作用。蛋白激酶与垂体腺瘤细胞的侵袭性生长相关。抑癌基因（Rb 基因、p53 基因、p16 基因、MEN-1 基因）的失活与垂体腺瘤的发生相关。此外，垂体腺瘤细胞增殖理论认为垂体腺瘤的发生是由于下丘脑或激素调节异常，而这一调节异常导致正常垂体多种类型细胞增殖；在垂体细胞不断的慢性增殖情况下（即垂体增生），出现了快速增殖的异质垂体细胞,并由其形成垂体腺瘤。

**临床表现** 通常表现为以下三组临床症状中的一个或多个。①垂体激素分泌过多导致的垂体功能亢进。如泌乳素增高出现继发性闭经-泌乳-不育综合征、生长激素过高引起巨人症或肢端肥大症、促肾上腺皮质激素过高表现为库欣综合征、促甲状腺激素的过度增高导致继发性甲状腺功能亢进等。70%左右的垂体腺瘤是激素分泌性腺瘤,因此激素高分泌状态是临床上常见的表现形式。②垂体功能不足。这是肿瘤生长过程中正常垂体组织受到破坏及影响所致。有时垂体柄及下丘脑受到影响也会出现垂体功能不足表现。通常急性压迫对垂体功能影响不大,但随着时间的延长,腺垂体功能会逐渐下降。不同的垂体-靶腺轴对肿瘤的影响表现出不同的耐受性,如促性腺激素细胞最敏感,常常最先受累,然后是促甲状腺细胞和促生长激素细胞,最终促肾上腺皮质细胞也会受累,临床上出现相应的靶腺功能低下表现。③与垂体腺瘤占位效应相关的症状。头痛是常见的早期症状,主要是因为肿瘤生长对鞍膈的牵拉所致,而鞍膈的支配神经为三叉神经第一支。垂体腺瘤常见的体征是视力视野障碍,这是肿瘤向蝶鞍上方生长,压迫视神经视交叉的结果。尽管也会出现其他形式的视觉障碍,但双颞侧偏盲是最常见的。颞侧上象限通常最先受累,其次为颞侧下象限。可以出现交叉盲、单眼盲、视敏度受损、中心性瞳孔盲、视盘水肿、视神经萎缩及全盲等。视觉受损的原因主要是机械性压迫及肿瘤引起的视神经视交叉局部缺血。

肿瘤持续向蝶鞍上方生长时可以影响下丘脑,并出现一系列自主神经功能紊乱的症状,如嗜睡、易激惹、饮食、行为、情感方面的障碍,也可以出现水、电解质紊乱。下丘脑中部受累时可能损害下丘脑促垂体区的神经核团,影响下丘脑促垂体激素的释放,在下丘脑水平导致垂体功能低下。

部分垂体腺瘤向第三脑室、室间孔方向生长。如果阻塞室间孔可以导致梗阻性脑积水。肿瘤向侧方生长侵袭海绵窦者在垂体腺瘤中并不少见,这类患者如果出现上睑下垂、面部疼痛、复视等症状体征时提示海绵窦内相应的脑神经受累。肿瘤向侧方生长时还可压迫和刺激颞叶,导致癫痫发作。一些垂体腺瘤可能侵犯颅内的更大范围,包括颅前窝、颅中窝和颅后窝。

**诊断** 主要依据各种垂体腺瘤的临床表现、内分泌学检查和影像学检查结果以及垂体腺瘤占位所产生的相关症状等情况,进行全面分析后作出相应诊断。对早期的垂体微腺瘤,尤应进行细致的检查和对不典型症状的分析,以确定肿瘤的有无及其部位、类型、性质、大小等。相应的神经病学症状和体征。

辅助检查主要包括:①内分泌学检查。测定垂体及其靶腺在基础和刺激(抑制)状态下的分泌功能及激素水平。作为基本的内分泌检查项目,应包括泌乳素、生长激素、促肾上腺皮质激素、黄体生成素、促卵泡激素、促甲状腺激素、α-亚基、甲状腺素、皮质醇、胰岛素样生长因子-1、促卵泡激素、黄体生成素、睾酮及雌二醇。通过明确激素分泌水平,可以提供各垂体-靶腺轴是否

完整的基本信息。此后,再行进一步的刺激、抑制、动态及特殊的垂体功能检查来精确判定特定垂体-靶腺轴的病变的程度。②影像学检查。增强 MRI 可以发现70%以上的垂体微腺瘤,包括那些小到直径仅为 3mm 的肿瘤。对于垂体大腺瘤来说,MRI 能够确定肿瘤与周围神经、血管结构的关系,包括:颈动脉的位置、视神经视交叉的形态、肿瘤向鞍上、鞍旁的延伸程度等。

**鉴别诊断** ①与颅咽管瘤的鉴别。颅咽管瘤多发生在儿童或青春前期,表现为垂体内分泌功能低下,发育迟缓,尤其是第二性征发育迟缓。约 1/3 患者同时伴有尿崩症。头部 X 平片或 CT 部分患者可见蝶鞍正常,鞍上或/和鞍内呈现钙化斑块,有时囊壁钙化呈特有的蛋壳形。鞍区 MRI 可见鞍区肿瘤,多数情况下肿瘤与垂体分界清楚,可有囊性变,增强扫描时明显。手术时见肿瘤内含有胆固醇样结晶。在成人,颅咽管瘤多为实质性,可有视力视野障碍,内分泌功能减退等,有时难与垂体腺瘤鉴别。②与脑膜瘤的鉴别。脑膜瘤多见于成年,可有双眼或单眼视力减退和视野缺损,视盘原发性萎缩,肿瘤多呈不规则形状,也可有其他脑神经的损害。蝶鞍一般正常,但鞍结节部位可出现骨质增生。内分泌症状多不明显,垂体内分泌素测定正常,如病程较久,常导致一眼或双眼失明。③与脊索瘤的鉴别。脊索瘤系先天性肿瘤,少见。多发生在成年人。常位于颅底中央部,向周围生长。常有多发脑神经麻痹症状,头痛,视力减退,双颞侧偏盲,视神经原发萎缩。没有内分泌激素分泌过多症状,垂体内分泌素测定多为

正常或低下。颅底相可见骨质破坏，MRI 可以帮助诊断。④与拉特克（Rathke）囊肿的鉴别。正常人的腺垂体和神经垂体之间存在着直径 1~5mm 的小囊肿。囊肿增大可引起垂体功能减退，蝶鞍扩大，视神经视交叉受压和其他脑神经症状，与鞍内型颅咽管瘤或无功能垂体腺瘤的临床表现相似，有时很难区别。⑤与颅内动脉瘤的鉴别。颅内动脉瘤一般在鞍旁或鞍上，症状多突然发生，出现剧烈头痛，一侧动眼神经麻痹。如怀疑鞍区动脉瘤应行脑血管造影检查明确诊断。⑥与视神经或视交叉胶质瘤的鉴别。视神经视交叉胶质瘤多发于儿童，视神经胶质瘤的主要症状为病侧眼球突出，视力障碍，视野缩小及视盘水肿。来自视交叉的主要症状为头痛，内分泌障碍症状，视力减退，偏盲，视盘水肿或原发性视神经萎缩等。有不同程度的视力丧失，视神经孔扩大，蝶鞍多正常，垂体内分泌测定多为正常。

治疗　主要包括以下几种。

手术治疗　应用微创外科技术手术切除肿瘤是治疗垂体腺瘤的主要方法。根据手术入路的不同可以分为：①经蝶窦入路肿瘤切除术。约 95% 的患者可以通过此入路完成手术，是目前最常用的手术方式。与传统经颅入路手术相比，经蝶窦入路手术除可以彻底切除肿瘤外，还具有明显降低术中对脑组织、脑神经和血管的损伤，耗时短、不影响外貌，患者容易接受以及并发症少，死亡率低等优点。对于向鞍外侵袭性生长的肿瘤来说，可以采用改良和扩大经蝶窦入路方法切除，效果颇佳。神经内镜下经蝶窦入路切除垂体腺瘤具有微创、并发

症少、患者恢复快等优点，近年来发展较快。②经颅入路肿瘤切除术。临床上常用的是经额下入路和经翼点入路。优点是术中肿瘤及周围结构显露清楚，缺点是完全切除肿瘤困难，而且与经蝶窦入路手术相比，并发症发生率及死亡率相对较高，患者难以接受。对于那些肿瘤质地硬韧、血供丰富或呈哑铃状生长的肿瘤以及鞍外扩展明显的巨大肿瘤常常需要经颅入路手术治疗。

放射治疗　放射治疗需要避开视神经视交叉，起效较慢而且常常会引起垂体功能低下，所以目前主要是作为辅助治疗手段用于手术治疗后激素水平仍未达到正常水平或仍有肿瘤残余的患者，主要目的是抑制肿瘤细胞生长，同时减少分泌性肿瘤激素的分泌。有时放疗也可以作为首选治疗方法用于有明显手术禁忌证或拒绝手术治疗的患者。①常规放射治疗：是用线性加速器产生的光子外照射实现的。通常垂体腺瘤实施分次放射治疗，每天 1 次，1 周 5 次，45Gy 分割 25~30 次。更高剂量的辐射在控制肿瘤以及提高生存率方面没有更好效果，相反带来更多的副作用。为了避免放射损伤，尤其是对视神经和视交叉损伤，保持每日放射剂量小于 2Gy 是十分重要的。②立体定向放射外科治疗：应用立体定向三维定位方法，把高能射线准确地汇聚在颅内靶灶上，可以在较短时间和有限范围内使辐射线达最大剂量，一次性或分次毁损靶灶组织，而对靶灶周围正常组织影响很小。目前常用的方法是 γ 刀和 X 刀。由于 X 刀是直线加速器作放射源，其准确性和疗效较 γ 刀差。立体定向放射外科是近年来发展较快的放射治疗手段。放

疗一般起效慢，治疗后 1~2 年才能达到满意效果，对需要迅速解除对邻近组织结构压迫方面效果不满意。副作用有急性脑水肿、脑组织放射性坏死、肿瘤出血、脱发和垂体功能减退等。

药物治疗　对于垂体催乳素腺瘤患者来说，可以首选多巴胺激动剂-溴隐亭治疗。新型多巴胺激动剂，如培高利特、卡麦角林等药物不但可以将血催乳素降至正常水平，还可以抑制肿瘤细胞生长，其总体疗效优于手术治疗。长效生长抑素激动剂奥曲肽（善龙）等在用药期间可以有效治疗垂体生长激素腺瘤，对促甲状腺激素腺瘤也有一定疗效，可以降低血生长激素（GH）和促甲状腺激素（TSH）水平并使肿瘤缩小。对垂体促肾上腺皮质激素腺瘤的药物治疗可采用美替拉酮（甲吡酮）、双氯苯二氯乙烷（米托坦）、氨鲁米特（氨基导眠能）、氨基苯乙哌啶酮和酮康唑等，可以抑制皮质类固醇的合成，使症状得以缓解，但疗效不佳，临床上尚未推广使用。

预后　垂体腺瘤手术效果良好率一般是 60%~90%，但有些类型肿瘤也有较高的复发率。术后需定期随诊观察临床症状，行内分泌学和放射学检查。垂体腺瘤的复发与手术切除不彻底、肿瘤侵袭性生长，累及硬脑膜、海绵窦或骨组织、垂体细胞增生等因素有关。垂体无功能微腺瘤患者，即使不进行任何治疗，预后仍良好。

（王任直）

cuīrǔsù xiànliú

**催乳素腺瘤**（prolactinoma）分泌过多催乳素的垂体腺瘤。福比斯·奥尔布赖特综合征（Forbis-Albright syndrome）在激素分

泌性垂体腺瘤中最常见，占40%~60%。女性患者由于血清催乳素（PRL）增多、雌激素减少，可以导致闭经、泌乳、不育。男性患者可以出现性欲减退、阳痿、男性乳房发育、溢乳、胡须减少、生殖器萎缩、精子减少、活力低下、男性不育。

**病因和发病机制**　病因和发病机制目前尚未清楚。大部分催乳素腺瘤是单克隆起源，即催乳素腺瘤起源于垂体催乳素细胞的原发缺陷；研究表明雌激素、多巴胺（DA）对催乳素腺瘤形成起一定作用。目前认为，在催乳素腺瘤的发病机制中，垂体催乳素细胞的原发缺陷以及下丘脑抑制作用减弱等调节机制异常均参与其中。

**临床表现**　主要分为内分泌功能紊乱和肿瘤占位效应两个方面。PRL增高可以影响促性腺激素释放激素（GnRH）的正常脉冲式释放，所以最初的内分泌功能改变主要是性功能减退。育龄期妇女表现为各种形式的月经紊乱，典型表现是月经周期延长、月经量减少、继发性闭经、不育，30%~80%患者可有泌乳。随着病程延长，还可以出现性欲减退，这是雌激素缺乏所导致的。约50%的患者有头痛症状，由于多数患者为微腺瘤，所以考虑头痛症状可能与激素分泌相关；女性催乳素腺瘤患者还可表现多种精神症状及自主神经功能紊乱症状，如敌对情绪、抑郁、焦虑。

男性患者和绝经后女性患者往往是在肿瘤出现占位效应时才到医院就诊，典型表现为头痛和视力视野功能障碍。由于肿瘤较大，常伴有不同程度的垂体功能低下。PRL增高在男性患者同样可以导致性功能减退，如性冲动减少、阳痿和不育。约1/3的男性患者有泌乳表现，但常常需要用力挤压乳房才能出现。骨质疏松也是高催乳素血症的常见并发症。

**诊断**　根据患者的临床表现，结合影像学及内分泌检查，对典型的泌乳素腺瘤患者不难作出诊断。主要包括有：①内分泌学检查。血清泌乳素水平升高是诊断垂体泌乳素腺瘤的重要依据。除妊娠及产后哺乳期间血泌乳素升高外，血清泌乳素水平通常小于20ng/ml。当显著升高（大于150ng/ml）时，单独的血清泌乳素水平就可以诊断垂体催乳素腺瘤。一些药物（如氯丙嗪、氟哌啶醇、甲氧氯普胺、维拉帕米、西咪替丁）和疾病（鞍区颅咽管瘤、脑膜瘤、肾衰竭等）可以引起中等水平的催乳素水平升高，所以血清催乳素水平升高必须排除药物、甲状腺功能降低、慢性肾衰竭和肝硬化等因素的影响。为了了解多巴胺受体激动剂——溴隐亭的治疗效果，常常需要行溴隐亭抑制催乳素试验（溴隐亭敏感试验）。②影像学检查。主要为头部CT和MRI检查，通过高分辨率的钆增强MRI可以发现70%的微腺瘤（直径小于10mm），包括那些直径仅为3mm的肿瘤。

**鉴别诊断**　主要需排除引起高催乳素血症其他病理性（神经源性下丘脑病变、垂体柄损伤、库欣综合征、肢端肥大症和垂体区其他肿瘤、甲状腺功能低下、多囊卵巢综合征、药物、肝硬化、慢性肾衰竭）及生理（妊娠、吮乳、睡眠、运动和性交）因素。

**治疗**　包括药物治疗、手术治疗和放射治疗。①药物治疗：对于垂体泌乳素微腺瘤和部分大腺瘤患者，多巴胺受体激动剂可以使血PRL水平恢复正常，生育能力恢复，肿瘤体积缩小。这就使得药物治疗成为大多数垂体泌乳素腺瘤患者的首选治疗。此外，由于男性垂体泌乳素腺瘤多呈侵袭性生长，手术治疗难以治愈，常首选药物治疗。对于那些溴隐亭治疗效果不佳者也可选择其他药物，如培高利特、卡麦角林等，有时也可取得良好疗效。由于药物治疗疗效较好，通常情况下可以首选药物治疗，尤其是垂体泌乳素大腺瘤和侵袭性腺瘤。药物治疗前，常需行溴隐亭抑制催乳素试验（溴隐亭敏感试验）检查以了解药物敏感程度。同时还要交待药物治疗注意事项，杜绝患者随意停药行为。②手术治疗：多巴胺受体激动剂出现以前，手术治疗曾经是垂体催乳素腺瘤患者的主要治疗方法，目前采用手术治疗的患者已经越来越少了。手术方式主要是经蝶窦入路切除肿瘤。目前手术治疗的适应证包括：垂体催乳素微腺瘤、对多巴胺受体激动剂抵抗或敏感性较弱、不能耐受药物副作用、患者拒绝长期服药、催乳素大腺瘤伴垂体卒中、明显向蝶窦方向发展、药物治疗后出现脑脊液漏、希望减少妊娠期间肿瘤增大带来的风险以及妊娠期间出现肿瘤压迫症状、诊断不清需要行病理活检等。手术治疗的最大优势是能够切除肿瘤。但对于垂体催乳素大腺瘤，只有少数患者可以治愈，术后一段时间后可能复发。③放射治疗：对催乳素大腺瘤，手术切除不彻底或术后复发者可采取放射治疗。

手术与生育能力及妊娠：催乳素腺瘤患者准备妊娠或者已经妊娠时需要关注三个基本问题：生育能力受到影响导致不孕，妊娠期间肿瘤增大或出现垂体卒中影响生命，检查和治疗可能对胎儿造成一定影响。正常垂体催乳素细胞增生是妊娠期间的正常生理反应，可以使正常垂体体积扩大两倍，同样也可导致肿瘤体积的增大。对垂体微腺瘤来说肿瘤增大的风险较小，只有约 4.5% 的患者出现肿瘤体积增大。而垂体大腺瘤则更容易在妊娠期间增大，15.5% 的患者出现症状加重，8.55% 的患者出现肿瘤体积增大。对于希望妊娠或者已经妊娠的患者，必须考虑到妊娠期间的风险以及药物和手术治疗可能对胎儿产生的影响。服用溴隐亭与自发性流产或先天性畸形并无关联，在整个妊娠期应用溴隐亭治疗也与畸形没有明显关系。但妊娠期间的任何手术治疗都会带来流产的危险。在妊娠期的前 3 个月，胎儿流产的风险增加 1.5 倍，在妊娠的后期，这一风险增加到 5 倍。所以妊娠期间手术比服用溴隐亭治疗更加危险。垂体催乳素微腺瘤患者，无论是服用溴隐亭药物治疗还是手术治疗，效果相似，恢复生育能力的比例也相似。服用溴隐亭治疗的患者明确已经妊娠后即可停药，妊娠期间进行严密的临床随诊，及时了解肿瘤是否增大。垂体催乳素大腺瘤患者，如果服药后妊娠，需要根据患者具体情况选择停药或继续服药治疗。

**预后** 通过以上综合治疗，多数情况下可以控制肿瘤生长，但是内分泌功能恢复情况各研究机构报道不一。治疗后一定要定期随诊，因为有些患者肿瘤可能会复发。

（王任直）

shēngzhǎngjīsù xiànliú

# 生长激素腺瘤 (somatotropic hormone adenoma)

肿瘤细胞分泌过多生长激素的垂体腺瘤。

生长激素腺瘤患者在骨髓未闭合前发病，表现为巨人症，之后发病则表现为肢端肥大症。多见于 40~50 岁患者，男性、女性的发病率相似，其在激素分泌性垂体腺瘤中占 20%~30%。

**病因及发病机制** 目前尚不清楚。垂体生长激素细胞的内在变异及中枢调节机制的失调是生长激素腺瘤形成的"两阶段学说"，其将生长激素腺瘤的发病机制阐述得相对圆满。生长激素腺瘤是单克隆起源，垂体细胞内在缺陷，如 Gsp 突变是关键；生长激素释放激素（growth hormone-releasing hormone，GHRH）过度刺激被认为是生长激素腺瘤形成的促进因素之一；中枢神经系统调节因子对垂体细胞的突变亦有一定的促进作用；垂体的受体/受体后通路改变也可能使调节因子所激发的细胞内信号放大。

**临床表现** 包括巨人症、肢端肥大、代谢改变、呼吸系统改变、心血管系统改变，晚期有垂体功能低下表现。①生长激素持续过度分泌，导致骨、软组织、内脏过度生长，呈巨人症或/和肢端肥大症的表现。表现为身体异常增高，头部、面容宽大，眉弓凸起，颧骨高，下颌突出延长、牙齿咬合不良，牙缝增宽，鼻肥大，唇增厚，手足肥厚宽大，指/趾变粗，跟垫增厚。头皮增厚、松弛，皮肤粗黑、毛发增多，多汗。椎体增宽，唇样变，关节肥厚，伴颈胸腰背疼痛、关节痛、全身胀痛。心肺、胃肠、肝、脾、肾等内脏亦肥大。甲状腺肿大或产生结节，伴甲状腺功能亢进或减退。骨和软组织过度生长可累及周围神经，产生感觉异常甚至肌力下降、肌萎缩。②代谢方面并发症包括糖耐量异常、糖尿病、

高脂血症、骨质增生、骨密度增高、泌尿系结石。③舌、咽、喉及呼吸道管壁增生可致睡眠呼吸暂停综合征、气道狭窄、肺功能受损。舌、喉肥大、声带变厚可导致语言不清，声音低沉。④心血管并发症，如心脏肥大、高血压、心律失常、心功能衰竭，这也是垂体生长激素腺瘤患者死亡的主要原因。

**诊断与鉴别诊断** ①内分泌学检测：包括基础生长激素水平（<2 ng/ml）、葡萄糖生长激素抑制试验（GH<1ng/ml），血清胰岛素样生长因子（IGF-1）水平。上述结果异常多提示垂体生长激素腺瘤。②影像学检查：主要是头部 CT 和 MRI 检查。通过高分辨率的钆增强 MRI 可发现 70% 的微腺瘤（直径<10mm），包括那些直径仅为 3mm 的肿瘤。

根据患者典型的临床表现，结合内分泌学及影像学检查，即可诊断生长激素腺瘤。生长激素腺瘤发展缓慢，逐步出现外形方面的变化，早期易被忽略。常常在疾病发展到一定阶段，症状明显时或偶然情况下发现该病。因此在确诊时，多数患者为大腺瘤，微腺瘤较少。生长激素异常升高多数是由垂体生长激素腺瘤引起，极少数情况下是 GHRH 分泌性下丘脑肿瘤和异位性肿瘤所致。下丘脑神经节细胞瘤向垂体内生长时可伴生长激素细胞增生，引起生长激素水平升高；异源性 GH-RH 肿瘤可见于胰腺、肺、胸腺、胃肠道、肾上腺肿瘤等。其他鉴别诊断见垂体腺瘤。

**治疗** 生长激素腺瘤治疗方法包括手术治疗、药物治疗和放射治疗。①手术治疗：是多数患者的首选治疗方法，通常首选经蝶窦入路手术切除肿瘤。手术疗

效性取决于下列因素：肿瘤的大小、侵袭程度、术前生长激素水平等。局限在鞍内的非侵袭性微腺瘤，基础生长激素水平小于50ng/ml，单纯手术治疗常可治愈。术前生长激素水平超过50ng/ml的侵袭性大腺瘤，仍需手术治疗，必要时辅助其他治疗。如肿瘤体积很大，累及范围广，尤其是形态不规则，仍需手术治疗，其目的是减小肿瘤的占位效应、减少瘤负荷、提高辅助性药物治疗及放射治疗的效果。随着生长激素水平的下降，术后患者头痛症状可以明显缓解，多汗、感觉异常、软组织肿胀也会减轻。如术后生长激素水平恢复正常，糖尿病、糖耐量异常的缓解率可达80%~100%，大多数患者的视力视野情况也会得到改善。②药物治疗：生长抑素类似物和多巴胺受体激动剂均可降低生长激素水平。生长抑素类似物包括奥曲肽、兰瑞肽等。奥曲肽可以降低生长激素水平、改善肢端肥大症症状，但在缩小肿瘤体积方面尚不令人满意。奥曲肽是术后未能获得满意疗效患者首选的辅助治疗方法。有时为了提高手术疗效，亦可在术前应用几个疗程的长效奥曲肽治疗。多巴胺受体激动剂也被用作肢端肥大症的首选或辅助治疗，但是疗效欠佳，只有少数患者用药后生长激素水平正常，肿瘤体积明显缩小。对单种药物反应不佳者，联合应用生长抑素类似物和多巴胺受体激动剂效果更好。③放射治疗：放射治疗仅作为术后效果不佳或术后复发患者的辅助治疗。生长激素腺瘤的放疗疗效较为稳定，可有效阻断肿瘤的进展。在放射治疗起效之前，可继续使用生长抑素类似物和多巴胺受体激动剂，以控制生长激素分泌过多引起的症状体征。与传统放射治疗方法相比，立体定向放射治疗具有起效快，并发症发生率低等特点。

**预后** 多数生长激素型垂体腺瘤预后较好。手术治疗后内分泌学治愈者，随访10年时复发率为8%。复发率可能随着时间的延长而增加。

（王任直）

cùshènshàngxiànpízhìjīsù xiànliú

## 促肾上腺皮质激素腺瘤（adrenocorticotropic hormone adenoma）

肿瘤细胞过多分泌促肾上腺皮质激素的垂体腺瘤。主要表现为促肾上腺皮质激素（ACTH）水平过高引起的库欣病。女性多于男性，青壮年发病较多。

**病因和发病机制** 发病机制目前尚未清楚。多数学者认为原发于垂体细胞的内在缺陷，再加上、下丘脑功能调节的异常，导致垂体促肾上腺皮质激素腺瘤的形成。

**临床表现** ①库欣病最明显的特点是向心性肥胖、体重增加。脂肪在面部、锁骨上、颈背部沉积，导致典型的满月脸和水牛背。脂肪在胸部和腹部沉积（如躯干部）最终导致向心性肥胖。②皮肤改变也比较常见，皮肤菲薄是由于真皮及其下结缔组织的萎缩。皮肤对创伤高度敏感，再加上毛细血管脆性增加，容易出现脸部多血质外观。多数患者可出现紫纹，以腹部和胁腹部最典型。其他皮肤改变包括多毛和色素沉着。③代谢异常在库欣病中也很常见，也是导致死亡的主要因素。高血压、糖耐量异常可加速动脉粥样硬化和其他心血管合并症的进程。骨质疏松症也很常见，尤以脊椎骨明显，也可发生于肋骨、双足和骨盆，常导致压缩性骨折。肌肉骨骼改变主要为固醇性肌肉病变。④生殖功能损害在男性和女性中都会出现。皮质醇和孕激素的直接抗性腺作用，可导致女性月经紊乱和不育。男性则可出现性欲低下和与之相关的不育。高皮质醇状态还能导致患者免疫力低下，容易感染杂色癣菌、黏膜皮肤念珠菌等。这些患者即使患有普通的呼吸道感染，也可能恶化并危及生命。⑤精神异常在库欣病患者中常见，包括抑郁心境和情绪不稳、躁狂症、精神病。

**诊断与鉴别诊断** 内分泌学检查对库欣病及其病因的诊断和鉴别诊断意义尤为重要。因促肾上腺皮质激素腺瘤中80%左右为微腺瘤，其中直径小于5mm者占60%~70%。传统的影像学检查阴性率低于大腺瘤。

**内分泌学检查** 促肾上腺皮质激素腺瘤的诊断主要依靠基础和激活状态下的激素水平值。诊断促肾上腺皮质激素腺瘤有三个主要步骤：①确定高肾上腺皮质激素血症。测定24小时尿游离皮质醇水平是简单、敏感和首选的方法。为了与单纯肥胖相鉴别，可以行小剂量地塞米松抑制试验（48小时内给予地塞米松，0.5mg/6h），可常规应用。②确定ACTH过多的来源，区分高肾上腺皮质激素血症是ACTH依赖性还是非ACTH依赖性。通常垂体促肾上腺皮质激素腺瘤只会造成ACTH的中度升高（80~200pg/ml），但是异位（非垂体）ACTH综合征时升高则更明显（大于200pg/ml）。从检查结果来看，促肾上腺皮质激素腺瘤和异位ACTH综合征之间有相当重叠，这两者很难单凭基础ACTH水平鉴别。③鉴别库欣病和其他

ACTH 过多的病因：垂体 ACTH 腺瘤的分泌活性与异位 ACTH 综合征不同，前者不是自主性的。在多数情况下，ACTH 腺瘤对糖皮质激素的负反馈效应有所保留，但如果糖皮质激素的剂量足够大，ACTH 腺瘤的分泌活性可被抑制。经典的标准大剂量地塞米松抑制试验，（48 小时内给予地塞米松，2mg/6h），和测定尿皮质醇或 17 羟类固醇的浓度，ACTH 腺瘤可以被抑制。异位 ACTH 病变则不被抑制。

**影像学检查** 增强 MRI 是最敏感的检查，肿瘤表现为低信号，增强后更明显，更易辨别。只要内分泌学诊断符合库欣病，就应考虑是腺瘤所致。即使 MRI 没有发现相应的肿瘤，典型内分泌学检查结果常提示促肾上腺皮质激素腺瘤的存在。若内分泌学检查结果不典型，不能排除肾上腺病变或异位 ACTH 或 CRH 分泌性病变时，常需行颅外影像学检查（如胸部或腹部的 CT 或 MRI）。

**治疗** ①手术治疗：手术治疗是促肾上腺皮质激素腺瘤的首选方法。经蝶窦手术可选择性的切除肿瘤、治愈高皮质醇血症、保留正常垂体功能。②放射治疗：对于蝶鞍内探查术无效的患者，放射治疗是最有效的治疗方案。放射治疗对于难治性促肾上腺皮质激素腺瘤也是一种选择。③药物治疗：对促肾上腺皮质激素腺瘤有一定疗效，但药物的潜在毒性、长期服用、终生监测都使其仅为第三治疗选择。如果患者的病情极为严重，情况极为虚弱，为保证麻醉和手术的安全性，术前必须降低可的松水平。在等待放疗起效期间也可暂时用药。若除两侧肾上腺切除外其他疗法都已失败，可能需要长期的药物治疗。治疗库欣病有两类基础的药物。第一种是中枢性作用的药物，包括赛庚啶、溴隐亭、生长抑素类似物和丙戊酸钠，它们通过不同的机制抑制 ACTH 分泌。第二种更为有效，即外周肾上腺素阻断剂，抑制肾上腺素产生。包括抗肾上腺药物米托坦和可的松生成抑制剂酮康唑、依托咪酯、甲双吡丙酮、氨鲁米特和曲洛司坦。尽管都被证明对降低可的松水平有效，但每种都伴随一系列副反应。当应用这些药物时，必须严格监测，因为随后的肾上腺抑制会导致肾上腺功能不足等危险。④双侧肾上腺切除：是最后的治疗手段，其后需要进行糖皮质激素和盐皮质激素终生替代治疗，可应用于少数其他所有的治疗都无效的患者。

**预后** 促肾上腺皮质激素腺瘤术后复发率在 6%～25%，复发率可能随术后随访时间的延长而增高。对于未缓解或复发的病例，经检查仍属垂体源性者，应首选经蝶垂体探查，行全垂体切除，常能受到良好的效果。亦可根据具体情况选择垂体放疗、肾上腺切除或药物治疗。

(王任直)

cùjiǎzhuàngxiànjīsù xiànliú

## 促甲状腺激素腺瘤（thyroid stimulating hormone adenoma）

肿瘤促进甲状腺激素细胞分泌过多促甲状腺激素（TSH）的垂体腺瘤。发生率仅占所有垂体腺瘤的不足 1%，是最少见的激素分泌性垂体腺瘤。可发生于各种年龄的人群，且没有性别差异。

**病因及发病机制** 见垂体腺瘤。

**临床表现** 大多数促甲状腺激素腺瘤患者表现出典型的甲状腺功能亢进的症状和体征，如怕热、多汗、心悸、手抖、多食、消瘦、脾气急躁、排便次数增多、腹泻等。患者常有弥漫性甲状腺肿大。肿瘤可同时分泌生长激素，但很少出现肢端肥大症症状。肿瘤压迫、破坏垂体组织可导致垂体功能低下，垂体柄受压可导致高催乳素血症。对于甲状腺切除术后的患者，神经方面的症状更为突出，比较常见的为视功能障碍，如视力下降、视野缺损、眼外肌麻痹等。其他症状包括性欲下降、头痛、低血钾以及精神症状等。

**诊断与鉴别诊断** 促甲状腺激素腺瘤的诊断主要依赖病史、临床表现、内分泌学检查和影像学检查。①内分泌学检查：甲状腺激素水平升高，同时伴有 TSH 水平升高。前者包括血浆游离 $T_3$、游离 $T_4$、总 $T_3$ 和总 $T_4$ 增高。1/3 的患者中可伴有生长激素（GH）、催乳素（PRL）升高，而促卵泡激素（FSH）、黄体生成素（LH）的升高则较少见。②影像学检查：主要为头部 CT 和 MRI 检查，通过高分辨率的钆增强 MRI 可发现 70% 的微腺瘤，包括直径仅为 3mm 的肿瘤。甲状腺彩超常提示甲状腺弥漫性肿大。鉴别诊断主要与其他功能性垂体腺瘤相鉴别，另外与其他因素导致的甲状腺激素增高相鉴别

**治疗** 主要包括手术治疗、放射治疗和药物治疗。

**手术治疗** 手术治疗是首选治疗。多数病例因肿瘤体积较大或呈侵袭性生长，只有很少一部分患者能够获得内分泌学治愈。为了防止术中及术后发生甲状腺功能危象，可以应用长效生长抑素类似物治疗。根据手术入路的不同，可以分为以下几种。① 经蝶窦入路手术：约 95% 的患者可

以通过此入路完成手术，是目前最常用的手术方式。与经颅入路手术相比，经蝶窦入路手术除可以彻底切除肿瘤外，还有降低术中对脑组织、脑神经和血管的损伤，耗时短、不影响外貌，患者容易接受以及并发症少，死亡率低等优点。对于向鞍外侵袭性生长的肿瘤可以采用改良和扩大经蝶窦入路方法切除，效果颇佳。近年来发展的内镜下经蝶窦入路切除垂体腺瘤具有微创、并发症少、患者恢复快等优点。②经颅入路手术：常用的是经额下入路和经翼点入路。优点是肿瘤及周围结构显露清楚，缺点是手术并发症、死亡率相对较高，患者难以接受。对于肿瘤质地坚硬、血供丰富或呈哑铃状生长的肿瘤以及鞍外扩展明显的巨大肿瘤常常需要经颅入路手术治疗。单纯手术能够治愈 1/3 的促甲状腺激素腺瘤；大多数患者需要辅助性的放疗来控制促甲状腺激素的过度分泌。

**放射治疗**　在垂体腺瘤治疗过程中，由于放射治疗起效较慢而且常常会引起垂体功能低下，所以目前主要是作为辅助治疗手段，用于手术治疗后激素水平仍未达到正常水平或仍有肿瘤残余的患者。主要目的是抑制肿瘤细胞生长，同时减少分泌性肿瘤激素的分泌。有时放疗也可以作为首选治疗方法用于拒绝手术或有明显手术禁忌证的患者。①常规放射治疗：是用直线加速器产生光子外照射。垂体腺瘤实施分次放射治疗，每天 1 次，1 周 5 次，45Gy 分割 25～30 次。更高剂量的辐射在控制肿瘤以及提高生存率方面没有更好的效果，相反会带来更多的副作用。为了避免放射性损伤，尤其是对视神经和视交

叉，保持每天放射剂量小于 2Gy 是十分重要的。②立体定向放射外科治疗：应用立体定向三维定位方法，把高能射线准确地汇聚在颅内靶灶上，可以在较短时间和有限范围内使辐射线达最大剂量，一次性或分次毁损靶灶组织，而对靶灶周围正常组织影响很小。目前常用的方法是 γ 刀和 X 刀。X 刀是直线加速器作放射源，其准确性和疗效较 γ 刀差。立体定向放射外科是较新的放射治疗手段。放疗起效慢，1～2 年后才能达到满意效果。对需要迅速解除对邻近组织结构压迫方面效果不满意。不良反应主要包括急性脑水肿、脑组织放射性坏死、肿瘤出血、脱发和垂体功能减退等。

**药物治疗**　生长抑素类似物可作为促甲状腺激素腺瘤的治疗方法，奥曲肽对促甲状腺激素腺瘤的有效性也已经得到证实。曾有文献报道，通过药物治疗，甲状腺激素和 TSH 的正常率分别为 78% 和 72%。在 25 例接受长期治疗的患者中，有 10 例出现不同程度的肿瘤体积减小。为了防止术中及术后发生甲状腺功能危象，术前可以应用药物治疗。

**预后**　由于此类肿瘤多呈侵袭性生长，整体预后较其他类型垂体腺瘤差，复发率高。术后需定期随诊观察临床症状，行内分泌学和放射学检查，发现问题及时处理。

（王任直）

cùxìngxiànjīsù xiànliú

## 促性腺激素腺瘤（gonadotropic hormone adenoma）

来源于垂体促性腺激素细胞的垂体腺瘤。以往多被混淆为垂体无功能腺瘤。因为促性腺激素腺瘤分泌的激素多无活性，不产生临床症状，只

有肿瘤增大足以产生神经压迫症状时才被认识。

**病因及发病机制**　促性腺激素腺瘤是单克隆起源的，是单个前体细胞发生体细胞突变所致。下丘脑激素不是引起促性腺激素腺瘤的主要原因，但是对肿瘤的生长和分泌有促进作用。

**临床表现**　①性腺功能正常或减退。该病患者多数性功能正常。如肿瘤压迫腺垂体细胞可引起腺垂体功能减退。男性表现为阳痿、性欲减退；女性表现为绝经期前闭经。②肿瘤向鞍上或周围发展引起视力视野功能障碍、头痛、腺垂体功能减退。

**诊断**　促性腺激素及其亚单位，特别是 α 亚单位测定，影像学检查对诊断意义尤为重要。促卵泡激素（FSH）及黄体生成素（LH）对促甲状腺素释放素（TRH）的反应增强提示促性腺激素腺瘤。主要包括有：①内分泌学检查。促性腺激素腺瘤无活性的 FSH 浓度高于正常；血 LH 及睾酮多正常；α 亚单位、FSHβ 亚单位、LHβ 亚单位升高；促性腺激素腺瘤患者注射 TRH，无活性促性腺激素及其亚单位分泌增加。②影像学检查。蝶鞍 X 线平片显示蝶鞍扩大，鞍底下陷，鞍背骨质破坏。CT 及 MRI 可显示肿瘤向鞍上发展。CT 增强后可清楚显示肿瘤是否侵犯周围组织，为选择治疗方案提供重要依据，是临床较常用的诊断方法。MRI 优于 CT，MRI 是诊断垂体瘤的重要手段，对软组织的显像优于 CT，可以发现直径小于 3 mm 的微腺瘤。

**鉴别诊断**　①与其他类型的垂体腺瘤相鉴别：垂体其他类型的垂体腺瘤分泌不同激素产生相应的临床症状，鉴别不难。如无相应的临床表现，则须用免疫组

化染色的方法鉴别。②与非垂体疾病相鉴别：主要根据内分泌学、影像学检查，详见垂体腺瘤条目。③与原发性性腺功能减退相鉴别：FSH 及 LH 均增高，对 TRH 刺激无反应。

**治疗** ①手术治疗：促性腺激素腺瘤伴视力视野减退时需手术治疗，首选经蝶窦手术。如肿瘤复发仍有视功能障碍，不适合经蝶窦手术者，可选择开颅手术。②放射治疗：肿瘤经蝶窦术后残留，需进行放射治疗。如肿瘤较小无压迫症状时，也可只行放射治疗。③药物治疗：多用于术后辅助治疗或替代治疗，对肿瘤没有明显的缩小作用。

**预后** 多数患者预后较好，术后需定期随诊观察临床症状，行内分泌学和放射学检查。垂体腺瘤的复发与手术切除不彻底、肿瘤侵蚀性生长，累及硬脑膜、海绵窦或骨组织、垂体细胞增生等因素有关。

(王任直)

hùnhéxíng chuítǐ xiànliú

## 混合型垂体腺瘤（mixed pituitary adenoma）

肿瘤细胞分泌两种或两种以上不同类型激素（如生长激素、泌乳素、促甲状腺激素等）的垂体腺瘤。混合型垂体腺瘤的临床表现同时伴有多种激素分泌症状，如肢端肥大症、闭经/泌乳等；组织病理学类型包括两种以上的激素分泌性肿瘤细胞；内分泌学及免疫组织化学染色检查证实肿瘤分泌两种以上的激素。

**病因及发病机制** 混合型垂体腺瘤的病因尚不清楚。多数学者认为混合性垂体腺瘤同单一激素分泌型垂体腺瘤一样，均为单克隆起源。①有学者认为混合型垂体腺瘤起源于嗜酸性干细胞，

而嗜酸性干细胞可转变成嗜酸性细胞和嫌色细胞，其具有内分泌细胞所特有的激素分泌功能；另外嗜酸性干细胞可在多种激素作用下向肿瘤转化，并出现相应的临床症状。②还有学者认为混合型垂体腺瘤起源于多功能垂体细胞/多功能前体细胞，而多功能垂体细胞/多功能前体细胞转分化、增殖形成肿瘤。

**临床表现** ①以垂体激素分泌过多导致的垂体功能亢进，多同时具有两种或以上的表现。如泌乳素、生长激素、促肾上腺皮质激素和促甲状腺激素的过度增高，分别表现出相应的临床综合征，如继发性闭经-泌乳-不育综合征、巨人症或肢端肥大症、库欣综合征、继发性甲状腺功能亢进等。②与垂体腺瘤占位效应相关的症状。头痛是常见的早期症状，主要是因为肿瘤生长对鞍膈的牵拉所致；视力视野障碍，这是肿瘤向蝶鞍上方生长，压迫视神经视交叉的结果；双颞侧偏盲，颞侧上象限通常最先受累，其次为颞侧下象限。可以出现交叉盲、单眼盲、视敏度受损、中心性瞳孔盲、视盘水肿、视神经萎缩及全盲等。

**诊断与鉴别诊断** 混合型垂体腺瘤的诊断主要依赖病史、临床表现、内分泌检查和影像学检查。典型的混合型垂体腺瘤可同时表现两种或以上的激素高分泌症状。全面的内分泌学检查是必要的，有助于判断混合型垂体腺瘤的激素类型。①内分泌学检查：表现为两种或以上不同激素水平同时升高，如生长激素、泌乳素、促甲状腺激素等。②影像学检查：蝶鞍 X 线平片检查可见蝶鞍扩大、鞍底骨质变薄，骨质破坏。头部 CT 和 MRI 检查：可显示肿瘤大

小，形状及与周围组织关系。混合型垂体腺瘤应和单一型激素分泌性垂体腺瘤、颅咽管瘤、脑膜瘤、鞍区生殖细胞肿瘤等鉴别，见**垂体腺瘤**。

**治疗** 包括手术治疗、放射治疗和药物治疗。

混合型垂体腺瘤首选手术治疗。手术目的包括去除占位效应、恢复神经和视力、垂体功能、降低升高的激素水平。①经蝶窦入路手术：除了可以彻底切除肿瘤外，还明显降低了术中对脑组织、脑神经和血管的损伤，耗时短、不影响外貌、患者容易接受以及并发症少、死亡率低等优点。②经颅入路手术：常用的是经额下入路和经翼点入路。优点是肿瘤及周围结构显露清楚，缺点是完全切除肿瘤困难，而且手术并发症及死亡率相对较高。对于那些肿瘤质地坚硬、血运丰富或呈哑铃状生长的肿瘤以及鞍外扩展明显的巨大肿瘤常常需要经颅入路手术治疗。

**放射治疗** 可有效地控制激素高分泌状态及术后肿瘤复发。

**药物治疗** 多巴胺激动剂类药物如溴隐亭、卡麦角林以及生长抑素类药物等均可用于垂体混合性腺瘤的治疗。上述药物对于患者的术前控制症状或术后降低高分泌状态以及缩小肿瘤体积具有一定疗效。

**预后** 垂体混合型腺瘤手术效果同垂体腺瘤，部分巨大侵袭性生长的肿瘤预后不佳。术后需定期随诊观察临床症状，行内分泌学和放射学检查。垂体腺瘤的复发与手术切除不彻底、肿瘤侵蚀性生长，累及硬脑膜、海绵窦或骨组织、垂体细胞增生等因素有关。

(王任直)

wú fēnmì gōngnéng xiànliú

## 无分泌功能腺瘤 （nonfunctioning adenoma）

无临床或内分泌方面的高激素分泌表现的一类垂体腺瘤。又称无功能垂体腺瘤。约占垂体腺瘤的30%，主要包括裸细胞腺瘤、嗜酸性细胞瘤、静止促肾上腺皮质激素腺瘤和静止促生长激素细胞瘤。

**病因及发病机制** 无分泌功能腺瘤的病因尚不清楚。近年来的研究结果支持肿瘤属于单克隆起源。它们中的大多数具有分泌功能（多为促性腺激素），只是其分泌功能较低以及分泌的激素较少入血，不引起血激素水平的升高，这类肿瘤称为沉寂性腺瘤，有些无功能腺瘤可能确实没有分泌功能，其细胞来源不清，称为裸细胞瘤或无特征细胞腺瘤。

**临床表现** 无分泌功能腺瘤生长缓慢，早期无内分泌功能障碍，肿瘤较小时多无症状。肿瘤较大并出现视力视野障碍时才引起患者的注意，但此时肿瘤已经较大，故临床上无功能腺瘤以大腺瘤常见。无分泌功能腺瘤常常无明显内分泌学相关的症状，主要表现为邻近组织（包括肿瘤周围正常垂体组织、视交叉、视束、下丘脑、第三脑室等）的压迫症状，表现为头痛、视力视野功能障碍，疾病晚期会出现垂体功能低下。垂体柄受压时可以导致高泌乳素血症。有时肿瘤还可以浸润性生长，侵犯颅内、筛窦、蝶窦和海绵窦。

**诊断与鉴别诊断** 无分泌功能腺瘤的诊断主要依赖病史、体格检查、内分泌学检查和影像学检查。对于不明原因的头痛、肥胖、视力下降，应考虑垂体无分泌功能腺瘤的可能。鞍区CT、MRI等检查常可获得阳性发现，早期得到诊断。全面的内分泌学检查一方面有助于评估患者术前的内分泌功能状态，同时又能与激素分泌型腺瘤相鉴别。①内分泌学检查：内分泌学检查一般正常。肿瘤增大，破坏并压迫正常垂体组织时会导致垂体功能低下，相应激素水平下降。大腺瘤压迫垂体柄可以导致轻度高泌乳素血症（泌乳素低于100μg/L）。②影像学检查：蝶鞍X线平片可见蝶鞍扩大、鞍底骨质变薄、骨质破坏。头部CT和MRI检查，可清楚显示肿瘤大小，形状及与周围组织关系。

根据典型的临床表现和内分泌学检查结果，通常可以得到正确的诊断。无分泌功能腺瘤应与鞍区非垂体病变相鉴别诊断，见垂体腺瘤。

**治疗** 包括以下几方面。

随诊观察 对于无明显临床症状的垂体无功能微腺瘤患者可以随诊观察。如果出现明确的临床症状或肿瘤增大，再考虑手术治疗。

手术治疗 手术目的是切除肿瘤，减少或消除肿瘤占位效应，使视力视野及垂体功能得以恢复。①经蝶窦入路手术治疗：是治疗垂体腺瘤的主要手段，除了可以彻底切除肿瘤外，还可以避免术中对脑组织、脑神经和血管的损伤，耗时短、不影响外貌、患者容易接受以及并发症少、死亡率低等优点。②经颅入路手术治疗：常用的是经额下入路、额外侧入路和经翼点入路。优点是肿瘤及周围结构显露清楚，缺点是完全切除肿瘤困难，而且手术并发症及死亡率相对较高。对于那些肿瘤质地硬韧、血供丰富或呈哑铃状生长的肿瘤以及鞍外扩展明显的巨大肿瘤常常需要经颅入路手术治疗。

放射治疗 手术未能彻底切除肿瘤以及术后复发者，可以考虑放射治疗。①常规放射治疗：通过使用直线加速器产生光子外照射实现治疗。垂体腺瘤实施分次放射治疗，每天1次，1周5次，45Gy分割25~30次。更高剂量的照射在控制肿瘤以及提高生存率方面没有更多效果，相反可能带来更多的副作用。②立体定向放射外科治疗：应用立体定向三维定位方法，把高能射线准确地汇聚在颅内靶灶上，可以在较短时间和有限范围内使辐射线达最大剂量，一次性或分次毁损靶灶组织，而对靶灶周围正常组织影响很小。常用的方法是γ刀和X刀。X刀是直线加速器作放射源，其准确性和疗效较γ刀差。常规放疗一般起效慢，治疗后1~2年才能达到满意效果，对那些需要迅速解除对邻近组织结构压迫的效果不满意。副作用有急性脑水肿、脑组织放射性坏死、肿瘤出血、脱发和垂体功能减退等。目前放疗适应证要严格得多，通常用于肿瘤快速进展的患者。对于生长较慢的病变，症状复发可能发生在数年以后，再次手术通常比放疗更可取。对于侵袭性生长且生长迅速的肿瘤，术后推荐应用辅助放疗。

药物治疗 无分泌功能腺瘤细胞膜上有和生长激素腺瘤和泌乳素腺瘤相似的生长抑素受体和多巴胺受体，故生长抑素类似物、多巴胺受体激动剂有治疗作用，能够缩小肿瘤体积并改善视力视野障碍。生长抑素类似物主要有奥曲肽等。多巴胺受体激动剂有溴隐亭、培高利特、卡麦角林等。此外，生长抑素类似物治疗、促性腺激素释放激素（GnRH）类似物、GnRH 拮抗剂可能有一定的效果。

**预后** 多数无分泌功能腺瘤预后较好，5 年无复发生存率约为 90%。术后患者一定要定期随访，可了解病情变化防止复发，另外对于那些出现明显垂体功能低下症状需要激素替代治疗者，需要长期随访治疗。

(王任直)

chuítǐ xiàn'ái

## 垂体腺癌 ( pituitary carcinoma )

腺垂体来源并有明确脑、脊髓或其他系统转移的垂体恶性肿瘤。发病率低于全部垂体肿瘤的 1%。从临床分类上讲，肿瘤仅符合恶性组织学诊断标准（如胞核的非典型性和多形性、有丝分裂活性、坏死、出血和侵袭性）的垂体肿瘤并不能诊断为垂体腺癌，因为这些特点同时存在于良性垂体腺瘤中。垂体腺癌可浸润邻近组织，又有远处转移，如肝、骨、淋巴结、肺等；通过脑脊液系统，可转移至包括幕上、幕下及脊髓的任何部位。

**病理** 垂体腺癌细胞的组织结构与一般垂体腺瘤相同，但细胞分化不良，胞核大小、形状、染色均不一致，有大量的核分裂象。与原发性垂体腺瘤相比，转移病灶的组织学恶性程度更高。垂体微腺瘤或大腺瘤发生恶变的病例报道少见。部分肿瘤从发病起就是恶性的，伴随局部组织侵犯，肿瘤细胞学形态不典型，迅速出现远处转移。从最初发现肿瘤到明确远处转移扩散的时间间隔从数月到数年（平均 7 年）。

肿瘤细胞通过脑脊液循环、血行播散及淋巴结转移进行扩散。多数转移性灶分布于软脑膜下或脑室周围。肿瘤细胞从血管周围间隙渗出或侵犯静脉窦时，肿瘤可沉积于脑组织深部，特别是脑实质。

**病因及发病机制** 垂体腺癌病因不是很清楚，有可能由侵袭性垂体腺瘤转变而来。

**临床表现** 发病年龄为 1.5~75 岁，主要发生在成人。垂体腺癌在女性中更常见。临床表现因内分泌学和肿瘤学特点的不同而各不相同。75% 的垂体腺癌为激素分泌性肿瘤，多数分泌促肾上腺皮质激素（ACTH）或者催乳素（PRL），同时伴有相应的内分泌学改变。在尼尔森综合征的背景下，垂体腺癌所占比例明显增高。催乳素分泌性腺癌少见，促甲状腺激素腺癌罕见。约 25% 的垂体腺癌为临床无功能型。很多腺癌患者的早期症状与良性垂体腺瘤相似，可以有局部侵袭性表现。

**诊断** 同垂体腺瘤。此外，需要进行全脑、全脊髓的 MRI 检查，以便发现远处转移病灶。脑脊液肿瘤细胞学检查及其他相关系统的检查也十分必要。

**治疗** 垂体腺癌罕见，尚没有关于这种疾病的特殊处理原则。垂体病变是这一疾病的主要症状来源，其处理方式与侵袭性垂体腺瘤相似。为控制垂体腺癌，可能需要一次或多次手术切除肿瘤，辅助以放疗、化疗。

**预后** 垂体腺癌的预后很差。有报道，15 例垂体腺癌患者中有约 66% 的患者在诊断 1 年内死亡，没有 1 例患者的生存期长于 8 年。

(王任直)

chuítǐ zúzhōng

## 垂体卒中 ( pituitary apoplexy )

垂体腺瘤由于梗死或出血致使体积增大而引起一系列表现的临床综合征。垂体卒中可以发生在任何年龄，男性略多于女性。垂体腺瘤卒中的发生率远远高于颅内其他肿瘤。

**病因及发病机制** 原因目前尚不清楚，多数专家认为与以下因素有关：①垂体微血管网多，形成不规则血窦，血窦壁菲薄易破裂出血。②肿瘤内新生血管发育不完善，快速增长的肿瘤组织超过了血液供应范围。③肿瘤体积增大直接挤压垂体柄及其伴行的血管，引起肿瘤的血液供应不足。

**临床表现** 临床表现多样，主要与垂体组织破坏和肿瘤压迫周围组织的程度有关。肿瘤骤然增大引起周围硬脑膜张力增高，可出现剧烈头痛、头晕，同时伴恶心、呕吐；如向上发展压迫视神经、视交叉，可以出现视力、视野障碍，甚至失明；影响下丘脑时可出现自动调节功能障碍，表现为低血压、体温调节功能受损、水电解质紊乱、心脏及呼吸节律的变化和意识障碍等；脑干受压可以引起瞳孔、肌张力及呼吸的改变，亦可出现肢体偏瘫；影响嗅神经时出现嗅觉丧失；血液破入蛛网膜下腔，则出现脑膜刺激征；肿瘤向侧方压迫海绵窦可出现眼球突出，眼睑水肿，动眼神经、滑车神经、外展神经受累表现，三叉神经受累时出现面部疼痛，角膜反射消失；影响颈内动脉时可以出现偏瘫、癫痫；肿瘤向下方发展可出现鼻出血及脑脊液鼻漏。由于垂体腺瘤本身及继发的下丘脑损害都可以引起垂体激素分泌水平的下降，临床上表现为肾上腺、性腺及甲状腺功能的低下。上述表现严重时可以危及生命。

如果垂体肿瘤出血缓慢发生或出血量小，患者也可以没有任何临床症状，临床是称为隐匿性卒中或静止性卒中。

**诊断和鉴别诊断** 患者如已患垂体腺瘤，临床上又出现典型的临床表现，如突然头痛、视力视野障碍、眼肌麻痹和意识障碍，CT 或 MRI 检查显示垂体肿瘤并有出血和/或梗死，不难作出诊断。①影像学检查：CT 冠状扫描是怀疑垂体卒中患者的首选检查方法，可以帮助明确诊断。MRI 检查的主要意义是了解肿瘤大小（包括出血量）及肿瘤与周围组织的关系。为了与颅内动脉瘤破裂导致蛛网膜下腔出血相鉴别，有时需要行脑血管造影检查。②内分泌学检查：是为了解患者垂体功能，为诊断和治疗提供客观依据。③视力视野检查：主要了解有无视功能障碍及程度。

临床上应与诸如蛛网膜下腔出血、颅内感染、脑血管病、球后视神经炎、动脉炎、眼肌麻痹性偏头痛、垂体转移癌和其他鞍区肿瘤等疾病相鉴别。对于怀疑垂体卒中的患者，放射学检查是明确诊断的关键。对于症状重、进展快、迅速出现意识障碍的患者更应及时行头部 CT 或 MRI 检查，以免贻误治疗。

**治疗** 垂体卒中是神经外科急症，除应迅速完成相应检查作出诊断外，同时给予糖皮质激素替代治疗，也是最重要的和首要的处理步骤。注意患者水和电解质平衡问题，发现问题及时纠正。如果患者出现严重的视力障碍、意识障碍或病情进行性恶化，应急诊行手术治疗。眼肌麻痹不是手术的绝对适应证。如无上述情况，可以密切观察，可择期手术或定期随访。在此期间，如果占位效应明确或腺瘤激素水平持续增高，也应考虑手术治疗。经蝶窦入路手术是理想的手术方法。

对于蝶窦气化不良、鞍上发展多者则采用经额或翼点入路开颅手术。

**预后** 近年来垂体卒中的疗效明显提高，这是由于医学知识的普及和手术治疗、内分泌治疗水平提高的结果。目前垂体卒中的死亡率仅在 3%～10%。少数垂体卒中患者可以自然痊愈。

（王任直）

jīng diédòurùlù chuítǐxiànliú qiēchúshù
## 经蝶窦入路垂体腺瘤切除术

（transsphenoidal approach operation for resection of pituitary ademoma） 经过鼻蝶入路切除垂体腺瘤的手术。是临床治疗垂体腺瘤的首选手术方式。经蝶窦入路可以有多种方式，如经口鼻蝶窦入路、经鼻（单侧或双侧）蝶窦入路，经筛窦蝶窦入路以及上颌窦蝶窦入路等。

**优点** ①肿瘤切除更能彻底，手术显微镜下可选择性切除肿瘤并保留瘤周正常垂体组织。②内分泌功能治愈缓解率高。③视力视野治愈改善率不低于经颅手术。④手术和麻醉时间短。⑤并发症发生率低，反应轻，恢复快。⑥避免开颅手术时对额叶、嗅神经、视神经等的损伤及患者外形的改变。⑦术后并发症发生率及死亡率低。

**缺点** ①经蝶窦入路手术经过口唇黏膜，鼻腔黏膜，属沾染性手术，潜在的感染机会大于开颅手术。②不能直视向鞍上部分发展的鞍区巨大腺瘤及附近的视神经、血管、下丘脑等结构。③鞍上发展质地韧硬的大腺瘤难以彻底切除。④鞍内腺瘤向鞍上发展致颅前窝、颅中窝、海绵窦和斜坡后的肿瘤无法彻底切除。⑤蝶鞍正常或鞍膈部狭窄者难以做鞍上肿瘤的切除。

**适应证** 各种类型的垂体腺瘤，包括各种类型的垂体巨大腺瘤（最大径>4.0cm）。肿瘤向蝶窦方向生长、向后生长累及鞍背、斜坡者和视交叉前置者尤为适合。同时伴有脑脊液鼻漏者同时可以行脑脊液漏修补术。

**术前评估** ①视力、视野的检查。②垂体及靶腺功能的检查。③影像学检查。④心肺肝肾的功能的评估。⑤对于肢端肥大的患者，还要进行心脏超声、呼吸睡眠暂停和喉镜的检查。

**术前准备** ①术前 3 天常规给予口服抗生素。②氯霉素眼药水和新麻液滴鼻。③泼尼松 5mg，每 8 小时 1 次（垂体 ACTH 腺瘤除外）。④部分甲状腺功能低下的患者补充甲状腺激素。⑤术前 1 天剪鼻毛，全麻准备。

**手术方法** 以经鼻单侧蝶窦入路为例。全身麻醉气管内插管，插管固定在左侧口角处，以免影响手术进路和操作。患者仰卧位，头高脚低 20°～30°，头略后仰，使头部中轴线与地平面平行，术野高于心脏水平。双侧鼻腔络合碘消毒。含 1：10 000 稀释的肾上腺素的脑棉片填塞鼻腔 2～3 分钟，收缩中鼻甲和鼻腔、蝶筛隐窝黏膜，以扩大操作空间，减少出血。经单鼻孔蝶窦入路手术时，在手术侧皮肤黏膜交界区偏向黏膜处横向切开鼻中隔黏膜约 1.5cm，然后沿着鼻中隔软骨分离同侧鼻中隔黏膜至蝶窦腹侧壁，显露同侧蝶窦开口。在骨性鼻中隔根部折断并分离对侧鼻中隔黏膜至蝶窦腹侧壁。窄脑压板保护双侧鼻中隔黏膜，置入鼻中隔牵开器，牵开器的方向朝向蝶窦开口。手术显微镜下高速磨钻磨开蝶窦腹侧壁，蝶窦咬钳扩大蝶窦腹侧壁骨窗并清除蝶窦内分隔和黏膜。调整牵开器使之对准鞍底方向。磨开鞍底并扩大骨窗，了解鞍内硬脑膜张力，用细长针向鞍内穿刺抽吸，确认无动、静脉血后X形切开垂体硬脑膜，即达垂体。按顺序切除肿瘤。肿瘤组织呈灰白色鱼肉样，血供丰富的瘤组织是紫红色烂肉样或胶冻状，故易与垂体组织区别；腺垂体为橘红色，较韧，神经垂体呈黄白色。肿瘤切除干净后，用生理盐水冲洗瘤腔，仔细止血。然后用可粘贴硬脑膜修补鞍底硬脑膜，生物蛋白胶填充整个蝶窦腔。对于术中明确有脑脊液漏或鞍膈缺损者，更需要做好修补及鞍底重建工作。对于严重的脑脊液漏，我们建议采用自体筋膜等多层修补的方法防止术后脑脊液漏。去除牵开器，鼻中隔及黏膜复位，油纱条或膨胀海绵填塞双侧鼻腔，手术结束。术后12~36小时拔除油纱条或膨胀海绵。

**术后处理** ①术后常规给予激素（垂体ACTH腺瘤除外）、抗生素及止血药物。②如果术后出现意识以及视力障碍进行性加重，要考虑出血的可能，头部CT证实后需要急诊手术清除血肿。③如果是单纯的第Ⅲ、Ⅳ和Ⅵ脑神经麻痹，采取药物治疗，大多数患者6个月内可以恢复。术后因下丘脑损伤导致的意识障碍只能采取保守治疗。④术后出现的一过性尿崩及电解质紊乱，对症处理即可。⑤对于明显脑脊液漏的患者，术后常规去枕平卧10~14天。如果漏口很大，术后（术前）留置腰蛛网膜下腔引流持续引流脑脊液。极少数脑脊液漏患者需要再次手术修补。⑥出院前进行全面的内分泌学评估，复查鞍区MRI，根据患者具体情况向患者及家属交待出院后的注意事项，制订随诊计划。

**常见并发症** ①下丘脑损伤，其临床表现为水、电解质紊乱及自主神经功能紊乱，尿崩、昏迷、甚至死亡。②视神经和视交叉损伤。③颈内动脉的海绵窦段或大脑动脉环（Wills环）的其他动脉损伤。④脑脊液鼻漏以及脑膜炎。⑤海绵窦内脑神经麻痹。⑥医源性垂体功能低下。⑦脑干损伤。⑧鼻部并发症如鼻中隔穿孔、蝶窦炎、嗅觉障碍等。

（王任直）

kuòdà jīng diédòurùlù chuítǐxiànliú qiēchúshù

## 扩大经蝶窦入路垂体腺瘤切除术（extended transsphenoidal approach operation for resection of pituitary ademoma）

针对侵及颅底鞍旁的侵袭性垂体腺瘤，在常规经蝶入路基础上扩大颅底暴露范围，以达到充分暴露肿瘤及切除肿瘤的手术。经蝶窦入路垂体腺瘤切除术已经成为垂体腺瘤患者的主要手术治疗方法。但由于经典经蝶窦入路手术时术区显露范围有限，如果肿瘤体积巨大，同时向鞍上、鞍前、鞍旁、鞍后等方向发展，或累及周围血管、神经结构，手术切除难度大，术后并发症增多。近年来，随着对鞍区局部显微解剖知识的了解以及显微神经外科手术技术、神经内镜技术及影像诊断和导航技术的进步，采用扩大经蝶窦入路切除侵及颅底鞍旁的侵袭性垂体腺瘤。

**适应证** 常规经蝶窦入路手术无法切除的肿瘤，包括向前方及额叶底部发展的肿瘤、向侧方生长包绕海绵窦并突入颞叶底部的肿瘤、后方斜坡方向发展生长的肿瘤。

**应用解剖** 蝶窦入路中主要涉及蝶窦的相关解剖，蝶窦位于蝶骨体内，左右各一，均各通过其前壁的孔开口于蝶筛隐窝。与后组筛窦一起构成后组鼻窦。蝶窦位于垂体窝前下方，其外侧壁与颅中窝，海绵窦，颈内动脉和视神经管毗邻，气化比较好的蝶窦中，此壁非常薄或者缺损，使得上述结构裸露于窦腔内，手术不慎将出现失明和大出血；顶壁上方是颅中窝的底，呈鞍型，称蝶鞍，承托脑垂体。前壁参与构成鼻腔顶的后段和筛窦后壁。上方近鼻中隔处为蝶窦自然开口。沿前鼻棘至鼻甲下缘中点的连线，向后至蝶窦前壁，是临床常用探查蝶窦开口的方法。后壁骨质比较厚，毗邻枕骨斜坡。下壁即后鼻孔上缘和鼻咽顶，翼管神经孔位于下壁外侧的翼突根部。

**手术方法** 患者术前准备、体位、麻醉等同经蝶窦入路垂体腺瘤切除术。鞍底硬脑膜缺损者，可以腰穿置管，术后持续引流。分离鼻中隔黏膜范围应比常规分离范围大一些。置入鼻中隔牵开器，去除后半鼻中隔软骨。磨钻磨开蝶窦腹侧壁，显露鞍底。打开鞍底及硬脑膜，切除突向蝶窦内、鞍内及向鞍上发展的肿瘤。然后，在X线监测或导航定位下，根据肿瘤位置调整牵开器方向。①肿瘤向前方及额叶底部生长时，应将牵开器的中心部分对准鞍结节方向。高速磨钻及鞍底咬骨钳切除鞍结节部分骨质，必要时磨开筛窦后壁及蝶骨平台。切开其下方硬脑膜，继续切除向额叶底部生长的肿瘤组织。切除这部分肿瘤时往往伴有脑脊液漏，因此一定要严格修补硬脑膜及鞍底，防止术后脑脊液漏。②肿瘤向侧方生长包绕海绵窦并突入颞叶底部时，应将牵开器的中心部分指向所包绕的海绵窦方向。高速磨钻及鞍底咬骨钳切除海绵窦腹侧骨质。细针穿刺海绵窦，如无新鲜血液流出，则纵向切开前内侧海绵窦的腹侧壁，并向中心部 T 形横向切开硬脑膜，与原硬脑膜切开部分相连。小心仔细切除海绵窦内肿瘤，并可绕过海绵窦切除海绵窦外侧颞叶底部的肿瘤。如果海绵窦内出血，明胶海绵压迫止血。③肿瘤向后方斜坡方向发展时，应将牵开器的中心部分指向斜坡方向。此时，斜坡部分骨质往往已经被肿瘤破坏。根据影像学资料所示，以高速磨钻磨除潜行突入斜坡肿瘤前方的骨质，清楚暴露肿瘤后，继续切除肿瘤。上述方法行鞍底骨质切除的范围尽量扩大，以利于术中切除肿瘤。之后同经蝶窦入路垂体腺瘤切除术。

**术后处理** 同经蝶窦入路垂体腺瘤切除术。

**常见并发症** 同经蝶窦入路垂体腺瘤切除术，但术后脑脊液鼻漏发生率以及伴发感染的患者明显增加，需要注意。

（王任直）

jīng lú chuítǐxiànliú qiēchúshù

## 经颅垂体腺瘤切除术 (trans-cranial operation for resection of pituitary adenoma)

经开颅切除垂体腺瘤的手术。对于经蝶窦入路手术失败或不适宜经蝶窦入路手术者，可选择经颅垂体腺瘤切除术。

**适应证** ①向蝶鞍外生长的巨大肿瘤，如向颅前窝、两侧及颅后窝生长之肿瘤。②术后复发并伴视觉损害的肿瘤。③肿瘤向鞍上生长，并被鞍膈孔挤压成沙漏状（葫芦状）。④肿瘤质地坚韧或血运丰富，经蝶窦入路切除困难者。⑤颅底解剖结构异常。

⑥经蝶窦入路手术失败者。

**手术方法** ①经额下入路：全身麻醉后，患者取仰卧位。手术床头高脚低，头部略后仰，以使术区高于心脏水平以利于头部静脉回流，同时头部还处于轻度伸展位，使额叶自然下垂，与颅底的接触变得松弛。头架固定头颅，标准入路切口切开皮肤等各层组织，关键孔钻孔，尽量靠近颅前窝底铣下骨瓣。如果额窦开放，注意使用骨蜡、抗生素等封闭。剪开硬脑膜，尽量轻柔的牵拉额叶。使用手术显微镜，保护嗅束。在两侧视神经间分离并切除肿瘤，注意保护垂体柄。②经翼点入路：当视交叉前置或肿瘤较大且不规则生长时，需要应用此入路。患者体位同前，头向对侧转动 20°～30°。常规翼点入路切口，切口皮肤并游离皮瓣及骨板。咬除蝶骨嵴，弧形剪开硬脑膜，分开侧裂池。使用自动牵开器牵开额叶及颞叶，沿同侧视神经及颈内动脉显露肿瘤，注意保护视神经及颈内动脉，包膜内切除肿瘤，然后在神经、血管间隙间分离肿瘤包膜并一并切除。术区仔细止血，常规关颅。

**术后处理** 同经蝶窦入路垂体腺瘤切除术。

**常见并发症** 包括出血，感染，额叶损伤，嗅觉丧失，视神经损伤，癫痫，颈内动脉、大脑前、中动脉损伤，下丘脑损伤等。

（王任直）

xiùyǐntíng mǐngǎn shìyàn

## 溴隐亭敏感试验 (bromocrip-tine sensitivity test)

检查患者是否对溴隐亭药效敏感的试验。又称溴隐亭抑制泌乳素试验 (bromocriptine suppression test)。

**药物机制** 溴隐亭是多巴胺受体激动剂，能使催乳素抑制因

子（PIF）分泌增加，强力抑制催乳素（PRL）合成及释放。它已经是国际上治疗催乳素型垂体腺瘤的首选药物，它可以降低很多催乳素瘤患者的催乳素（PRL）水平，但并不是所有催乳素瘤患者的催乳素水平都能够被降低。为了了解溴隐亭的治疗效果，常常需要行溴隐亭抑制泌乳素试验（溴隐亭敏感试验）来检验是否适合溴隐亭的药物治疗。

**实验方法** 在系统应用溴隐亭之前，给予待测患者溴隐亭 1 次口服，剂量为 2.5mg，分别检测用药后 2 小时、4 小时、6 小时、8 小时血 PRL 值，与未服药时该患者 PRL 值比较。如服用溴隐亭后，各时段的 PRL 值均不下降，则该患者不适合溴隐亭口服治疗，应改为其他治疗方式；如果患者在服药后的各个时间点上的某一点 PRL 能降至空白对照的 50% 以下，则认为患者对药物是敏感的，适合应用溴隐亭治疗。通过溴隐亭敏感实验可筛选出适合口服药物治疗的泌乳素瘤患者，并在后续的观察和治疗过程中根据 PRL 值的变化制订具体的治疗方案。

（王永刚）

shēngzhǎng jīsù pútáotáng yìzhì shìyàn

## 生长激素葡萄糖抑制试验 (glucose test for suppressing growth hormone)

通过观察口服葡萄糖后生长激素的变化确诊体内生长激素是否异常增高的试验。下丘脑生长激素神经元上有调节生长激素分泌的糖受体，葡萄糖负荷后，可以通过下丘脑糖受体抑制促生长激素释放激素（GHRH）的分泌素从而使垂体生长激素的分泌减少。通常情况下服糖 60 分钟后血生长激素值下降，谷值应低于 $1\mu g/L$。由于垂

体生长激素腺瘤患者生长激素为肿瘤细胞分泌，不完全受高血糖所抑制，其抑制率<50%。部分患者服用葡萄糖液后甚至出现生长激素反常升高现象。

**适应证** 生长激素分泌增高的相关肿瘤患者。

**检查方法** 空腹采血后，将葡萄糖粉83g溶解于200～300ml温开水中，5分钟内喝下。口服糖水后30分钟、60分钟、120分钟、180分钟分别取血，同时测定血糖和生长激素值。

**不良反应及注意事项** 暂时不明，但是慢性肾衰竭，神经性厌食，甲状腺功能亢进症，外科手术后以及间歇性血卟啉病等疾病时，生长激素不受抑制。

（王任直）

chuítǐxiànyán

**垂体腺炎**（hypophysitis） 非继发于其他部位炎症的原发性垂体炎性病变。可以分为三种类型：淋巴细胞性垂体炎、肉芽肿性垂体炎、黄瘤病性垂体炎。淋巴细胞性垂体炎的炎性细胞包括淋巴细胞、浆细胞以及嗜酸性粒细胞，残存的腺垂体结构保持正常或形成上皮细胞巢，部分可见神经垂体受累，无肉芽肿形成。肉芽肿性垂体炎为慢性炎症细胞浸润，主要是朗格汉斯细胞和非朗格汉斯细胞型的多核巨核细胞，并伴有局灶性纤维化。黄瘤病性垂体炎主要是泡沫状组织细胞浸润，局部有淋巴细胞和B细胞浸润。

**病因及发病机制** 发病机制迄今尚不明确。目前多数学者认为淋巴细胞性垂体炎是一种器官特异性自身免疫性疾病。

**临床表现** ①腺垂体功能低下的表现：垂体功能减退常常是促肾上腺皮质激素（ACTH）和促甲状腺激素（TSH）减少在先，

之后出现促性腺激素下降。②病变累及垂体柄时表现为抗利尿激素（ADH）分泌不足和催乳素（PRL）分泌增多，导致尿崩症、闭经泌乳。③颅内占位的症状：头痛；视神经功能障碍；侵犯脑神经引起眼肌麻痹，眼球活动障碍；部分病变可引起脑膜炎，从而出现脑膜炎的临床表现，如头晕、恶心、呕吐、颈强直等。④眼部症状与体征：如复视、视力下降，视野缺损、上睑下垂，眶周疼痛，泪腺肿大，眼睑肿胀，眼干涩，眼肌麻痹等。

**诊断** 根据临床、内分泌学检查、影像学检查特点，排除所有可能的继发性垂体感染者，即可诊断为垂体腺炎。但要注意的是需要与同时伴有各种感染性疾病引起的垂体脓肿、垂体部位肿瘤等相鉴别。多数情况下淋巴细胞性垂体炎术前即能作出诊断，而肉芽肿性垂体炎和黄瘤病性垂体炎的诊断多依赖于病理结果。①内分泌学检查：多表现为腺垂体功能减退及相应的靶腺功能减退，以促肾上腺皮质功能和促甲状腺功能减退常见，促性腺功能减退的出现较晚。PRL、TSH及生长激素（GH）水平可以升高。②影像学检查：头部X线平片多正常，当垂体明显增大时可有蝶鞍扩大。典型的MRI表现为垂体弥漫性增大、垂体柄增粗、漏斗受累、下丘脑视交叉受压、正常垂体后叶短T1加权像高信号消失、海绵窦受累、硬脑膜受累、明显的异常强化。病变沿下丘脑基底部向下丘脑扩展呈舌状改变。脑膜尾征和MRI增强扫描显著强化是该病区别于垂体腺瘤的重要影像学征象之一。③实验室检查：表现为自身免疫病的特点，如血沉加快，抗核抗体阳性，抗垂体

抗体阳性。

**鉴别诊断** ①与垂体腺瘤的鉴别：垂体腺炎表现为垂体功能激素分泌减少；而功能性垂体瘤则多表现为垂体功能激素分泌亢进。一旦出现尿崩症，可与垂体腺瘤相鉴别。垂体腺炎的头部X线平片显示鞍底平坦、骨质无破坏，垂体腺瘤常鞍底下陷、破坏；垂体腺炎的MRI显示垂体均匀增大，多有垂体柄增粗但很少偏移，增强后表现为病变明显强化，可侵犯海绵窦，甚至包绕颈内动脉。垂体腺瘤多信号不均匀，不对称增大，垂体柄多有偏移，增强扫描示肿瘤不明显或延迟强化。②与颅咽管瘤的鉴别：垂体腺炎多发生于女性，以妊娠晚期和产后女性多见。颅咽管瘤多发生于儿童及青少年。垂体腺炎病变位于鞍内，表现为垂体弥漫性增大及垂体柄增粗。颅咽管瘤多数位于鞍上，多有钙化，囊性肿瘤囊壁钙化呈弧线状、蛋壳状，实质肿瘤钙化呈斑片状、点状。强化后囊壁呈环形强化，实性部分呈团块状强化，囊区不强化。③与生殖细胞瘤鉴别：鞍上区的生殖细胞瘤主要表现为尿崩症和垂体功能低下。MRI可见垂体柄增粗，垂体后叶高信号消失，与垂体腺炎相似。但生殖细胞瘤多发生于儿童，脑脊液和血清中人绒毛膜促性腺素（HCG）、甲胎蛋白（AFP）等水平升高，对放射治疗更敏感。④与垂体增生鉴别：影像学上两者很难鉴别。生理性垂体增生没有任何临床症状，实验室检查亦无腺垂体功能减退的证据。病理性垂体增生多有腺垂体激素增多的表现。甲状腺功能低下引起垂体增生的患者，经激素补充治疗后，增生的垂体能够缩小。病理学检查可以帮助明确

诊断。

**治疗** 主要是腺垂体功能低下，调整机体免疫功能，抑制疾病的发展。①药物治疗：根据患者具体情况，可用大剂量肾上腺皮质激素，无效者可考虑应用免疫抑制剂。补充靶腺激素，主要为甲状腺素、肾上腺皮质激素及性腺激素，尿崩症者垂体后叶素治疗。高泌乳素血症的患者可用溴隐亭改善视野缺损和高泌乳素血症，但对整个病程并无太大意义。②手术治疗：不作为首选治疗。仅限于垂体病变明显、迅速增大导致头痛、视力下降、视野缺损进行性加重、糖皮质激素治疗无效者，可行手术解除压迫症状。部分病例需要明确诊断时可行垂体组织活检。

**预后** 糖皮质激素治疗可使增大的垂体缩小、改善垂体功能。垂体腺炎有一定的自限性，也可反复发作。对于临床症状不明显，或者怀孕、哺乳期的妇女，可以定期随访，密切监测患者垂体功能、视力、视野状况。

（王任直）

*chuítǐ xìbāo zēngshēng*

## 垂体细胞增生（pituitary hyperplasia）

垂体细胞增生是病理学诊断，其在临床症状、内分泌学检查和影像学表现方面与垂体腺瘤没有明显差别，术前诊断困难。垂体细胞增生可以分为弥漫性增生和结节性增生。前者指垂体分泌细胞数量增多，而细胞形态和垂体结构无改变，多数是对生理刺激的应激性反应，如妊娠、哺乳、性激素水平降低等。后者指垂体腺泡显著增大，分泌细胞增生，垂体结构明显改变，增生细胞的超微结构和正常垂体细胞明显不同。尸检研究发现垂体细胞增生的发生率为6%，其中75.8%为结节性增生，24.2%为弥漫性增生。垂体促肾上腺皮质激素（ACTH）细胞增生最常见，占73%。绝大多数垂体细胞增生并不引起内分泌功能紊乱。部分患者在增生的基础上形成腺瘤，但这不是肿瘤形成的必要条件。

**诊断** 由于很难与垂体腺瘤相鉴别，术前明确诊断垂体细胞增生困难。诊断主要依靠临床症状、体征、内分泌学和影像学检查综合判断。部分病例影像学检查类似不典型垂体微腺瘤，如垂体上缘膨隆、高度增加、垂体信号不均匀、垂体柄偏斜等，部分患者正常。明确诊断需依靠病理和免疫组织化学检查。

**治疗** 生理因素所致的垂体增生无需任何治疗。对于由其他疾病导致的反应性垂体增生，只需对原发疾病进行治疗。对于可能会演变成垂体腺瘤的患者需要手术治疗。垂体细胞增生术前诊断困难，多数诊断为垂体腺瘤。治疗首选经蝶窦入路垂体探查术。术中行病理活检或切除病变组织，并可根据病情行垂体部分、大部分或次全切除。术后多数病例症状改善、激素水平下降。如果症状复发、激素水平增高、MRI未见明确肿瘤的患者，可选择垂体区普通放疗或γ刀治疗。对于垂体ACTH细胞增生术后复发、皮质醇水平仍然很高、一般情况差、有明显的高血压、糖尿病、低血钾需要尽快降低皮质醇者，可采用肾上腺切除术。

**预后** 垂体细胞增生手术疗效较垂体腺瘤差，易复发。因此，对病理诊断为细胞增生的患者，术后应密切随诊，定期行内分泌和影像学检查。必要时行再次手术或放射治疗。

（王任直）

*kōngpào diéān zōnghézhēng*

## 空泡蝶鞍综合征（empty sella syndrome，ESS）

因鞍膈缺损或垂体萎缩，脑脊液在压力作用下进入蝶鞍，致蝶鞍扩大，垂体受压而产生的一系列临床综合征。又称空泡蝶鞍、空鞍综合征。空鞍综合征一词最早于1949年由希恩（Sheehan）和萨默斯（Summers）用于描述产后垂体坏死。患者多见于女性，占80%～90%，经产妇常见。发病年龄平均为40岁，儿童罕见。ESS可以在垂体病变检查时被发现，也可以在脑部检查时偶然发现。根据其病因及发病机制可分为原发性和继发性两类。

**病因及发病机制** 包括原发性空泡蝶鞍综合征和继发性空泡蝶鞍综合征。

**原发性空泡蝶鞍综合征** 病因不明，与多种因素有关。①鞍膈先天变异：在鞍膈发育缺陷的基础上脑脊液向鞍内的搏动性压力增加，在此种压力的持续作用下，使蛛网膜挤入鞍窝，以致蝶鞍扩大，骨质吸收，脱钙，垂体受压萎缩而成扁平状贴于鞍底。②内分泌因素：由于内分泌变化使垂体先增大，撑大鞍膈孔及垂体窝，后垂体缩小，留下空间利于蛛网膜下腔疝入鞍内。如妇女妊娠期垂体常增大2～3倍，分娩后（尤其是多次妊娠者）垂体复原而缩小遂可造成空鞍。原发性甲状腺功能减退症因负反馈抑制解除可使垂体增大，经甲状腺激素替代治疗后，因负反馈抑制使垂体缩小，也可能引起空鞍。内分泌因素引起的空泡蝶鞍综合征并不多见。③颅内压增高：肥胖综合征、慢性充血性心力衰竭、良性颅内高压症（又称假性脑瘤）、高血压脑积水以及其他颅内疾病，可引起脑脊液压力增高并可使第三脑室扩大，压迫蛛网膜下腔，尤其在鞍膈缺损及鞍孔扩大的基础上，更易促使蛛网膜下腔挤入鞍窝。④鞍区蛛网膜粘连及鞍上蛛网膜囊肿：此类蛛网膜病变可使脑脊液局部引流不畅，即使正常的脑脊液压力也可因持续冲击鞍膈使之下陷变薄进而缺损开放至一定程度后，蛛网膜下腔及第三脑室的前下部即可疝入鞍窝。⑤下丘脑-垂体疾病：因垂体供血不足而引起垂体梗死而致该病。垂体瘤或颅咽管瘤发生囊性变，此囊可破裂与蛛网膜下腔交通而致空泡蝶鞍。此外，垂体瘤自发生变性坏死可致鞍旁粘连或引起蛛网膜下腔疝入鞍内。⑥其他：文献中尚报道有黏多糖贮积病、女子男性化性腺发育不全、肾小管性酸中毒、某些染色体异常症、尖头-多指（趾）畸形（Carpenter syndrome）等偶尔可与空鞍并存但其因果关系尚不清楚。卡尔曼综合征（Kallmann syndrome）偶可并发空泡蝶鞍综合征，可能由于该病常有颅脑中线融合缺陷，鞍膈发育不良可能是发生空鞍的病理基础。

继发性空泡蝶鞍综合征　继发性空鞍一般指鞍内肿瘤经手术或放射治疗后引起者，尤其是伴有颅内压增高时，不论是否伴有脑积水都可引起继发性空鞍综合征。鞍内肿瘤，尤其是垂体巨腺瘤变性坏死使鞍内形成空隙，并因该区炎症引起鞍旁局部粘连而牵引蛛网膜下腔可引起空泡蝶鞍综合征。鞍内肿瘤囊性变或鞍内囊肿向上扩展破坏鞍膈与蛛网膜下腔相通，也可引起该病。

**临床表现**　头痛是最常见的症状，有时剧烈，但缺乏特征性，可有轻、中度高血压。少数患者

有视力减退和视野缺损，可呈向心性缩小或颞侧偏盲。少数患者有良性颅内压增高症（假性脑肿瘤），可伴有视盘水肿及脑脊液压力增高。部分患者有脑脊液鼻漏，发生原因可能是脑脊液压力短暂升高，引起蝶鞍和口腔之间胚胎期留下的通道开放，少数患者伴有垂体功能低下，可呈轻度性腺和甲状腺功能减退，及高泌乳素血症。垂体后叶功能一般正常，但在个别小儿中可出现尿崩症。儿童中可伴有骨骼发育不良综合征。

国内报道的原发性空泡蝶鞍综合征中男性略多于女性，年龄在15～63岁，以35岁以上者居多，常见有头痛、肥胖，视力减退和视野缺损，伴颅内压增高，少数患者有内分泌失调，以性功能减退为主，也有出现下丘脑综合征者。

**诊断**　根据病史及有限临床症状可拟诊为该病，但确诊有赖于影像学检查。头部X线平片显示蝶鞍扩大，呈球形或卵圆形。大部分患者的蝶鞍骨质示有吸收，蝶鞍背后床突可近于消失，颅骨其他结构可有轻度骨吸收，此与慢性颅内压增高有关。CT可显示扩大的垂体窝，窝内垂体萎缩，充满低密度的脑脊液，造影剂强化扫描不增强。MRI显示垂体组织受压变扁，紧贴于鞍底，鞍内充满水样信号之物质，垂体柄居中，鞍底明显下陷，重症患者垂体严重受压，被推移至后下方呈薄片状，垂体柄可深达鞍底，形成特征性的漏斗征。

**鉴别诊断**　①蛛网膜囊肿：因囊肿内含脑脊液，并可压迫脑室使之扩大，CT显示低密度影，注射造影剂后也无增强，因而易误诊为空鞍，需借助脑池造影加

以鉴别。②上皮样囊肿：CT多呈分叶状，鞍上池常有变形，且密度低于脑脊液，注射造影剂后无增强。③垂体瘤囊性变：注射造影剂强化后，显示肿瘤呈高低混合密度的增强。④鞍内肿瘤及慢性颅内压增高症：空蝶鞍X线平片表现很易与鞍内肿瘤或慢性颅内压增高引起的蝶鞍扩大相混淆。鞍内肿瘤蝶鞍扩大伴变形，呈杯形、球形或扁平形，鞍结节前移，鞍底下陷，鞍背后竖，故典型的鞍内肿瘤不难与该病区别，部分球形扩大的病例，则鉴别较难；慢性颅内压增高引起的蝶鞍扩大，常伴骨质吸收，亦难与该病区别，最后需经CT及MRI等检查确诊。⑤垂体瘤：垂体功能性细胞瘤有相应内分泌功能亢进表现。确定诊断需用CT或MRI以明确增大的蝶鞍是肿瘤引起抑或空泡蝶鞍所致。

**治疗**　视病因及症状而定，轻症患者无需治疗。内科治疗包括对症处理及激素替代治疗。以下情况有手术指征：严重的视力障碍及视野改变；疑有鞍区肿瘤并引起垂体功能低下；难以忍受及不能解释的头痛；大量蛛网膜充填伴鞍底骨吸收；脑脊液鼻漏；严重颅内压增高伴脑回压迹象及颅缝分离。手术方法视病因及病情而定，视神经明显下陷，使视神经拉长，可作人造鞍膈，以抬高视神经；视力严重减退可行粘连松解术；严重脑脊液鼻漏可作鞍底再建术；重症良性颅高压可行脑脊液引流术；非肿瘤的囊肿可行引流术及囊肿包膜部分切除。

**预后**　一般原发者多呈良性经过，症状轻，进展缓慢病情较稳定，而继发性者则症状较重，因同时有原发病变，故经过较复杂。

（王任直）

lúyānguǎnliú

## 颅咽管瘤 (craniopharyngioma)

外胚叶形成的颅咽管残余的上皮细胞发展起来的一种常见的胚胎残余组织肿瘤。是一种缓慢生长的良性先天性肿瘤，肿瘤大多位于蝶鞍之上，少数在鞍内。根据世界卫生组织 (WHO) 中枢神经系统肿瘤的分级属Ⅰ级，约占颅内肿瘤的4%，在儿童是最常见的颅内先天性肿瘤，占鞍区肿瘤的第一位。颅咽管瘤的异名很多，与起始部位和生长有关，如鞍上囊肿、颅颊囊肿瘤、垂体管肿瘤、造釉细胞瘤、上皮囊肿、釉质瘤等。尽管具有良性肿瘤的外观，由于与其邻近的神经、下丘脑、血管的关系紧密，手术仍有一定的并发症发生率、复发率及死亡率。

**病理** 根据世界卫生组织分级方法，颅咽管瘤属于Ⅰ级肿瘤，大体病理表现可分为囊性、实性和囊实性三类，其中实性最为少见。组织学上分三种亚型。①釉质细胞型：可以发生于各个年龄，以20岁以下多见。②鳞状乳头型：成人多见，儿童少见。③过渡细胞型（混合型）。

**发病机制** 颅咽管瘤发病机制目前尚有争议，有两种理论比较被人们接受。①胚胎起源理论，这是被比较广泛接受的组织发生学说。该学说认为颅咽管瘤起源于最初连接拉特克（Rathke）囊与口腔颅咽管的胚胎釉质原基。在胚胎时期的第2周，原始的口腔顶向上突起形成一个深的盲袋，称为拉特克袋，随着进一步发育，拉特克袋的下方变窄而呈细管状，即称之为颅咽管或垂体管。在正常情况下，胚胎7~8周颅咽管即逐渐消失，在发育过程中常有上皮细胞小巢遗留，即成为颅咽管瘤的组织来源。②组织化生理论，认为颅咽管瘤是腺垂体结节部垂体细胞鳞状上皮化生的结果。有学者总结釉质细胞型颅咽管瘤、乳头状细胞型颅咽管瘤、拉特克囊肿、表皮样囊肿具有重叠的表现，认为是上皮连续体派生的肿瘤及肿瘤样病变。有学者认为，颅咽管瘤可能是残余上皮细胞巢化生改变的结果，此细胞巢来源于口腔囊的外胚层沿原垂体-咽囊形成垂体柄的腺垂体部分。另外，还有学者观察到垂体腺细胞和鳞状上皮细胞的混合，并且见到两者之间有过渡，这一发现也支持化生学说。目前对颅咽管瘤的起源尚存在争议，仍有待于进一步研究。

**临床表现** 颅咽管瘤患者常因肿瘤压迫邻近器官，产生相应的临床症状后就诊发现，临床症状依其原发部位、发展方向而定，常表现为颅内压增高、视觉障碍及内分泌症状等。颅内压增高常引起头痛、恶心、呕吐，当肿瘤向下压迫垂体时产生内分泌症状，如停经、泌乳、肥胖、尿崩症等，向鞍上生长压迫视交叉时引起视觉障碍，压迫第三脑室、室间孔时造成脑积水，压迫海马引起癫痫等。部分患者可出现精神失常，表现为记忆力减退甚至丧失、情感淡漠，严重者神志模糊或者痴呆等。

**诊断** 根据颅咽管瘤的好发部位、临床表现及辅助检查诊断颅咽管瘤并不困难。少数临床表现不典型者、临床症状轻微者诊断不易，关键是要提高对该病的警惕性，以免延误诊断。①CT显示为鞍区占位性病灶，实质性肿瘤表现为高密度或等密度影像，钙化斑为高密度，囊性者因瘤内含胆固醇而呈低密度像，囊壁为等密度。病变边界清楚，呈圆形、卵圆形或分叶状，两侧侧脑室可扩大。增强扫描时可有强化，囊性颅咽管瘤呈环状强化或多环状强化而中心低密度区无强化，少数颅咽管瘤不强化。②MRI表现多种不同信号强度，肿瘤影像清晰，实体肿瘤表现为长T1加权像和长T2加权像信号；囊性表现取决于囊内成分，液化坏死和蛋白增高为稍长T1加权像和长T2加权像信号，液化胆固醇为短T1加权像长T2加权像信号。囊性颅咽管瘤及囊实性颅咽管瘤的囊性部分常见边缘强化，囊内不强化。

**鉴别诊断** 颅咽管瘤应与以下病变相鉴别。①垂体瘤：好发于成年人，多位于鞍内，以鞍内生长为主，蝶鞍扩大，鞍底下陷，常向双侧生长，侵犯海绵窦，钙化少见，增强多均匀一致；颅咽管瘤多位于鞍上、鞍底正常、蝶鞍扩大少见，有时可见正常垂体位于肿瘤的下方，肿瘤实质部分及囊壁可见蛋壳样钙化，可见弧形或环形、分房状强化。②鞍区脑膜瘤：呈等T1加权像、等T2加权像信号，少数可有钙化，可向前生长至颅前窝底，呈宽基底与硬脑膜相连，增强后多为明显均匀强化，可有脑膜尾征，脑膜瘤长轴极少向后倾斜，而颅咽管瘤的长轴常向后倾斜。③拉特克囊肿：位于腺垂体和垂体中间部之间，通常直径不超过10mm，一般不强化，术后无复发；颅咽管瘤的囊壁较厚且多有强化，呈侵袭性生长，术后有复发倾向。若拉特克囊肿囊壁上皮鳞状上皮化生或合并感染时囊壁增厚强化，则难以与颅咽管瘤鉴别。④皮样囊肿：多为短T1加权像、长T2加权像信号，边缘光滑锐利，囊壁极少有强化表现。⑤表皮样囊肿：多为长或等 T1 加权像、长 T2 加权像信号，形态可不规则，见缝就钻。⑥鞍区动脉瘤：球形，典型者呈流空现象，边缘锐利，如伴血栓，则其信号稍高于流空的血液信号，增强后扫描动脉瘤强化程度与血管一致。

**治疗** 包括手术切除、放射治疗和囊内化学治疗，对于不同治疗方法的有效性和安全性一直存在争议，大多数研究说明手术仍是最主要的治疗方法。γ 刀治疗作为立体定向放射外科的一部分，是实质性颅咽管瘤、手术切除后肿瘤残留复发和颅咽管瘤囊腔内放射性核素内放疗等治疗手段的重要补充。手术治疗的目的是通过切除肿瘤达到解除肿瘤对视神经交叉以及其他神经组织的压迫，解除颅内压增高，但对下丘脑-垂体功能障碍则较难恢复。随着神经外科的显微解剖、显微手术的进步，应用显微外科手术切除脑肿瘤，已获得较好的临床效果以及显示其优势。颅咽管瘤手术治疗要力争完全切除肿瘤而尽量减少周围脑组织、重要的神经、血管等结构的损伤，但是有部分颅咽管瘤在技术上很难达到全切而不损伤周围组织，因而部分学者主张对有些颅咽管瘤不强求完全切除肿瘤，可行部分切除，部分切除的缺点是术后复发率很高。根据肿瘤生长部位、大小、形状、钙化程度、囊肿部分的位置，以及与周围组织的关系和容易接近脑脊液通路等因素，手术需选择不同的入路或方式，并各自有其优缺点。目前颅咽管瘤的手术入路主要包括经翼点入路、经额下入路、经额部胼胝体-透明隔间隙-穹隆间入路、经前额纵裂入路和经终板入路以及经蝶窦入路等。小的颅咽管瘤特别是鞍内型肿瘤一般采取经蝶术式，大的颅咽管瘤宜采取经颅术式。不论何种入路，充分暴露瘤体以做到尽可能全切除和减少对下丘脑等结构的损伤是选择手术入路的最基本原则。

**预后** 颅咽管瘤组织类型决定患者预后和复发率，釉质细胞型生长速度快和临床预后差。

(刘伟国)

lúnèi píyàng nángzhǒng

# 颅内皮样囊肿 (intracranial dermoid cyst)

胚胎残余组织形成的先天性颅内肿瘤。又称颅内皮样瘤。发生率为 0.1% ~ 0.7%。无明显性别差异，常见于 20 ~ 30 岁年龄组。好发于中线部位硬脑膜外、硬脑膜下或脑内，位于颅后窝者占 2/3，以小脑蚓部、第四脑室及小脑半球为多，除鞍上区以外，幕上皮样囊肿极少见，偶发于四叠体池。偏于后部的皮样囊肿常是神经管闭合不全的一部分，同时有皮肤窦道形成和皮肤连接异常，呈纤维性连接或是开放的。

**病因及发病机制** 在胚胎发育早期，3 ~ 5 周时，神经沟闭合成神经管期间，部分皮肤组织被带入到神经管而形成一个囊，其内的复层鳞状上皮的脱屑进入囊内发生分解形成角蛋白和胆固醇分解产物积聚，由于囊壁有一定的柔韧性和顺应性，可以引起囊肿体积的不断增大。

**病理** 皮样囊肿主要为单房病灶，生长缓慢。一般为球形或分叶状，含有真皮和皮肤附件，主要由皮肤分泌的产物等积聚所致，有较厚的内衬，可以含有营养不良性钙化。由于其内所含的脂质漂浮于较重的蛋白碎屑上面，可以形成油液平面的表现。皮样囊肿中的脂质类物质来源于皮脂分泌，而不是中胚层的脂肪组织。光镜下组织病理可见囊壁由两层构成，外层由纤维组织构成，而内层则由皮肤构成，与表皮样囊肿不同的是，皮样囊肿内含有皮肤附件，如毛发、毛囊、汗腺、皮脂腺等。

**临床表现** 颅内皮样囊肿的临床表现与其占位效应和自发破裂有关。皮样囊肿的胆固醇粒子进入蛛网膜下腔可引起脑膜刺激症状。癫痫和头痛是最常见的临床表现。皮样囊肿囊壁破裂后可引起化学性脑膜炎、血管痉挛、脑梗死，甚至死亡。少数囊壁可见窦道通过缺损的颅骨与皮肤窦相通，感染后可引起脑脓肿。

**诊断** 根据好发年龄，临床表现，当有原因不明，反复发作的脑膜炎又伴有枕部皮毛窦者，结合 CT 和 MRI 所见可作出诊断。CT 和 MRI 的表现亦较复杂。其内的皮脂、脂类物质有典型的密度和信号特征，CT 和 MRI 的密度和信号特征与脂肪相似，表现为 CT 密度低于水，MRI 呈短 T1 加权像信号。有时皮样囊肿没有这些影像学特征，与表皮样囊肿难于区分，病理检查中也可以由于取材部位不恰当或观察不够完全而未发现皮样囊肿的特征性结构即皮肤附件。单房病灶、位于中线部位、囊性肿块的表现，尤其是有脂肪或油液平面的密度或信号特征强烈提示皮样囊肿。CT 平扫表现为边界清楚类圆形的较均匀或不均匀低密度病灶，囊肿周边无水肿带，少数病例囊壁有点状强化。皮样囊肿 MRI 表现为囊肿呈囊状，边界清楚，信号强度较低，在 T1 加权像上呈高信号，T2 加权像亦为高信号。但由于其内含有毛发等不同成分，信号可不均匀，以 T2 加权像为著。脂肪抑制像可见高信号消失，增强扫描病灶无明显强化，部分囊壁可见强化。皮样囊肿破裂后，病灶与周围组织分界欠清，蛛网膜下腔或脑室内可见脂肪信号影，脑室内脂液界可见化学位移伪影。

**鉴别诊断** 皮样囊肿尚需与以下疾病相鉴别。①气颅：脑室和蛛网膜下腔脂肪滴 CT 有时与气颅混淆，病史和 CT 值的测定有助于两者鉴别。动态观察气颅的气体常短期内吸收或移位。气颅的气体在 MRI 任何序列均呈极低信号，很易与脂肪滴区别。②脂肪瘤：罕见，病变常位于中线、胼胝体区、四叠体和小脑上蚓部。病灶常为单发，密度均匀，可有瘤壁钙化，常合并有胼胝体发育不良。③表皮样囊肿：较皮样囊肿多见，亦起源于外胚层，但其内不含有皮肤附件，常位于脑桥小脑角池等偏中线部位。密度或信号类似于脑脊液，其特点是病变向邻近的蛛网膜下腔蔓延生长。④畸胎瘤：常见于三脑室后及鞍上，发病年龄较小。亦可破裂，在蛛网膜及脑室内出现脂肪滴。其典型者由三胚层构成，CT 平扫可见脂肪、软组织和钙化，增强后病变多有强化。MRI 表现为混杂信号，肿瘤可见不规则强化。

**治疗** 根据肿瘤的位置及不同的生长方式选择理想的手术入路。位于第四脑室者可作全切除，如囊壁与重要的血管神经结构粘连紧密，则宜作次全切除或大部切除，以免损伤重要结构而造成严重后果。术中用棉片保护周围脑组织，以防皮样囊肿碎屑及囊液溢入蛛网膜下腔引起化学性脑膜炎。

**预后** 皮样囊肿生长或复发缓慢，生存质量良好。

（刘伟国）

*lúnèi biǎopíyàng nángzhǒng*

**颅内表皮样囊肿** （intracranial epidermoid cyst） 源于皮肤外胚层的良性肿瘤。又称颅内胆脂瘤或颅内珍珠瘤。较少见。常位于中线或中线旁，以脑外脑桥小脑角、鞍区、外侧裂区多见，也可发生于脑实质或脑室内，生长缓慢、包膜内容物以鳞状上皮细胞、角蛋白和皮脂腺及其分泌物胆固醇皮脂类物质为主，有的含肉芽组织或皂化、钙化，甚至骨化的组织成分，极少数有出血。占颅内原发肿瘤的 0.2%～1.8%，可见于任何年龄，从新生儿到 80 岁老人均有，以 20～50 岁多见，占 70% 以上，高峰年龄在 30～40 岁。

**病因及发病机制** 病因尚不明确，目前关于表皮样囊肿的发病机制一般认为是在胚胎期 3～5 周，即在神经沟形成神经管时，含上皮成分的包涵物在神经管内发生滞留，这些滞留物成为以后发生表皮样囊肿的病理根源。随着不断有细胞角化脱落形成瘤内容物，使肿瘤逐渐增大，出现临床症状而发病。另外，尚有个别病例是由于头皮外伤、手术时将上皮植入而发病者。

**分型** 根据囊肿所在部位分为硬脑膜内型（90%）和硬脑膜外型（10%），硬脑膜内型又分为脑内型和脑外型两种。脑内型常见于第四脑室、侧脑室前角和脑组织内；脑外型较常见，其中以脑桥小脑角最多见，约占 40%，其次是鞍区。位于脑实质内的表皮样囊肿非常少见。颅内表皮样囊肿绝大多数病例诊断不困难，但是极少数病例的影像学（CT、MRI）变化莫测、与众不同、误诊率很高，鉴别困难。

**临床表现** 该病生长缓慢，病程多在数年到数十年。虽然肿瘤可以很大，甚至可累及一个以上的脑叶，其临床症状仍可以很轻微，临床上主要表现为肿瘤引起的压迫症状。不同部位的表皮样囊肿临床症状及体征亦不相同。其中以三叉神经痛最为多见。脑桥小脑角表皮样囊肿约 70% 患者以三叉神经痛为首发症状，少数以面肌痉挛、面部感觉减退、耳鸣、耳聋起病。颅中窝表皮样囊肿主要表现为三叉神经麻痹症状，如面部感觉减退咀嚼肌无力等，有时亦可出现视力、视野障碍及眼球运动障碍等。鞍区表皮样囊肿主要表现为进行性视力视野损害，晚期可出现视神经萎缩。内分泌障碍较少见，个别患者可出现性功能障碍、多饮、多尿等。脑实质内表皮样囊肿可出现癫痫发作，视盘水肿，进行性轻偏瘫等。小脑半球病灶可出现共济失调。脑室内表皮样囊肿可出现波动性或阵发性头痛发作，当阻塞脑脊液循环通路时，可出现颅内压增高症状。向脑室外生长可引起轻偏瘫、偏盲及偏身感觉障碍。第三脑室者主要表现为梗阻性脑积水，内分泌症状不明显。第四脑室表皮样囊肿可引起走路不稳。头皮颅骨表皮样囊肿常表现为颅骨局部增大的头皮下肿物，多无神经系统体征。向内发展累及颅内者可出现癫痫或颅内压增高。脑干旁表皮样囊肿表现为脑干损害及颅内压增高。

**诊断** 根据其发病年龄、临床表现及辅助检查，定性诊断多不困难，尤其是年轻的三叉神经痛患者，病因多为表皮样囊肿。脑脊液检查颅内压可轻度增高，少数脑脊液蛋白含量轻、中度增高多数患者脑脊液化验正常。CT 及 MRI 的临床应用使各部位的表皮样囊肿的定性、定位诊断变得快速、准确、容易，表皮样囊肿的生长特点决定其典型影像学表现。CT 及 MRI 表现可由于肿瘤内部各种组织成分所占比例不同而不同。临床上绝大多数颅内表皮样囊肿的 CT 表现为均匀低密度，而极少数病例为等密度和高密度。肿瘤内脂质成分较多时表现为负 CT 值。CT 值在 −2 ~ 12Hu，低于脑脊液值，形态不规则，多为孤立影像，增强扫描一般无明显强化，肿瘤形态多不规则且局部占位效应不明显。MRI 信号改变根据瘤内所含角质蛋白或胆固醇结晶的量而定，多数病例呈长 T1 加权像、长 T2 加权像信号，其中可见部分低信号的间隔，也有呈短 T1 加权像、长 T2 加权像信号，弥散加权像上呈高信号（这与肿瘤内含有细胞脱屑、角蛋白、胆固醇的豆渣样油腻样液体，黏稠度高，影响水分子布朗运动有关）。增强扫描后不发生强化。由于 MRI 不产生颅骨伪影，病变的边界显示清晰，故鉴别诊断优于 CT。

**鉴别诊断** CT 表现高密度的表皮样囊肿常容易与脑膜瘤、神经鞘瘤、垂体瘤、颅咽管瘤、脉络丛乳头状瘤、脂肪瘤和脑出血等疾病相混淆。除了表皮样囊肿的 CT 特点以外，对于高密度或等密度的病例还要通过 MRI 鉴别，可表现为短 T1 加权像高信号或等 T1 加权像、短 T1 加权像混杂信号；短低信号。不同部位的表皮样囊肿需要与不同的肿瘤相鉴别。①脑桥小脑角区表皮样囊肿：需与蛛网膜囊肿、囊变听神经瘤及囊性脑膜瘤相鉴别。听神经瘤常以听力损害为首发症状，CT 表现有内听道扩大，听神经异常信号，肿瘤实质部分明显强化。脑膜瘤以颅内压增高为主要表现，有明显强化及脑膜尾征。表皮样囊肿

与蛛网膜囊肿信号相似，两者均无强化。但蛛网膜囊肿多为形态规则的圆形或类圆形，张力较高，为均匀脑脊液信号，弥散加权像上表现为低信号。②鞍区及鞍旁区表皮样囊肿：需与垂体瘤、颅咽管瘤、皮样囊肿、拉特克囊肿等相鉴别。垂体瘤以视力下降、双颞偏盲、内分泌障碍为主要表现。颅咽管瘤以内分泌障碍、发育障碍为主要表现。囊性颅咽管瘤其内部成分与表皮样囊肿相似，但其可出现典型蛋壳样钙化，形态较规则，周围血管推压移位，实质性成分可强化。皮样囊肿与表皮样囊肿可从形态上鉴别，平扫 CT 值 20 ~ 40Hu，不具有包埋血管或神经的特性。拉特克囊肿大部分位于鞍内，囊壁圆滑。③脑实质内表皮样囊肿：主要需与囊变的胶质瘤以及囊性转移瘤相鉴别。囊变的胶质及囊性转移瘤可出现周围水肿表现，增强有强化，弥散加权像上低信号。④颅骨表皮样囊肿：需与嗜酸性肉芽肿、转移瘤、骨化性纤维瘤、血管瘤鉴别。颅骨表皮样囊肿往往颅骨为火山口或扇贝样骨质改变，周边硬化。嗜酸性肉芽肿、转移瘤多无边缘硬化。骨化性纤维瘤病灶内可有钙化，血管瘤 CT 上呈日光放射状高密度，T1 加权像上明显高信号，有明显血管样强化。

**治疗** 表皮样囊肿的治疗首选手术治疗，要争取全切除，因为囊肿包膜是生长最活跃的部分。手术暴露肿瘤后显微镜下先行囊内减压，沿蛛网膜下腔分离囊壁与周围的神经及血管，多能完全切除，对脑实质内型与周围组织粘连较轻的囊肿，尤其是第四脑室的囊肿，可望做到全切除。而对于脑桥小脑角型和岩斜区型，

与血管及其他重要结构粘连较重者，与脑干、神经及血管粘连紧密的囊壁可部分保留，以免引起术后的脑干水肿及脑神经损害症状。但应清除囊肿内容物并避免溢出同时保护好周围脑组织，用生理盐水反复冲洗，以防止和减少术后脑膜炎的发生。

**预后** 表皮样囊肿属于良性肿瘤，手术治疗一般预后良好。肿瘤大部切除后一般复发较晚，可延至数年甚至数十年。术后并发症的预防与处理是降低死亡率和致残率的关键环节。

（刘伟国）

Lātèkè nángzhǒng

# 拉特克囊肿 （Rathke cyst）

起源于垂体拉特克囊的良性上皮性囊肿。又称垂体囊肿、垂体胶样囊肿、上皮黏液囊肿、上皮样囊肿等。是一种先天性疾病，临床上比较少见，1913 年戈德齐赫尔（Goldzieher）首先报道拉特克囊肿，在 1991 年前仅有少量报道。随着影像学技术及神经外科技术的逐渐发展，临床的发现率大大增高。

**病因及发病机制** 尚不明确，关于拉特克囊肿起源尚有争议，大多数学者认为来自于胚胎时期颅颊囊的残余组织。胚胎第 2 周原始口腔顶出现一向上突起逐渐伸长的盲囊，称为拉特克囊。稍晚在颅前窝底向下出现漏斗突与之逐渐接近形成垂体。拉特克囊的残腔缩小为狭窄的拉特克裂，但垂体的中部可残留一小腔隙，日后在发育过程中此腔隙逐渐被上皮细胞充填，少数人该腔隙一直留存。当腔隙内分泌物显著增加，该腔隙可扩大形成较大的囊肿，即拉特克囊肿。组织学上拉特克囊肿是由单层或假复层上皮构成，其下为一层结缔组织。囊

壁厚薄不一，颜色多呈黄色．也可为无色、白色、蓝色或绿色等，颜色之所以不同是由于囊内容物的胆固醇结晶含量和水分不同所致的。囊内容物多为清亮无色，也有的为黏液样、干酪样、机油样或脓样等。亦有部分学者推测拉特克囊肿起自神经上皮、内胚叶或者是垂体前叶组织的转化结果。

**临床表现**　大部分垂体拉特克囊肿是无症状的，在常规尸检的发生率为 13% ~ 22%；少数囊肿逐渐扩大，压迫鞍内或鞍上结构，会引起临床症状，主要表现为头痛，视力受损和垂体功能受损的内分泌症状，其中最常见的内分泌症状是高泌乳素血症和尿崩症，也可致垂体功能低下，这多是因囊肿压迫周围结构如下丘脑、视交叉、垂体、垂体柄等所致。其他少见表现包括垂体卒中、无菌性脑膜炎、蝶窦炎和空蝶鞍综合征等较特殊的症状。相比颅咽管瘤和垂体瘤其内分泌症状轻微。

**诊断**　拉特克囊肿在头部 X 线平片上少有蝶鞍扩大，但巨大者可出现鞍底双边征等骨质侵蚀的表现。拉特克囊肿 CT 显示为鞍上低密度肿物，部分有环形，边缘增强，MRI 显示拉特克囊肿常向鞍上扩展，但其主体仍在鞍内。拉特克囊肿的 CT 表现不具有特异性，常难以与鞍区的其他病变，如蛛网膜囊肿、表皮样囊肿及囊性颅咽管瘤等区分开来。拉特克囊肿的 MRI 信号较复杂，临床诊断较困难。拉特克囊肿 MRI 典型表现为圆形、椭圆形或哑铃形薄壁囊状病变，多数以垂体为中心穿过鞍膈向鞍上池生长，通常信号均匀，T1 加权像上表现为与脑实质相比低、等或高信号，T2 加权像上多表现为高信号，一般无强化或仅有薄壁强化。由于囊肿内容物成分多变，MRI 信号亦随之有所变化。

**鉴别诊断**　拉特克囊肿通常在手术前较难明确诊断，与垂体腺瘤、垂体卒中、颅咽管瘤等容易混淆。拉特克囊肿尚需与以下疾病相鉴别。①与颅咽管瘤的鉴别：拉特克囊肿多在成年后发现，而颅咽管瘤最常见于 20 岁以下；拉特克囊肿患者的内分泌症状与颅咽管瘤患者相比症状较轻；颅咽管瘤患者的 CT 常见有钙化，而拉特克囊肿则钙化少见，这是拉特克囊肿与颅咽管瘤相区别的重要依据之一。拉特克囊肿虽然可向鞍上延伸，但主体在鞍内，而颅咽管瘤主体在鞍上，可向鞍上扩展，累及第三脑室。拉特克囊肿病变增强 CT 或 MRI 呈边缘强化或环形强化者多，而颅咽管瘤的增强扫描表现多不规则。②与蛛网膜囊肿的鉴别：蛛网膜囊肿内含与脑脊液近似的液体，CT 显示为边界清楚、密度与脑脊液相同的无强化的囊性病变。MRI 表现 T1 加权像为低信号，T2 加权像为高信号，一般无强化且与脑脊液信号完全一致。拉特克囊肿较小并位于鞍内，信号多样，虽然 T1 加权像也可呈低信号，但其多高于脑脊液信号。③与垂体腺瘤的鉴别：当拉特克囊肿小于 10mm 并位于鞍内时，T1 加权像上呈低信号者应注意与垂体微腺瘤相区别。前者的边缘更光滑锐利，信号更低。如果小的囊肿在 T1 加权像上呈高信号，则更提示为拉特克囊肿。当拉特克囊肿直径大于 10mm 且 T1 加权像上低信号者与垂体腺瘤的鉴别方法同前，若 T1 加权像上呈高信号，还应与垂体大腺瘤卒中进行鉴别。拉特克囊肿的信号一般均匀，较少出现蝶鞍的扩大。当拉特克囊肿临床及影像表现不典型，甚至并发腺瘤或出血时，鉴别诊断仍是比较困难的，多数需要手术才能确诊。

**治疗**　症状性的鞍内拉特克囊肿患者多数学者认为应行手术治疗。手术方法有：经蝶手术、额颞开颅手术、立体定向穿刺抽吸、置放 Ommaya 囊多次抽吸等。经鼻蝶窦入路显微神经外科手术是治疗该病的首选方法。该入路创伤小、安全、术后复发率低。大多数患者的头痛、视功能障碍或垂体功能障碍等症状，能得到相当程度的缓解或改善。手术原则是彻底清除囊肿内容物，缓解囊肿对垂体组织、鞍膈、视神经、视交叉的压迫，尽量减少手术对周围垂体组织的损伤。对于以月经紊乱、婚后不育或停经泌乳症状就诊的年轻女性，为缓解症状更应保护好周围的垂体组织。对于无症状、囊肿体积小或亚临床的拉特克囊肿患者，可定期门诊 MRI 或垂体功能等的动态观察。若检查发现肿物增大或出现颅内压增高表现等情况，应考虑手术治疗，但应慎重。因放射治疗易引起周围组织结构损伤，多数学者不主张术后放疗。

**预后**　临床上拉特克囊肿预后良好，大多数患者的症状手术后能得到缓解或改善，但对于术前表现为垂体前叶功能低下、性功能减退及尿崩症者，手术后症状较难改善。以前认为拉特克囊肿术后很少复发，但有学者认为当病灶在 MRI 上有强化，囊肿内容物残留，病理见囊壁有鳞状上皮化生时则容易复发。

（刘伟国）

jǐsuǒliú

**脊索瘤**（chordoma）　胚胎残留或异位脊索组织形成的颅内低度恶性肿瘤。脊索瘤是一种罕见的肿瘤，常见部位主要为骶尾部或头蝶枕部，椎骨少见，分别占总数的50%、35%及15%。颅内脊索瘤具有生长缓慢、治愈困难、容易复发及病程较长等特点。尽管组织学认为脊索瘤为低级别肿瘤，但脊索瘤复发高，其临床进展程度与恶性肿瘤相似。脊索瘤是1856年由卢施卡（Luschka）首先描述。1857年，由菲尔绍（Virchow）第一次在显微镜下描述脊索瘤的特点。种群研究显示脊索瘤的发病率为每年每十万人出现0.08~0.5例，而颅底区的发病率为每年两百万分之一。其发病率约占全部恶性骨肿瘤的1%~4%，而颅内脊索瘤发病率则更低，约占颅内肿瘤的0.2%。男性多发，发病率高峰在50~60岁。脊索瘤在年龄小于40岁发病率非常低，儿童和青少年发病率更低，发病率小于5%。脊索瘤据报道5年生存率约为67.6%，10年生存率为39.9%，20年生存率为13.1%。因此就医时患者症状出现时间为16~41个月。

**病因及发病机制**　脊索瘤起源于胚胎残留的脊索组织，是一种先天性肿瘤。在胚胎期间，脊索上端分布于颅底的蝶骨和枕骨，部分到达颅内面，并与蝶鞍上方的硬脑膜相衔接，在枕骨部分可达该骨下面，一部分亦可位于颅底骨和咽壁之间。出现的主要部位为椎间盘的髓核、斜坡骨髓以及斜坡区硬脑膜内。颅内脊索瘤好发于中线，少数发生于中线外，原因可能与胚胎发育有关。脊索瘤生长不规则，局部侵袭广泛，但很少转移。颅底脊索瘤常生长于硬脑膜外，少数出现在硬脑膜内。脊索瘤是低级别的恶性肿瘤，一般分为三型，有时两种病理类型共存：普通型（典型型），软骨样型和间质型（非典型型）。典型型脊索瘤是最普通的。许多病理学家认为软骨样型脊索瘤是低级别的软骨肉瘤，与其他比较具有较好的预后。非典型型脊索瘤仅占总例数的5%并且被认为是高级别的肿瘤。

**分型**　根据脊索瘤的临床表现，可分为以下几型。①斜坡型：主要表现为一侧的Ⅵ~Ⅻ脑神经损害症状，同时可伴随对侧的长束损害表现。②鞍旁型：主要表现为以外展神经Ⅵ受累为主的Ⅲ~Ⅵ对脑神经损害的症状。③鞍内型：表现为视力减退、视野缺损及垂体功能紊乱。男性可表现为性欲减退，阳痿，女性则表现为闭经。

1997年阿尔梅提（AL Mefty）等根据肿瘤的解剖部位以及手术入路提出一种新的分型方法。①Ⅰ型：肿瘤局限于颅底单个解剖腔隙，瘤体小，症状轻微甚至无症状，易于全切，预后好。②Ⅱ型：瘤体大，侵犯2个或2个以上颅底解剖腔隙，但可通过一种颅底入路全切。③Ⅲ型：肿瘤广泛侵袭颅底多个解剖腔隙，需联合应用≥2个颅底入路才能全切肿瘤，手术难度大，疗效差。

**临床表现**　临床表现与肿瘤的位置和直接对周围神经结构压迫相关。肿瘤生长缓慢，病程长，症状轻微，发病一般较慢。头痛症状较常见，但缺乏特异性，常为首发或唯一症状，疼痛性质往往为闷痛和钝性痛，无明显定位，发病率为55%~60%。患者可出现脑神经麻痹症状，在海绵窦和岩斜部位，常为动眼神经或外展神经受累，出现结节性红斑和复视等症状；有时累及三叉神经，可出现面部感觉异常。脑干压迫症状：可因肿瘤压迫脑干不同位置而出现不同的症状和体征，如果肿瘤首先压迫脑干腹侧，会出现运动障碍和长束征等症状；若肿瘤继续增大，可出现吞咽、呼吸困难和强迫头位，并且伴随较高的致残率和死亡率。若肿瘤继续增大，并向颅内生长，可压迫脑干移位和造成脑积水，出现颅内压增高症状，如头痛呕吐等；小脑累及可出现共济障碍、头晕和行走不稳等。其他症状：若肿瘤突入鼻腔和咽部，可出现鼻塞和咽部不适等症状；体检也可能在咽部或鼻腔看到肿瘤。脊索瘤常为无痛缓慢生长，因此其常在疾病发展的最后阶段出现症状。颅底脊索瘤常常生长于斜坡，并出现脑神经麻痹症状。依赖于肿瘤的大小，如果累及鞍区，会出现内分泌疾病。不常见症状为耳鸣、眩晕、听力下降、吞咽困难、构音障碍、面部麻木、辨距不良、共济失调、肌力下降、鼻出血、颅内血肿及记忆力障碍等。但这些症状具有非特异性，并且以起病隐痛症状出现，所以经常延迟诊断。

**诊断与鉴别诊断**　长期头痛，多组脑神经损害，X线平片示颅底骨质破坏及钙化，基本可诊断。①头部X线检查：表现鼻咽部有软组织阴影，鞍背、斜坡骨破坏，1/3病例可见肿瘤内钙化，钙化可呈网状，结节状，数个散在斑状及混合形。②脑血管造影：脑血管造影有利于判断肿瘤与重要邻近血管的关系。斜坡肿瘤椎动脉造影显示基底动脉向背侧移动，或侧移位。颈动脉造型显示颈内动脉虹吸段拉直抬高。颅中窝肿瘤可见大脑中动脉上移。③CT检查：CT平扫表现肿瘤多数呈稍高密度影，也可表现等密度和低密度，增强扫描时肿瘤几乎都增强，通常表现为溶骨性骨质破坏，常伴钙化和瘤内残余骨，可强化，但常不均匀。CT 最好行骨窗像作为鉴别，往往可显示斜坡的骨质破坏，从而区别于脑膜瘤。另外，尚需要考虑到与骨软骨瘤的鉴别。④ MRI 检查：有助于判断肿瘤大小和边界；周围脑组织受累情况；肿瘤与周边解剖结构的关系；血管的移位和包裹。肿瘤呈混杂性信号，T1 加权像上可清晰显示肿瘤边界，与灰质信号相比多数呈等信号，T2 加权像表现为明亮的高信号，T1 加权像信号多高于 T2 加权像信号，T2 加权像可显示病变的范围，尤其是肿瘤的位置和与脑干、血管和神经的关系，并可显示斜坡的破坏程度，以及肿瘤是在硬脑膜外还是到了硬脑膜下，是否到达咽部和鼻窦内。T1 加权像往往为等信号夹杂有低信号（钙化），可明显不均匀增强，正常斜坡结构消失，骨组织为软组织肿瘤替代。与鼻咽癌相鉴别，活检即可明确。与脑膜瘤相鉴别，脑膜瘤患者的颅骨 X 线平片具有三个特点：骨性增殖，血管标志增加和钙化。CT 平扫中，脑膜瘤与周围脑组织信号相比呈典型的等密度到稍高密度影，可以发现钙化及增强扫描肿瘤均匀强化，肿瘤边界清楚并与周围颅骨或硬脑膜有一广泛的基底粘连。MRI 上增强具有典型的脑膜尾征。与听神经瘤相鉴别，听神经瘤患者 MRI 平扫时为等密度，增强后可以见到占据脑桥小脑角的大小各异的高密度团块。多少位密度均匀增高。与垂体瘤相鉴别，垂体瘤患者内分泌功能改变明显。同时也要与颅咽管瘤相鉴别。

**治疗** 目前理想的治疗方法尚存在争论。减少复发或无肿瘤复发为治疗的主要目标。治疗方法为手术治疗及放射治疗。当前治疗原则的制订要根据患者的生理年龄、肿瘤的大小和是否接受过手术或放疗。生理年龄小于 60 岁、未接受过手术治疗和肿瘤为小、中、大型者，应尝试采用单一或联合手术入路全切除肿瘤。年龄大于 60 岁，肿瘤为巨大型或术后少量肿瘤残留的患者，根据肿瘤部位和残留的大小来判断，常采用术后质子线放射治疗或放射外科治疗。①手术治疗：手术切除肿瘤的原则为尽最大可能完全切除肿瘤，对累及范围较广的肿瘤需要多次手术以达到完全或次全切除肿瘤的目的。在 19 世纪 70 年代，斯特纳（Stener）和贡特贝里（Gunterberg）首次介绍骶骨肿瘤治疗广泛全切手术的定义。从那时起，全切手术依然是骶骨脊索瘤外科治疗的重要术式。随着侵袭性增加和更广泛的边缘切除，骶骨、脊髓和颅底脊索瘤复发的控制得到了实质性的改善。凯泽（Kaiser）等指出患者全切病变并去除肿瘤荚膜的局部复发率是全部切除病变未去除荚膜的侵犯的复发率的两倍。同样肿瘤的手术入路依赖于病变的程度。颅底脊索瘤具有广泛手术入路，这些入路主要基于肿瘤的位置和外科医师的选择。经蝶骨的，经上颌骨的，经鼻的，经前位颈咽后入路，经口等入路都有报道，同时应用内镜技术。尽管次全切除有时也是手术的目标，提出强调神经功能的保护和最大化安全切除病变，随后给予放射治疗也是可选的治疗方式。如果手术后肿瘤依然少量存在，可以应用放射治疗。改良的鼻内镜技术通过斜坡入路做到微侵袭并且获得较好的效果。颅前窝底硬脑膜侵袭后预防脑脊液漏的挑战，现在应用新的，局部补片修补技术。这一入路是颅底外科医师的手术方式之一，其他传统的手术入路技术还有经口，经上颌途径入路。同时手术目标和方式应该按照病例本身选择，并且要考虑肿瘤的特点和患者的期望而定。手术的并发症：主要有脑脊液漏、脑膜炎、脑神经损害以及死亡等。②化学药物治疗：蒽环类抗生素，顺铂，烷化剂和喜树碱类似物被报道治疗脊索瘤有效。不幸的是，研究表明脊索瘤对常规化学治疗不敏感。③放射治疗：术后放射治疗可以有效地控制疾病的进展。颅底肿瘤需要分块切除，因此可达到肉眼全切但不能达到肿瘤水平的全切效果。目前分次外照射放疗的效果也不确切，因低于 70Gy 的放疗标准剂量对肿瘤不敏感，只有高剂量放疗（70~80Gy）对肿瘤有效，但增加了对正常脑组织的放射损伤风险。尽管如此，颅底脊索瘤放疗同样也是一种挑战，因为其附近重要的神经结构（视觉器官、脑干及下行脊髓束）限制了放射的剂量。④质子线放疗：此技术是利用带电粒子的电离吸收峰使肿瘤得到高剂量射线的照射，但正常组织可耐受此照射量。如果肿瘤形状较复杂，有必要对肿瘤进行多中心照射。肿瘤控制率软骨肉瘤为 92%，脊索瘤为 75%。肿瘤体积越大，局部控制率越低。肿瘤体积过大和脑干受累提示肿瘤控制差。目前在质子线与其他放射技术治疗颅底脊索瘤的系统研究中得出，质子线治疗后患者平均 5 年局部防治率为 69.2%及总生存率为 79.8%；而传统放疗平均 5 年局部防治率为 36%及总生存率为 53.5%；分次放疗分别为 50%和 82%；放射外科分别为 56%和 75%。尽管质子线治疗可有效地控制残余的脊索瘤，但其对无法辨别的残余肿瘤的作用仍然不明确。其急性的毒性作用现在还无报道，长时间毒性出现率为 8%～17%。包括颞叶损伤，视力、听力障碍和内分泌改变。但质子线放疗后手术治疗的难度大大增加，并发症发生率也高。⑤放射外科：莱克塞尔（Leksell）γ刀或直线加速器在治疗小型脊索瘤和软骨肉瘤方面具有优势。除少数有选择的病例外，单独使用γ刀效果不佳。此治疗适合于肿瘤最大直径不超过 3cm，距视交叉 5mm 以上的肿瘤，肿瘤控制率为 37%。但由于统计病例较少，所以无法评价其疗效。预后不良与下列因素有关：瘤体积大于 75ml；瘤体坏死大于 10%；颈椎同时受累；女性。⑥其他治疗：如热疗和钇-90 局部埋藏治疗等，但效果不确定。

**预后** 脊索瘤总的预后不佳，并且在疾病晚期可出现远端转移，主要为肺、肝和骨等重要器官。年轻患者，软骨样型脊索瘤及给予手术和辅助放疗的患者具有明显的低复发率。因此一旦发现肿瘤，应给予积极治疗。颅内脊索瘤一般诊断后 3～4 年内死亡，主要是直接损伤重要神经结构所致。5 年生存率 52%～90%。如果成功的手术全切肿瘤 5 年生存率可大于 80%。在首次尝试性切除后而行二次手术的生存率要比首次完全切除肿瘤的生存率低，因此首次成功的完全切除肿瘤具有好的前景。

（赵世光）

lúnèi hēisèsùliú

**颅内黑色素瘤**（intracranial melanoma） 生长在颅内的黑色素瘤。是一种较为少见的颅内恶性肿瘤。临床病程进展迅速，恶性程度较高。颅内黑色素瘤的血供丰富，易侵犯血管引起瘤内出血和广泛血行播散转移。可分为原发性黑色素瘤和继发性黑色素瘤，原发性颅内黑色素瘤患者一般较年幼，以青壮年以下为主，而继发性颅内黑色素瘤可发生于任何年龄。男性多于女性。

**病因及发病机制** 原发性黑素瘤病因不明。继发性黑色素瘤多由皮肤黑色素瘤转移而来，皮肤黑色素瘤由基因、环境等因素共同导致，如不典型（发育不良）痣或黑色素瘤家族史、光导致色素沉着的皮肤、不容易晒黑皮肤、红色头发人种、强的间断日光暴露、日晒伤以及多发黑色素细胞痣等。

**临床表现** 中枢神经系统原发性恶性黑色素瘤细胞可沿蛛网膜下腔呈弥漫性生长，并产生播散，引起脑膜、脊膜和神经根广泛受累，常因原发灶压迫和侵犯神经实质而出现明显的症状，与肿瘤的大小、发生部位及是否出血等密切相关。主要临床表现为局灶性或全身性癫痫发作、精神障碍、硬脑膜下出血、脑内出血及神经功能损害等。如果肿瘤广泛累及基底软脑膜引起脑脊液循环障碍，则会出现脑积水的临床表现。肿瘤亦可侵犯脑表面的小血管而引起蛛网膜下腔出血（SAH）或脑内血肿，其中 SAH 占 2%～6%。椎管内黑色素细胞瘤则常表现为脊髓受压症状。肿瘤可以通过脑脊液播散。

**诊断与鉴别诊断** 威利斯（Willis）提出诊断原发性黑色素瘤的三个基本条件：皮肤及眼球等未发现有黑色素瘤；既往无黑色素瘤切除术史；内脏无黑色素瘤转移。此外，原发性恶性黑色素瘤的确诊需要依靠病理学的支持：①在脑脊液中找到黑色素瘤细胞。②组织学观察可见细胞呈多形性单一排列，胞质丰富和深色色素沉着，核异型性明显，可见核分裂象和突出的核仁，免疫组化 S-100 蛋白、vimentin 和 HMB45 阳性。

原发恶性黑色素瘤的影像学特征常与黑色素细胞的含量、是否存在出血有关。CT 和 MRI 显示弥漫性软脑膜强化，这些病灶在 MRI 上常表现为短 T1 加权像和短 T2 加权像信号，增强后均匀强化，也可表现为环形强化或者结节状强化。原发恶性黑色素瘤影像学表现常与其他黑色素细胞病变，甚至与转移性黑色素瘤类似。转移性脑膜黑色素瘤的发病率高于原发性，并且恶性黑色素瘤发生脑膜转移时往往已经出现淋巴结或者内脏的转移。因此，在作出中枢神经系统的恶性黑色素瘤这一诊断前，必须仔细检查患者是否伴发其他脏器的黑色素瘤，如皮肤、眼球以及黏膜表面的原发病灶。

影像学诊断恶性黑色素瘤有其明显的局限性，还需行腰椎穿刺检查，脑脊液中恶性黑色素细胞的特点为：常规染色下可见细胞胞体较大，呈圆形，染色质较粗，细胞核多，核仁呈蓝色，胞质染色为灰蓝色，胞质内有褐色黑素颗粒，胞浆膜周围有花边状小空泡环绕。此外，由于脑膜弥漫性受累，患者常出现脑脊液压力增高、蛋白质增多、糖减少。但这些脑脊液特征也可以见于其他脑膜癌病，并无特异性。血性脑脊液或脑脊液红细胞明显增多对该病的诊断有提示意义，这是因为黑色素瘤富含血管，血管可出现自发性破裂，并且肿瘤可侵袭脑表面的小血管而表现为蛛网膜下腔出血。黑色脑脊液对脑膜黑色素瘤有诊断意义，这是由于极少数脑膜黑色素瘤患者脑脊液中含黑色素，使脑脊液外观呈黑色。值得注意的是，腰穿细胞学检查常有假阴性结果，因此对于临床上疑似脑膜黑色素瘤的患者应反复进行腰穿检查，以寻求病理学证据。

中枢神经系统原发性恶性黑色素瘤发病率低且临床无特征性表现，无论采用 CT 或 MRI 上，黑色素瘤不易与胶质瘤、脑膜瘤及出血等鉴别。对 40 岁以下原发性颅内出血者，计算机体层血管造影（CTA）及磁共振血管造影（MRA）等检查未发现血管畸形及其他血管性疾病，尤其是有头皮、面部、眼、肛门、外生殖器、黏膜等部位的黑色痣者，要考虑黑色素瘤的可能，身体其他部位有黑色素瘤病史及黑色素斑乃是转移性颅内黑色素瘤的重要依据。

**治疗** 对局灶性原发神经系统黑色素瘤，手术是首选治疗手段，但大部分局灶性中枢神经系统黑色素瘤局部复发率高，易于经蛛网膜下腔播散而致病，患者单纯行手术切除，预后往往不佳，大多数患者在诊断后数月内死亡。手术切除后结合全脑放疗可以延长患者生命，提示预后相对较好的因素包括：单发颅内病灶，术前无出血，无肺部疾病，能耐受手术并接受放射外科或常规普通放疗。而其他患者则需要采用更加保守的治疗如放射外科或其他姑息治疗。

**预后** 中枢神经系统原发性恶性黑色素瘤难以彻底切除，易复发，具有细胞明显核异型、易出血和坏死及病程短等特点。虽很少发生颅外转移，但可以局部

浸润或沿血管周围淋巴腔侵入脑内，预后较差。仅 20% 黑色素瘤患者的生存时间超过 12 个月。

（卢亦成 李一明）

nǎomó hēisèsùliú

## 脑膜黑色素瘤（meningeal melanocytoma）

一种罕见的起源于软脑膜黑色素细胞的色素沉着病变。中枢神经系统色素沉积病变的发病率约为 1.8/10 万，女性多于男性。中枢神经系统原发性黑色素细胞瘤是一组起源于脑和脊髓的软脑（脊）膜上的黑色素细胞的局限性或弥漫性的良性或恶性病变，包括以下四种类型：弥漫性黑色素细胞增生症、脑膜黑色素病、黑色素细胞瘤和恶性黑色素瘤。黑色素细胞在脑桥、小脑、大脑脚、延髓、脚间池、额叶、颞叶、枕叶的下表面、颅颈交界区含量丰富，为肿瘤的好发部位，亦可发生于脑、脊髓软膜的任何部位。根据组织来源，黑色素细胞瘤多称为脑膜黑色素瘤。脑膜黑色素细胞瘤常表现为脑和脊髓的实性包块，主要位于靠近枕骨大孔的颅后窝、梅克尔（Meckel）腔和胸段脊髓，形成哑铃型病变，病变常与硬脑膜相连或位于神经根的出口处，幕上较幕下少见。脑膜黑色素瘤通常生长缓慢，呈扩张性生长，脑膜黑色素瘤以中青年（20～50 岁）较多见，男性多于女性。脑膜黑色素瘤在颅内多位于颅后窝或梅克尔腔内。在椎管内，多位于上颈段，大多与脊神经根有关。

**病因及发病机制** 病因尚不明确，黑色素瘤起源于软脑脊膜中的黑色素细胞，来自神经嵴，在正常神经系统里，黑色素细胞多位于脑的基底部、延髓腹侧和颈髓上段。软脑脊膜不仅覆盖于脑、脊髓的表面，而且随穿支血

管形成血管丛软膜鞘深入脑内、脊髓内，软脑脊膜中的成黑色素细胞发生突变可形成肿瘤。

**临床表现** 原发性脑膜黑色素瘤的病变呈局限或弥散性生长，因而临床表现多样且不典型，生前或术前诊断困难。脑膜黑色素瘤病在临床上常表现为颅内压增高（头痛是最常见症状）、多组脑神经损害（如复视、听力下降等）、癫痫、精神症状、认知损害、根性疼痛和腱反射减低等脊神经根受损表现。以颅内压增高、脑膜和脑神经损害以及脊神经根性疼痛为主要表现。脑膜黑色素瘤主要累及脑底部软脑膜和蛛网膜下腔，黑色素瘤细胞可沿蛛网膜下腔呈弥漫性生长，并产生播散，因而临床会出现上述脑脊膜、神经根受累的症状和体征。

**诊断** 影像学检查对脑膜黑色素瘤病有一定意义，但常不能用于确定诊断。如黑色素瘤形成结节性肿物，则 CT 平扫表现为等或稍高密度影，出血者表现高密度影。增强 CT 可表现为脑膜弥漫性或局灶性强化，类似于脑膜瘤。但与脑膜瘤不同的是，脑膜黑色素细胞瘤极少表现出瘤内钙化和邻近颅骨增厚。由于黑色素的顺磁性，如果瘤内黑色素细胞含量大于 10%，则在 MRI 上可出现特征性的 T1 加权像等或高信号、T2 加权像等信号或低信号、强化均匀的病灶，信号强度的变化主要与病变内黑色素的含量或出血有关。该特征性信号对于结节性黑色素瘤有诊断意义，而脑膜受累通常不会出现上述特征。增强 MRI 常表现为弥漫性或局灶性软脑膜或硬脑膜的增强、脑积水以及脑组织表面的小转移灶，由此可见 MRI 在诊断脑膜黑色素瘤时常缺乏特异性。原发脑膜黑色素

瘤的影像学特征常与黑色素细胞的含量、是否存在出血有关。这些病灶在 MRI 上常表现为短 T1 加权像和短 T2 加权像，增强后均匀强化，但也可能为环形强化或结节强化，常与脑膜瘤表现相类似。脑膜黑色素瘤的确诊主要依靠病理学检查，脑膜黑色素细胞瘤的细胞大小一致，分化良好，核质比例低。轻微核异型性，低核分裂，无坏死和浸润生长。在中枢神经系统内积极寻找黑色素瘤病理证据的同时，还应同时在外周寻找病理学证据，外周的病理结果对于转移性脑膜黑色素瘤的诊断有重要意义。

**鉴别诊断** 该病应与以下几种疾病鉴别。①转移性黑色素瘤：往往由皮肤的黑色素痣转移到颅内，临床常见为颅内单发病灶，边界清楚，且易找到身体其他部位的原发病灶。原发性脑膜黑色素瘤另一特点就是从未发现有向颅外转移的现象，故诊断为原发性，必须明确身体其他部位没有黑色素瘤；而身体其他部位特别是皮肤和黏膜有黑色素瘤时，颅内病变应考虑为转移性病变。②色素性脑膜瘤：临床表现为良性过程，肿瘤细胞以梭形为主，往往形成漩涡状结构. 常有砂粒体成分或局灶性钙化。③先天性神经-皮肤黑色素沉着症：该病属良性范畴，在软脑膜中有黑色素细胞，但无异型性或核分裂象。特点是脑组织内包括血管周围间隙有噬黑色素细胞浸润，不在脑实质内形成肿块。

**治疗与预后** 手术切除是首选治疗手段，手术切除范围影响脑膜黑色素瘤的预后，但基于以下原因，常难以做到肿瘤全切：①肿瘤起病隐匿，发现时肿瘤直径多大于 3 cm。②脑脊膜黑色素

细胞瘤多位于颅底或上颈髓，与重要结构粘连紧密。③肿瘤血供丰富。

软脑膜黑色素细胞瘤如果行根治性切除，一般预后较好。但由于该肿瘤无包膜，常难彻底切除，如果肿瘤不能全切除，局部复发将不可避免。脑膜黑色素细胞瘤可局部浸润或沿血管周围淋巴腔侵入脑内，也有报道远处转移甚至进展为恶性黑色素瘤。脑膜黑色素瘤患者手术次全切除后如不行放疗，5 年生存率仅为42%。因此脑膜黑色素瘤不能行全切除者，术后应放射治疗。

(卢亦成 李一明)

**脑干肿瘤**（brain stem tumor）
năogàn zhŏngliú

发生于脑干的肿瘤。占所有颅内肿瘤的 1%~2%，儿童相对发病率更高，占儿童颅内肿瘤的7%~15%。由于脑干充满重要的神经核团、神经传导束以及紧邻生命中枢，脑干肿瘤手术风险大，致残率和死亡率均相对较高。

**分类** 脑干肿瘤按照部位可以分为中脑肿瘤、脑桥肿瘤和延髓肿瘤。病理上最常见的脑干肿瘤是胶质瘤，其次是海绵状血管瘤及血管网织细胞瘤。脑干胶质瘤中胶质瘤的级别似乎与肿瘤的位置有一定关系，中脑胶质瘤中高级别相对多一些，延髓胶质瘤相对低级别的比率高一些。

**临床表现** ①交叉性麻痹：一侧脑干髓内肿瘤引起病灶侧脑神经损害及对侧肢体感觉和运动长传导束损害的体征，即交叉性麻痹；肿瘤位于中脑者常引起双眼运动障碍、发作性意识障碍等；桥脑肿瘤常有单侧或双侧外展神经麻痹、周围性面瘫、面部感觉障碍，并有对侧或双侧长传导束受损的体征；当肿瘤累及小脑脚

时则出现小脑症状；延髓肿瘤则出现声音嘶哑、进食易呛、咽反射消失及双侧长传导束受损的体征。②颅内压增高表现：脑干肿瘤较大时可以造成中脑导水管梗阻，引起脑积水，患者出现头痛呕吐等颅内压增高表现。③呼吸障碍：当延髓肿瘤累及生命中枢的时候可引起呼吸节律改变，甚至出现呼吸停止，危及生命。

**诊断** 脑干肿瘤诊断主要依靠 MRI 及 CT，其中 MRI 尤为重要，MRI 有助于明确病灶位于脑干的确切部位以及累及脑干内的重要神经结构，有无病变周围的水肿以及水肿程度，以及确定病变性质。对病变定性诊断有困难者可辅以特殊影像学检查，如 PET、MRI 灌注成像、磁共振波谱等。

**治疗** 手术治疗仍然是脑干肿瘤的首先治疗方式。手术适应证：①肿瘤相对较局限，尤其是延伸至脑干外者。②患者有明显症状。③患者全身状况可耐受手术，且征得患者和家属同意。对于没有症状的脑干肿瘤患者可以采用观察的办法，定期复查。对于广泛弥散的脑干肿瘤，可能无法手术切除，可以采取活检后放化疗。手术的基本原则是切除肿瘤时最大限度的保护正常脑干组织，如果条件允许，应该进行术中电生理监测，观察电生理变化。根据肿瘤的部位和生长方向选择入路，一般选择距病灶最近，对周围脑组织牵拉以及损伤最小的入路。

**预后** 脑干肿瘤的部位和性质决定患者的预后，一般海绵状血管瘤和血管网织细胞瘤相对预后较好，胶质瘤预后差异较大，高级别胶质瘤预后很差。

(王永刚)

nǎogàn jiāozhìliú

## 脑干胶质瘤 (brain stem glioma)

发生于脑干部位（中脑、脑桥和延髓）的星形细胞瘤。该病临床上较少见，约占所有儿童胶质瘤的 10%~15%，占成年人颅脑肿瘤的 1%，占儿童颅后窝肿瘤的 30%。美国流行病学资料显示，平均每年有 300 个儿童和 100 个成人被诊断为脑干胶质瘤，诊断时的年龄多为 5~9 岁，男女比例基本相等。70% 脑干胶质瘤起源于脑桥，可向上发展至中脑、内囊和丘脑；向外侧发展至小脑脚的下内侧；向下可侵及延髓。若起源于延髓，可至第四脑室，组织学分型多分化良好，预后较好。若起源于中脑，可使第三脑室梗阻出现颅内压增高的表现。

**病因及发病机制** 先天的遗传因素和环境因素相互作用所导致。一些已知的遗传疾病，如神经纤维瘤病（Ⅰ型）以及结核性硬化疾病等，为脑胶质瘤的遗传易感因素。有这些疾病的患者，其脑胶质瘤的发生机会要比普通人群高很多。此外，一些环境的致癌因素也可能与胶质瘤的发生相关。有研究表明，电磁辐射，如手机的使用，可能与胶质瘤的产生相关。但是，目前并没有证据表明这两者之间存在必然的因果关系。虽然大部分的胶质母细胞瘤患者都曾有巨细胞病毒感染，并且在绝大部分的胶质母细胞瘤病理标本都发现有巨细胞病毒感染的证据，但是这两者间是否存在因果关系，目前也不十分清楚。

**分类** 主要分为两大类：弥漫性脑干胶质瘤（常见于脑桥）和局灶性脑干胶质瘤（常位于中脑和延髓）。95% 的脑干胶质瘤是星形细胞瘤。弥漫性脑干胶质瘤常为高度纤维型星形细胞瘤，肿瘤生长迅速，预后较差。相反，局灶性脑干胶质瘤常为毛细胞或纤维型星形细胞瘤，或神经节胶质瘤，为低度恶性肿瘤，预后较好。

**临床表现** 脑干胶质瘤的临床症状分为一般性症状和局灶性症状，一般性症状常见于头痛，多为后枕部痛。儿童常有性格改变，情绪急躁，兴奋性高，不想睡觉。成年患者可出现无故哭笑，少数患者伴有心悸、腹痛等自主神经功能紊乱症状。而颅内压增高不是脑干胶质瘤的首发症状。脑干胶质瘤的局灶性症状依据肿瘤位置和生长方式而异，主要表现为脑神经麻痹和脑干长束症状和体征，病程多呈亚急性，早期常见步态异常、脑神经麻痹（面瘫、复视）、肢体末端肌力弱；晚期合并脑积水可出现眼底视盘水肿。脑干上部肿瘤常表现为脑积水和小脑体征；脑干下部病变临床上可表现为食欲减退、反复上呼吸道感染、吞咽困难、呕吐、声音嘶哑、偏瘫或四肢瘫、共济失调和反射亢进等。症状出现至确诊的时间间隔儿童为 2~3 个月，成人为 10.6 个月。

**诊断** 脑干胶质瘤确诊依据临床和影像学表现，几乎所有的患者，根据其在 MRI 上的特征性表现即可明确诊断和制订治疗方案。脑干胶质瘤的 CT 表现多为低密度灶，少见等密度灶，约 25% 增强扫描后有强化表现，肿瘤内有凝固性坏死，常为不规则强化或边缘强化。瘤内钙化少见。肿瘤在 CT 上的特征性表现与患者的预后相关，CT 表现为弥漫性生长、低密度灶的儿童预后差。而肿瘤向脑干背侧外生性生长且有强化表现或等密度有强化表现，患者预后明显好。头部 MRI 对于脑干肿瘤的定位、定性明显优于 CT。弥漫型胶质瘤表现为以脑桥为中心弥漫性浸润和膨胀，大多数呈等、长 T1 加权像长 T2 加权像信号，强化不一致，可伴有较明显的瘤周水肿，MRI 影像能精确地描述肿瘤的位置和浸润情况、扩展的程度，是否伴有梗阻性脑积水等。局灶型胶质瘤呈长 T1 加权像、长 T2 加权像异常信号，可有均匀、一致强化，边界相对清楚，可区分于正常组织。

**鉴别诊断** 脑干胶质瘤应与以下疾病相鉴别。①脑干脑炎：好发于青壮年，约 50% 患者发病前 1~4 周有上呼吸道感染史，起病急，早期可出现意识障碍和双侧脑神经麻痹。病程常呈自限性，经治疗 7~8 周可好转或治愈。脑脊液检查发现淋巴细胞和单核细胞增多，蛋白质轻度增多。儿童急性起病，仍需首先考虑脑干胶质瘤的可能性大。②脑神经麻痹：单发性脑神经麻痹需结合有无脑神经损害的症状，及对侧长束症状与脑干胶质瘤相鉴别。③小脑肿瘤：小脑半球的肿瘤可压迫脑干产生症状，小脑蚓球的髓母细胞瘤长向第四脑室时可压迫脑干出现脑干肿瘤的症状。④脑干周围的其他肿瘤：中脑肿瘤需与颅咽管瘤、斜坡脊索瘤、胆脂瘤、天幕裂孔处的脑膜瘤、松果体区肿瘤作鉴别；还应与向脑桥外侧生长的肿瘤与听神经瘤相鉴别。还应与延髓空洞症、枕大孔区肿瘤等相鉴别。⑤其他：多发性硬化在早期可出现类似于脑干胶质瘤的症状，影像学检查有助于进一步诊断。脑干内血管性疾病起病急，随时间延长病情可稳定或逐步好转。另外，还需与脑干血管瘤、囊肿、畸胎瘤、结核瘤、转移性肿瘤鉴别。

**治疗** 脑干胶质瘤主要治疗方法为手术、放疗和化疗。手术的目的是切除向脑干外生长的肿瘤，延长患者生存时间；明确肿瘤的性质，便于放射治疗。以下几种情况可考虑手术：向第四脑室或脑桥小脑角生长，造成第四脑室增大的低级别胶质瘤；未向脑干生长的低级别胶质瘤。

脑干胶质瘤的推荐放射量 45～55Gy，但大部分肿瘤放射治疗后仍会继续发展，确诊后 5 年存活率为 0%～35%。亦有采用高分割放射治疗法，采用每天 2 次，日剂量为 1Gy，总剂量逐渐递增，初始剂量 64Gy，然后为 72Gy 和 78Gy，因为超分次放疗缩短了每次治疗的间隔时间，意味着降低了在这段时间内肿瘤复发的机会，从而改善了预后。病变局限，组织学良性者经放射治疗预后好，5 年存活率可达 50%～60%；病变弥散，组织学有间变者存活时间不超过 18 个月。放射治疗期间同时给予激素治疗，可以减轻临床症状。

目前较常用的化疗药物有洛莫司汀（环己亚硝脲）、长春新碱、氟尿嘧啶、羟基脲、VM26 和卡铂等。有文献报道单纯放射治疗，其 5 年存活率为 17%，而放射治疗合并长春新碱化疗者，5 年存活率为 23%，统计学上无差异，认为化疗对脑干肿瘤的意义不大。

**预后** 治疗效果依据临床和影像学检查而定，并分为完全好转（肿瘤全切）、部分好转（肿瘤切除 50% 以上）、改善（肿瘤切除少于 50%）、无变化及病情恶化。预后与下列因素相关：病程长预后好，反之则差。术前伴脑神经麻痹预后较差；而无脑神经

麻痹都预后较好。亦可通过放射学表现判断预后，脑干内弥散性病变或 CT 呈低信号都预后差；而肿瘤呈实性、外凸型生长，位于延髓交界处者预后较好。组织学类型也密切相关，高分化星形细胞 2 年存活率为 65%；而低分化细胞瘤 2 年存活率仅为 14%。患者发病年龄与预后无关。

（赵世光）

nǎogàn hǎimiánzhuàng xuèguǎn jīxíng

## 脑干海绵状血管畸形 （brainstem cavernous malformation）

发生于脑干部位的众多薄壁血管组成的海绵状异常血管团。又称脑干海绵状血管瘤。畸形血管紧密相连，血管间无或少见脑实质组织，因其外表形态似海绵，故得其名。海绵状血管畸形（CM）为中枢神经系统血管畸形的一种，占 5%～13%，其中脑干海绵状血管畸形占所有海绵状血管畸形的 9%～35%。该病几乎可见于各个年龄段，多见于 20～40 岁，男女发病率相似。病变好发于脑桥约占 40%。

**病因及发病机制** 目前对脑干海绵状血管畸形的组织发生学尚不清楚。有研究显示家族性或多发 CM 多见于西班牙裔，为常染色体显性遗传，支持先天性来源的假说。也有研究认为常规放疗、病毒感染、外伤、手术、出血后血管性反应都可诱发 CM，支持后天性来源的假说。

**病理** 脑干海绵状血管畸形与其他部位的海绵状血管畸形一样是由许多薄壁的血窦腔隙组成的，其窦样腔直径 0.1～0.4cm，无扩张的供血动脉和动静脉之间的直接相通。大体病理呈一孤立，深红色，境界清楚的团块状病灶，镜下观察病变由缺乏肌层和弹力层的薄壁海绵状血窦组成，其间

隙无正常神经组织，但可见胶质组织增生，病变内也可出现玻璃样变、纤维化、血栓和钙化，由于壁薄易破裂出血其病变组织或周围神经组织常含铁血黄素沉积。病变周围也常伴有异常静脉。

**临床表现** 脑干海绵状血管畸形的临床表现与其所在的位置、病变大小、是否伴有出血有明显的关系。少数无任何症状，仅在尸检或体检时无意发现。大部分患者因局部出血或病变的轻度占位效应引起临床症状就诊，可出现头痛、头晕、复视、面部麻木、恶心、呕吐、肢体乏力、步态不稳、感觉异常、昏迷及相应脑神经功能缺失的临床症状及体征。延髓病变者可出现吞咽困难，颅内压增高大多发生在中脑病变，红核震颤、不自主发笑、发作性意识障碍其为中脑病变所特有，眼球同向凝视障碍、高热为脑桥病变所特有，而顽固性呃逆，呼吸、循环和消化系统的症状均可见于延髓病变。发病初症状较轻，随着出血量增加，症状也逐渐加重，病情恶化。随着病情的发展，出血停止，血肿吸收，组织修复，短暂水肿消退后患者神经功能可以得到改善。

脑干海绵状血管畸形有反复出血倾向，但很少突破到蛛网膜下隙或脑室系统。畸形病变区血流速度低，破裂出血时产生的破坏性较小，多表现为占位症状，而神经组织破坏症状少。这种反复的出血，使神经功能症状加重或出现新的损害，而且出现不可逆的损害。大多数病例，如果血肿的压迫未超过脑干的承受力，神经功能可以恢复。

**诊断** 患者多为青壮年，一般无高血压病史，以急性或亚急性起病，头痛、头晕、肢体麻木

或有其他脑干症状。CT 脑干海绵状血管畸形在 CT 平扫可表现为：①呈不均匀状、斑点状或洋葱状钙化。②低密度区代表血栓形成或缓慢流动的血池。③无或有轻度的占位效应。④轻度或明显的强化呈弥漫性或不均匀性，但无异常血管显示。⑤急性期出血可见高密度影。⑥病灶可为多发，但周围无脑水肿。CT 在颅后窝脑干病变诊断中存在局限性，其对海绵状血管畸形的诊断意义不大，但上述图像特点可提供参考。

MRI 成像特点在诊断脑干海绵状血管畸形中敏感性高，特异性强，其表现为：①MRI 成像的病理基础是反复多次出血所残留的高铁血红蛋白、含铁血黄素沉积、血栓、钙化及反映性胶质增生，一般无流空信号。②血栓及反复小量出血，内含游离稀释的 MHB，后者在所有成像序列中均呈高信号，持续 3 个月至 1 年，此为海绵状血管畸形的特征之一。③血栓与出血灶外周的含铁血黄素环在所有序列中均呈黑色低信号，在 T2 加权像上最明显，此为海绵状血管畸形的 MRI 成像的特征之二。④钙质沉积在 MRI 所有成像序列上均为无信号；⑤反映性胶质增生呈长 T1 加权像和长 T2 加权像信号。

**鉴别诊断** 该病极易与动静脉畸形（AVM）出血相混淆，AVM 引起的出血量较大，MRI 上常无特征性的爆米花样改变，若 MRI 不能区别海绵状血管畸形与 AVM，可于几周后再次行 MRI 检查加以鉴别。也可行 DSA 检查，AVM 在 DSA 上常可见畸形血管团以及供血、引流血管，而脑干海绵状血管畸形在 DSA 上多为阴性。此外应与脑膜瘤鉴别，脑膜瘤发生在脑外，海绵状血管瘤脑

内外都可发生；脑膜瘤多有邻近骨质的反应，海绵状血管瘤不存在；脑膜瘤多为明显强化，海绵状血管瘤强化方式则差别较大，一般很少均质明显强化；脑膜瘤的占位效应明显，海绵状血管瘤一般无占位效应。

脑干胶质瘤的出血也可急性起病，需要影像学检查以鉴别。但肿瘤的出血范围往往小于病灶，即出血附着在异常增大的脑干背景上，同时伴有明显的持续时间较长的脑组织水肿，而脑干海绵状血管瘤引起的水肿常发生于急性出血后，且很快消退；另外，肿瘤出血不具有反复出血的影像特征，结合病史不难鉴别。

**治疗** ①手术治疗：目的是完全切除病变预防再出血，减少对脑干皮质的损害，阻止病情恶化，改善患者的预后。症状性的出血，MRI 示病灶有占位效应者，应实施显微手术治疗；如伴有意识障碍，MRI 示张力性血肿者，需要急诊手术。手术应尽早施行，在血肿尚未完全机化前，周围组织的玻璃样变及纤维化尚未恶化时较容易手术，效果也好。但若患者就医时的神经系统症状、体征已明显好转，复查 MRI 检查显示病灶已吸收，脑干体积也基本恢复正常，则不需要手术治疗。而对于一些深在、小的出血病灶，症状不重者也可严密随诊。②立体定向放射外科治疗：随着立体定向放射外科技术的进一步发展和临床经验的不断积累，γ 刀治疗脑干海绵状血管畸形的技术也越来成熟，其机制与治疗脑动静脉畸形相同，即 γ 射线作用于病变处，造成血管的内皮细胞增生、管壁发生透明样变性并增厚，最终致使管腔闭塞。目前尚无微创的检查手段证实术后血管的闭塞

程度以评价疗效，只能通过长期随访和临床观察。熟练掌握显微神经外科手术技巧，应用神经导航和神经电生理技术，掌握手术时机，可以达到治愈目的。立体定向放射治疗可使血管畸形 2 年再出血率明显降低，但其适应证尚有争议，对无需要手术者，应进行随访。

**预后** 海绵状血管畸形接近脑干皮质，手术危险性很低，预后较好；而病变大、无出血或广泛钙化者，手术困难风险极大。

（赵世光）

lúnèi xuèguǎn wǎngzhuàng xìbāoliú
**颅内血管网状细胞瘤**（intracranial angioreticuloma） 血管网状细胞和基质细胞增生形成的肿瘤。又称为颅内血管母细胞瘤。该病常伴发视网膜血管瘤、内脏先天性多发性囊肿、肾透明细胞癌、嗜铬细胞瘤等，称为冯·希佩尔·林道综合征（von Hippel-Lindau syndrome），简称 VHL 综合征，是一种常染色体显性遗传、多系统肿瘤性疾病。VHL 综合征可有 80% 的患者以颅内血管网状细胞瘤为主要表现，而颅内血管网状细胞瘤有 10% ~ 40% 为 VHL 综合征伴发。颅内血管网状细胞瘤占颅内肿瘤的 1% ~ 2%，好发于颅后窝，占颅后窝肿瘤的 10% 左右，绝大多数位于小脑半球，少数位于小脑蚓部、第四脑室底部、脑干及高位颈髓，发生于幕上者罕见。

**病因** 目前对血管网状细胞瘤的组织发生学尚存有争议。以往认为这是一种良性的脑血管性肿瘤，但其肿瘤细胞第八因子抗原的阴性染色结果表明它并非来源于血管。2000 年开始，在世界卫生组织（WHO）的中枢神经系统肿瘤分类中，将血管网状细胞

瘤归入脑膜组织来源的肿瘤之中。该瘤自新生儿到 80 岁的老年人均可发病，好发年龄为 30~50 岁。约 5% 的血管网状细胞瘤患者有家族倾向，25% 与 VHL 综合征有关。

**病理** 血管网状细胞瘤组织学上属于良性肿瘤，以血管和基质细胞增生为主要病理改变。可为囊性或实质性，但以囊性者多见，占 60%~80%。囊性血管网状细胞瘤多见于小脑半球，而实质性者多见于脑干、脊髓及小脑蚓部等中线结构。肿瘤的囊液为浅黄色或黄褐色透明液体，蛋白质含量很高。囊壁是受压迫的小脑组织，而非肿瘤组织。囊壁上常有瘤结节附着，位于囊壁的近脑膜侧，并突入囊内。瘤结节直径一般约 2cm，个别的很小，甚至手术中不易发现，隐蔽在囊壁内。瘤结节的血管丰富部位呈暗红色，有陈旧性出血时呈铁锈色，脂肪沉着处呈黄色，质地较软。实质性血管网状细胞瘤与囊性肿瘤的瘤结节性质相似，有丰富的血管供血。肿瘤一般与周围组织分界明显，易于分离，但也有粘连紧密分离困难者。

**临床表现** 血管网状细胞瘤实质性者，生长缓慢，病程较长。囊性者，病程较短，囊肿形成较快或囊内出血，可呈急性发病。头痛、呕吐、小脑症状是血管网状细胞瘤的三大主要表现。大多数患者以慢性颅内压增高症状为主要表现，头痛最为常见，约 80% 的患者有呕吐。小脑肿瘤大多有眼球震颤，共济失调和步态不稳等症状，有的出现强迫头位。脑干肿瘤常表现为脑神经麻痹，如后组脑神经症状（舌咽神经，迷走神经，副神经，舌下神经），呛咳、吞咽困难和肢体感觉或运动障碍等。幕上肿瘤根据部位不同可有偏瘫、偏身感觉障碍、癫痫样发作等。位于小脑蚓部或小脑半球内侧的肿瘤常压迫第四脑室，如囊肿增大或瘤内出血可使脑脊液通路完全受阻，阻塞性脑积水可致急性严重的颅内压增高。若发现内脏的先天性疾病如多囊肾、胰腺囊肿、肝囊肿、肾细胞癌、肾上腺嗜铬细胞瘤等应考虑伴发该病的可能。血管网状细胞瘤的瘤细胞含有产生促红细胞生成素的分泌颗粒，因而有 10%~50% 患者可伴红细胞和血红蛋白相应增多。红细胞大于 $6.0 \times 10^{12}$/L、血红蛋白大于 170g/L 可诊断为红细胞增多症。

**诊断** ①CT 检查：CT 平扫时实质性肿瘤表现为边界清楚的圆形或类圆形不均匀较高密度、等或低密度病灶，肿瘤多位于脑内，瘤周水肿带常不明显，增强扫描肿瘤呈明显均匀强化。囊性肿瘤平扫时为低密度类圆形病灶，边界尚清，由于囊液中含有蛋白质和可能伴有出血，CT 密度略高于脑脊液。有时可见等或稍低密度的瘤结节突入囊腔，增强扫描时瘤结节明显强化。囊壁通常为正常脑组织，无强化效应；囊壁明显强化者，提示为肿瘤性病灶，囊腔为肿瘤坏死、囊变所致。瘤周可见一根或数根较粗大的血管伸入肿瘤。肿瘤较大时，第四脑室受压移位，幕上侧脑室及第三脑室扩大、积水，在 CT 与 MRI 上都可显示。②MRI 检查：首选诊断方法。实质性肿瘤 T1 加权像呈等信号，T2 加权像为高信号。囊性肿瘤 T1 加权像呈低信号，T2 加权像为高信号。增强后，实质性病灶和囊性病灶的瘤结节均可明显强化。多数病灶周围无明显脑水肿。肿瘤内或其周围可见条状纤曲行走的血管流空影。③数字减影脑血管造影（DSA）：病灶可显示为一团细小规则的血管网及肿瘤染色，有时可见较大的动脉参与供血。在肿瘤太小，CT 和 MRI 上无法显示时，可行椎动脉血管造影。④血常规检查：部分患者可发现红细胞增多症，肿瘤切除术后红细胞及血红蛋白在 2 周至 1 个月内逐渐恢复正常。对此类患者，监测红细胞及血红蛋白情况，可作为随访肿瘤复发可能的指标之一。

**鉴别诊断** 实质性的血管网状细胞瘤需与脑膜瘤相鉴别，血管网状细胞瘤为脑内肿瘤，肿瘤内或其周围有条状纤曲走行的血管是其典型表现，在 MRI 为实质性的血管网状细胞瘤的标志性特征；而脑膜瘤为脑外肿瘤，使脑组织受压、移位。囊性的血管网状细胞瘤需与囊性的星形细胞瘤和室管膜瘤相鉴别，囊性病变的瘤结节一般较小而形态规则。

**治疗** 手术切除是治疗血管网状细胞瘤的主要手段。①对于血供丰富、血管众多、体积较大的瘤结节或实质性肿瘤，手术应遵循切除动静脉畸形手术原则，首先处理供血动脉，最后处理引流静脉。肿瘤应行整块完整切除，分块切除可导致术中大出血。术后瘤腔周边脑组织的血供灌注压突破，可导致弥漫性的瘤腔渗血，止血困难或出现术后颅内血肿。术前行供血动脉栓塞，术中控制性低血压，可有效减少肿瘤血供，减少肿瘤切除后周边脑组织灌注压的大幅变动，并提高肿瘤全切除率。术后亚低温的应用也有助也减少术后并发症的发生。②对囊性肿瘤，切除实质性的肿瘤结节是手术关键，囊壁无需处理。可先穿刺抽出囊液，再切开囊壁探查，瘤结节附近囊壁上可有棕黄色的含铁血黄素沉着。囊腔内需充分探查，以防遗漏多发性结节。确实难以发现肿瘤结节的囊肿，可作单纯引流，缓解症状，待复发后再次手术切除瘤结节。③对术后残留肿瘤及复发肿瘤，如直径小于3cm，γ刀立体定向放射治疗有良好的效果。

**预后**　大的实质性血管网状细胞瘤因血供丰富，手术有一定风险，手术死亡率约15%。肿瘤切除完全则预后良好。囊性或实质性的血管网状细胞瘤，即使全切除后，仍有16%～30%的复发率，可原位复发或远隔部位复发，尤其是VHL综合征患者，有多发肿瘤者及30岁以下年轻人易于复发。需每年进行颅脑及脊髓MRI复查随访，以早期处理血管网状细胞瘤的术后复发。

（兰　青）

*lúnèi xuèguǎnwàimó xìbāoliú*

**颅内血管外膜细胞瘤**（intracranial hemangiopeficytoma，IHPC）　一种生物学行为与肉瘤极为相似的颅内恶性肿瘤，起源于脑膜毛细血管外皮细胞或是向成血管分化前体细胞的肿瘤。

**病因及发病机制**　与其他肿瘤一样，为多因素致病，在遗传学上常见染色体12q13重新排列，一些癌基因位于该区域，如MDM2、CDK4和CHOP/GADDL53。

**病理**　大体形态，质硬，常呈分叶状，颜色为灰红或红色，富含血管。肿瘤细胞丰富，细胞形态为圆形或卵圆形，镜下结构多样，与普通脑膜瘤很相似。鹿角样毛细血管是其特征性结构，并且数量丰富。约50%的肿瘤可出现囊性变、坏死及乳头状结构。血管外皮细胞细胞常表现为上皮样平滑肌瘤样和分泌基膜样物质，但缺乏表面膜样特征。

**临床表现**　在脑膜瘤病例中占2%～4%。该病在男性中更为多见（占56%～75%），椎管内的发病情况也是如此。确诊时平均年龄40岁。与脑膜瘤发病部位相似，15%的IHPC位于颅后窝，15%位于椎管内。位于椎管内的约50%集中在颈段。也有报道肿瘤位于某些特殊部位，如松果体区。有多发的报道。由于IHPC生长迅速，与脑膜瘤患者相比，往往在短时间内出现症状。临床表现取决于肿瘤生长的部位。最常见的是头痛和与肿瘤相关的定位体征。只有约16%幕上IHPC患者以癫痫为首发症状，这与肿瘤不直接侵犯脑组织和快速生长有关。

**诊断与鉴别诊断**　通过病史、体征及影像学检查（特别是增强MRI）可诊断，确诊需病理。血管外膜细胞瘤的影像学表现与脑膜瘤相似。典型的CT图像是一窄基或宽基的附着于脑膜上的占位性病灶。血管外膜细胞瘤通常在MRI T1加权像或T2加权像中呈等信号，并有明显的血管流空效应。增强扫描往往表现不均匀强化。CT或MRI检查有助于鉴别血管外膜细胞瘤和脑膜瘤，基底狭窄多见于血管外膜细胞瘤，而骨质增生只出现于脑膜瘤。血管外膜细胞瘤常呈特征性的血管造影表现，包括螺旋样动脉走行，分流以及持续较久的静脉期染色。约50%肿瘤存在明显的颈内动脉供血，几乎没有肿瘤存在早期静脉引流，这是另一个与普通脑膜瘤的鉴别点。

**治疗**　IHPC的处理比较困难。由于IHPC的血供丰富，术前血管栓塞有利于术中控制出血。手术切除原则与脑膜瘤相同。首次手术应尽量全切肿瘤。IHPC的全切率为50%～70%。术后辅以放疗。

**预后**　IHPC具有强烈的复发趋势。术后复发的平均时限为40～78个月，多年无复发生存很少见。有学者统计该病5年、10年和15年的复发率分别为65%，76%和87%。第一次复发后，IHPC再次复发的间隔时间趋于更短。IHPC可转移至中枢神经系统以外的部位，最常见是骨、肺和肝。5年、10年和15年内发生转移的概率分别是13%、33%和64%。IHPC首次手术后的中位存活时间是60个月，5年、10年和15年的实际存活率分别是67%、40%和23%。

（毛伯镛）

*lúgǔ yóuyīn ròuliú*

**颅骨尤因肉瘤**（Ewing sarcoma of skull）　起源于骨髓间充质细胞的原发恶性骨肿瘤。是较少见的一种恶性肿瘤，多见于骨科，神经外科主要见于颅骨肿瘤，属于一种高度恶性的小圆细胞原发肿瘤。

**病因及发病机制**　与其他恶性肿瘤的致病因素相同，发病机制不明。

**病理**　肿瘤呈结节状，质地柔软，无包膜。切面呈灰白色，部分区域因出血或坏死而呈暗红色或棕色。肿瘤坏死后，可形成假囊肿，内充满液化的坏死物质。肿瘤破坏骨皮质后，可侵入软组织，在骨膜及其周围形成洋葱皮样成层的骨膜增生。镜下瘤细胞呈圆形或多角形，形态相当一致，胞质很少，染色浅，胞膜不清楚。细胞核呈圆形或椭圆形，大小比较一致，颗粒细，分布均匀，核分裂象多见。瘤组织内细胞丰富，细胞排列成巢状，偶见20个左右瘤细胞呈环形排列，形成假菊形团结构。

**临床表现** 多见于 10～25 岁的青年人，男性多于女性。疼痛是最常见的临床症状。局部可发现肿块。可有发热、乏力、食欲下降和贫血等全身症状。

**诊断及鉴别诊断** 通过病史、体征及辅助检查诊断不难。X 线平片是非常重要的检查手段。正侧位及切线位 X 线平片可明确肿瘤侵袭的范围及大小。CT 及 MRI 能较好地判断肿瘤的范围及侵犯软组织的情况。MRI 可见瘤体处广泛性骨质破坏，呈软组织肿块影；在 T1 加权像上呈均匀的长 T1 加权像信号；在 T2 加权像上呈很长 T2 加权像高信号。在 CT 上显示为源于骨组织的软组织肿块，骨质广泛破坏。核素骨扫描不仅可显示原发病灶的范围，而且还可发现全身其他病灶。实验室检查可有贫血、白细胞增多及血沉加快。主要与急性化脓性骨髓炎、骨原发性网织细胞肉瘤、神经母细胞瘤骨转移，以及骨肉瘤相鉴别。

**治疗** 尤因肉瘤恶性程度高，病程短，转移快，采用单纯的手术、放疗、单药化疗，效果均不理想。手术治疗的原则是完全切除肿瘤，以最大限度地达到有效的局部控制，防治和减少肿瘤的转移。尤因肉瘤对放疗极为敏感，是治疗尤因肉瘤的主要措施。对尤因肉瘤有效的化疗药物有环磷酰胺、多柔比星（阿霉素）、放线菌素 D（更生霉素）、长春新碱、卡莫司汀等。治疗该肿瘤需要手术和放化疗结合。

**预后** 尤因肉瘤的预后与患者的年龄、性别无密切关系；肿瘤大小是影响预后的一个主要因素，预后与肿瘤直径关系密切，当肿瘤直径大于 5cm 时，75% 的患者生存期少于 1 年。化疗敏感性是影响预后的一个重要因素，凡化疗能使肿瘤明显缩小或消失，在组织学上显示疗效好者，其预后较好。

（毛伯镛）

**lúnèi zhīfángliú**

**颅内脂肪瘤**（intracranial lipoma） 中枢神经组织胚胎发育异常所致的脂肪组织肿瘤。临床上很少见，由于很少引起临床症状，多在尸解中发现。绝大多数病灶位于脑中线附近，其中最常见的部位是胼胝体区，约占 50%，小部分位于三脑室下部、脑干、小脑、基底节、四叠体区、侧脑室、外侧裂和脑桥小脑角区。

**病因及发病机制** 病因不明，多因素致病。由于脂肪瘤多发生在中轴附近，且常合并神经管闭合不全畸形，故许多学者认为此病的病因是胚胎发育迷乱、神经管闭合不全所致。

**病理** 颅内脂肪瘤的生长模式更像是错构瘤，即由多余组织所形成的瘤状结节。肿瘤外观呈深黄色的脂肪组织团块，剖面可见脂肪组织间富含血管。镜下见肿瘤由成熟的脂肪细胞组成，混有数量不等的血管，在肿瘤与神经组织接触面处，常有不同程度的胶质增生。对含血管较多的脂肪瘤，可称为血管脂肪瘤。

**临床表现** 约 1/3 的患者可无任何临床表现，主要与发生部位有关。胼胝体部位脂肪瘤的患者常表现有癫痫发作。灰结节部位的脂肪瘤可产生丘脑紊乱症状。而脑室系统的病灶可引起梗阻性脑积水，患者多表现有智力障碍。脑桥小脑角的脂肪瘤则可产生后组脑神经障碍。

**诊断与鉴别诊断** 依据病史、体征及影像学检查诊断。CT 是诊断颅内脂肪瘤最可靠的检查方法。CT 病灶呈低密度，低于脑脊液信号。病灶周围的脑组织无水肿改变。头部 MRI 检查可进一步明确颅内脂肪瘤的解剖变异和脑组织结构上的异常。MRI 病灶在 T1 加权像呈高信号，在 T2 加权像呈低信号。主要与皮样囊肿、胆脂瘤和畸胎瘤相鉴别。

**治疗** 对于颅内脂肪瘤是否需要手术治疗存在争议，多数学者不主张直接手术切除脂肪瘤。原因是：①脂肪瘤系良性肿瘤，生长缓慢，不会导致显著的颅内压升高。②脂肪瘤通常与毗邻神经血管密切粘连，勉强切除脂肪瘤会导致神经功能损害，后果严重。③临床症状、体征常常与脂肪瘤本身无关，可能为伴发的其他先天畸形所致，手术切除脂肪瘤并不能改善临床症状。颅内脂肪瘤手术适应证和方法：合并脑积水者做脑室-腹腔分流术，口服抗癫痫药物控制癫痫。只有病灶较大，患者有明显症状时，需手术切除病灶。

**预后** 预后较好，病变生长于重要部位且需手术的患者预后较差。

（毛伯镛）

**lúnèi xiānwéi ròuliú**

**颅内纤维肉瘤**（intracranial fibrosarcoma） 成纤维细胞和胶原纤维形成的肿瘤。十分少见。

**病因及发病机制** 尚不明确，大部分病例与骨佩吉特病、放射治疗史、纤维发育不良、骨巨细胞瘤、骨坏死或慢性骨髓炎有关。

**病理** 肿瘤位置较深，为一具有分叶的球形肿块，有时（特别是在肿瘤形体较小时）具有假囊。在肿瘤切面上的外观和质地均依其胶原的不同含量而各异；

在富含细胞的区域内，呈松软的脑髓样组织外观。在胶原型的纤维肉瘤中，组织的质地较硬且富含纤维。一般不出现类似于纤维样瘤的腱膜样病变，同时，还可能含有黏液样区。肿瘤全部由梭形细胞组成。细胞具有一带尖端的核，并产生网状和胶原纤维。电镜检查显示，胞质内存在胶原丝。

**临床表现** 纤维肉瘤并不多见（约占所有软组织肉瘤的10%）。可在任何性别及年龄中发病，但一般在30~70岁的发病率较高，平均发病年龄为45岁，很少在10岁前发病。部分为先天性发病者。肿瘤绝大多数位于浅筋膜的深层，表现为单一的球形肿块，有时呈分叶状。通常生长较快（但并非都很快）。有时，肿瘤在几周内倍增。某些属于先天性类型的肿瘤在出生时其形体即已相当大。质地较硬，边缘相当清楚。在晚期，可能与骨骼粘连，也可使皮肤溃烂向外呈蘑菇状生长。有时可压迫神经干，但绝大多数病例几乎或完全无疼痛症状（神经干受压者除外）。

**诊断与鉴别诊断** 普通诊断同一般肿瘤，确诊需病理活检。X线平片提示在个别病例中，显示钙化影。病变可能侵袭其附近的骨骼。动脉造影，CT和MRI等检查所显示的特征与其他类型的大部分肉瘤相似。临床上主要与恶性纤维组织细胞瘤、恶性神经鞘瘤、梭形细胞单相滑膜肉瘤及平滑肌肉瘤相鉴别。

**治疗** 对纤维肉瘤的治疗主要为手术切除，对成年病例，肿瘤切除应彻底，而对儿童病例要求则不如成人者高。切除边缘应广泛。对成年患者及Ⅲ~Ⅳ级纤维肉瘤适于行根治性边缘切除术。

放射疗法和化疗仅能取得中等或多变而不恒定的治疗效果。所以只能作为辅助性治疗，特别是适宜于对Ⅲ~Ⅳ级纤维肉瘤的处理。

**预后** 纤维肉瘤的预后取决于其组织学的分级和年龄。10岁以下儿童的预后明显较好。儿童与成人的复发率大致相同，但发生转移较少，一般可少于10%。

（毛伯镛）

lúnèi pínghuájī ròuliú

## 颅内平滑肌肉瘤（intracranial leiomyosarcoma） 发生于中胚层组织的恶性肿瘤。临床上少见。

**病因及发病机制** 病因不明，与遗传、环境等的关系尚不确定，多因素致病。

**病理** 肿瘤大，不对称，境界不清楚，向下深达皮下组织，其上表皮萎缩变薄，瘤细胞异型性，多形，胞核内可见较多空泡，核分裂象多，可有坏死，皮肤平滑肌肉瘤浸润性强；皮下者边界相对清楚，有透明变性、黏液样变性，部分肿瘤是上皮样的，瘤细胞呈圆形，胞质透明，不排列成肌束；部分有丰富的颗粒状胞质；可有黏液基质，肌动蛋白反应阳性，肌纤维蛋白也常是阳性，一些病例（小于10%）表达角蛋白，有时在瘤体内可见壁薄、形状各异的血管。

**临床表现** 发病年龄以成年人相对多见。常以局部包块为主要表现，可有疼痛感觉，压迫重要结构及神经出现相应的功能障碍，另外可有发热、乏力等症状。

**诊断与鉴别诊断** 普通诊断同一般肿瘤，确诊需病理活检。X线平片是非常重要的检查手段。正侧位及切线位X线平片可明确肿瘤侵袭的范围及大小。CT及MRI能较好地判断肿瘤的范围及侵犯软组织的情况。MRI可见瘤

体处广泛性骨质破坏，呈软组织肿块影；在T1加权像上呈均匀的长T1加权像信号；在T2加权像上呈很长T2加权像高信号。在CT上显示为源于骨组织的软组织肿块，骨质广泛破坏。核素骨扫描不仅可显示原发病灶的范围，而且还可发现全身其他病灶。实验室检查可有贫血、白细胞增多及血沉加快。临床上主要与恶性纤维组织细胞瘤、恶性神经鞘瘤、梭形细胞单相滑膜肉瘤及纤维肉瘤相鉴别。

**治疗** 早期肿瘤一般采用手术治疗，切除范围应包括2cm的正常边界。可用放疗作为辅助治疗。一般不用化疗。晚期肿瘤可以是极为恶性的，生存率很低，需常规手术后辅以放化疗。

**预后** 与其他组织来源肿瘤类似（如尤因肉瘤），早期治疗，预后较好。晚期预后不良。

（毛伯镛）

jǐngjìngmàiqiúliú

## 颈静脉球瘤（glomus jugulare tumor） 起源于颈静脉球和鼓室副神经节细胞，发生在颅底颈静脉孔内及其附近的肿瘤。又称类颈动脉体瘤、非嗜铬性副交感神经节瘤。吉尔德（Guild）于1941年发现并于1951年命名，其发生率占全身肿瘤的0.03%，头颈部肿瘤的0.06%。该病可在10岁以上任何年龄发生，女性发病率高于男性。肿瘤性质为良性，是富血管性肿瘤，呈球形或结节性生长，绝大多数属于良性无分泌性（非功能性）副交感神经节瘤，但生长方式类似恶性，颅内外广泛浸润性生长，脑神经常受侵犯，但肿瘤转移较少见。肿瘤病程差异较大，据报道可从1个月到28年不等，肿瘤多为散发性，家族遗传倾向很少。

**病因及发病机制** 目前病因不明,有学者认为与后天基因突变有关,多为散发,有家族发病倾向。

**分类** 颈静脉球瘤的常用分类包括菲什(Fisch)分型和杰克逊(Jackson)分期。

**菲什分型** A型,肿瘤限于中耳腔;B型,肿瘤限于鼓室乳突区,不伴迷路下病变;C型,肿瘤累及颞骨、迷路下部及岩尖,包括C1型肿瘤虽然累及颈静脉球和颈静脉孔,但未侵入到颈动脉管的垂直部,C2型肿瘤累及颈内动脉管垂直部,C3型肿瘤累及颈内动脉管的水平部;D型,肿瘤侵犯硬脑膜,进入颅内,包括D1型颅内肿瘤直径小于2cm,D2型颅内肿瘤直径大于2cm。

**杰克逊分期** ①鼓室球体瘤:Ⅰ期,球体瘤未超越锥隆突;Ⅱ期,肿瘤完全充满中耳腔;Ⅲ期,肿瘤充满中耳腔并长入乳突;Ⅳ期,肿瘤由中耳向后达乳突,向外充满外耳道,亦可能向前扩展至颈内动脉。②颈静脉体瘤:Ⅰ期,肿瘤小,限于颈静脉球、中耳和乳突部位;Ⅱ期,肿瘤沿内听道扩展,可能长入颅内;Ⅲ期,肿瘤侵入岩尖,可能有颅内生长;Ⅳ期,肿瘤超越岩尖进入斜坡或颞下窝,可能长入颅内。

**临床表现** 以搏动性耳鸣和听力下降多见,耳鸣与脉搏相一致,压迫同侧的颈静脉耳鸣消失,为颈静脉球瘤的典型症状。若同时伴有外耳道不明原因的出血,及神经系统症状则更应高度怀疑该病的可能。根据颈静脉球瘤的起源部位及生长途径不同,临床表现各异:包括全身症状及局部压迫症状,以局部症状为主。全身症状主要表现为血压波动,高血压危象和低血压休克的交替,

及高血压之后的继发性多器官功能损害。局部症状为病灶对周围组织的侵袭所致,主要表现为患侧搏动性耳鸣,外耳道反复出血,伴有眩晕及进行性听力下降,病变累及后组脑神经、舌下神经、脑干、小脑、颞叶及颈外软组织可出现相应的临床症状,包括肿瘤侵及面神经管所致的面神经麻痹,早期由于肿瘤受刺激出现面肌抽搐,晚期受肿瘤压迫出现麻痹;侵及舌下神经所致的舌下神经麻痹,表现为舌肌震颤及萎缩,伸舌偏向一侧;侵及迷路半规管及小脑所致眼震及步态不稳。颈静脉孔综合征,为肿瘤侵犯颈静脉孔并向颅内生长导致吞咽困难,声音嘶哑,饮水呛咳及斜方肌、胸锁乳突肌萎缩等症状。

**诊断** 根据患者的全身及局部症状,尤其是典型症状如搏动性耳鸣和听力下降,耳鸣与脉搏相一致,压迫同侧的颈静脉耳鸣消失,病变累及后组脑神经、舌下神经、脑干、小脑、颞叶及颈外软组织出现的相应神经功能缺失,结合影像学检查所示颈静脉孔区占位征象和颅底骨质破坏,肿瘤内部迂曲血管流空征象构成的椒盐征,以及脑血管造影见动脉早期异常染色均有助于颈静脉球瘤的诊断。影像学检查对颈静脉球瘤的诊断、术前评估及治疗均十分重要。常用影像学检查:①头部X线平片:可见颈静脉孔扩大,骨质破坏,岩尖、颅中窝、枕骨大孔及内听道骨质改变。②头部CT:平扫表现为颈静脉孔区显示等或略高密度软组织肿块,边界不清,颈静脉孔扩大、边缘骨质呈不规则的穿凿样破坏,增强后肿瘤明显均匀强化。CT能清晰地显示颅底骨质结构,可准确判断颅底骨质破坏,对临床怀疑

该病的患者可作为首选检查。③头部MRI:显示骨质结构不如CT,但有较高的软组织分辨率,对肿瘤的大小及侵犯范围作出精确的判断,具有重要诊断价值。肿瘤呈等T1和长T2不均信号影,轮廓不规则,增强后病灶明显强化。肿瘤内部血管由于血流的改变呈点状或迂曲的血管流空征象构成"椒盐征",是该病特征性表现。④脑血管造影(DSA):主要表现是动脉早期颈内外动脉分叉处及其周围可见不规则畸形团块状影,肿瘤血管粗乱、蜿蜒迂曲、大小不等,实质期肿瘤血管呈异常染色,血供丰富并显示血管染色的肿瘤轮廓,无静脉早显现象。DSA可清晰显示肿瘤血供,了解肿瘤的血供有利于手术方案的制订和术中肿瘤出血的控制。⑤超声:病灶多呈低回声区与无回声区交替,多普勒可见无回声区显示血流信号,静脉管径增粗,压迫后管腔不消失。

临床上约有1%颈静脉球瘤具有分泌功能,患者血浆中肾上腺素水平升高,肾上腺素代谢后以香草扁桃酸(VMA)和3-O-甲基肾上腺素形式从尿中排出,因此检测尿中VMA、儿茶酚胺浓度可以鉴别功能性和非功能性颈静脉球瘤。

**鉴别诊断** 颈静脉球瘤应与颈静脉孔区血管异常、脑膜瘤、神经鞘瘤、脊索瘤、胆脂瘤、中耳炎症、颞骨肉瘤等相鉴别。①颈静脉孔区血管异常:最常见是颈静脉球高位,也可表现为单侧搏动性耳鸣,MRI显示此颈内静脉因血流缓慢而呈高信号,不伴有颈静脉孔形态的异常,且没有软组织肿块,局部无占位效应,增强扫描也无异常强化,而颈静脉球瘤可造成周边骨破坏。②脑

膜瘤：CT 也可见类似软组织肿块，增强明显，颈静脉孔一般不扩大，但可有钙化和局部骨质增生，颈静脉球瘤则以骨质破坏为主，增强 CT 脑膜瘤呈均匀强化伴硬脑膜尾征，而颈静脉球瘤 MRI 显示盐椒征也是鉴别两者的重要依据。③神经鞘瘤：颈静脉孔区神经鞘瘤来源于后组脑神经，临床上以声音嘶哑为最突出症状，影像学检查，神经鞘瘤往往呈圆形，多沿神经走向生长，也可向下延伸至颞下窝颈动脉鞘区，其所致扩大的颈静脉孔边缘多是光滑完整的，很少出现骨质改变，而颈静脉球瘤可破坏邻近骨质，边缘多呈侵袭性改变，颈静脉孔扩大较明显，另外，神经鞘瘤的强化程度也不及颈静脉球瘤明显。胆脂瘤、中耳炎症：发生于中耳鼓室的颈静脉球瘤，可能与中耳炎、胆脂瘤等病变相混淆，但颈静脉球瘤强化明显，然而中耳炎仅有黏膜的强化，胆脂瘤则不强化。④脊索瘤：也表现为颅底骨质破坏，MRI 增强明显，但无血管流空，据此可以鉴别，而通过 DSA 则可进一步区别两者。

**治疗**　主要包括手术治疗、放射治疗和血管内栓塞治疗。三种方法可单独应用，也可结合治疗，但目前主要以手术切除为主要手段，放射治疗和栓塞治疗为辅助手段。①手术治疗：由于颈静脉球瘤血供丰富，颈静脉孔区解剖关系复杂，安全彻底切除肿瘤难度较大，手术治疗的关键是详细了解颈静脉孔区的解剖结构及毗邻关系，确定肿瘤的性质和发展方向，选择合适的手术入路。颈静脉孔区的手术入路有多种，常用入路包括后方枕下入路，侧后方入路和侧前方入路，在临床应用上主张根据病变的不同类型

选择相应的入路。为了防止功能性颈静脉球瘤术中产生高血压危象的危险，术前应检查患者心、血管系统功能，血、尿儿茶酚胺及其代谢产物等。手术疗效及术后并发症由多种因素决定，如肿瘤的大小、性质、位置，患者术前的全身状态，儿茶酚胺分泌异常的对症治疗，手术入路的选择等。术后并发症包括脑脊液漏、脑膜炎、乳突炎、脑神经损伤致吞咽困难、言语障碍和面瘫等。②放射治疗：可单独应用于年老体弱或有严重其他脏器疾病不能承受手术打击的患者。术前放射治疗可使肿瘤缩小，供血减少，有利于手术切除。对于肿瘤术后残留，特别是附在颈内动脉上的肿瘤，手术切除困难者，可应用术后放射治疗。③栓塞治疗：对不能耐受手术患者可通过栓塞肿瘤血管，延缓肿瘤生长。手术前应用血管内栓塞治疗可减少肿瘤术中出血。栓塞方法为从颈动脉插管到肿瘤供血动脉，注入栓塞剂，注意不要误栓脑内血管造成脑缺血。

**预后**　颈静脉球瘤治疗后需长期随访是否复发，可进行 CT 或 MRI 检查，其预后与肿瘤的性质、所在部位、邻近结构受累情况、手术效果及并发症有关。早期诊断，采取正确的入路，尽可能切除肿瘤和减少并发症能获得较好的疗效，有望长期缓解或治愈。

（赵世光）

lúnèi zhuǎnyíliú

**颅内转移瘤**（intracranial metastatic tumor）　身体其他部位的恶性肿瘤转移至颅内引起的肿瘤。随着诊断方法改进和人类寿命的延长，癌症患者的生存率得到增加，颅内转移瘤的发病率也相应增加。癌症患者中发生颅内转移

的有 20%~40%。在各种肿瘤中，肺癌、胃肠道癌、乳腺癌发生颅内转移数量最多，以每种肿瘤发生颅内转移的频率看，依次为黑色素瘤、乳腺癌和肺癌。一般肺癌、黑色素瘤和胃癌有早期颅内转移倾向，而乳腺癌、肉瘤等则较晚发生转移。与全身的各种肿瘤一样，颅内转移瘤好发于 40~60 岁，男性多见于女性，比例约为 2.1∶1。

**病因及发病机制**　颅内转移瘤成因分为两种形式：①身体其他部位的肿瘤转移至颅内，也就是广义的转移瘤。②头颅周围组织器官发生的肿瘤，如鼻咽癌、颈部的软组织肉瘤等直接侵入颅内，这种情况多称为侵入瘤。颅内转移瘤可分为单发性、多发性和弥漫性。三型中以多发性最为常见，血行转移大部分为多发性。

**临床表现**　对于颅内转移瘤患者，其临床表现应包括原发肿瘤、颅内和颅外转移灶的表现，此处仅阐述颅内转移瘤引起的神经系统临床表现。临床表现因颅内转移灶出现的时间、病变部位、数目等因素而不同。①颅内压升高症状：头痛为最常见的症状，也是多数患者的早期症状。晨起头痛，20~30 分钟后缓解，头痛程度日渐加重。开始为局限性头痛，多位于病变侧（与颅内转移瘤累及硬脑膜有关），以后发展为弥漫性头痛（与脑水肿和癌肿毒性反应有关），此时头痛剧烈并呈持续性，伴恶心呕吐。②局灶性症状和体征：根据颅内转移瘤所在的部位和病灶的多少，可出现不同的体征。常见有偏瘫、偏身感觉障碍、失语、脑神经麻痹、共济失调等。体征与症状的出现并不同步，往往前者晚于后者，定位体征多数在头痛等颅内压增

高症状出现后的数天至数周始出现。③神经精神症状：见于 1/5 ~ 2/3 患者，特别见于额颞叶和脑膜弥漫转移者，可为首发症状。④脑膜刺激征：多见于弥漫性颅内转移瘤的患者，尤其是脑膜转移和室管膜转移者。有时因转移灶出血或合并炎症反应也可出现脑膜刺激征。⑤癫痫：各种发作形式均可出现，见于约 40% 的患者，以全面性强直阵挛发作和局灶性癫痫多见。局灶性癫痫可连续发作，随病情发展，部分患者表现全面性强直阵挛发作，肢体无力。

**诊断** 颅内转移瘤的临床表现与颅内原发肿瘤相似，但如有以下情况应怀疑颅内转移瘤：有系统肿瘤史；年龄 40 ~ 60 岁，有吸烟史；病程中有缓解期；伴消瘦或出现发展迅速的肢体无力。判断单发还是多发性颅内转移瘤，对治疗方法的选择具有重要意义。出现以下情况多提示多发颅内转移瘤：全身情况差，恶病质；起病快，病程短；临床表现广泛而复杂，不能用单一病灶进行解释；头痛与颅内压增高的其他表现不一致；精神症状明显，且出现早。一般结合辅助检查，多发性颅内转移瘤的诊断并不困难，若系统癌肿患者发现颅内多发病灶，则颅内转移瘤诊断基本成立，而对单发性颅内转移瘤的诊断必须仔细，尚要进行必要的鉴别诊断和辅助检查。另外，在诊断颅内转移瘤的同时还应注意转移灶的分布部位、神经功能状况、颅外其他部位的转移情况等，这有助于选择治疗和判断预后。①头部 MRI 检查：目前高分辨率 MRI 能发现直径 ≤5mm 的肿瘤，MRI 的 3D 成像对小转移瘤、脑膜转移瘤、小脑以及脑干转移瘤具有较

高分辨能力，使 MRI 成为首选的检查方法。②头部 CT 检查：目前在无 MRI 设备或患者禁忌行 MRI 检查（体内有心脏起搏器或其他带磁植入物）时，考虑行 CT 检查。颅内转移瘤 CT 的典型表现为圆形、边界清楚、混杂密度肿块，增强后可有块状或团状强化。转移灶周围可见明显水肿带。③头部 X 线检查：可有颅内压增高征、松果体钙斑移位等，对颅骨转移瘤有一定诊断价值。④脑脊液检查：通过直接寻找肿瘤细胞（间变型室管膜瘤、松果体母细胞瘤和髓母细胞瘤等），检测脑脊液常规生化指标变化，如白细胞增多，糖减少，蛋白质增多，细菌和真菌培养阴性等，以及检测转移瘤的特异性生化指标，如 β-葡萄糖醛酸酶（β-GR）、β-微球蛋白、癌胚抗原（CEA）等，对转移瘤进行诊断的方法。对有颅内压升高的患者应在静脉给予脱水剂后小心进行腰穿操作。⑤计算机体层摄影血管造影（CTA）、磁共振血管成像（MRA）和数字减影血管造影（DSA）：在某些转移瘤如甲状腺癌或肾腺癌转移，为了解肿瘤血供，或者某些出血性转移灶需要与其他出血病变鉴别时，CTA、MRA 和 DSA 有时还是重要检查方法。⑥立体定向穿刺活检：对经以上各种检查仍不能明确诊断者，可行立体定向活检术。对怀疑脑膜转移者，可经枕下小切口暴露枕大孔，取枕大池蛛网膜检查。⑦核素检查：核素成像在转移瘤部位可见放射核素浓集区。核素骨扫描可发现有无颅骨转移。正电子发射体层扫描（PET）有助于鉴别高度和低度恶性肿瘤，也可区分肿瘤复发与放射坏死或术后反应，以及发现脑外转移灶或原发灶。

**治疗** 颅内转移患者的治疗一般需要根据患者的年龄、全身状况、神经功能状态、原发肿瘤部位及治疗情况、有无颅外多处转移、颅内转移瘤的数目、大小及部位综合考虑。颅内转移瘤的治疗原则应视患者的具体情况综合考虑，选择合适的治疗方案。①皮质激素：主要作用为减轻肿瘤引起的脑白质水肿，降低脑血管通透性，抑制或减轻因手术、放疗和化疗引起的脑水肿，少数病例激素治疗后病灶可缩小。对晚期患者或其他姑息疗法无效时，皮质醇激素不仅可使患者对这些疗法（如放疗）变得敏感，而且可使头痛减轻，延长患者的生命和减轻其痛苦。常用药物为地塞米松。②手术治疗：主要适合于单发性转移瘤，原发灶已切除或暂时尚未找到原发灶，且能够耐受手术者；多发性病灶或较大者已引起明显颅内高压威胁生命者。对于原发肿瘤晚期，呈恶病质者与多发性病灶伴弥散性脑水肿者则为手术禁忌证。由于多数颅内转移瘤位置表浅，血供不丰富，容易切除，特别是在使用显微外科技术、激光、超声震荡吸引系统（CUSA）、立体定向和神经导航设备的情况下，全切肿瘤并不困难，并且一般不会增加术后神经功能障碍，从而为术后进行其他治疗创造了必要的条件。③放射治疗：放疗适应于多数患者，是仅次于手术治疗的另一种常用手段。虽然手术在颅内转移瘤的治疗中占有重要地位，但由于大部分颅内转移瘤是多发的，手术无法切除每一个转移灶甚至尚未发现的病灶，术后仍要放疗。但同时应注意放疗造成的肿瘤坏死和脑肿胀，会使颅内压升高，从而诱发脑疝。④立体定向放射外

科治疗：是近年来发展起来的一种治疗手段，包括 γ 刀、直线加速器放射外科（X 刀和射波刀或赛博刀）、粒子束刀（质子刀和重粒子治疗），其中以 γ 刀应用较多。对颅内转移瘤效果好，特别是多发颅内转移瘤的患者，可结合常规放疗联合应用。⑤化学治疗和分子靶向治疗：现在认为下列颅内转移瘤适于化疗，特别是与手术或放疗联合应用时：小细胞肺癌、生殖细胞瘤、乳腺癌、黑色素瘤和淋巴瘤等。所选择的敏感药物，应具有同时兼顾颅内和系统肿瘤，又具有易于通过血脑屏障的特点。

**预后**　由于颅内转移瘤是系统肿瘤发展的晚期，获得长期生存者仍较少。患者多死于颅内压增高引起的脑疝。影响颅内转移瘤患者生存的因素较多，如全身状况、颅内转移的潜伏期、有否颅外其他部位转移、病灶切除程度、治疗方案选择、原发肿瘤的性质等。潜伏期长者多有一定的耐受能力，预后较好；病灶全切较部分切除或活检者好；联合治疗较单纯一种治疗好；原发肿瘤的病理性质，如非肺癌（乳腺癌、甲状腺癌、卵巢癌、肾癌、黑色素瘤）颅内转移的生存期较肺癌颅内转移者长，肺癌中又以未分化癌和腺癌较鳞癌差；原发肿瘤不同分子生物学亚型，如 HER-2 阳性乳腺癌和 EGFR 阳性的非小细胞肺癌颅内转移的患者预后较差。

（赵世光）

*tóupí zhǒngliú*

**头皮肿瘤**（scalp tumor）　发生于头皮的肿瘤。可分为上皮源性肿瘤、结缔组织肿瘤、血管瘤和转移性头皮肿瘤。上皮源性肿瘤常为恶性肿瘤，还有转移性头皮肿瘤。

**上皮源性肿瘤**　主要包括黑色素瘤、基底细胞癌和鳞状细胞癌。

**黑色素瘤**　是皮肤恶性肿瘤中恶性程度最高的一种，起源于表皮与真皮交界处的黑素细胞，向真皮或表皮层浸润性生长。其发生可与日光暴晒（紫外线辐射）有关，也可由黑痣恶变而来，免疫抑制或家族史也是患病的危险因素。可分为恶性小痣型、浅表扩散型和结节型，代表肿瘤发生发展中的不同阶段。①恶性小痣：常见于 60 岁以上的患者，表现为一个扁平状色素沉着区域，可以很大，最常发生在头颈部。②浅表扩散型痣：最常见，肿瘤在表皮和真皮间沿平行方向生长，常被发现和先前存在的痣相关（多达 1/3 的患者），多见于 40～60 岁的患者，可有较长的生长期，许多患者超过 1 年。③结节型痣：病灶在皮肤各层间垂直生长，边界清，比表浅扩散型的颜色深，整体生存期短。因头皮血供丰富，黑色素瘤常发生颅内转移，部分患者以颅内高压为首发症状就诊。淋巴结转移也是黑色素瘤常见的转移方式，有 50% 左右的发生率。早期手术切除病灶及一定范围的瘤周区域。现认为对于肿瘤深度小于 0.75mm 的黑色素瘤，切除周边正常皮肤 1cm 即可；深度为 0.75～4.0mm 的病变，切缘应距病变 2cm；深度超过 4mm 的病变，应切除至少 3cm 的瘤周区域皮肤。有转移者，手术同时或术后 2～3 周，做头颈部区域淋巴结清扫。对于浅表型和早期病变，还可用激光或液氮治疗，随后辅以放疗。对已转移者，可使用达卡巴嗪、替莫唑胺等化疗以延缓病情恶化。此外，还可尝试免疫

治疗手段，已有应用 IFN-α、IL-2 联合治疗黑色素瘤取得良好疗效的报道。肿瘤的深度与预后的相关性较为明显：小于 0.75mm 的预后良好，无需行淋巴结清扫；1.5～4.0mm 预后中等；而大于 4.0mm 的预后不良。浅表扩散型患者 5 年生存率为 70% 左右，结节型患者肿瘤转移前治疗 5 年生存率约为 55%。

**基底细胞癌**　基底细胞癌是最常见的恶性皮肤肿瘤，但总体预后良好，很少转移。病灶常与光化性损伤及免疫抑制有关，好发于头面外露部位。肿瘤源于表皮或附件尤其是毛囊的基底细胞。基底细胞癌以结节溃疡型最常见。病灶为单个，针头至绿豆大小，呈质硬、表皮菲薄的半透明结节，表面可见扩张的毛细血管，易出血。病灶渐增大，表面糜烂或溃破。病灶边缘可继续扩大，见多个浅灰色珍珠样小结节，参差不齐向内卷起，称为侵袭性溃疡。其他类型如局限性硬化型、浅表型、瘢痕型癌少见。各型中出现棕色色素沉着者称为色素型基底细胞癌。刮除术、烧灼术、冷冻术及激光治疗可用于小肿瘤的治疗。直径超过 1cm 的大肿瘤需切除足够大的范围（病灶连同受累的颅骨、硬脑膜）或者进行放疗，或两者联用。肿瘤对放射线很敏感。基底细胞癌手术后复发率高，患者需密切随访，不仅需监测切除部位的局部复发，而且应注意发现新病灶。皮肤基底细胞癌或鳞状细胞癌患者 5 年内继发恶性肿瘤的风险为 36%。

**鳞状细胞癌**　简称鳞癌。起源于表皮或其附件的角质细胞。多见于老年男性，好发于头、面、颈等暴露部位。患病的危险因素包括年龄增长、光化性损伤、免

疫抑制等。原发性鳞癌少见，早期为一小的丘疹，结节状或呈疣状突起，淡红色，表面粗糙，生长迅速，易破溃并向周围浸润，多见于头顶部。继发性鳞癌多见，常在原有头皮的慢性溃疡、瘢痕等损害基础上癌变所致。病变形态可分为两型。①菜花型：表现为浸润型小斑块、小结节或溃疡，渐增大为乳头状至菜花样隆起，质地硬，淡红色，有鳞屑和结痂，中心区常有钉刺样角质。②深在型：表现为淡红色坚硬结节，表面光滑，逐渐增大后中央出现脐样凹陷，周围有新结节形成，破溃后形成火山样溃疡，边缘隆起外翻，质硬，溃疡底面高低不平，创面有坏死组织和脓样分泌物，散发恶臭。病变可很快向深层浸润到达颅骨，可有早期区域性淋巴结转移。头皮鳞癌宜采用广泛根治术治疗，切除范围包括病灶、周围 1~2cm 范围的头皮以及受累颅骨。有区域淋巴结转移者，应行清扫术，术后辅以放疗。鳞癌对放射线敏感，一般预后良好，5 年生存率达 92%。

**结缔组织肿瘤** 包括起源于脂肪细胞的脂肪瘤，和起源于神经膜细胞的神经鞘瘤、神经纤维瘤等。

**脂肪瘤** 表现为皮下组织中的孤立结节，可深达帽状腱膜层。有家族史者可多发。组织学检查主要为正常的脂肪。肿瘤一般位于包膜内，容易切除，复发率低。

**神经鞘瘤** 起源于施万细胞，是少见的良性肿瘤，常见于头颈部。表现为沿外周神经或脑神经排列的生长缓慢的孤立结节，质地较硬，包膜完整，可在皮下活动，有压痛。肿瘤中无神经纤维，治疗采用剜出术，可保留起源的神经干。

**神经纤维瘤** 表现为孤立结节，无完整包膜，生长缓慢，常无症状，或有疼痛感。而神经纤维瘤病具有多发皮肤病灶，特征是多发性皮肤结节以及皮肤咖啡牛奶色素斑，可伴有智力低下和其他畸形。恶变既可发生于皮肤病灶中，也可在颅内。神经鞘瘤和多种神经胶质肿瘤可伴发此病。对有新近变化或有症状的病灶进行手术治疗。小病灶可完整切除，而大的所谓丛状神经纤维瘤只能部分切除。神经纤维瘤切除时，通常会切断相关神经。

**血管瘤** 血管瘤是起源于血管的良性肿瘤，可分为毛细血管瘤、海绵状血管瘤和蔓状血管瘤三类。

**毛细血管瘤** 多在出生后数天出现，从最初 6 个月到 1 年进行性生长。病变呈草莓状，高出皮肤，界限清，质地软，呈暗红或鲜红色，压之色退。病变多在数年内逐渐消失。由于肿瘤有自限性，对小型病灶可予观察。手术切除适用于较大的血管瘤或引起外观变形、功能障碍或严重出血者。液氮冷冻、硬化剂注射、激光治疗、局部放疗等也有一定效果。有报道称类固醇激素和干扰素在 1/3~1/2 的发病儿童中有明显疗效。

**海绵状血管瘤** 是最常见的头皮血管瘤，常在出生时或生后不久出现，多位于睑裂附近，局部隆起，质软，边界不清，呈紫红色，压之可缩小，放手后可恢复原状。可合并血小板减少症和紫癜。治疗主要有激素治疗、激光治疗和手术治疗。激素治疗是血管瘤迅速生长期的首选疗法，有效率达 90% 以上。手术治疗一般安全、可靠。大的病变可栓塞后再切除。

**蔓状血管瘤** 表现为蚯蚓状或条索状粗大的迂曲血管，多发生于皮下或肌肉内，颅骨亦可受侵犯，范围较大者遍布全头皮。病变质地软，有弹性，触诊有膨胀和搏动感，可在皮下滑动，压迫后可缩小，解压后可恢复原状。听诊可闻及吹风样杂音。脑血管造影有确诊价值。治疗方法是手术切除，可先行供血动脉栓塞或结扎，以减少术中出血。

**头皮转移性肿瘤** 头皮转移性肿瘤少见，表现为头皮出现迅速生长的肿块，边界清楚、活动性差，多偏硬，无压痛。治疗取决于患者全身情况以及是否有其他部位的转移。对于孤立的转移性结节，应予切除，治疗重点在于对原发病灶的处理。

(兰 青)

lúgǔ ruǎngǔliú

**颅骨软骨瘤**（skull chondroma） 颅骨发育异常所形成的软骨赘生物。软骨瘤来源于软骨化骨的骺板的外周部分，是常见的良性骨肿瘤，多见于四肢长骨的干骺端（骨生长最活跃的部位），少见于扁骨和手足的小骨，罕见于颅骨。颅骨软骨瘤占颅内肿瘤的 0.1%~0.3%，好发于 20~50 岁的女性。瘤组织多由软骨组织构成，质地较硬，可继发囊性变，也可为多房性。生长缓慢、病程长为颅内软骨瘤的显著特征。

**病因及发病机制** 颅骨软骨瘤多起源于颅骨基底部软骨结合部位的静止胚胎组织。通常认为胚胎颅底骨为软骨内成骨，可有胚胎残余的软骨细胞，进而发生骨软骨瘤。病变主要发生在颅底，通常位于颅底中线旁硬脑膜外，包括蝶骨、筛骨和枕骨，最常见于蝶鞍旁或岩骨尖端的软骨联合部，累及颅前窝或颅后窝的病变多数由颅中窝肿瘤侵犯所致，海绵窦可有不同程度的受累。另外，软骨瘤也可起源于小脑幕、大脑镰、软脑膜及脉络丛等部位。

**病理**　颅骨软骨瘤位于硬脑膜外，常分三层结构，表层为胶原结缔组织，与骨膜相连；中层为软骨组织；基层为海绵状松质骨成分构成的肿瘤主体部分，并与颅底骨相连，内含脂肪或胶冻状组织。肿瘤多呈灰白色、分叶状，可钙化和骨化，血供不丰富。肿瘤周围脑组织偶见胶质细胞增生，但未发现肿瘤细胞浸润。肿瘤细胞无异型性和核分裂。若肿瘤组织内细胞密集，核分裂象增多或双核细胞增多，说明可能已恶变为软骨肉瘤。

**临床表现**　常见于 20～50 岁青壮年，女性稍多。临床表现主要取决于病变部位、大小及生长速度，早期可无症状，随着肿瘤体积增大，逐渐出现头痛、头晕、视物模糊、偏身运动障碍、麻木等症状，以及颅骨局限性隆起的无痛性肿物。颅骨软骨瘤多起源于颅底骨，脑神经受累所致的功能障碍为该病最常见的症状和体征。鞍旁或岩尖软骨联合部的肿瘤常有视力障碍、眼肌麻痹、三叉神经痛等第 Ⅱ、Ⅲ、Ⅳ、Ⅴ、Ⅵ脑神经受压症状。蝶枕骨结合处的肿瘤向后可累及脑干和脑桥小脑角，出现脑桥小脑角综合征，包括神经前庭部及耳蜗部的功能障碍，表现为头昏、眩晕、耳鸣、耳聋及邻近脑神经的刺激或麻痹症状，小脑症状（共济运动失调，动作不协调），脑干症状（长传导束的功能障碍）。体积大的肿瘤可出现颅内压增高症状，如视盘水肿、头痛加剧、呕吐、复视等，也可引起癫痫发作。

**诊断**　根据临床表现和影像学检查可诊断。①X 线检查：可见边缘不整的骨性肿物，颅底骨质破坏广泛而明显，常有致密钙化，软骨部分密度较低。肿瘤内散在的钙化或骨化是诊断的主要依据。②CT 检查：可见颅底骨板表面不规则高密度肿块影，呈分叶状，边界不清，基底较宽，与颅底相连，囊性变区为低密度，非钙化部分可有强化。50% 以上的病例有骨质破坏，60% 的软骨瘤有钙化，多为斑片状或砂粒状，部分表现为线状、点状或不规则形。局部骨板呈慢性压迫性改变，发生在颈静脉孔附近的肿瘤可伴颈静脉孔扩大。肿瘤以向颅内生长为主。③MRI 检查：T1 加权像可表现为不均匀的低或等信号，T2 加权像为高低混杂信号，或 T1 加权像、T2 加权像均呈混杂信号。有时可见瘤内出血，而钙化和骨化部分在 T2 加权像表现为肿瘤内虫蚀状或斑点状低信号。增强扫描肿瘤可无强化，或呈环状增强。肿瘤周围的脑膜无明显增厚，脑实质呈压迫性改变，通常不伴有周围脑实质的水肿。肿瘤压迫周围组织和血管，而不包绕血管。颅底软骨瘤常不同程度地累及海绵窦，当肿瘤主要位于海绵窦时，又称海绵窦软骨瘤，肿块的外侧可见 T2 加权像低信号黑线把肿块与脑实质隔开，这条黑线是海绵窦的外壁。发生于海绵窦的软骨瘤可导致海绵窦内颈内动脉闭塞。

**鉴别诊断**　颅底软骨瘤主要应与脊索瘤、颅咽管瘤、颅底脑膜瘤及三叉神经鞘瘤相鉴别。①脊索瘤：常位于中线部，沿斜坡生长，多位于斜坡的骨质内，并对骨质产生侵袭性破坏，肿瘤可完全取代斜坡骨，甚至可穿破斜坡的骨皮质向颅内生长，但多不造成颈内动脉闭塞，脊索瘤钙化多为点状散在分布。而软骨瘤位于中线附近偏一侧，常位于鞍旁或鞍背一侧。海绵窦和斜坡处的软骨瘤位于颅底骨的硬脑膜外表面向颅内生长，局部颅骨为慢性压迫性改变，侵犯斜坡较少见，但常常造成海绵窦内颈内动脉闭塞。软骨瘤钙化特点多为斑片状。增强扫描脊索瘤强化没有软骨瘤强化明显。②颅咽管瘤：多见于儿童及青少年，多发生于鞍上，可为囊性或实性，典型的影像学表现为鞍上蛋壳样钙化，多位于中线上，不造成鞍区骨质破坏，实质部分呈均匀增强。③脑膜瘤：在骨窗像上多无严重的骨质破坏，可有钙化，但程度较轻，呈明显均匀增强，肿瘤边缘可见硬脑膜增厚的尾征；软骨瘤位于硬脑膜外，钙化明显，呈不均匀增强，肿瘤周围的脑膜无明显增厚表现。血管造影上，脑膜瘤有明显染色，而软骨瘤无染色。④三叉神经鞘瘤：可见岩骨尖前内部的破坏和骨质吸收性改变，边缘清晰整齐，而颅骨软骨瘤的边缘不整。三叉神经鞘瘤 CT 平扫多呈等密度，增强扫描呈均匀或环状强化；其首发症状为三叉神经受刺激而引发的一侧面部阵发性疼痛或麻木，可资鉴别。

**治疗**　颅骨软骨瘤的治疗原则是尽可能手术切除，但由于肿瘤多位于颅底，质地硬，基底宽，且常与颅底神经、血管及脑干等重要结构粘连，故全切除十分困难，多数只能做到部分切除，以解除对神经、血管及脑干等重要结构的压迫。手术即使不能全切除肿瘤，亦可大大延长患者的生存期。颅内软骨瘤对传统放疗及化疗不敏感，而且传统放疗有诱发恶性变可能，一般不主张应用。

**预后** 颅骨软骨瘤的预后良好，肿瘤生长缓慢，术后复发可再次手术，多次复发者预后不良。有 1%~2% 的软骨瘤可恶变成软骨肉瘤。主要表现为生长加快。另外，良性软骨瘤内也可有局灶性的软骨肉瘤样改变。死亡原因主要为肿瘤生长无法控制。

（兰青）

lúgǔ ruǎngǔ ròuliú

**颅骨软骨肉瘤**（chondrosarcoma of skull） 软骨肉瘤是指来源于软骨细胞的恶性肿瘤，发病原因不明。多见于 30~40 岁的男性，主要发生在颅底，占所有颅底肿瘤的 6%~15%，颅内肿瘤的 0.1%~0.2%。最常见的部位是岩枕缝。颅骨软骨肉瘤多为低级别、高分化肿瘤，生长缓慢，病程较长。间质性软骨肉瘤是软骨肉瘤的一种特殊类别，血供丰富、易复发以及转移，多见于 10~30 岁人群。

**病理** 按来源可分为原发性软骨肉瘤和继发性软骨肉瘤（在原有良性软骨肿瘤基础上发生恶变，如骨软骨瘤和内生软骨瘤）。按细胞分化程度分为低分化、中分化和高分化软骨肉瘤。颅骨软骨肉瘤的体积通常比较大，呈膨胀性生长并具侵袭性，破坏周围骨质结构，边界多清晰。肿瘤切面灰白色，结节状半透明，呈典型的透明软骨的光面，结构比较致密，有时可见黏蛋白样或黏液样病灶。有些病灶切开时有很厚的黏蛋白样基质。分化好的软骨肉瘤可见斑点状的钙化灶。光镜下高度恶性的软骨肉瘤很容易诊断，但是低度恶性的软骨肉瘤与良性软骨瘤较难区分。

**临床表现** 主要表现为进行性发展的颅骨局部肿块及疼痛，发生部位多见于岩骨、枕骨、斜坡和蝶骨，额骨、筛窦和顶骨较少。通常有脑神经麻痹，以展神经受累最多见，其次为动眼神经和听神经。复视最为常见，也可以表现为头痛、视力障碍、听力下降、头晕、耳鸣和后组脑神经麻痹（舌咽神经、迷走神经、副神经和舌下神经）等。颅底的软骨肉瘤常在症状出现 2 年多才引起重视并得以诊断。肿瘤向邻近组织呈浸润性生长，可侵袭咽后壁或鼻腔引起吞咽困难、鼻塞、鼻出血等，蝶骨和蝶窦也常受累。常见的死因是难以控制的局部蔓延。软骨肉瘤发生远处转移不多见，主要经血循环，最常见的转移灶是肺。

**诊断** 软骨肉瘤的典型影像学特征是累及神经、血管结构的骨质破坏和多样钙化。①X 线检查：骨碎片及钙化成分常常融合到软骨组织中，并形成星状病灶。表现为不规则的溶骨性病变，混杂有不规则的骨质或钙化。头部 X 线平片可见颅骨侵蚀及异常钙化，多位于斜坡和岩骨尖。通常认为钙化的形式和密度跟软骨肉瘤的恶性程度相关。有清楚的钙化环常是低度恶性肿瘤的表现；高度恶性肿瘤内含黏液样物质，表现为大面积的非钙化肿瘤基质，钙化常形状不规则，点状、分散。肿瘤的边界对良恶性质的判断也很重要，边界不清和移行带较长的常是侵袭性或高度恶性的表现。软组织肿块的大小对恶性程度的判断意义不大。②CT 检查：可用来判断软骨肉瘤的内部骨化情况和肿瘤的软组织边界。增强扫描可见肿瘤非钙化及黏液变部分有强化效应。软骨肉瘤的钙化呈斑点样，钙化和骨化部分与软骨瘤相比相对较少，软组织肿块呈不均匀强化。③MRI 检查：MRI 较CT 更能清晰显示肿瘤局部侵袭及血管受累关系，并能显示一些隐匿的和扩散的病灶，在高度恶性的软骨肉瘤中尤其明显。T1 加权像肿瘤呈分叶状等信号影，T2 加权像为高信号影，间杂有钙化或死骨的不均匀信号。增强扫描肿瘤呈不均匀强化。但在显示肿瘤钙化方面 MRI 不如 CT 明显。④脑血管造影：可见血管的移位、闭塞，高恶性度的间质性软骨肉瘤可见肿瘤染色。

**鉴别诊断** ①颅骨软骨瘤：绝大多数颅骨软骨肉瘤恶性级别较低，其好发部位、临床表现、影像学特征与颅骨软骨瘤很相近，多需通过组织病理学检查相鉴别。②脊索瘤：颅骨软骨肉瘤因其主要侵袭颅底骨，表现为溶骨性病变，临床常需与脊索瘤鉴别。软骨肉瘤通常起源于中线旁靠近岩枕结合部，然后向中线结构生长；而脊索瘤通常起源于中线结构（斜坡），然后向侧方生长。其中最难以鉴别的是软骨样脊索瘤，因其含有大量的软骨成分，只能通过术后肿瘤组织的免疫染色才能确诊。脊索瘤为外胚层来源，细胞角蛋白及 EMA 抗体呈阳性表达，而软骨肉瘤为中胚层来源，上述抗体表达阴性可资鉴别。③脑膜瘤：颅骨软骨肉瘤与脑膜瘤的鉴别在于脑膜瘤可见骨质增生，肿瘤有血管染色，而软骨肉瘤表现为骨质的破坏，血管造影多见无血管区。

**治疗** 显微手术切除是首选的治疗方法。肿瘤中心为胶冻样质软组织，易切除。对钙化、骨化部分可用高速磨钻磨除，直至正常颅骨边缘。但由于绝大多数肿瘤位于颅底，边界不清，与周围重要结构，如颈内动脉、脑干、脑神经等关系密切，解剖关系复杂，肿瘤难以全切，易复发。因此，对术后残留或复发的软骨肉瘤需行放疗或再次手术等加以控制。带电粒子束（包括质子束、碳离子束等）放疗或放射外科的辅助治疗可有效提高软骨肉瘤的治疗效果。颅骨软骨肉瘤大多数为低度恶性，对常规化疗药物不敏感，不主张应用。

**预后** 综合治疗效果良好，可使 5 年生存率达 83%～94%，局部控制率达 78%～91%，10 年局部控制率达 50% 以上。

（兰青 屈明麒）

lúgǔ dòngmàiliúyàng gǔnángzhǒng

# 颅骨动脉瘤样骨囊肿 （aneurysmal bone cyst of skull）

动脉瘤样骨囊肿是一种病因及起源不明、罕见的骨良性非肿瘤性疾病。1942 年，贾菲（Jaffe）和利希滕斯坦（Lichtenstein）根据患骨在外形上类似动脉瘤的囊性膨胀改变，在 X 线平片上呈肥皂泡样或吹气球样表现而首先将其命名为动脉瘤样骨囊肿。发病率较低，仅占所有原发骨肿瘤的 1%～2%，良性骨肿瘤的 10%。70% 的动脉瘤样骨囊肿位于长骨干骺端及椎骨，仅 3%～6% 位于颅骨，可发生于枕骨、额骨、眼眶部、上颌骨、岩骨、颞骨和筛窦、蝶窦等部位。颅骨动脉瘤样骨囊肿好发于青少年，75%～90% 的患者为 20 岁以下的年轻人（平均年龄为 13 岁），女性稍多见。

**病理** 该病的大体病理特点为：动脉瘤样骨囊肿由充满血液的薄壁腔隙所构成，腔隙内无正常上皮，并有骨性或纤维性分隔，部分区域有血栓并钙化。光镜下观察：病灶内可见大量纤维细胞、组织细胞、多核巨细胞及骨组织结构，多核巨细胞分布不均，大小不等。病变组织间质内沉淀大量含铁血黄素，并见少量薄壁血管及出血，无平滑肌组织及弹性纤维。

**临床表现** 该病呈良性过程，生长较缓慢，大多起自骨膜下或骨表面，向外顶着骨膜、向内侵袭骨皮质，可累及颅骨的内板和外板。向颅外生长主要表现为进行性头皮下疼痛和肿胀，表面皮肤正常，可触及皮下质硬或有波动感肿物，表面光滑，穿刺可抽到深色的血性液体。早期也可无痛性生长，少数向颅内生长时，可出现颅内占位征象，和相应的神经系统症状和体征，如突眼、上睑下垂、失明、脑神经麻痹、癫痫发作等，也可出现颅内出血。

**诊断** 依据临床表现、影像学检查等，动脉瘤样骨囊肿的诊断一般不困难。各种影像学检查方法包括 X 线平片、CT 和 MRI 对诊断均有重要价值。①X 线平片：病变的典型表现为颅骨呈气泡样扩张，板障内可见肥皂泡样的低密度影，密度不均匀，外围为较完整的菲薄的骨皮质，病变凸向颅内或颅外。X 线平片可对诊断提供重要信息，而且简单易行，可作为首选方法，但对于隐蔽部位、复杂解剖部位和溶骨早期的病变，X 线平片诊断有一定的局限性，应行 CT 或 MRI 检查。②CT 检查：表现为板障内膨胀性生长的多房性病灶，伴有薄层的高密度硬化壳，或边界清楚的软组织肿块，肿块边缘显示有高密度环，实质部分可明显强化；动脉瘤样骨囊肿内常显示液体-液体平面，上方为水样低密度，下方为略高密度血液。③MRI 检查：表现为边界清楚的多房分叶状囊性膨胀性骨破坏病灶，周边低信号环形带，中间混杂信号，有分隔；囊肿大小不一，信号不均，在 T2 加权像上呈高信号，T1 加权像上呈等或低信号，部分为高信号；多数患者可见典型的液-液平面，液面上部呈长 T2 加权像、长 T1 加权像信号，下部多呈等 T2 加权像、等 T1 加权像信号。根据上述特征，MRI 可对绝大多数患者作出正确诊断。

**鉴别诊断** ①单纯性骨囊肿：合并出血的单纯性骨囊肿也可出现液-液平面，MRI 表现与动脉瘤样骨囊肿相似，但动脉瘤样骨囊肿有不规则分叶状的轮廓及多房囊肿，囊内信号不均匀，增强扫描有明显的进行性强化；单纯性骨囊肿轮廓光整，囊内分隔不明显，信号较均匀，增强扫描不强化。②骨巨细胞瘤：两者都表现为膨胀性破坏，有时在病理上也很难将两者区分。主要鉴别如下：a. 动脉瘤样骨囊肿好发于 20 岁以下，而骨巨细胞瘤好发于 20～40 岁患者。b. 动脉瘤样骨囊肿囊变伴出血形成液面，出血概率远高于骨巨细胞瘤。c. 骨巨细胞瘤的囊状破坏位于骨内，呈偏心性横向发展；动脉瘤样骨囊肿的偏心性部分已膨出骨外，且其囊状改变多呈泡沫状，骨的反应性硬化、骨化现象很少。

**治疗** 治疗方法较多，包括手术切除、单纯刮除术、冷疗法、抽吸引流术、动脉栓塞术、硬化剂注射术和放疗，以及上述几种方法的联合治疗。目前动脉瘤样骨囊肿以手术切除为主，因病变的血供丰富，整块切除有利于控制出血，手术全切可治愈颅骨动脉瘤样骨囊肿。术前供血动脉栓塞有利于减少术中出血。颅骨缺损较大者可以一期行颅骨成形术。放疗对于抑制动脉瘤样骨囊肿有一定作用，但放疗后可能会引起肉瘤变，目前已少用。有些位于眶顶或眶内侧壁、外侧壁、鼻窦旁和颞骨岩部的动脉瘤样骨囊肿，手术全切非常困难，可采取部分切除、囊内刮除并辅以术前动脉栓塞、术后冷疗或放疗。

**预后** 动脉瘤样骨囊肿是一种良性疾病，预后较好，病变手术全切后，大部分患者可治愈。文献报道动脉瘤样骨囊肿的术后复发率为 21%～44%，其复发与患者的年龄、病变的大小，尤其是病变的次全切除或刮除有关。

(兰 青 郭烈美)

lúgǔ xiānwéi jiégòu bùliáng

# 颅骨纤维结构不良 ( fibrous dysplasia of skull )

成纤维细胞异常增生导致正常骨被结构薄弱、不成熟的新生编织骨替代的骨发育障碍性疾病。又称颅骨骨纤维异常增殖症。该病病因及发病机制不明。正常骨质由纤维组织代替后引起颅骨增厚变形。发病多在 20 岁前，至成年期生长减慢，可以自行停止，很少恶变，预后良好。

**病理** 基本病理变化为异常结缔组织增生替代正常颅骨骨质导致颅骨增厚变形。骨质被破骨细胞破坏，破坏部分被纤维结缔组织填充，由未成熟的骨小梁和纤维性间质所构成。部分钙化的类骨质构成不规则的骨小梁，纤维间质主要为梭形细胞，呈囊状排列，有胶原形成。该病恶变者很少，恶变时出现大量软骨组织，而转变为软骨肉瘤。

**临床表现** 病变颅骨可明显增厚，但多向颅外突出，一般没有脑受压症状。80%的颅骨纤维结构不良只影响单骨，好发于蝶骨、额骨、筛骨、眶骨、上颌骨、颧骨和颞骨，多侵及颅底。该病进展缓慢，病程较长。最常见症状为颜面部畸形，颅骨增生变厚。

根据病变部位不同，可出现无痛性的包块或肿胀、颅面部不对称、视觉障碍、眼球前突、眼斜视、溢泪、鼻塞、听力下降、头痛、脑神经麻痹、性早熟等症状。

**诊断与鉴别诊断** 影像学上有同质硬化型、囊肿型和异质混合型三种类型。硬化型常见于颜面骨及颅底，骨质增生增厚，密度增高，边缘清楚；囊肿型多见于颅盖骨，骨板变薄，板障增宽，呈圆形、卵圆形膨胀性改变；混合型多见于颅骨穹隆部，广泛骨质增生伴有骨质破坏。①X 线平片：颅骨局部骨质密度增高、增厚，骨膨大、骨扩张、囊状骨质破坏、不规则骨化、骨结构模糊、骨小梁消失呈磨玻璃样。其间有片状、多囊状透光区，可有小片状新生骨形成。②CT 检查：具有较高分辨率，病灶呈高密度的膨胀性团块，骨窗像上呈特征性的磨玻璃样结构改变，骨皮质变薄、扩张，增强扫描可见病变明显增强。病变位于颅底时多涉及多块颅骨。③MRI 检查：可见病灶 T1 加权像为均一的等或低信号，T2 加权像可因病灶内胶原纤维含量、骨小梁密度、囊变等不同因素，表现为高、等或低信号影，可有轻度至中度增强效应。

颅骨纤维结构不良病变位于颅底时易被误认为供血丰富的颅底肿瘤。此外，颅骨纤维结构不良病程中可出现病灶的囊性变，有的可迅速扩大，易与恶性变混淆，需注意鉴别。

**治疗** 该疾病是自限性疾病，如无明显功能障碍，可不手术。早期可试用钙剂及维生素 D，帕米膦酸二钠治疗可改善患者症状，血清碱性磷酸酶的下降，可作为药物治疗有效的一个标志。局部骨矿物质密度的监测比 X 线检查

更能体现对治疗的反应效果。如病变进行性发展，造成神经损害、影响鼻窦、压迫脑组织，或向外生长隆起影响美观时需手术。应尽可能全切病变，部分切除用于减轻脑神经等结构的压迫症状。对该病变不主张进行放疗及化疗。

**预后** 该病在青春期发展较快，于成年后趋于稳定，甚至可自行停止，预后较好，多数不需手术治疗。

(兰 青 许 亮)

lúgǔ duōfāxìng gǔsuǐliú

# 颅骨多发性骨髓瘤 ( multiple myeloma of skull )

多发性骨髓瘤是以侵犯骨骼系统为特点的散布的浆细胞性恶性肿瘤。是一种全身性肿瘤。多见于中老年人，平均发病年龄为 60 岁，男性多于女性。约 2/3 的患者颅骨有多发性病变。病因和发病机制不明。

**病理** 多发性骨髓瘤好发于脊椎、肋骨、锁骨、胸骨、颅骨等处。颅骨多发性骨髓瘤起源于板障，进而侵犯内板、外板及骨膜。肿瘤呈粉红色胶样物，质地柔软，血供丰富，常有瘤内出血或坏死，被肿瘤侵犯的骨质较疏松。肿瘤性浆细胞为单克隆，其合成并分泌的完整免疫球蛋白称为 M 蛋白，其合成分泌的 M 蛋白轻链可从尿中排出，称为本-周蛋白。临床症状由骨髓破坏和异常免疫球蛋白所致。

**临床表现** 常有 1～5 年的无症状期，仅有血沉加快及蛋白尿等表现。肿瘤破坏颅骨导致的局部疼痛是最为常见的症状，早期为间歇性，后期多呈持续性头痛。2/3 的患者颅骨具有多发病变，头部可出现单发或多发的肿块，颅顶部最常见，呈扁平状或半球状，生长快，质地软，无波动感，有明显压痛。肿瘤还可因侵犯颅底

导致脑神经麻痹。全身症状表现为间歇性发热、高球蛋白血症、高钙血症、高尿酸血症、肾衰竭、贫血、出血倾向、反复感染及病理性骨折等。

**检查** ①99%的多发骨髓瘤患者存在血单克隆免疫球蛋白增多，大部分为IgG，其次为IgA，极少为IgD、IgE、IgM。70%的患者尿中出现本-周蛋白。骨髓检查可见细胞增生活跃，浆细胞系异常增生（至少占有核细胞数的15%），伴形态异常。②X线平片和CT检查：肿瘤表现多数为散在、大小不一、边界清楚的溶骨性骨质破坏，呈圆形透光区或低密度区，少数情况下也可表现为颅骨弥漫性的硬化，肿瘤早期位于板障内，后可侵犯颅骨全层，病变增大时可彼此融合，周围无硬化及骨膜反应。③MRI检查：T1加权像多数呈低信号，也可表现为高或等信号，T2加权像表现为高信号，病变有明显增强效应。④核素全身骨扫描：可显示肿瘤侵犯全身骨骼的情况，表现为病变处异常放射性浓聚或稀疏。

**鉴别诊断** 肿瘤活检或骨髓穿刺检查可以确诊，必要时可行免疫组织化学染色检查。孤立性颅骨骨髓瘤与颅骨多发性骨髓瘤均是浆细胞异常增生在不同阶段的表现，自然病程差别很大，应予区分。孤立性颅骨骨髓瘤相对较少见，预后较多发性骨髓瘤好，5年生存率为52%，约58%的病例可进展为多发性骨髓瘤。诊断孤立性颅骨骨髓瘤需首先排除系统性多发骨髓瘤，且满足以下条件：非肿瘤部位骨髓穿刺不见异型浆细胞，无异常血免疫球蛋白增高，尿本-周蛋白阴性。

**治疗** 目前尚无根治性方法，治疗策略是应用化疗（如氯乙环己亚硝脲、长春新碱、环磷酰胺、博来霉素，皮质醇激素等）和局部放疗。小剂量局部放疗可缓解疼痛。在病情缓解后行骨髓移植治疗，可改善预后。对于单发的病变可行手术切除及术后放、化疗。对于孤立性骨髓瘤可手术切除病变后仅行局部放疗，术后应随访，以及时发现复发及新生病变。

**预后** 多发骨髓瘤的中位生存期为3年，血清中骨髓瘤蛋白含量的测定可作为治疗疗效检测的指标之一。

（兰 青 麻育源）

lúgǔ shìsuānxìng ròuyázhǒng
## 颅骨嗜酸性肉芽肿 （eosinophilic granuloma of skull）

嗜酸性肉芽肿是朗格汉斯细胞肉芽肿病（LCH）或称为组织细胞增生症X的一种类型，是一种原因不明的全身性非肿瘤性疾病。多见于儿童和青年，偶见于老年人，男性多见。颅骨为其好发部位，其中额骨、顶骨及颞骨多见。通常表现为良性的、含有大量嗜酸性细胞的局灶性肉芽肿。病变中可见朗格汉斯细胞浸润，伴有嗜酸性细胞、巨细胞、中性粒细胞、泡沫细胞和一些区域的纤维化。LCH的发病率为（0.05～0.5）/10万，其中约70%是嗜酸性肉芽肿，位于颅骨的嗜酸性肉芽肿占45%～54%。

**临床表现** 常表现为颅骨局部出现进行性、缓慢生长的疼痛性肿块，质地软，常不侵犯头皮，不向颅内发展。如乳突受累，可致慢性乳突炎。少数患者会伴有硬脑膜外血肿形成。患者病程中可有头痛、低热、体重减轻、轻度白细胞增多，嗜酸性粒细胞增多，血沉加快等临床表现。颅盖部较颅底发病率高，尤其多见于顶骨，颅底病损常见于颞骨岩部、乳突，也可累及鞍区及眼眶部。

**诊断** ①X线平片：可见颅骨全层的圆形或椭圆形溶骨性破坏，边界清楚但不规则，病变早期周围无硬化带，愈合期周围可见硬化。溶骨性病变的中央可残留死骨，表现为牛眼征。有时病变可越过中线，病变增大或多处病变融合可呈地图样改变。②CT检查：见病灶局部颅骨内外板及板障均被破坏，呈圆形或椭圆形，密度不均匀，内有小的骨性成分，边缘为凿齿状，愈合期周围可见反应性硬化。③MRI检查：可显示早期病变，表现为非均一的T1加权像信号减低，T2加权像信号增高，增强后可见病变呈增强反应。

**鉴别诊断** 颅骨嗜酸性肉芽肿虽然具有一定的影像学特征，但仍需要和以下疾病鉴别。①颅骨血管瘤：颅骨板障膨胀，内外板破坏，有硬化，有时可见由中心向四周放射状排列的骨间隔，切线位上垂直于颅板，头皮软组织肿块有时因体位改变而有大小变化，增强后明显强化。②表皮样囊肿：头皮软组织肿块较软，板障膨胀，外板侵袭改变，边缘清晰，内无残留小骨片，增强后无强化。③骨化性纤维瘤：颅骨板障囊状破坏，边缘不规则，周边骨质硬化程度不一，破坏区呈磨玻璃样改变，其内可见钙化。④转移瘤：年龄较大，有原发病史，软组织肿块硬，溶骨性骨破坏，病程较短。⑤局限性骨髓炎：有死骨，破坏区模糊，周边骨质硬化，多数有骨膜反应。

**治疗** 治疗以手术切除为主，术后可予低到中等剂量的放疗。30%的患者会复发，复发灶常远离原发灶的部位，需进行长期随访。血沉可以作为监测有否复发及病变是否活动的指标。复发者倾向于用放疗。激素和化疗药物也有一定作用。

**预后** 由于部分嗜酸性肉芽肿可自愈，也可仅予观察或活检，术后可予皮质激素治疗。

(兰青 李如军)

lúgǔ shàngpíyàng nángzhǒng

## 颅骨上皮样囊肿 (epidermoid cyst of skull)

上皮样囊肿是颅内最常见的外胚层组织肿瘤。约占原发性脑瘤的1%，又称颅骨表皮样囊肿、颅骨胆脂瘤或颅骨珍珠瘤。上皮样囊肿占颅脑肿瘤的0.2%~1.8%，75%位于硬脑膜下，25%位于颅骨板障内。颅骨上皮样囊肿可发生于任何年龄，30~40岁多见，无性别差异。好发于顶骨、枕骨、额骨及眶骨。

**病因** 颅骨上皮样囊肿原发于颅骨板障，只有上皮成分，起自残余的上皮组织，根据发病机制可分为先天性和继发性两种类型。先天性颅骨上皮样囊肿是在胚胎发育3~5周时，外胚层残余细胞异位在板障内生长而形成；继发性者少见，是由于外伤或手术操作使上皮细胞植入板障并不断角化所致。囊壁的复层鳞状上皮不断角化、脱落进入囊腔内，产生的角蛋白和胆固醇混合物逐渐积聚，促使囊肿体积缓慢增大。

**临床表现** 颅骨上皮样囊肿在板障内生长缓慢，可侵袭内外板，多表现为无痛性缓慢生长的头皮肿物。多数患者因头部外伤或其他原因行头部影像学检查而意外发现。部分患者因囊肿增大出现头痛、头胀等局部症状而就诊。向颅内发展的巨大病变可压迫脑组织出现局灶性症状。向颅外发展者可表现为橡胶样肿物及骨缺损，皮肤破溃后有干酪样物流出，继发感染时可形成窦道。

**诊断及鉴别诊断** 根据临床表现及影像学检查可诊断。①X线平片：表现为局部骨质类圆形、边界清晰的低密度区，呈"火山口"样溶骨性破坏，外板较内板明显，骨缘有硬化带。②CT检查：可显示病灶内部结构、骨质破坏范围及边缘情况。典型的CT表现为局部颅骨膨胀性低密度病变，内外板受压变薄、中断，周围可见环形高密度影。因囊肿内胆固醇、角化物和囊液比例不同，CT值在-20~+20Hu，通常低于脑脊液密度；但若囊肿内胆固醇结晶、脂类物质、蛋白质含量较高，或病灶内部有出血、感染，可表现为稍高密度。增强CT无明显强化。③MRI检查：由于囊肿内胆固醇结晶的存在，多表现为T1加权像高、低不一，T2加权像高信号为主的影像特征。增强扫描囊壁及囊内容物均无明显强化。

**鉴别诊断** ①嗜酸性肉芽肿：青少年多见。呈局限性类圆形溶骨性骨质破坏，可伴有骨质增生和软组织肿块，骨膨胀轻微；无典型的火山口样或气球样改变，边缘骨质增生常呈特征性的花边状或小锯齿状。②局限性骨纤维结构不良：青少年好发。表现为局部膨胀性改变，主要累及外板，内板完整，无软组织肿块及骨膜增生，内部密度不均，有囊状低密度区及磨玻璃状稍高密度区。③颅骨血管瘤：青少年男性多见。骨质缺损区内有数量不等的斑片状钙化灶，自病灶中心向四周有特征性的放射状骨针；增强扫描时，无骨针的低密度区及软组织肿块明显强化，并有粗大的颈外动脉分支血管进入病灶。④颅骨皮样囊肿：好发于20~30岁男性，枕骨多见。表现为板障内卵圆形透亮区，呈明显膨胀性生长，局部软组织肿胀不明显。因含有多种皮肤成分，如皮脂腺、毛发、骨及组织等，且胆固醇以液态形式存在，故MRI T1加权像呈高信号。⑤颅骨转移瘤：老年人多见，常有原发性肿瘤史。表现为累及颅骨全层的边界不清的低密度骨质破坏区，呈虫蚀样破坏，局部软组织可有肿胀。

**治疗** 手术切除是治疗颅骨上皮样囊肿最理想的方法。原则上应完整切除囊壁，并刮除受累的骨质边缘。一般情况下，囊壁与颅骨、硬脑膜的粘连不甚紧密，容易分离，完整切除囊壁并无困难。如果囊壁与硬脑膜粘连紧密，不必强行剥离，应将肿瘤囊壁与硬脑膜一并切除并做硬脑膜修补。完整切除囊壁是防止肿瘤复发的关键。对于颅骨广泛破坏者，可行骨瓣开颅，将颅骨与肿瘤一并切除，并行人工颅骨修补。放射治疗及化疗对颅骨上皮样囊肿无确切疗效，且存在相应不良反应，故不宜采用。

**预后** 手术完整切除病灶后，很少复发，一般预后良好。若不处理，颅骨上皮样囊肿也有恶变的可能性，故应早期手术和完整切除囊肿。

(兰青 朱卿)

Kǎbōxī ròuliú

## 卡波西肉瘤 (Kaposi sarcoma)

Ⅷ型疱疹病毒引起的多灶性血管肿瘤。一种不明原因的新生物，有多种亚型，常发生在感染人免疫缺陷病毒（HIV）的患者。

**病因及发病机制** 感染HIV病毒的人群是该病的高危人群，其余致病原因尚不肯定。卡波西肉瘤细胞可能起源于由间质前体细胞衍化而来的血管或发育异常的内皮细胞。这些细胞可能接触一种感染因子而发生转化。在体外培养中，HIV-1 反向激活基因（TAT）及其产物 Tat 蛋白可刺激卡波西肉瘤细胞生长。这可能改变了细胞受体并导致抑瘤素-M 和 IL-6 受体表达。卡波西肉瘤细胞产生 IL-6，这一过程使 IL-6 作为一种自分泌因子维持细胞的生长，并可旁分泌细胞因子，刺激其他间质细胞增殖和诱导血管生长。

**病理** 卡波西肉瘤皮损起源于真皮层中部并扩展至表皮层。组织病理学显示梭形细胞和血管结构有不同程度的融合。用Ⅷ因子特殊染色，可见其细胞起源于内皮细胞、肿瘤细胞与平滑肌细胞，成纤维细胞及肌原细胞很相像。无痛型卡波西肉瘤表现为结节或斑块样皮损；淋巴结病型则呈转移和浸润性，可累及淋巴结、内脏，偶尔会侵犯胃肠道。艾滋病伴发的卡波西肉瘤，皮损较少或损害广泛分布于皮肤、黏膜、淋巴结和内脏。

**临床表现** 该病与多数颅内的占位病变类似，一般为多发，类似转移瘤，可有头痛、呕吐、癫痫发作以及局灶神经功能障碍等表现。

**诊断与鉴别诊断** 与其他颅内肿瘤类似，明确诊断需病理检查。CT 及 MRI 可明确颅内病灶的情况。特别是强化 MRI，可明确病变的部位、数量及周围脑组织状况。主要与转移瘤、颅内结核瘤、颅内感染相鉴别。有艾滋病史患者应高度怀疑。

**治疗** 常为多发病灶，手术目标有限，以明确性质为主，仍需全身系统治疗。

**预后** 预后不良，多死于并发症。

(毛伯镛)

lúnèi zhǒngliú fàngshè zhìliáo

**颅内肿瘤放射治疗**（radiation therapy of intracranial tumor）利用放射线，如放射性核素产生的 α 射线、β 射线、γ 射线和各类 X 线治疗机或加速器产生的 X 线、电子线、质子束及其他粒子束等治疗颅内肿瘤的方法。临床常用的放疗技术有常规放疗、三维适形放疗、调强适形放疗以及立体定向放射外科治疗（X 刀、γ 刀）等。

**适应证** 包括以下几方面。

**常规放疗的适应证** ①手术后残余肿瘤。②脑干及功能区等不宜手术的肿瘤。③髓母细胞瘤和生殖细胞瘤等容易沿脑室系统播散的肿瘤。④术后复发的肿瘤。

**三维适形放疗和调强适形放疗适应证** 直径较大的脑转移瘤、不能手术的原发肿瘤、术后局部残留的肿瘤如胶质瘤、垂体瘤、星形细胞瘤和脑膜瘤等，也可以作为常规外放疗的补量。

**立体定向放射外科治疗（X 刀、γ 刀）适应证** 用于直径小于 3cm、病灶少于 3 个的脑转移瘤、恶性脑瘤术后残留以及因肿瘤部位、大小及患者的身体状况无法进行手术的患者，目前也用于直径小于 3cm 的良性肿瘤的治疗。

**禁忌证** 严重出血倾向者；心、肺、肝、肾衰竭者。常规放疗的禁忌证：①手术全切除且放射抵抗的肿瘤。②颅内压明显增高，脱水治疗效果不明显的肿瘤。③曾行大野大剂量放疗，再次复发的低放射敏感性肿瘤。

**治疗方法** 包括胶质瘤和其他脑肿瘤的放射治疗。

**胶质瘤放射治疗** ①低级别胶质瘤（LGG）的放射治疗：尚无标准治疗方案。全切后是否放疗，是早期放疗还是延迟放疗尚有争议，但对于有高危因素的患者仍主张积极放疗和化疗。LGG 部分切除，需在分子病理结果指导下放化疗。少突胶质细胞瘤全切后如果 MGMT（-），且 1p/19q 丢失，可先化疗，复发后选择补充放射治疗。如 MGMT（+），或无 1p/19q 丢失，可先予放射治疗，照射剂量为 45～54 Gy，常规分割，不推荐高剂量照射。②高级别胶质瘤（HGG）的放射治疗：a. 胶质母细胞瘤（GBM）。标准治疗方案为总剂量（DT）60Gy/30f/6w，替莫唑胺（TMZ）75mg/m²/d 同步化疗，随后 TMZ 150～200mg/m²/d 行 6 周期的辅助化疗。b. 间变性少突胶质瘤和间变性星形细胞瘤。尚无标准治疗方案。TMZ 同步放化疗是否获益有待Ⅲ期临床试验确认。甲基鸟嘌呤-DNA 甲基转移酶（MGMT）低表达者，谨慎推荐试用 TMZ 同步放化疗方案。放射剂量 DT 50～60Gy/25～33f/5～6.5w，常规分割。少突胶质细胞来源且 1p/19q 杂合性缺失的肿瘤患者对放化疗均敏感，预后较好。③关于胶质瘤的靶区勾画：a. LGG。通常可采用 FLAIR 序列或 T2 序列的异常区外扩 1～2cm 的区域作为 CTV（临床靶体积）。b. HGG。最初的 CTV 为强化病灶加上 FLAIR 序列或 T2 序列异常区并外扩 2～3cm，而后缩野推量时，仅包括强化病灶外 2cm。④放疗时机：a. HGG 建议术后 4 周内尽快放疗。b. LGG 的放疗时间尚有争议。对于高风险患者应给予术后尽早放疗以期带来最大的获益，而对于低风险患者可延迟术后放疗。高风险患者指患者出现症状增加、影像学进展、增殖活性高以及有向 HGG 转化等预后不良特征。

⑤TMZ同步放化疗：2005年斯图普（Stupp）等发表了欧洲癌症治疗研究组织（EORTC）脑部肿瘤放疗组的GBM Ⅲ期协作组试验结果。这项试验显示了GBM患者接受替莫唑胺同步化放疗+替莫唑胺辅助化疗，带来了明显的生存获益，并被许多国家和组织推荐为GBM的标准治疗方案。⑥假性进展：在恶性胶质瘤患者TMZ同步放化疗后部分患者很快出现原有增强病灶体积变大，或出现新的增强病变的现象，这一表现在影像上酷似肿瘤进展，故称为假性进展。它是一个可逆的影像学变化。2006年张伯伦（Chamberlain）等定义此现象为假性进展。塔尔（Taal）等2008年报道，TMZ同步放化疗后出现病灶扩大的患者中有50%为假性进展。

其他脑肿瘤放射治疗　①室管膜瘤：以术后放射治疗为主。室管膜瘤的细胞可以沿脑室及脊髓通路播散，其生长方式类似髓母细胞瘤。因此，在射野的设计上主张对恶性度高的及位于幕下的室管膜瘤行全中枢神经系统照射，剂量为40～45Gy，局部加量达55Gy；对低度恶性的幕上室管膜瘤可采用局部照射，但照射野范围应适当扩大。②髓母细胞瘤：髓母细胞瘤恶性程度高，容易在颅内沿脑脊液播散。髓母细胞瘤对放射治疗非常敏感。一般认为需做术后全脑全脊髓放射治疗，而后行局部原发灶区域小野追加照射。常规分割，放射剂量在55～60Gy。③生殖细胞肿瘤：生殖细胞肿瘤包括生殖细胞瘤、松果体细胞瘤及畸胎瘤等，其中75%～80%是恶性肿瘤。血清肿瘤标志物AFP和β-HCG可帮助鉴别诊断并具有预后价值。如病理不明确，可先行小野诊断性放疗，

剂量为20Gy/10次（2～3周完成），照射后复查MRI。如肿瘤无变化，说明肿瘤趋良性或放射不敏感，可局部追加照射至55Gy，也可作放射外科治疗；如肿瘤明显缩小，提示生殖细胞瘤可能性大，射野亦改为全脑全脊髓照射，肿瘤组织放射剂量为30～40Gy。④脑干肿瘤：脑干肿瘤以星形细胞瘤多见。放疗是脑干肿瘤的主要治疗手段。脑干胶质瘤，不管手术切除或立体定向活检，术后多主张行放射治疗。常规分割放疗（即每次1.8～2Gy，总剂量45～60Gy）治疗脑干肿瘤疗效肯定。⑤脑膜瘤：过去认为脑膜瘤对放射治疗不敏感，近年来越来越多的资料证实放疗有效。由于脑膜瘤边缘清楚，目前多主张采取放射外科治疗。大型肿瘤术前放疗可以减少病理性血液供应，提高手术切除率，减少复发。肿瘤放射剂量为50～60Gy（5～6周完成）。⑥垂体腺瘤：目前垂体腺瘤的放疗多采用立体定向放射外科，其中重荷电粒子放射外科的Bragg峰分布可使鞍内肿瘤产生高剂量效应。常规放疗一般采用两侧野或加前额野的三野照射，但前额野照射时应注意保护眼球，射野中心用模拟机定位，照射野通常为4.5cm×4.5cm（较大的肿瘤可适当增大照射野），放射剂量45～50Gy（4.5～5周完成）。⑦颅咽管瘤：一般认为，保守的手术切除后加用放疗有助于提高患者疗效。放射多采用两侧野，大小为5cm×5cm至7cm×8cm，照射剂量为50～60Gy（6或7周完成），儿童剂量为50～55Gy（6～6.5周完成），每周5次，每次剂量不超过2Gy。临床上全切除肿瘤的患者应定期进行影像学复查，一旦发现肿瘤复发，立即施行放射治

疗。⑧脊索瘤：脊索瘤是胚胎脊索遗留的低度恶性肿瘤，放疗以中等剂量为宜，多分割治疗有利于肿瘤的退缩。方法是每次照射2Gy，总剂量达60～70Gy。采用质子治疗有助于减少正常组织损伤并进一步提高放疗剂量。⑨脊髓肿瘤：转移性脊髓肿瘤照射野应包括肿瘤累及的椎体上下缘各半个椎体（星形细胞瘤为上下边缘各2.5～5cm）。原发性脊髓肿瘤靶区放射剂量50Gy左右，每次2Gy。对姑息性治疗患者，放射剂量为30～45Gy（3～5周完成）。⑩原发性中枢神经系统恶性淋巴瘤（PCNSL）：关于PCNSL放化疗顺序有两种观点，一种观点是先化后放；一种观点是先放后化。目前多倾向于前者。但如病灶位于重要功能区有严重神经功能障碍或患者一般状况较差的，也可先予急诊放疗。关于放疗，基于PCNSL易播散的特点，局部放疗不宜采纳，一般以全脑放疗为宜，如果脊髓已有病灶侵犯，或脑脊液中找到肿瘤细胞，可以考虑全脑全脊髓放疗。

（潘　力）

quánnǎo fàngshè zhìliáo

**全脑放射治疗**（whole brain radiation therapy，WBRT）　全颅内容物的放射治疗。包括大脑、小脑、脑干、脑膜、脑池等。全脑放射治疗的目的是治疗已经存在的颅内病灶，同时预防颅内新病灶的产生。

**适应证**　①预防性放疗：用于局限性小细胞肺癌颅外病灶治疗完全缓解者；晚期绒癌及睾丸精原细胞瘤治疗后颅外病灶完全缓解，且有高度脑转移倾向等肿瘤。②治疗性放疗：用于原发灶对放射敏感的各种脑转移癌及分化很差的各种原发脑肿瘤（如

恶性淋巴瘤、脑膜白血病、生殖细胞瘤、室管膜母细胞瘤和多灶性高级别胶质瘤等）。

**禁忌证** 高剂量全脑放疗史和有严重颅内压迫症状急需手术以缓解颅内高压的情况等。

**治疗方法** ①照射野的设计：一般采用两侧野，照射野的前、上、后界均以头皮为界，下界应包括颅底（如颅前窝较高，应包括筛板的下缘，可以从眶上缘、外眦后 1.5cm、颧弓上缘、外耳孔、枕骨粗隆水平，尤其注意要保护晶体）。②放射源的选择：用钴-60 的 γ 射线或 6～10MV 的 X 线。③照射剂量：预防性为中间平面 DT：24～36Gy/2～3 周，每周 5 次。若为治疗性，则可针对不同病理性质的肿瘤，选择不同的照射剂量分割方式。如脑转移癌，常规使用 30Gy/10fx/14d 或 40Gy/20fx/28d。

**注意事项** ①全脑照射者慎用洛莫司汀（CCNU）或卡莫司汀（BCNU）等亚硝脲类药物，如需使用则酌减放射剂量（同时放化疗可能会造成一定的神经系统损伤）。②照射过程中要观察脑水肿和颅内压增高情况，必要时采用利尿药、脱水药及皮质激素等对症治疗。③放射治疗前已有颅内压增高表现者，则放射宜从小剂量开始（如 1Gy/d，连续 3 天）。④WBRT 用于未治疗和已接受立体定向放射外科（SRS）的相对放射抵抗的肿瘤临床获益有限，如黑色素瘤、肾癌和肉瘤等。

**并发症** 全脑放射治疗后，可能出现不同程度的并发症，如脱发，治疗的早期有短期的头痛、恶心、呕吐等症状。一些患者还会出现急性耳毒性。放疗后生存 1 年以上的患者有可能出现 10% 左右的晚期并发症，特别在分割剂量大于 3Gy/次者。晚期并发症包括视网膜病变、痴呆、视神经病变、耳毒性、内分泌疾病以及神经认知功能缺陷等

（潘　力）

**quánnǎo quánjǐsuǐ fàngshè zhìliáo**

## 全脑全脊髓放射治疗（whole brain and whole spinal cord radiation therapy）

全颅及全脊髓内容物的放射治疗。包括大脑、小脑、脑干、脊髓、脊膜、脑膜以及脑池等。

**适应证** ①易沿脑脊液播散的脑肿瘤：髓母细胞瘤、室管膜母细胞瘤、松果体母细胞瘤等、部分原始神经上皮瘤、生殖细胞瘤、脉络丛乳头状瘤等。②部分原发中枢神经系统的恶性淋巴瘤。③部分中枢神经系统多发性转移癌。④部分白血病等。

**禁忌证** 高剂量全脑放疗史和有严重颅内压迫症状急需手术以缓解颅内高压的情况等。

**治疗方法** ①摆位：全脑全脊髓照射对放疗技术要求比较高。在模拟机下作全脑和全脊髓定位片。患者常取俯卧位体位，身下垫 10cm 厚的泡沫垫，两上臂放身体两侧，面部垫船形枕，调整船形枕的前后垫块位置和角度，使颈椎尽量呈水平位，头无偏斜、扭曲或过仰，同时在透视下以外耳孔影像重合为标准。调整身体位置，使脊突在一直线上，不要扭曲。头颈部做面罩固定。②全脑野：两侧平行相对水平照射，射野包括全头颅及上颈段。上界为颅顶外放 3～4cm，下界为第 4 颈椎下缘。脊髓照射时，应将准直器的下端向头顶方向转 10° 左右，为避免与脊髓野散射角的剂量重叠过多，将两侧激光灯的"+"字标记在头罩上，照定位片，在 X 线平片上勾画标记，遮挡不需照射的部位为制作挡铅块或使用多叶光栅。勾画标记的方法是沿眉弓上缘至眼眶后连线，向下从外眦至外耳孔连线，再与椎体中线交界，达 C₄ 下缘。但对生长发育未成熟的儿童应将全椎体包括在照射野内，以免造成椎体畸形。在全脑照射时，治疗床需要转一定的角度，一般在 60°～90°，使射线的边缘呈一直线，避免脊髓剂量的冷点或热点。③全脊髓野：从 C₄ 下缘至 S₄₋₅ 下缘，体中线上放置铅丝，显示各段椎体后缘或脊髓中心与相应体表的距离。可用 6MV X 射线或按脊髓深度采用 9～21MeV 电子线垂直照射，亦可用电子线和 X 射线混合照射。射野宽度 4～5cm，按身体长度分为 1～2 野照射。射野间应有 1cm 间隔。每周将照射野向同一方向移动 1cm，以避免两野间剂量过高或过低。骶骨野为凸字形，上界在 L₅ 下缘，下界为 S₄ 下缘，以中心线左右旁开 3～4cm。对女性青少年及儿童应注意躲避卵巢，以免影响卵巢功能。

**注意事项** ①根据肿瘤对放射线的敏感性选择不同的剂量。注意脊髓的照射量不能过高，以避免发生放射性脊髓炎甚至截瘫，总剂量一般不宜超过 45Gy，对小于 3 岁的婴幼儿，考虑到可能影响日后生长发育的问题以及定位和照射时摆位困难，临床上很难具有可操作性，一般不推荐采用全脑全脊髓放射治疗技术。②全脑全脊髓常规照射技术有诸多不足之处，如筛板区容易部分或全部漏照，导致筛板处肿瘤复发；射野衔接处重叠或者遗漏，导致剂量的"冷点"或者"热点"；女性患者卵巢常受照，可能导致不育；在常规照射中，下丘脑－垂体区、部分颞叶和甲状腺等都处在

照射范围内。为了更好地保护周围正常组织，使射野内剂量更加均匀，减少复发或放射性损伤，推荐有条件的单位采取三维适形放射治疗。③无论是常规全脑全脊髓照射技术，还是三维适形放射治疗技术，均可能导致严重的放射性反应。并且有些不良反应可能终身存在，严重影响患者生活质量。需使用全脑全脊髓照射技术的恶性肿瘤如小脑髓母细胞瘤、幕下恶性室管膜瘤、松果体母细胞瘤、脑生殖细胞瘤等多见于儿童。儿童处于生长发育阶段，放射治疗不可避免的对儿童的生长、内分泌、智力造成损伤。因此对于接受过全脑全脊髓照射后长期生存的患者，需定期进行智力测定、内分泌功能和骨骼 X 线平片检查等，并及时对症支持治疗。有研究表明，随着时间的延长，有些损伤可能呈进行性加剧。部分患者可能出现身材矮小、内分泌失调、不育和智力发育障碍等。为减轻全脑全脊髓放射治疗的毒副作用，部分学者希望改变分割剂量以减少晚反应组织（正常脑组织、脊髓）的损伤。早期的临床超分割治疗实验中得出的结果表明，肿瘤的照射总剂量提高后，局部控制率和生存率有所提高。

（潘 力）

fàngshè zhìliáo fēngē fāngshì

## 放射治疗分割方式 （radiation therapy dissection）

分次放射治疗是把放射剂量分成数次进行照射，由于分次照射之间存在亚致死性损伤修复以及细胞的再增殖，正常组织的损伤得以减轻（如果总治疗时间太长，治疗获益也会损失）。与此同时，把一次剂量分成数次还可因分次照射之间肿瘤细胞的再氧合和再分布起到放射增敏作用。临床中放射治疗的分割方式有常规分割和非常规分割。

**常规分割** 目前广泛采用的是常规分割方案，即每周 5 天，每天 1 次，每次 1.8～2Gy，总量 60～70Gy/30～35 次/6～7 周。该方案是长期实践的经验积累。其中包含的生物学原理有：①有足够控制肿瘤的总剂量，但不增加急性反应。②合适的总疗程时间，使正常组织得到增殖和修复。③不太大的分割剂量使晚反应组织得到保护。但常规分割方案并非适合每个患者，不少实体肿瘤放疗疗效仍较差。改变放疗分割方案是提高放疗疗效的途径之一。随着放射生物学和放射物理学的发展，非常规分割放疗的临床和基础研究日益增多，其目的在于提高疗效、减轻正常组织的放射损伤，即增加治疗增益比和改善患者的生存质量。

**非常规分割** 常见的非常规分割方式包括以下几种。

超分割放疗 超分割放疗的基本目的是进一步分开早反应组织和晚反应组织的放射效应差别。超分割放疗的定义是：在与常规分割方案相同的总治疗时间内，在保持放射总剂量相仿的情况下每天照射两次或两次以上（分次间隔时间至少 6 小时）。采用该方案可以提高晚反应组织的放射耐受性，增加杀灭比例，降低氧增强比，通过肿瘤细胞周期再分布起到自我放射增敏作用。采用超分割放疗放射急性反应有所增加，但晚期反应则可能减少。如儿童脑干胶质瘤采用超分割放疗放射总剂量 70～74Gy，每次 1.1～1.26Gy，每天 2 次，每次间隔超过 6 小时，结果显示该方案不增加放射损伤，也提高了生存率。但运用该方案时要注意照射体积不宜过大。

加速分割放疗 加速分割放疗的定义是总疗程缩短，每天照射次数增多，总剂量和分次剂量则视总疗程缩短的程度不变或减少，分次间隔时间至少 6 小时。加速分割放疗适用于细胞增殖快的肿瘤。加速分割放疗的缺点是靶区内正常组织急性反应较重，部分患者难以耐受，故在临床中较少使用。使用时往往需要在治疗期间插入一个休息期或降低照射剂量以减少放疗反应。

加速超分割放疗 加速超分割放疗是指结合了超分割和加速的特点，即减少分次量、增加照射次数、不明显降低总剂量，同时缩短总疗程。根据加速形式的不同，临床上常见五种类型。①连续加速超分割 （CHART）：英国的迪什（Dische）曾报道采用每天 3 次，每次 1.4～1.5Gy，总剂量 50.4～54Gy/36 次/12 天，治疗 NSCLC 375 例，2 年生存率 40%，显著优于同一家医院的常规放疗对照组。结果显示早期放射反应较对照组明显，晚期反应则无差异。但是脊髓病变放疗时是一个例外，50Gy 照射后可能出现严重的放射性脊髓病，因为 6 小时间隔时间对脊髓修复而言太短。②同步加量加速超分割：将常规照射的缩野推量提前到与大野同时进行（即所谓的野中野）。旨在缩短疗程。③分段加速超分割 （SHART）：阿瑞莎 （Arisa）等报道治疗局部晚期头颈癌，用每次 1.6Gy，每天 2 次至总剂量 64～67.2Gy/6 周（其中放射到 38.4Gy 后休息 2 周），同时配合顺铂 （DDP）连续输注。结果显示病灶局控率提高，其中以喉癌的效果更为明显。④递量加速超分割 （HARDE）：如第 1、2 周每次 1.2Gy，每天 2 次；第 3、4 周每次 1.4Gy，每天 2 次；第 5、6 周每次 1.6Gy，每天 2 次。间隔时间均超过 6 小时，总剂量 75Gy/5 周。治疗头颈癌，安全有效。⑤后程加速超分割：由哈拉里（Harari）在 1992 年提出此法。其理论依据是在常规分割时，正常组织和肿瘤干细胞在治疗后 2 周开始代偿性增殖，此时增大剂量照射有利于抑制肿瘤干细胞的加速再增殖。

**加速超分割放射治疗合并烟酰胺和碳合氧治疗**　该方案的思路是：加速放疗能克服肿瘤细胞加速再增殖；超分割有利于保护晚反应正常组织；吸入碳合氧（95%$O_2$ 与 5%$CO_2$ 混合气体）能克服慢性乏氧；吸入烟酰胺能克服急性乏氧。

**少分割放疗**　每周照射 2~3 次，周剂量约等于常规分割的周剂量。每次放射剂量增大（又称大分割），但总照射次数减少。适用于亚致死性损伤修复能力强的肿瘤（如恶性黑色素瘤）或者局部晚期、年老、体弱或预期生存期较短的姑息性治疗病例。

**不均等分割放疗**　将常规分割时的周剂量，在 5 天内分成不均等的剂量给予。其原理是根据实验中瘤细胞在接受一次大剂量照射后，有 95% 的氧合细胞被杀灭，出现肿瘤细胞的细胞周期再分布，而后的分次小剂量照射时，在氧合好的正常细胞中，2Gy 以下的剂量能出现亚致死性损伤修复，而乏氧的肿瘤细胞因氧合不足，亚致死性损伤修复较慢。大剂量和小剂量反复交替，可使正常组织更好休息，而对肿瘤细胞达到更大杀伤。方法为：第 1 天 5Gy，第 2~5 天每天各 1.25Gy；或第 1 天 6Gy，第 2~5 天每天各 1Gy。

（潘　力）

sānwéi shìxíng fàngshè zhìliáo

## 三维适形放射治疗（three-dimensional conformal radiation therapy，3DCRT）

调整照射野形态、角度及照射野权重，使高剂量区剂量分布的形状在三维方向上与病变（靶区）的形状一致的放射治疗技术。

**适应证**　3DCRT 适用于绝大部分的肿瘤，特别是在脑肿瘤、头颈部肿瘤（包括喉癌、上颌窦癌、口腔癌等）、肺癌、纵隔肿瘤、肝肿瘤以及前列腺癌等方面疗效显著。尤其适合以下类型肿瘤：①用常规放射治疗剂量但是局部控制率差的肿瘤。②增加肿瘤剂量但是不显著增加正常组织损伤。③肿瘤位于解剖复杂的部位。④极不规则肿瘤。⑤肿瘤的邻近有放射敏感的正常组织结构。⑥小体积但是需要高剂量照射的肿瘤。

**治疗方法**　①非共面多固定野适形照射法：先用 CT、MRI 和 PET 等成像设备获取肿瘤及重要正常组织的位置和三维空间分布，再用三维治疗计划系统（3DTPS）确定加速器治疗床角度、机架入射角、照射野数等治疗参数，按比例准确获取每个非共面固定野靶区投影轮廓，根据加速器托架到等中心点的实际距离调整热丝切割机后，在硬泡沫塑料上切割出各固定野的实心轮廓投影模型，并制成空心的低熔点合金铸造挡块。其优点是照射野的适形度较好，重复治疗的误差较小，成本低；但制作挡铅费时、费力，而且低熔点铅和泡沫塑料的应用易造成环境污染。②同步挡块法：这是一种动态旋转式适形照射法。它将特殊制作的挡块安装在患者和机头限束器之间，使挡块能够随机架或患者的旋转作同步运动，

保证挡块的形状和在等中心平面的大小随时与靶区的投影一致。同步挡块法的优点是可以产生一个较好的剂量分布，特别适合于保护靶区内或靶区附近的正常组织和器官，获得较高的治疗增益比。但该技术复杂，实现成本高。③循迹扫描法：该方法是控制治疗机和治疗床的相互配合运动，使得靶区每个截面的中心总是位于治疗机的旋转中心上，而射野的形状和大小是靠基本准直器的扩缩和床的纵向运动得到的。通过循迹扫描照射，可使高剂量区在靶区的纵横方向上均与靶区的形状一致，其射野大小不仅由准直器限定，同时也由床的纵向运动范围确定，而射野内剂量的大小则由机架的旋转速度和床的纵向运动速度决定。循迹扫描法的优点是能够治疗任意形状和大小的肿瘤，但在治疗床控制、机架、基本准直器的协调运动控制上比较困难，安全性不够。④多叶准直器法：电子计算机控制的多叶准直器系统几乎具备了上述三种方法的全部优点，其原理是：将次级准直器挡块分割成可以相向移动的多叶挡块，当每一对挡块开启或闭合时可以形成细小矩形照射野，多对挡块同时开启或闭合则可以形成不规则照射野，叶片越多，形成的不规则照射野边缘越平滑。每个叶片的开启或闭合均由 3DTPS 系统控制，最终形成符合靶区投影形态的各种照射野。

（潘　力）

shìxíngtiáoqiáng fàngshè zhìliáo

## 适形调强放射治疗（intensity modulated radiation therapy，IMRT）

采用各种物理手段，根据肿瘤靶区的形状，通过调节和控制射线在照射野内的强度分布

产生不同剂量梯度对肿瘤靶区致死性的高剂量照射，而肿瘤周围正常组织所接受辐射控制在正常耐受剂量以下的放射治疗技术。IMRT 从概念上包含两项内容：①照射所形成的高剂量区分布的形状必须在三维空间方向上与靶区形状尽可能一致，此即适形的要求。②在照射野内各点的剂量按照要求进行调整，使靶区内的剂量分布符合预定，此即调强的要求。

**适应证**　IMRT 适用于绝大部分的肿瘤，特别是在脑肿瘤、头颈部肿瘤（包括鼻咽癌、喉癌、上颌窦癌、口腔癌等）、肺癌、纵隔肿瘤、肝肿瘤、前列腺癌等方面疗效显著。尤其适合以下类型肿瘤：①肿瘤位于复杂的解剖位置。②肿瘤的邻近有放疗敏感的重要器官和组织。③需要高剂量照射的肿瘤。④复发的难治性肿瘤。

**治疗方法**　①二维物理补偿器：通过改变补偿单元的厚度，来调整照射野内照射强度，主要用于静态调强。优点是调强效果确切、可靠，主要缺点是模室制作和治疗摆位较为繁杂。②断层治疗技术：是一种扇形束调强旋转治疗，包括步进和螺旋式连续进床两种方式。前者在旋转照射过程中，通过计算机控制，在照射过程中多叶光栅的叶片可移动到照射野的相应位置，形成需要的强度分布，每次旋转照射完毕后床步进一段距离。后者类似于螺旋 CT，当治疗床沿患者的长轴方向通过环形机架时，扇形束不间断的绕患者旋转。③多叶光栅（MLC）静态调强：MLC 静态调强是将照射野按照计划要求的强度分布进行分级。然后利用 MLC 将每一照射野分解成一系列子野依

次照射。每一子野照射完毕后。叶片回位到原来的位置，准备照射下一个子野，直到所有子野照射完毕。从而实现计划所要求的强度分布。由于每一子野的剂量分布可分别测量，因此易于对计划进行验证。但子野与子野相邻部位易出现剂量冷点和热点。④MLC 动态调强：MLC 动态调强包括动态叶片、动态 MLC 扫描、动态弧形调强等方法。动态叶片运动技术的特征是多叶光栅的一对相对叶片总是向一个方向运动，通过控制两个叶片的相对位置和停留时间来实现强度的调节。动态 MLC 扫描是在动态叶片运动技术的基础上辅以加速器笔形束输出强度的调节。通过控制叶片运动的速度和改变输出强度的方法来达到要求的强度分布。该技术的优点是可以缩短总照射时间。动态弧形调强技术综合了动态多叶光栅和弧形调强技术。在机架旋转的同时，由多叶光栅形成的照射野形状始终处于不断的变化当中。弧的数目由强度分布的复杂程度即强度分级决定。该技术采用整野治疗，光子利用率高，也不存在相邻窄野间的衔接问题，同时其空间分辨率在 MLC 叶片方向上是连续的。⑤电磁扫描调强：电磁扫描调强技术是通过计算机控制两对正交偏转磁铁电流的大小，改变电子射出或电子击靶方向，产生方向不同、强度各异的电子或 X 射线笔形束，形成要求的强度分布或者剂量分布。它不仅具有射线利用率高、治疗时间短的优点。而且可实现电子束、质子束的调强治疗。⑥二维调强准直器：由多个相互间隔的分别充以 12cm 厚的固体射线衰减材料或者液体射线阻挡材料的方形单元准直器组成。充注液体材料的

单元准直器通过计算机控制向它充入或抽出液体并调节液体在该准直器单元中的时间。起到对射线的瞬时阻挡作用。从而得到所需要的单元野的输出强度或剂量。因为二维调强准直器体积较大，所以除调强作用外亦可以作照射野挡块和组织补偿器用，特别适用于靶区内重要组织器官的保护。另外，其漏线率低且易于进行剂量控制和照射野验证。⑦独立准直器的静态调强：是利用独立准直器的相对运动实现的。其二维调强是将计划系统输出的二维照射野强度分布离散成一个强度分级矩阵。强度分级数可以视具体情况确定，包括子野序列的计算和子野照射顺序的优化两个重要步骤。

（潘　力）

fàngshèxìng lìzǐ zhírù zhìliáo

**放射性粒子植入治疗**（radioactive seed implantation therapy）　通过影像学引导技术（超声、CT/MRI）等手段将放射性核素直接植入到肿瘤靶体积内或肿瘤周围，放射性核素持续释射线对肿瘤细胞进行杀伤，达到治疗肿瘤目的的技术。放射粒子植入治疗恶性肿瘤方法的出现，弥补了常规外放疗的不足之处，以微创的方式为难治性恶性肿瘤患者提供了生存的机会，提高了患者的生活质量。

**基本内容**　包括以下几方面。

**放射性粒子**　是指用钛合金外壳将低能量放射性核素密封制成短杆状固体放射源，目前有 $^{125}$I（0.8mm 直径，4.5mm 长度）、$^{103}$Pd 及 $^{198}$Au 等。钛合金外壳隔绝了放射元素与人体内环境的接触，避免了放射源的丢失以及对环境的核污染，同时能精确控制放射源的治疗剂量。γ 射线具有破坏肿

瘤细胞核 DNA 的作用，使肿瘤细胞失去繁殖能力而凋亡。肿瘤组织间植入放射粒子所产生的 γ 射线能量虽然不大，但能持续不断地杀死肿瘤干细胞，能使肿瘤细胞失去繁殖能力，从而达到较彻底的治疗效果。其中采用的放射粒子是 $^{125}$I，它的有效半径为 1.7cm，通过调整放射粒子间距，重叠的 γ 射线能量可以有效覆盖肿瘤体积，以及与肿瘤周边正常组织内的亚临床区域。随着离放射源的距离延长，γ 射线能量迅速衰减，对周围正常组织影响也明显减少，因此放射并发症较少。

治疗计划系统（TPS） 治疗用放射粒子必须要经过严格的测量。TPS 软件实施放射粒子的剂量计算，制订精确的治疗计划。此外，TPS 软件系统的功能还有：①不同肿瘤所需的放疗剂量不同，需计算不同的等剂量曲线。②计算放射粒子位置与敏感组织的安全距离。③计算微创治疗中亚临床病灶剂量分布。④配合手术应用的相关计算。

放射性粒子植入器 放射粒子非常细小，手术中如散落，会增加医护人员的照射，也容易丢失。金属制成的放射粒子植入器在手术前将放射粒子管理起来，集中消毒，手术中简化操作技巧，减少医护人员受照射剂量。

适应证 放射粒子植入治疗的适应证为：病灶数有限的实体恶性肿瘤。恶性肿瘤患者就诊时多处于中晚期，手术的治愈率低。应用放射粒子植入瘤体内，有助于肿瘤的整体杀灭，而对脏器的生理功能干扰较小，组织创伤及治疗并发症也明显减少。

治疗方法 包括以下几方面。

植入放射粒子 ① 细针穿刺技术：放射粒子的直径为 0.8mm，可顺利通过 12 号注射针内腔，因此应用不同长度的 12 号带针芯穿刺针穿刺肿瘤，即可进行放射粒子的定位植入。② 缝合、黏合技术：手术中因腔道管壁菲薄等因素，不宜行穿刺植入时，可用生物胶将放射粒子黏附在受肿瘤侵犯的脏器外壁，也可用细线缝合固定。③ 与手术配合应用：对手术中部分切除或不能切除肿瘤，在残留肿瘤内、亚临床病灶区域和淋巴引流途径上植入放射粒子。手术中如能整块切除肿瘤，也可以在亚临床病灶和淋巴引流途径上植入放射粒子，甚至在更远的淋巴通道上植入放射粒子，可以替代肿瘤区域的脂肪清扫，减少手术创伤，并缩短术后康复期。④ B 超和 CT 引导植入：借助 B 超和 CT 等仪器进行定位，直接经皮穿刺到肿瘤内植入放射粒子，国外脑肿瘤的治疗上应用这种技术已获得确切可靠的疗效。⑤ 与脑室镜配合应用：在实施脑室镜的检查和治疗中，穿刺针经仪器的活检孔道穿刺到肿瘤内植入放射粒子。

效果检测 在直视下实施穿刺植入技术位置偏差很小。在定位设备不理想的条件下行经皮穿刺植入时，出现误差的可能性较大。采用术中左右各 45°位或正侧位 X 线平片检查，并参考术前 TPS 重组的三维图像，可大致作出治疗精确程度的判断。如偏离过大，可以根据情况补充布源；也可以在术后第 2 天，复查 CT 进行纠错。

不良反应及注意事项 放射性粒子治疗存在如下并发症。① 穿刺针误入血管：应用简单的穿刺技术实施放射粒子植入治疗恶性肿瘤已获得满意疗效。由于肿瘤组织血供丰富，在实施穿刺的过程中，穿刺针误入血管的可能性较大。为避免发生这样的并发症，在实施植入治疗时，设计了一个开侧孔的透明小管道，将透明管道连接在穿刺针与装载放射粒子的植入器之间，在穿刺针固定，退出穿刺针芯的过程能及时发现误入血管的征象，及时纠正穿刺部位。②放射粒子移动进入血管引起组织栓塞：肿瘤组织治疗后凋亡，胶原纤维增生，会产生收缩的现象，可能会推挤粒子进入血管随血液流动引起组织栓塞。国外报道前列腺癌植入放射粒子后一段时间，出现肺内放射粒子，发生率为 5.9%~21.8%。肺栓塞的症状很轻，一般无自觉症状和体征。但是，胸腔内手术引起的粒子进入肺血管可能会引起大循环组织的栓塞，如脑血管的栓塞等严重并发症，必须引起高度重视。③ 脑水肿：脑水肿的发生主要与两个因素有关。脑胶质瘤本身的生物学行为和植入治疗后的放射性脑水肿。植入治疗后肿瘤体积如能变小，水肿可减轻。亦可采用甘露醇加地塞米松对症处理。④放射剂量过大导致组织坏死：加斯帕（Gaspar）等报道 59 例复发性恶性胶质瘤，有 10% 的患者出现需要手术切除的放射性脑坏死。这提示放射粒子植入密度过大，引起组织局灶性坏死。⑤其他并发症：空腔脏器吻合口漏；前列腺癌治疗后有阳痿（发生率 0%~19%）、尿道炎（4%）等。佩雷茨（Peretz）等报道 98 例胰腺癌治疗后，9 例（9.2%）出现并发症，表现为瘘管形成、胃肠出血、肠梗阻和腹腔内脓肿，8 例经非手术治疗恢复健康。

（潘 力）

hòuzhuāngjìnjùlí zǔzhījiān chāzhí zhìliáo

## 后装近距离组织间插值治疗

（afterloading close organization interleaved planting therapy）

先在患者的治疗部位放置不带放射源的治疗容器，包括能与放射源导管相连接的空的装源管或相应的辅助器材，即施源器，然后在安全防护条件下采用遥控装置，在隔离房将放射源通过放射源导管，送到已放在患者体腔内的管道内，进行放射治疗的技术。是近距离放疗的重要方法，广泛应用于恶性肿瘤的治疗，疗效肯定。后装机由治疗计划系统、控制系统和后装主机三部分组成。治疗计划系统是治疗机的核心。治疗计划系统通过数字仪将患者的影像进行正交、半正交和交角的影像重建，通过运算可显示三维剂量分布以及解剖结构。系统可自动修正源衰变，根据源位、病灶大小和形态，计算出等剂量分布曲线。后装主机的作用是根据计算机计算出的治疗计划，在控制系统的监控下实施放射源输送和放射治疗。

**适应证**　随着影像技术的发展，PET、CT 和 MRI 等影像技术使肿瘤与正常组织及施源器间的相互关系的更加准确。目前，荷兰核通公司的后装治疗系统代表了用远距离控制近距离放射治疗的新标准，国内大多医院购买后装治疗机或对后装治疗机进行质量检测时，都以核通后装系统的参数作为参考标准。后装近距离组织间插值治疗最佳适应证是形态规则、界限清晰的小肿瘤（小于等于 5cm）或局部晚期肿瘤。对于选择适当的病例可达到与手术相同的疗效。

**治疗方法**　后装主机的作用是将放射源准确、安全、定时地放置到人体病变部位。放射源安放在真源轮钢丝绳的最前端，所载的放射源约为 0.9mm×7mm 的圆柱体，一般放射源强度为 10Ci，放射治疗时间一般为 3～5 分钟，使用时将塑料导管插入人体需要治疗的部位。后装主机装有两个相同的绕有钢丝绳的轮，一个是真源轮，另一个是假源轮，两个轮的结构和大小相同，在真源轮上放有放射源。两个轮分别由两个步进电机驱动，同时还各装有一个直流电机，用于必要时行快回抽操作。治疗时，先是假源轮运行，在计算机的操纵下进行试运行，经验证无误后，真源轮再进行带放射源的真运行。钢丝绳的运行通道是：不工作时两钢丝的端部停留在铅块中的安全区内，工作时钢丝绳经后套管到达换路器，换路器在计算机的控制下，由编码器驱动，每次对准接管盘的一个治疗通道，然后进入前导管，由计算机精确地控制钢丝绳的输出长度，使放射源到达治疗部位，这一部位的治疗完成预定时间后，钢丝绳回抽到安全区，编码器和换路器将前导管对准下一个治疗通道，然后假源轮动作，进而真源轮动作，将放射源送到第二个治疗部位，这样逐次完成各部位的放射治疗。

目前脑肿瘤间质内放疗主要是利用立体定向技术置管完成，利用术中置管完成后装治疗的技术简单可行。①后装管插值：包括立体定向手术置管及开颅术中置管，前者在局麻下利用立体定向技术将特制的盲端金属或硅胶管置入肿瘤实体内，按巴黎系统布源原则布管并完成后装治疗，用于脑肿瘤外照射后复发病例，也有一些中心将其用于胶质瘤的一线治疗。研究表明，外照射结合内放疗可使肿瘤照射总剂量> 110 Gy，而使肿瘤复发减少，并延长生存时间；开颅术中置管是在开颅时切除部分肿瘤后直视下将后装管植入肿瘤组织内或瘤床内，完成后再行后装照射。②剂量设计：国外常选用 MRI 强化灶外 0.1～0.5 cm 处作为模拟插值体的边缘和参考点等剂量面，以期杀死周围亚临床病灶。肿瘤累及胼胝体的患者为避免对下视丘的高剂量照射而采用高剂量曲线与肿瘤吻合的照射方法。目前放射总剂量及剂量分割方法尚无统一规范。温（Wen）等在外照射后（每天 1 次，总量 59.4 Gy 或每天 1 次或 2 次，总量 40 Gy）给予 37.7～63.2Gy 内照射量。斯尼德（Sneed）等对 48 例复发性胶质母细胞瘤的热疗联合内放疗研究中，起初 26 例为 50Gy，后 22 例增加到 60Gy，未再做颅外照射。丁学华等认为总剂量 50Gy，分 10 次照射，每次 5Gy，每天 2 次为合适剂量。③疗效与问题：1995 年脑肿瘤治疗协作组（BTCG 87-01）报道间质内放疗治疗恶性胶质瘤可提高 3.5 个月生存时间。拉佩里埃（Laperriere）等研究表明，间质内放疗并不能改善生存时间。2002 年 BTCG 再次报道临床结果与拉佩里埃报道的一致，强调尽管间质内放疗增大了局部照射剂量，但是不能提高总生存时间。

**注意事项**　后装近距离组织间插值治疗的失败原因包括肿瘤内在放射抵抗性、缺乏对肿瘤浸润边界的准确估计而导致高剂量照射区外的肿瘤细胞复发等。但对复发性高分级胶质瘤和无法手术的位于功能区的脑肿瘤，采用后装近距离插值治疗仍有一定价值。

（潘　力）

péngzhōngzǐ fúhuò zhìliáo
## 硼中子俘获治疗（boron neutron capture therapy，BNCT）

用热中子照射靶向聚集在肿瘤部位的硼-10（$^{10}$B），$^{10}$B 俘获中子后产生重粒子 α 和 $^7$Li 杀灭肿瘤细胞的治疗方法。当将含有 $^{10}$B 的化合物注入人体后，它会选择性富集于肿瘤细胞。BNCT 是一种新型的肿瘤治疗方法。恶性肿瘤的治疗原则是在杀灭肿瘤细胞的同时尽量减少对邻近正常组织的损害。近年来三维适形放射治疗技术和生物靶区的研究成为放射治疗学的热点课题。虽然手术、放疗、化疗等方法已可以成功地治愈部分肿瘤，但恶性肿瘤整体上治疗效果不理想。1936 年洛克（Locher）首先提出硼中子俘获治疗的概念，BNCT 产生的主要是 α 射线，最大能量为 2.79MeV，几个 α 粒子能摧毁一个肿瘤细胞，造成肿瘤细胞不可逆的致死性损伤。同时 α 射线的射程很短，相当于一个肿瘤细胞的直径，所以，α 射线只对肿瘤细胞起作用，而不损伤周围正常组织。自然界的硼约有 20% 为稳定性的 $^{10}$B，它能够俘获热中子而释放 α 射线。在肿瘤组织中，$^{10}$B 含量愈高的部分，经热中子照射后，对肿瘤所造成的损伤也越大。正常细胞聚集 $^{10}$B 的量远低于肿瘤细胞，因此受到的损伤也小。近年来，关于如何把足够量的 $^{10}$B 选择性地聚集到肿瘤细胞上，以及如何得到合适的中子源等问题在欧洲、美国和日本等地的很多实验室研究中获得较大进展。

**适应证** 原发性或转移性脑肿瘤是 BNCT 的主要适应证。①硼中子俘获治疗系统目前主要用于治疗脑胶质瘤和黑色素瘤。脑胶质瘤患者多为青壮年，存活不到 1 年。运用手术、常规放疗、化疗等方法治疗效果较差，患者 5 年生存率不到 3%。有报道 BNCT 治疗脑胶质瘤，患者 5 年存活率可达 58%。美国于 1994 年开始 BNCT 的临床试验。麻省理工学院对 22 例多形性胶质母细胞瘤患者进行了 BNCT 治疗，布鲁克海文国家实验室（Brookhaven National Laboratory，BNL）对 54 例患者进行了治疗。在日本进行的试验中，开颅手术时给予巯基十二硼烷二钠盐（BSH）直接用超热中子束进行照射。在新诊断的 16 例多形性胶质母细胞瘤患者中，在给予 BSH 1 小时后，2 例患者只用超热中子束照射，另外 14 例患者用热中子和超热中子束混合照射 12 小时，生存时间中位数达 22.6 个月。②关于 BNCT 治疗口腔肿瘤和未分化甲状腺癌及其他非肿瘤性疾病（如类风湿性关节炎）的实验研究正在进行，也取得了满意的效果。巴里洛切原子中心（Bariloche Atomic Center）首先将 L-对硼酰基苯丙氨酸（BPA）聚集到仓鼠口腔肿瘤部位，然后用外热中子束对肿瘤进行治疗，治疗后 15 天完全缓解率为 78%，部分缓解率 13%，对正常组织损伤很小。细胞培养研究发现，未分化型甲状腺癌细胞摄取 BPA 明显高于甲状腺滤泡性腺瘤细胞和正常甲状腺细胞。将未分化甲状腺癌细胞接种到 NIH-裸鼠上，其肿瘤细胞的生长与人体未分化甲状腺癌生长相同，发生肿瘤肺转移。肿瘤对 BPA 的摄取明显高于正常甲状腺和其他正常组织，经 BNCT 治疗后也取得了良好的效果。

**治疗方法** BNCT 的基本过程分为两部分：首先在肿瘤细胞内聚积足够量的稳定性核素 $^{10}$B，即将一种含 $^{10}$B 的化合物引入患者体内，这种化合物与肿瘤细胞有很强的亲和力，进入体内后，迅速聚集于肿瘤细胞内，而在其他正常组织中分布很少，然后再用热中子束照射肿瘤部位，使中子与肿瘤细胞内聚集的 $^{10}$B 发生 $^{10}$B（n，α）$^7$Li 核反应，$^{10}$B 俘获中子后，形成核素 $^{11}$B，$^{11}$B 迅速分裂为重粒子 $^7$Li 和 α，肿瘤细胞被 α 射线和 $^7$Li 照射后而死亡。由于 $^{10}$B 的核反应截面远大于其他元素，其他元素和热中子发生的反应可忽略。但是，正常组织中含有大量的 N 和 H，分别占组织质量的 3% 及 10%。虽然其反应截面远小于 $^{10}$B，但是在正常组织中的含量却远大于 $^{10}$B。由于 N 和 H 俘获热中子后释放出质子和 γ 射线，因此，治疗时给予热中子剂量的多少，取决于肿瘤周围正常组织对质子和 γ 射线的耐受程度。

**注意事项** ①对肿瘤部位聚集的 10B 进行定量，对于计算 BNCT 治疗肿瘤的吸收剂量十分重要，近年来也越来越受到重视。硼是一种较理想的示踪元素，利用特殊的定量亚细胞二次离子质谱法（secondary ion mass spectrometry，SIMS）可以分析肿瘤细胞聚集硼化合物的量。拉克索（Laakso）等应用电感耦合等离子体原子发射光谱法（inductively coupled plasma atomic emission spectrometry，ICP-AES）对体外培养的细胞、血液和组织样本的硼进行了分析，其分析精度可达到 9~10mol/L。也可以在进行 BNCT 治疗的同时用 γ 射线远距离探测器对肿瘤部位的硼和氢受中子照射后产生的 γ 射线进行探测和扫描，再用数学方法对扫描结果进行重建，然后依据治疗计划系统对热中子的分布进行计算，便能得到$^{10}$B在肿瘤组织内的分布。应用三维梯度回波$^{10}$B MRI 技术也可对肿瘤部位聚集的$^{10}$B进行成像和波谱分析。将$^{18}$F-BPA引入肿瘤细胞，用PET显像技术也可以对肿瘤组织内的硼进行显像和定量分析。②BNCT的影响因素包括肿瘤位置的深浅，肿瘤细胞$^{10}$B含量是否相对高于正常细胞，是否有足量且能量适中的热中子到达靶区。如何提高$^{10}$B在肿瘤细胞内的聚集，一直是BNCT研究的热点。肿瘤细胞聚集足够量的硼原子是BNCT的前提，通常要求每个肿瘤细胞至少应聚集$10^9$个硼原子，其目的是让α粒子所产生的辐射吸收剂量大大超过因机体组织中N和H吸收热中子所产生的辐射吸收剂量。因此，寻求更理想的含硼化合物将会继续成为BNCT的研究热点。另外，合适的中子源对于BNCT的应用推广十分重要。理论上，为了防止肿瘤复发，必须采用高注量率的中子束，方能起到有效的治疗作用。反应堆不利于BNCT的推广，而利用加速器产生的中子束往往不易达到BNCT对中子注量率的要求。因此，开发更加合适的中子源也将成为BNCT的重要研究课题。③BNCT作为最复杂的治疗肿瘤方法之一，影响其疗效的主要因素是能否运送足量的硼和中子到肿瘤部位。目前大部分研究仍致力于研制一种新的趋肿瘤硼化合物。未来新型硼携带剂将向下列三种方向发展：特异性结合于肿瘤细胞核；与其他亚细胞结构（如线粒体、溶酶体等）特异性结合，选择性破坏亚细胞结构；与癌基因或其表达产物有特异性亲和力。进一步开发具有高选择性的趋肿瘤硼化合物和研制适合医院使用的中子源以及BNCT治疗计划系统的完善等将是未来BNCT的主要研究方向。

**优点**　BNCT与传统化疗、放疗相比有三大优点：①含硼药物与肿瘤细胞亲和力高，瘤细胞内$^{10}$B的含量大于正常细胞内$^{10}$B的含量，因而肿瘤细胞治疗剂量远大于正常细胞的剂量。②传统的放疗需要氧来增强生物辐射效应，然而由于恶性肿瘤的快速侵袭性生长，瘤组织往往供血不足，而造成局部缺氧，使放疗效果降低。α粒子和Li粒子为高传能线密度（LET）带电粒子，对富氧或缺氧的肿瘤细胞均能产生杀伤效应。③化疗、放射外科和普通放疗一般对处于增殖期（$G_1$，S，$G_2$和M期）的肿瘤细胞产生作用，而对静止期（$G_0$期）肿瘤细胞不敏感。$G_0$期肿瘤细胞仍能生长是肿瘤复发的根源。α粒子和Li粒子对肿瘤细胞的杀伤作用不依赖于细胞生长周期，同样能杀死静止期的肿瘤细胞。因此，近年来BNCT是治疗胶质瘤研究的热点之一。

（潘　力）

**yìngjǐmówài zhǒngliú**

# 硬脊膜外肿瘤（extradural tumor of spinal cord）

位于椎管内硬脊膜外各种肿瘤的总称。约占椎管内肿瘤的25%，以恶性肿瘤居多。也可为身体其他部位肿瘤转移到此。硬脊膜外也可发生良性肿瘤，常见的神经纤维瘤、脊膜瘤和脂肪瘤等。恶性肿瘤有肉瘤、转移瘤等。

**分类**　硬脊膜外肿瘤又分为软组织肿瘤和椎管骨组织肿瘤。①软组织肿瘤：多为良性如神经纤维瘤、脊膜瘤等，对脊柱稳定性影响小。②椎管骨组织肿瘤：又可分为原发性或继发性肿瘤，以转移瘤为最多见，其次是肉芽肿和其他肿瘤。恶性肿瘤中转移性多于原发性，转移性多为肺癌、肝癌、甲状腺瘤、绒毛膜上皮癌等血性转移，或脊柱恶性骨瘤直接侵袭，常见于胸腰段。骨性肿瘤常造成脊柱不稳定，恶性肿瘤尤甚。淋巴瘤或白血病对脊髓侵袭多见于老年和中年人。

**临床表现**　①神经根痛：神经根痛往往是早期出现的症状之一。早期疼痛的部位有定位价值。②运动障碍：表现为肢体无力，从一侧开始，逐渐累及对侧，晚期出现截瘫，肌肉萎缩等。肌肉萎缩的肢体相应脊髓节段多是肿瘤的所在部位。③感觉障碍：感觉障碍是脊髓肿瘤最常见的症状之一。髓外肿瘤则是自下而上发展。圆锥马尾部肿瘤的感觉障碍多局限于马鞍区。④自主神经功能改变：圆锥以上的肿瘤，排尿障碍多表现为排尿困难，尿潴留。圆锥以下肿瘤，排尿障碍表现为尿失禁。肿瘤相应的椎板棘突常有叩击痛，且叩击痛明显。腰骶部肿瘤可伴有相应部位的皮肤异常，如毛发生长和皮肤凹陷或高起。脊髓转移瘤常伴有消瘦、贫血、疼痛等恶病质症状及原发肿瘤症状和体征。有的可出现足的畸形如弓形足。脊髓血管瘤可伴有面部或胸背部皮肤血管症。

**诊断**　硬脊膜外肿瘤多见于中年以上患者；症状与肿瘤性质有关，常有脊柱痛，神经根性疼痛症状也可很剧烈；可呈哑铃状生长，突出椎管外后，可表现出外在性肿瘤的表现等；对颈脊髓的压迫与颈脊髓髓外硬脊膜内肿瘤相似。根据患者的病史、查体及辅助检查，特别是影像学检查（尤其是MRI），硬脊膜外肿瘤诊断一般不困难，甚至有些能作出病理学诊断。

**神经系统检查** ①感觉检查：包括浅感觉和深感觉，其中以浅感觉检查重要。查清楚浅感觉减退的平面，结合脊椎和脊髓的关系。对于脊髓的定位诊断非常重要。硬脊膜外肿瘤感觉平面明显，感觉障碍也就自下而上发展无感觉分离现象。②运动和反射检查：检查肢体是否有肌肉萎缩、肌张力的改变。

**脑脊液生化检查** 脑脊液中蛋白质含量增加，但细胞数正常，称为蛋白细胞分离现象脑脊液呈黄色，蛋白质含量在 500mg/dl 以上时，可在体外自凝，称为弗洛因（Froin）征。

**脑脊液动力学检查** 位于腰椎穿刺的上方椎管内肿瘤造成脊髓蛛网膜下腔不全梗阻，阻塞平面以下的脑脊液压力较正常低，压颈试验时脑脊液压力上升和下降缓慢，称奎根斯德（Queckenstedt）试验阳性。需注意，脊髓蛛网膜下腔完全梗阻，压颈试验时脑脊液压力不升；如果肿瘤位于腰椎穿刺部位以下腰骶部，压颈试验可完全通畅。当脊髓蛛网膜下腔完全梗阻时，腰椎穿刺有时可导致症状加重，甚至截瘫，应慎重。

**影像学检查** 影像学检查是明确诊断的重要检查方法，据此可作出定位诊断，部分肿瘤具有定性价值。检查主要包括以下方面。①脊柱 X 线平片：硬脊膜外可引起脊柱形态的改变，X 线平片检查阳性率在 50%～60%，少数病例可据此确定肿瘤性质。常见的骨质改变如下。a. 椎弓根形态的改变，主要表现为椎弓根变窄，内缘变平或凹陷，其次是椎弓根轮廓模糊或消失。前者多见于生长较缓慢的良性肿瘤。后者多见于生长较快的恶性肿瘤。b. 椎弓根间距增宽，因肿瘤在椎管内呈膨胀性生长，压迫椎管使椎管横径增大，椎弓根变形向外移位所致。c. 椎体后缘弧形压迹和硬化，多见于位于腰段脊髓腹面的肿瘤，由于肿瘤直接压迫椎体后缘所致。轻者表现为硬化，重者则出现弧形凹陷。d. 椎弓根变窄、椎弓间距增宽和椎体后缘压迹，是椎管内慢性占位性病变的重要征象，具有重要的诊断价值。e. 椎板、棘突及椎体骨质破坏，主要是由于肿瘤的压迫侵蚀所致。f. 椎管内钙化，少见，如脊膜瘤可表现为沙粒状钙化，畸胎瘤可出现不规则片状阴影。②CT 和 MRI：CT 显示邻近椎骨破坏，椎弓根溶骨性破坏，正常硬脊膜外轮廓消失，硬脊膜外见不规则组织块影，向椎旁软组织内侵犯，硬脊膜囊脊髓受压移位，增强扫描可有肿瘤强化，MRI 显示骨性改变不如 CT，但其对于肿瘤的部位、范围、脊髓是否受累显示清楚，肿瘤好发于硬脊膜囊腹侧，T1 加权像呈稍低或等信号，T2 加权像呈稍高信号。若病变位于椎间孔处，可造成神经根增粗并沿椎间孔向椎旁侵犯，增强扫描肿瘤强化明显，如肿瘤侵犯邻近硬脊膜，可见硬脊膜增厚并呈条带状强化。肿瘤若侵犯相邻椎体及附件，可表现为骨质破坏改变。③椎管造影：MRI 出现后椎管造影已很少应用。MRI 出现后椎管造影已很少应用。椎管造影对脊髓肿瘤的定位诊断具有很大价值。硬脊膜外肿瘤由于肿瘤和脊髓之间有硬脊膜相隔，肿瘤在椎管内生长，首先压迫硬脊膜，间接压迫脊髓和蛛网膜下腔。因硬脊膜有一定张力，故脊髓及蛛网膜受压和移位超出肿瘤相应的部位，脊髓移位轻而幅度大，蛛网膜下腔梗阻轻而广。梗阻端造影剂多呈刷状或截面状，患侧蛛网膜下腔与椎管间距增宽。④脊髓血管造影：可显示肿瘤的供血动脉及引流静脉以及病理血管，对血管性肿瘤的诊断及治疗有重要意义。

**鉴别诊断** ①硬脊膜内髓外肿瘤：颈段多见。以神经纤维瘤及脊膜瘤多见。神经纤维瘤生长于脊神经根上，多见于后根，故神经根性痛常见。此类肿瘤有时沿椎间孔往外生长而形成哑铃状肿瘤，X 线平片上可见椎间孔扩大。当髓外病变压迫脊髓时，由于感觉或运动传导束的分层排列，因此症状的出现多自下而上。由于肿瘤在蛛网膜下腔生长，椎管梗阻出现较早，脑脊液蛋白含量增高较明显。此类肿瘤生长缓慢，病程长。CT 多呈略高于脊髓密度，常有邻近脊髓骨质改变，椎间孔扩大，椎弓根吸收破坏，有时可有脊椎骨质增生。MRI 的 T1 加权像等信号，T2 加权像呈略高或等信号，增强后明显强化。②髓内肿瘤：以神经胶质瘤最多见，占 80%，其中以室管膜瘤为主。肿瘤侵犯灰质，并有垂直发展的倾向。累及脊髓灰质，出现相应结构损害的征象，如感觉障碍、感觉分离或肌肉萎缩等。椎管梗阻出现较晚。髓内肿瘤自上而下出现症状和体征变化。CT 多呈低密度，边缘欠清，脊髓不规则增粗，邻近蛛网膜下腔狭窄，多有均匀或不均匀强化。但 CT 显示椎管内肿瘤效果往往欠佳。MRI 多为长 T1 加权像长 T2 加权像信号，增强后明显强化。③横贯性脊髓炎：该病多有感染或中毒的病史，起病迅速，可有发热等前驱症状。发病后几天以内可迅速出现截瘫。脑脊液细胞数增多，腰椎穿刺压颈试验多不梗阻，故和脊髓肿瘤容易区别。④硬脊膜外囊肿：在临床上较少见，为非寄生虫性或肿瘤性囊肿，多发生于青少年。囊肿来源尚不清楚。囊肿可发生于硬脊膜外任何部位，但以胸段多见。多位于脊髓背侧或背外侧，可累及数个节段，一般为单核。囊壁呈灰白色半透明样，内含有澄清液体。起病缓慢，病情一般较长，早期多无明显症状，随囊肿长大，可逐渐出现脊髓受压症状。X线平片检查显示椎管腔扩大征象，或单侧或双侧椎弓根破坏。脊髓碘油造影时，碘油可流入囊腔内。⑤硬脊膜外脓肿：起病急，多有化脓感染的病史，可有发热，白细胞计数增多，血沉增快等。疼痛为突发持续性剧痛，病变部位棘突压痛明显。病情发展迅速，短时间内可出现脊髓休克。但慢性硬脊膜外脓肿和脊髓肿瘤往往不易区别。脑脊液细胞数和蛋白均增加。如果脓肿位于腰段，腰椎穿刺可能有脓液流出。病变常在椎管内扩展累及节段较长。⑥椎间盘突出：特别是脊髓型颈椎病伴有椎间盘突出，或不典型慢性发展腰椎间盘脱出，有脊髓受压者病情发展和脊髓肿瘤很相似，早期出现根痛，逐渐出现脊髓受压症状。颈部椎间盘脱出多发生在 $C_5 \sim C_6$，腰部椎间盘脱出多发生在 $L_4 \sim L_5$ 或 $L_5 \sim S_1$，行牵引症状可缓解。脑脊液检查，蛋白多正常或轻度增加，X线平片可见有椎体间隙变窄。

**治疗** 良性硬脊膜外肿瘤以手术治疗为主；转移瘤或其他恶性肿瘤往往侵犯周边骨质，完全切除多有困难，故难以根治，可分块或大部分切除以达到减压的目的。已侵及椎体的肿瘤，手术进路最好经前路或侧前方进路，切除病变的椎体，缺损部分可用人工椎体或自体骨移植替代，后路椎板切除减压尽管可达到减压的目的，但加重了脊柱的不稳，故应辅以一些内固定器械稳定脊柱，如弓螺钉和钢板等。

**预后** 这类肿瘤病程发展较快，手术疗效不佳。根据患者情况，可行放疗或化疗。少数为良性肿瘤和先天性囊肿，手术可全切，效果较好。

(刘 藏)

yìngjǐmónèi suǐwài zhǒngliú
**硬脊膜内髓外肿瘤** (intra-dural-extramedullary tumor of spinal cord) 椎管内硬脊膜下脊髓外的肿瘤。是最常见的椎管内肿瘤，多为良性，占椎管内肿瘤的 53% ~ 68.6%，多发生于 20 ~ 60 岁，病程较长，以神经鞘膜瘤及脊膜瘤最多见，分别占硬脊膜内髓外肿瘤的 23.1% ~ 46.7% 和 12.9% ~ 32.3%。其次为蛛网膜囊肿、血管瘤、上皮样囊肿、脂肪瘤、神经胶质瘤、转移瘤等。绝大多数肿瘤体位于硬脊膜下，少部分则不同程度地向硬脊膜外扩展。其典型症状是逐渐进展的节段性损害，根性疼痛出现早且明显，常由一侧开始。感觉障碍呈上行性发展，即从肢体远端逐渐向近端发展。部分患者可出现躯体背侧疼痛，卧位加重，夜间痛，功能障碍平面与退变平面不吻合，持续性腰背痛非手术治疗不能缓解。

**临床表现** 多数患者临床病程比较典型，先疼痛，然后疼痛沿特定区域呈放射状分布，晚期出现进行性脊髓压迫症状。临床症状一般分为三个阶段。①颈脊神经刺激期（神经根痛期）：发病的早期。最常见的症状是神经痛，疼痛常沿神经根分布区域扩展，多呈阵发性，咳嗽、喷嚏、用力排便等活动可使疼痛加重，夜间疼痛与平卧位疼痛是椎管肿瘤较有特征性的症状。此外，还伴有皮肤感觉异常，如麻木、烧灼感。若肿瘤压迫来自腹侧，则可先表现为受压节段或其以下节段所支配肌肉的抽动、肌颤、无力等。椎管内肿瘤的首发症状为神经根性疼痛者占 54%，表现为颈肩痛；夜间痛占 35%。首发症状为神经传导束受压症者占 45.9%，表现为受压平面以下感觉、运动和自主神经功能障碍。②颈脊髓部分受压期：随着肿瘤的增大，在原有症状的基础上，逐渐出现脊髓传导束受压症状，如脊髓丘脑束受压，可出现病变节段对侧以下的痛温觉减退或消失；后束受压，可出现深感觉减退；运动传导束受累，可产生同侧病变节段以下肢体的上运动神经元麻痹。而脊髓半切综合征是椎管内髓外肿瘤的特异性症状，但多不典型。③颈脊髓完全受压期：病变的发展使脊髓实质出现横贯性损害，脊髓的病理改变也逐渐变为不可逆的。病变以下出现肢体运动、感觉丧失，自主神经功能障碍，排尿、排便功能障碍等，此时已属截瘫晚期。

**诊断** 硬脊膜内髓外肿瘤的诊断主要根据临床症状、体征及以下辅助检查（神经系统检查见硬脊膜外肿瘤）：①脑脊液生化及脑脊液动力学检查：见硬脊膜外肿瘤。②神经影像学检查：大多数硬脊膜内髓外肿瘤患者脊柱 X 线表现并无特异性，巨大的哑铃形肿瘤可见 X 线变化。CT 多呈略高于脊髓密度，常有邻近脊髓骨质改变，椎间孔扩大，椎弓根吸收破坏，有时可有脊椎骨质增生。

MRI 的 T1 加权像等信号，T2 加权像呈略高或等信号，肿瘤与脊髓和蛛网膜下腔有清楚的界线，Gd-DTPA 明显强化。神经鞘瘤和脊膜瘤为最常见肿瘤。神经鞘瘤多向椎间孔方向发展，肿瘤可囊变，其信号不均匀，典型者呈哑铃状，脊膜瘤有时可见不规则钙化，邻近硬脊膜可能有强化，称为硬脊膜鼠尾征，可见邻近骨质增生。③椎管造影：梗阻端呈浅而不规则杯口状压迹。出现偏心型压迹常提示肿瘤位于脊髓旁侧，出现中心型压迹常提示肿瘤位于脊髓背面或腹面。脊髓因肿瘤压迫变窄并向健侧移位。患侧肿瘤以下的蛛网膜下腔变宽而健侧蛛网膜下腔变窄。

硬脊膜内髓外肿瘤的典型症状是逐渐进展的节段性损害，根性疼痛出现早且明显，常由一侧开始，可出现布朗-塞卡综合征（Brown-Sequard syndrome）。脊髓丘脑束和皮质脊髓束在脊髓内的排列顺序是骶、腰、胸、颈，因此当髓外肿瘤压迫脊髓时，所产生的感觉和运动障碍是从下肢向上肢发展直至病变水平，括约肌症状出现较晚。髓外硬脊膜下肿瘤引起的感觉障碍呈上行性发展，即从肢体远端逐渐向近端发展，到晚期近端的平面才固定下来，因此，早期检查到的感觉缺失平面不能代表病变的真实部位。病变的后期出现脊髓横贯性损害，表现为病变水平以下的肢体痉挛性瘫痪，感觉障碍，自主神经功能紊乱，膀胱和直肠括约肌的功能障碍。

**鉴别诊断** ①硬脊膜外肿瘤：转移瘤多见。原发肿瘤有脊膜瘤、神经纤维瘤、脊索瘤、上皮样囊肿、血管瘤、脂肪瘤等。其临床特点有：多见于中年以上患者；

症状与肿瘤性质有关，常有脊柱痛，神经根性疼痛症状也可很剧烈；可呈哑铃状生长，突出椎管外后，可表现出外在性肿瘤的表现等；对颈脊髓的压迫与颈脊髓髓外硬脊膜内肿瘤相似。硬脊膜外肿瘤表现为脊髓受压移位，程度较髓外硬脊膜内肿瘤轻，病变与脊髓之间出现蛛网膜下腔狭窄，呈现硬脊膜外征，即硬脊膜外病变与脊髓之间出现由硬脊膜形成的低信号带，呈弧形凸向椎管内。肿瘤好发于硬脊膜囊腹侧，T1 加权像呈稍低或等信号，T2 加权像呈稍高信号。若病变位于椎间孔处，可造成神经根增粗并沿椎间孔向椎旁侵犯，增强扫描肿瘤强化明显，如肿瘤侵犯邻近硬脊膜，可见硬脊膜增厚并呈条带状强化。肿瘤若侵犯相邻椎体及附件，可表现为骨质破坏改变。②颈椎病：为退行性病变多发生在中老年人，早期症状多为一侧上肢麻痛无力，颈痛且活动受限，少数脊髓型颈椎病症慎重排除，一般经牵引症状可缓解，X 线平片可见颈椎增生及椎间隙变窄。

**治疗** 对于硬脊膜内髓外肿瘤，一旦明确诊断，应尽早手术。手术切除是治疗椎管内硬脊膜下肿瘤的最佳治疗方法，手术多采用后正方正中入路。当进行广泛减压后为获得脊柱长时间的稳定性，需要在肿瘤切除同时进行内固定，这样可以尽早允许患者下床活动，提高生活质量。

**预后** 硬脊膜内髓外肿瘤多数为良性，早期手术全切除肿瘤可获痊愈。病变早期，因肿瘤体积小，对周围神经组织产生的损失轻微，手术切除肿瘤术后神经功易恢复。肿瘤体积增大后，对神经组织的压迫重，且长期压迫导致神经组织的不可逆性的病理

改变，术中剥离困难且术后神经功能不能完全恢复。因此，早期诊断、早期手术切除是治疗硬脊膜内髓外肿瘤的关键。

（刘藏）

zhuīguǎnnèi yǎlíngxíng zhǒngliú
**椎管内哑铃形肿瘤** （intraspinal dumbbell-shaped tumor） 发生在椎管内通过椎间孔骑跨于椎管内外的肿瘤。形似哑铃。与周围结构的关系复杂，占椎管肿瘤的 6%，多为良性肿瘤，其中神经鞘瘤占 60%～90%。此外脊膜瘤、脊索瘤、血管网状细胞瘤、脂肪瘤、交感神经链肿瘤、嗜铬细胞瘤、淋巴肉芽肿、恶性胚胎瘤等也可形成椎管内哑铃形肿瘤。在儿童主要来源于纵隔或腹膜后的恶性肿瘤。通常哑铃形肿瘤可分为两部分：一部分位于椎管内；一部分位于椎管外。两者经椎间孔互相连接，此连接部称为峡部。肿瘤多从椎管内向椎管外生长，少数也可从椎管外向椎管内发展。脊柱的骨性裂孔（如椎间孔）是造成这种哑铃型生长方式最常见的解剖学基础。

**分型** 根据肿瘤与硬脊膜的关系将哑铃形肿瘤分为三型。①Ⅰ型：肿瘤位于硬脊膜外，并经椎间孔向椎管外生长。②Ⅱ型：肿瘤位于硬脊膜内和硬脊膜外。③Ⅲ型：肿瘤位于硬脊膜内和硬脊膜外，并经椎间孔向椎管外生长。肿瘤多见于颈段、胸段，腰骶段最少见。此区的哑铃形肿瘤以先天性肿瘤多见，如脂肪瘤和表皮样囊肿。

**临床表现** 病程长短主要由肿瘤的类型、特别是肿瘤的分化度（即良性或恶性）决定。一般肿瘤椎管内部分较小者，以及肿瘤从椎管外向椎管内生长者的病程比较长；良性肿瘤的病程多长

于恶性肿瘤。肿瘤生长的部位、体积、形状及其生物学特征决定疾病的临床表现。哑铃形肿瘤在椎间孔生长，压迫或侵犯脊神经根，则可导致节段性神经损害症状，如神经根痛、神经根性运动或感觉障碍。典型的神经根痛常作为首发症状出现，部分病例可同时伴有脊柱、躯干、肢体的姿势性异常。肿瘤进一步发展，则可压迫脊髓，造成脊髓压迫症，如疼痛、运动障碍、感觉障碍、自主神经功能障碍，典型者可出现布朗-塞卡综合征（Brown-Sequard syndrome），又称脊髓半切综合征。

分期　可分为三期。①第一期（早期或神经痛期）：主要表现为节段性神经根痛，以及受累神经根多种功能性损害。疼痛病程有时持续得较长，有时持续得较短。②第二期（过渡期或不完全性脊髓横贯期）：主要表现为椎管内肿瘤压迫脊髓所产生的布朗-塞卡综合征，即对侧肢体感觉障碍，同侧肢体肌无力。③第三期（晚期或完全性脊髓横贯期）：主要表现为完全性横贯性脊髓损害。由于医疗技术的进步和患者就诊意识的提高，目前，发展到此期的病例已越来越少了。

病变节段与临床表现的关系　颈段肿瘤可引起枕部痛、颈肩痛、上肢痛，甚至面部疼痛（类似三叉神经痛）。某些较大的椎管外病灶可在颈部形成颈部肿块，并常误诊为颈部肿瘤、颈部神经纤维瘤等。此外，还可引起颈椎骨性改变。胸段肿瘤可向纵隔发展，而压迫胸腔器官，甚至某些上胸段肿瘤还可以在下颈背部、喉部或胸骨上凹处发现肿瘤的椎管外部分。有时可因其他原因行胸部 X 线平片，而偶然发现巨大

的软组织阴影，甚至因此行开胸手术。腰段肿瘤可向腹膜后生长，并可压迫内脏器官，如压迫肾脏、输尿管等。腰段哑铃形肿瘤的椎管外部分，若恰在腰大肌后方，则可引起腰大肌综合征：①一侧下肢不能伸直而呈屈曲状态。②不能向患侧卧。③患侧腰腿痛。骶尾部肿瘤向腹侧延伸，可压迫盆腔脏器，甚至有时因此而行妇科手术。由于骶尾部哑铃形肿瘤以发育或生长性畸形多见，故不少患者可伴有先天性神经管闭合不全或伴脂肪瘤、表皮样或皮样肿瘤、畸胎瘤。哑铃形肿瘤引起的脊柱改变较为常见，而且在疾病早期，常常因此误诊。这些脊柱改变包括脊柱僵直、脊柱侧凸、后凸等。

诊断　①脑脊液检查：多数病例的蛋白含量增高。一般蛋白升高的水平与脑脊液动力学（梗阻程度）的变化相平行。部分病例的脑脊液可完全正常。甚至某些出现完全性脊髓横贯损害的病例，也可完全正常。②脊髓造影：多数可见完全性梗阻。造影时可见肿瘤侧蛛网膜下腔增宽，健侧变窄，脊髓受压并向健侧移位。部分阻塞时，于肿瘤的边缘出现充盈缺损。完全阻塞时，在阻塞端出现典型的双杯口状充盈缺损。③脊柱 X 线平片：椎间孔扩大，骨质吸收破坏，椎弓根距离增宽，以及毗邻的关节横突、肋骨头甚至椎体侵蚀或破坏等改变。肿瘤较大者可见椎旁或椎前密度增加。④CT 检查：CT 平扫可见肿瘤穿出椎间孔向椎管外生长，犹如哑铃状。有时也可见硬脊膜内肿瘤穿过硬脊膜囊，经神经鞘向硬脊膜外生长。肿瘤多呈哑铃状实质性肿块影，常比脊髓密度略高，个别病例可见钙化。脊髓受压向

健侧移位。椎管或椎间孔可见扩大，椎弓根骨质可有吸收或破坏。增强扫描肿瘤多呈均一的中等强化。⑤MRI 检查：可见肿瘤穿出椎间孔向椎管外生长，犹如哑铃形状。在冠状面或横断面像上，可见到椎间孔扩大。肿瘤常位于脊髓后外侧的硬脊膜外，T1 加权像上略高信号或与脊髓信号相似，边缘较光滑。肿瘤体积较大时可同时累及数个神经根。脊髓受压、移位。蛛网膜下腔扩大。在 T2 加权像或质子图像上，肿瘤信号常高于邻近肿瘤组织。增强扫描多呈均一强化，并可清晰显示肿瘤与脊髓的分界。

鉴别诊断　在目前 CT、MRI 普及的情况下，当典型的神经症状出现时，诊断一般并不困难，关键是疾病早期的诊断。疾病早期所表现出的疼痛可能是唯一症状，故常与许多疼痛性疾病相混淆，如风湿病、坐骨神经痛、椎间盘突出症、颈肩痛以及肋间神经痛等。此外，还要与炎症、血管性疾病等鉴别。鉴别诊断时，要综合考虑年龄、发病过程、临床症状、神经学体征以及辅助检查的资料。

治疗　椎管内哑铃形肿瘤通常一部分位于椎管内，一部分位于椎管外，这两部分在椎间孔处相互连接形成肿瘤的峡部，肿瘤可位于硬脊膜内外或仅位于硬脊膜外。对于椎管哑铃形肿瘤，原则上先切除椎管内部分，后切除椎管外部分。在实际操作中，应根据肿瘤的部位、大小及肿瘤周围正常结构的破坏情况，灵活选择手术入路，以距离最近、损伤最小及一次性切除肿瘤为原则。当肿瘤主体位于椎管外，经由椎间孔向椎管内生长时，先切除椎管外的肿瘤，可使术野暴露充分，

再通过异常扩大的椎间孔切除椎管内的肿瘤，达到一期切除椎管内、外肿瘤的目的。较大的硬脊膜下肿瘤同时合并存在椎旁肿瘤，则应考虑联合入路或者分期手术切除。

（刘 藏）

zhuīguǎnnèi shénjīngqiàoliú

## 椎管内神经鞘瘤 （intraspinal neurilemmoma）

生长在椎管内起源于脊神经的肿瘤。为椎管内肿瘤中最常见的良性肿瘤，约占椎管内肿瘤的40%，占硬脊膜内髓外肿瘤的70%以上，其中10%~15%通过硬脊膜根袖形成哑铃状，为其特点之一。约10%神经鞘瘤位于硬脊膜外或脊髓旁。1%的神经鞘瘤位于髓内。多见于青壮年，以20~40岁发病率高。男性发病率略高于女性。

**病理** 神经鞘瘤通常单发，也可沿神经干多发。可发生于椎管内任何节段，以上中颈段、胸段多见。肿瘤的有光滑及完整的包膜，并可呈囊性。绝大多数椎管内神经鞘瘤起源于背侧神经根，少数起源于腹侧神经根，根据肿瘤与脊髓的关系，通常可分为背侧、背外侧、腹外侧和腹侧。常不与脊髓粘连，但逐渐将脊髓压向一旁甚至压成扁平。有时肿瘤沿神经根生长，穿过硬脊膜到达硬脊膜外，或穿过椎间孔长到椎管外，形成哑铃状，造成椎间孔的扩大及破坏。此瘤发病缓慢，病程较长。椎管内神经鞘瘤因其压迫脊髓可引起严重的脊髓受压症状，对患者造成严重危害，重者导致截瘫，多发生于脊神经后根。肿瘤在椎管内呈膨胀性生长，肿瘤组织压迫脊髓之上，而不侵入脊髓实质。瘤体有完整包膜，多呈圆形或椭圆形。大小不一，一般发生在胸段脊髓者瘤体较小，发生在马尾部的肿瘤可体积较大。

**临床表现** 主要包括以下几方面。

**分期** 根据脊髓受压的不同阶段，将发病过程分为三期。①第一期（早期或神经痛期）：此阶段的肿瘤较小，仅造成脊神经根和脊膜的刺激，而未累及脊髓。故主要为神经根痛或局限性运动障碍症状。仅15%的病例在此阶段确诊。②第二期（过渡期或不完全性脊髓横贯期）：肿瘤体积继续增大并开始压迫脊髓，导致脊髓内的部分传导束受累，表现出一系列传导束症状，如受压平面以下肢体运动、感觉和括约肌障碍。不少病例在此阶段确诊。③第三期（晚期或完全性脊髓横贯期）：肿瘤严重压迫脊髓，使整个脊髓断面受累，脊髓功能大部分或完全丧失，表现为病变水平以下的各种功能障碍。此阶段的临床表现已非常典型，诊断多不困难。

**临床表现与病变水平的关系** ①枕骨大孔区及上颈段神经鞘瘤：早期，常为单侧症状。此区的神经鞘瘤常引起四肢的神经体征，但很少发展到四肢瘫。一般多有感觉障碍症状；晚期，某些病例甚至出现强迫头位。由于病变位于或靠近枕大孔，故某些病例可出现颅内症状，如颅内压增高，后组脑神经症状或小脑性共济失调等。②颈段神经鞘瘤：约50%出现根痛。但带状疼痛不常见。发病初期常有单侧性根性感觉障碍。进一步发展，不少患者常表现为一侧上肢轻瘫。肿瘤进行性增大，则可出现布朗-塞卡综合征（Brown-Sequard syndrome）。③胸段神经鞘瘤：运动障碍的发生率较高，且发生的较早，尤其容易引起截瘫。首发症状仍以疼痛多见。以感觉障碍为首发症状的病例非常少见，而且多为带状型感觉障碍。以运动障碍为首发症状的病例也不多见。在疾病的第二期，1/2病例可出现带状轻瘫。④腰骶段神经鞘瘤：疼痛的发生率最高。通常根痛常反复发作，且持续时间较长。膀胱直肠障碍的发生率常高于其他节段。而运动障碍的发生率相对较低，且出现的较晚，程度也多较轻。在腰段病灶，根痛与轻瘫的比例为9：1。在疾病的第二期，1/3的病例出现感觉异常和轻瘫。⑤脊柱综合征：10%~33%的患者可出现脊柱痛，表现为局部压痛或触痛。由于疼痛引起的反射性保护，一些患者可以出现脊柱僵直或生理曲度异常，如脊柱过度前凸（多见颈椎）、脊柱侧凸、脊柱后侧凸、脊柱后凸、脊柱前凸。

**诊断** 椎管神经鞘瘤诊断要点为起病缓慢，病史较长，青壮年发病率高，儿童少见；首发症状多为肿瘤相应部位的根性疼痛且持续时间较长，脊髓半切症状多见。脊髓横贯性损害及自主神经功能障碍出现较晚，且不严重；腰椎穿刺蛛网膜下腔梗阻发生较早，脑脊液检查蛋白定量显著增多。甚至脑脊液呈黄色放置凝固。腰椎穿刺后症状大都加重；X线平片表现为椎弓根变窄，椎弓根间距增宽。脊髓碘油造影，造影剂梗阻端多呈杯口状充盈缺损；CT和MRI检查可以明确诊断。神经鞘瘤的诊断，必须结合临床症状、影像学检查和术中所见，确诊需依靠病理学检查。①腰椎穿刺及脑脊液检查：因鞘瘤多发生于蛛网膜下腔，生长较容易造成蛛网膜下腔堵塞，所以腰椎穿刺压颈试验，多表现为不同程度蛛网膜下腔梗阻。因蛛网膜下腔梗阻，使肿瘤所在部位以下脑脊液循环发生障碍，以及肿瘤代谢细胞脱落，造成脑脊液蛋白含量增高。故腰椎穿刺放出脑脊液后症状可以加重，这是由于椎管腔内动力学改变肿瘤加重压迫脊髓所致。②椎管造影：造影剂在肿瘤梗阻处停滞，呈杯口状充盈缺损。如果肿瘤位于硬脊膜外，梗阻呈毛刷状。在没有 MRI 检查设备情况下，术前进行椎管造影对于确定病灶部位很有帮助。③X 线平片检查：肿瘤在椎管内呈膨胀性生长，不但压迫脊髓及脊神经，同时也压迫相应的椎管壁，慢性压迫造成椎管腔隙扩大，X 线平片表现为肿瘤相应部位椎弓根变窄，椎弓根间距增宽。如果肿瘤位于脊髓腹侧压迫椎体后缘，侧位片可见有椎体后缘有弧形硬化现象。如果肿瘤呈哑铃形可见有椎间孔扩大，少数可出现椎旁软组织阴影。④CT 检查：分辨率较高的 CT 可以检出 5mm 直径的肿瘤，增强扫描使图像更清晰。⑤MRI 检查：目前诊断的最好手段之一。T1 加权像和 T2 加权像上与脊髓信号相似，有囊变坏死者可在肿瘤内出现与脑脊液信号近似的 T1 加权像低信号、T2 加权像高信号。增强肿瘤实性部分强化明显，囊变坏死区无强化改变。

**鉴别诊断** ①脊膜瘤：病史较长，早期症状不明显，首发症状以肿瘤所在部位相应肢体麻木不适多见。以女性多见，约占 80%。好发于胸段蛛网膜下腔背外侧，其次为颈段，腰骶段少见。脊膜瘤一般呈规则椭圆形，表面光滑，包膜完整。T1 加权像呈等信号，T2 加权像呈等信号或稍高信号，信号强度较均匀。部分脊膜瘤内可见钙化。增强扫描，肿瘤呈高度均一强化。矢状位、冠

状位可见肿瘤基底宽，与硬脊膜广基相连并可显示硬脊膜尾征。②其他非肿瘤性疾病：在早期（根痛期），疼痛常是首发症状，而且可在很长时期内（数月、甚至 1~2 年）都只是唯一的症状。所以诊断较为困难，常误诊为其他疼痛性疾病。在枕大孔区或颈段的肿瘤，可出现枕神经痛、颈肩神经痛、臂神经痛、甚至颈、肩、上肢活动受限。因此，需与相应的疼痛疾病相鉴别。在胸段的肿瘤，常因胸痛而误为肋间神经痛，因腹痛而误为急腹症。既往曾有不少病例报道，因误诊而行阑尾切除术、胆囊切除术、剖腹探查术等手术。在腰段肿瘤，可与下腹部疾病、坐骨神经痛等相混淆。特别要注意与椎间盘疾病相鉴别。脊柱本身的疾病如脊柱骨软骨病，有时可与神经鞘瘤的神经根痛混淆。若患者既往史中曾有神经痛、神经炎或者脊神经根炎的病史，则常误诊为风湿病。在脊髓压迫症发展的过程中，需与炎症（特别是肉芽肿、脓肿）和变性疾病相鉴别，如多发性硬化，弥散性脑脊髓炎。此外，尚需与少见的疾病鉴别，如脊髓空洞症、肌萎缩性侧索硬化症、血管性病变、蛛网膜炎、蛛网膜囊肿等。

**治疗** 椎管内神经鞘瘤为良性肿瘤，对放化疗不敏感。一经诊断，尽早手术切除。一般效果良好。若肿瘤压迫脊髓出现横贯性损害，由于长期脊髓压迫变性，有时脊髓功能恢复并不理想，因此手术宜早期进行。绝大多数神经鞘瘤位于髓外硬脊膜下，不向硬脊膜外扩展，常规后正中入路椎板切开，多数肿瘤能获得全切除。某些肿瘤较小，偏于椎管内一侧，则可通过半椎板切开，完

成肿瘤的切除，其优点为显露满意、创伤小、出血少，而且不影响脊柱的稳定性。①位于硬脊膜外：在切除肿瘤部位的椎板，即可发现肿瘤。生长在硬脊膜下，位于脊髓背侧，背外侧或旁侧，剪开硬脊膜即能看到瘤体。剪开肿瘤表现的蛛网膜放出脑脊液，分离肿瘤四周，提起肿瘤剪断蒂部神经根摘除肿瘤。并将受压的脊髓复位，如有蛛网膜粘连应予分离。②位于脊髓腹侧或腹外侧：剪开硬脊膜，见肿瘤所在部位脊髓向后膨出。剪开蛛网膜放出脑脊液后，用棉片保护脊髓，将脊髓轻轻推移，可发现肿瘤。如果肿瘤较大可分块切除。③哑铃形肿瘤：先将伸入椎间孔肿瘤峡部切除，再分别切除椎管及其内外部瘤组织。如果椎管外部瘤组织较大一次切除困难，则应二期另选入路切除。④切除马尾部的神经纤维瘤：剪开蛛网膜后提起肿瘤，仔细分离与其周围粘连的神经，然后摘除肿瘤。如果肿瘤较大，和马尾神经粘连明显，广泛勉强整个切除，可能损伤马尾神经较多，应先行包膜内分块大部切除，然后剥离切除肿瘤包膜。⑤肿瘤切除后可行压颈、压腹试验了解蛛网膜下腔通畅情况。硬脊膜一般应缝合。

**预后** 恶性神经鞘瘤预后极差，生存期很少超过 1 年。这类肿瘤必须和某些少数表现出侵袭性组织学特征的施万细胞瘤相鉴别，施万细胞瘤有恶性倾向者预后相对较好。

(刘 藏)

zhuīguǎnnèi jǐmóliú

**椎管内脊膜瘤**（intraspinal meningioma） 发生于椎管内的肿瘤。与脑膜瘤一样均是来源于中胚层的肿瘤，是位于不同部位

的同一病理组织形态。脊膜瘤曾称为上皮瘤、神经上皮瘤、内皮瘤、脑膜或硬脊膜内皮瘤、沙样瘤。1922年库欣（Cushing）将这类肿瘤命名为脊（脑）膜瘤并沿用至今。脊膜瘤多发于40～70岁，15岁以下少见。有明显的性别差异，女性多于男性。

**病理** 绝大多数脊膜瘤位于硬脊膜下脊髓外，与硬脊膜关系密切。在肿瘤的发生发展过程中，可先后累及齿状韧带、脊神经根、蛛网膜及脊髓。单独的硬脊膜外脊膜瘤少见，约占脊膜瘤总数的8%，多由硬脊膜下髓外肿瘤向硬脊膜外发展而来。有少数脊膜瘤的生长方式类似于神经鞘瘤，经椎间孔长向椎旁，形成哑铃状脊膜瘤。脊膜瘤可见于所有脊椎节段，但69.7%集中在胸段，余下部分多位于颈段（21.8%），腰骶部脊膜瘤少见（8.5%），而且较其他脊椎节段脊膜瘤更易恶变。就单个椎体而言，脊膜瘤好发于$C_3$、$C_4$、$T_1$、$T_3$、$T_6$、$T_7$和$T_8$。就肿瘤与脊髓的相对关系而言，根据其与齿状韧带、脊神经根关系，肿瘤与脊髓的位置关系有以下几种。①背侧：脊髓后与两脊神经后根之间。②背外侧：齿状韧带与脊神经后根之间。③腹外侧：脊神经前根与齿状韧带之间。④腹侧：脊髓前与两脊神经前根之间。

**临床表现** 脊膜瘤生长缓慢，除非发生瘤内出血或囊性变等使其体积短期内明显增大，临床主要表现为慢性进行性脊髓压迫症状，导致受压平面以下的肢体运动、感觉、反射、括约肌功能及皮肤营养障碍。脊膜瘤的早期症状不具有特征性，也不明显，多为相应部位不适感，和/或非持续性的轻微疼痛。

**分期** 大致可分为三期。①神经根痛期：如脊膜瘤发生部位邻近脊神经根，在未压迫脊髓之前即可因压迫、刺激造成神经根痛，疼痛局限于受累神经根支配区，常被描述为电击样、切割样、针刺样、牵拉样疼痛，可因用力、咳嗽、喷嚏、排便等加剧，或具有强迫体位。这种不适常为阵发性，但间隙期相应神经根支配区也有麻木、针刺、蚁走、虫爬样感觉异常。随着神经根受压时间的延长及肿瘤的增大，该神经根的传导功能受损，并可能伴有邻近神经根的受累，出现相应支配区的感觉减退或消失，肌肉乏力，肌束颤动等，神经根痛并非是脊膜瘤的特征表现，也并非见于所有患者。②脊髓部分受压期：脊膜瘤在椎管内的进一步生长，必将导致脊髓受压，如出现长束征（皮质脊髓束和/或脊髓丘脑束受损表现），则标志此期的开始。肿瘤的生长是一慢性过程，脊髓自身有一定的适应及代偿能力，硬脊膜外血管及脂肪组织可代偿性减少和吸收以及邻近椎骨通过骨质吸收而导致局部椎管扩大的代偿机制，该期常与根痛期重叠。运动障碍常较早出现，表现为同侧受损平面以下的上运动神经元性和/或下运动神经元性功能障碍，肌力减退、肌肉紧张或松弛，而感觉障碍则为对侧1~2个节段以下浅感觉障碍（痛温觉减退或消失），后索受累则表现为同侧深感觉（关节运动觉、位置觉、振动觉）障碍，在黑暗中或闭眼行走时如踩棉花一样，这些症状合称布朗-塞卡综合征（Brown-Séquard syndrome），具有向心发展的特点，即由肢体远端向近端发展，直至受损脊髓节段。在此阶段，自主神经功能障碍出

现较晚。③脊髓完全受压期：属脊膜瘤的晚期，肿瘤进一步生长，脊髓及邻近结构的代偿适应能力衰竭，受压节段的脊髓功能完全或大部丧失，导致受压平面以下的运动、感觉、括约肌功能及皮肤指/趾甲营养障碍。

**不同节段脊膜瘤的症状与体征** ①枕大孔区（高颈段）脊膜瘤：该处的肿瘤较隐蔽，早期症状不明显，缺乏阳性体征，肿瘤刺激附着处的硬脊膜，挤压邻近神经根，可能出现枕颈肩部活动不适、僵硬、枕下疼痛等。随着疾病进展，颈神经根痛会逐渐明显，多为单侧，可反射至指端，因肢体活动而加剧，相应皮肤区域会出现感觉障碍，如麻木、痛触觉过敏或减退，颈部及上肢肌痉挛、萎缩等。肿瘤体积的增大，势必导致上颈髓受压，出现四肢上运动神经元性功能障碍，肌张力增高、腱反射亢进、病理征阳性、肌力减退等。感觉障碍以痛触觉减退为主，深感觉及括约肌功能障碍不多见。当肿瘤向颅后窝发展时，可出现脑干、小脑及后组脑神经受压症状，如交叉性肢体感觉、运动功能障碍，步态不稳、轮替、共济运动失调，构音不良、声音嘶哑、吞咽困难等，到了晚期，肿瘤充填枕大孔及上颈段蛛网膜下腔，挤压脑干，导致脑脊液循环受阻，形成继发性颅内压增高，由于延髓的血管运动中枢和呼吸中枢受累，可伴发高热，甚至导致死亡。②颈段脊膜瘤：为脊膜瘤的第二多发区，尤其多发于颈椎下段。早期可表现为颈肩部不适，之后常首先出现神经根性疼痛，用力、咳嗽、喷嚏或变换体位均可使疼痛加剧。后根受累，相应皮肤支配区可表现出感觉过敏、麻木、束带感；

前根受累则出现节段性肌萎缩、腱反射减退、消失，其后可出现脊髓受压表现。下颈段受压可导致上肢下运动神经元性瘫，下肢上运动神经元性瘫，病灶以下各种感觉减退、丧失；上颈段受压则可导致同侧上、下肢上运动神经元性瘫，典型表现为脊髓半切综合征；上颈段脊髓前角细胞受损，将出现膈神经麻痹，导致腹式呼吸运动减弱，表现为吸气时上腹凹陷，呼气时腹部突出，咳嗽无力。下颈段临床可出现霍纳综合征（Horner syndrome），其他的自主神经功能异常还有括约肌障碍和体温异常（多为高热）。③胸段脊膜瘤：为脊膜瘤最多节段。病变早期常出现环绕躯干的神经根痛和/或束带感，还有少数患者以腹部绞痛为首发症状。由于胸髓是脊髓中最长而血液供应较差的区域，兼之胸段椎管相对狭小，脊膜瘤易于压迫脊髓产生症状，临床可出现脊髓半切综合征甚至脊髓横贯性损害，双下肢呈上运动神经元性瘫，病灶平面以下感觉丧失，排尿、排便障碍，出汗异常等。如肿瘤位于$T_{10}$附近时，可导致该段胸髓支配的下半部腹直肌无力，而上半部肌力正常，患者仰卧用力抬头时，可见其肚脐向上移动，即为比弗征（Beevor sign），上、中、下腹壁反射的消失与否有助于确定胸髓受损的病变节段。胸椎管下段为脊髓腰膨大（$L_1 \sim S_1$节段脊髓），其上部受损可导致膝、踝、趾上运动神经元性瘫，膝反射亢进、巴宾斯基征（Babinski sign）阳性、提睾反射消失、大腿前上方及腹股沟区有根痛或感觉减退。其下部受损则出现下肢下运动神经元性瘫、下肢及会阴部感觉减退、大小便障碍或坐骨神经痛，

膝反射减退或消失，提睾反射正常。④腰骶段脊膜瘤：肿瘤压迫导致的神经根痛出现于会阴部，圆锥与马尾受损均可出现会阴部感觉减退或丧失，但后者常呈不对称分布。圆锥受损还可出现阳痿与射精不能、尿便失禁或潴留、肛门反射消失。相对于其他节段，该节段脊膜瘤少见，但有明显的恶性生长倾向。

**诊断** 除根据患者临床症状、体征外，还需行如下辅助检查以确诊。①脑脊液检查：脑脊液常呈淡黄色，其蛋白质含量增加，且肿瘤所在平面越低，蛋白质含量越高，有的取出后稍许放置即可自凝〔弗洛因综合征（Froin syndrome）〕。镜下观察，细胞数可有轻度增加，但分类无特殊，脑脊液离心浓缩涂片可能发现肿瘤细胞。生化检查中，除糖代谢中间物柠檬酸含量较肿瘤平面以上脑脊液含量升高外，其他成分无特征性变化。②椎管造影：在部分梗阻的蛛网膜下腔内，造影剂可勾画出肿瘤轮廓，而造成完全梗阻后，其上或下端可显示出杯口状充盈缺损，多不对称，附近脊髓受压变细，偏于一侧。少数位于硬脊膜外的肿瘤可隔着硬脊膜推移脊髓及蛛网膜下隙，造成造影剂影像的边缘与椎弓根内缘间距增大，其界面光滑规则，如造成椎管完全梗阻，这造影剂末端可呈现毛刷状、山峰状、平截状充盈缺损。③选择性脊髓动脉造影：可显示供血动脉、肿瘤染色和引流静脉。在动脉造影下，肿瘤血供主要来自硬脊膜（也可来自受侵椎体），肿瘤血管粗细较一致，有特殊的排列形态，如放射状、密集网状或栅栏状。若血管与X线平行又可呈密集点状，在造影的毛细血管期，肿瘤密度

增高、持续时间长，形成肿瘤染色，静脉期可见包绕肿瘤的引流静脉。④脊柱X线检查：脊膜瘤属于髓外硬脊膜下缓慢生长的良性肿瘤，在其发展至相当程度时，必将引起脊柱的骨质变化，以骨质的吸收、变形为主，范围一般较局限，常见到的有椎弓根变形（如变扁、变小、内缘变直或凹陷呈括弧状、八字状），受累椎体后缘凹陷及边缘硬化，椎管前后径增宽等，少数向椎管外发展的肿瘤还可导致该侧椎间孔扩大，并可显示椎旁软组织块影。除少数脊膜瘤可见有小点片状病理性钙化影。大部分椎管内脊膜瘤在X线平片上缺乏直接征象。⑤CT检查：平扫下脊膜瘤表现为椎管内软组织块影，可有钙化或骨化，还可显示椎管局部或全部硬脊膜外脂肪间隙闭塞、椎管扩大、椎弓根侵袭、椎板变薄、椎体后缘凹陷，少数病例亦可出现一侧椎间孔扩大及椎管外软组织块影。⑥MRI检查：T1加权像下脊膜瘤显示等或稍高信号块影，与低信号的脑脊液呈现良好对比，局部脊髓受压变扁、移位，局部蛛网膜下腔增宽，低信号的硬脊膜位于肿瘤外侧为髓外硬脊膜下占位的特征，增强后呈均匀强化。如瘤内有钙化，T1加权像平扫、增强扫描均呈点状低信号或无信号区。少数位于硬脊膜外椎管内的脊膜瘤除表现为脊髓受压变形、移位外，肿瘤上下蛛网膜下腔变窄，低信号的硬脊膜位于肿瘤与脊髓之间为其特点。长至椎管外的脊膜瘤可使一侧椎间孔扩大，在冠状面及横断面上呈现哑铃状软组织块影。

**鉴别诊断** 需与以下疾病鉴别。①神经鞘瘤：最常见的椎管内肿瘤，最突出的临床症状为根

痛，其发病率远较脊膜瘤高，且发病年龄较脊膜瘤小，无明显性别差异。脊椎 X 线平片常可见一侧椎间孔扩大，相当一部分神经鞘瘤可产生囊变，但除非伴有椎间孔扩大，有时 CT 或 MRI 较难将两者明确区分。脑脊液检查中，其蛋白含量较脊膜瘤明显升高，经验表明，脑脊液蛋白质含量超出 2000mg/L，则神经鞘瘤的可能性最大。②神经胶质瘤：主要包括室管膜瘤和星形细胞瘤，以前者多见，均属髓内肿瘤。虽可有疼痛，但定位不明确，其感觉、运动障碍不如髓外肿瘤明显且呈离心方向发展。自主神经功能障碍，如排尿异常、泌汗异常、皮肤营养障碍等出现早且显著，而椎管梗阻、脑脊液蛋白质改变均不明显。③脊椎退变性疾病：即常称的颈椎病、腰椎病（或称颈、腰椎间盘突出症），患者年龄偏大，多有外伤诱因，起病慢，病程长，病情有波动，理疗、牵引等非手术治疗有一定效果。脊椎 X 线平片可见有脊椎骨质增生、椎间隙狭窄、脊柱生理曲度消失等，脊椎 MRI 可明确区分。④转移瘤：多见于中老年，有原发部位恶性肿瘤病史。由于硬脊膜外静脉丛丰富而血流缓慢，经血播散的瘤细胞常滞留于此并迅速繁殖，病情进展快，短期内即可导致脊髓横断性损害。病程中疼痛显著，局部棘突叩击痛明显，脊椎 X 线平片可见局部骨质破坏明显，MRI 除可显示椎体及附件骨质破坏外，还可见到硬脊膜、脊髓明显受压。⑤运动神经元疾病：是一组脊髓变性疾病的总称，包括肌萎缩侧索硬化症、进行性脊肌萎缩症和原发性侧索硬化症。临床呈隐袭起病，缓慢加重的上和/或下运动神经元性瘫痪，肌束

颤动和肌萎缩，多有腱反射亢进和病理反射，缺乏感觉障碍，脑脊液常规及动力学检查无明显异常，肌电图检查较 MRI、CT 更有诊断价值。

**治疗** 脊膜瘤属于良性脊髓肿瘤，手术切除治疗效果良好。有的患者虽已出现脊髓横贯性损害，但肿瘤切除后，脊髓功能仍可能恢复。

**预后** 脊膜瘤为良性肿瘤，完全切除后，预后良好。

（刘 藏）

suǐnèi zhǒngliú

## 髓内肿瘤（intramedullary tumor）

发生于脊髓内的肿瘤。约占椎管内肿瘤的 20%，可见于任何年龄，好发于成年人。发病年龄高峰为 31～40 岁。病程一般较长。急性起病者多由肿瘤出血或囊变引起，此时尽早手术疗效较好。

**病理** 肿瘤多见于颈段（包括延颈段与颈胸段），其次是胸段（包括胸腰段与胸腰骶段）。大多数肿瘤侵犯多个脊髓节段。以星形细胞瘤、室管膜瘤和血管网状细胞瘤最为多见。其中，星形细胞瘤约占 40%，室管膜瘤占 40%，血管网状细胞瘤占 10%，神经鞘瘤、脂肪瘤及其他肿瘤占 10%。髓内肿瘤有的主要呈扩张性生长，有的主要呈浸润性生长，后者对脊髓造成的损害较大。在肿瘤发展过程中逐渐破坏邻近的神经组织，神经纤维的髓鞘先是断裂而后消失，轴突可维持一段时间后终于被破坏。神经细胞则发生退行性变，细胞核和尼氏体逐渐消失，细胞体只余一空泡或完全消失，肿瘤周围发生胶质增生。越靠近肿瘤上述变化越严重。

**临床表现** 以自发性疼痛最常见，包括颈、肩、腰、腿、胸背部疼痛。引起疼痛的原因是多

方面的，如肿瘤压迫脊髓丘脑束的纤维，或侵及后角细胞，或因脊髓局部缺血肿胀。与髓外肿瘤引起的神经根痛相比，疼痛程度相对较轻，部位较模糊，不沿神经根走向分布，多主诉为颈、肩、腰、腿或胸背部疼痛。其次是肢体麻木或皮肤灼热感、束带感等感觉异常。感觉异常可发生在病变水平以下较远部位，如颈髓肿瘤出现腰部束带感或足趾麻木感，因此无定位价值。再者为肌力减退、肢体运动障碍。以括约肌功能障碍或肌束颤动（俗称肉跳感）为首发症状者不多见。延颈段髓内肿瘤常以吞咽困难、饮水呛咳为首发症状。上颈段髓内肿瘤常以呼吸困难为首发症状，下胸段髓内肿瘤常以呃逆为首发症状。髓内肿瘤的浅感觉障碍以靠近肿瘤水平节段较重并自上而下发展为其特征，但这种典型表现并不多见。如果肿瘤主要在脊髓周边或偏侧生长，或已至晚期，则难以查到这种改变。室管膜瘤首发症状以感觉方面的障碍为主，包括自发性疼痛、感觉异常、感觉减退；星形胶质细胞瘤首发症状以运动方面的障碍为主，包括肢体乏力和肌束颤动。

**诊断** MRI 已成为脊髓肿瘤诊断的首选方法。不仅可以准确定位，而且在不同脉冲序列及增强扫描下，不同肿瘤显示出不同信号强度，可进行定性诊断，并与脊髓空洞症鉴别。不同肿瘤的 MRI 表现：①胶质瘤：大多数在 T1 加权像上为等信号或略高信号，在 T2 加权像上为高信号，脊髓梭形增粗，强化后呈轻度或中度增强。若肿瘤发生出血、囊变，根据血红蛋白分解产物和囊液内容物不同而出现不同异常信号和各种混杂信号。与星形细胞胶质

瘤相比，室管膜瘤大多数边界清楚，在瘤体上下方多继发范围广泛的空洞形成。这两种肿瘤均可发生囊变，呈信号较均匀局限的梭形膨大，T1 加权像上为等信号，质子加权图像上为高信号。室管膜瘤、星形胶质细胞瘤、血管网状细胞瘤、海绵状血管瘤等均可在瘤体上下继发空洞形成，但以血管网状细胞瘤最常见，室管膜瘤次之。②血管网状细胞瘤：在 T1 加权像和 T2 加权像上信号强度与胶质瘤相似，也可伴有广泛的空洞形成，但在 T1 加权像和 T2 加权像上均于瘤区或肿瘤边缘见点状或曲线状较脑脊液信号更低的异常信号影，可能是迂曲的肿瘤血管影；增强后，T1 加权像上肿瘤呈界限清楚的明显高信号影。③脂肪瘤：在 T1 加权像和 T2 加权像上均呈界限清楚的明显高信号影，多无囊变，也不伴空洞形成。④海绵状血管瘤：在 T1 加权像和 T2 加权像成像上为边界清楚、中央混杂信号的病灶（代表陈旧出血和血红蛋白的代谢物），T1 加权像和 T2 加权像上病灶周围均有狭条状环形低信号带（代表含铁血黄素沉着），不增强或仅病灶周边轻微增强。

**鉴别诊断** 髓内肿瘤发病率较低，约为 0.5/10 万，所以其临床表现不典型或不在神经外科首次就诊易误诊为颈椎病、腰椎间盘突出症、坐骨神经痛、骨质增生、肩周炎、颈椎退行性变、风湿症甚至落枕等骨科常见病，或多发性硬化、多发性神经炎、炎性脱髓鞘病等神经内科疾病。该组患者中，①以颈部疼痛不适、四肢麻木乏力为主诉者，易误诊为肩周炎、颈椎病等。②以腰痛伴下肢麻木乏力为主诉者，易误诊为腰椎间盘突出症。③以腰骶部及下肢酸痛为主诉者，易误诊为坐骨神经痛。④以单侧肢体近关节部位疼痛不适为主诉者，易误诊为风湿症、关节炎等。⑤若病情有波动、影像学无典型表现，易误诊为多发性硬化、多发性神经炎、炎性脱髓鞘病等神经内科疾病。

在病史和临床表现上，①室管膜瘤比星形细胞瘤患者的病程长，肿瘤纵径长的比例也多，有更多累及双侧症状的趋势。②血管网状细胞瘤绝大多数为小肿瘤，症状体征亦相对轻。③几乎所有室管膜瘤都伴有囊变和/或继发的脊髓空洞，囊变可发生在肿瘤两极，也可在瘤内；继发的脊髓空洞可延续很长，甚至上至延髓，下达圆锥。④血管网状细胞瘤的囊变和继发的脊髓空洞也非常明确，有时形成小肿瘤结节，大囊变，或囊变一个叠一个呈宝塔样改变。而星形细胞瘤伴有囊变和脊髓空洞则较少见。

手术时所见亦不同，生长在软膜下的血管网状细胞瘤呈突出脊髓的富血管之肿物。而室管膜瘤和星形细胞瘤周围的局部组织呈灰色，前者有时伴有疏松组织的明确边界，病理切片上可见类似"齐步走"的肿瘤边缘，后者无论手术还是组织学检查都分不清肿瘤边界。

**治疗** 髓内肿瘤应综合患者的自身状况、入院时症状、体征以及神经影像学表现，全面判断分析，显微手术治疗是目前唯一有效的治疗措施。

**预后** 肿瘤的性质与部位、术前神经功能状态、病程长短、治疗方法（切除是否彻底）、年龄（儿童好于成人）、患者一般情况、术后护理和康复措施等。

（刘 藏）

suǐnèi shìguǎnmóliú

**髓内室管膜瘤**（intramedullary ependymoma） 发生在脊髓内的室管膜瘤。是一种常见的脊髓神经胶质瘤，占全部脊髓肿瘤的 15%～19.7%，约占髓内肿瘤的 60%，多发生在青壮年，男女发病率大致相同。儿童少见，发病高峰为 40～50 岁，平均年龄约为 43.6 岁。

**病理** 一般认为脊髓室管膜瘤起源于脊髓中央管的室管膜细胞或退化的终丝。肿瘤在脊髓内，沿脊髓纵轴膨胀性生长，可累及多个脊髓节段。多呈梭形，很少为圆形或椭圆形。发生在终丝的室管膜瘤，可充满腰骶部椎管腔。肿瘤呈灰红色，质地较软，血供不丰富。肿瘤与脊髓组织常有明显分界。多数为实质性，少数可有囊性变。显微镜下检查：肿瘤细胞密集呈梭形，可见有管腔样排列或乳头状排列，或呈菊花状结构。瘤组织内血管反应一般不明显，有的可见有钙化。出血坏死很少见。若肿瘤细胞明显异型，出现核分裂和瘤巨细胞，血管丰富，内皮细胞和外膜细胞增生，有出血、坏死等表现，称为恶性室管膜瘤，或称室管膜母细胞瘤。室管膜瘤易发生囊变及病段上下脊髓空洞形成。

囊肿的形成与以下因素有关：①室管膜瘤扩张性的生长压迫周围造成血液循环障碍，形成一些窦样扩张的毛细血管，电镜下可见窦样扩张的毛细血管壁厚薄不一，极易出血。窦的不断破裂而逐渐融合扩大最终形成含高蛋白的囊肿。②肿瘤压迫周围组织产生退变。③室管膜瘤本身扩张血管的漏血和瘤细胞分泌的蛋白也有助囊肿的形成。

脊髓空洞形成的原因有：

①脑脊液压力增高，当肿瘤长大到一定程度，其上方脑脊液难以回流至颅内，而肿瘤上方受颅内向下脑脊液搏动冲击，使延髓至肿瘤上方压力增高，脑脊液可经脊髓实质内血管周围间隙或神经轴突向髓内渗入，久之造成脊髓间质水肿和脊髓空洞形成。该原因形成的空洞可以发展很长甚至上达延髓。②动脉和静脉压力增高，使其周围组织缺血、变性、坏死，加速空洞形成。③肿瘤在髓内纵向生长，压迫脊髓前动脉向灰质发出的分支，使相应区域缺血、退变、液化，同样有助空洞形成。空洞与囊变不同，囊变壁由肿瘤细胞组成，MRI 增强明显强化；空洞壁则无肿瘤细胞存在。

**临床表现** 脊髓室管膜瘤病程一般较长，早期症状多不明显，该病起病时症状多轻微，病情进展慢，无特异性症状；少数髓内室管膜瘤由于瘤体出血而呈急性起病首发症状多表现为肿瘤部位相应肢体麻木不适乏力，疼痛症状较少见，且不明显。感觉障碍多为自上而下发展，感觉平面多不明显。常有不同程度的感觉分离现象。自主神经功能紊乱出现较早，早期多表现为小便潴留，受累平面以下皮肤菲薄，汗少。晚期小便失禁，易发生压疮。

**诊断** 脊髓内室管膜瘤的病程较长，早期症状多不明显，首发症状以受累平面以下的肢体麻木和无力，根性疼痛者少见。病变平面以下出现感觉和运动障碍，可出现感觉分离现象，感觉障碍由上而下发展。脑脊液蛋白质含量轻度增高，淋巴细胞轻度增加。X 线平片多无异常发现。脊髓碘油造影梗阻端多呈喇叭口状充盈缺损。①腰椎穿刺及脑脊液检查：因肿瘤在脊髓内生长，脊髓受累出现在蛛网膜下腔梗阻以前，所以腰椎穿刺压颈试验多表现为不完全梗阻或不出现梗阻。脑脊液检查，淋巴细胞轻度增多。脑脊液蛋白质定量轻度增高。②椎管造影：造影剂在梗阻处多呈喇叭口状充盈缺损。如果蛛网膜下腔不完全梗阻，有的可现出现梭形肿瘤轮廓阴影。③脊柱 X 线平片检查：多数病例无异常发现，少数可表现为椎管腔隙扩大，且累及范围较广。④CT 检查：CT 平扫肿瘤呈菜花状的等密度或混杂密度肿块。肿瘤可有钙化，呈单发或多发点状。肿瘤常有囊性变，增强扫描肿瘤呈中等强化。⑤MRI 检查：能很好地显示肿瘤的大小、范围、有无囊性变和脊髓空洞以及肿瘤与脊髓、神经的关系。典型的室管膜瘤特点为 T1 加权像为等或低信号，T2 加权像为高信号，Gd-DTPA 增强扫描为均匀高信号。当肿瘤内出血或囊性坏死时，可因血红蛋白分解产物和囊腔内容物不同而出现不同的信号改变。囊性部分为肿瘤坏死液化所致，T1 加权像、T2 加权像信号与脑脊液类似，增强扫描不强化，但囊腔的壁可明显增强。

**鉴别诊断** 脊髓内室管膜瘤需与以下疾病鉴别。①星形细胞瘤：占髓内肿瘤的 25%，多见于儿童，以颈胸段最为常见，一般呈浸润性、偏心性生长。T1 加权像呈低信号，T2 加权像呈明显高信号，病变可出血、坏死、囊变，信号常不均匀，坏死、囊变部分呈更长 T1 加权像和更长 T2 加权像信号。增强扫描一般呈不均匀性轻中度强化。星形细胞瘤与正常脊髓组织分界不清，手术难以完全切除，预后较差。②血管网状细胞瘤：脊髓内血管网状细胞瘤较少见，可表现为脊髓的弥漫性增粗、囊变、出血，应与室管膜瘤鉴别。脊髓内血管网状细胞瘤多见于 40 岁左右患者，儿童少见；血管网状细胞瘤属于良性肿瘤，起源不明，无包膜，但与脊髓界限清楚；可发生于脊髓任何节段，以颈段脊髓最为常见，多生长在脊髓内背侧或背外侧；肿瘤在 T1 加权像上呈等或高信号，在 T2 加权像上为高信号，肿瘤内可见流空血管信号影，为其重要特征。另外，有些脊髓血管网状细胞瘤也表现出典型颅内血管网状细胞瘤大囊小壁结节强化的特点，有助于血管网状细胞瘤的诊断。③转移瘤：髓内转移瘤与室管膜瘤鉴别主要依据是脊髓增粗不明显，脊髓囊变较少见，而且多有原发灶。

**治疗** 手术完全切除肿瘤是脊髓室管膜瘤治疗的金标准。对于不能全切的病例辅以术后放疗，以期控制肿瘤生长，达到长期生存。照射总量和每天照射量应加以控制，局部放射在 50~60 Gy 安全有效；对于局部复发和软脊膜种植转移的，也可以进行补救性的放射治疗。化疗不能治愈脊髓室管膜瘤，故不被视为治疗标准。

（刘 藏）

suǐnèi jiāozhìliú

**髓内胶质瘤**（intramedullary glioma） 发生在脊髓内的胶质瘤。是较常见的椎管内肿瘤，发病率仅次于神经鞘瘤、脊膜瘤，居第 3 位。约占整个椎管肿瘤的 10%，国外比例略高为 15%。发生部位以胸段最多，颈段次之，与脊髓各节段长度有关。该病多见于中青年，性别差异不大。

**病理** 脊髓胶质瘤起源于脊髓外胚叶，如神经胶质细胞和室管膜细胞等，故属髓内肿瘤。以星形胶质细胞瘤和室管膜瘤常见，约各占40%，偶见少突胶质细胞瘤、成胶质瘤等。脊髓胶质瘤以室管膜瘤和星形胶质细胞瘤为主。星形细胞瘤，颈胸段多见，肿瘤起源自脊髓白质星形胶质细胞，肿瘤质地中等或较软、暗红色，部分肿瘤可长达数节并发生囊变，脊髓空洞形成较室管膜瘤少见。星形细胞瘤呈浸润性生长，即使在手术显微镜下也难区分边界，有时只能从肿瘤组织的颜色、软硬度等加以鉴别。镜下肿瘤的恶性程度也可分为Ⅰ~Ⅳ级，绝大多数为Ⅰ~Ⅲ，Ⅳ级罕见。

**临床表现**　一般认为椎管肿瘤病程长进展缓慢，但脊髓胶质瘤症状进展相对较快，表现出髓内肿瘤的临床特征。①突出和首发症状：感觉障碍表现为感觉减退、缺失及感觉分离。感觉减退特点是呈离心式自肿瘤所在平面向远端发展。由于肿瘤沿脊髓纵轴发展，感觉平面上界可不稳定。如肿瘤侵及脊髓白质前联合则损害交叉的脊髓丘脑束纤维，而一部未交叉触觉纤维可不被累及，表现为肿瘤所在节段的痛、温觉丧失，触觉和深感觉则没有明显障碍，即所谓感觉分离现象。②运动及反射障碍：肿瘤累及脊髓前角及皮质脊髓束时，出现肌力、肌张力及反射改变。脊髓前角损害表现为下运动神经元性瘫痪：肌力和肌张力低下、肌萎缩、肌腱反射消失。皮质脊髓束损害表现为上运动神经元性瘫痪：肌力和肌张力增高、腱反射亢进、病理反射阳性。与感觉障碍一样，运动障碍特点也呈离心式，自肿瘤所在平面向远端发展。如脊髓前角和皮质脊髓束同时受累则表现为混合性瘫痪。脊髓胶质瘤造成的瘫痪为缓慢的进行性瘫痪，

早期可能仅表现为肢体乏力、精细动作困难、其后出现行走困难肌力减退甚至全瘫。③括约肌功能障碍及其他：括约肌功能障碍多在感觉运动障碍不久出现，肿瘤位圆锥时可能出现更早，开始为尿频尿急及便秘等部分性障碍，晚期膀胱及肛门括约肌松弛尿便失禁。脊髓胶质瘤晚期可出现皮肤干燥、变薄、失去弹性等皮肤营养障碍。脊髓$T_2$~$L_2$灰质侧角有交感神经，骶段脊髓有副交感神经，受累时出现自主神经功能障碍。

**诊断**　脊髓胶质瘤诊断要点：①起病往往以感觉障碍为主且特点是离心式自肿瘤所在平面向远端发展，可出现感觉分离现象而根痛少见。②运动障碍在感觉障碍稍后或同时出现也呈离心式向远端发展。③括约肌功能障碍出现较早。这里强调一旦出现大小便功能障碍就应怀疑此病，争取在括约肌功能部分障碍时得到治疗。④脊髓胶质瘤病程较其他椎管肿瘤短、进展快且症状波动小。⑤影像学检查表现出髓内肿瘤特点，易出现肿瘤囊变出血及脊髓空洞形成等。

以下辅助检查有助于疾病的诊断：①椎管造影：可以显示椎管梗阻外，尚能显示髓内肿瘤的某些特征，如脊髓梭形增粗、蛛网膜下腔对称性变窄等，故有一定的诊断意义。②CT检查：表现为脊髓局限性增粗，蛛网膜下隙及硬脊膜外间隙变窄甚至消失。大多数肿瘤呈低或等密度少数高密度，密度较为均匀。肿瘤与正常脊髓边界不清。③MRI检查：T1加权像呈等或略高信号，信号不甚均匀，T2加权像为高信号，肿瘤坏死囊变及周围水肿区也呈高信号，增强扫描肿瘤轻中度均

匀强化，肿瘤周围水肿区不出现强化。肿瘤发生囊变、出血时，则随内容物不同和血红蛋白分解产物而出现高、等、低不同的异常信号。

**鉴别诊断**　脊髓胶质瘤需与以下疾病相鉴别。①脊髓血管网状细胞瘤：近来发现该病并不少见，其好发于颈髓，多位于脊髓背外侧，属髓内肿瘤。肿瘤呈暗红色实体，有包膜，血供丰富，可见数根供血小动脉及怒张的回流静脉。由于瘤内及其周边存在迂曲的血管，故在T1加权像和T2加权像可见不规则点状或曲线状低信号影，此为脊髓血管网状细胞瘤特征之一。此外脊髓血管网状细胞瘤也常发生囊变及脊髓空洞形成。②脂肪瘤：约占整个椎管肿瘤1%，10~30岁多见，性别差别不大。好发于胸段、腰段，可位于硬脊膜外也可位于髓内。髓内脂肪瘤呈条索状边界不清，手术难以全切，位于腰骶段者常伴有先天性脊柱脊髓发育畸形。脂肪瘤的MRI表现与脊髓胶质瘤不同，前者T1加权像、T2加权像均为高信号且无囊变及脊髓空洞形成。③表皮样囊肿和皮样囊肿：好发于脊髓圆锥，可位于髓内或髓外，常伴脊髓裂及附近皮肤窦道。曾有报道该病的发生与鞘内注射有关，但目前认为其仍为先天性肿瘤。CT检查两者均为低密度灶。皮样囊肿病灶内有时可见粗糙的毛发团或不完全钙化环等。MRI检查表皮样囊肿T1加权像为低信号，T2加权像呈高信号，增强后病灶无强化，皮样囊肿T1加权像、T2加权像均为高信号或高低混合信号，增强后也无强化。④脊髓蛛网膜炎：脊髓蛛网膜炎造成的脊髓功能障碍与髓内肿瘤的早期临床表现相似，

有时难以鉴别。但脊髓蛛网膜炎患者存在结核性脑膜炎或其他中枢神经系统感染史，病程长、波动性大。MRI 上脊髓轻或中度增粗，伴散在而细小的低信号改变，无囊变和脊髓空洞形成，增强 MRI 影像上病变区无强化。

脊髓胶质瘤与神经纤维瘤等髓外肿瘤的临床表现差别明显，易于鉴别，如后者运动感觉障碍呈向心性发展，常有根痛而括约肌功能障碍出现较晚等。

**治疗**　脊髓髓内肿瘤手术有相当大的风险，稍有不慎就会产生截瘫、尿便失禁等十分严重的后果。高位颈髓髓内肿瘤手术还可能引起呼吸困难甚至死亡。长期以来神经外科对髓内肿瘤手术治疗的态度并不十分积极。随着显微外科的发展和 MRI 等影像学技术的出现，髓内肿瘤全切除率有了较大提高，高颈段脊髓髓内肿瘤手术已较普遍开展，当然仍有部分恶性程度高边界不清的脊髓胶质瘤，术后可能症状不改善，甚至加重及肿瘤复发等。

**手术治疗**　手术效果取决于以下几点：①手术时机：肿瘤中等大小，神经系统功能部分障碍时手术为宜，此时肿瘤相对容易暴露，术后神经系统功能有可能恢复。②手术入路：脊髓一般应于其后正中沟纵向切开，长度略短于肿瘤上下极。脊髓胶质瘤多位于脊髓中央或稍偏背侧，从后正中沟切开并稍向两侧牵开脊髓即可暴露肿瘤。③切除肿瘤：原则上应先囊内切除，待瘤内空间扩大再于肿瘤与脊髓交界偏肿瘤侧分离，边切除边分离、交替进行直至肿瘤全部或大部切除。如继发脊髓空洞，则将与空洞交界处肿瘤切除使瘤腔与空洞交通即可。④手术结束：术中观察原来

膨隆脊髓下陷，脊髓搏动出现并见脑脊液流出，说明肿瘤至少已大部分切除达到减压目的，可以结束手术。

**放射治疗**　分术前放疗和术后放疗。对手术确有困难者可先术前放疗，但放疗可使脊髓变性或脊髓胶质样变，造成肿瘤边界模糊、脊髓功能更加脆弱，给手术带来不利。对病理诊断高度恶性肿瘤切除不完全者，术后可辅以放射治疗。放射剂量为 50Gy，疗程应长些，一般为 4~5 周。

**化学治疗**　胶质瘤化疗目前尚无统一方案。

**预后**　脊髓胶质瘤预后主要取决于肿瘤的性质和部位。恶性星形细胞瘤生存期为 6 个月~1 年，低度恶性星形细胞瘤平均生存期为 3 年，但位于颈髓者常可因四肢瘫、呼吸功能障碍或并发肺炎等导致死亡。

（刘　藏）

suǐnèi xuèguǎn wǎngzhuàngxìbāoliú
## 髓内血管网状细胞瘤（intramedullary angioreticuloma）

起源于血管组织，由脊髓神经所产生的高度血管分化的良性肿瘤。因肿瘤细胞类似网状内皮细胞，故称为血管网状细胞瘤，又称血管母细胞瘤。血管网状细胞瘤是血供丰富的良性肿瘤，可伴有冯·希佩尔·林道综合征（von Hippel-Lindau syndrome），好发于颅后窝，发生在椎管内者少见。占脊髓肿瘤的 7%~11%，多数为散发，20%~30% 为 VHL 综合征。髓内血管网状细胞瘤好发于中青年男性。单发血管网状细胞瘤的平均发病年龄为 35.5 岁，VHL 综合征为 33 岁，两者发病年龄无明显差异。

**病理特征**　胚胎早期中胚层的细胞在形成原始血管过程中发

生障碍，残余的胚胎细胞形成肿瘤。具有家族遗传性，为常染色体显性遗传。髓内血管网状细胞瘤最常见的发生部位是脊髓颈段和胸段，尤其是在男性。肿瘤常位于髓内。血管网状细胞瘤很少钙化或坏死。囊壁由纤维性胶质细胞组成。肿瘤细胞吞噬类脂质和含有丰富的网状纤维是血管网状细胞瘤的特征。血管网状细胞瘤多为囊性或实质性，髓内血管网状细胞瘤几乎均为实性肿瘤，位于轴索，呈浸润性生长，有丰富的血管床，由多簇扩张的毛细血管团组成，有明确包膜，呈紫红色，可突出于脊髓表面，与脊髓分界清楚。

**临床表现**　与肿瘤压迫、脊髓水肿和空洞相关，如感觉障碍、肌力减退、疼痛、反射亢进以及尿便失禁等。多表现为慢性起病，进行性加重，少数可因瘤内或者蛛网膜下腔出血而突然加重、突然发病。髓内血管网状细胞瘤常伴有脊髓空洞症，临床节段定位常与肿瘤部位及大小不一致，有的高于或低于病变所在部位上下几个节段，单从症状体征很难对该病作出确切诊断。该病的临床表现与其他髓内肿瘤的临床表现相同，为脊髓神经功能的缺失，最常见的症状是感觉的异常和肌力的下降。该病的进展形式有以下三种类型。①缓慢进行型：数月或数年内症状逐渐加重，病变体积的增大及引流静脉的迂曲，致椎管内压力升高，脊髓微循环功能失调。②双峰型：急性起病，但症状较轻，后有一定程度的缓解，数周或数月后症状又加重。最初症状与出血有关，但第 2 次的加重是由于再出血，还是由于椎管内高压引起脊髓微循环变化使脊髓缺血，这还有待于进一步

研究。③急性起病型：发病后症状迅速加重，严重的可以出现完全截瘫。

**诊断** 需行以下辅助检查。①红细胞计数：10%~50%的血管网状细胞瘤患者有红细胞增多，肿瘤切除后红细胞随之减少，肿瘤复发红细胞也随之增多。故测定外周血红细胞和血红蛋白对血管网状细胞瘤的诊治和预后有一定的参考价值。②脊髓造影：在动脉早期相可持续显示一高密度均质阴影，边界清楚，常呈圆形、椭圆形或叶状肿块，与正常的脊髓有清楚的边界。如伴有脊髓中央管扩大，在造影中可表现为肿瘤呈不规则充盈，或大小不等的凹口。同时脊髓可以明确肿瘤供血动脉与引流静脉的解剖位置。③MRI检查：脊髓血管网状细胞瘤通常表现为T1加权像低或等信号，T2加权像等或高信号，增强扫描T1加权像上明显强化。小的脊髓血管网状细胞瘤常为等信号，部分病例可见脊髓水肿、血管流空影和脊髓空洞。

**鉴别诊断** 主要与以下疾病相鉴别。①星形细胞瘤：发病年龄较小，且男性多见。典型者病灶位于胸段，偏心性生长，且边界不清。如伴有囊肿，囊肿通常位于瘤内。增强扫描一般呈中度不均一强化。②室管膜瘤：多见于颈段，常在脊髓中心性生长，边界较清，可见到大的卫星囊肿灶。由于慢性出血，含铁血黄素沉着，在肿瘤的两边出现低信号的帽征。增强后明显均一强化。③当出现流空效应时需与动静脉瘘、转移瘤、神经节细胞瘤鉴别。脊髓血管网状细胞瘤通常增强时明显强化，边界清楚，可以同动静脉瘘区别开来。仔细寻找原发灶，有助于与转移瘤鉴别诊断。

脊髓神经节细胞瘤通常发生在髓外硬脊膜下间隙，不易同髓外血管网状细胞瘤区分。

**治疗** 手术是目前治疗颈髓髓内血管网状细胞瘤最有效的方法。随肿瘤类型不同选择不同手术方法，术中在显微镜下沿正确的界面进行分离，先离断动脉后处理静脉，避免分块切除而力争全切，是减轻术中出血和避免神经功能损害的关键。术前数字减影血管造影（DSA）可以更准确地了解肿瘤的血供情况，栓塞可以有效地减少肿瘤血供，缩小病变体积，减少手术出血及脊髓损伤。术中神经电生理监测下手术可以更好地保留脊髓功能。

**预后** 该肿瘤是良性肿瘤，早诊早治效果好。手术彻底切除可根治，多发者可分期手术。术后长期随访，复发者只要患者情况允许可再次手术，放射治疗效果差。

(刘 藏)

zhuīguǎnnèi píyàng nángzhǒng

# 椎管内皮样囊肿 （intraspinal dermoid cyst，ISDC）

胚胎发育过程中残存的外胚层细胞发展而成，囊肿内可包含不同的成分，如牙齿、指甲和软骨样或骨样结构的椎管内先天性肿瘤。

**病因及发病机制** 胚胎发育3~5周时，如偏晚期发生神经管闭合异常，可导致外胚层组织异位包埋、发育而成皮样囊肿，其发生部位随外胚层组织发生异位包埋的部位而各异。病理上，皮样囊肿有较厚的白色包膜，除含表皮与脱屑外，尚有真皮和汗腺、皮脂腺、毛囊、毛发等皮肤附件。椎管皮样囊肿也属于囊肿性病变，及曾被归入椎管内先天性肿瘤。其流行病学与临床表现特点，与椎管内表皮样囊肿类同。

**诊断与鉴别诊断** 其临床诊断要点、影像学表现和鉴别诊断，与椎管内表皮样囊肿类同。①脊髓CT：在平扫上囊壁呈等密度，内容物为低密度灶，增强后扫描囊壁可部分强化，而内容物无强化。②脊髓MRI：囊肿信号与脑脊液相比，在T1加权像上表现为均匀等信号，或略高、略低信号，或混杂低信号，T2加权像上呈高或混杂高信号，有时可显示脂肪信号或存在云雾状混杂信号，在增强扫描上，通常也无强化，但有时可见包膜轻度强化（图a~图c）。

**治疗** 椎管内皮样囊肿一经确诊，即应手术切除。其手术入路与方法见椎管内表皮样囊肿。由于皮样囊肿壁较厚，较易分离切除，故全切除的概率较表皮样囊肿为大；病灶切除后的MRI表现见图d。对于术后复发且症状加重者，可再次手术治疗。

**预后** 这种病变生长较为缓慢，全切除后很少复发；部分切除者，也可得到症状的长期缓解。

(徐启武 徐 伟)

zhuīguǎnnèi biǎopíyàng nángzhǒng

# 椎管内表皮样囊肿 （intraspinal epidermoid cyst，ISEDC）

胚胎发育过程中残存的外胚层细胞发展而成的良性肿瘤。椎管内表皮样囊肿属囊肿性病变，临床上又称椎管内胆脂瘤，既往曾被归入椎管内先天性肿瘤。该病少见，男性稍多于女性，多在20岁前发病，好发于圆锥马尾部，大多数位于髓外硬脊膜下、部分位于脊髓髓内。

**病因及发病机制** 胚胎发育3~5周时，如偏早期发生神经管闭合异常，可导致外胚层组织异位包埋、发育而成表皮样囊肿，其发生部位随外胚层组织发生异

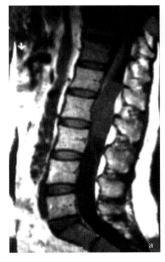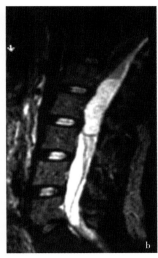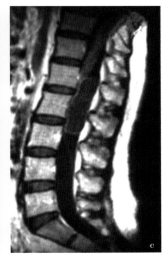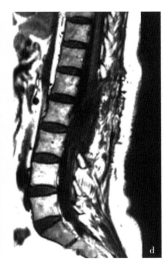

图　椎管内皮样囊肿（L₁~L₃）

a. T1 加权像上呈略低信号；b. T2 加权像上呈高信号；c. 增强 MRI 上瘤体无强化，而包膜有轻度强化；d. 手术后 T1 加权像上显示囊肿全切除

位包埋的部位而各异。病理上，表皮样囊肿有白色光泽的菲薄包膜，仅含表皮与脱屑，镜下见包膜最外面为一薄层纤维结缔组织，其内是复层鳞状上皮细胞，囊肿内可见角化细胞、细胞碎屑和胆固醇结晶等。

**临床表现**　①发病年龄较轻，病程长，可有缓解期。②运动系统损害（多表现为单腿或双腿痉挛性无力和踝、趾关节畸形），腰腿痛和排尿、排便障碍是最常见症状，多以其中之一为首发症状。可有椎旁肌痉挛及其引发的脊柱畸形。③伴发藏毛窦者，可引起颅内感染。④常合并脊柱裂、低位脊髓和内脏畸形等先天性畸形。

**诊断**　对于病史较长，逐渐发生脊髓或神经根受压症状，伴有皮肤异常、脊柱裂和/或内脏畸形，以及存在反复发作的腰背部皮毛窦感染，甚至颅内感染者，考虑该病；经影像学检查多可作出正确诊断。①脊柱 X 线平片：可显示病变部位的椎弓根变窄，椎弓根间距加宽，椎体后缘内凹和椎管腔增宽；部分病例可见脊

柱裂表现。②脊髓 CT：在平扫上呈低密度灶，增强后扫描无强化，恶性变时囊壁可强化。③脊髓 MRI：囊肿信号与脑脊液相比，在 T1 加权像上呈均匀等信号，或略低、略高信号，或混杂低信号，T2 加权像上呈高或混杂高信号，增强扫描上无强化（图 a~图 c）。另外，椎管内表皮样囊肿患者，常伴有椎板和棘突缺如，以及低位脊髓等其他先天性异常表现。

**鉴别诊断**　在诊断时，还需注意与下述疾病鉴别。①脑膜炎：典型急性脑膜炎的神经系统症状与体征较重，可出现意识模糊、昏睡、昏迷等症状。脑膜炎中后期 CT 检查可显示脑室扩大、脑沟增宽、脑肿胀、脑室移位等异常表现。②隐性脊柱裂：多发生在腰骶部，患部无包块，但表面皮肤常有片状多毛区或血管痣。X 线和骨窗 CT 可显示椎弓融合不良，MRI 上则无占位表现。③室管膜瘤：室管膜瘤好发于圆锥附近，边缘多较清楚，在 MRI 上常可显示肿瘤囊变和/或伴发的脊髓空洞，增强扫描时肿瘤可见强化。

**治疗**　椎管内表皮样囊肿一经确诊，即应手术切除。在大多数病例，取相应节段椎管后入路，多能很好地显露、切除病灶；对极少数突入盆腔或腹腔的病灶，则应采用相关联合入路。对于硬脊膜外的病灶，可直接游离后切除；如果病灶位于髓外硬脊膜下或脊髓髓内需分块切除时，在切开囊肿前，要用湿棉片保护好周围组织，以避免囊内容物流入蛛网膜下腔。术中应彻底清除病灶、包括尽可能地切除病灶包膜（图 d），但脊髓髓内表皮样囊肿，由于囊壁菲薄，往往难于达到真正的全切除。术毕应用抗生素生理盐水反复冲洗术野，彻底清除内容物残屑，以免术后引起无菌性炎症。另外，对于与脊髓或神经根粘连过紧的部分囊壁，不宜强行切除，以免损伤神经组织。对术后复发且症状加重者，可再次手术治疗。

**预后**　这种病变生长较为缓慢，全切除后很少复发；部分切除者，也可得到症状的长期缓解。

（徐启武　徐　伟）

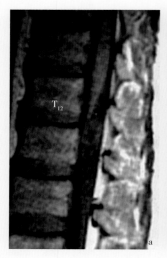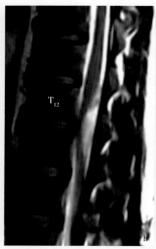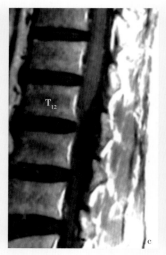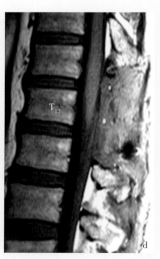

图 椎管内表皮样囊肿（T₁₂~L₁）

a. T1 加权像上呈略低信号；b. T2 加权像上呈高信号；c. 增强 MRI 上无强化；d. 手术后 T1 加权像上显示囊肿全切除

zhuīguǎnnèi jītāiliú

## 椎管内畸胎瘤（intraspinal teratoma，IST）

起源于椎管内的原始生殖细胞的肿瘤。椎管内畸胎瘤曾被归为先天性肿瘤；在 WHO 2007 年及 2016 年中枢神经系统肿瘤分类中，将其列入生殖细胞肿瘤中。其流行病学以及临床表现特点，与椎管内表皮样囊肿类同。

**病理** 畸胎瘤含有三个胚层结构，故可有表皮与脱屑，真皮与毛发等皮肤附件，以及脂肪和骨性成分等，又分为成熟畸胎瘤、未成熟畸胎瘤和恶性畸胎瘤三种类型。①成熟畸胎瘤：是分化良好的成人型组织成分，有丝分裂少或不存在。②未成熟畸胎瘤：含有类似于胚胎组织的未完全分化的成分，细胞增殖与有丝分裂活跃。③恶性畸胎瘤：病灶内含有癌或肉瘤的成分。

**诊断与鉴别诊断** 其临床诊断要点、影像学表现和鉴别诊断，与椎管内表皮样囊肿类同。①脊髓 CT：在平扫上呈高低混合密度，低密度代表脂肪成分或囊变，高密度则为骨性物质或钙化，增强后扫描呈不均匀强化。②脊髓

MRI：在 T1 加权像上多呈低或混杂低信号，其中高信号代表脂肪成分；T2 加权像上呈高或混杂高信号（图 a，图 b），其中点状不规则低信号，提示内部的骨性物质或钙化斑块；增强扫描上呈不均匀强化。出现长 T1 加权像、短 T2 加权像的骨性信号时，则可视为畸胎瘤的特征性征象。

**治疗** 其手术入路与方法见椎管内表皮样囊肿；肿瘤的实体部分，需沿肿瘤以及脊髓边界细心分离。畸胎瘤含有三个胚层结构，且往往边界欠清，故全肿瘤切除的难度较大；病灶切除后的 MRI 表现见图 c。对术后复发且症状加重者，可再次手术治疗。

**预后** 与肿瘤的病理类型相关，成熟畸胎瘤的预后最为良好，依次为未成熟畸胎瘤和恶性畸胎瘤。成熟畸胎瘤全切除后很少复发；部分切除者，也可得到症状的长期缓解。

（徐启武　徐　伟）

zhuīguǎnnèi chángyuánxìng nángzhǒng

## 椎管内肠源性囊肿（intraspinal enterogenous cyst，ISEC）

内胚层的原肠组织在椎管内残存、异位发育形成的囊肿。是椎管内先天性疾病。椎管内肠源性囊肿约占脊髓囊肿性疾病的 12%；以儿童和青少年多见，合并其他畸形者发病年龄更小；男性明显多于女性，男女比例为（2 ~ 3）：1；好发于下颈段和上胸段椎管内，多位于脊髓外，少数发生在脊髓内，相对脊髓而言，囊肿多位于腹侧；常伴有脊膜膨出、脊髓脊膜膨出、脊髓纵裂和脊柱裂、半椎体、椎体融合、脊柱侧弯等脊髓脊柱畸形，以及胃肠道憩室、肠异位、肠扭转、肠套叠、肛门闭锁，呼吸道囊肿和心脏畸形等消化道、呼吸道和循环系统的发育异常。

**病因及发病机制** 肠源性囊肿并非真性肿瘤，而是一种发育畸形病变：胚胎发育第 3 周时，如神经肠管因故未能闭锁而残留，造成神经外胚层与内胚层粘着、分离不全，导致内胚层的原肠组织在椎管内残存、异位发育而形成肠源性囊肿。囊肿由类似胃肠道的分泌黏液蛋白的上皮组成，故可不断分泌囊液，使囊肿增大、压迫脊髓。

**分型** 肠源性囊肿的囊壁较

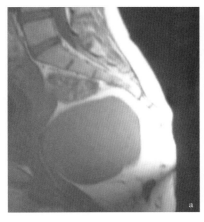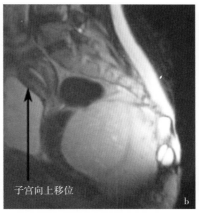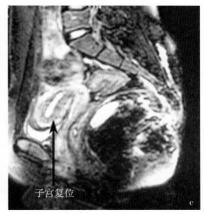

子宫向上移位

子宫复位

**图　骶尾部成熟畸胎瘤**
a. T1 加权像上呈混杂低信号；b. T2 加权像上呈混杂高信号；c. 手术后 T1 加权像上显示全肿瘤切除

薄，肉眼所见与蛛网膜囊肿相似。囊液性状可以多样，可以表现为无色透明，可以为较黏稠的黄白色液体，也可稍浑浊或呈乳白色胶冻状（蛋白含量高），合并出血时则呈黄褐色浑浊样。根据囊肿的病理学特征，可将其分为三型。Ⅰ型：囊肿内衬单层、假复层立方或柱状上皮，伴或不伴有纤毛，类似于胃肠上皮（占 50%）、呼吸道上皮（17%）或两种上皮混合存在（33%）；Ⅱ型：囊壁除Ⅰ型的细胞外，还有黏液腺、浆液腺、平滑肌和/或横纹肌、脂肪、软骨、神经节等组织成分；Ⅲ型：除Ⅱ型内容外，还含有室管膜以及神经胶质组织。单纯性囊肿的 80% 以上为Ⅰ型，而伴有合并畸形的囊肿壁上，则常常会有中胚层或者外胚层衍生成分，这可能意味着单纯性囊肿患者的胚胎发育紊乱出现得较晚，所以细胞分化较好，囊肿壁上仅有内胚层成分。

**临床表现**　病程较长，通常呈间歇性加重，认为与囊肿周期性破裂、含蛋白质的囊液进入蛛网膜下腔或中央管有关；有报道外伤后病情恶化，也认为与囊肿破裂有关。单纯性囊肿以病变部位局灶性疼痛最为常见，随着病程的演进，产生感觉、运动和自主神经功能障碍；新生儿和小龄儿童患者，可因胸内肿物或颈髓受压而出现心肺功能异常。伴有合并畸形的肠源性囊肿患者，存在与合并畸形相应的症状与体征。伴发皮毛窦，尤其是新生儿和婴儿患者，常会发生细菌性脑、脊膜炎。

**诊断**　凡儿童以神经根性疼痛起病、以脊髓压迫症状为主要表现，且反复发作，尤其当病变位于脊髓腹侧时，应疑及该病。行下述影像学检查，有利于明确诊断。①脊髓 CT：可显示脊髓髓内或髓外硬脊膜下边界清楚的等或低密度占位性病变。②脊髓 MRI：可显示脊髓髓内或髓外硬脊膜下边界清楚的圆形、类圆形或椭圆形病灶，表现为较脑脊液等、稍长或稍短 T1 加权像信号、等或稍长 T2 加权像信号，信号强度取决于囊肿内容物的成分，如含较多蛋白质成分或囊内出血时，呈短 T1 加权像、短或长 T2 加权像信号，增强后扫描多无强化（图 a~图 c），少数囊壁可呈轻度环状强化。另外，肠源性囊肿的特征性 MRI 征象是，囊肿的部分或大部分镶嵌在脊髓中呈脊髓嵌入征，这有别于其他髓外硬脊膜下占位病变对脊髓的压迫（以弧形压迫为主）。

**鉴别诊断**　在诊断时，不典型者需与下列疾病鉴别。①蛛网膜囊肿：好发于中年，多位于胸段脊髓背侧，大多有外伤、感染及手术史，MRI 信号强度在各种序列上与脑脊液同步一致，无脊髓嵌入征，一般不合并脊柱畸形。②囊性神经鞘瘤：一般沿神经根走行分布，MRI 上显示病灶信号不均，增强后囊壁及实性部分明显强化。③表皮样囊肿：好发于腰骶段椎管内，有沿着缝隙生长的特征，MRI 上可表现为高低混杂信号。

**治疗**　手术切除是治疗肠源性囊肿的唯一有效方法。手术应在出现不可逆性神经功能障碍前施行。手术时，多需剪断一侧齿状韧带并将脊髓牵向对侧，沿正确的囊髓界面细心分离，力争全切除所有囊肿壁（图 d），以解除脊髓压迫，避免术后复发。如不能进入理想的囊髓界面、造成囊

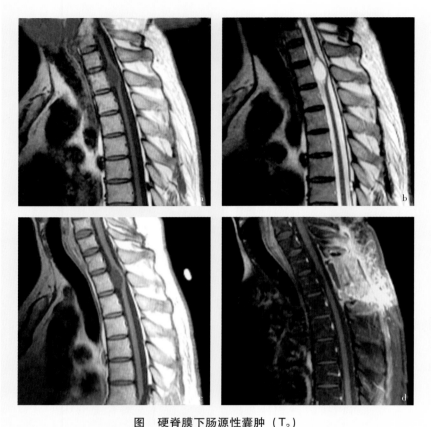

图　硬脊膜下肠源性囊肿（T₂）

a. T1 加权像上呈略低信号；b. T2 加权像上呈高信号；c. 增强 MRI 上无强化；d. 手术后增强 MRI 上显示囊肿全切除

壁与脊髓粘连时，不宜强求全切除所有囊壁，以免导致脊髓损伤而加重神经功能障碍。另外，手术时需用棉片保护病灶上下端，并应尽可能保持囊壁完整，或用注射器吸出囊液、降低囊肿张力后分离囊肿壁，以免囊肿破裂、囊液外溢；如发生囊肿破裂、囊液外溢时，需用生理盐水冲洗，以防术后引起无菌性炎症。对于囊壁切除不多或复发囊肿再次手术时仍不能全切除囊壁者，可同时行囊肿-蛛网膜下腔分流术，以缓解症状与延缓复发。对于合并的脊髓脊柱畸形，酌情制订个性化治疗方案，尽可能一并处理之。

**预后**　该病预后与囊肿部位、病程演进情况、术前神经系统功能状况以及手术切除程度等因素相关。髓外型囊肿、病程较长、术前无严重神经系统损害且获囊肿全切除的患者，预后良好；囊肿不全切除的患者，因其生长缓慢，也可有较长的缓解期，但会引起复发。

（徐启武　于　佶）

zhuīguǎnnèi zhīfángliú

**椎管内脂肪瘤**（intraspinal lipoma，ISL）　脊椎管内异位存在的脂肪组织。并非真性肿瘤，由成熟脂肪细胞构成。椎管内脂肪瘤约占椎管内肿瘤的 1%；常合并脊柱裂与脊髓拴系等其他先天性畸形；可位于硬脊膜内外或脊髓髓内（软脊膜下），以后者常见。

**病因及发病机制**　脊髓髓内脂肪瘤的起源主要有两种学说。①由原始的多能间质细胞分化而成。②神经管闭合期包进了的一些错位的成分所致。其仅在儿童生长或成人发胖时膨胀，发病无性别差异，多见于 11～30 岁，好发于胸段和颈胸段脊髓，以及骶尾部，多位于脊髓的背侧，常呈纵向生长，累及数个节段。

**临床表现**　该病起病缓慢，病程长，有时可达 10～20 年。脊髓髓外脂肪瘤的表现无特异性；脊髓髓内脂肪瘤则可以分为三种类型。

**软脊膜下脂肪瘤**　好发于胸段和颈胸段脊髓，多无脊髓、脊柱发育异常。以与病变节段相应区域的疼痛为首发症状和突出表现，继之出现脊髓受压表现：如脂肪瘤位于胸段，表现为肋间神经痛，继之出现截瘫；如发生在颈部，则表现为单侧或双侧上肢疼痛、麻木和肌萎缩，晚期引起四肢瘫。

**圆锥部脂肪瘤**　脂肪瘤位于脊髓圆锥部，常以膀胱、直肠功能障碍为首发症状与突出表现。

**骶尾部脂肪瘤**　常伴有低位脊髓、椎管闭合不全和皮下脂肪垫等先天发育异常，主要临床表现为单腿或双腿痉挛性无力、踝趾关节畸形和括约肌功能障碍，也可出现会阴部感觉运动障碍，以及引起下肢和腰部疼痛。这类脂肪瘤按其与邻近结构的关系又可分为：①背侧型脂肪瘤，脂肪瘤位于圆锥下端背侧，神经根从脊髓腹侧和外侧发出，靠外侧者为感觉神经，靠腹侧近中线者为运动神经。②尾侧型脂肪瘤，脂肪瘤位于终丝，使圆锥尾端异常增粗，马尾可穿行于脂肪瘤内。③过渡型脂肪瘤，具有上述两型的特点，而且与硬脊膜囊的粘连扩大到脊髓腹侧。

**诊断**　根据临床表现，作相应的影像学检查，以明确诊断。①脊柱 X 线平片：可显示受累节段椎管增宽、椎弓根扁窄、根间距加大，以及伴发的脊柱裂等改变。②脊髓CT：脂肪瘤表现为低密度，CT值在-20～100Hu，增强后扫描肿瘤无强化。③脊髓MRI：脂肪瘤在T1加权像（图a～图c）和质子加权像上呈高信号，在T2加权像上也呈高信号，但随着权重的增加，信号呈降低趋势，脂肪抑制试验，信号也明显衰减，增强后扫描无强化；肿瘤界限清楚，无囊变，无继发脊髓空洞；在骶尾部脂肪瘤时，MRI还可显示伴发的低位脊髓、脊柱裂和皮下脂肪垫。

**鉴别诊断** 根据临床表现、病灶好发部位与影像学特征，多能作出定位、定性诊断。但偶尔会与椎管内血肿发生混淆，以下特点有助于脂肪瘤的诊断：起病缓慢，病程较长，病灶在水抑制扫描图像上呈持续高信号，而在脂肪抑制扫描图像上则呈明显低信号。

**治疗** 对于硬脊膜外脂肪瘤，应尽早完全切除之。对于硬脊膜下或脊髓髓内脂肪瘤，质地较硬韧，且难与脊髓组织和神经根分离，手术切除十分困难。对于无临床症状或症状不明显者，可采取观察，只是在有明显临床症状与体征时才施行手术。手术目的是在尽可能保留神经功能的前提下，尽可能多地切除肿瘤。切瘤时需注意以下几点：①需用十分锐利的解剖刀，先分块切除肿瘤的中心部分，直至肿瘤大部切除或次全切除；如在充分切除肿瘤的中央部分后，可分离出清楚的瘤髓界面时，宜争取全肿瘤切除（图d～图f）。②避免损伤瘤髓共干的动脉和在瘤内走行的脊神经。③取中线切口切除骶尾部脂肪瘤时，中线部皮下脂肪垫只宜适度切除；而切口上下端，应能满足切除病变区及其上下方各1个节段的椎板，以便能在正常解剖结构处切开硬脊膜，从而能清晰观察脂肪瘤与周围解剖结构间的关系。④细心游离脂肪瘤与硬脊膜的粘连，避免损伤脊神经及其血供，并应保持硬脊膜完好，以便术毕修复硬脊膜囊。⑤切断增粗的终丝，重建硬脊膜囊，修复脊柱裂。

**预后** 及时、适当地切除脂肪瘤，能有效解除脊髓受压，对缓解疼痛、改善感觉和增强肌力有帮助；但对缓慢进展至严重脊髓功能障碍者，疗效多不佳。

（徐启武 徐 伟）

**zhuīguǎnnèi yìngjǐmówài nángzhǒng**
## 椎管内硬脊膜外囊肿（intraspinal extradural cyst，ISEDC）
硬脊膜先天性缺损等原因导致硬脊膜外腔形成的囊肿。硬脊膜外囊肿发病无明显性别差异，多见于青壮年。囊肿与蛛网膜下腔相通，内含脑脊液，主要有两种类型。①硬脊膜外脊膜囊肿：好发于中下胸段脊髓背侧，可能是胚胎发育障碍引起硬脊膜缺陷所致，囊肿内不含脊神经根。②神经根鞘袖囊肿：多见于$S_2$～$S_3$骶管内，临床上常称为骶管内囊肿，因发育异常，造成神经根鞘袖在硬脊膜外腔的局限性扩张，囊肿内含有神经根。

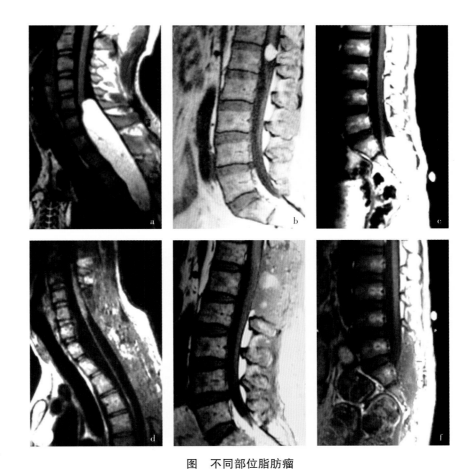

**图 不同部位脂肪瘤**

a～c. 手术前T1加权像，分别显示$C_5$～$T_4$软脊膜下脂肪瘤（a）、圆锥部脂肪瘤（b）和骶尾部脂肪瘤（c）；d～f. 分别为软脊膜下脂肪瘤（d）、圆锥部脂肪瘤（e）和骶尾部脂肪瘤（f）的手术后T1加权像，均显示全肿瘤切除

**病因及发布机制** 囊肿扩大、压迫脊膜囊和/或压迫与牵拉神经根，遂引起脊髓压迫症和/或神经根损害症状。囊肿增大的机制有：①囊肿与蛛网膜下腔间存在活瓣作用。②脑脊液搏动。③下部脊髓蛛网膜下腔中脑脊液静水压。④囊液的渗透压作用。⑤囊壁的分泌作用。

**临床表现** 硬脊膜外囊肿为良性病变，生长缓慢，病程较长。①硬脊膜外脊膜囊肿：早期可无明显临床症状；当囊肿进行性扩大、脊髓受压明显时，会引起与病变节段相应的感觉、运动障碍，晚期可出现自主神经功能障碍。②神经根鞘袖囊肿：通常无神经损害表现。少数患者可因囊肿进行性扩大而产生会阴部疼痛和直肠、膀胱功能障碍。

**诊断** 硬脊膜外囊肿无特异临床表现，需行影像学检查，方能作出正确诊断。①脊柱 X 线平片：可显示病变节段椎管扩大，椎体后缘骨质侵袭呈扇状花边样改变。有时还可发现同时存在的隐性脊柱裂、脊柱滑脱和脊柱后凸等腰骶部先天性畸形。②脊髓 CT：可清楚显示低密度占位病变和相应部位的椎骨膨胀性骨质破坏，还可显示合并存在的脊柱裂。椎管造影后 CT 可显示囊肿与蛛网膜下腔是否交通。③脊髓 MRI：可显示长条状囊袋形、卵圆形或不规则形的硬脊膜外囊性病灶与脊髓受压征象，囊肿多为单发，个别可多发。囊液信号与脑脊液相似，在 T1 加权像上呈低信号，在 T2 加权像上呈高信号，增强后扫描也无强化（图 1 a ~ 图 1 c，图 2 a ~ 图 2 c）。

**鉴别诊断** 诊断位于骶管的神经根鞘袖囊肿时，需与下述疾病相鉴别。①表皮样囊肿与皮样囊肿：两者有沿缝隙生长的特征，在 T1 加权像上囊内信号可高于脑脊液信号，且多不均匀，皮样囊肿内更可含有毛发与脂肪组织，这些征象有别于神经根鞘袖囊肿的表现。②囊性神经瘤：神经根鞘袖囊肿与囊性神经瘤最为重要的区别是在增强 MRI 上，囊肿无强化，而囊性神经瘤呈环状强化。

**治疗** 硬脊膜外囊肿进行性增大、临床症状进行性加重者，特别是咳嗽等引起脑脊液压增高的情况可使症状加重以及囊肿的解剖位置与患者的症状相吻合者，适宜手术治疗。对于硬脊膜外脊膜囊肿，因囊内无神经根纤维，故只需探查清楚硬脊膜的缺损处，予以严密缝合、使囊肿与蛛网膜下腔间的不全交通封闭即可；如硬脊膜漏口不能严密缝合者，可行囊肿-蛛网膜下腔分流术，或扩大硬脊膜漏口，以平衡囊肿与蛛网膜下腔之间的脑脊液压力，从而避免囊肿进行性扩大。对位于骶管的神经根鞘袖囊肿，因囊壁含神经根，故需沿神经根分离至硬脊膜囊漏口处、即异常神经根鞘袖出硬脊膜囊处，将该神经根游离、移位，缝合脊膜囊漏口，使之既严密不漏水，又不缩窄神经根。硬脊膜外囊肿的手术后 MRI 见图 1d 和图 2d。

**预后** 硬脊膜外囊肿属于良性病变，如能早期诊断和及时正确治疗，预后良好。

（徐启武 于佶）

zhuīguǎnnèi jǐsuǒliú

**椎管内脊索瘤**（intraspinal chordoma, ISC） 胚胎期残留脊索演变而成的肿瘤。胚胎期间，脊索上端分布于颅底和颅颈交界处，下端分布于骶尾部，故椎管内脊索瘤好发于骶尾部与颅颈交界部位。脊索瘤占恶性骨肿瘤的 1%~4%，约 50% 脊索瘤发生在骶尾部，35% 发生于颅颈交界部位，15% 发生于其他脊椎骨。脊索瘤为恶性肿瘤，具有侵袭性特点，复发率高。极少数情况下，脊索瘤可演变为恶性软骨肉瘤、纤维肉瘤或骨肉瘤。

**病理** 大体观肿瘤早期有一定的界限，有或无纤维包膜，质地软，胶冻状，切面呈半透明，含有黏液样物质，肿瘤可被白色坚韧的纤维膜分隔而呈多叶状；肿瘤晚期则界限不清，往往较硬，半数瘤内有结节状钙化，也可有出血和囊变。显微镜下，肿瘤由上皮样细胞形成，细胞体大，多边形，常排列成条状或岛状，部分细胞之间界限消失，形成黏液状合体；可含软骨组织，钙化斑及小片骨骼组织，也可见出血改变。大量空泡细胞和黏液形成是脊索瘤的主要病理形态特征。

**分型** 脊索瘤可分为三型。①典型型：最常见。占总数的 80%~85%，多见于 40~50 岁。肿瘤由空泡状上皮细胞和黏液基质组成，呈片状生长，瘤内无软骨或其他间充质成分。②软骨型：占脊索瘤 5%~15%，发病年龄较典型型年轻，镜下除上述典型型所见外，尚含有多少不等的透明软骨样区域。③间质型：约占脊索瘤 10%，含普通成分和恶性间充质成分，镜下表现为肿瘤增殖活跃，黏液含量显著减少并可见到核分裂象。

**临床表现** 好发于中年男性。骶尾部脊索瘤以骶尾部疼痛为首发症状，随着病程进展，肿瘤压迫骶神经时，可发生会阴部和下肢麻木、疼痛，以及可发生便秘；体检时可见骶部饱满，肛指检查可触及有弹性感的圆形光滑肿块。颅颈交界处脊索瘤则可引起延髓和

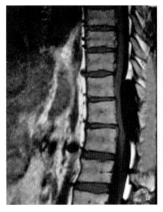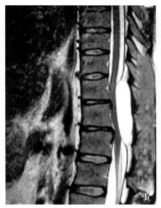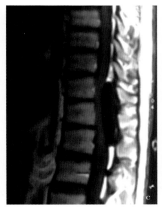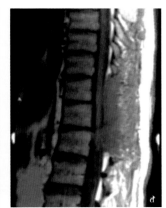

**图 1　硬脊膜外脊膜囊肿（T₁₁~L₁）**

a. T1 加权像上呈低信号；b. T2 加权像上呈高信号；c. 增强 MRI 上无强化；d. 手术后 T1 加权像上显示囊肿消失

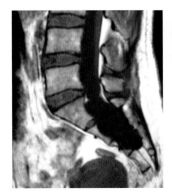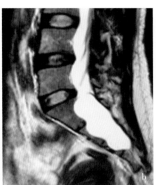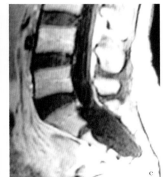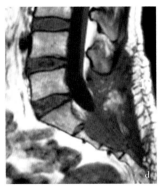

**图 2　骶管内囊肿（S₁~S₄）**

a. T1 加权像上呈低信号；b. T2 加权像上呈高信号；c. 增强 MRI 上无强化；d. 手术后 T1 加权像上显示囊肿消失

高颈髓功能障碍表现；肿瘤巨大者体检时，可发现颈部包块。

**诊断**　中年男性出现颅颈交界处或骶尾部肿块和相应的压迫症状，以及影像学上显示如下描述的肿瘤影，特别是同时存在骨质破坏和钙化斑块的特征性改变时，应虑及脊索瘤之诊断。①脊柱 X 线平片：患部可见软组织块影，存在溶骨性破坏，且伴有反应性成骨或钙化灶。②脊髓 CT：平扫时肿瘤呈等或略高密度，增强后扫描上呈轻至中度不均匀强化；另可显示受累椎骨溶骨性破坏和瘤内钙化斑块。肿瘤存在钙化是脊索瘤区别于其他肿瘤的重要依据。③脊髓 MRI：肿瘤在 T1 加权像上呈不均匀低信号，T2 加权像上呈高信号，增强后扫描呈不均匀强化或无强化（图 a ~ 图 c）；肿瘤内钙化灶则呈长 T1 加权像短 T2 加权像表现，另外，还可见有椎体骨质和椎间盘的破坏表现。④脊髓血管 DSA：少数 CT、MRI 上强化明显、提示血供异常丰富的脊索瘤，需行脊髓血管 DSA 检查和酌情作术前栓塞处理。

**鉴别诊断**　在诊断脊索瘤时，需注意与下述疾病鉴别。①脊椎转移癌：有恶性肿瘤病史，病情发展迅速，疼痛十分剧烈，常早期压迫脊髓而致截瘫。影像学检查显示，转移性肿瘤并不侵及椎间盘和瘤内无钙化斑。就骶骨脊索瘤与转移癌而言，肿瘤仅侵犯 S₁~S₂ 者多为转移癌，而以骶尾骨为中心呈膨胀性生长、向前形成较大软组织肿块并伴有多发钙化和椎间盘破坏者常为脊索瘤。②骨巨细胞瘤：位于骶椎的骨巨细胞瘤与脊索瘤表现十分相似，但骨巨细胞瘤多位于椎体，X 线早期可见偏心性溶骨性破坏，先累及椎体边缘，以骨皮质变薄、骨膨胀和肥皂泡踪影为主；椎体常出现压缩骨折而塌陷呈楔形。③软骨肉瘤：发生于骶尾部软骨肉瘤的临床表现与脊索瘤难以区别，但软骨肉瘤发病年龄较小，X线显示病变部位呈溶骨性破坏改变，同时有环状、云雾状及点状钙化影。

**治疗** 首选手术治疗。手术治疗的原则为：尽可能多地切除肿瘤、恢复和重建脊柱的稳定性。对大多数患者应采用积极手术（图d）。对于颅颈较界处脊索瘤，视其生长方向不同，可采用经颈入路、经口入路和远外侧入路等不同手术入路；对于骶尾部脊索瘤，通常取后正中入路即行，如侵及盆腔的肿瘤巨大，可取侧前方经腹膜外入路。切瘤时，切开肿瘤的纤维包膜，先用吸肉钳或吸引器切除肿瘤的中央部分，然后紧贴肿瘤包膜分离、切除肿瘤的周边部分，如此可防止损伤颅颈交界处或骶尾部的重要血管与神经结构，以及肛门括约肌与盆腔脏器等。少些血供丰富的肿瘤，应行术前栓塞处理，以减少术中出血与降低手术风险。对于骶骨破坏范围较广者，需进行腰骶稳定性重建。切除不彻底者术后可行放疗，以延缓复发，延长生存期。

**预后** 肿瘤的组织学特征是影响预后的重要因素，典型型和软骨型预后较好，间质型预后较差；总体而言，患者平均生存期为5年，20%~40%患者能生存10年。术后功能取决于肿瘤的部位、外科切除的范围和骶神经保留的数目。术后复发则与肿瘤切除不彻底有关，由于肿瘤在椎骨内部分常呈浸润性生长，且与椎动脉、延髓、后组脑神经或骶神经等结构密切相关，故肿瘤全部切除十分困难，局部复发率极高，往往在首次手术后2~3年内会复发；术后短期复发者预后不佳。

(徐启武 徐伟)

zhuīguǎnnèi zhuǎnyíxìng zhǒngliú

# 椎管内转移性肿瘤 （intraspinal metastatic tumor）

其他部位肿瘤转移或神经系统肿瘤经脑脊液种植所致的椎管内肿瘤。椎管内转移瘤是癌瘤播散引起的常见并发症。由其他部位肿瘤转移至椎管内者多位于硬脊膜外，由颅内肿瘤经脑脊液种植至椎管内者多位于硬脊膜内。

**病因及发病机制** 椎管内转移性肿瘤均有其原发病灶，全身各处的恶性肿瘤都可以转移到椎管内。肿瘤转移至椎管内的途径有：经动脉播散；经椎静脉系统播散；经蛛网膜下腔播散；经淋巴系统播散；邻近的病灶直接侵入椎管。肺癌、肝癌、乳腺癌、甲状腺癌、消化道癌及前列腺癌均可经动静脉系统转移至椎管。淋巴系统肿瘤如淋巴肉瘤，可以通过椎管淋巴结经椎间孔直接侵入硬脊膜外，破坏椎骨及压迫脊髓。急性白血病，尤其是急性淋巴细胞性白血病可以浸润到椎管内硬脊膜或神经根及其脊髓血管壁，引起脊髓受压、缺血或出血，导致脊髓功能障碍。

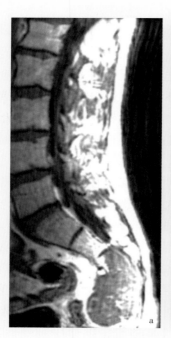
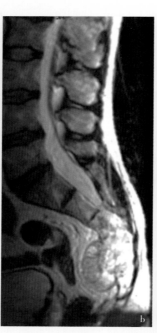
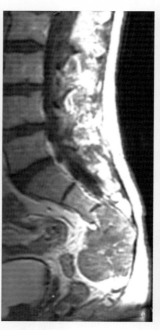
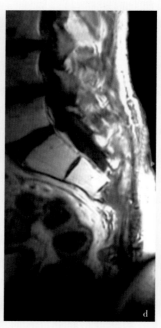

**图 骶尾部脊索瘤**

a. T1加权像上高低混合信号；b. T2加权像上呈高低混合信号；c. 增强MRI上未显示明显强化；d. 手术后增强MRI上显示肉眼全肿瘤切除

**病理生理** 癌细胞主要经动脉、静脉、淋巴系统及蛛网膜下腔脑脊液播散等途径转移至椎管内，可分布在椎管内或脊髓的任何节段，但以胸段最多见。椎管内转移瘤绝大多数发生在硬脊膜外，可破坏脊髓骨质如椎板及其邻近结构，引起压缩性骨折，进而引起脊髓压迫症状；因其在硬脊膜外浸润性生长，故亦可直接侵犯脊神经根，诱发疼痛及相关症状；椎管内转移瘤亦可通过破坏脊髓血管壁，引起脊髓受压、缺血或出血，进而导致脊髓功能障碍。脊髓内型及硬脊膜内型椎管内转移瘤很罕见，瘤细胞可通过神经根或蛛网膜下腔扩展入脊髓内，直接导致脊髓功能障碍。

**临床表现** 椎管内转移瘤的临床病史特征往往无特异性。椎管内转移瘤可以有以下一种或者几种临床表现：局部疼痛（放射性或非放射性）、神经功能障碍、脊柱畸形、患者一般状况变差、也可没有任何临床症状（无症状性椎管内转移瘤）。因转移瘤导致的骨内压力增高，局部疼痛最先出现在夜间并且逐渐加重。该疼痛强度与骨质变化大小成正比。如果肿瘤破坏骨、韧带及周围软组织而导致脊柱失稳，失稳后的机械应力亦可导致疼痛。若椎管内转移瘤侵犯脊神经根，则可诱发放射性疼痛。神经根性疼痛从后背开始放射，常因咳嗽、喷嚏、深呼吸或用力等动作而加剧。椎管硬脊膜外转移性肿瘤以疼痛为首发症状者占 96%，夜间平卧位时疼痛更明显。神经根性疼痛部位与相应棘突压痛部位相符合，有一定的定位价值。椎管内转移瘤约 90% 主要位于椎体，因此，脊髓皮质脊髓束常常最先受到影响，这也是痉挛性瘫痪的出现总

是早于感觉障碍的原因。患者就诊时出现不完全及完全性瘫痪者约占 86%。因圆锥或者马尾受压，膀胱和/或肠道功能障碍亦可出现，但在老年患者这两种症状常被误诊为前列腺肥大或者骨盆底退变。

**诊断** 对于中年以上有持续性腰背痛的患者，X 线平片显示椎体有破坏或有肿瘤手术史或已发现原发病灶者，结合 MRI 与 CT，诊断椎管内转移瘤一般不困难。对于存在恶性肿瘤病史的患者，如出现进行性脊髓受压迫症状，应进行常规的 X 线平片及 CT、骨扫描、脊柱 MRI 等检查。结合以下检查可提高椎管内转移瘤诊断的敏感度与特异度。①脊柱 X 线平片：对椎管内转移瘤的价值比其他椎管内肿瘤大，其主要特征是椎管周围骨质疏松破坏，以椎板及椎弓根骨质破坏最常见，其次为椎体破坏引起的压缩性骨折。脑脊液动力学或脊髓造影检查在临床中很少使用。②CT：对椎管内转移瘤的主要价值在于能明确椎管周围骨质破坏情况，通过轴位骨窗象或三维重建，能清晰显示椎体、椎板及椎弓根处骨质破坏情况。对肿瘤本身轮廓显示则不如磁共振敏感。③MRI：对脊髓及其椎管病变特别敏感，是区分炎症和肿瘤最好的辅助措施。MRI 不但能准确定位并显示受累结构与范围，而且能显示受压脊髓的水肿和变形。增强扫描能显示强化的病灶。④骨扫描和 PET-CT：可以用来进一步检测转移瘤的分期，并可评估肿瘤组织的代谢活性。

**鉴别诊断** 应与以下疾患相鉴别。①慢性腰背疼痛：以椎间盘突出或椎关节增生最为常见。转移瘤的疼痛持续固定，不因休

息或体位改变而缓解，常规镇痛剂效果不佳。对中年以上有上述疼痛者，应进行必要的检查。②脊柱结核：长期进展性背痛，胸部 X 线平片显示肺部结节影可提示脊柱结核的可能性。患者有时无明确结核史，经针对性检查与一般保守治疗仍不能明确的患者，应行手术探查或 CT 引导下的穿刺，以明确诊断。③嗜酸性肉芽肿：常有腰背疼痛，与椎管转移瘤相似，但此症多发生于儿童及青年，外周血中白细胞及嗜酸性粒细胞居多，病情稳定，可长期随访观察，无特殊治疗。

**治疗** 椎管内转移瘤通常压迫脊髓和神经根引起脊髓功能障碍或顽固性疼痛，常以单纯放疗或手术后加放疗作为姑息性治疗，预后极差。合理的治疗方案应根据个体患者的具体情况进行跨学科评估，包括患者的临床表现（疼痛、神经功能障碍）、脊柱稳定性、椎管内转移瘤的个数、患者期望值的程度、肿瘤的放疗或化疗敏感性、患者的预期生存期。手术、放疗及生物治疗等综合治疗，但生存率改善不明显。无论做何种手术，术后生存期很少能超过 1 年。若出现截瘫，术后神经功能的改善常不明显。手术的主要意义在于减轻脊髓及神经根的受压程度，并减轻疼痛。手术应尽可能切除肿瘤，同时明确病理诊断，为术后放疗及化疗提供依据。

**手术治疗** ①椎管内转移瘤的手术适应证为：全身情况尚能耐受手术者、转移瘤明显压迫脊髓且为单发者、剧烈疼痛行各种非手术治疗无效者、原发肿瘤切除后出现椎管内转移者。②手术禁忌证为：合并全身广泛转移者、原发病灶已属晚期、发病 72 小时

内已出现完全性弛缓性截瘫者。对脊髓无明显受压的转移瘤可暂时不行手术治疗或者放射治疗。③手术原则：主要是充分的椎板切除减压，并尽量切除肿瘤以解除对脊髓的压迫。背侧椎板减压是治疗胸腰椎转移瘤的标准手术方法。颈椎除椎板减压外尚需椎体置换、植骨融合等相关治疗。对个别顽固性疼痛者可做脊髓前外侧索切断术或前联合切断术。对只能行部分切除或活检者，术后应辅以放疗或化疗，以进一步缓解症状。

**放射治疗** 椎管内转移瘤特别是孤立性转移瘤，放疗可提高患者的生存期。对于边界清楚及无法手术切除的转移瘤，较适宜行放射治疗。由于正常脊髓组织对放射耐受程度极为有限，因此在选择放射剂量时，应对高剂量放疗引起的脊髓损害和低剂量无法抑制肿瘤生长的利弊进行权衡。目前尚无有关脊髓放射耐受量的确切数值。

**化学治疗** 椎管内转移瘤的化疗主要取决于原发肿瘤的类型。系统性化疗应遵循以下原则：①如果转移性肿瘤主要位于骨组织内，推荐使用一种耐受性良好的单药化疗方案。②对于激素敏感的肿瘤如乳腺癌，可考虑内分泌相关的治疗。③除骨组织外其他器官亦有受累者，宜采用多药化疗方案。

双膦酸盐类化合物近来已成为治疗椎管内骨转移瘤的有效方法之一。有脊髓压迫综合征的患者，除手术干预外，糖皮质激素的应用具有同样的重要性，糖皮质激素可明显减轻受压脊髓的水肿，缓解临床症状。临床应用中，糖皮质激素的初始剂量须充分，一般在初始治疗4天后开始逐渐减量。

**预后** 椎管转移瘤的预后与肿瘤性质、患者的全身状况、神经功能障碍程度、有无其他系统转移等方面有关。只要恰当选择病例，术后大多能获得功能的改善，生活质量有所提高。总之无论采取哪种治疗措施，早期诊断，早期治疗是最佳预后的基础。

(卢亦成 骆 纯)

chuíbǎn qiēchú jiǎnyāshù

## 椎板切除减压术 (laminectomy and decompression)

通过后正中入路将椎板甚至小关节部分切除，扩大椎管空间，使受压的脊髓或神经根压迫得到解除，避免压迫引起的神经功能受损症状的手术。也是切除椎管内或脊髓髓内肿瘤手术的第一步。椎板切除减压术广泛应用于脊髓压迫综合征，如椎管狭窄的患者。但有些原发病变难以完全切除如脂肪瘤，部分切除不能达到充分减压并且病变可能进一步进展，在切除原发病变同时可行椎板减压术。

**适应证** ①严重的椎管狭窄，广泛退变增生并有脊髓压迫。②后纵韧带骨化，尤其骨化物涉及整个后缘，导致颈椎管相对狭窄。③多节段脊髓型颈椎病（一般在3个节段以上），年龄又较大者前路减压很难彻底。④骨折脱位导致椎板、棘突等后结构损伤严重，碎骨块、黄韧带内陷进入椎管内。⑤骨折脱位复位后椎管内压迫。⑥多节段椎体损伤，前路手术不能达到彻底减压目的。⑦颈髓中央损伤综合征伴有明显的颈椎椎管狭窄。⑧椎管内肿瘤或其他需要椎管内探查性手术者，需要椎板切除后进行操作。

**禁忌证** ①全身情况差，合并重要脏器功能障碍者。②由于椎体骨折或椎体肿瘤等导致椎管前方压迫而从后方入路难以彻底减压者。③椎前结构损伤，伴明显的不稳定者，宜在前路融合术后施行减压。④诊断不明确，或临床表现与影像学表现不一致者。

**应用解剖** 任何脊髓压迫症均可应用椎板切除减压术缓解脊髓受压情况。常见的有椎管狭窄，广泛前纵韧带钙化难以完全切除，急性脊髓脓肿或脊髓由于炎症或梗死引起的广泛水肿，以及估计术后脊髓会产生严重水肿等情况。一般切除范围不包括两侧小关节，扩大减压范围达两侧小关节的一部或大部，将双侧椎间孔后壁切开的广泛性后路减压术，减压较为彻底，但可能导致椎体不稳定，影响其远期疗效，在选择术式时需全面加以考虑。在椎管减压彻底后，尚需按前述方法行椎管内探查和清除椎管内病变。对切除颈椎节段较少者可酌情用自体髂骨片植入融合，对节段较长者可考虑用胫骨片或腓骨片移植或内固定器材内固定以增加局部稳定性。急性脊髓压迫要求尽可能早进行减压手术，一般不能超过24小时，应该尽可能在6小时内使脊髓压迫得到解除，否则可能遗留不可逆神经功能障碍。尤其是脊髓脓肿或梗死，应争分夺秒尽可能快进行减压手术。

**手术方法** 以胸腰椎段为例。①切口：以病变节段为中心，做后正中纵向切口，切口长度通常以显露4~5个棘突和椎板为宜。②椎板显露：切削肌肉附着点时沿骨面进行，既可减少出血，又很少遗留肌肉组织。在行椎板剥离后即可用干纱布填塞止血。两侧椎板显露后，用自动拉钩向两侧拉开骶棘肌，显露拟减压节段及其上下方的棘突、椎板。用尖刀及有齿长镊清理椎板表面，将残留肌纤维组织做彻底切除。肌肉出血可电凝止血，椎板出血可用骨蜡止血。在整个显露过程中，切口应居中，以减少出血。③椎板切除：将棘突、椎板和关节突关节表面残存肌纤维等切除干净。根据减压范围，用棘突咬骨钳切除拟减压椎节之棘突，再以鹰嘴咬骨钳将其残存棘突切除。在拟减压节段远侧椎节的椎板下缘开始分离黄韧带与其附着处，轻轻用神经剥离子分离黄韧带和椎板，用冲击式咬骨钳自下向上咬除拟切除的椎板，自椎板两侧分别咬除。助手同时用神经剥离子分离，以防硬脊膜与椎板粘连。狭窄严重者，可以看到硬脊膜外脂肪消失，硬脊膜表面有压痕。当达到椎板上缘时，该节椎板完全游离，并可切除之。同法继续下椎板切除。④冲击式咬骨钳因其头部在进入椎管内占有一定空间而易导致对脊髓的压迫。所以，若椎管严重狭窄，宜采用四关节尖嘴咬骨钳，或选用微型电钻或气钻。全椎板切除术在椎板切除过程中一般不超过小关节。椎板切除后，硬脊膜囊立即向后侧膨胀。将两侧关节突内侧残留的骨质予以切净，以使减压的边缘光滑平整。⑤修整咬除骨质的断面，出血处用骨蜡止血。用冰盐水冲洗切口，清除骨碎屑，减压术即告完成。⑥如不进行术中稳定手术，则间断缝合椎旁肌和胸背筋膜，缝合皮下及皮肤，切口放置负压引流管引流。

**注意事项** ①由于存在椎管狭窄，切除椎板时，应注意保护硬脊膜以及神经组织，避免损伤。②全椎板切除减压术对脊椎稳定性的破坏较大，所以术前、术中减压和稳定两个方面都必须考虑。

术中应一边探查一边减压，一旦足够即告停止，要防止减压过度。③椎板显露时，宜以术者的手指为先导，切开筋膜手指触及椎板后，方可插入骨膜剥离器，骨膜下剥离不伤及肌层以减少出血。④如遇硬脊膜与椎板或黄韧带粘连，则必须仔细剥离后，再做椎板咬除，避免损伤或撕裂硬脊膜或伤及脊髓。⑤保持术野清晰，如遇骨面出血则用骨蜡止血，如有静脉丛出血则可充填明胶海绵止血。

**优缺点** 虽然随着外科技术发展，椎板切除减压术应用有所减少，但在临床应用中仍然是一项非常实用的技术。内固定技术发展，可以使减压范围扩大同时不影响脊椎稳定性，是今后发展的方向。铣刀作为有效工具可以在这一技术中发挥重要作用。对某些非常局限病变的压迫也可以进行半椎板切除等局部减压以减少对患者损伤。

（卢亦成 胡国汉）

yìngjǐmówài zhǒngliú qiēchúshù
**硬脊膜外肿瘤切除术**（resection of epidural tumor） 用显微外科和各种辅助技术切除硬脊膜外肿瘤的手术。硬脊膜外肿瘤多以邻近结构的转移性病变为主，是椎管内最为常见的肿瘤类型。此外，硬脊膜外肿瘤亦可见淋巴瘤、脊索瘤、脊膜瘤、神经纤维瘤等病变。以硬脊膜外转移性肿瘤为例，肿瘤主要通过血液循环进入椎体，而后生长至硬脊膜外间隙，对脊髓造成继发性压迫。硬脊膜外肿瘤切除术可以解除脊髓压迫以维持或保护脊髓功能；解除或减轻疼痛；保持脊柱的稳定性。硬脊膜外肿瘤常见症状包括疼痛、肌力减退、感觉和反射异常以及膀胱功能障碍等。神

经系统体征主要和肿瘤的节段位置相关，可能出现肌力减退、感觉障碍以及大小便功能障碍等。转移性硬脊膜外肿瘤常伴有椎体或附件的骨质破坏，在X线平片上亦有体现。凡有脊髓压迫症状者，除非不能耐受手术，或肿瘤已全身广泛转移等，首选疗法为手术切除，以期恢复和改善脊髓功能，并获得临床病理诊断，为后期治疗提供依据。

**适应证** 已出现脊髓压迫症状的硬脊膜外肿瘤，术前可静脉应用糖皮质激素。如肿瘤血供丰富，有条件者术前可行介入栓塞以减少肿瘤血供。

**手术方法** 术中采用神经电生理如体感诱发电位、运动诱发电位监测。若肿瘤位于椎管的侧方或后方，椎板切除范围应充分以利于肿瘤的显露；若肿瘤位于前方，手术可选择前入路或侧方入路并辅以融合术。根据显露病变的需要切除椎板或半椎板，即可显露肿瘤。良性肿瘤一般与硬脊膜无明显粘连，分离不困难，可将肿瘤完全切除。恶性肿瘤与硬脊膜广泛紧密粘连，并有可能侵犯椎体骨质结构，需尽量切除以减少肿瘤体积并达到减压目的。手术影响脊柱稳定性者行融合固定术。术后常规在硬脊膜外放置引流管自切口旁引出，术后24~48小时拔除。肌肉、皮下组织及皮肤分层缝合，防止脑脊液漏。对放疗敏感的肿瘤术后应辅以放疗。

**注意事项** ①术前应做好病变脊椎的定位，避免切除椎板过多或将肿瘤遗漏。②使用咬骨钳咬除椎板时，应向外提咬，防止咬骨钳滑入椎板下损伤脊髓。③止血应彻底，如发生术后血肿，将影响脊髓功能的恢复。

**优缺点** 对于硬脊膜外肿瘤的治疗，肿瘤根治性切除辅以固定技术，较单纯的椎板切除加放疗疗效更佳，可以有效缓解患者的疼痛症状，并能促进神经功能改善。随着微创外科技术的进步，腔镜技术亦被应用于椎管内硬脊膜外肿瘤的切除，在保持疗效的同时，可进一步减少手术创伤。

(卢亦成 胡国汉)

yìngjǐmónèi suǐwài zhǒngliú qiēchúshù

## 硬脊膜内髓外肿瘤切除术

（ resection of intradural-extramedullary spinal cord tumor ）切除硬脊膜内髓外肿瘤的手术。硬脊膜内髓外肿瘤是最常见的椎管内肿瘤，占椎管内肿瘤的60%~70%，其中以神经鞘膜瘤、神经纤维瘤和脊膜瘤常见，其他少见的肿瘤或占位病变包括脂肪瘤、皮样囊肿、表皮样囊肿和畸胎瘤等。首选疗法是手术切除。相对于髓内肿瘤而言，它们大部分和脊髓的界限清楚。在保护脊髓功能的前提下完全切除肿瘤或减少肿瘤体积，以恢复和改善脊髓功能，并获得病理组织学诊断，为后期治疗提供依据。

**适应证** 此部位肿瘤几乎均属良性，包膜完整，手术全切率高，效果良好。一旦确诊，即应积极手术。后方入路适于脊髓背侧、外侧和背外侧肿瘤。侧方入路适于脊髓腹侧、外侧、腹外侧肿瘤和椎管内外沟通哑铃形肿瘤。

**禁忌证** 心、肺等重要脏器功能差，机体无法耐受，肢体完全瘫痪3个月以上，手术无恢复希望者。

**手术方法** 主要骨质切除方法有椎板切除术、半椎板切除术和椎板成形术。通过骨性标志、X线平片或C-臂机定位椎体。行椎板切除术时切开上下棘间韧带，棘突剪从棘突根部咬除棘突，用椎板咬骨钳从黄韧带与硬脊膜外脂肪间隙咬除椎板和黄韧带。切除哑铃形肿瘤时可切断椎旁肌，咬除侧方小关节或胸肋关节，打开椎间孔后壁，以显露肿瘤椎管外部分。行半椎板切除术时只剥离肿瘤侧肌肉，切除肿瘤侧半侧椎板和棘突根部。行椎板成形术时用小型磨钻或者其他工具切开椎板，或者在椎板开孔后置入铣刀铣开椎板，将椎板、棘突和韧带复合体整体取下，切除肿瘤后再用钛钉、钛片固定该复合体。探查椎管内时可剪断齿状韧带以增加脊髓活动度，也可切断后根分支增加显露。切除肿瘤时最好显微镜下操作，电凝功率适中，适度滴水减少热损伤。神经鞘膜瘤一般界限清楚，可用神经剥离子完整剥离后切除。切除脊膜瘤时可先处理硬脊膜基底以阻断血供。肿瘤较大时可边断肿瘤基底边分块切除肿瘤。肿瘤与硬脊膜粘连严重时可连同硬脊膜一起切除。肿瘤和脊髓粘连严重时可将肿瘤囊内切除或者部分切除。如需保留载瘤神经根功能，可将肿瘤部分切除。避免损伤脊髓根髓动脉静脉和非肿瘤供血动脉静脉。关闭切口时蛛网膜可用显微缝合线或者双极电凝对合。严密缝合硬脊膜，修补硬脊膜缺损。如需作脊髓减压，可剪开两侧齿状韧带，硬脊膜减张缝合。椎板切除术后须卧床2个月，避免脊柱不稳。椎管成形术后前3~4周限制活动，颈围、头托或腰托固定4~8周，3个月后恢复活动。

**注意事项** ①神经鞘瘤周围常有蛛网膜囊肿，手术中切勿仅满足于处理蛛网膜囊肿而遗漏瘤体，应仔细探查，确认无肿瘤时方可中止手术。②对范围较广泛与脊髓分界不清的肿瘤如结核瘤、脂肪瘤等，不可勉强分离，最好术中做冷冻切片，确定病理性质。根据其性质行全切除、大部切除或椎板切除减压等。③肿瘤椎管外部分切除时，切除肋骨后推开胸膜时，注意防止胸膜损伤造成气胸。如果采用硬脊膜外麻醉而气胸较重时，患者可能呼吸困难。因此，此类手术以选用气管插管全麻较好，术中请麻醉师扩肺，排除胸腔积气；如残留气体较多，术后可于第2肋间锁骨中点处行闭式引流。

(卢亦成 吴小军)

suǐnèi zhǒngliú qiēchúshù

## 髓内肿瘤切除术

（resection of intramedullary tumor ） 用显微外科和其他外科辅助技术切除脊髓内肿瘤或肿瘤性病变的手术。原发的脊髓髓内肿瘤，以手术治疗为主要首选方法，手术不仅可以尽量减少肿瘤体积，缓解和改善神经功能，并能获得病理诊断，为术后辅助治疗提供依据。在安全的前提下全切除肿瘤以达到外科治愈的目标。

**应用解剖** 髓内肿瘤手术时，必须切开脊髓，将肿瘤与之分离，才能将肿瘤摘出。一般统计，髓内肿瘤发生于颈段脊髓者约占50%。术后因神经损伤和脊髓水肿可加重原已存在的症状，甚或发生呼吸肌麻痹、中枢性高热等并发症，故手术的危险性较大。如应用显微外科技术，可将手术损伤性减轻到最低程度。

**适应证** 只要手术时机允许，患者全身状态无恶化，都应积极手术治疗。髓内肿瘤的手术效果在很大程度上取决于手术时脊髓的功能状态。根据麦考密克（McCormick）神经功能分级，分级较差的患者术后神经功能恢复的希望渺茫，而分级良好的患者术后神经功能多能维持现状或得到改善。术前应根据病史特征及影像学改变，判断肿瘤的部位、性质、范围以及术中、术后可能发生的问题及防护措施。

**手术方法**　主要为以下几方面：①椎板显露充分，包括肿瘤实质性部分。②一般选择脊髓后正中沟切开，膨大的脊髓常造成脊髓旋转移位，使脊髓后正中沟偏离中线，因此切开脊髓前需参考双侧脊神经后根进入带、脊髓后正中静脉以及双侧软脊膜交汇等结构，仔细辨认脊髓后正中沟。血管网状细胞瘤以及一些突破脊髓表面的肿瘤，常在肿瘤所处的部位切开脊髓。③脊髓切开后，可使用软膜缝线将软脊膜牵开，以有利于脊髓的敞开和肿瘤的显露。④充分的肿瘤内减压，以便于牵拉肿瘤，分离肿瘤与脊髓的界面。⑤显微镜下，一般较易辨别异常的肿瘤组织与正常的白质组织，手术时应沿肿瘤-白质面分离肿瘤。⑥术中应在显微镜下仔细辨别呈白色或黄色的瘤床来判断肿瘤是否全切，亦可通过肿瘤上下脊髓恢复搏动、瘤床上下有脑脊液流出等间接征象判定肿瘤是否全切除。术中使用超声吸引器（CUSA）、神经电生理检测以及术中超声，将有助于减少对脊髓神经功能的损伤，同时提高肿瘤的全切率。

**注意事项**　①脊髓髓内肿瘤切除，要争取做到既尽可能多地切除瘤组织，又不增加脊髓功能障碍为目标。因此，术者必须熟悉髓内肿瘤的操作要领，应用显微外科技术，耐心、细致地进行操作。②对于难以全切的肿瘤，如脂肪瘤、Ⅱ级以上的星形细胞瘤和上皮样囊肿等，要求在不加重脊髓损伤的情况下，做到肿瘤切除适度，防止肿瘤未能全切，而脊髓功能又遭受严重损害或完全丧失。

**优缺点**　脊髓髓内肿瘤的手术治疗进展主要集中于两个方面。①越来越先进的 MRI、三维成像以及节段性增强的血管造影，在术前肿瘤定位、定性以及血供等方面为手术计划的制订提供了更精确的信息。②手术中显微技术的进步、手术器械的更新以及电生理检测等的应用，极大地提高了手术的治疗效果。

（卢亦成　骆纯）

jǐngzhuī zhuīguǎnnèi yǎlíngxíng zhǒngliú qiēchúshù

## 颈椎椎管内哑铃形肿瘤切除术（resection of cervical spinal dumbbell tumor）

用显微外科和各种辅助技术切除生长于颈椎椎管内并同时向椎管外生长的哑铃状肿瘤的手术。颈椎椎管哑铃形肿瘤的手术切除，除与椎管内髓外硬脑膜下肿瘤切除相同之外，还需手术处理硬脊膜外的肿瘤。临床表现除神经根和脊髓受压症状外，肿瘤可突入颈部，前方往往可达椎动脉后方。病理类型多为神经源性肿瘤，如神经鞘瘤和神经纤维瘤，也可有脊膜瘤、脊索瘤、恶性黑色素瘤等。脊柱平片和 CT 检查可见椎间孔扩大和肿瘤跨椎间孔在椎管内外生长。

**应用解剖**　哑铃形肿瘤多源自椎间孔或其附近处，肿瘤生长使椎间孔扩大，而椎管内外空间相对骨性组织阻力较小，肿瘤因而在椎管内外扩展并生长。肿瘤在椎管内、外部分由于空间较大往往呈球形，而椎间孔部分肿瘤由于周围骨性结构的限制较细长，使肿瘤外形呈哑铃形状而得名。肿瘤可以以椎管内为主，也可主要位于椎管外，手术切除椎管内部分可以缓解或消除脊髓受压症状，而同时切除椎管外部分则可防止肿瘤的复发。

**适应证**　颈椎椎管肿瘤几乎均属良性，包膜完整，手术全切率高，效果良好。一旦确诊，即应积极手术。

**手术方法**　后颈枕正中切口。椎板切除后先将病变侧椎管扩大，充分暴露椎管外肿瘤。肿瘤切除首先以解除对神经根和脊髓的压迫为首要原则。但实际应用中为减少对脊髓牵拉损伤，往往先切除硬脊膜外部分肿瘤，先在肿瘤包膜内分块切除肿瘤，逐步减少对脊髓的压迫，再切除硬脊膜下肿瘤，显露载瘤神经并离断。但对下颈段，因此处神经参与臂丛构成，离断时应该注意保留运动神经根。肿瘤能否全切往往取决于椎间孔处肿瘤与椎管外肿瘤的处理。肿瘤切除过程中可能会引起椎管静脉丛的较大出血，以压迫止血为主。切除过程中将椎管外部分肿瘤包膜先用剥离子与周围组织分离后向椎管内方向牵拉，但不可强行拉出，术中应注意保护椎动脉，一般肿瘤前外方贴近椎动脉。小心谨慎切除肿瘤，并随时注意椎动脉搏动，否则可能导致椎动脉破裂。肿瘤包膜可能有供血，电凝后切除。对下颈段还要注意不要损伤胸膜顶以免引起气胸。部分肿瘤以椎管外为主的可以加用侧方扩大入路，以增加对肿瘤和其周围结构的显露，提高全切率，增加保存神经血管的机会。

**注意事项**　①椎动脉与肿瘤关系密切，需特别注意保护。②哑铃形肿瘤切除的顺序，一般都是先椎管内后椎管外。切忌先切除椎管外部肿瘤，再经椎间孔向椎管内方向刮除孔内和椎管内肿瘤组织，这样做不仅不能切净肿瘤，反而容易误伤脊髓而导致截瘫。③椎间孔内肿瘤组织切除时，应切除上下关节突，去掉椎间孔后壁，敞开椎间孔，沿肿瘤包膜外游离，切净孔内的肿瘤组织；或在游离好椎管外部瘤体后，连同孔内残留的峡部瘤组织一并摘除，检查椎间孔内无遗漏的瘤组织，方可防止肿瘤复发。

**优缺点**　肿瘤全切的最大困难常为侧方椎管外肿瘤显露不够充分。术前行脑血管造影检查和CT重建可以更清楚地了解肿瘤与周围结构的关系。内固定技术的发展允许对颈椎侧方的显露更加充分，甚至可以切除部分小关节来增加显露而不影响颈椎的稳定性。侧方入路对肿瘤主要位于椎管外的病例可能是一个更好的选择，和后正中入路结合，可使肿瘤全切率得到进一步的提高。也有学者采用病变侧半椎板切除完成椎管内外肿瘤的切除，从而避免内固定并保持脊柱的稳定性。

（卢亦成　胡国汉）

zìfāxìng zhūwǎngmóxiàqiāng chūxuè
# 自发性蛛网膜下腔出血（idio-pathic subarachnoid hemor-rhage）
某些疾病引起的脑血管破裂，血液流至蛛网膜下腔出现的一组症状。

**病因**　颅内动脉瘤和脑（脊髓）血管畸形最常见，约占自发性蛛网膜下腔出血的70%；其次为高血压动脉硬化、烟雾病、血液病、动脉闭塞、颅内肿瘤、卒中；其他一些罕见疾病如钩端螺旋体病、亚急性心内膜炎、纤维肌肉发育不良、主动脉弓狭窄等；以及个别不明原因的出血。

**临床表现**　①出血症状：自发性蛛网膜下腔出血多起病急骤，无先兆症状，剧烈头痛、畏光、恶心、呕吐、面色苍白、全身冷汗，还可出现眩晕、颈背痛或下肢疼痛。50%患者出现精神症状，如烦躁不安、意识模糊、定向力障碍等。以一过性意识障碍多见，严重者昏迷，甚至出现脑疝而死亡。20%~30%的患者出血后合并脑积水。自发性蛛网膜下腔出血后1~2天内出现脑膜刺激征。②神经功能损害：以一侧动眼神经麻痹常见，占6%~20%，提示同侧颈内动脉-后交通动脉动脉瘤或大脑后动脉动脉瘤。出血后约20%出现偏瘫，由于病变或出血累及运动区皮质及传导束所致。③癫痫：约3%的患者急性期发生癫痫；5%的患者手术后近期出现癫痫，5年内癫痫发生率占10.5%，尤其是大脑中动脉动脉瘤术后。④脑血管痉挛（cerebral vasospasm，CVS）：多见于出血后第1周，出现暂时性局灶定位体征、进行性意识障碍、脑膜刺激征明显，脑血管造影示脑血管痉挛变细。出现脑血管痉挛后2周内的死亡率较没有血管痉挛者增加1.5~3倍。脑血管痉挛的发生机制迄今尚未完全明确。⑤心律失常：50%患者有心电图改变，T波增宽倒置，ST段升高或降低，肢体导联或胸导联可出现Q波。机制尚不清楚，可能与下丘脑缺血、交感神经兴奋性提高、冠状动脉反射性缺血有关。⑥部分自发性蛛网膜下腔出血患者数天内可有低热。

**诊断**　①CT检查：可见蛛网膜下隙、脑池、脑沟内高密度出血影像。增强CT可显示动静脉畸形（AVM）、海绵状血管畸形或脑肿瘤等导致自发性蛛网膜下腔出血的原发病变影像。可疑自发性蛛网膜下腔出血时，应及时行头部CT。1周后出血逐渐吸收，CT可能显示不清出血影像，可以进行脑脊液检查。为了明确SAH的原因，可以进行MRA和CT血管造影（computer tomography angiography，CT angiography，CTA）检查，必要时行选择性脑血管造影术。②头部MRI检查：自发性蛛网膜下腔出血发病后24~48小时内，在MRI上很难查出，可能由于血液被脑脊液稀释，去氧血红蛋白表现为等信号所致。MRI对确定颅内或脊髓内AVM、海绵状血管畸形和颅内肿瘤十分有帮助。MRA可用于筛查颈内动脉狭窄、颅内血管畸形和动脉瘤等疾病。③CTA：部分自发性蛛网膜下腔出血患者的病因可通过此方法查出，如动脉瘤等。④数字减影血管造影（digital subtraction angiography，DSA）：是确定自发性蛛网膜下腔出血病因的最重要手段，应尽早实施。常规行双侧颈内动脉、双侧椎动脉四根血管全脑动脉造影。必要时加照斜位片。怀疑脊髓动静脉畸形者还应行脊髓动脉造影。⑤腰椎穿刺：用于CT检查阴性，又怀疑自发性蛛网膜下腔出血者。腰椎穿刺流出脑脊液为血性或细胞学检查含红细胞有助于自发性蛛网膜下腔出血的诊断，但颅内压增高者应慎用。

**治疗**　①出血急性期绝对卧床、严密观察生命体征。有明显意识障碍的患者（Hunt-Hess分级为Ⅳ~Ⅴ级者），应当送往重症监护病房。预防深静脉血栓形成。头痛剧烈者给予镇痛剂、镇静剂，保持排便通畅等。②伴颅内压增高时，应用甘露醇脱水治疗，给予糖皮质激素减轻脑水肿。合并脑室内出血或脑积水，可行脑室穿刺外引流。③如病情允许，尽早行脑血管造影，以明确出血原因，针对病因治疗。④测量中心静脉压，维持电解质平衡。自发性蛛网膜下腔出血后可能发生内环境紊乱，如低钠血症。⑤虽然抗纤溶酶药物治疗可以降低再出血率，但可能引起局灶性脑缺血。⑥癫痫是再出血的潜在危险因素，出血早期预防性应用抗惊厥药物。⑦出血早期可应用尼莫地平抗血管痉挛。

**预后**　自发性蛛网膜下腔出血的患者预后差，总死亡率为25%，幸存者的致残率也接近50%。

（张　岩）

*lúnèi dòngmàiliú*

# 颅内动脉瘤（intracranial aneurysm）

脑动脉壁的异常膨出部分。是引起自发性蛛网膜下腔出血的最常见原因。多因脑动脉管壁局部的先天性缺陷和腔内压力增高的基础上引起。任何年龄可发病，但以 40～66 岁常见。80% 多见于前循环，可表现为出血、局部压迫、神经麻痹等症状。

**病因及发病机制**　动脉瘤发病原因尚不十分清楚。动脉壁先天缺陷学说认为，颅内大脑动脉环［威利斯（Willis）环］的动脉分叉处的动脉壁先天性平滑肌层缺乏；动脉壁后天性退变学说则认为，颅内动脉粥样硬化和高血压，使动脉内弹力板发生破坏，渐渐膨出形成囊性动脉瘤；此外，身体的感染病灶如感染性心内膜炎、肺部感染等，感染性栓子脱落，侵袭脑动脉壁而形成感染性动脉瘤；头部外伤也可导致动脉瘤形成。

**分类**　根据动脉瘤的形成原因，颅内动脉瘤可分为先天性动脉瘤、动脉硬化性动脉瘤、感染性（细菌性）动脉瘤、创伤性动脉瘤等。根据动脉瘤发生部位不同，还可以将颅内动脉瘤分为前循环动脉瘤和后循环动脉瘤两大类。①前循环动脉瘤：占颅内所有动脉瘤的 85% 以上，起源于颈内动脉（ICA）和颈内动脉的两大终支，即大脑前动脉（ACA）和大脑中动脉（MCA），可分为床突下段动脉瘤、床突旁动脉瘤和床突上段动脉瘤。其中，床突下段动脉瘤又可分为颈内动脉颈段动脉瘤及岩段动脉瘤；床突旁动脉瘤包括海绵窦段动脉瘤、床突段动脉瘤、眼动脉段动脉瘤；床突上段动脉瘤包括颈内-后交通动脉、脉络膜前动脉段动脉瘤、颈内动脉-分叉段动脉瘤、大脑中动脉段动脉瘤、前-前交通动脉动脉瘤、前交通动脉复合体、前动脉远端动脉瘤等。②后循环动脉瘤：又称椎-基底动脉动脉瘤，约占全部颅内动脉瘤的 15%，包括基底动脉顶部动脉瘤或基底动脉分叉部动脉瘤、大脑后动脉动脉瘤、椎动脉动脉瘤、小脑后下动脉瘤、小脑前下动脉瘤。

**临床表现**　①动脉瘤破裂出血症状：多表现为突发的蛛网膜下腔出血，严重时可出现脑内血肿。患者多突发剧烈头痛，严重时可出现意识障碍等表现。②局灶症状：取决于动脉瘤的部位、毗邻解剖结构及动脉瘤大小，如动眼神经麻痹。

**诊断**　结合病史、临床症状、体征以及影像检查可明确诊断。常用的影像检查方法包括：CT、计算机体层血管造影（CTA）、磁共振血管造影（MRA）、数字减影血管造影（DSA）等。脑血管造影是确诊颅内动脉瘤的金标准，能够明确判断动脉瘤的部位、形态、大小、数目、是否存在血管痉挛以及最终手术方案的确定。

首次造影阴性，应在 3～4 周后重复造影。CTA 在一定程度上能够代替脑血管造影检查，为动脉瘤的治疗决策提供更多的资料。

**鉴别诊断**　①以自发性蛛网膜下腔出血起病的患者：除了颅内动脉瘤破裂出血以外，脑动静脉畸形、硬脑膜动静脉瘘、海绵状血管瘤、烟雾病、脊髓血管畸形等同样能造成自发性蛛网膜下腔出血。脑血管造影检查与头部 CT 或 MRI 检查，均能够对相应疾病作出明确诊断。②未破裂出血的高度怀疑颅内动脉瘤的患者：无出血的动脉瘤，在头部 CT 平扫和增强扫描时需和高密度肿瘤和囊肿鉴别，如发现脑外高密度结节或肿块，应考虑到肿瘤、囊肿、结核瘤、血肿、动脉瘤等。MRI 具有重要的鉴别诊断价值，动脉瘤瘤腔流空信号与其他肿瘤明显不同，而血栓 T1 加权像高信号和含铁血黄素沉积也较具特征。

**治疗**　一旦诊断为脑动脉瘤，应采取手术治疗，以求根治，避免大出血危险。可采用开颅直接处理动脉瘤的手术方法，亦可采用动脉内栓塞治疗。

**预后**　颅内动脉瘤的预后与患者年龄、术前有无其他疾患、动脉瘤大小、部位、性质、手术前临床分级状况、手术时间的选择、有无血管痉挛及其严重程度有关，尤其是动脉瘤患者蛛网膜下腔出血后伴有血管痉挛和颅内血肿者均是影响预后的重要因素。手术者的经验和技术熟练程度、手术是否应用显微手术、术后是否有颅内压增高（减压充分与否）等，都与预后有十分密切的关系。患者年龄大，伴有心、肾、肝、肺等重要脏器疾患以及高血压者预后较差。术前高亨特-赫斯（Hunt-Hess）分级以及后循环动脉瘤的手术死亡率较高。

**预防** 对于颅内动脉瘤，目前没有能够预防其发生的办法。对于存在高危因素的人群，建议定期进行脑血管的影像学检查，以便能够在动脉瘤破裂出血前发现病变并给予恰当的治疗。平时应当对危险因素加以控制，从而降低动脉瘤的发生率。

（张 岩）

xiāntiānxìng lúnèi dòngmàiliú

## 先天性颅内动脉瘤 （congenital intracranial aneurysm）

颅内动脉壁的先天性瘤样异常突起。与后天性动脉瘤相比，易见于青少年患者、后循环的动脉瘤比例更高、瘤体也相对较大。

**病因** 目前认为有两方面证据支持颅内动脉瘤具有先天遗传性：①某些动脉瘤患者的发病与某些遗传性结缔组织病具有相关性，先天性动脉瘤患者可合并多囊肾、马方综合征、神经纤维瘤病Ⅰ型和结缔组织疾病。②某些患者有家族性发病的现象。先天性动脉瘤可能是基因突变引起的颅内动脉的管壁局部先天缺陷，影响了动脉壁的形成或血管内皮细胞的稳定性，削弱了血管壁的功能，导致血管壁的稳定性变差，在动脉腔内压力增高的基础上引起囊性膨出。光镜和电镜检查可以发现动脉瘤壁内缺少弹力板以及平滑肌细胞成分，动脉瘤外膜较薄。

**临床表现** ①出血症状：自发性蛛网膜下腔出血仍然是先天性颅内动脉瘤的常见症状，表现为突发剧烈头痛、恶心、呕吐等症状。未破的动脉瘤年出血率为1%~2%，有症状但未破的动脉瘤年出血率约为6%。小而未破的动脉瘤无症状，出血倾向与动脉瘤的直径、大小、类型有关。直径4mm以下的动脉瘤蒂和壁均较厚，不易出血。90%的出血发生在动脉瘤直径大于4mm的病例，巨大动脉瘤的腔内易形成血栓，瘤壁增厚，出血倾向反而下降。②局灶症状：先天性颅内动脉瘤瘤体偏大，可以压迫局部脑神经及脑干，引起相应的脑神经麻痹或神经功能障碍。动眼神经最常受累，表现为动眼神经麻痹，其次为展神经和视神经，偶尔也有滑车神经、三叉神经和面神经受累。基底动脉分叉部、小脑上动脉及大脑后动脉近端动脉瘤常出现第Ⅲ、Ⅳ、Ⅵ脑神经麻痹及大脑脚、脑桥的压迫，引起韦伯综合征（Weber syndrome）、两眼同向凝视麻痹和交叉性偏瘫等症状。巨大动脉瘤有时容易与颅内肿瘤混淆，如将动脉瘤当作肿瘤进行手术则是相当危险的，如颈内动脉巨型动脉瘤有时被误诊为垂体瘤。巨大动脉瘤若压迫第三脑室后部和导水管可出现梗阻性脑积水症状。

**诊断** CT检查可以查看颅内出血情况并初步判断动脉瘤可能位置，MRI可显示动脉瘤内的流空影。磁共振血管造影（MRA）和计算机体层血管造影（CTA）常用于颅内动脉瘤筛查，有助于从不同角度了解动脉瘤与载瘤动脉关系。数字减影血管造影（DSA）仍然是颅内动脉瘤的诊断的金标准，对判明动脉瘤的位置、数目、形态、内径、瘤蒂宽窄、有无血管痉挛、痉挛的范围及程度和确定手术方案十分重要。

**治疗** 包括以下几方面。

**手术治疗** 开颅手术夹闭动脉瘤颈是外科治疗的主要手段。目前动脉瘤显微手术总的死亡率已降至2%以下。手术方法：①动脉瘤瘤颈夹闭术：目的是阻断动脉瘤的血液供应，避免发生再出血，保持载瘤动脉及供血动脉通畅，维持脑组织正常的血运。②动脉瘤孤立术：在动脉瘤的两端夹闭载瘤动脉，但在未证实脑的侧支供应良好的情况下应慎用。③动脉瘤壁加固术：疗效不肯定，尽量少用。临床不适宜手术，而微导管可到达的动脉瘤可选球囊、弹簧圈栓塞等介入治疗。

**介入治疗** 即动脉瘤血管内栓塞治疗。是将可解脱的栓塞物如弹簧圈填塞在动脉瘤内，闭塞动脉瘤，并保持载瘤动脉通畅。已成为外科主要治疗方式之一。适应证：①对于动脉瘤的患者开颅手术失败或复发者。②手术没有完全夹闭动脉瘤者。③动脉瘤难以夹闭，或因全身情况不适合开颅手术者，如年老体弱患者、风湿性心脏病、血小板减少症、肝肾功能不全等。④椎基底动脉系统的动脉瘤的首选治疗。⑤双侧多发动脉瘤等。

**预后** 影响预后的因素有年龄，动脉瘤的大小、部位，临床分级，术前有无其他疾病，就诊时间，手术时机的选择等。尤其是动脉瘤患者蛛网膜下腔出血（SAH）后，是否伴有血管痉挛和颅内血肿对预后有重要影响。其他因素，如手术者的经验、技巧，有无脑积水等均对预后有一定的影响。

（张 岩）

dòngmàiyìnghuàxìng lúnèi dòngmàiliú

## 动脉硬化性颅内动脉瘤 （arteriosclerotic intracranial aneurysm）

动脉硬化所致的颅内动脉瘤。动脉硬化性颅内动脉瘤少见，大量尸检报告发病率低于0.1%，40岁为发病高峰。德雷克（Drake）等报道4000例动脉瘤中梭形动脉瘤120例，95例位于后循环，25 例位于前循环，后循环明显多于前循环，但是也有发病率相反的报道。典型的后循环的动脉硬化性动脉瘤位于基底动脉、椎动脉和小脑后下动脉。典型的前循环动脉硬化性动脉瘤位于大脑中动脉，其次为前动脉、颈内动脉和颈内动脉岩骨段。

**病因及发病机制**　由于颅内动脉壁中层或弹力层受损，局部动脉壁变薄，并且由于动脉分叉处血流动力学的改变，在血流的不断冲击下，动脉壁逐渐向外凸起变大形成囊状，最终破裂出血。病理上，其与先天性动脉瘤不同。影像上，动脉硬化性动脉瘤常常表现为梭形，故大多数时候也称为梭形动脉瘤。这种弯曲延长并扩张的动脉瘤没有真正的动脉瘤颈，常含有层状的血栓。虽也可发生动脉瘤性蛛网膜下腔出血，但这类病变的典型表现是对邻近的脑实质造成占位效应，出现脑干压迫和脑神经病变，或者导致脑脊液循环障碍或动脉末端血栓栓塞性后遗症。

**临床表现**　动脉硬化性动脉瘤可以表现为三种不同的临床症状：压迫、脑缺血和破裂出血。动脉硬化性动脉瘤的穿支动脉开口处闭塞可以导致慢性脑缺血，偶尔血栓可以延伸至载瘤动脉，进而引起脑梗死出现严重临床症状。前循环动脉硬化性动脉瘤因脑缺血表现为语言和肢体运动障碍，如果动脉瘤体积比较大可能压迫视神经。后循环大型动脉硬化性动脉瘤引起占位效应，表现为小脑运动失调，如波及穿经颈静脉孔的第Ⅸ、Ⅹ脑神经和穿经舌下神经管的第Ⅻ脑神经出现后组脑神经受损症状，压迫脑室系统可以造成脑积水。动脉硬化性动脉瘤的患者大多以脑缺血和神

经压迫症状就医，因此被认为动脉硬化性动脉瘤不易引起蛛网膜下腔出血，但是也有意见相反的报道。

**诊断**　如果患者有蛛网膜下腔出血，首选头部 CT 检查，计算机体层血管造影（CTA）对判断动脉瘤与颅骨的关系有帮助。MRI 对评价动脉硬化性动脉瘤非常有价值，动脉硬化性动脉瘤内往往有血栓形成，动脉造影不能反映动脉瘤的真正大小，MRI 可以反映动脉瘤对脑的压迫。同时，MRI 还可以显示脑缺血损害。四支脑血管造影非常重要，发现动脉瘤的起源血管，动脉瘤大小、形状与周围动脉的关系，有无血管痉挛，是否合并其他动脉瘤和血管畸形。另外，患者既往高血压、高血脂、糖尿病等病史，以及颈部血管超声发现动脉粥样硬化斑块等，有助于进一步明确诊断。

**治疗**　如果患者没有蛛网膜下腔出血，抗凝治疗可改善患者预后。通常难以采用标准的外科夹闭动脉硬化性动脉瘤，可以选择动脉瘤包裹术、载瘤动脉近端结扎术、动脉瘤孤立并切除动脉瘤或动脉瘤切除同时行旁路移植术。应用球囊或弹簧圈行血管内栓塞。永久栓塞前应认真做临时阻断试验，这种方法并发症较多，如血栓栓塞性脑缺血以及动脉瘤内血栓形成。动脉硬化性动脉瘤临床表现各异，治疗多凭经验。如果患者有出血应积极治疗，相反非手术治疗死亡率高。进行旁路移植术血管重建和动脉瘤夹闭，对神经外科医师仍是挑战。血管内介入治疗同样可以考虑。动脉硬化性动脉瘤的治疗仍需有循证医学的支持。

（张　岩）

xìjūnxìng lúnèi dòngmàiliú
## 细菌性颅内动脉瘤（bacterial intracranial aneurysm，BIA）

细菌感染导致颅内动脉壁局部薄弱或结构破坏形成永久性异常扩张或膨出。1869 年，丘奇（Church）首次报道 1 例 13 岁男孩，因患二尖瓣心内膜炎，并发颅内感染性大脑中动脉动脉瘤，患者右侧肢体偏瘫，很快死于动脉瘤破裂。细菌性动脉瘤的特点，以大脑中动脉和大脑前动脉为多发部位，常位于动脉瘤远端或动脉分叉。血管造影动脉瘤形态典型表现为梭形和不规则形，动脉瘤的瘤颈不明显。

**病因及发病机制**　细菌性动脉瘤通常是细菌性心内膜炎栓子脱漏所致。发生于人工瓣膜置换术后的心内膜炎患者中，细菌性动脉瘤的发病率为 11%～44%。发生细菌性动脉瘤可能风险因素，包括二尖瓣或主动脉瓣关闭不全或者狭窄、心脏瓣膜假体植入、风湿性心脏病史、静脉注射成瘾性药物历史、心脏疾病患者接受牙齿治疗时出现牙周脓肿等，有少数患者未发现明显风险因素。与体循环的血管不同，颅内动脉在蛛网膜下腔中动脉周围没有血管外膜支撑，血管壁的强度完全取决于内弹力膜。内弹力膜是动脉粥样硬化好发部位，如果再发生感染更易造成血管壁损伤。细菌性动脉瘤是血液中的感染物质逐渐进展形成的，感染性栓子在脑动脉的远端停留，并阻塞血液循环，感染性栓子形成后，中性粒细胞通过血管外膜、血管平滑肌层浸润到血管壁中，逐渐趋向血管内弹力层，发生炎症反应，破坏、削弱血管壁的完整性，随之形成的动脉瘤可以是梭形或其他形状，一般没有囊状动脉瘤所

特有动脉瘤颈。动脉瘤壁和动脉瘤源起的动脉都非常脆弱。在菲尔绍-罗宾（Virchow-Robin）间隙中中性粒细胞的密度最大。从感染性栓子到动脉瘤样扩张的时间间隔很短，甚至可以不足 24 小时。早期，被栓子阻塞的血管壁和邻近数毫米的血管发生血管扩张。如若治疗不恰当，随着时间延长，感染可穿过血管壁进入脑深部出现脓肿。抗生素问世之前，细菌性动脉瘤主要是由感染性心内膜炎引起。1923 年，施滕格尔（Stengel）等报道一组 213 例细菌性动脉瘤，其中 86% 患者患有感染性心内膜炎。随着抗生素应用，细菌性动脉瘤最主要原因是血源性细菌在已经发生损伤的动脉硬化血管处繁殖所致。

**临床表现**　细菌性动脉瘤缺乏特异性的临床表现。首发症状为原发疾病（如感染性心内膜炎等）症状；也可以因脉瘤破裂表现出蛛网膜下腔出血症状。细菌性动脉瘤破裂、心内膜赘生物脱落导致栓塞、脑脓肿或者脑膜脑炎等所致神经系统症状。可以出现寒战、发热，非特异性头痛，嗜睡和意识不清；全身性强直阵挛发作，视野缺损、失语、偏瘫和颈部疼痛等。有文献报道，从确诊感染性心内膜炎，到出现神经系统临床表现的时间差别很大，从 1~270 天不等。由此给早期诊断带来困难。

**诊断**　诊断依据临床资料和/或病理学检查。临床资料包括脑血管造影发现动脉瘤，患有细菌性心内膜炎；既往史有血液传播性感染、脑膜炎或海绵窦血栓性静脉炎。病理学检查证实动脉壁有炎症以及存在微生物。这类患者脑脊液检查对鉴别细菌性脉瘤以及发现感染病原体帮助不

大。鉴别诊断同颅内动脉瘤。

**治疗**　细菌性动脉瘤少有囊状动脉瘤所特有的动脉瘤颈，通常呈梭形、基底较宽，动脉瘤壁薄，形状不规则，动脉瘤壁以及载瘤动脉都非常脆弱。因此，与囊性动脉瘤相比，细菌性动脉瘤手术治疗更困难，急性炎症期进行夹闭或者栓塞动脉瘤的风险比较大。治疗细菌性动脉瘤的目的，不仅要去除动脉瘤，同时还要防止损伤源生动脉而发生脑缺血。细菌性动脉瘤破裂出血概率很低，但预后欠佳，有报道死亡率高达80%。在细菌性动脉瘤患者中，发生颅内出血和再出血的确切概率还不清楚，所以应该根据每个患者具体情况决定治疗方案。破裂的细菌性动脉瘤在抗感染治疗的同时，需要进行干预治疗。决定治疗细菌性动脉瘤时需要考虑：动脉瘤是否发生破裂、是否有颅内血肿导致的颅内压增高、源生动脉是否供应语言等神经中枢。据此决定治疗策略。

**非手术治疗**　未破裂的细菌性动脉瘤可以先进行抗感染治疗，观察病情变化，定期血管造影随访。非手术治疗包括抗感染治疗和血管造影随访观察动脉瘤变化。确认感染源后，选择敏感的抗生素。同时进行脑血管造影，监测动脉瘤的变化。许多细菌性动脉瘤的患者对抗生素治疗反应较好，有的患者甚至不需要进行其他治疗而痊愈。细菌性动脉瘤患者需接受 6 周静脉抗生素治疗。治疗 1 周后可以进行血管造影复查，并根据血管造影的结果决定何时再次复查血管造影。如果抗生素治疗有效，治疗后 2 周就能够观察到动脉瘤体积减小。血管造影复查可能出现以下几种情况：动脉瘤体积增大、动脉瘤完全消退而

载瘤动脉未受影响、载瘤动脉血栓形成、动脉瘤体积无变化形态如初、动脉瘤体积无变化而形态发生改变等。非手术治疗最大的风险是治疗过程中动脉瘤破裂。如果动脉瘤发生破裂，必须采取进一步的治疗措施。非手术治疗同时，必须寻找潜在的感染源，通常是心内膜炎。心内膜炎的诊断有赖于血液中发现病原微生物，心脏超声证实存在瓣膜赘生物。静脉应用敏感的抗生素，使心内膜和心脏瓣膜没有病原微生物存在。抗生素治疗时间通常为 6 周，如果患者有人工心脏瓣膜植入史、心肌脓肿或者免疫力受损，抗生素应用时间还要延长。

**手术治疗**　动脉瘤已经破裂，出现脑内血肿，首选手术治疗；未破裂、源生动脉供应皮质语言中枢的动脉瘤；血管造影监测发现动脉瘤形态有变化或者体积增大的未破裂动脉瘤，均可以考虑采取手术治疗。急性炎症期动脉瘤很脆弱，转化成慢性期动脉瘤逐步纤维化，动脉瘤源生动脉更加接近正常，这些变化可以使动脉瘤能够耐受手术分离操作，动脉瘤更容易夹闭。如果没有蛛网膜下腔出血，临床很难发现细菌性动脉瘤。与囊状动脉瘤不同，细菌性动脉瘤通常不在蛛网膜池，而位于动脉远端、缺乏解剖标志的脑沟内，手术探查动脉瘤比较困难。神经导航对于定位发现细菌性动脉瘤有所帮助。脑内血肿可以起到引导术者到达动脉瘤。手术治疗的目的是夹闭细菌性动脉瘤防止破裂出血；阻断炎症继续损伤载瘤动脉，消除脑缺血之虞；清除动脉瘤破裂导致的脑内血肿。细菌性动脉瘤主要位于大脑中动脉，根据不同情况选择手术入路。分离外侧裂暴露位于脑

岛远端的动脉瘤。未受累的侧裂动脉常与感染性动脉瘤伴行。大脑中动脉近端动脉瘤常累及 M1 段，若大脑中动脉 M1 段的动脉瘤段较短，而且不累及豆纹动脉，可以将动脉瘤切除，并将断端进行吻合术。包裹动脉瘤，在随后 7 年的随访中没有出现缺血性并发症，也没有再次发生出血。对于一般状态较差的患者，手术的风险较大。患有急性心内膜炎的患者由于其血流动力学状况不稳定，手术风险增加。另外，体内有合成心脏瓣膜的患者需要抗凝治疗，增加手术的风险。手术治疗后，根据治疗经过和结果决定复查时机。有条件的应可以用高分辨率计算机体层血管造影（CTA）、磁共振血管造影（MRA），每隔 2 周复查 1 次，监测细菌性动脉瘤变化。

**血管内治疗** 血管内治疗比手术治疗容易损伤动脉瘤载瘤动脉。血管内治疗动脉瘤源生动脉保留率为 35%，而手术治疗的保留率为 63%。手术治疗对动脉瘤起源动脉的保留率或者血管再通畅率要优于血管内治疗。因此，对于动脉瘤源生动脉供应皮质语言中枢动脉瘤，最好采用手术治疗。另外，细菌性动脉瘤腔内置入填塞材料，对感染的影响目前尚不清楚。

（张　岩）

chuāngshāngxìng lúnèi dòngmàiliú

# 创伤性颅内动脉瘤（traumatic intracranial aneurysm）

创伤所致的瘤壁为非完整的动脉壁，仅为动脉内膜或周围纤维组织构成的颅内动脉瘤。占颅内动脉瘤不足 1%，相当少见。创伤性颅内动脉瘤大多为假性动脉瘤，囊壁由周围脑组织形成，充满新鲜或陈旧血凝块，极易破裂形成迟发性颅内血肿、蛛网膜下腔出血，潜在的致死率和致残率极高。由于缺乏特殊临床表现，外伤性动脉瘤的早期诊断较困难，极易误诊、漏诊。

**病因** ①闭合性颅脑损伤：60%~70% 的颈内动脉系统创伤性动脉瘤继发于颅脑钝性伤。创伤性动脉瘤是头、面和颈部钝性损伤的晚期并发症。②穿透性颅脑损伤（PBI）：15%~25% 的患者继发于各种形式穿透性外伤，多见于战争时子弹或弹片穿入颅内造成动脉损伤，病变部位往往位于弹道轨迹远端，但发生率尚不清楚。具有以下因素的穿透性颅脑损伤者，出现创伤性动脉瘤的风险较大：穿透的部位邻近翼点；伴发脑内血肿；损伤区域通过中线等。③颅底骨折：累及岩骨部、床突上段及海绵窦段的颈内动脉，可发生创伤性动脉瘤。④医源性损伤：由外科手术引发的创伤性动脉瘤非常少见。1955 年，芬克迈尔（Finkemeyer）首次报道，额叶脑膜瘤切除术后出现动脉瘤。随着微创神经外科技术广泛开展，立体定向技术应用日益增多，并发症亦逐步显现，脑皮质血管的创伤性动脉瘤这一罕见并发症就是其中之一。尽管立体定向手术比较安全，并发症发生率仅为 0~11.8%，但大多数严重并发症与血管损伤有关，损伤的血管可能形成创伤性动脉瘤。如果发现不及时，这种动脉瘤破裂可引起严重的后果。

**发病机制** 颅内创伤性动脉瘤的发生机制至今尚未完全阐明。穿透性颅脑损伤、颅底骨骨折、颅盖骨骨折，以及医源性损伤均可损伤动脉壁而形成创伤性动脉瘤。闭合性颅脑损伤，伤后出现创伤性动脉瘤的机制可能有：颅底骨折直接损伤颅内动脉；颅内动脉以及脑组织受到的猛烈冲击，发生移位导致过度牵张和撕扯而损伤，受损动脉脆弱的血管壁无法承受血流压力而形成动脉瘤，而对侧颈内动脉的血管痉挛，也增加了后交通动脉的血流，对动脉瘤的形成起促进作用；头部外伤时，颅内动脉受邻近突出骨结构或硬脑膜结构冲击受损，如蝶骨嵴冲击损伤大脑中动脉，小脑幕游离缘引起大脑后动脉和小脑上动脉损伤而导致创伤性动脉瘤。

**临床表现** 颅内创伤性动脉瘤特征性的临床表现较少，随时间推移，动脉瘤可自愈或破裂出血。①颅内出血：多数创伤性动脉瘤患者伤后无神经系统体征，经过一段时间后才表现出迟发性颅内出血，潜伏期各异。病史特点为头部外伤经过治疗后，一度好转甚至痊愈，伤后 2~3 周，又因创伤性动脉瘤破裂而病情恶化或死亡。最常表现为外伤后迟发的蛛网膜下腔出血，患者同时伴有意识障碍。②反复鼻出血：出血多很严重，有时甚至是致命性的。③神经功能障碍：因动脉瘤的增大引起脑神经麻痹比较少见。不同部位的创伤性动脉瘤，其临床表现自然各不相同。颈内动脉创伤性动脉瘤破裂除可引起鼻出血、耳出血或脑内出血外，也可导致脑动脉栓塞，还可表现为颈部、咽部肿块，或引起脑神经功能障碍。颈内动脉海绵窦段创伤性动脉瘤，以海绵窦综合征和反复的鼻腔大出血为特征，因出血量极大故病情极为凶险。颅底颈内动脉创伤性动脉瘤三主征：鼻出血、单眼失明和颅底骨折。创伤性动脉瘤、血肿和颅内压增高，都可导致患者头痛，动眼、外展等脑神经麻痹，癫痫，肢体无力，偏瘫和精神异常等。

**诊断与鉴别诊断** 颅内创伤性动脉瘤缺乏特征性的临床表现，同时患者又伴有不同程度的原发性与继发性脑损害，如血管痉挛、颅内血肿、脑室出血等，早期诊断较困难。当临床表现与 CT 结果无法解释颅内血肿的出血来源时应考虑到创伤性动脉瘤的可能。脑血管造影仍是诊断该病的最佳手段。颅内创伤性动脉瘤可在穿透伤后很快出现，出现二次出血的死亡率极高，因此目前国外有学者提出，脑血管造影应及早进行。一次数字减影血管造影（DSA）无特殊发现，并不能排除创伤性动脉瘤的可能性，2 周后再次检查可能发现动脉瘤。血管造影显示血管痉挛或者血管闭塞的患者，需要行二次血管造影。必须强调诊断创伤性动脉瘤，在迟发颅内出血或者蛛网膜下腔出血，特别是伴随神经功能恶化，重复进行血管造影是必要的。以下几点 DSA 表现有益于鉴别：创伤性动脉瘤多见于动脉外周分支直接延续部分，而不是大脑动脉环分叉处；创伤性动脉瘤瘤囊充盈和排空延迟，外形往往不规则，且瘤颈缺如；创伤性动脉瘤发生血管痉挛的比例少于囊性动脉瘤。

**治疗** 部分创伤性动脉瘤可自愈，但多数创伤性动脉瘤随着时间推移而扩大。延期治疗将会导致 39% 的患者再出血，21% 的患者血管造影显示病变扩大，死亡率极高。因此，创伤性动脉瘤诊断明确后不论病变大小，均应立即处理，在破裂之前力争采用外科手段，将其包裹或切除，从而降低死亡率和致残率。创伤性动脉瘤治疗原则与囊性动脉瘤基本相同，手术是主要的治疗方法。

创伤性动脉瘤因其瘤壁脆弱，瘤颈宽大，外科治疗比较困难。手术夹闭此类动脉瘤，出血或缺血的风险均比较大。因此，早期有学者建议行载瘤动脉结扎术。随着显微外科技术的应用、手术器械的改进和麻醉技术的提高，现在多采用开颅直接手术切除外伤性动脉瘤，防止其破裂出血。夹闭瘤颈、同时保证载瘤动脉通畅是理想的治疗手段。

**预后** 创伤性动脉瘤的自然转归，比囊性动脉瘤明显差，术中破裂倾向及蛛网膜粘连的程度均大于后者。

（张 岩）

qiánxúnhuán dòngmàiliú

**前循环动脉瘤**（anterior circulation aneurysm） 起源于大脑动脉环前半部分血管的动脉瘤。占颅内所有动脉瘤的 85% 以上。因大脑动脉环前半部分血管主要为颈内动脉系统，又称颈内动脉动脉瘤。载瘤动脉包括颈内动脉（ICA）以及颈内动脉的两大终支，即大脑前动脉（ACA）和大脑中动脉（MCA）。

**分类** 动脉瘤按部位取决于起源动脉瘤的载瘤动脉解剖名称，依据血管造影和手术中所见动脉瘤颈部位置确定。动脉瘤体积较大时脑血管造影很难准确定位其发源处。因此，手术前判断动脉瘤部位比较困难，计算机断层扫描血管造影（CTA）和/或 3D-DSA 有所补益。①颈内动脉床突下段动脉瘤：包括颈段颈内动脉动脉瘤及岩骨段动脉瘤。②颈内动脉床突旁动脉瘤：指一组从颅底起到前床突的颈内动脉动脉瘤，包括眼动脉段动脉瘤、床突段动脉瘤、海绵窦段动脉瘤。这一部位动脉瘤紧邻前床突和海绵窦，范围狭窄，周围脑神经和颈内动

脉分支多，解剖关系复杂，手术难度大。也有学者，将颈内动脉分叉动脉瘤、脉络膜前动脉动脉瘤、后交通动脉瘤归为床突旁动脉瘤。③颈内动脉床突上段动脉瘤：包括颈内动脉分叉动脉瘤、脉络膜前动脉动脉瘤、后交通动脉瘤、大脑前动脉瘤和大脑中动脉瘤。

**临床表现** ①出血症状：以蛛网膜下腔出血（SAH）为主要出血形式，患者可以表现出明显的头痛头晕症状，常伴有恶心呕吐。②局灶症状：大于 7mm 的动脉瘤可出现压迫症状。动眼神经最常受累，其次为展神经和视神经，偶尔也有滑车神经、三叉神经和面神经受累。颈内动脉-后交通动脉动脉瘤中，30%~53% 出现病侧动眼神经麻痹。动眼神经麻痹表现为单侧眼睑无力、下垂，瞳孔散大，眼球内收和上、下视不能，直接、间接光反应消失。颈内动脉海绵窦段和床突上段动脉瘤还可出现视力视野障碍和三叉神经痛。③癫痫：因 SAH 或脑缺血、软化，有的患者可发生癫痫，多为大发作。④迟发性缺血性障碍（delayed ischemic deficits，DID）：又称症状性脑血管痉挛。发生率为 35%，致死率为 10%~15%。表现为以下几方面。a. 前驱症状：SAH 的症状经过治疗或休息而好转后，又出现或进行性加重，外周血白细胞持续升高、持续发热。b. 意识由清醒转为嗜睡或昏迷。c. 局灶神经体征出现。上述症状多发展缓慢，经过数小时或数天到达高峰，持续 1~2 周后逐渐缓解。⑤脑积水：动脉瘤出血后，因血凝块阻塞室间孔或大脑导水管，可引起急性脑积水（占 15%），导致意识障碍。基底池粘连也会引起慢性脑

积水。

**诊断** ①头部 CT：可以确定 SAH、血肿部位大小、脑积水和脑梗死，以及多发动脉瘤中的破裂出血的动脉瘤。如大脑纵裂出血常提示大脑前动脉或前交通动脉动脉瘤，大脑外侧裂出血常提示后交通或大脑中动脉动脉瘤。巨大动脉瘤周围脑水肿呈低密度，瘤内层状血栓呈高密度，瘤腔中心的流动血液呈低密度，故而在 CT 上呈现特有的靶环征，即密度不同的同心环形图像。直径小于 1.0cm 动脉瘤，CT 不易查出，可进一步行增强 CT。计算机体层血管造影（CTA）可从不同角度了解动脉瘤与载瘤动脉，尤其是与相邻骨性结构的关系，为手术决策提供更多资料。②头部 MRI：MRI 可显示动脉瘤内的流空影。磁共振血管造影（MRA）不需要注射造影剂，可显示不同部位的动脉瘤，旋转血管影像以观察动脉瘤蒂、动脉瘤内血流情况，还可以显示整个脑静脉系统，发现静脉和静脉窦的病变。MRA 和 CTA 常用于颅内动脉瘤筛查，有助于从不同角度了解动脉瘤与载瘤动脉关系。③数字减影血管造影（DSA）：对判明动脉瘤的位置、数目、形态、内径、瘤蒂宽窄、有无血管痉挛、痉挛的范围及程度和确定手术方案十分重要。Hunt 分级的 Ⅰ、Ⅱ级患者脑血管造影应及早进行，Ⅲ、Ⅳ级患者待病情稳定后，再行造影检查。Ⅴ级患者只行 CT，以除外血肿和脑积水。首次造影阴性，但合并脑动脉痉挛或仍然高度怀疑动脉瘤者，1 个月后应重复造影，如仍阴性，可能是小动脉瘤破裂后消失，或内有血栓形成。

**治疗** 包括以下几方面。

**非手术治疗** 主要目的在于防止再出血和控制动脉痉挛，用于以下情况：①患者全身情况不能耐受开颅手术者。②诊断不明确、需进一步检查者。③患者拒绝手术或手术失败者。治疗手段包括：①绝对卧床休息 14～21 天，适当抬高头部。镇痛、抗癫痫治疗。便秘者给予缓泻剂。保持患者安静，尽量减少不良的声、光刺激，避免情绪激动。为预防动脉瘤再次出血，患者最好置于 ICU 进行监护。②预防和治疗脑动脉痉挛，有条件者，用 TCD 监测脑血流变化，及时发现脑血管痉挛。早期可试用钙通道阻滞剂改善微循环。③根据病情退热、防感染、加强营养、维持水电解质平衡、心电监测、严密观察生命体征及神经功能变化。④降低血压是减少再出血的重要措施之一，但由于动脉瘤出血后多伴有动脉痉挛，脑供血已经减少，如血压降得过多可能引起脑供血不足，通常降低 10% 即可，密切观察病情，如有头晕、意识障碍等缺血症状，应予以适当的回升。⑤降低颅内压能增加脑血流量、推迟血脑屏障的损害、减轻脑水肿，还能加强脑保护。

**手术治疗** 见先天性颅内动脉瘤。

**介入治疗** 见先天性颅内动脉瘤。

**预后** 见先天性颅内动脉瘤。

（张 岩）

hǎimiándòunèi dòngmàiliú

# 海绵窦内动脉瘤（intracavernous carotid artery aneurysm）

位于海绵窦内的动脉瘤。占脑血管造影发现颅内动脉瘤的 3%～5%，占颈内动脉系统动脉瘤的 15%。海绵窦内动脉瘤多数为囊状或梭状动脉瘤，可发生在海绵窦段颈内动脉任何阶段，但主要来源于水平段，在前床突下向眶裂前、外侧突出。海绵窦内动脉瘤多为大型和巨大的动脉瘤。尚不能确定无症状海绵窦动脉瘤是否会变为有症状海绵窦动脉瘤。海绵窦内动脉瘤分为自发性和外伤性两种，后者多为假性动脉瘤。

**病因及发病机制** 同颅内动脉瘤。

**临床表现** 根据动脉瘤的形成原因，可粗略将海绵窦动脉瘤分为自发性海绵窦内动脉瘤和外伤性海绵窦内动脉瘤。

**自发性海绵窦内动脉瘤** 该动脉瘤被海绵窦内的静脉结构、硬脑膜及周围骨性结构覆盖，多数属良性自然病程。动脉瘤破裂出血的发生率低，故一般无症状，直到发展为巨大动脉瘤，压迫周围解剖结构方产生症状。海绵窦内有 Ⅲ、Ⅳ、Ⅴ、Ⅵ 等脑神经通过，因此海绵窦段动脉瘤患者的症状集中在眼部。①海绵窦综合征：大型或巨型海绵窦内动脉瘤内常有血栓形成，患者出现头痛和海绵窦综合征。患者较早出现眼部外展受限，同时伴有结膜水肿、轻度突眼和复视等症状。动脉瘤增大引起患侧动眼神经麻痹，上睑下垂、瞳孔散大、光反应消失。但有时因颈内动脉周围的副交感神经丛受动脉瘤压迫表现为瞳孔缩小，而不出现患侧瞳孔散大。动脉瘤压迫三叉神经可以出现面部疼痛或麻木症状。②视觉障碍：大型动脉瘤可使海绵窦扩大。动脉瘤急性扩大会导致患者痛性眼球麻痹症。大型动脉瘤压迫视神经引起视觉障碍，出现视力下降、视野缺损，但较少见。③蛛网膜下腔出血：海绵窦内动脉瘤因受窦壁的保护不易破裂出血，动脉瘤出血多数破入海绵窦内，极少发生蛛网膜下腔出血。

大型动脉瘤可通过颈动脉环向蛛网膜下腔扩展，破裂时出现蛛网膜下腔出血。小型动脉瘤破裂可形成自发性颈内动脉海绵窦瘘症状，患者出现额部疼痛，搏动性突眼，球结膜充血、水肿、视网膜静脉增粗、出血和眼底视盘水肿等症状和体征。80%~90%患者额部或眼眶部位可闻及血管性杂音，在颈部压迫动脉瘤同侧颈内动脉后杂音可消失。

**外伤性海绵窦内动脉瘤** 该动脉瘤常发生在床突旁颈内动脉，特别是前膝段。多发生在青少年，头部外伤伴有颅前窝底骨折、单侧视力丧失和鼻出血，是典型的颈动脉海绵窦瘘三联征。外伤性动脉瘤破裂出血至蝶窦，可导致致命的动脉性鼻出血。

**诊断** 结合病史、临床症状、体征以及影像检查可明确诊断。头部 CT 或 MRI 检查可见鞍旁硬脑膜外的圆形或椭圆形占位，向前突向眶上裂，向外进入颅中窝底。确诊需行脑血管造影。大型动脉瘤常有附壁血栓形成，血管造影显示的动脉瘤内腔比动脉瘤实际体积小。海绵窦段动脉瘤位于前弯曲，脑血管造影与床突段动脉瘤鉴别困难。

**治疗** 无临床症状、放射学检查偶然发现、未进入蛛网膜下腔的海绵窦动脉瘤可定期观察，不需特殊治疗。症状轻微、只有动眼神经或无痛性三叉神经功能障碍的患者，或高龄患者不宜手术治疗。严重的难治性面部疼痛，放射学提示动脉瘤已进入蛛网膜下腔需要手术治疗。海绵窦内动脉瘤反复出现鼻出血应该积极手术治疗。直接手术夹闭海绵窦内动脉瘤困难，很难避免脑神经损伤，血管内治疗海绵窦内动脉瘤成为首选。目前只有前膝段海绵窦内动脉瘤，可以采用夹闭眼动脉瘤的手术技术直接手术夹闭。也可以采用颈部颈动脉结扎或动脉瘤孤立术辅以颅内外动脉吻合治疗海绵窦段动脉瘤。

(张 岩)

yǎndòngmài dòngmàiliú
**眼动脉动脉瘤** （ophthalmic artery aneurysm） 一般将颈内动脉分出眼动脉到分出后交通动脉之间部分发生的动脉瘤称为颈内动脉-眼动脉瘤。简称眼动脉瘤。占全部颅内动脉瘤的 5%~10%，女性好发。典型眼动脉动脉瘤起源眼动脉起始部，硬脑膜环远端颈内动脉后弯曲段的背侧或背内侧，向一侧视神经生长。近 50%的颈眼动脉瘤是大型动脉瘤或巨型动脉瘤。双侧眼动脉瘤约占10%，可能与胚胎期间双侧眼动脉段颈内动脉瘤的视交叉吻合支有关。小型动脉瘤被鞍旁硬脑膜覆盖时，发生蛛网膜下腔出血的概率非常小；但当动脉瘤突破鞍膈向上内侧生长进入蛛网膜下腔，蛛网膜下腔出血的概率明显增大。

**病因及发病机制** 眼动脉是颈内动脉入颅后的第一个主要分支，通常发自颈内动脉眼动脉段背内侧，越过硬脑膜环与视神经共同进入视神经管，供应视网膜和眼眶。约 83%的眼动脉起点在蛛网膜下腔内，其他起点可位于海绵窦内或硬脑膜外。眼动脉段是颈内动脉从前床突水平穿过硬脑膜环进入蛛网膜下腔，终于后交通动脉，是颈内动脉位于蛛网膜下腔内最长的一段。颈内动脉眼动脉段有眼动脉和垂体上动脉两个主要分支。颈内动脉眼动脉段有两个弯曲：①颈内动脉向上通过硬脑膜环时一个急向后的转折。这一弯曲使床突段和眼动脉段的前外侧壁和背侧壁直接承受向上的血流冲击。脑血管造影侧位片能够显示第一弯曲。②颈内动脉由外向内、再向外缓和弯曲，是颈内动脉由海绵窦段上升通过硬脑膜环并延续为终末分叉部分，弯曲使颈内动脉内侧壁承受明显的血流压力。脑血管造影前后位相清晰。颈内动脉眼动脉段两个主要分支和两个主要弯曲均为血流动力学的受力点，易于形成动脉瘤。

**临床表现** 眼动脉瘤起源于眼动脉至硬脑膜环远端的颈内动脉后弯部，与眼动脉明显相关。动脉瘤体指向视神经后部，将同侧视神经顶向上、向内侧并突入镰状韧带。眼动脉动脉瘤患者多表现为视力障碍、视野缺损和视神经萎缩，球后或眼眶疼痛，眼球运动障碍或/和蛛网膜下腔出血。

眼动脉动脉瘤引起的头痛多为突然发生，常为一侧眼眶周围疼痛，多数呈搏动性疼痛，压迫同侧颈总动脉可使疼痛暂时缓解。这种动脉瘤引起的头痛、眼痛，可能是颈内动脉周围交感神经丛功能紊乱所致。当眼动脉动脉瘤破裂引起蛛网膜下腔出血时，头痛可表现为突发剧烈持续性，患者常常难以忍受。

眼动脉动脉瘤与视神经和视交叉相邻，眼动脉动脉瘤体积变大将同侧视神经推向上内侧导致视野缺损，初始同侧鼻侧下象限视野缺损，患者可能未察觉，随着动脉瘤增大同侧视野缺损，继而对侧颞侧视野缺损，动脉瘤进一步增长可以导致单眼失明。患者一旦出现视力障碍，动脉瘤体积已经很大，还可累及同侧嗅神经造成嗅觉丧失。由于动眼神经走行于颅底，并且行程较长，与大血管关系密切，故可在多处受到动脉瘤的压迫而出现动眼神经麻痹，主要表现为病侧眼睑下垂、眼球外展、瞳孔散大、光反射消失等，多为不完全性麻痹，常以上睑下垂最为突出，而瞳孔改变可以较轻。由于眼动脉动脉瘤破裂出血可引起眼静脉回流障碍，可出现搏动性眼球突出、眼球运动障碍等临床表现。眼动脉动脉瘤破裂出血多引起蛛网膜下腔出血，血液从蛛网膜下腔向前充满了神经鞘的蛛网膜下腔，使视网膜静脉回流受阻，也可导致视盘水肿和视网膜出血，进而可引起视神经萎缩。体积小的眼动脉动脉瘤患者无症状，很难被察觉，有些是经头部 CT 检查偶然发现。

**诊断**　头部 CT 和 MRI 诊断眼动脉动脉瘤具有局限性，CT 可发现蛛网膜下腔出血（SAH），尤其是少量出血或形成血肿，MRI 成像检查可显示小的动脉瘤但不能明确位置。目前，数字减影血管造影（DSA）仍然是诊断眼动脉动脉瘤的金标准。必须注意颈内动脉造影颞浅动脉的显影状况，以备手术中血管吻合之需。仔细观察动脉瘤局部解剖和动脉瘤顶的指向。动脉瘤指向背侧可被包裹在额叶底面，手术抬起额叶时可能会导致早期动脉瘤破裂。大型眼动脉动脉瘤可能有血栓形成，瘤壁较厚。CT 检查可以显示动脉瘤的钙化。

**治疗**　所有眼动脉动脉瘤都可能造成动脉瘤破裂蛛网膜下腔出血，应采取积极的手术治疗。小型、未破裂动脉瘤、手术治疗风险极高的老年人可以采取非手术治疗或血管内治疗。

手术治疗　①动脉瘤直接夹闭：常用的手术入路包括两种。a. 翼点入路，适用于中、小型动脉瘤，是常用的手术入路。b. 额眶颧入路，适用于大型动脉瘤和需要旁路移植的手术。眼动脉瘤位于视神经下方，视神经被向上压成镰刀状，术中过度分离视神经和动脉瘤会影响视神经血供，造成术后视力恶化。因此，在暴露和夹闭动脉瘤时应少做分离。同时还应注意防止动脉瘤夹误夹垂体上动脉和眼动脉，以免造成术后垂体功能损害和视力、视野障碍。②其他：颈内动脉近端结扎或者动脉瘤孤立术，辅助以颞浅动脉-大脑中动脉吻合或者大隐静脉与颈内动脉吻合。

血管内介入治疗　可脱性球囊或者弹簧圈选择性的闭塞动脉瘤或者近端栓塞颈内动脉。

（张　岩）

jǐngnèidòngmài-hòujiāotōngdòngmài
dòngmàiliú

## 颈内动脉-后交通动脉动脉瘤

（internal carotid-posterior communicating artery aneurysm）起源于颈内动脉-后交通动脉分叉的动脉瘤。后交通动脉瘤占颅内动脉瘤 25% 以上，是常见的颅内动脉瘤。85%~90% 的后交通动脉瘤起源于后交通动脉起始部远侧，10%~15% 的动脉瘤颈位于后交通动脉近段，亦可发生在后交通动脉与大脑后动脉连接处，动脉瘤直接发自后交通动脉者很少见。颈内动脉-后交通动脉动脉瘤从颈内动脉发出向外侧、后方和下方不同方向生长。颈内动脉-脉络膜前动脉动脉瘤少见，仅占颅内动脉瘤的 2%~4%。脉络膜前动脉动脉瘤起源于脉络膜前动脉近侧或远侧。

1955~2009 年首都医科大学附属北京天坛医院神经外科收治 3323 例颅内动脉瘤，其中颈内动脉-后交通动脉瘤 1286 例，占 38.73%。病史中有蛛网膜下腔出血 1108 例，占 86.2%，未出血 178 例，占 13.9%。男性 478 例，女性 818 例，男女比例为 0.592：1。其中手术 1032 例，占 80.2%。手术死亡 44 例，占 4.3%。手术致残 254 例，占 24.6%。巨大动脉瘤 33 例，占 2.56%。

**病因及发病机制**　与前介绍的颅内动脉瘤大致相同。后交通动脉是颈内动脉入颅后发出的第一个分支，发出向后下内行进入脚间池，沿途发出 2~10 条细小的后交通动脉中央支（穿支）。中央支可分为前、后两组。前组分支供应视交叉下部、视束、漏斗、乳头体、丘脑腹侧部以及内囊后肢；后组分支主要供应底丘脑核（Luys 核）。后交通动脉与动眼神经紧密相邻。因此，后交通动脉段动脉瘤破裂或增长后，动眼神经麻痹是患者最常出现的症状。

颈内动脉入颅后发出的第二个分支为脉络膜前动脉，距后交通动脉远端 1.5~4.5mm 处，自颈内动脉下外侧壁发出。脉络膜前动脉在蛛网膜下腔中沿视束表面后行，至大脑脚前缘转向后外，行于大脑脚与颞叶内缘之间，在海马沟附近经脉络裂穿入侧脑室下角，参与形成侧脑室脉络丛。脉络膜前动脉近端发出分支供应视交叉下面、视束后 2/3、灰结节、乳头体、大脑脚中 1/3 等处，其较大的分支还分布到内囊后肢下 2/5（相当丘脑皮质束、视辐射和听辐射纤维通过处）、苍白球内侧部、丘脑腹前核外侧部和腹外侧核群、底丘脑核、中脑黑质、红核等；还发出分支供应海马旁回、钩回、海马回、齿状回前部、杏仁核、尾状核尾部等。脉络膜前动脉进入脑室后很少有脑组织分支。因该动脉细小，行程较长，故容易发生栓塞。

**临床表现**　颈内动脉-后交通

动脉动脉瘤破裂出血（SAH）最常见，有时出血可穿透蛛网膜形成硬脑膜下血肿。后交通动脉和脉络膜前动脉紧邻动眼神经，所以发生于这两支动脉的动脉瘤常导致不全性或完全性动眼神经麻痹，患者出现复视、病灶侧眼睑下垂、眼球向外下方偏斜、瞳孔散大、对光反射和调节反应消失。动脉瘤较大时还可压迫内侧视神经和视交叉，使视力减退、视神经萎缩和视野缺损。患者突然出现动眼神经麻痹，提示动脉瘤增大或出血，需要进行紧急治疗。大型后交通动脉或脉络膜前动脉动脉瘤压迫硬脑膜，患者可表现为头痛、垂体功能障碍，但颞叶癫痫少见。巨大动脉瘤囊内部分血栓形成，患者还可出现脑梗死症状。

**诊断**　后交通动脉动脉瘤引起的出血多聚集在患侧的侧裂，这点有助于确定动脉瘤的诊断，在多发动脉瘤中可明示造成出血的责任动脉瘤。MRI 主要用于巨大动脉瘤，观察动脉瘤与视神经、前床突的关系，为手术夹闭动脉瘤提供更详细的资料。如果血管造影显示后交通动脉增粗开放，需要注意颈内动脉通过后交通动脉参与后循环动脉供血，手术时更需要注意保护后交通动脉。3D-DSA 有助于研究动脉瘤与后交通动脉的关系。

**治疗**　包括开颅手术和血管内介入治疗。

*动脉瘤颈夹闭或结扎*　采用翼点入路夹闭小型颈内动脉-后交通动脉（脉络膜前动脉）段动脉瘤。手术损伤小，手术后并发症少，节省手术时间。巨型动脉瘤需要采用额眶颧入路。夹闭动脉瘤后动脉瘤夹不要压迫动眼神经，必要时可以在动脉瘤夹和动眼神

经之间放置明胶海绵隔开。如果手术前患者有动眼神经麻痹或动脉瘤体积较大，夹闭动脉瘤颈后穿刺瘤体抽出瘤内积血减压，令动脉瘤缩瘪解除其压迫动眼神经即可，不需要再分离动眼神经。夹闭脉络膜前动脉动脉瘤时保护脉络膜前动脉尤为重要。充分打开侧裂可以显示脉络膜前动脉，脉络膜前动脉可能行经动脉瘤内侧，这时要在夹闭动脉瘤前将其从瘤颈分开。处理动脉瘤内血栓机化和动脉瘤瘤壁钙化的巨大动脉瘤时，夹闭动脉瘤前应先将动脉瘤孤立，切开瘤顶去除机化血栓和瘤壁钙化部分，这样方能保障动脉瘤颈夹闭完全。如果动脉瘤体是颈内动脉构成部分或动脉瘤瘤颈宽大，需要使用多个窗式动脉瘤夹夹闭动脉瘤。夹闭颈内动脉-后交通动脉动脉瘤时，首先在颈内动脉近端控制颈内动脉和暴露颈内动脉视神经侧，然后再暴露小脑幕切迹部分。其次，颈内动脉-后交通动脉解剖分离不清是出现手术后脑梗死并发症的主要原因。第三，夹闭巨大、宽颈的颈内动脉动脉瘤是需要临时阻断颈内动脉近端，或孤立动脉瘤然后抽空动脉瘤。

*血管内介入治疗*　利用股动脉穿刺，将纤细的微导管放置于动脉瘤囊内或瘤颈部位，再经过微导管将柔软的钛合金弹簧圈送入动脉瘤囊内并将其充满，使得动脉瘤囊内血流消失，从而消除再次破裂出血的风险。

（张　岩）

jǐngnèidòngmài fēnchàbù dòngmàiliú
**颈内动脉分叉部动脉瘤**（carotid bifurcation aneurysm）　起源于颈内动脉分叉部的动脉瘤。也称为颈内动脉顶端动脉瘤。临床不多见，占颅内动脉瘤 5%～

7%。颈内动脉分叉段动脉瘤顶部有三种指向，最常见的是动脉瘤向内侧生长，与额眶回或嗅束接触；其次动脉瘤指向后方，占据侧裂并和大脑中动脉伴行；少见的是动脉瘤顶指向下，动脉瘤顶被颈内动脉覆盖，可能进入脚间窝。动脉瘤颈周围重要解剖结构：颈内动脉分叉处内侧发出豆纹动脉；后交通动脉和脉络膜前动脉深穿支；从大脑前动脉复合体发出的霍伊布纳（Heubner）回返动脉。病因及发病机制见*颅内动脉瘤*。

**临床表现**　颈内动脉分叉处小的动脉瘤在出血前多无症状，动脉瘤破裂后蛛网膜下腔出血（SAH）常见。巨大动脉瘤直径可达 3～5cm，如压迫视神经患者表现患侧视力进行性下降和视神经萎缩，还可能压迫源生动脉，造成远端闭塞，出现对侧肢体运动功能障碍。

**诊断**　常规脑血管造影容易漏诊小型颈内动脉分叉处和大脑前动脉 A1 段动脉瘤，对有蛛网膜下腔出血的患者应注意。其他见*颅内动脉瘤*。

**治疗**　①小型动脉瘤：采用翼点入路。开颅后剪开侧裂蛛网膜可以减轻脑牵拉。脑板的牵开方向取决于动脉瘤顶的指向。动脉瘤顶指向大脑前动脉，暴露动脉瘤前应先牵开颞叶，如果先牵开额叶或脑牵开器放置过深可能导致动脉瘤破裂。动脉瘤沿大脑中动脉生长应先牵开额叶。动脉瘤生长方向与源生动脉走行方向相反可以同时牵拉额叶和颞叶。常规翼点入路，经侧裂夹闭颈内动脉分叉段动脉瘤并无困难，手术后出现神经系统缺损并发症，多与动脉瘤腹侧面的穿通支或脉络膜前动脉受损有关。需注意小

型颈内动脉分叉段动脉瘤可能被颈内动脉或前动脉遮盖而造成漏诊。②巨型动脉瘤：巨型颈内动脉分叉部动脉瘤靠近前床突，动脉瘤颈宽大，夹闭动脉瘤前需要磨除前床突，以便暴露并控制源生动脉近端和动脉瘤瘤颈。夹闭动脉瘤时需要注意的问题。动脉瘤瘤颈狭长可以用直形动脉瘤夹夹闭，瘤夹的位置最好保持与源生动脉平行。注意保护穿通支动脉。仔细确认覆盖在动脉瘤上的视神经。使用一个或几个有角度窗式动脉瘤夹跨过颈内动脉。动脉瘤夹不应过分靠近动脉瘤颈以免造成载瘤血管狭窄。夹闭动脉瘤内有血凝块的大型动脉瘤前，完全阻断颈内动脉切开动脉瘤囊壁清除血凝块。如果动脉瘤体积大或瘤颈宽大直接夹闭可能造成动脉瘤远端供血障碍，可以先行搭桥手术保证大脑中动脉供血再行动脉瘤孤立术，夹闭同侧颈内动脉和动脉瘤颈远端 M1 和 A1 段。

（张 岩）

dànǎoqiándòngmài dòngmàiliú

## 大脑前动脉动脉瘤（anterior cerebral artery aneurysm）

起源于大脑前动脉的动脉瘤。按部位可分为大脑前动脉近侧段（A1）动脉瘤和大脑前动脉远侧段（A2~A5）动脉瘤。大脑前动脉动脉瘤破裂前很少引起临床症状，少数向前下方生长的动脉瘤压迫视神经引起视力下降或视野缺损。动脉瘤破裂造成蛛网膜下腔出血、脑内（室）内出血，可以起继发脑积水，导致颅内压增高。

**病因及发病机制** 大脑前动脉远侧段动脉瘤较少见，占所有颅内动脉瘤的 2%~9.2%（平均4.4%）。大脑前动脉远侧段动脉瘤病因有感染性、外伤性、肿瘤性、动脉硬化性和先天性。感染性动脉瘤可由脓毒栓子于远端大脑前动脉引发，发生率仅次于大脑中动脉。开放性和闭合性脑外伤性动脉瘤也有报告。脑外伤时锋利坚硬的大脑镰下缘可挫伤胼周动脉，动脉壁受损形成动脉瘤。

**分型** 根据部位可将大脑前动脉动脉瘤分为以下几型。①水平段（A1 段）：自大脑前动脉从颈内动脉分出处起，到前交通动脉处止。该段动脉近乎水平位由后外到前内，横越视神经上方到大脑纵裂，在此借助前交通动脉与对侧同名动脉相连接。②上行段（A2 段）：自前交通动脉起，到胼胝体膝部的下方止。此段动脉走行向前向上，故称上行段。③膝段（A3 段）：为动脉呈 C 形回绕胼胝体膝走行的一段。④胼周段（A4 段）：为膝段的延续。此段动脉位于大脑镰下方胼胝体上方，行于胼胝体沟内（即胼周动脉），其走行方向由前向后，从此段发出的分支称为胼缘动脉。⑤终段（A5 段）：胼周段行至胼胝体压部，移行为楔前动脉。

**临床表现** 大脑前动脉远侧段动脉瘤在破裂之前很少引起临床症状，有时在血管造影中被偶然发现。该部位动脉瘤相对较小时即容易出血，破裂后出血可发生脑内血肿、脑室内积血和血管痉挛，引起相应症状，如对侧偏瘫或下肢单瘫、括约肌障碍（尿急、尿频、尿失禁）、感觉障碍、精神症状、认识不能、颅内压增高等症状。影像学研究通常表现为一个半球间出血或有时为额叶内侧面血肿，也可表现为广泛的蛛网膜下腔出血、脑室内出血、胼胝体出血或半球间硬脑膜下血肿。

**诊断** 计算机体层扫描血管造影（CTA）和磁共振血管造影（MRA）在诊断大脑前动脉动脉瘤时各有其优缺点。CTA 可以显示动脉瘤中的缓慢涡流及血栓，扫描也比 MRA 快速，CTA 的费用约相当于普通血管造影的 30% 和 MRA 的 70%。MRA 和 CTA 显示动脉瘤尺寸，均限于直径大于 3mm 的动脉瘤。3D-CTA 较 MRA 能提供更详细的影像资料，可在术前更好地评估脑血管病变。脑血管造影仍是诊断动脉瘤最佳方法，但当两侧大脑前动脉均由一侧颈动脉供血时，很难分辨动脉瘤究竟位于何侧大脑前动脉。随着 MRA 的广泛应用，偶然发现的动脉瘤患者有所上升。

**治疗** 大脑前动脉远侧段动脉瘤的治疗以直接手术为首选，尽管这些动脉瘤相对较小，但手术治疗也相当困难。如疑为感染性动脉瘤且瘤体较小者，可先用抗生素治疗 2 周，如果脑血管造影见动脉瘤无改变或有增大，应行手术治疗。这类动脉瘤的直接手术有以下特点：①术中动脉瘤形态比手术前血管造影显示动脉瘤困难得多，特别是发生在从前交通动脉到胼胝体膝部顶端的 A2 段动脉瘤。困难原因很多，包括半球间的间腔狭窄，限制了暴露；半球间蛛网膜下腔（胼胝体池）小，因此脑脊液的释放不能提供像其他部位一样的最佳暴露；大脑镰较窄者，两侧扣带回粘连很紧不易分开。部分原因系该部位不常操作，入路也困难。②动脉瘤与脑粘连严重者，分离时易破裂，其术中破裂率达 50%，而其他幕上动脉瘤的术中破裂率为 13%。易破裂因动脉瘤顶常埋于额叶内，当术中牵拉时动脉瘤顶可被撕破。③处理较大的动脉瘤在技术上比较困难，动脉瘤颈通常有粥样硬化且宽，并累及分支，分离瘤颈困难，夹闭时可能影响源生动脉管腔，有时不得不牺牲该分支。④根据部位不同，ACA 远端动脉瘤采用三种不同的手术入路。对于前交通动脉远端 1cm 内的 A2 近侧段动脉瘤，如起于眶额动脉分支处者可采用标准翼点开颅术，需切除部分直回以利显露。若动脉瘤位于前交通动脉远端 1cm 以上达胼胝体膝部，则采用前额底半球间入路。其他的动脉瘤均采用半球间入路，根据动脉瘤部位的前后，多选择半球间入路手术要点。

**预后** 大脑前动脉远侧段动脉瘤多为个案报道，手术死亡率差异较大，为 0～25%，致残率约为 15%。大脑前动脉远侧段动脉瘤手术并发症，包括近期记忆下降、偏瘫（通常下肢受累重于上肢）以及语言障碍。

（张岩）

dànǎoqiándòngmài-qiánjiāotōngdòngmài
dòngmàiliú

# 大脑前动脉－前交通动脉动脉瘤（anterior artery-anterior communicating artery aneurysm）

起源于大脑前动脉－前交通动脉段的动脉瘤。是颅内动脉瘤三个好发部位之一，占所有动脉瘤的 25%～30%，以大脑前动脉 A1 段与前交通动脉交界处最多见。这个部位动脉瘤多为囊状、单发，体积属中、小型，个别为巨大动脉瘤。

**病因及发病机制** 左、右大脑前动脉中间相连的横支，称为前交通动脉（ACoA）。该动脉约在脑底视交叉处，将左、右大脑前动脉连接在一起，长约 4mm。它是左、右两个颈内动脉系的重要吻合渠道。前交通动脉瘤的形状多种多样，以圆形最常见，其

他还有小叶形、椭圆形，比较大时就成为不规则形、双叶形或三叶形等。动脉瘤生长时，蛛网膜随之延伸，在动脉瘤与邻近结构之间总是保留蛛网膜层，提供可分离的平面。颅内动脉瘤的发生与大脑动脉环的变异有关，前交通动脉瘤的大脑前动脉近端两侧管径不一致，当一侧大脑前动脉向对侧前动脉供血，由于血流动力学压力增高，在动脉分叉部可能产生动脉瘤。

**分类** 大脑前动脉及前交通动脉的解剖学变异多见，前交通动脉通常位于终板下部，有 30% 位于终板中下 1/3 交界处上方。前交通动脉与视交叉的关系，以位于视交叉之上者最多见，偶见位于视交叉之前，视交叉的侧方，甚至位于视交叉的后方。动脉瘤的发生部位与各种异常有关，常见的有：①两侧大脑前动脉走至中线后直接衔接，形成侧侧吻合，无前交通动脉。②一侧颈内动脉发出左、右两侧大脑前动脉，另一侧颈内动脉大脑前动脉缺如。③两侧大脑前动脉粗细相差悬殊，一侧极细，另一侧甚粗。依据动脉瘤的部位，大脑前动脉－前交通动脉动脉瘤分为大脑前动脉近侧段（A1）动脉瘤，大脑前动脉远侧段（A2～A5）动脉瘤，以及前交通动脉动脉瘤。以前交通动脉为中心，连同包括霍伊布纳（Heubner）回返动脉在内的邻近 A1 段和 A2 段，合称前交通动脉复合体。因此，将发生在大脑前动脉近侧段和前交通动脉动脉瘤，又称前交通动脉复合体动脉瘤。

**临床表现** 绝大多数患者首发症状为蛛网膜下腔出血。前交通动脉瘤在破裂前很少引起症状，一旦破裂出血可有很多病灶症状。前交通动脉瘤破裂出血比其他部

位动脉瘤更易形成脑内血肿，发生率为 33%。血肿可发生于一侧或双侧额叶内，穿破额角底面进入脑室，或血肿发生于两侧额叶之间，形成纵裂间蛛网膜下血肿。终板池血肿可穿破到透明隔腔，再破入脑室内。脑室内出血的发生率较高（约 25%），并可引起相应的症状和体征。额叶血肿可引起精神症状，脑室内血肿常发生意识障碍，血肿还可破坏丘脑下部引起丘脑下部－垂体功能受损的症状。

巨大前交通动脉瘤可出现：①视神经和视交叉受压症状。②下丘脑和内分泌症状，由下丘脑动脉分布区出血和缺血引起。③巨大动脉瘤压迫，或者由于内侧穿支，下丘脑、额眶和胼周动脉等分布区的前穿质、额眶回或扣带回的缺血所引起，表现为情绪波动、人格改变、精神运动和智能减退、记忆力衰退或意识错乱等。④下肢瘫或偏瘫，由胼周或胼缘动脉分布区的大脑半球内侧损害引起。⑤锥体外系症状，由于内侧穿支动脉和霍伊布纳（Heubner）回返动脉分布区的基底节的损害所引起。前交通动脉瘤破裂后继发低钠血症的发生率高达 50%，也可引起意识障碍，局灶神经症状加重。

**诊断** 头部 CT 见脑底池两侧对称的积血，特别是鞍上池积血和前额叶内侧血肿是其特征性表现。透明隔腔积血也是特征性的出血类型，但甚为少见。3D-CTA 和 MRA 可以发现大部分直径大于 3mm 的前交通动脉瘤。脑血管造影可判断动脉瘤的指向和两侧 A1 段的大小，并可做交叉充盈试验。这些对制订手术计划有重要参考意义。由于前交通动脉复合体血管众多，小的动脉瘤常因重叠而

不能显示清楚，此时 CTA 和 DSA 的结合很有价值。

**治疗** 前交通动脉瘤的直接手术入路有多种，如经单侧额下入路、翼点入路、颞部入路、双额半球间入路、前半球间环钻入路、单侧矢状窦旁经胼胝体入路、颅前窝底半球间入路、眶上微骨窗入路、额下经眼眶入路和眶-颅-颞入路等。最常用的手术入路是翼点入路、眶上微骨窗入路和经额半球间入路。

**预后** 前交通动脉瘤的手术后并发症较多，除一般的并发症外，特有并发症有：①静脉性脑梗死，经半球间入路切断汇入矢状窦的桥静脉，可引起静脉性脑梗死。②经半球间入路或翼部入路均可能造成单侧或双侧嗅觉丧失，即便嗅神经被解剖学保留，也可能出现嗅觉功能障碍。③额叶挫伤。④柯萨夫综合征（Kosakoa syndrome），表现为记忆缺失和精神症状，是因前交通动脉发出的动脉穿支损伤所致，故采用夹闭动脉瘤颈两侧的前交通动脉行动脉瘤孤立术已少用。⑤尿崩。⑥术中损伤霍伊布纳（Heubner）动脉引起源生动脉狭窄或痉挛，均可引起不同部位和不同程度的脑梗死，严重者出现前额叶脑梗死，手术后患者出现偏瘫、失语和精神症状。⑦脑积水。动脉瘤破裂引起的蛛网膜下腔出血阻塞蛛网膜颗粒，引起脑脊液吸收障碍；出血阻塞第Ⅲ脑室或第Ⅳ脑室，导致脑脊液循环障碍，出现急性脑积水。严重脑积水患者出现意识障碍，甚至危及生命，尽早行脑室腹腔分流术。⑧视力减退或视野缺损，因分离动脉瘤时损伤视神经和视交叉，或损伤其供血动脉所致。

（张 岩）

**dànǎozhōngdòngmài dòngmàiliú**
## 大脑中动脉动脉瘤 （middle cerebral artery aneurysm）

起源于大脑中动脉的动脉瘤。占颅内动脉瘤的 15%~20%。动脉瘤可遍布大脑中动脉各分支。大脑中动脉（MCA）主干平均长度 15mm。大部分大脑中动脉（64%~86%）有两个主要分支，三分叉的大脑中动脉少见（14%~29%）。大脑中动脉主干直接延续成为单根血管或分成多个分支均比较少见。大脑中动脉从主干到各级分支依次分为 M1 段、M2 段、M3 段和 M4 段，一般二分叉的大脑中动脉动脉瘤颈位于较大分支。大脑中动脉的豆纹分支平均有 10~15 支，起源于 M1 和 M2 段的后面和上面。80%的豆纹穿通支起自 M1 段，20%起自 M2 段近端。M1 段越短穿通支发自 M2 段的机会越多。大脑中动脉动脉瘤居动脉瘤破裂发生率的第三位，仅次于前动脉-前交通动脉瘤和后循环动脉瘤。非手术治疗破裂的动脉瘤再出血率为 20%~30%。因此，对于破裂的大脑中动脉动脉瘤首选手术治疗。

**临床表现** 大脑中动脉动脉瘤最常见表现为蛛网膜下腔出血。短暂意识丧失、偏头痛和局灶性神经功能缺损是中动脉动脉瘤破裂特点。30%~50%的中动脉动脉瘤性蛛网膜下腔出血伴随颅内出血。中动脉动脉瘤破裂患者常见局灶性神经功能缺损，亨特-赫斯（Hunt-Hess）分级通常高于其他部位动脉瘤。大脑中动脉分叉部动脉瘤向外侧生长、指向颞叶，发生脑实质内出血概率高。与其他前循环动脉瘤相比，大脑中动脉动脉瘤出现脑室内出血和脑积水的频率较低。

**诊断** ①头部 CT：表现为动脉瘤侧的侧裂处蛛网膜下腔聚集出血，可提示为中动脉动脉瘤出血。大脑中动脉分叉处向颞前或外侧生长的动脉瘤出血多伴有颞部血肿。计算机断层扫描血管造影（CTA）能提供动脉瘤的瘤体大小和形态、瘤颈、生长方向等解剖部位。急诊 CTA 可为手术清除血肿和夹闭动脉瘤提供足够信息。同时 CTA 在术前评估巨大动脉瘤，判断瘤颈的钙化有重要价值。②MRI 和磁共振血管造影（MRA）：MRI 可发现动脉瘤囊内血栓和准确判定瘤体直径大小。MRI 确定病变与重要脑结构间的关系有助于选择手术入路。MRA 是检查动脉瘤时最常用影像技术，但区分中动脉主干还是其分支小动脉瘤（<3mm）时困难。③数字减影血管造影（DSA）：尽管 CTA 和 MRA 技术发展迅速，许多神经外科医师仍然依靠血管造影术前评估。血管造影斜位片可良好显示手术中的解剖情况。80%的大脑中动脉瘤位于分叉部且大多数向外侧颞叶生长。大脑中动脉 M1 段动脉瘤与豆纹动脉穿通支的起点或颞前分支有密切关系，约占大脑中动脉瘤的 10%~15%。

**治疗** ①合并脑内血肿的大脑中动脉动脉瘤：中动脉瘤合并颅内血肿是急诊手术适应证，手术可尽快清除血肿解除对脑的压迫，同时夹闭动脉瘤。使用可透射线头架供术中行脑血管造影。合并血肿的中动脉瘤术中破裂的发生率较高，手术探查时应确保早期控制源生动脉近端。清除血块减少脑组织压迫并利于分离暴露动脉瘤。但是快速清除血块会改变动脉瘤内外的压力差会促成动脉瘤破裂。最好在动脉瘤基底部周围剩余部分血肿，待动脉瘤夹闭后再进一步清除血肿，探查动脉瘤夹位置是否正确。②大脑中动脉远端动脉瘤：感染性和外伤性大脑中动脉动脉瘤通常位于M3和M4段分支上。此类病变小其病理形成过程决定其易碎不易直接夹闭，手术孤立和切除或血管内介入是此类病变的治疗方法。中动脉远端动脉瘤可利用神经导航技术定位。夹闭中动脉动脉瘤更多需要对动脉瘤的源生动脉重建，特别是暴露有粥样斑块的动脉瘤颈很困难。采用窗式瘤夹平行血管轴置放动脉瘤夹十分重要，可以避免源生动脉狭窄充盈不良。夹闭发自豆纹穿通支的中动脉瘤适用细、直形的动脉瘤夹。夹闭大型和巨大型中动脉瘤需要使用大型动脉瘤夹，有时尚需要多个瘤夹。夹闭动脉瘤应考虑移走脑压板后，侧裂两侧壁是否会压迫大型动脉瘤夹扭曲导致源生动脉狭窄甚至闭塞。必须仔细检查夹闭效果。微血管多普勒可估计载瘤血管分支的血流。术中脑血管造影或荧光造影（DTI）在夹闭大脑中动脉动脉瘤时有价值。

**并发症** 大脑中动脉动脉瘤手术后即刻发生并发症，大部分继发栓子或永久性分支血管闭塞。必要时可再次急诊手术检查血管腔开放情况调整动脉瘤夹。临时夹闭时耐受能力差也是术后新发生功能缺失的原因。术后应用甘露醇以及使用药物适当提升血压治疗后症状可有所恢复，患者预后良好。术后可能需要进行并发症的相关治疗：①抗惊厥治疗：防止术后早期癫痫有效，对迟发性癫痫效果尚未得到证实。大多数学者认为，早期癫痫仅是脑结构受损一个标志并不预示晚期发作。有学者提出发作时再进行抗惊厥剂治疗。对未破裂动脉瘤和分级较好的蛛网膜下腔出血患者，

若手术后无并发症，癫痫发作风险很低。此类风险较低患者可短期（<2周）抗惊厥剂治疗。手术前亨特-赫斯（Hunt-Hess）分级较差、颅内出血、缺血性脑梗死或术前早期癫痫发作高危患者应治疗1年。如果1年内无癫痫发作，脑电图无癫痫性波形可逐渐减少药量。②复查DSA：证实动脉瘤夹闭情况。对于梭形动脉瘤或多发动脉瘤或有家族史的患者应长期多次复查。③脑积水：大脑中动脉动脉瘤破裂后发生脑积水较其他前循环动脉瘤少，需要行分流术的脑积水发生率为5%~14%。

**预后** 熟悉侧裂解剖和动脉瘤位置与大脑中动脉及其分支的确切关系，是夹闭大脑中动脉动脉瘤手术成功的关键。手术前应该估计到，巨大大脑中动脉动脉瘤内常有血栓，动脉瘤壁钙化，动脉瘤实际源生于大脑中动脉分支，作好颅内外血管搭桥手术准备。大脑中动脉动脉瘤夹闭手术中，医源性闭塞大脑中动脉M2段是造成手术后神经功能损伤最常见的原因。

（张 岩）

hòuxúnhuán dòngmàiliú

**后循环动脉瘤**（posterior circulation aneurysm） 发生在椎基底动脉及其分支组成的后循环血管系统的动脉瘤。又称椎-基底动脉动脉瘤。约占全部颅内动脉瘤的15%。包括基底动脉顶部动脉瘤或基底动脉分叉部动脉瘤、大脑后动脉动脉瘤、椎动脉动脉瘤、小脑后下动脉瘤、小脑前下动脉瘤。

**病理** 后循环动脉瘤多为囊状动脉瘤，但该区域夹层假性动脉瘤和梭形动脉瘤的发生率较高。

**临床表现** 后循环动脉瘤出

血除了可引起头痛、头晕、恶心、呕吐的颅内压增高症状外，还有以下特点：①因为椎-基底动脉位置深在，紧邻脑干，动脉瘤破裂出血后脑干较易受到刺激从而影响意识状况和生命体征变化。②与颈内动脉系统动脉瘤相比较，椎-基底动脉动脉瘤出血症状一般比较严重，级别很高。③椎-基底动脉小分支相对比较多，相对比较容易受到影响而引起后循环缺血，甚至脑干梗死。④大以及巨大的动脉瘤瘤体还常常引起占位效应压迫脑干、脑神经等重要结构造成吞咽困难、面瘫等脑神经麻痹症状。

**诊断** 结合病史、临床症状、体征以及影像检查可明确诊断。常用的影像检查方法包括：CT+CTA、MRA、DSA等。脑血管造影是确诊颅内动脉瘤的金标准，能够明确判断动脉瘤的部位、形态、大小、数目、是否存在血管痉挛以及最终手术方案的确定。首次造影阴性，应在3~4周后重复造影。CTA在一定程度上能够代替脑血管造影检查，为动脉瘤的治疗决策提供更多的资料。

**治疗** 后循环动脉瘤的治疗包括显微外科手术和血管内治疗两种。与前循环动脉瘤不同，后循环动脉瘤位置深在而入路困难，而且后循环动脉瘤的供血动脉起源于脑干前方或者侧方，周边血管供应非常重要的区域，术后发生的并发症往往是灾难性的，因此治疗比前循环动脉瘤更困难。在制订后循环动脉瘤的治疗计划时，要充分考虑病变开颅夹闭的可及性、动脉瘤与穿支血管及后床突的解剖关系、双抗治疗的必要性/安全性（尤其在破裂动脉瘤合并脑积水的患者）。目前的治疗方式更倾向于血管内介入治疗。

尽管如此，不加区分地套用治疗原则仍是不明智的。所有动脉瘤的治疗都应由包含高级显微手术和血管内治疗专家在内的多学科团队进行评估，以根据不同动脉瘤和患者的特征来决定最终的治疗计划。

（张　岩）

*zhuīdòngmài dòngmàiliú*

## 椎动脉动脉瘤（vertebral aneurysm）

位于椎动脉的动脉瘤。比较少见，约占颅内动脉瘤的2%。

**解剖**　椎动脉一般发自锁骨下动脉第一部分的后上方，是锁骨下动脉的第一个分支，有时发自主动脉弓成无名动脉。椎动脉一般都自 $C_6$ 横突孔穿入，跨经上位6个颈椎的横突孔，但亦见有自 $C_5$、$C_4$、$C_3$ 或 $C_7$ 横突起穿入者。椎动脉自寰椎横突孔穿出后，绕过寰椎侧块后方，跨过寰椎后弓的椎动脉沟，转向上方，经枕骨大孔进入颅腔。椎动脉根据其行程及位置分为四段。①V1（骨外）段：起自锁骨下动脉的上方，向上进入 $C_6$ 横突孔。②V2（椎间孔）段：通过 $C_6$ 至 $C_3$ 横突孔，经 $C_2$，出枢椎，通过 $C_1$ 横突孔。③V3（脊椎外）段：自出 $C_1$ 并止于穿硬脑膜处。④V4（硬脑膜内）段：过枕骨大孔，在脑桥及延髓交界处合成基底动脉。双侧椎动脉供应全脑后2/5区域的血液，其供血量占脑血流总量的11%。椎动脉直径一般在4~5mm，两侧粗细常不对称；椎动脉左侧发育优势占45%，右侧优势占21%。小脑后下动脉是椎动脉最大分支，自椎动脉颅内段（V4段）发出者占77%~93%，自颅外段（V3段）发出者占18%。小脑后下动脉是小脑各动脉中最重要、最大的，并且是变化最多的动脉。小脑后下动脉起自延髓前外侧，靠近下橄榄体，走向舌咽、迷走及副神经根之间。

**临床表现**　椎动脉动脉瘤最常见临床表现是蛛网膜下腔出血。未破裂巨大椎动脉动脉瘤患者多以后组脑神经（第 V~XII 脑神经）功能障碍以及延髓受压为首发症状，表现为构音障碍、吞咽困难、小脑共济失调以及轻偏瘫等。山浦（Yamaura，音译）报道的94例椎动脉动脉瘤，其中63例（67%）出现蛛网膜下腔出血，6例（6%）大型动脉瘤引起占位效应，3例（3%）有脑缺血症。94例中的6例（6%）患者是偶然发现的。

**诊断**　诊断椎动脉动脉瘤必需行四脑血管（双颈内动脉、双侧椎动脉）造影，显示动脉瘤准确部位、形状、大小以及穿通支。了解健侧椎动脉的发育情况，对处理动脉瘤非常重要。50%以上巨大椎动脉动脉瘤的瘤腔内血栓形成，血管造影显示的是动脉瘤内的血流部分，需头部MRI检查显示动脉瘤外径，确定其真实大小。诊断椎动脉夹层动脉瘤。磁共振血管造影（MRA）和计算机体层扫描血管造影（CTA）可以确定动脉瘤与颅底结构关系，有助于制订手术方案。椎动脉夹层动脉瘤脑血管造影显示珍珠项链征、逐渐狭窄、堵塞、双腔或者假性动脉瘤等特征，MRI有助于诊断。

**治疗**　椎动脉动脉瘤破裂后再出血发生率高、危险性大，致死率和致残率较高，因此应该积极治疗。但是，对出血急性期行夹闭动脉瘤手术仍有争议。①术前评价：术前应仔细阅读脑血管造影，包括双侧椎动脉哪侧占优势，小脑后下动脉是否为双支；对侧椎动脉是否存在小脑前下动脉供血；同侧后交通动脉通畅状态，后交通动脉细小患者预后较差；两侧后交通动脉细小预后更差。脑血管造影确定动脉瘤形状，动脉瘤瘤颈和瘤顶位置，根据MRI测量动脉瘤大小，设计手术入路。设计手术入路时应尽量避免首先碰到动脉瘤瘤顶。②手术夹闭动脉瘤：多采用枕外侧枕下入路或远外侧枕下入路，夹闭椎动脉和椎-基底动脉结合部动脉瘤。夹闭椎-基底动脉交界部动脉瘤采用联合颞下-乙状窦前经小脑幕入路。多数梭形动脉瘤和巨大动脉瘤难采用标准的外科夹闭技术，可以夹闭椎动脉近端［亨特（Hunterian）结扎术］或球囊或弹簧圈血管内栓塞动脉瘤的同侧椎动脉近端。栓塞治疗夹层椎动脉动脉瘤前必需行暂时堵塞试验，保证阻断后同侧小脑后下动脉能回流或有侧支循环血液供给小脑区域。

**预后**　手术中可能损伤IX~XII后组脑神经。暴露椎动脉动脉瘤操作需要穿过后组脑神经根，会导致神经损伤，手术后患者吞咽困难、构语障碍、发音困难。轻微牵拉和锐性分离可减少发生脑神经并发症。采用栓塞椎动脉近端（亨特结扎）治疗椎动脉动脉瘤的并发症较多，如脑缺血、小脑后下动脉被栓塞导致瓦伦贝格综合征（Wallenberg syndrome），又称延髓背外侧综合征。斯坦伯格（Steinberg）等报道201例用亨特结扎治疗难夹闭的椎-基底动脉动脉瘤，结果73%成功，3%较差，24%死亡。椎动脉动脉瘤及椎动脉-基底动脉结合部动脉瘤的发病率低，动脉瘤出血概率高，出血后预后不良。因此，应该积极手术治疗。但是与前循环动脉瘤相比，这组动脉瘤手术困难，手术致残率和手术死亡率均较高，目前仍然是神经外科具有挑战性的技术难题。

（张 岩）

jīdǐdòngmài dòngmàiliú

## 基底动脉动脉瘤 （basilar artery aneurysm）

主要包括基底动脉分叉部动脉瘤和基底动脉干动脉瘤。基底动脉分叉部动脉瘤是指起源于基底动脉分叉部位的动脉瘤，又称基底动脉顶端动脉瘤，约占颅内动脉瘤 5%。手术死亡率和致残率高，1960 年前手术治疗的病例不多。加拿大德雷克（Drake）和英国理查森（Richardson）首先手术治疗基底动脉分叉部动脉瘤。其和基底动脉干动脉瘤均为少见的复杂性动脉瘤。基底动脉主干动脉瘤是自椎基底动脉结合部到小脑上动脉的动脉瘤。基底动脉主干动脉瘤由脑桥动脉或穿支的起始处发出，可能向后延伸进入脑桥，或前抵斜坡，紧邻第Ⅵ脑神经。基底动脉主干上端的动脉瘤发生于小脑前下动脉与小脑上动脉之间，较大的动脉瘤向上生长超过斜坡。基底动脉主干动脉瘤的颈部多比较宽，手术夹闭动脉瘤是首选治疗方法，部分基底动脉分叉部动脉瘤可以采用血管内治疗。1996 年，皮普尔斯（Peerless）和德雷克（Drake）报道 1200 例后循环动脉瘤，16% 位于基底动脉主干上段，8% 位于基底动脉主干下段，7% 位于椎-基底动脉结合部。首都医科大学附属北京天坛医院 1955 年到 2009 年共收治 3322 例颅内动脉瘤，其中基底动脉动脉瘤 91 例，占 2.7%，占 252 例后循环动脉瘤的 26.11%。平均发病年龄为 47±12.5 岁。巨大动脉瘤 7 例，占 7.69%。男性 57 例，女性 34 例，男女比例为 1.68∶1。

**解剖** 基底动脉（BA）在脑桥下缘，左右椎动脉合成一条基底动脉。基底动脉沿脑桥基底沟上行至脑桥上缘到达顶端分为左右大脑后动脉，基底动脉顶端可低至脑桥上部水平，或高达乳头体。在脚间池外缘有后交通动脉加入。小脑上动脉（SCA）多在中脑前方发自基底动脉近顶端处，动眼神经走行在小脑上动脉和大脑后动脉之间。

**临床表现** 基底动脉动脉瘤临床表现以蛛网膜下腔出血常见，患者突然剧烈头痛、呕吐。易发生脑积水和脑室内出血，进而引起患者心肺功能障碍，预后比颈内动脉系统动脉瘤差。一项国际动脉瘤手术时机联合研究，3251 例动脉瘤中前循环动脉瘤和后循环动脉瘤的脑积水发生率分别为 16% 和 29.7%。本组基底动脉动脉瘤合并蛛网膜下腔出血 61 例，占 67%，未出血 30 例，占 33%。基底动脉顶端动脉瘤破裂，向前生长压迫视交叉，临床表现类似鞍部病变，其他临床表现双颞侧视野缺损、核上性凝视麻痹。基底动脉顶端和小脑上动脉的动脉瘤破裂，还可引起动眼神经麻痹。基底动脉下端动脉瘤破裂，患者可出现外展神经麻痹。大型、巨大基底动脉动脉瘤或基底动脉扩张（症）压迫脑干和脑神经，患者出现三叉神经痛、步态不稳和面肌抽搐，如影响脑干穿通动脉可能发生脑缺血症状。未破裂基底动脉顶端动脉瘤多为偶然发现。

**诊断** 基底动脉顶端部动脉瘤破裂出血头部 CT 可显示脚间池和环池薄层出血、脑室内出血和脑积水。CT 还可以发现钙化动脉瘤壁。头部 MRI 对诊断大型动脉瘤、动脉瘤内血栓形成和未破裂基底动脉顶端部动脉瘤有帮助。

CTA 可以发现动脉瘤起源，了解动脉瘤与颅底关系，确定动脉瘤颈。这些对制订巨大或/和伴有动脉硬化的基底动脉顶端部动脉瘤的手术方案十分必要。手术夹闭动脉瘤前应行双侧颈动脉和椎动脉造影（DSA）。根据脑血管造影进一步明确动脉瘤起源，动脉瘤大小，动脉瘤颈宽度，以及动脉瘤、基底动脉顶端与斜坡后床突相对高度，动脉瘤与其他血管特别是到大脑后动脉 P1 段的关系。另外，需要注意后交通动脉（PCoA）管径和血流状态，必要时可以做阿尔科克（Allcock）试验，阻塞后交通动脉血流情况，了解颈内动脉向后循环代偿性供血状况。同时还需要了解有无脑血管变异、有无动脉硬化。三维脑血管造影（3D-DSA）可以进一步判断动脉瘤与源生动脉关系。

**治疗** 基底动脉动脉瘤破裂出血的手术时间尚无定论。有研究表明，循环动脉瘤破裂出血后 48 小时内死亡率是前循环动脉瘤的 3 倍，因此无法断定早期手术或择期手术两者孰优。确定手术时，患者身体状态比手术时机更重要，手术前临床分级好的患者比分级差的患者效果好。多数作者认为，基底动脉动脉瘤破裂出血早期手术，脑水肿严重手术暴露困难，手术中基底动脉顶端部动脉瘤出血比前循环动脉瘤常见，不建议出血后早期手术。也有学者建议，基底动脉动脉瘤破裂出血后，如果患者全身状态好，在有治疗条件单位由具有经验神经外科医师实施早期手术。笔者建议，易于操作的小型动脉瘤可以选择早期手术。以下情况应延期手术：动脉瘤体积大，基底动脉顶端超过后床突上方 1cm，需要牵引方能暴露的动脉瘤，脑水肿严重，脑室内出血应延期手术。

**预后** 一般体积动脉瘤手术死亡率 5%，病残率 12%，主要原因为手术中损伤穿通血管。基底动脉干和顶端动脉瘤属于复杂性动脉瘤，取得手术夹闭成功要从摆放患者体位开始，认真行每一步手术操作，才能达到满意的暴露。脚间池解剖复杂，手术从侧方入路不容易辨认，术者不要仅凭想象，要根据患者的实际情况一步一步分离。建议在分离基地动脉顶端动脉瘤时，先临时阻断基底动脉，甚至可以孤立动脉瘤，这样便于分离夹闭动脉瘤瘤颈。但是如果阻断后动脉瘤未变软，应该立即撤掉全部临时阻断夹，从动脉瘤颈部分离，然后分离动脉瘤侧面，动脉瘤未完全分离时不能夹闭动脉瘤。

（张 岩）

dànǎohòudòngmài dòngmàiliú

## 大脑后动脉动脉瘤（posterior arterial aneurysm）

基底动脉分出的大脑后动脉主干及其末梢发生的动脉瘤。临床上十分少见，占所有颅内动脉瘤的 0.3%~3.9%。

**临床表现** 大脑后动脉动脉瘤最常见表现为蛛网膜下腔出血，76%大脑后动脉瘤以出血为首发症状，患者可以出现短暂意识丧失，偏头痛和局灶性神经功能缺损，部分患者可表现为肢体运动障碍和动眼神经麻痹。

**诊断** ①头部 CT：表现为动脉瘤环池处蛛网膜下腔聚集出血，出血可以破入脑室或者颞叶脑内。计算机断层扫描血管造影（CTA）能提供动脉瘤的瘤体大小和形态、瘤颈、生长方向等解剖部位。急诊 CTA 可为手术清除血肿和夹闭动脉瘤提供足够信息。同时 CTA 在术前评估巨大动脉瘤，判断瘤颈的钙化有重要价值。②MRI 和磁共振血管造影（MRA）：MRI 可发现动脉瘤囊内血栓和准确判定瘤体直径大小。MRI 确定病变与重要脑结构间的关系有助于选择手术入路。MRA 是检查动脉瘤时最常用的影像技术。③数字减影血管造影（DSA）：尽管 CTA 和 MRA 技术发展迅速，许多神经外科医师仍然依靠血管造影术前评估。血管造影斜位片可良好显示手术中的解剖情况。

**治疗** ①合并脑内血肿的大脑后动脉动脉瘤：大脑后动脉瘤合并颅内血肿是急诊手术适应证，手术尽快清除血肿解除对脑压迫同时夹闭动脉瘤。②大脑后动脉瘤以 P2~P3 段最为多见，相对巨大动脉瘤多见。术中应充分暴露大脑中动脉远端动脉瘤，对于 P1 段动脉瘤应该夹闭动脉瘤，并保持供血动脉通畅；P2~P3 段动脉瘤夹闭困难者，可开颅行动脉瘤孤立术。手术孤立和切除或血管内介入是此类病变常用的治疗方法。

**预后** 熟悉大脑后动脉解剖和动脉瘤位置与大脑后动脉及其分支的确切关系，是夹闭大脑后动脉动脉瘤手术成功的关键。手术前应该估计到，巨大的大脑后动脉动脉瘤内常有血栓，动脉瘤壁钙化，动脉瘤实际源生于大脑后动脉分支，应作好颅内外血管搭桥的手术准备。

（王永刚）

lìtǐdìngxiàng nǎonèixuèzhǒng qīngchúshù

## 立体定向脑内血肿清除术（stereotactic evacuation of intracranial hematoma）

使用立体定向辅助定位对脑内血肿进行的穿刺和清除手术。它是高血压脑出血的主要治疗方法之一。高血压脑出血多见于高血压和动脉粥样硬化症的中老年人，此类患者往往系统疾病较多，全身基础情况较差，有些患者不能承受全麻状态下的开颅血肿清除术。1978 年巴克伦（Backlund）首先成功设计了立体定向血肿清除装置，并成功应用于脑内血肿的治疗。随后，该技术不断被改进，现已在国内外广泛用于脑内血肿的治疗。

**适应证** 立体定向脑内血肿清除术适用于不同年龄、不同部位的脑内血肿患者，特别适用于高龄高危患者的抢救以及一般情况差不能耐受全麻者。手术应该在脑出血完全停止后，血肿周围脑组织发生毒性改变之前进行，一般认为在发病 6~7 小时后尽早进行手术既可减少术后再出血的发生可能，又可最大程度减轻脑实质损害，达到较好的功能恢复。

**禁忌证** ①年龄过大，各脏器功能衰竭，或已处于脑死亡者。②家属或患者不愿接受手术者。③心、肺功能衰竭，可能在手术过程中呼吸、心跳停止者。

**手术方法** 在局麻下安装定向框架并行 CT 检查，选定血肿靶点层面并测出 X、Y、Z 三维坐标数，安装定向器，选点应尽量避开功能区，局麻后用颅钻钻孔，把血肿排空针经导向器送达靶点，吸出部分血肿后放置外引流管引流。手术清除总血肿量的 50%~80% 为宜。术后应定期复查头部 CT 监测血肿变化。对残存的血凝块可向血肿腔内注射尿激酶 5000~10000U，夹管 2 小时后开放引流，一般引流 2~7 天后拔管，即可达到引流目的，又可避免颅内感染。

**注意事项** ①立体定向脑内血肿术中不应追求血肿完全吸出，血肿完全清除后血肿腔负压增大容易导致再出血。②血肿清除过程中若有鲜血流出，则应立即停止手术并作相应处理。③手术过程及术后注入尿激酶的过程应严格无菌操作，避免感染。④对血肿破入脑室者，在立体定向血肿清除的同时，可行脑室穿刺置管外引流术。⑤应根据患者基础血压情况适当降压，并保持血压平稳，不宜降压过快过低。

**预后** ①预后与患者年龄和意识状况有关，高龄及昏迷患者手术效果较差。②血肿量及血肿部位，手术效果与血肿量成反比，幕下血肿或血肿破入脑室是造成预后不良的重要因素。③术后血肿腔内再出血是术后最严重的并发症之一，此类患者往往预后不良。

**优缺点** 立体定向脑内血肿术是治疗高血压脑出血的有效手术方法，具有定位准确、创伤小、适应证广、安全性高、术后恢复快、死亡率低等优点，现已在临床实践中广泛应用和推广。

（张 岩）

dòngmàiliú jiábìshù

**动脉瘤夹闭术**（clipping of aneurysm） 通过外科开颅将动脉瘤夹闭的手术。是处理动脉瘤最理想、最可靠的手术方式。既可将动脉瘤排除血液循环之外，又不破坏载瘤动脉的通畅性。颅内动脉瘤系颅内动脉壁瘤样异常突起，尸检发现率为 0.2%～7.9%。脑血管意外中，动脉瘤破裂出血仅次于脑梗死和高血压脑出血，居第三位。

**适应证** 偶然发现的未破裂动脉瘤以及破裂出血的动脉瘤。动脉瘤破裂后手术时机可分为超早期、早期和晚期手术三种。动脉瘤破裂后48小时内手术为超早期手术，出血后48～96小时为早

期手术，出血后 10～14 天手术为延期手术。根据亨特-赫斯（Hunt-Hess）分级，Ⅲ级以下患者出血后3～4天手术夹闭动脉瘤可以防止动脉瘤再次破裂出血，减少血管痉挛发生。Ⅲ级以上患者提示病情严重，可能伴发严重的脑水肿和血管痉挛，手术风险大，应待病情稳定后行手术治疗。

**应用解剖** ①翼点入路：适用于前循环动脉瘤，基底动脉分叉部及大脑后动脉 P1 短动脉瘤。②锁孔入路：前-前交通动脉瘤采用右额微骨窗入路。颈内动脉-后交通动脉瘤和大脑中动脉瘤可采用翼点微骨窗入路。③远外侧入路：适用于椎动脉动脉瘤、小脑前下动脉瘤和小脑后下动脉瘤。

**手术方法** ①采用恰当的手术入路暴露载瘤动脉，以便术中动脉瘤出血时能及时阻断载瘤动脉。②沿载瘤动脉暴露动脉瘤，一般不用将整个瘤体完全暴露出来，瘤颈应清楚暴露。③选择合适的动脉瘤夹，夹闭动脉瘤。

**注意事项** 动脉瘤术中最需注意的即为破裂出血的预防：①术中控制性低血压，可以减小血流对动脉瘤冲击，降低出血风险。②暂时阻断载瘤动脉，术中尽可能提前暴露载瘤动脉的近端，必要时用动脉瘤临时阻断夹阻断之。③动脉瘤夹闭前应慎重处理瘤体部和顶部。④应根据动脉瘤的形状和暴露的范围和角度选择合适的动脉瘤夹。⑤骨瓣应尽量低，最大限度地降低到达术野脑组织的牵拉。⑥动脉瘤显露不充分而仓促放动脉瘤夹是不可取的。⑦娴熟的显微操作技术是成功夹闭动脉瘤的重要保证。

术中可应用如下辅助技术和方法。①电生理监测技术：可以准确判断脑神经的位置或脑实质

的功能状态，可对手术的安全性提供强大的保障。②神经导航技术：利用神经导航可以完成术中动脉瘤的精确定位和最佳手术入路的选择，降低术中医源性损伤，减少术后并发症。③术中脑血管造影技术：有助于及时发现残余动脉瘤、载瘤动脉闭塞，便于立即修正技术缺陷，避免再次手术。④术前留置腰椎穿刺外引流管：剪开硬脑膜前打开引流管引流脑脊液 30～50ml，可有效降低颅内压，增加手术暴露空间。⑤罂粟碱浸泡：动脉瘤夹闭后用罂粟碱盐水处理血管，可有效防止操作引起的血管收缩，并可预防血管痉挛。

**优缺点** 动脉瘤夹闭术是一项成熟可靠的手术方法，是目前国内外应用最广泛的颅内动脉瘤治疗方法之一。

（张 岩）

dòngmàiliú jiézāshù

**动脉瘤结扎术**（ligation of aneurysm） 用临时阻断夹阻断动脉瘤的载瘤动脉，然后用丝线围绕瘤颈进行结扎的手术。动脉瘤结扎术是一种古老的直接治疗动脉瘤的手术方式。20世纪80年代以前由于动脉瘤夹尚未普及而且种类单一，限制了动脉瘤夹闭术的广泛应用。动脉瘤结扎术应用较广泛。该手术方法现已很少应用。

**适应证** 主要适用于囊性动脉瘤，尤其是瘤颈较窄者。梭形动脉瘤和瘤颈极其宽大的动脉瘤不适合应用此术式。

**手术方法** 手术步骤：①选择恰当的手术入路，到达动脉瘤所在部位。②暴露并分离载瘤动脉。③沿载瘤动脉暴露动脉瘤，瘤颈应暴露清楚。④选择合适的临时阻断夹阻断载瘤动脉。⑤用

特制的丝线引导器将丝线围绕瘤颈并行结扎。⑥取下临时阻断夹，观察动脉瘤结扎情况。

手术操作要点：①合理的手术入路是手术成功的重要保证，应根据动脉瘤的部位和方向选择最佳的手术入路。②开颅时切口位置应尽可能低，以便更充分地利用颅底的骨性空间，而减小对脑组织的牵拉损伤。③术中控制性低血压可以减小动脉瘤的出血机会。④分离动脉瘤与周围组织时应锐性分离，减少对瘤体的牵拉，防止破裂。⑤处理完动脉瘤后用浸有罂粟碱或尼莫地平盐水的棉片覆盖载瘤动脉，防止血管痉挛。

还有一种动脉瘤间接结扎术，包括颈动脉结扎术和椎动脉结扎术，以前者较常见。颈部动脉的阻断可降低动脉瘤内压力，促使瘤内血栓形成，从而使动脉瘤逐渐闭塞，避免了破裂出血引起的严重后果。该术式操作简单，但术后大脑缺血并发症常见。因此，术前详细评估侧支循环情况显得尤为重要。即便术前经过了详细评估，但由于该术式严重打乱了正常的血流动力学的平衡状态，近期和远期并发症仍十分普遍。目前该方法已基本被弃用。只有在术前明确了使用其他方法均不能取得满意效果，而侧支循环足够丰富时，该术式才作为无奈之举采用。

动脉瘤结扎术在动脉瘤夹闭术被广泛应用之前的特定历史时期发挥了重大作用，随着动脉瘤夹的种类增多和材料的改进，该术式已逐渐被夹闭术替代。而动脉瘤间接结扎术由于其严重的并发症，只能作为其他方法无效时的无奈之举。

（张　岩）

dòngmàiliú gūlìshù
## 动脉瘤孤立术（trapping of aneurysm）

将动脉瘤的载瘤动脉近端与远端同时结扎，使动脉瘤孤立于动脉系统之外，不再出血的手术。

**适应证**　此法适用于动脉瘤颈很宽，不能与四周组织分离者；手术时动脉瘤颈部破裂出血，无法再将瘤颈夹闭者；梭形动脉瘤，没有瘤颈者；或其他手术方法不能完成的巨大动脉瘤及复杂动脉瘤。此法最大的缺点是截断了载瘤动脉血流，现已很少单独使用，常在脑血管重建术后应用。

**禁忌证**　侧支循环不良者；已经存在大脑低灌注的患者；对侧颈内动脉、椎动脉狭窄或者闭塞者。

**手术方法**　①术前风险评估：动脉瘤孤立术风险较大，术前应对患者的脑血管及全身状况进行全面评估，尤其重要的是术前应行全脑血管造影并行球囊阻塞试验（BOT试验）评估对侧血管状况并估计血管代偿能力。术前还应行头部CT灌注成像了解大脑的血流情况，从而估计手术风险。术前未行BOT试验者可行马塔斯（Matas）试验：压迫患侧颈动脉，使其完全闭塞，观察患者的反应。如果压迫半个小时以上，患者仍未出现不适，则动脉瘤孤立术后，多无显著不良反应发生。②夹闭动脉的选择：颈内动脉、大脑中动脉和基底动脉的突然夹闭很可能使患者死亡，应尽量避免此操作，或先行颅内外血管搭桥术（以颞浅动脉和大脑中动脉的分支高通量旁路移植术最为常用）后再行动脉瘤孤立术。正常人椎动脉一般两侧粗细不同，较粗一侧为主要的供血动脉，动脉瘤易发生于优势侧。因此，夹闭优势

侧椎动脉必须在分出小脑后下动脉的远端进行才较为安全。夹闭非优势侧椎动脉动脉瘤一般较为安全。部分大脑后动脉动脉瘤可在P1段或P2段结扎，较少出现缺血症状。③动脉瘤孤立术辅助监测方法：电生理监测技术，术中试夹闭载瘤动脉后可通过脑电图监测判断大脑缺血情况，慢波增多表示大脑缺血缺氧。经颅多普勒监测：通过经颅多普勒可直接观察大脑中动脉的血流速度，较脑电图监测更为直接、可靠。

**优缺点**　动脉瘤孤立术现已较少应用，主要与颅内外血管重建术配合治疗巨大动脉瘤或复杂动脉瘤。末梢动脉的动脉瘤也可应用此术式。

（张　岩）

dòngmàiliú bāoguǒshù
## 动脉瘤包裹术（wrapping of aneurysm）

将动脉瘤的囊体用各种组织或人工材料加固，以达到减少其破裂机会、限制动脉瘤继续膨大目的的手术。是一种姑息手术方式。包裹术除利用包裹材料的机械强度来加固动脉瘤壁之外，还利用其生物性状，如异物反应和黏附反应来抵抗瘤壁的扩张应力。1931年，多特（Dott）首次使用包裹法成功地处理了1例破裂出血的动脉瘤，开创了血管外包裹治疗颅内动脉瘤的新时代。直到20世纪70年代以前，动脉瘤包裹术一直是那个时代动脉瘤手术的主要术式。此后，随着显微神经外科时代的到来，各种各样的动脉瘤夹不断出现，采用显微手术直接夹闭动脉瘤成为颅内动脉瘤治疗的金标准，动脉瘤的包裹治疗已不再流行。目前动脉瘤包裹术主要用于不能直接介入栓塞和夹闭的动脉瘤的姑息治疗。

**适应证** 动脉瘤包裹术适用于某些宽颈、巨大和形态特殊的动脉瘤，特别是较大的主干动脉和重要穿支动脉的梭形动脉瘤，手术不能完全夹闭或栓塞者。虽然目前该术式已很少单独使用，但有时作为一种辅助措施同样具有重要意义。

**手术方法** ①包裹材料的选择：颅内动脉瘤的包裹材料包括天然材料、生物材料和合成材料。天然材料主要包括棉花片和细薄棉纱布等材料，防止再出血的效果较好；生物材料主要有肌肉、筋膜、硬脑膜、明胶海绵、纤维蛋白胶和牛胶原蛋白等。采用自体肌肉和筋膜进行包裹组织相容性好，但易发生坏死而后在2个月内被吸收。明胶海绵等材料强度低、降解快，效果不佳；合成材料主要有塑料、甲基丙烯酸酯、PTFE、涤纶、伊斯曼910多聚体、合成树脂和聚酯网眼纤维等。其机械强度较好，生物学惰性较稳定，但组织相容性、安全性和柔韧性较差。各类材料各有其优点和局限性，开发出理想的包裹材料是动脉瘤包裹术继续发展的重要保证。②疗效评价：进入显微神经外科时代以前，学者们普遍认为动脉瘤包裹术能够加固脉瘤壁并有效的预防动脉瘤再出血。随着随访时间延长，研究结果表明包裹治疗在最初6个月对防止再出血确实有保护作用，但晚期再出血发生率与未治疗者无明显差异。不少学者开始怀疑包裹术的效果，认为动脉瘤包裹术是很不确切的方法，实际上很难将巨大动脉瘤完全包裹起来，即使做到也不能完全消除再破裂出血的可能而且也无法做到减压，而且自体包裹材料一般2个月之内即被吸收。随着神经外科显微

技术的成熟和包裹材料的发展，后来的一些研究表明，动脉瘤包裹治疗后动脉瘤再出血发生率确实有所降低。可见动脉瘤包裹术的疗效与包裹材料与手术技术密切相关。

**优缺点** 随着神经外科显微操作技术的发展，大部分动脉瘤可被成功的分离和夹闭。动脉瘤包裹术在临床上应用越来愈少，但是对于不能手术夹闭和栓塞的动脉瘤，包裹术仍不失为一种有价值的治疗方法，不仅能确实有效地降低近期和远期再出血的风险，而且还能提供更好的短期和长期的保护作用。

(张 岩)

dòngmàiliú qiēchúshù

**动脉瘤切除术**（aneurysmectomy） 将动脉瘤瘤颈夹闭或将载瘤动脉阻断后将瘤体切除的手术。是动脉瘤夹闭术的重要补充。

**适应证** ①颅内巨大动脉瘤对患者的危害一方面是动脉瘤破裂引起蛛网膜下腔出血，另一方面是巨大动脉瘤的占位效应，如后交通巨大动脉瘤常导致动眼神经麻痹。因此对于此类动脉瘤而言，先夹闭瘤颈再切除瘤体即可防止动脉瘤破裂出血，又可解除局部压迫。因此动脉瘤切除术，是处理巨大动脉瘤的合理方法。②梭形动脉瘤无法进行夹闭，可在阻断载瘤动脉情况下行动脉瘤切除术，然后进行血管重建。由于需阻断载瘤动脉的时间较长，因此需要有良好的侧支循环。③伴有血栓形成的动脉瘤，由于瘤颈血栓的存在动脉瘤常难以完全夹闭，即使完全夹闭后伴有血栓的瘤体对瘤周组织的压迫难以解除。因此应先在阻断载瘤动脉情况下取出血栓然后行动脉瘤夹闭，最后切除瘤体。

**手术方法** 动脉瘤切除术对术者的显微操作技术要求较高，其手术风险高于单纯动脉瘤夹闭术和动脉瘤介入栓塞术。术中应注意以下几点：①对瘤颈的夹闭一定要可靠，瘤颈动脉瘤夹的滑脱会导致致命性大出血。②瘤体切除后的残端尽可能予以缝合，并用止血海绵或纱布覆盖，减少再出血风险。③梭形动脉瘤切除术后的血管重建血管张力不可过大，必要时可采用自体血管移植进行重建。④对于与周围重要组织粘连严重的动脉不可强行分离和切除。

**优缺点** 虽然动脉瘤切除术的应用不如单纯夹闭术和介入栓塞术广泛，但其越来越受到广大学者的认可。与其他术式相比其优势主要表现为：①不但可降低动脉瘤再出血风险，而且可以解除动脉瘤瘤体对周围组织的压迫，因此较单纯的动脉瘤夹闭术及栓塞术效果更具优越性。②对于无法直接夹闭的巨大动脉瘤和梭形动脉瘤，该术式仍然适用。③术中切除的动脉瘤组织可进行组织病理学检查，这对于动脉瘤发生、发展的病理生理机制研究具有十分重要意义。

脑动脉瘤切除术是治疗巨大动脉瘤、梭形动脉瘤和血栓性动脉瘤的理想方法，既避免了动脉瘤再次出血的危险，又解除了动脉瘤体对局部神经的压迫作用。娴熟的显微分离技术和动脉瘤残端的妥善处理是手术成功的关键。

(张 岩)

dòngmàiliú chéngxíngshù

**动脉瘤成形术**（aneurysmoplasty） 用于治疗巨大动脉瘤和复杂动脉瘤等不可单纯夹闭的动脉瘤的重要手术。上述动脉瘤瘤壁往往是载瘤动脉的一部分，因

此可以利用动脉瘤部分瘤壁重建载瘤动脉，即为动脉瘤成形术。直径大于2.5cm的动脉瘤属巨大动脉瘤，占颅内动脉瘤的5%~7%，因巨大动脉瘤外壁纤维化，厚而坚实，腔内多见附壁血栓形成，且瘤体大、蒂宽，治疗的困难在于：①需暴露巨大动脉瘤蒂。②要保护载瘤动脉及其主要分支的通畅。③解除巨大动脉瘤的占位效应。④载瘤动脉需重建。因此，巨大动脉瘤至今仍是神经外科富有挑战性的课题。

**手术方法** ①切除巨大动脉瘤后再造载瘤动脉：选择恰当的手术入路开颅后在手术显微镜下依次暴露载瘤动脉的近端、远端及动脉瘤体。因动脉瘤较大，瘤蒂多不能充分暴露。首先临时阻断载瘤动脉，视动脉瘤内有无血栓，而采用穿刺吸空瘤内积血或直接纵向切开瘤壁取出瘤内血栓。待瘤体缩小后，修整瘤壁，充分留足再造动脉的管壁，其余瘤壁切除。载瘤动脉成形可采用多枚动脉瘤夹夹闭法或丝线连续缝合打结法。②应用窗式成角动脉瘤夹重建载瘤动脉：术中暴露动脉瘤后，在载瘤动脉近端上一临时阻断夹，再以Sugita窗式直角形动脉瘤夹，沿载瘤动脉走行方向夹闭动脉瘤瘤体，达到再造载瘤动脉的目的。去除临时阻断夹后，有时因动脉瘤内压力高，动脉瘤夹会滑脱，使再造动脉狭窄。遇此情况需重新阻断供血动脉，穿刺动脉瘤内积血，再补充一环形动脉夹，增加Sugita窗式直角形夹的稳定性。用动脉瘤夹血管成形的方法适用于瘤壁较薄、较软、瘤体能够完全分离出、瘤内无血栓或血栓较少的病例，否则必须先去除内容物方能达到夹闭满意。

**注意事项** ①临时阻断技术，

由于巨大动脉瘤处理难度大，所需手术时间长，临时阻断技术显得至关重要，同时应使用低温、低血压等脑保护法，后循环阻断时间要短于前循环。②为使术中脑回缩满意，应术前常规行腰椎穿刺置管，开颅时放出脑脊液降低颅内压，避免过度牵拉脑组织。③对于颈内动脉或海绵窦段巨大动脉瘤，术中暴露颈内动脉近端有困难者，开颅前应先在颈部暴露颈内、外和颈总动脉，并穿橡皮条备用，以防术中大出血。④清除瘤内血栓，缝合瘤壁前用肝素盐水冲洗动脉瘤腔，并放出少量血，冲出管腔内可能存的凝血块及空气。⑤重建载瘤动脉应充分保证重建的载瘤动脉瘤管径够大，使血流通畅，采用边对边方法缝合，缝合时应防止丝线撕裂血管壁。使用银夹代替部分缝合，可缩短重建血管的时间。

**优缺点** 巨大动脉瘤无论是开颅手术治疗和介入栓塞治疗均十分具有挑战性，动脉瘤成形术的开展为巨大动脉瘤的治疗带来了新的希望，值得临床实践中广泛应用和推广。

(张 岩)

pòliè dòngmàiliú zǎoqī shǒushù

## 破裂动脉瘤早期手术 （early operation of ruptured aneurysm）

动脉瘤破裂出血48~72小时内进行的手术治疗。

**术前评估** 为便于判断蛛网膜下腔出血病情，选择造影和手术时机，评价疗效，国际常采用分级方法是Hunt&Hess分级法：Ⅰ级：无症状，或有轻微头痛和颈强直；Ⅱ级：头痛较重，颈强直，除脑神经麻痹无其他神经症状；Ⅲ级：嗜睡或有局灶性神经功能障碍；Ⅳ级：昏迷、偏瘫、早期去脑强直和自主神经功能障

碍；Ⅴ级：深昏迷、去脑强直，濒危状态。

**早期手术适应证** ①Hunt-Hess分级Ⅰ~Ⅲ级患者。②无严重系统性疾病者。③无明显凝血障碍者。

**早期手术优缺点** 优点：①动脉瘤再破裂出血的高峰期在初次出血后1周内，早期手术可减少动脉瘤再破裂危险。②术中可清除血凝块等引起血管痉挛的有害物质。③可开始实行3H疗法，即高血压，高血容量和血液稀释。缺点：①早期手术牵拉脑组织，加重脑水肿。②术中动脉瘤破裂的概率较高。③手术易造成血管损伤，可加重术后的血管痉挛。对于Hunt-Hess分级Ⅰ~Ⅲ级患者基本达成共识，建议早期手术；但对于Ⅲ级以上患者是否早期手术存在争议，目前更倾向于晚期手术。

**手术方法** 手术的目的是阻断动脉瘤的血液供应、避免发生再出血，保持载瘤及供血动脉通畅，维持脑组织的正常的血运。手术方法包括介入栓塞及开颅夹闭。①动脉瘤夹闭：采用全麻。术前腰椎穿刺置管，剪开硬脑膜前打开留置管，引流脑脊液30~50ml，降低脑压，增加手术暴露的空间，便于分离操作。分离动脉瘤时先辨明各大血管，确定载瘤动脉，暴露瘤颈，分清动脉瘤的类型及与载瘤动脉的关系，夹闭动脉瘤。②弹簧圈栓塞的介入治疗：对于导管可到达的动脉瘤，可选弹簧圈栓塞的介入治疗。

(王永刚)

lúnèi dòngmàiliú jièrù zhìliáo

## 颅内动脉瘤介入治疗 （interventional treatment of intracranial aneurysm）在X线监测下，经动脉血管借助导引器械（导管、

导丝等）递送特殊材料进入颅内血管内，以达到栓塞动脉瘤目的的治疗方法。近十多年来随着介入技术的提高以及介入材料的更新换代，颅内动脉瘤的介入治疗的效果不断改善和提高，采用介入栓塞的办法来治疗颅内动脉瘤的比例越来越高。

**适应证** ①破裂的动脉瘤：如患者全身情况可耐受麻醉，技术可以达到治疗目的，可以行栓塞治疗。Hunt-Hess 分级Ⅰ~Ⅳ级应积极治疗，Ⅴ级应酌情处理。②未破裂动脉瘤：患者全身情况可耐受麻醉，技术可以达到治疗目的，可行栓塞治疗。

**禁忌证** ①全身情况不能耐受麻醉。②目前栓塞技术不能达到治疗目的。③患者和/或家属拒绝栓塞治疗。④其他不适合进行栓塞治疗的情况。

**栓塞材料** 介入栓塞技术的发展依赖于栓塞材料的不断研发和改进，理想的栓塞材料应符合以下要求：无毒、无抗原性、具有较好的生物相容性，易经导管运送，易消毒，不粘管。目前临床常用的栓塞材料包括以下几种。①微型弹簧圈：微型弹簧圈是一种可脱性铂金弹簧圈装置，由铂金材料制成，双螺旋结构，柔软且具有记忆性。治疗中首先用导引导丝将微导管导入动脉瘤腔内理想位置，再沿微导管置入弹簧圈。弹簧圈完全置入瘤腔内而且位置理想后，通过微电流可使其与推进导丝在连接点处熔断分离，从而完成一个弹簧圈填塞过程。②血管内支架：复杂宽颈动脉瘤或某些梭形动脉瘤无法直接通过单纯弹簧圈来栓塞，可先在载瘤动脉内放置一或数枚支架，挡住宽颈口或在动脉内保持血流通道然后将微导管通过支架网孔置入

动脉瘤腔内。也可以先将微导管送入瘤腔然后再放置支架，再用弹簧圈栓塞宽颈动脉瘤时弹簧圈则不会脱出进入载瘤动脉。③可脱性球囊：主要为乳胶和硅胶球囊。最初是将可脱性球囊可直接送入动脉瘤腔内，再向囊内注入可凝固胶来填塞瘤腔。但这种方法有很多缺点，现已很少直接用于动脉瘤腔内栓塞，目前主要用于巨大动脉瘤、假性动脉瘤或者夹层动脉瘤治疗时暂时闭塞载瘤动脉。

**治疗方法** 根据颅内动脉瘤的形态、瘤颈的宽窄，不同动脉瘤采用不同的治疗方式。①动脉瘤囊内栓塞：适用于窄颈动脉瘤。可采用全麻，也可局麻、神经安定或辅以静脉麻醉。先进行脑血管造影，判断好动脉瘤瘤颈和瘤体情况，根据动脉瘤的位置及形态进行微导管塑形。缓慢平滑地送入微导管，然后送入弹簧圈，弹簧圈的位置合适后再复查造影，确信无正常血管闭塞后再解脱。原则上弹簧圈的填塞要尽可能致密，但应适可而止，防止弹簧撑破动脉瘤引起出血。②球囊辅助可脱弹簧圈栓塞术：适用于宽颈动脉瘤。需双侧股动脉置管，通常先经左侧股动脉穿刺将不可脱球囊微导管放置在动脉瘤颈开口处。再经右侧股动脉置管将栓塞动脉瘤的微导管在导丝导引下送入动脉瘤内，放入弹簧圈。试抽瘪球囊恢复血流，弹簧圈不向瘤颈口处膨出，即可通电解脱弹簧圈。如果弹簧圈逸出瘤颈，则应在球囊充盈挡住瘤颈的情况下解脱，尽快再放入数枚弹簧圈，使之相互缠在一起不再向瘤颈膨出。如此反复直至致密填塞动脉瘤腔。球囊每次可持续充盈 20~30 分钟，但原则上应以尽量缩短球囊

充盈闭塞载瘤动脉的持续时间，以减少并发症。该技术的主要优点是可使弹簧圈栓入过程中稳定且相互缠绕致密填塞，并有效避免栓入瘤腔内的弹簧圈脱出到载瘤动脉内。这种技术并不能解决所有宽颈动脉瘤栓塞问题，通常要求动脉瘤的腔/颈比>1∶1，瘤颈<4mm。③支架辅助栓塞术：适用于宽颈动脉瘤、梭形动脉瘤、夹层动脉瘤及动脉瘤附近载瘤动脉严重狭窄的病例。术前术后应充分给予抗血小板聚集的药物。动脉穿刺后先将颅内支架置送入到载瘤动脉并覆盖瘤颈，能有效永久性地封堵瘤颈，防止栓塞中或后弹簧圈逃逸，使宽颈动脉瘤的治疗变得更为安全、有效。④载瘤动脉闭塞技术：适用于颈内动脉及后循环梭形、宽颈、巨大动脉瘤，无法或不适合行瘤内栓塞者。术中将直接闭塞动脉瘤的载瘤动脉。栓塞前需要进行球囊闭塞实验（BOT），了解交叉代偿循环情况。具体如下：动脉穿刺后将球囊送到动脉瘤的供血动脉，在全身肝素化下，注入造影剂充盈球囊闭塞载瘤动脉，观察患者情况。代偿良好的标志是：①对侧颈内动脉及椎动脉造影见前、后交通动脉通畅，向患侧供血良好，毛细血管充盈完全，静脉期两侧接近同时出现，患侧延长不超过 1.5 秒。②降低血压20~30mmHg（2.7~4.0kPa），患者无脑缺血症状。③暂时性闭塞载瘤动脉后持续观察 30 分钟以上，患者无偏瘫、失语、失明及意识障碍等。④脑血流监测。临时闭塞实验提示代偿良好后，方可解脱球囊闭塞载瘤动脉。

**并发症及其处理** 包括以下几种。

脑缺血 可能原因是：①脑

血栓形成。②球囊或微弹簧圈到位不正确造成正常动脉的栓塞。③动脉瘤内原已存在的血栓逸出栓塞正常动脉。④大型动脉瘤栓塞后导致载瘤动脉的机械压迫。⑤脑血管痉挛。脑缺血并发症的处理方法是：①介入治疗应在正规的全身肝素化下进行。②栓塞成功后，如发现重要动脉内血栓形成，应立即予以尿激酶等溶栓治疗。动脉瘤栓塞后应予以正规的抗血小板聚集治疗。③介入治疗前、后及术中予以血管扩张药物，如罂粟碱、尼莫地平等。④操作时务必动作轻柔。

**动脉瘤术中破裂** 一旦出现术中动脉瘤破裂出血，应立即中和肝素，行头部 CT，根据出血量多少决定是否手术清除血肿。

**脑血管痉挛** 血管痉挛多是因为导管机械刺激所致，故操作时应尽量轻柔，特别是导丝使用时，动作尤应轻柔。由于血管痉挛，微导管可被固定，一时难以拔出，可于动脉内注入罂粟碱，解除血管痉挛。一般痉挛可缓解，导管可徐徐拔出。脑血管痉挛时切忌用力拔除微导管。

(王永刚)

lúnèi xuèguǎn jīxíng

## 颅内血管畸形 （intracranial vascular malformation）

先天性中枢神经系统血管结构的发育异常。在人群中的发生率为 0.1%～4.0%。根据形态及临床意义将其分为四种类型：①动静脉畸形。②海绵状血管畸形。③毛细血管扩张症。④静脉畸形。其中动静脉畸形最常见，约占脑颅内血管畸形的 80% 以上。后三类血管畸形仅在 MRI 和 CT 可见，但在脑血管造影上可能无法发现，又称血管造影隐匿性血管畸形。

(王永刚)

lúnèi dòngjìngmài jīxíng

## 颅内动静脉畸形 （intracranial arteriovenous malformation）

颅内先天性发育异常的病理脑血管，动脉不经过毛细血管床，直接向静脉引流，形成动静脉之间的短路，出现血流动力学紊乱。是脑血管畸形中的一个主要类型，男性稍多于女性，多数患者在 40 岁之前发病，最小的患者可在 1 岁以内发病。颅内动静脉畸形主要发生在大脑半球，约占 90%，尤其以大脑凸面最为常见。其次见于大脑内侧面、大脑底面、侧脑室及侧裂区。约 10% 的颅内动静脉畸形发生在小脑幕下，主要位于小脑半球及脑干。

**病因及发病机制** 在胚胎时期脑原始动脉及静脉并行，紧密相连，中间隔以两层血管内皮细胞。如两者之间发生沟通，血液就直接从动脉流入静脉，形成血流短路，从而引起静脉动脉化以及周围正常脑组织被窃血等脑血流动力学改变。

**临床表现** ①自发性颅内出血：是颅内动静脉畸形的最常见的临床表现。约 50% 的患者首发症状是出血，常因体力活动、情绪激动等因素诱发，亦可无任何原因。表现为突发剧烈头痛头晕、恶心呕吐和脑膜刺激征，严重者可出现意识障碍。出血形式主要表现为脑内血肿，部分血肿有时可以破入脑室、硬脑膜下或蛛网膜下腔。当血肿邻近功能区时，可以表现出相应的功能障碍，如偏瘫、失语及偏盲等。出血高发年龄为 15～20 岁，每年出血率为 2%～4%，再出血率和出血后死亡率都低于颅内动脉瘤。这是由于其出血源多为病理循环的静脉，压力低于脑动脉。影响出血的因素尚不十分明确。一般认为，小

的颅内动静脉畸形比大的更易趋向于表现为出血，这是因为小的颅内动静脉畸形供应动脉的压力更高。因此，小的颅内动静脉畸形比大的更致命。出血与性别和头部外伤关系不大。妇女妊娠期，颅内动静脉畸形出血的危险性增大。癫痫对出血无直接影响。②癫痫：发病年龄越小出现癫痫的概率越高，约 1/3 发生在 30 岁前，多见于额、颞部的颅内动静脉畸形。体积大的颅内动静脉畸形比体积小的更容易引起癫痫，因为大的颅内动静脉畸形更易累及大脑皮质。额部的颅内动静脉畸形多伴癫痫大发作，顶部以局限性发作为主。癫痫的发作与脑缺血、病变周围胶质增生及出血后的含铁血黄素刺激大脑皮质有关。14%～22% 出过血的颅内动静脉畸形会发生癫痫。癫痫发作并不意味出血的危险性增加。早期癫痫可服药控制发作，但最终药物治疗无效。由于长期癫痫发作，脑组织缺氧不断加重，致使患者智力减退。③头痛：50% 患者有头痛史，为单侧局部或全头痛，间断性或迁移性。头痛可能与供血动脉、引流静脉以及静脉窦的扩张有关，或因颅内动静脉畸形小量出血、脑积水及颅内压增高引起。④神经功能缺损：脑内血肿可致急性偏瘫、失语。4%～12% 未出血的颅内动静脉畸形患者呈进行性神经功能缺损，出现运动、感觉、视野以及语言功能障碍，多因颅内动静脉畸形窃血作用或合并脑积水所致。少数患者可有三叉神经痛或头颅杂音。⑤大头畸形：儿童颅内中线位置较大的颅内动静脉畸形引流入大脑大静脉（Galen 静脉）造成大脑大静脉局限性增粗并压迫中脑导水管，可表现为脑积水合并大

头畸形，严重时可以引起心功能衰竭伴随心脏肥大。

**分级** 斯佩茨勒（Spetzler）分级法根据动静脉畸形大小、是否在功能区、有无深部静脉引流三项得分相加，以其结果数值定级。级别越高手术难度越大，预后越差。①直径 <3cm，1 分；3~6cm，2 分；>6cm，3 分。②位于非功能区 0 分，位于功能区 1 分。③表浅静脉引流 0 分，深部静脉引流 1 分。完全位于功能区、巨大动静脉畸形，或累及下丘脑和脑干的动静脉畸形视为 6 级，任何方法治疗危险性都极大。

**诊断** 患者有癫痫或出血病史，结合头部 CT 及 MRI 常可确诊。对于 CT 及 MRI 尚不能诊断者，应进一步检查全脑（DSA），目前脑血管造影仍然是颅内动静脉畸形的最可靠的检查方法，对于判断畸形的大小、选择治疗方案可以提供很重要的信息。①CT：增强扫描 AVM 表现为混杂密度区，大脑半球中线结构无移位。出血急性期，CT 可以确定出血部位及程度。对于大的血管畸形，进一步检查 CT 血管造影（CTA），常可以显示畸形的大小、供血动脉及引流情况。②MRI：病变内高速血流在 T1 加权像和 T2 加权像出现流空现象。对造影不显影的隐匿性动静脉畸形，MRI 还可明确诊断。另外，MRI 能显示 AVM 的脑解剖部位，为切除 AVM 选择手术入路提供依据。MR 血管造影（MRA）可以用于 AVM 高危人群的筛选。③脑血管造影（DSA）：是确诊的必需手段。全脑血管造影并连续拍片，确定畸形血管团大小、范围、供血动脉、引流静脉以及血流速度，有时还可见由对侧颈内动脉或椎基底动脉系统的窃血现象。④脑电图检查：病变区及其周围可出现局限性慢波或棘波。癫痫患者术中脑电图监测，切除癫痫病灶，可减少术后抽搐发作。

**治疗** 对于颅内动静脉畸形，一旦确诊就应向患者及家属交代有自发出血危险，应嘱患者避免过度用力及情绪激动，保持排便通畅以预防动静脉畸形破裂出血。目前颅内动静脉畸形的治疗主要包括手术切除、介入治疗及立体定向放射治疗（γ 刀，X 刀）。

**手术切除** 治疗颅内动静脉畸形的最彻底方法。不仅可以杜绝病变出血，阻止畸形血管窃血，改善脑血供，还能控制癫痫发作。手术适应证包括：①反复出血的血管畸形。②癫痫发作频繁，脑电图提示癫痫波部位与 MRI 的病变部位基本吻合。③栓塞后未完全闭塞的血管畸形。④局限性神经功能障碍进行性发展。⑤顽固性头痛，颅内压增高伴有脑积水者。⑥无明显手术禁忌证者。手术禁忌证包括：①病变位于脑深部重要功能区，手术后死亡和病残的可能性较大者。②神经症状严重，如长期昏迷、痴呆、瘫痪、切除病变也难以改善症状者。③合并其他严重疾患，不能耐受手术者。

应用显微手术技术，颅内动静脉畸形手术切除效果令人满意。切除颅内动静脉畸形时骨窗应暴露充分，包括病变、供应动脉及引流静脉。颅内动静脉畸形切除术后易出现灌注压突破（NPPB）而造成颅内出血，因此术中全切病灶后，应充分止血，术后严密观察病情变化。对大型颅内动静脉畸形，为了防止出现术中大出血，可采用先栓塞数天后切除，或术中栓塞主要供血动脉后切除病变。

**放射治疗** 直径小于 3cm 的颅内动静脉畸形，可考虑立体定向放射治疗。治疗后，畸形血管内皮增生，血管壁增厚，形成血栓闭塞畸形血管，通常需 1~3 年后才能见效，治疗期间有出血的可能。

**介入治疗** 介入神经放射治疗，术前 1~2 周应用氰基丙烯酸正丁酯（NBCA）或微弹簧圈等材料，栓塞巨大动静脉畸形令其体积缩小，便于手术切除。

**预后** 颅内动静脉畸形每次出血的死亡率为 10%，病残率（神经功能缺损）为 30%~50%。

（王永刚）

lúnèi hǎimiánzhuàng xuèguǎn jīxíng

**颅内海绵状血管畸形**（intracranial cavernous malformation） 颅内先天形成的由众多薄壁血管组成的海绵状异常血管团。又称颅内海绵状血管瘤。占中枢性神经系统血管畸形的 5%~13%，多位于大脑半球脑内，10%~23% 在颅后窝，常见于脑桥。多在 20~40 岁发病，男女相差不大，患者以癫痫为首发症状占 31%~55%，其次为反复脑内出血。表现为头痛、呕吐及进行性神经功能障碍。部分患者为偶然发现。18.7% 的海绵状血管畸形患者有多发病灶，这类患者常有家族史及遗传性，遗传方式是常染色体显性遗传。

**病理生理** 海绵状血管畸形为边界清楚的良性的血管性错构瘤，由不规则的厚和薄的窦状的血管性腔道组成。位于脑内，但其内部没有神经组织、大的供血动脉或大的引流静脉。通常大小 1~5cm，内含钙化和血栓或陈旧性出血。50% 为多发，偶见于脊髓。海绵状血管畸形的实质是畸形血管团，外观为紫红色，剖面呈海面状或蜂窝状。其血管壁由单层内皮细胞组成，缺少肌层和弹力层，管腔内充满血液，可有新鲜或陈旧血栓；异常血管间为疏松纤维结缔组织，其间无脑实质组织。病变常位于脑内，有时也可见硬脑膜外颅中窝底，易误诊为颅中窝底脑膜瘤。

**临床表现**　主要有癫痫发作（60%）、进行神经功能缺损（50%）、出血（通常为脑实质内出血，20%）及脑积水，偶然发现（有报告 50%）脑内病灶倾向于反复发作的小的出血，但极少是灾难性出血；脑外病变常以占位效应为主，可侵犯邻近结构，如海绵窦、垂体、下丘脑及视神经等，出现动眼神经麻痹、展神经麻痹、视力下降、闭经泌乳及多饮多尿等症状。

**诊断**　结合病史，海绵状血管畸形诊断主要依赖于头部 MRI，尤其是 T2 加权像，表现为中心为混杂信号，周围为低信号边缘（为含铁血黄素沉着所致）。若发现同样特点的多发病灶或家族史，则强烈支持诊断。①CT：表现为圆形或类圆形均匀高密度影，病灶周围无水肿，常伴有钙化，注射造影剂后病灶可强化。CT 对微小的病灶有时易漏诊。② MRI：是该病的主要诊断方法。尤其是 T2 加权像是最敏感的检查，表现为中心为混杂信号，周围为低信号边缘（为含铁血黄素沉着所致）。③ 脑血管造影：常不显影，在静脉期可见病灶部分染色。

**治疗**　手术切除是根本的治疗方法。对造成癫痫、进行性神经功能损伤和反复出血的病灶应手术切除。对于脑干内的海绵状血管畸形由于手术易引起神经功能障碍，手术应慎重，一般畸形位置表浅、有反复出血或血肿加大，有明显占位效应的脑干海绵

状血管畸形可考虑手术治疗。对于幕上大脑半球或小脑半球内的海绵状血管畸形，手术中应用神经导航技术协助病灶定位有助于减少对患者的损伤。无症状的海绵状血管瘤可定期复查。该病对放射治疗（包括立体定向放射外科）不敏感，目前尚没有可靠证据证实放射治疗能够防止畸形再出血。

（王永刚）

lúnèi jīngmài jīxíng
**颅内静脉畸形**（intracranial venous malformation）　一簇脑内静脉汇集到一个粗大的静脉干构成的无动脉成分的血管畸形。畸形的静脉缺乏平滑肌和弹力纤维，在扩张的血管之间有正常脑组织。又称为颅内静脉血管瘤。脑静脉畸形是无动脉成分的血管畸形，是先天性正常局部脑引流静脉的异常扩张。约 70% 的病灶位于大脑半球。最常见于额叶和顶叶，其次也见于小脑半球及基底节和丘脑。常可合并有动静脉畸形、海绵状血管畸形或面部血管瘤，无遗传性。在 CT 和 MRI 应用以前报告很少，随着 MRI 的广泛应用，该病的检出率有所增高。斯佩茨勒（Spetzler）等报道 142 例为脑血管畸形，其中静脉血管瘤 13 例，仅占 9%，国内赵继宗等 1996 年报道静脉血管瘤仅占全部脑血管畸形的 3.3%。但实际的发病率比临床报告的数据要高，1978 年萨瓦尔（Sarwar）等报道 4069 例尸检，脑血管畸形 177 例，其中静脉畸形为 106 例，占 60%，最为常见。其次为毛细血管畸形 28 例（16%）、动静脉畸形 24 例（13%）及海绵状血管畸形 16 例（9%）。其主要原因可能是许多静脉血管瘤患者生前无症状未被发现。静脉畸形可以合并海绵状血

管畸形。

**病因及发病机制**　静脉畸形主要位于皮质下的白质，主要的病理生理学特点是低血流量和低压力。因此出血率及引起癫痫的比率均明显低于动静脉畸形，这也是尸体解剖检出率高于其他血管畸形的原因。2003 年日本学者安倍（Abe）等提出将静脉畸形分为发育性静脉异常（developmental venous anomaly，DVA）和血管造影隐匿性静脉血管瘤（angiographically occult VAs）两类。血管造影隐匿性静脉血管瘤是指有出血和癫痫症状，但脑血管造影上却无法显示静脉异常，只有通过病理学诊断。血管造影隐匿性静脉血管瘤与发育性静脉异常的区别在于：①组织学检查上显示隐匿性静脉血管瘤含有的是致密排列的畸形血管，血管壁有部分退化，而发育性静脉异常则为扩张的薄壁血管弥漫性分布于脑白质内。②发育性静脉异常手术切除后会引起严重的脑水肿或出血性脑梗死，而隐匿性静脉血管瘤则不会，手术切除是安全的。

发育性静脉异常可来源于胚胎期正常动脉接近完成时，原发育停滞的胚胎髓静脉的再发育，造成白质原始静脉存留，它们引流入单个的大引流静脉。也有学者认为，可能是先天性的胚胎发育异常造成静脉引流闭塞或静脉发育不良引起的。支持此观点的证据有：①此病在婴幼儿有发现。②病灶的解剖部位无其他支持引流静脉。③手术切除病灶后，其相应引流区脑组织即刻发生淤血肿胀。实质上与真正血管畸形不同，它只是一种解剖的变异或者说是发育异常，可以与其他先天性脑移行异常（如多小脑回）合并发生。静脉畸形在组织学表现

可以是混杂的，常合并其他血管畸形，特别是海绵状血管畸形。多数学者认为，引起症状的病变合并其他的类型的血管畸形，并非由发育性静脉异常引起静脉畸形是由许多异常扩张的髓样静脉和汇集到一个中央引流静脉两部分组成。髓样静脉多起自脑室周围区域，中央引流静脉向大脑表面浅静脉系统或室管膜下深静脉系统引流；幕下病灶多直接向窦引流。

肉眼观察静脉畸形是放射状排列地扩张地髓质（白质）静脉组成，包括增大的穿皮质或室管膜下引流静脉，在显微镜下静脉血管瘤由扩张的静脉管道构成。病灶有时增厚及玻璃样变。扩张的静脉被正常的脑组织隔开，并给后者提供主要静脉引流。

静脉血管畸形显微镜下可见畸形血管为静脉，管壁少有平滑肌和弹力组织，管壁也可发生透明样变而增厚。血管间散布由正常脑组织。这些特点明显不同于其他的脑血管畸形，如AVMs、海绵状血管畸形和毛细血管扩张症。

**临床表现**　大多数患者很少有临床症状，出血也少见。症状依病灶部位不同而异，幕上病灶多有慢性头痛、癫痫、运动障碍或感觉障碍。幕下病灶多表现为步态不稳或其他颅后窝占位症状。静脉畸形出血主要为脑内和脑室内出血。①癫痫：最常见临床表现，主要为癫痫大发作。②局限性神经功能障碍：表现为单侧肢体轻瘫，可伴有感觉障碍，出现原因可能与畸形局部压迫或畸形引起缺血性梗死有关。③慢性头痛。④颅内出血：一般认为静脉瘤出血率为 15%～20%，幕下病灶比幕上病灶更易于出血。患者突然剧烈头痛，昏迷或偏瘫。

⑤脑积水：位于脑干部位的静脉畸形可堵塞中脑导水管引起梗阻性脑积水。

**诊断**　静脉畸形常无临床症状，诊断常依赖于头部 MRI 及脑血管造影，尤其脑血管造影是静脉畸形的主要确诊手段。①脑血管造影：动脉期均正常，脑血流循环时间亦正常。毛细血管期可以存在毛细血管染色，但具有诊断特征性的血管造影表现在静脉期即 水母征是指数条扩张的髓静脉扇形汇集成一条扩张的中央静脉，从中央静脉再向浅静脉系统、深静脉系统或窦引流。有时引流静脉进入邻近窦处可有局部狭窄。静脉畸形同时合并海绵状畸形可引发脑实质出血，出现神经功能缺损定位症状。②CT：CT 平扫多正常。增强扫描可见脑实质内一条粗线状的增强影指向皮质和脑深部，其周围无水肿和团块占位。有时也可表现为圆点状病灶。这种粗线状或圆点状影是中央静脉的影像。③MRI：表现与 CT 所见相似。在 $T_1$ 加权像上病灶为低信号，在 $T_2$ 加权像上多为高信号，少数为低信号。

**治疗**　大多数脑静脉畸形患者无临床症状，其自然预后良好。因为这些病变是邻近脑组织的引流静脉，手术切除对正常脑组织损伤严重，若无特殊症状不需要治疗。外科手术指征仅为明确出血或明确因病变引起的顽固性癫痫发作。手术中对静脉瘤处理要慎重，由于该病再出血的概率较低，而且切除病灶后即刻引起脑组织的肿胀、淤血，甚至脑坏死，故一般不夹闭或切除病灶。有癫痫发作可给予抗癫痫治疗，效果良好。对于有出血者可开颅血肿清除或脑室内血肿清除引流术，术后患者多能得到较好的恢复。

伽马刀放射治疗反应不佳，经治疗后病灶的消失率很低且可引起放射性脑损伤。

（王永刚）

lúnèi máoxìxuèguǎn kuòzhāngzhèng

**颅内毛细血管扩张症**（intracranial capillary telangiectasia）　毛细血管发育异常所致罕见的脑血管畸形。它的病理表现为轻度扩张的血流缓慢的毛细血管，其间夹杂有神经组织。尸检发现率为 0.04%～0.15%，可发生在中枢神经系统的任何部位，脑桥、大脑半球及脊髓相对多见。占全部脑血管畸形的 16%～20%。

**临床表现**　小毛细血管扩张症通常无症状，大多数是通过尸检或者 MRI 检查时偶然发现。大的毛细血管扩张症患者可以表现为：①头痛、头晕、耳鸣、视物模糊。②癫痫：当病变位于皮质的时候，容易癫痫。③出血：毛细血管扩张症在脑血管畸形中出血发生率最低，病变越大相对出血概率越高，出血可以引起局灶性功能障碍，甚至危及生命。

**诊断**　通常在影像学检查中很难发现病变，有时 MRI 的 T1 加权像上表现为等或低信号，T2 加权像为等信号到轻度高信号，加强后 T1 加权像上轻度增强，T2 加权像常可以到含铁血黄素沉着。毛细血管扩张症可以和海绵状血管畸形或者静脉畸形同时存在。

**治疗**　无症状的病灶无须治疗，当病变引起癫痫或者明显出血时应该考虑手术治疗。

**预后**　该病预后较好。

（王永刚）

nǎo-miàn xuèguǎnliúbìng

**脑面血管瘤病**（encephalofacial angiomatosis）　一侧面部血管瘤脑伴同侧软脑膜上的动静脉与毛细血管的畸形。又称斯德奇-韦伯综合征（Sturge-Weber syndrome）。

**病因及发病机制** 该病属于先天性疾病。患侧大脑半球萎缩变硬，软脑膜增厚，血管异常增生充血。畸形血管周围可见神经元和神经纤维变性、胶质增生和钙化。

**临床表现** ①患侧颜面部血管瘤：常发生于三叉神经第1支分布区，有时也可以双侧受累。②阵挛性癫痫：多数患者可以出现癫痫，表现为脸部血管瘤对侧肢体抽搐，癫痫常在婴儿时就开始出现。③神经功能障碍：多因皮质萎缩导致对侧偏瘫、肌萎缩、偏盲。④眼部症状：患侧凸眼、青光眼、虹膜缺损，眼脑膜毛细血管性血管瘤，视网膜血管瘤。

**诊断** 患者有典型的临床症状及颜面部血管瘤，结合头MRI及脑血管造影即可确诊。①头部X线平片：钙化表现为双弧形平行线（车轨征）。②CT及MRI：局灶脑皮质萎缩及钙化。③脑血管造影：约50%患者皮质静脉减少，静脉期可见弥漫性密度增高影。

**治疗** 一般对症治疗。癫痫患者使用抗癫痫药。难治性癫痫可能需行脑叶或大脑半球切除术。

（王永刚）

*jǐngnèi dòngmài hǎimiándòulòu*

## 颈内动脉海绵窦瘘 （carotid cavernous fistula，CCF）

颅内海绵窦段颈内动脉壁或颈内动脉分支破裂，导致颈内动脉与海绵窦之间形成异常的动静脉直接交通。是一种神经外科常见的脑血管疾病。

**病因及发病机制** 根据发病原因不同，分为创伤性CCF和自发性CCF，其发病机制有所不同。①创伤性颈动脉-海绵窦瘘（TCCF）：TCCF占CCF的75%以上。多发生于颅脑损伤时颅底骨折，骨折片直接刺伤海绵窦段颈内动脉和/或其分支；颅底骨折错位直接撕破该段血管，或造成颈内动脉挫伤形成动脉瘤，动脉瘤一旦破裂即形成CCF；颅脑外伤后颅内压急剧升高，也可造成海绵窦段颈内动脉及分支破裂，形成CCF。颅脑穿透伤（如火器伤等）可直接损伤动脉壁形成CCF。海绵窦段动脉壁已有的先天性、炎性或动脉硬化性病变，可因轻度损伤而发生CCF。另外，医源性因素造成颈内动脉壁损伤或分支破裂也可导致CCF的发生。②自发性颈动脉-海绵窦瘘（SCCF）：SCCF病因主要为各种原因引起颈内动脉海绵窦段血管壁脆弱，以及海绵窦段颈内动脉或其分支动脉瘤形成破裂所致。这些原因包括多种遗传性疾病［如埃勒斯-当洛斯综合征（Ehler-Danlos syndrome），肌纤维发育不良等］、动脉炎及动脉粥样硬化等。另外，海绵窦区动静脉畸形，以及海绵窦血栓形成导致动静脉短路开放等因素，也可引起SCCF的发生。

**临床表现** CCF的临床表现与海绵窦充血、压力增高以及回流静脉的方向有关。①搏动性突眼与球结膜充血水肿：颈内动脉或其分支破裂后，动脉血进入海绵窦，由于眼静脉无瓣膜，高压动脉血经海绵窦流向眼静脉，使眼静脉回流受阻及充血，该侧的眼球明显突出，可见到与脉搏同步的搏动，球结膜及眼睑高度水肿出血或外翻。如果环窦发达、瘘口较大，一侧CCF的动脉血向双侧海绵窦及眼静脉引流，可引起双侧搏动性突眼。如果CCF的动脉血主要经环窦向对侧海绵窦及眼静脉引流，突眼则可发生在CCF的对侧，不经眼静脉回流的CCF则可能无搏动性突眼。②震颤及血管杂音：触诊眼球有震颤，听诊可闻颅内血管性杂音，与动脉搏动一致，压迫同侧颈内动脉可使杂音消失或减轻。震颤及杂音的大小与瘘口的大小有关。根据其静脉引流方向不同，杂音在患侧的眼眶、额部、颞部、耳后的强度也不同。③眼球运动障碍：支配眼外肌的第Ⅲ、Ⅳ、Ⅵ脑神经受累所致。其中展神经最易受累，其次为动眼神经麻痹。重者可致眼球固定，患者可出现复视。另外，眶内容物的增加（充血和水肿）也可机械性地影响眼球活动。④进行性视力障碍：CCF患者可出现视力减退，甚至失明；为眼静脉淤血、静脉压增高及眼动脉供血不足，导致视网膜及视盘水肿、出血、继发青光眼及角膜混浊、溃疡所致。有些患者CCF向眼静脉回流，而面静脉侧支循环建立不全，致使眶内压急性升高，出现剧烈疼痛，可在1周内迅速失明。⑤神经系统功能障碍及SAH：当CCF血液经蝶顶窦、侧裂静脉、岩上窦、岩下窦等引流静脉向大脑皮质引流时，可引起脑皮质局部静脉淤血，可产生精神症状、抽搐或偏瘫、失语等；当向颅后窝引流时，可引起小脑、脑干充血、水肿，出现相应的神经功能障碍。由于皮质表面静脉怒张及静脉高压，可发生硬脑膜下或蛛网膜下隙出血。⑥致命性鼻出血：当CCF同时伴有假性动脉瘤时，可破入蝶窦或筛窦，发生致命性的鼻出血。

**诊断** 有典型症状的CCF患者，诊断并不困难，发展缓慢和症状不典型的病例，有可能延误诊断。①头部CT：可发现突眼，海绵窦显影增强，眼上静脉增粗，眶内肌群弥漫性增厚，如有皮质或脑干引流，可显示脑水肿。另外，CT 对 TCCF 判断并发损伤有意义，可发现骨折、血肿、脑挫裂伤、颅眶损伤范围、颅面部软组织损伤及脑积水征等。②头部 MRI 与磁共振血管成像（MRA）：除可显示 CT 所示的征象外，MRI 可良好显示 CCF 向大脑皮质引流和/或颅后窝引流所致的脑组织水肿或脑干水肿。MRA 可清晰发现 TCCF 引流静脉走向，但对某些低流量 SCCF 诊断意义不大。③脑血管造影与 CCF 的血管影像学分析：脑血管造影是最重要的检查手段，能为 CCF 的诊断治疗提供全面的信息。造影中主要了解以下各种情况：瘘口的部位和大小、脑代偿循环情况和脑窃血征、颈外动脉供血情况、静脉引流方向。④其他脑血管病变及脑血管变异或异常：如 CCF 伴有假性动脉瘤、动脉硬化、狭窄，以及存在原始三叉动脉或原始舌下动脉等，都可能影响 CCF 的治疗。

**鉴别诊断** CCF 应与以下原因引起的突眼相鉴别。①突眼性甲状腺肿、眶内假性肿瘤、眶后肿瘤：以上病变多无眼球搏动和血管杂音。②眶内血管性肿瘤：如海绵状血管瘤、动脉瘤和动静脉畸形等，可有搏动性突眼。鉴别诊断困难，需用脑血管造影来区别。③海绵窦血栓形成：症状与 CCF 相似，但无眼球搏动和血管杂音。④先天性、创伤性或肿瘤性眶壁缺损：如有眶顶缺损，脑向缺损处膨出，可引起突眼，脑的搏动传至眼球引起眼球搏动。蝶骨嵴脑膜瘤可破坏眶壁引起搏动性突眼，但一般无血管杂音。⑤脑膜膨出或脑膜脑膨出：膨出至眶内可形成搏动性突眼，但无

血管杂音。

**治疗** 在血管内栓塞治疗技术问世以前，外科手术治疗外伤性颈动脉海绵窦瘘（TCCF）的效果不令人满意。血管内手术最常用的方法是可脱性球囊导管术。该方法不必开颅，创伤小，治愈率高；既可使 CCF 瘘口闭塞，又能保留颈内动脉的通畅。

血管内栓塞治疗 血管内栓塞治疗主要方法有经动脉和经静脉两种途径。

经动脉途径球囊栓塞治疗 这是治疗 CCF 最简单、经济、疗效好的常用方法。可根据患者情况选择准备适宜、配套的导管鞘、导引导管、可脱性球囊导管和球囊等。经股动脉插管，导引导管进入颈内动脉后，根据造影所显示瘘口位置的大小，选择合适的球囊，并将球囊导管用蒸气熏成小弯头状，以便于球囊进入瘘口。球囊伸出导引导管进入颈内动脉时，在侧位透视下，充盈 0.1～0.2ml 等渗碘水造影剂（浓度为 180mg/ml），充盈的球囊被血流带向前进，当其突然"低头"或改变方向时，表示球囊已通过瘘口，进入海绵窦。根据球囊所承受的容量继续充盈，并不时透视或造影观察瘘口闭合情况及颈内动脉血流。球囊到位并固定不动后，轻轻持续地牵拉球囊导管，并维持一定拉力，球囊内的乳胶塞与导管分离，球囊解脱。在解脱球囊过程中忌用暴力，并应在透视下密切观察。若球囊解脱时位置移动，应立即停止解脱，造影复查，重新调整球囊位置，或继续充盈球囊，直到其位置固定为止。若瘘口较大，海绵窦呈湖样扩张，需要多枚球囊填塞海绵窦。栓塞成功的标准为：①球囊位于海绵窦内、颈内动脉腔外。②海绵

窦不再显影。③颈内动脉血流通畅。④血管杂音消失。

经动脉途径弹簧圈栓塞治疗 主要适用于以下情况：①瘘口过小或多发，球囊不能进入海绵窦。②海绵窦内已充填 1 个或几个球囊，瘘口仍未闭合，但已无法再送入球囊者。③患侧颈内动脉近端已闭塞，但通过后交通动脉仍有逆行充盈，而后交通动脉又不够粗大，球囊不能通过，即可经椎动脉、后交通动脉将微导管送至海绵窦内用弹簧圈栓塞。经股动脉插管，导引导管放置在颈动脉或椎动脉，微导管放置在海绵窦内，选择直径大小合适的弹簧圈，从大到小逐一致密填塞。

经静脉途径栓塞治疗 主要适合于以下情况：①瘘口小，经动脉途径导管无法到位。②经动脉球囊栓塞，未能将瘘口完全闭住，导管再无法进入瘘口。③多种原因导致球囊闭塞了瘘口近侧的颈内动脉，而远侧仍有血液向瘘口逆向充盈，经动脉导管无法通过前、后交通动脉到达瘘口。方式：①经股静脉途径。穿刺插管至颈内静脉，经岩下窦到海绵窦；或经对侧颈内静脉，岩下窦-海绵窦，通过海绵间窦到达患侧海绵窦。使用弹簧圈，做到致密填塞。②经眼静脉途径。同经静脉途径栓塞的适应证，且眼静脉反流扩张者，一般距 CCF 形成时间超过 3 个月，眼静脉动脉化，血管壁明显增厚，可经眼静脉直接穿刺或切开置管，使用球囊或弹簧圈栓塞。

手术治疗 血管内介入栓塞技术成熟，疗效好，以往的手术方式，如颈动脉结扎术、孤立术和开颅海绵窦直接栓塞术等，因疗效较差，创伤较大，并发症较多，已逐渐被摒弃。

**预后** 颈内动脉海绵窦瘘的通过外科手术或血管内栓塞治疗后，治愈率为85%～98%，复发率为1.3%～9%。目前，血管内栓塞治疗是首选的可靠方法。

**预防** CCF 的病因主要有外伤，或多种遗传性疾病（如埃勒斯-当洛斯综合征、肌纤维发育不良等）、动脉炎及动脉粥样硬化等。该疾病的预防与增强安全意识，减少颅脑创伤的发生率有关；同时也与遗传性疾病、心血管疾病的早期防治有关。

（毛伯镛）

quēxuèxìng nǎoxuèguǎn jíbìng

# 缺血性脑血管疾病 （ischemic cerebral vascular disease）

脑动脉硬化等原因，使脑动脉管腔狭窄，血流减少或完全中断，脑部血液循环障碍，脑组织受损而发生一系列症状的疾病。临床较多见，约占全部脑血管患者的85%。

**病因及发病机制** ①脑动脉狭窄或闭塞：脑供血依赖双侧颈内动脉和椎动脉，在动脉粥样硬化时，产生颈内动脉或椎动脉狭窄，严重时血管闭塞，主要累及颅外段大动脉，以颈内动脉和椎动脉起始部受累最多见，动脉硬化则多累及脑内小动脉。轻度的狭窄不至于影响脑血流量，一般认为血管管腔面积缩窄80%以上才足以使血流量减少，脑血管造影时，动脉内径小于原有管径的1/2时，相当于管腔面积缩窄75%，可以认为足以影响脑血流量。单根血管的狭窄或闭塞，如侧支循环良好，可以不影响脑血供，但是如侧支循环不良或多根血管发生足以影响脑血流的狭窄时，局部或全脑血流量（CBF）下降，当 CBF 下降到缺血阈值时，即会出现脑缺血的症状。斑块溃疡与 TIA 和脑卒中的发生关系密切，而斑块内出血的发生率与狭窄程度有关。②脑动脉栓塞：动脉粥样硬化斑块的溃疡面上常附有血小板凝块、胆固醇碎片和附壁血栓，不稳定性斑块形成栓子随血流进入颈内动脉，堵塞远端动脉造成脑栓塞。心源性栓子如先天性心脏病、风湿性心脏病、感染性心内膜炎、心脏手术、房颤等形成的栓子也可随血流进入脑内导致脑栓塞，空气、脂肪栓子进入血流也可造成脑栓塞。③血流动力学、血液流变学因素：血液黏滞度增高、低血压等血流因素异常均可以引起脑缺血，尤其在有脑血管的严重狭窄或多条动脉的狭窄时。早期人们对脑缺血损伤机制的研究主要集中在循环中断引起的生化和生理改变，如高能化合物的丢失、乳酸无氧代谢引起的酸中毒等，后续研究表明问题要复杂得多，包括很多因素的作用及相互作用。

**临床表现** ①短暂性脑缺血发作（TIA）：以短暂的局灶性神经功能障碍、在24小时内症状完全消失、不遗留神经系统阳性体征为特点的脑缺血发作。②脑梗死：a. 可逆性缺血性神经功能缺失：又称可逆性脑缺血发作，表现为局限性神经功能缺失，与 TIA 不同的是其持续时间超过24小时，但一般在1～3周内恢复，可有局灶性神经系统阳性体征，CT 或 MRI 可见有小范围脑梗死灶。b. 进行性卒中：脑缺血症状逐渐加重，在6小时至数天达高峰，脑内有梗死灶，进行性卒中多见于椎动脉系统脑缺血。c. 完全性卒中：脑缺血发展迅速，在6小时内达到高峰，患者常有偏瘫、失语、感觉障碍等明显的神经功能缺陷。③烟雾病：又称脑底血管网状增生症，主要表现为颅内大动脉闭塞及脑底网状新生血管形成。1969年日本学者铃木（Suzuki，音译）等根据血管造影上新生血管很像烟雾，用日语"moyamoya（烟雾）"命名此病。临床上多以大动脉闭塞为主，表现脑缺血的症状，新生血管破裂可以表现为脑出血。儿童患者多表现为脑缺血症状，如 TIA 或脑缺血卒中；成人多表现为出血，如脑室出血、脑内出血及蛛网膜下腔出血。烟雾病发病原因尚不清楚，可能与某些感染或免疫因素有关。

**诊断** ①病史与体征：根据患者的症状及体征，初步判断患者是否系缺血性卒中，卒中的类型，缺血的可能部位等。②CT、MRI：CT 对于鉴别出血性卒中有重要意义。TIA 患者 CT 可以无明显异常发现，完全性卒中患者 CT 可以发现缺血区呈低密度改变，脑缺血早期 CT 难以发现异常，一般在缺血24小时后 CT 才有较明显的低密度区。MRI 对脑缺血较为敏感，在缺血6小时左右缺血区即可以呈长 T1 长 T2 信号等水肿改变。CT 灌注成像、MRI 弥散成像、波谱技术有助于提高脑缺血的诊断率。计算机体层扫描血管造影（CTA）及磁共振血管造影（MRA）可以了解颅内外血管有无狭窄及其程度，是一种无创检查，可以用于介入及手术治疗的病例筛选，MRA 显示颅内、颅外段颈内动脉优于 CTA。③脑血管造影：脑血管造影是缺血性脑血管疾病重要的检查方法，可以明确病变的部位、范围、性质及程度。经颈或者经股动脉插管，经股动脉插管有较好的血管选择性，目前在临床上应用广泛。④单光子发射计算机体层显像

（SPECT）、正电子发射型计算机体层显像（PET）：SPECT 反映局部脑血流量的改变，因显像剂能穿透正常的血脑屏障，快速进入脑组织，其进入脑组织的量与脑血流量（CBF）成正比，故其分布可以反映局部脑血流量（rCBF），血流减少或梗死时，病变部位脑组织放射性信号减低或缺失。PET 可以观察脑缺血时脑组织血流灌注、氧代谢和葡萄糖代谢的异常变化。

**治疗** 包括以下几方面。

**非手术治疗** ①一般治疗：急性期监测生命体体征，严密观察病情，吸氧，保持呼吸道通畅，有效控制血压，纠正电解质紊乱等。②脱水降颅内压治疗：根据病情，如有颅内压增高时可以用 20% 甘露醇 125~250ml 静脉点滴，每 6~8 小时 1 次，对老年及肾功能不全的患者可以用呋塞米代替甘露醇。③扩容治疗：目前为止尚无充分的临床随机对照研究支持扩容治疗可以改善脑缺血患者的预后，但对于低灌注、高黏滞度脑缺血患者可以采用扩容治疗，在脱水治疗时也要注意补充容量，以稀释血液，减低血液黏滞度。④脑保护治疗：钙通道阻滞剂、自由基清除剂、兴奋性氨基酸受体阻滞剂、γ-氨基丁酸受体激动剂等均可以减少脑缺血性损害，起到一定的脑保护作用。⑤溶栓治疗：常用的溶栓剂有组织型纤溶酶原激活剂（t-PA）、尿激酶和链激酶等。溶栓途径有静脉途径和动脉途径或动、静脉联合。静脉溶栓的时间窗为发病 3~6 小时以内。⑥抗血小板治疗：抗血小板聚集和降低血液黏滞度，肠溶阿司匹林 50~200mg/d 常用于 TIA 的治疗和预防。⑦抗凝治疗：不作为 TIA 的常规治疗，可以用于

急性脑梗死的治疗，但仍然有争议。低分子肝素钠比普通肝素安全。

**介入治疗** 有球囊扩张术和支架成形术两种。球囊扩张术是通过球囊在狭窄血管内的机械扩张达到使狭窄血管扩张成形的目的。由于球囊扩张时的机械刺激产生的斑块、碎片可造成远端栓塞、血管破裂、再狭窄等并发症，球囊扩张术逐步被支架成形术取代。支架成形术是通过介入技术向狭窄血管植入支架达到血管成形的目的，目前常用的多为自膨胀支架。

**手术治疗** 有血管内膜剥脱术和颅外、颅内血管吻合术等。血管内膜剥脱术可以切除粥样斑块而扩大管腔，同时消除栓子产生的来源。血管内膜剥脱术包括颈动脉内膜剥脱术和椎动脉内膜剥脱术。

**基因治疗** 脑缺血后可以通过基因和蛋白质表达的调控来阻止引起细胞死亡的病理生理过程。寻找有治疗价值的目的基因是发挥基因治疗作用的关键，高效特异性的载体和基因转移途径是基因治疗的重要环节。动物实验表明，通过适当的载体，将含有 VEGF 基因片段的质粒转移到缺血部位，在缺血区表达 VEGF，能较持久的促进血管再生，VEGF 的基因治疗作为一种分子搭桥技术，可望成为缺血组织恢复血供的新途径。

（洪涛 李东海）

duǎnzànxìng nǎoquēxuè fāzuò
**短暂性脑缺血发作**（transient ischemic attack，TIA） 源于脑血管的可逆的局灶性的神经功能缺损。症状于 24 小时之内完全消失，不留任何残损症状。TIA 起病迅速，症状持续时间一般不超

过 30 分钟，偶尔达到 24 小时，约 70% 的 TIA 症状数分钟内消失。TIA 占缺血性卒中的 40% 以上，占卒中总数的 10%，近年 TIA 的发病率有上升趋势。单纯 TIA 发作并不直接导致死亡。

**病因及发病机制** TIA 的病因主要是动脉粥样硬化，可造成血管腔狭窄，继而发生血流动力学改变和血管的痉挛。粥样硬化斑块脱落和狭窄处附壁血栓均可导致 TIA。其发病机制有以下几种可能：微栓塞学说、血流动力学说或低灌注学说、血管痉挛及其他一些机制（包括血黏稠度增高、血液高凝状态、病理性血小板凝聚、糖尿病或低血糖等均可诱发 TIA 发作）。

**临床表现** 局部性、短暂性和反复发作性的脑缺血发作是 TIA 最主要的临床表现。TIA 的症状取决于受累动脉，临床上有五个最常见的症状：①突然单侧肌力减弱。②麻木和/或面部、上肢和/或下肢感觉过敏。③突然言语困难或语言理解障碍。④突然单侧或双侧视力障碍。⑤突然眩晕、恶心、呕吐伴平衡障碍。还有一些少见症状，如表现为精神症状、意识障碍、半侧舞蹈样发作、短暂性全面遗忘症（TGA）、视觉失认或颜面失认等。TIA 还可导致不同程度的认知障碍，涉及智力、注意力、空间感知能力、语言、计算和记忆等方面，其中记忆尤其是短时记忆障碍可能是其最敏感的指标。

**诊断** 对 TIA 的诊断，CT 和常规 MRI 存在较大的局限性。①磁共振灌注加权成像（PWI）和磁共振弥散加权成像（DWI）显现出明显的优势。DWI 是检测脑缺血数分钟后的细胞外水分向细胞内移动，表现为弥散分数降

低，使病变处 DWI 信号增强，故对早期和超早期缺血的敏感性、特异性非常高，能够区分急性和慢性脑缺血。PWI 是代表局部血流的影像，TIA 的 PWI 异常信号在影像学上出现率最高，PWI 有缺血损害而 DWI 无改变的患者不一定进展为梗死。PWI 判断缺血病灶的大小和部位，DWI 判断有无新鲜的不可逆性梗死灶，DWI-PWI 的联合对 TIA 的鉴别意义十分重大。近期有人提出对于 TIA 的影像学诊断过程应该是：CT 判断有无颅内出血；PWI 判断有无缺血及缺血部位和大小；DWI 判断有无细胞水肿和新鲜的可逆损伤；用 PWI-DWI 判断半暗带区域；利用 MRI 了解是否超过溶栓的时间窗。②必要时行颅内外血管影像学检查，包括 CT 血管造影（CTA）、磁共振血管造影（MRA）及数字减影脑血管造影（DSA）。CTA 和 MRA 都是无创性血管成像技术，对于颈部和颅内血管狭窄和闭塞的检出和常规血管造影有高度的一致性，经济快捷。DSA 检查，仍然是诊断颅内外血管异常的金标准，可较为直观地反映脑血管的形态和血流情况，判断有无导致 TIA 的颅内外动脉粥样硬化斑块和狭窄。③磁共振波谱分析（MRS）可反映脑组织的代谢情况，在 TIA 患者中，责任病灶侧大脑半球非梗死区 N-乙酰天冬氨酸/胆碱比值较对侧大脑半球显著降低，而乳酸盐/N-乙酰天冬氨酸比值则显著增高。④所有患者都需要血常规、凝血功能、血生化和心电图检查，对于无明确原因的 TIA 或已知有心脏病的患者以及年轻患者应常规行超声心动图检查。颈动脉双功能超声和经颅多普勒超声是目前性价比最高的的检查技术，日益

受到重视，但其敏感性也很大程度上依靠检查者的经验。

**鉴别诊断** 区分 TIA 与卒中的关键在于是否有脑损伤。TIA 还要与其他急性脑血管病和其他病因引起的眩晕、昏厥等鉴别。主要包括偏头痛、癫痫发作、低血糖引起的昏厥、站立不稳、梅尼埃综合征、周期性瘫痪等。

**治疗** TIA 的治疗目的在于消除病因，减少和预防复发，保护脑功能，延迟或防止缺血性卒中的发生。TIA 患者如果症状持续时间超过 1 小时，应按急性缺血性卒中处理，不应拘泥于 TIA 的 24 小时标准而错失溶栓治疗良机。PWI 结合 DWI 对于判断溶栓治疗的时间窗有重要意义，PWI-DWI 不匹配区即为缺血半暗带，缺血半暗带越大，溶栓治疗的效果越好。TIA 的具体治疗措施需按早期或急性期（指 TIA 发作后的 7~10 天）和后期或慢性期来分别对待。TIA 早期应积极正规抗凝治疗。目前常用的方法为用肝素抗凝。5~7 天后可予口服抗凝或抗血小板药，也可选用低分子肝素。注意除非合并急性心肌梗死、急性左心衰竭、高血压危象或高血压脑病或/和收缩压大于 220mmHg 或 舒 张 压 大 于 120mmHg，否则不应在 TIA 后立即（即在最初 24 小时内）积极治疗高血压。TIA 后期主要应用抗血小板药来巩固早期的疗效，多选阿司匹林来维持抗凝治疗，或用噻氯匹定、氯吡格雷等，但有消化性溃疡者慎用。其他治疗包括控制血压、血糖、降纤酶和降脂治疗等。目前尚无证据表明血管成形术及血管内支架对 TIA 有治疗作用。颈动脉狭窄引起 TIA 患者中，当狭窄率介于 70%~99%，可以从外科治疗中获益；

对狭窄率在 50%~60% 的患者，只有部分患者能从中受益。

**预后** TIA 是脑梗死的前兆，未经治疗的 TIA 患者，约 1/3 缓解，1/3 将反复发作，1/3 发展为脑梗死。脑卒中患者中 15% 发病前有 TIA，约 50% 卒中都发生在 TIA 后 48 小时内，因此必须积极治疗 TIA。高龄体弱、高血压、糖尿病、心脏病等均影响预后，主要死亡原因系完全性脑卒中和心肌梗死。首次出现 TIA 的患者在数天至数周发生卒中的危险性很高，2 天内发生卒中的危险性超过 5%，TIA 后 90 天内发生卒中的患者中有 50% 出现在 TIA 后最初 48 小时内。TIA 是血管性痴呆的重要危险因素，它可加速脑的退行性变和认知功能下降的进程。尽管 TIA 患者近期转归较好，但远期死亡和残障的风险仍然相当高。

（洪涛 汪阳）

nǎogěngsǐ

**脑梗死**（cerebral infarction, CI） 某一部分脑组织血液供应中断引起的脑组织变性、坏死。又称缺血性脑卒中（cerebral ischemic stroke, CIS）。脑梗死发病率约为 110/10 万人口，占全部脑卒中的 60%~80%。脑梗死可分为以下几种。①可逆性缺血性神经功能缺失（RIND）：又称可逆性脑缺血发作。表现为局限性神经功能缺失，与 TIA 不同的是其持续时间超过 24 小时，但一般在 1~3 周内恢复，可有局灶性神经系统阳性体征，CT 或 MRI 没有相应部位的梗死病灶或可见有小范围脑梗死灶。②进行性卒中：脑缺血症状逐渐加重，在 6 小时至数日达高峰，脑内有梗死灶，进行性卒中多见于椎动脉系统脑缺血。③完全性卒中：脑缺血发展

迅速，在 6 小时内达到高峰，患者常有偏瘫、失语、感觉障碍等明显的神经功能缺陷。

**病因及发病机制** ①脑动脉狭窄或闭塞：动脉粥样硬化可造成颈内动脉或椎动脉狭窄，动脉硬化则多累及脑内小动脉。如侧支循环不良或多根血管发生足以影响脑血流的狭窄时，局部或全脑血流量（CBF）下降，当 CBF 下降到缺血阈值时，即会出现脑缺血的症状。②脑动脉栓塞：动脉粥样硬化斑块的溃疡面上常附有血小板凝块、胆固醇碎片和附壁血栓，不稳定性斑块形成栓子随血流进入颈内动脉，堵塞远端动脉造成脑血栓。心源性栓子如先天性心脏病、风湿性心脏病、感染性心内膜炎、心脏手术、房颤等形成的栓子也可随血流进入脑内导致脑栓塞。空气、脂肪栓子进入血流也可造成脑栓塞。③血流动力学、血液流变学因素：血液黏滞度增高、低血压等血流因素异常，尤其在有脑血管的严重狭窄或多条动脉的狭窄时，更易导致血栓形成。

**临床表现** 脑梗死的症状取决于脑组织受累的部位和范围。在某些情况下，可以没有任何症状，即无症状性脑梗死。约 25% 的患者病前有短暂性脑缺血发作病史。起病前多有头痛、头晕、眩晕、短暂性肢体麻木、无力等前驱症状。起病一般较缓慢，多在静息和睡眠中起病。常见症状有头痛、头昏、头晕、眩晕、恶心、呕吐、偏瘫、失语、意识障碍、尿便失禁等。脑梗死发病后多数患者意识清醒，少数可有程度不同的意识障碍，大脑半球较大面积梗死，可影响间脑和脑干的功能，起病后不久出现意识障碍，甚至脑疝、死亡。病变影响大脑皮质，在急性期可表现为出现癫痫发作，以病后 1 天内发生率最高，而以癫痫为首发的脑血管病则少见。多数患者症状经几小时甚至 1～3 天病情达到高峰。体格检查可见：双眼向病灶侧凝视、中枢性面瘫及舌瘫、假性延髓性麻痹、肢体偏瘫或轻度偏瘫、偏身感觉减退以及共济失调等。

**诊断** ①根据患者的症状及体征，初步判断患者是否系缺血性卒中、卒中的类型、缺血的可能部位等。结合影像学检查明确卒中类型、部位等。②完全性卒中患者 CT 可以发现缺血区呈低密度改变，一般在缺血 24 小时后 CT 才有较明显的低密度区。MRI 对脑缺血较为敏感，在缺血 6 小时左右缺血区即可以呈长 T1 长 T2 等水肿改变。③CT 灌注成像、MRI 弥散成像、波谱技术有助于提高脑缺血的诊断率。脑血管造影可以显示梗死的血管，并帮助医师确定是否可以通过介入技术重新开放血管。④计算机体层血管造影（CTA）及磁共振血管造影（MRA）可以了解颅内外血管有无狭窄及其程度。⑤单光子发射计算机体层显像（SPECT）、正电子发射型计算机体层显像（PET）可以反映局部脑血流量的改变，观察脑缺血时脑组织血流灌注、代谢的变化。

**鉴别诊断** ①脑出血：多在活动或情绪激动时发病，多数有高血压病史，起病急，头痛、呕吐，意识障碍较多见。头部 CT 见高密度出血灶可以帮助鉴别。②慢性硬脑膜下血肿：多见于老年人，通常表现头晕、肢体无力等，与脑梗死相似，易误诊。CT 或 MRI 见脑表面与颅骨间异常密度影，可以帮助鉴别。

**治疗** ①一般治疗：急性期监测生命体体征，严密观察病情，吸氧，保持呼吸道通畅，有效控制血压，营养支持等。②脱水降颅内压治疗：根据病情，如有颅内压增高时可以用 20% 甘露醇静脉点滴，每 6～8 小时 1 次，对老年及肾功能不全的患者可以用呋塞米（速尿）代替甘露醇。③扩容治疗：对于低灌注、高黏滞度脑缺血患者可以采用扩容治疗，在脱水治疗时也要注意补充容量，以稀释血液，减低血液黏滞度。④脑保护治疗：钙通道阻滞剂、自由基清除剂、兴奋性氨基酸受体阻滞剂、γ-氨基丁酸受体激动剂等均可以减少脑缺血性损害，起到一定的脑保护作用。⑤溶栓治疗：常用的溶栓剂有组织型纤溶酶原激活剂（t-PA）、尿激酶和链激酶等。⑥抗凝治疗：低分子肝素钠、华法林等可以用于治疗血栓引起的急性脑梗死的治疗，但仍然有争议。肠溶阿司匹林也用于抗血小板聚集和降低血液黏滞度。⑦介入治疗：有经验的神经放射医师可通过血管内介入治疗清理堵塞的血管并使其重新开放。介入治疗的方法有溶栓、血管成形术或支架置入等。⑧手术治疗：脑梗死急性期如出现脑疝，可以行去骨瓣减压术。

**预后** 取决于脑梗死的类型、受损脑组织的多少、肢体功能受影响程度以及接受治疗的及时性等，可能完全恢复，也可能遗留一些永久性功能缺失。超过 50% 的脑卒中患者可以在家独立生活。溶栓治疗成功的脑卒中患者，症状可以完全消失。患者往往不能在发病后迅速到医院接受治疗，或有并发的因素影响了药物的使用。缺血性脑卒中患者比出血性脑卒中患者有更多的生存机会。

(洪　涛　李东海)

yānwùbìng

## 烟雾病 (moyamoya disease)

颈内动脉末端或其分支大脑前、中动脉起始段进行性狭窄或闭塞，伴大脑基底异常纤细的新生血管网形成，以及广泛的颅内动脉之间和颅内外动脉之间形成的血管吻合为特征的脑血管病。

**病因及发病机制** 病因尚不明确。可继发于钩端螺旋体脑动脉炎、脑动脉硬化、脑动脉炎以及放射治疗后，也可能与脑动脉先天发育不良、免疫缺陷有关。该病偶有家族性，与HLA抗原和抗双链DNA抗体有关。不明原因引起颅底颈内动脉段管腔闭塞，常累及双侧。增厚的内膜常有脂质物沉积，其管壁内弹力层断裂、曲折，中层平滑肌明显变薄。外膜无明显改变。椎-基底动脉很少受影响。脑底动脉及深穿支代偿性增生，形成丰富的侧支循环、血管交织成网。同时颅内、外动脉广泛地异常沟通。异常血管网管壁菲薄，管腔扩张，甚至形成粟粒状囊性动脉瘤，可破裂出血。类似的血管改变同样可见于心脏、肾和其他器官，所以是一种全身性疾病。

**分型** ①青少年型：缺血症状常见，包括短暂性脑缺血发作（TIA）、可逆性缺血性神经功能缺损（RINDs），严重可出现脑梗塞。可因用力或过度换气（如吹奏乐器，哭喊）而诱发。一般在10岁左右病理变化明显，之后逐渐稳定。典型的临床表现有交替性肢体偏瘫。也可表现为癫痫发作，感觉障碍、智力迟钝和头痛。②成年型：出血更常见。可表现为中风样发作、癫痫发作和不自主动作等。多由于脆弱的颅底烟雾状血管或伴发的微小动脉瘤破裂产生。出血部位为基底节、丘脑或脑室的出血或有蛛网膜下腔出血（SAH）。

**临床表现** 有两个发病年龄高峰，儿童多发于10岁以下，平均发病年龄为3岁；成人多发于20~30岁。性别无明显差异。可表现为缺血或出血性脑卒中，反复发作。①缺血：儿童和青少年多见，占81%。常有TIA，反复发作，逐渐偏瘫，也可左、右两侧肢体交替出现偏瘫，或伴有失语、智力减退等。有些患者有癫痫发作。10岁前病情进展活跃，以后逐渐稳定。②出血：发生年龄晚于缺血组，成人患者以出血发病占60%。由于异常血管网合并的粟粒性囊状动脉瘤破裂，造成脑出血，出血常表现为脑室内出血，患者发病急，表现为头痛、呕吐、意识障碍或伴偏瘫。

**诊断** ①全脑血管造影（DSA）：确诊该病的主要检查方法，其特殊表现为颈内动脉床突上段狭窄或闭塞；在脑底部位出现纤细的异常血管网，呈烟雾状；可见广泛的血管吻合，如大脑后动脉与胼周动脉吻合、颈外动脉与颞动脉吻合。1期：颈内动脉床突上段狭窄，通常为双侧；2期：在脑底形成异常烟雾状血管；3期：颈内动脉狭窄进展，烟雾状血管明显（大多数病例在此时期得以诊断）；4期：整个大脑动脉环闭塞，颅外侧支循环开始出现，烟雾状血管开始减少；5期：4期的进一步发展；6期：烟雾状血管和主要的脑动脉完全消失。②头部CT和MRI：可显示脑梗死、脑萎缩或脑（室）内出血铸型。③SPECT或PET：可了解全脑缺血程度。

**治疗** 目前尚无能够有效地减少成人烟雾病的出血发生率的药物或外科治疗手段。对于有缺血症状的患者可考虑应用可的松、阿司匹林、血管扩张剂以及抗凝剂等。

**非手术治疗** ①脑室内出血：患者如意识不清，及时行脑室穿刺外引流；进行止血（6-氨基己酸等）、脱水等对症治疗。②脑梗死的治疗：主要是扩张血管和其他对症治疗。

**手术治疗** 脑缺血临床症状明显，可以考虑手术治疗。针对脑缺血区域，可采用外科手段改善血供。①直接血管重建术：颅外血管与脑皮质血管直接吻合手术，最常用的术式是颞浅动脉-大脑中动脉吻合术。术后早期血管造影即可见颅外-颅内血流动力学的改变。对于大脑后动脉区域缺血症状明显者，可选用枕动脉作为供血动脉直接吻合，但手术难度更高。②间接血管重建术：包括各种贴敷手术：脑-颞肌贴敷术、脑-硬脑膜-动脉贴敷术、脑-硬脑膜-动脉-颞肌贴敷术和颅骨多点钻孔术。此类术式不做血管吻合，手术简单，对缺血型烟雾病有一定效果。

**预后** 烟雾病如果能够及时治疗，一般预后较好。其中通过进行血管旁路移植术许多患者的脑缺血症状可以即刻改善，而进行贴敷术和颅骨多点钻孔术的患者新生血管及循环的形成和建立需要6~12个月才能完成。但是如果治疗不及时，患者出现严重脑梗死和出血将会出现永久性的功能障碍。

（王永刚）

jǐngdòngmàinèimó qiēchúshù

## 颈动脉内膜切除术 (carotid endarterectomy, CEA)

针对颈动脉粥样硬化性狭窄患者通过切除增厚的颈动脉内膜粥样硬化斑块预防狭窄或斑块脱落引起脑卒

中的手术。颈动脉粥样硬化患者临床可表现为暂时性缺血性发作（TIA）、可逆缺血性神经功能缺陷（RIND）、进展性卒中（PS）或完全卒中（CS）。医师应认真了解病史，仔细查体，结合影像学资料，对病情作出恰当评估。

**适应证** ①症状性颈动脉狭窄≥50%。②无症状性颈动脉狭窄≥60%。③术者以往对此类患者手术的严重并发症（卒中和死亡）率<6%（有症状者）或<3%（无症状者）。

**禁忌证** ①动脉狭窄部位手术无法抵达（颈动脉分叉超过 $C_2$ 椎体水平，颅内段颈内动脉或其分支狭窄）。②6 个月内有心肌梗死，或有难以控制的严重高血压、心力衰竭或其他重要脏器严重功能障碍，不能承受手术。③非粥样硬化性颈动脉狭窄。

**手术方法** ①术前准备：凡伴有心、肺等重要脏器疾病者，应请相关专科会诊，确定能否承受手术，并作相应处理；控制可能存在的高血压和糖尿病；抗血小板治疗，阿司匹林 100mg，每天 2 次，或波立维 75mg，每天 2 次；颈部备皮，拟取大隐静脉做补片成形者，下肢备皮；作好术中监测的准备，选择适当的转流管备用。②麻醉：大多采用气管插管全身麻醉，部分学者提倡用颈丛阻滞局部麻醉。③术中监测和脑保护：最常采用的监测方法包括经颅多普勒超声（TCD）、脑电图（EEG）和体感诱发电位（SSEP）。为防止因颈动脉临时阻断导致脑缺血，阻断期间可升高患者的平均动脉压以促进侧支循环；若收缩压升至 170mmHg 仍不能逆转脑电图异常，应采用术中转流。此外，可根据具体情况选用巴比妥酸盐、依托咪酯、丙泊

酚等，以降低脑代谢率。④手术步骤：患者取仰卧位，头颈过伸并旋向对侧。沿胸锁乳突肌前缘切开皮肤、皮下组织和颈阔肌。剪开颈动脉鞘。将颈动脉表面的舌下神经降支分离后内（或外）牵，先后游离颈总动脉（CCA）、颈外动脉（ECA）、颈内动脉（ICA）和甲状腺上动脉（STA），注意勿伤及其深面或下方的舌下神经主干。在分叉部近端 2～3cm 处切开 CCA 前壁，向远端延长切口，剪开分叉部和近段 ICA 前壁，直至正常处。提起动脉壁切缘，用剥离子先在 CCA 外侧切缘处找到正确的界面分离粥样斑块，分至中线附近，再从内侧切缘处分离，与之会师，在近端剪断分离的斑块。提起离断的斑块，向 ECA 内分离并轻轻下牵，即可将之拉出。最后分离 ICA 内的斑块，直至其终点，将之轻轻完全拉出，不可残留，又不能分离过度，造成远端正常内膜游离。仔细检查剔除所有游离的斑片。用 6-0prolene 线连续缝合全层动脉壁切口。用手持多普勒（Doppler）检查动脉是否通畅。彻底止血后，术区置引流管。缝合颈动脉鞘、颈阔肌、皮下和皮肤。

**并发症** ①脑缺血：最主要的并发症，发生率为 1.5%～6.3%，既可见于术中，也可发生于术后。选用适当的麻醉方案，控制麻醉深度，术中注意监测，轻柔操作，颈动脉阻断期间采用升高血压、转流或脑保护性药物，严格遵循颈动脉开放的顺序，围术期应用抗血小板治疗，术中应用肝素，可以降低脑缺血发生率。②高灌注综合征：表现为头痛、抽搐和脑出血。最严重者为脑出血，发生率为 0.5%～1.0%，多见于术后 2～5 天，偶有迟至 2～3 个

月后出现者。为避免该并发症，对颈动脉极度狭窄，侧支循环差，近期又发生过完全卒中的患者，手术应慎重；如手术，围术期慎用抗凝剂，注意控制血压。③血流动力学不稳定：表现为血压、心率或心律异常，经处理多可在 1～2 天内纠正。④脑神经损伤：包括面神经下颌缘支、舌下神经、舌咽神经、迷走神经损伤等，发生率约为 12.5%，0.3% 为持久损伤。在显微镜下仔细操作，多可避免。⑤术区血肿形成和感染：血肿发生率为 3%～5%，多无症状，少数逐步增大压迫气道者，应立即插管，并探查出血区，清除血肿。感染少见。

**优缺点** 经过近 60 年的临床实践与检验，颈动脉内膜切除是颈动脉粥样硬化性狭窄最有效的治疗方法，已成为共识。近年来，颈动脉支架成形术（CAS）发展较快，但迄今完成的临床试验中，未能证实 CAS 的有效性和安全性超过颈动脉内膜切除，因此欧美、澳大利亚等国家的相关指南中，将 CAS 严格限于不适合做手术的患者，而颈动脉内膜切除依然是颈动脉粥样硬化性狭窄治疗的金标准。

（周定标）

quēxiěxìng nǎoxuèguǎn jíbìng jièrù zhìliáo

# 缺血性脑血管疾病介入治疗

（interventional treatment of ischemic cerebrovascular disease） 针对缺血性脑血管病患者在 X 线监测下，经动脉血管借助导引器械（导管、导丝等）递送特殊材料或药物进入颅内血管内，以达到去除血栓或者再通血管目的的治疗方法。具体包括急性脑梗死早期动脉溶栓和取栓技术以及颅内外动脉狭窄血管成形

术和支架置入技术。具体适应证及技术要点详见脑血栓形成动脉内溶栓术及血管内成形术。

（王永刚）

nǎoxuèshuān xíngchéng dòngmàinèi róngshuānshù

## 脑血栓形成动脉内溶栓术
（ intra-arterial thrombolysis of cerebral thrombopoiesis ）　采用经皮穿刺借助导管将溶栓剂输注到形成血栓的动脉血管溶栓的治疗方法。动脉溶栓的目的是在可逆转脑细胞坏死的时间窗内尽早恢复梗死组织的血供。

**适应证**　①年龄在 80 岁以下，无严重的心脏、肝脏疾患，肾脏功能正常。②有明显的神经功能障碍，且逐渐加重持续 1 小时以上。③CT 无低密度灶且排外脑出血或其他明显的颅内疾患。④无出血倾向。⑤颈内动脉系统发病时间在 6 小时内，椎-基底动脉系统在 72 小时内。

**禁忌证**　①临床症状呈明显改善趋势。②颅内或其他脏器有出血倾向。③2 个月内有颅内或其他手术外伤史。④重要脏器功能障碍或衰竭。⑤治疗前收缩压大于 180mmHg，或舒张压大于 110mmHg。

**溶栓时机**　脑梗死一旦发生，即开始了脑组织缺血后的病理生理过程，最终造成脑细胞的坏死。自脑动脉闭塞至脑组织发生不可逆损害之前，即为脑梗死溶栓治疗的时间窗。脑梗死超早期（发病 3 小时内）是溶栓治疗的最佳时机；脑梗死急性期（发病 6 小时内）溶栓治疗也可有良好的临床效果。总之，目前普遍接受的溶栓治疗的时间窗是脑梗死后 6 小时内。

**技术要点**　一般在局麻、全身肝素化状态下进行血管造影。

给予吸氧，心、电以及生命体征检测并准备必要的抢救措施。如果患者躁动，酌情予以镇静。确定栓塞的部位及程度（完全闭塞还是部分闭塞）后。立即换导引导管及微导管行选择性溶栓。给药时微导管的头端应该尽量靠近血栓，如果能够穿过栓子，可以行超选择造影，以明确闭塞远端血管和血流状况以及血栓的长度。如微导管操作困难，应及时放弃选择性溶栓方案，抓紧时间在主干血管给药。如果尿激酶用量超过限度仍然不能再通血管，可以使用机械方法辅助再通，如球囊扩张或使用血栓取出装置。导丝、导管操作要轻柔，以防动脉粥样硬化斑块脱落，造成新的梗死。溶栓后有残余狭窄，可以使用球囊扩张或支架成形技术重建血管。溶栓过程中，要不断地了解患者的状态，决定继续治疗或终止治疗。在溶栓的过程中如果患者的临床症状加重，应该判断是否有出血，必要时行检查，一旦有出血，立即停止治疗并中和肝素，酌情予以处理。

**并发症及防治**　主要包括以下几种。

溶栓后出血　溶栓后脑出血是指症状性脑实质血肿，是溶栓治疗的最严重并发症。出血原因：①缺血后血管壁损伤，血管再通、恢复血流后导致血液漏出，是溶栓后脑出血最根本的原因。②少数患者继发纤溶亢进，由于适应证掌握不严，部分患者止血、凝血功能障碍。③灌注压过高。④导管、导丝刺破动脉。一旦出血，立即中和肝素，停止抗凝、抗血小板治疗，颅内血肿超过 30ml，应该开颅手术清除血肿。

再灌注损伤　临床上观察到，溶栓治疗后血管再通或血管自然

再通的患者，已改善的临床症状重新加重，CT 检查无出血表现，DSA 检查又未见血管再闭塞，应考虑为再灌注损伤。目前其机制不甚清楚，可能是因为血流再通后，再灌注早期伴随着细胞因子、黏附分子表达，促使缺血性损伤向炎性损伤发展，由于白细胞聚集、浸润，产生大量的蛋白水解酶、氧自由基和其他效应分子，破坏已经脱离缺氧危险的脑组织。目前还没有确切的治疗脑再灌注损伤的药物，但可试用抗氧化剂和自由基清除剂。

血栓再形成　溶栓后再梗死的发生率不高，可能的原因：①局部血管狭窄严重，诱导血栓形成。②斑块脱落造成动脉栓塞。术后规范的抗栓治疗对于预防再梗死至关重要。

（王永刚）

xuèguǎnnèi chéngxíngshù

## 血管内成形术　（ angioplasty ）
经皮穿刺使球囊导管到达血管狭窄部位，通过膨胀球囊压迫狭窄处扩张管腔，然后在扩张部位置入支架，维持已扩张的动脉管壁，用于治疗颅内外动脉狭窄的方法。治疗颅外颈动脉粥样硬化的作用机制主要是通过用网状支架覆盖、支撑斑块，并最终被内皮细胞覆盖，彻底阻止栓子脱落入动脉成为栓子；同时可纠正动脉狭窄导致的血流动力学显著异常。而治疗颅内动脉的机制则主要是纠正狭窄引起的血流动力学紊乱，减少在局部形成血栓的机会，同时避免狭窄动脉完全闭塞。

**适应证**　包括以下几方面。

弓上颅外段动脉狭窄　①有症状的动脉狭窄患者（包括 TIA 或缺血性卒中），临床体征与供血区域相符合，年龄在 40 岁以上。

②动脉超声、MRA 或 DSA 任何一项检查提示症状相关的动脉狭窄超过 50%。③一侧颈动脉闭塞，另一侧颈内动脉狭窄超过 50%，患者有能定侧或不能定侧的 TIA 发作。④无症状的动脉狭窄超过 70%，有症状者虽然狭窄未超过 50%但有溃疡斑块。⑤无一般神经介入的禁忌证。

颅内动脉狭窄 ①血管狭窄＞50%。②相关脑组织缺血。③侧支循环不良。④狭窄血管结构适合血管成形（狭窄段长度<10mm，成角不明显）。⑤无神经介入的禁忌证。

**禁忌证** ①高度钙化的斑块。②动脉完全闭塞。③狭窄近心段动脉严重迂曲，导丝和导管进入困难。④锁骨下动脉完全闭塞、或轻度狭窄而无窃血现象、或有窃血现象而无临床症状者。⑤大动脉炎活动期。⑥凝血机制障碍。⑦严重的心、肺、肾、脑等器官衰竭。⑧多支血管病变。⑨颅内肿瘤、动静脉畸形（AVM）或动脉瘤。⑩颅内狭窄比颅外狭窄更严重。⑪远段狭窄（A2，M2，P2 以远）。⑫烟雾病。⑬Mori C 型狭窄。

**技术要点** ①颅外段（以颈内动脉颅外段狭窄为例）支架术技术要点：放置支架前步骤同动脉溶栓治疗，但应放置 9F 动脉鞘。将 9F 导引导管头端一般放置在颈总动脉，将微导丝小心穿过狭窄段，其头端放置在颈内动脉 $C_4 \sim C_5$ 椎体高度。小心将保护装置的导丝通过狭窄段进入岩段，撤出保护装置外鞘，打开保护伞。选择合适的扩张球囊通过保护伞导丝到达狭窄段，扩张球囊，满意后撤出球囊，沿保护伞导丝置入所选择的支架至狭窄段，仔细调整支架位置使其完全覆盖狭窄

段，缓慢释放支架，撤出支架支撑杆，保护伞继续留在原处不动。造影观察狭窄段已经扩张满意，沿导丝回收保护伞外鞘，将保护伞收入鞘内，拉出保护伞。常规造影决定是否进行后扩。术后保留动脉鞘，自然中和肝素。②颅内动脉支架术技术要点：全麻，肝素化，收缩压控制在 170mmHg 以下，右股动脉穿刺后，置 6F 鞘，下小心将微导丝穿过狭窄段并使其头段进入远端皮质动脉，沿导丝将所选支架置入狭窄段。造影观察位置准确后开始释放支架。扩张球囊压力应遵循低压、多次、缓慢的原则，一般压力从 3～5 个大气压增加到 7～8 个大气压，反复 2～3 次。术后立即复查造影观察支架位置及残余狭窄，前循环支架术后肝素自然中和，后循环持续抗凝 48 小时，维持 APTT 在 60～90 秒。术后立即复查造影观察支架位置及残余狭窄，前循环支架术后肝素自然中和，后循环持续抗凝 48 小时，维持 APTT 在 60～90 秒。

**术后处理** 术后严密监护 24～48 小时，调控控制血压同动脉溶栓，但高度狭窄（>90%）动脉支架术后应严格降压，防止脑出血的发生。根据不同情况给予不同时间的抗凝治疗，之后按术前剂量继续服用抗血小板药物，并根据 TCD 或血管造影复查结果调整剂量。

**并发症及防治** 包括以下几方面。

心动过缓 是支架术中最常见的并发症，是因为球囊扩张及支架释放等操作刺激颈动脉窦，导致心率和血压下降。术后发生时需要静脉滴注阿托品，血压降低时需要进行升压治疗以防止脑血栓形成。

血栓形成和斑块脱落 支架术中斑块脱落，造成远端梗死。术中全肝素化可有效降低血栓形成的发生。

动脉破裂 是经皮血管内支架成形术最严重的并发症，由于术前抗血小板治疗和术中肝素化，一旦发生动脉破裂，难以止血，死亡率非常高。其原因包括以下几种。①支架选择过大：原则是选用直径略小于狭窄段正常动脉的管径的支架。②球囊扩张压力过高：扩张时必须非常小心，保持缓慢，渐进的原则，扩张压力一般 1～8 个大气压，时间持续 5～20 秒。③Mori C 型狭窄：此类狭窄不宜进行支架置入术。

（王永刚）

nǎo diànfěnyàng xuèguǎnbìng

**脑淀粉样血管病**（cerebral amyloid angiopathy，CAA） 大脑皮质小血管壁内和软脑膜出现淀粉样蛋白沉积引起的颅内微血管病。临床上以反复、多灶性的脑叶出血为主要特点。因其在刚果红染色下表现出特殊的阳性反应，又称嗜刚果红脑病。其病理特点为大脑皮质、软脑膜及蛛网膜下腔的中、小血管壁内的中层和弹力层有淀粉样物质沉着，导致血管壁变性、坏死，甚至出血。脑淀粉样血管病发病与年龄成正相关，其发病率随年龄增长而有上升趋势。已成为中老年人原发性、非外伤性、非高血压性脑出血的常见原因之一。

**病因及发病机制** 脑淀粉样血管病可以散发，也可以具有家族遗传性。所有病例中都可以见到患者软脑膜及脑血管壁的淀粉样物质沉积，其中以 β-淀粉样蛋白（amyloid β-protein，Aβ）的沉积最为常见。目前尚不清楚 β-淀粉样蛋白沉积的原因，考虑可能

有多肽产生增加和清除减少两方面因素。正常情况下在人脑中 Aβ 的清除是通过以下四个途径来完成的：①星形细胞和小胶质细胞的内噬作用。②膜金属内肽酶和胰岛素降解酶降解。③血脑屏障清除。④沿着血管周围间隙引流。CAA 的发病可能与上述途径异常有关。

**临床表现**　脑血管淀粉样变是以反复脑出血、进行性认知功能下降为主要临床表现。认知功能下降、痴呆可先于症状性出血发生。有时痴呆的进展可能缓慢，早期不能引起足够的重视。轻度 CAA 常存在于正常的老年人脑中而不表现出任何症状，重度 CAA 可表现为反复和/或多发的脑叶出血、快速进展性痴呆和发作性短暂神经功能障碍等。随着病情的发展，出血的发生率升高。脑淀粉样血管病多发生于 60 岁以上老年人，发病率常随年龄的增高而增高。可伴或不伴阿尔茨海默病。由于脑血管弥散性淀粉样变性，广泛性脑缺血，多数患者有不同程度的精神障碍和行为异常，表现为记忆力、定向力、计算力、综合分析能力障碍或有幻觉妄想等。未发生自发性脑出血时脑淀粉样血管病通常发病隐匿，或可以表现为言语困难、共济失调、肌痉挛、阵挛或全身性抽搐，少数患者表现为轻偏瘫、失语、同向偏盲、肌张力增高和假性延髓性麻痹等，神经系统症状多与受累部分定位定性诊断相符合。病情呈进行性发展，晚期可以出现脑卒中、痴呆等。脑血管淀粉样变相关性脑出血的部位好发于脑叶、颞顶枕叶，额叶次之，而丘脑、脑干和基底节区深部灰质很少受累。这与脑血管淀粉样变主要累及软脑膜、皮质中小血管为

主有关。可以表现为多发微出血灶，此时患者可无明显临床症状，也可以量大形成血肿，且大的血肿多呈分叶状，易破入蛛网膜下腔和脑室，出血容易反复出现。脑血管淀粉样变也可以表现为蛛网膜下腔出血（SAH），原因不明的老年 SAH 应考虑淀粉样脑血管病的可能。

**诊断**　目前尚缺乏对脑淀粉样血管病的特异诊断方法，大多脑淀粉样血管病病例均经病理活检或尸检后才作出诊断；而结合临床信息及影像学特征作出的诊断，对于年龄大于 55 岁、无明显原因出现一处或多处脑叶出血灶，可考虑脑淀粉样血管病的可能性。临床上对于老年患者或痴呆人群中出现的自发性脑内出血，特别是局限于大脑皮质和皮质下的多发性脑内出血，且合并 SAH 者应想到脑淀粉样血管病引起的出血可能性。脑淀粉样血管病临床诊断要点可归纳如下：①多见于老年人，特别是 70 岁以上。②慢性进行性痴呆或卒中后急性痴呆。③非外伤性、伴或不伴高血压性脑出血（病史采集对相关的鉴别诊断尤为重要），头部 CT 或 MRI 在枕叶、颞叶、顶叶或额叶皮质或皮质下区可见血肿高密度影，伴 SAH。④部分患者以 TIA 或脑梗死起病，头部 CT 或 MRI 可在上述部位显示梗死灶。⑤卒中发作呈多发性或复发性。⑥病理学检查有确诊意义。脑组织活检动脉壁经 β-淀粉样蛋白免疫组化染色为阳性表现，有的经刚果红染色后在偏正光镜下呈绿色的双环征，即可诊断为脑淀粉样血管病。

辅助检查主要包括以下几种。①脑淀粉样血管病隐匿期时，头部 CT 无明显异常，或仅有老年性

脑萎缩改变等表现；脑淀粉样血管病一旦并发脑出血时，头部 CT 显示单发或多发脑叶出血，在枕叶、颞后、顶枕或额叶皮质与皮质下区可见高密度血肿影像，可伴有继发 SAH 的征象。②头部 MRI 检查可利用梯度回波脉冲序列（GRE）扫描早期发现脑内潜在的微小自发性出血灶及含铁血黄素沉积，有助于脑淀粉样血管病诊断。头部 MRI 还可显示皮质或皮质下斑点状出血灶，出血灶边缘不整，可向白质延伸，血肿周围的密度区较宽。③脑血管造影表现可正常，或伴有小部分的血管炎改变。

**鉴别诊断**　脑淀粉样血管病需与阿尔茨海默病（AD）、皮克病、多发性梗死性痴呆、皮质下动脉硬化性脑病等痴呆鉴别，还需与高血压性脑出血、SAH 及动脉硬化性脑梗死等鉴别。

**治疗**　目前脑淀粉样血管病尚无法治愈，针对它的治疗主要是对症治疗。对脑血管淀粉样变并发脑出血者，治疗原则与高血压脑出血相同，但对手术的选择应持慎重的态度（一般不主张手术），因为淀粉样变导致脑内血管弥漫性改变，血肿清除后不易止血，且易发生再出血；对伴有痴呆症状者，可应用胆碱酯酶抑制剂及脑细胞活化剂等药物对症治疗；对于脑血管淀粉样变相关性炎症，糖皮质激素或免疫抑制剂可能有效。

**预后**　大多数脑血管淀粉样变患者预后不良。20%~90%患者死于第 1 次出血或其合并症，包括出血进展、脑水肿致脑疝、癫痫和感染如肺炎。许多存活者有持续的继发于脑叶出血的神经系统缺损，并且有再出血、癫痫和痴呆的危险。高龄患者、短期内

有大量出血或复发性出血的患者预后更差。

(王永刚)

nǎochūxuèxìng jíbìng

# 脑出血性疾病（cerebral hemorrhage disease）

原发性非外伤性脑实质内的出血。又称自发性脑出血。占急性脑血管病的 20%～30%。发病率为 60～80 人/10 万人口/年，急性期病死率为 30%～40%，是急性脑血管病中最高的。在脑出血中大脑半球出血约占 80%，脑干和小脑出血约占 20%。

**病因及发病机制** 脑出血的病因很多，最常见的是高血压动脉粥样硬化，其次为先天性脑血管畸形或动脉瘤、血液病、脑外伤、抗凝或溶血栓治疗、淀粉样血管病等引起的脑出血。根据病因分为以下几类。①根据血管病理：常见有微动脉瘤或者微血管瘤、脑动静脉畸形（AVM）、淀粉样脑血管病、囊性血管瘤、颅内静脉血栓形成、脑膜动静脉畸形、特异性动脉炎、真菌性动脉炎、烟雾病和动脉解剖变异等。②根据血流动力学：有高血压和偏头痛。血液因素有抗凝、抗血小板或溶栓治疗、流感嗜血杆菌感染、白血病、血栓性血小板减少症等。③其他：颅内肿瘤、酒精中毒及交感神经兴奋药物等。④原因不明：如特发性脑出血。

**临床表现** 脑出血常发生于 50 岁以上患者，多有高血压病史。在活动中或情绪激动时突然起病，少数在静息状态下发病。患者一般无前驱症状，少数可有头晕、头痛及肢体无力等。发病后症状在数分钟至数小时内达到高峰。血压常明显升高，并出现头痛、呕吐、肢体瘫痪、意识障碍、脑膜刺激征和癫痫发作等。临床表现的轻重主要取决于出血量和出血部位。

**诊断** 50 岁以上中老年患者，有长期高血压病史，活动中或情绪激动时起病，发病突然，血压常明显升高，出现头痛、恶心、呕吐等颅内压升高的表现，有偏瘫、失语等局灶性神经功能缺损症状和脑膜刺激征，可伴有意识障碍，应高度怀疑脑出血。头部 CT 检查有助于明确诊断。①头部 CT：是确诊脑出血的首选检查。早期血肿在 CT 上表现为圆形或椭圆形的高密度影，边界清楚。CT 可准确显示出血的部位、大小、脑水肿情况及是否破入脑室等，有助于指导治疗和判定预后。②头部 MRI：对幕上出血的诊断价值不如 CT，对幕下出血的检出率优于 CT。MRI 的表现主要取决于血肿所含血红蛋白量的变化。MRI 比 CT 更易发现脑血管畸形、肿瘤及血管瘤等病变。③脑血管造影：可以显示脑血管的位置、形态及分布等，并易于发现脑血管瘤、脑血管畸形及烟雾（moyamoya）病等脑出血病因。④脑脊液检查：脑出血时脑脊液压力常升高，呈均匀血性。注意禁忌证。同时要进行血常规、尿常规、血糖、肝功能、肾功能、凝血功能、血离子及心电图等检查，有助于了解患者的全身状态。

**鉴别诊断** ①与其他脑血管病：如脑梗死，根据发病过程、症状、体征及影像学检查确诊。脑梗死的原因是脑组织缺血造成，常见病因是脑动脉粥样硬化，起病一般较缓，出现轻度的意识障碍，血压稍有升高，可见 CT 出现脑内低密度病灶。②颅内占位病变，颅脑外伤、脑膜炎等疾病：根据发病急缓程度，外伤史、发烧等其他临床表现以及 CT、MRI，脑脊液等检查作出诊断。脑内原发性肿瘤可出现脑出血相类似的症状，如头痛、呕吐及肢体症状等，增强的影像学检查可有助于诊断。③其他原因：昏迷患者应与一氧化碳中毒、肝昏迷，尿毒症、低血糖等引起的意识障碍相鉴别。主要详细询问病史，体征以及 CT、脑脊液等检查。血液系统疾病如白血病、血小板减少性紫癜、再生障碍性贫血等，可以出现颅内出血，当怀疑有这些原因的时候需要仔细检查，排除其他原因引起的类似症状。

**治疗** 基本治疗原则：脱水降颅内压，减轻脑水肿；调整血压；防止继续出血；减轻血肿造成的继发性损伤，促进神经功能恢复；防治并发症。①急性脑出血的急救原则：防止进一步出血；降低颅内压；控制脑水肿；维持生命功能和防治并发症。②急性期一般治疗：保持呼吸道通畅；维持营养和水电解质平衡；加强护理。③调整血压。④控制脑水肿。⑤止血药的应用。⑥人工冬眠降温疗法：出现肌颤和烦躁，可用给予阿曲库铵（卡肌宁）25mg 或地西泮（安定）10mg。⑦手术治疗。⑧脑出血的恢复期治疗：防止再出血；药物治疗；饮食控制；康复治疗。

**预后** 与出血部位、出血量及是否有并发症有关。中至大量的脑出血，发病 1 个月内死亡率为 30%～35%。出血量较少且部位较浅者，一般 1 周后血肿开始自然溶解，血块逐渐被吸收。脑水肿和颅内压增高现象逐渐减轻，患者意识也逐渐清醒，最终少数患者康复较好，多数患者遗留不同程度的偏瘫和失语等。

(袁葛)

## 高血压脑出血 （hypertensive intracerebral hemorrhage，HICH）

gāoxuèyā nǎochūxuè

脑内动脉、静脉或毛细血管破裂引起脑实质内的自发性脑血管病。具有高血压特性。高血压脑出血是一种高发病率、高致残率和高致死率的全球性疾病。

**病因**　最常见的病因是高血压病，此类脑出血属于高血压病的一种最严重也是最高级别的并发症之一，可在短时间内出现极为严重的症状，甚至短时间内影响患者呼吸、心跳等基本生理活动，造成患者的死亡。在顾及其他所有诱因的基础之上，必须要强调一点的就是高血压必须得到有效的控制，才能有效地避免高血压脑出血的发生。在高血压病长期作用的基础上，任何可以诱发血压短期增高的因素都可以导致高血压脑出血的发生。日常生活中可以诱发血压突然增高的因素很多：①外界因素，如气候变化。②情绪改变。③不良生活习惯。以上仅仅是列举我们临床上较为常见的诱发因素，并非所有患者都一定有这些诱因，部分患者由于各种基础疾病的长期作用，也可在安静状态下发生脑出血，脑出血的发生病理机制较为复杂，尤其经常有以上诱因的患者需要谨慎，严防严重并发症的发生。

**发病机制**　长期的血压增高可以使得全身动脉壁发生透明变性，使原本较坚韧的动脉壁变薄、脆性增加，同时可以出现一些较为细小的动脉瘤或者囊状的动脉壁扩张，这种变化使得动脉对血压升高的耐受性下降，尤其是脑动脉表现的严重。骤然升高的血压可以使得内壁变薄的细小动脉发生突然破裂，出现脑出血，此后血凝块聚集在血管外脑组织内，

可以释放各种血管活性物质，这些有害物质可以使得周围动脉进一步收缩，出现周围血管的再次破裂，导致恶性循环的发生，这也就解释了为何临床上多见短时间（多在首次出血3小时以内）再次出血的表现。在多次反复之后局部脑组织内形成较大的血凝块，压迫破裂的血管，此时血肿形成，出血才逐渐停止。临床上常见的脑出血以基底节区最为多见，尸检研究发现是因为供应此处的豆纹动脉从大脑中动脉呈直角发出，拐角较大，在原有血管病变的基础上，受到压力较高的血流冲击后易导致血管破裂。脑出血发生后血凝块即开始吸收，这个过程血凝块可释放血红蛋白降解产物，高浓度的血红蛋白对神经细胞有较为明显的毒性作用。而出血发生后人体内全身凝血机制激活，血液内凝血酶浓度增加，聚集在脑组织内可以导致脑水肿，这是脑出血后最为常见的继发改变，临床上甚至会遇到出血量不大症状不明显，但脑水肿最终夺取患者生命的情况。

**临床表现**　脑出血的症状与出血的部位、出血量、出血速度、血肿大小以及患者的一般情况等有关，通常一般表现为不同程度的突发头痛、恶心呕吐、言语不清、尿失禁、肢体活动障碍和意识障碍。位于非功能区的小量出血可以仅仅表现为头痛及轻度的神经功能障碍，大量出血以及大脑深部出血、丘脑出血或者脑干出血等可以出现迅速昏迷，甚至在数小时及数天内出现死亡。典型的基底节出血可出现突发肢体的无力及麻木，语言不清或失语，意识障碍，双眼向出血一侧凝视，可有剧烈头痛，同时伴有恶心呕吐、尿失禁症状；丘脑出血常破

入脑室，患者有偏侧颜面和肢体感觉障碍，意识淡漠，反应迟钝；而脑桥出血小量时可有出血一侧的面瘫和对侧肢体瘫，而大量出血时可迅速出现意识障碍、四肢瘫痪、眼球固定，危及生命；小脑出血多表现为头痛、眩晕、呕吐、构音障碍等小脑体征，一般不出现典型的肢体瘫痪症状，血肿大量时可侵犯脑干，出现迅速昏迷、死亡。

**诊断**　脑出血常发生于50岁以上患者，多有高血压病病史。在活动中或情绪激动时突然起病，少数在静息状态下发病。患者一般无前驱症状，少数可有头晕、头痛及肢体无力等。发病后症状在数分钟至数小时内达到高峰。血压常明显升高，并出现头痛、呕吐、肢体瘫痪、意识障碍、脑膜刺激征和痫性发作等。临床变现的轻重主要取决于出血量和出血部位。CT尤其是螺旋CT可明确脑干出血的部位和范围。疑诊为脑出血不宜行腰椎穿刺，否则易诱发或者加重脑疝而导致患者死亡。

**鉴别诊断**　①昏迷：应与一氧化碳中毒、肝昏迷、尿毒症、低血糖等引起的意识障碍相鉴别。②颅内占位病变，颅脑外伤、脑膜炎等疾病：根据发病急缓程度，外伤史、发热等其他临床表现以及CT、MRI、脑脊液等检查作出诊断。③其他脑血管病：如脑梗死、蛛网膜下腔出血，根据发病过程、症状、体征及影像学检查确诊。与高血压脑出血相鉴别的脑出血病因很多，应根据患者的年龄、既往史及影像学检查进行鉴别。年轻患者多为脑血管畸形出血，有慢性高血压的病史支持高血压性出血，长期服用抗凝药物或在心肌梗死抗凝治疗过程中，

也可偶尔发生脑出血，出血的部位也很重要。典型的壳核或丘脑出血基本可以确定为高血压脑出血；脑叶皮质下出血多提示血管畸形；明显的蛛网膜下腔出血提示动脉瘤可能性大。脑转移瘤特别是黑色素瘤、绒毛膜上皮癌、肾上腺癌、乳腺癌、肺癌的脑转移灶以及原发性脑肿瘤中的胶质母细胞瘤等也易出现自发性出血。其他引起出血的原因还有脑静脉血栓形成、脑梗死后出血、血液病、动脉炎等。

**治疗** 包括非手术治疗和手术治疗。

**非手术治疗** 患者出血量不多，神经功能损害较轻，或者患者一般情况较差不能耐受手术治疗的患者可选择非手术治疗。非手术治疗的原则在于：脱水降颅内压、减轻脑水肿，调整血压；防止再出血；减轻血肿造成的继发性损害，促进神经功能恢复；防止并发症。①一般治疗：安静休息，一般卧床休息2~4周。保持呼吸道通畅，防止舌根后坠，必要时行气管切开，有意识障碍、血氧饱和度下降的患者应予以吸氧。危重患者应予以心电监测，进行体温、血压、呼吸等生命体征的监测。②控制血压：脑出血患者血压会反射性升高，而过高的血压则会更加引起出血增加，而过低的血压又会影响到健康脑组织的血供，所以对于脑出血患者，应该选用较为有效的降压药物将血压控制在发病之前的基础血压水平。③控制脑水肿，降低颅内压：颅内压的升高可引起患者较为明显的症状如恶心、呕吐等，严重的还会引起脑疝导致生命危险。所以降低颅内压控制脑水肿是脑出血治疗的主要措施，发病早期可用甘露醇脱水，并辅助以呋塞米进行脱水，同时注意监测患者肾功能，注意复查血电解质情况防止水电解质紊乱。④预防并发症：可预防性使用抗生素以及降低胃酸分泌的药物，防止肺部感染及上消化道应激性溃疡的发生。早期可行胃肠减压，一来可观察是否存在应激性溃疡，二来可减轻患者胃肠道麻痹引起的腹胀，避免胃内容物因呕吐而发生吸入性肺炎。

**手术治疗** 高血压脑出血的治疗最终目的是清除血肿，减轻脑组织受压，尽最大努力保证神经功能，减少或防止脑出血后一系列继发性病理变化。目前认为，患者无意识障碍时多无需手术；有明显意识障碍、脑疝尚不明显时，手术治疗明显优于非手术治疗；深昏迷患者、双瞳扩大、生命体征趋于衰竭者，非手术及手术治疗均不理想。目前手术适应证主要有：大脑出血量大于30ml，小脑出血量大于10ml；患者出血后意识障碍情况，Ⅰ级一般不需手术，Ⅴ级病情处于晚期也无法手术，Ⅱ级~Ⅳ级需要手术治疗，Ⅱ级患者若一般情况可，也可首选非手术治疗，根据病情变化再决定，Ⅳ级患者若出血时间短出血量大，进展快，脑疝形成时间长，则无法手术；位置较为表浅的出血一般多可手术，而较为深在出血如脑干局部出血，若无意识障碍，可非手术治疗。对于出血量较少但患者病情明显加重的需要警惕是否存在持续出血，术前应充分考虑。患者的一般情况需要考虑，是否存在心肺功能下降，高龄患者手术后一般恢复较差，效果一般，选择手术需要慎重。手术治疗脑出血效果较为明确，术后需要有较为妥善的患者管理，术后应还要注意患者血压情况，控制性降压防止再次出血，术后应用脱水药物防止颅内压过高，防治并发症，监测患者的各重要脏器功能，加强术后护理，维持水电解质平衡。术后应早期行功能锻炼。

**预后** 与患者疾病本身有重要的关系，术前意识障碍越重的患者术后恢复也越慢，预后也越差，术前神经功能损害较轻的患者疗效一般都比较满意。出血量以及出血的部位也会影响手术以后的恢复情况，发病较急、病情快，且伴有明显基础疾病的患者，一般预后不佳。

(袁 葛)

dòngmàiyìnghuàxìng nǎochūxuè
**动脉硬化性脑出血** (arterio-sclerotic cerebral hemorrhage) 脑动脉硬化基础上形成的脑出血。

**病因及发病机制** 脑动脉粥样硬化主要侵犯管径500μm以上的脑部大、中动脉，东方人威利斯（Willis）环周围主要脑动脉病变严重，并与高血压密切相关。以往认为，小动脉主要承担和调节血管阻力，高血压主要引起小动脉硬化，近来发现正常时脑主要动脉占整个脑血管阻力20%~30%，慢性高血压时可达50%，长期高血压必然导致脑部主要动脉壁粥样硬化损害。①高血压病与该病关系密切。血压持续升高者，动脉粥样硬化的发病率明显增高。高血压引起血管伸张，刺激平滑肌细胞增生，并使内膜层和内皮细胞层损伤，血脂便于沉着血管壁。高血脂也是该病的发病因素之一，如总胆固醇、三酰甘油、低密度脂蛋白（LDL）或极低密度脂蛋白（VLDL）增多，高密度脂蛋白尤其是其亚组分Ⅱ（HDLⅡ）减低，均易发病。

近年来对载脂蛋白的研究显示载脂蛋白 A 的降低和载脂蛋白 B 的增高也与该病有关。糖尿病患者该病发病率也明显升高，因为糖尿病多伴有高脂血症、高血压及血小板活化增加，这些均加速动脉粥样硬化及其血栓的形成。②高血压脑小动脉硬化主要发生在脑实质直径小于 $200\mu m$ 小穿通动脉，血流侧压力持续超过中膜平滑肌最大收缩力时，血管平滑肌变性坏死，失去收缩力，血管被动扩张，内膜受损，通透性增加，血浆成分渗入，导致小动脉纤维素性坏死，引起高血压性脑病是急性失代偿表现。持续慢性高血压，在血流侧压力与各种血管活性物质作用下，小动脉壁发生结构性代偿，平滑肌肥大增生、玻璃样变，胶原、蛋白和聚糖等结缔组织成分增加，管壁增厚，称为高血压小动脉硬化，血管壁耐受高血压能力增强，但调节血流的舒缩功能减低，血压降低时可引起腔隙性梗死。长期高血压，可在小动脉和微动脉平滑肌发生玻璃样变或动脉壁变薄部位形成微动脉瘤，血压急骤增高时，此动脉瘤破裂为导致自发性脑出血的主要原因。长期脑小动脉硬化可引起皮质下白质局灶性缺血软化，CT 或 MRI 表现白质疏松，如有明显痴呆症状，称为皮质下动脉硬化性脑病，又称宾斯旺格病（Binswanger disease）。③在长期高血压作用下，肌性动脉中膜平滑肌也经历小动脉平滑肌由功能代偿至结构代偿的过程，管壁硬化、增厚和管腔变窄，为维持原血流量，流速加快可导致血管内皮细胞损伤。内皮细胞是血流动力学效应的关键性媒介体，内皮受损使血管舒缩功能破坏，启动止血凝血过程，血脂蛋白渗入，内膜增厚，粥样硬化斑块形成，血管腔进一步变窄。在血流动力学作用下，粥样硬化斑块发生破裂、溃疡和出血，诱发血栓形成，引起动脉闭塞及脑梗死。可见，长期高血压是脑动脉粥样硬化最重要的成因。④高脂血症与脑动脉粥样硬化关系密切，已证明血清胆固醇（TC）大于 3.9mmol/L（150mg/dl）可发生动脉粥样硬化，高脂血症是脑动脉粥样硬化的重要促进因素。颈动脉粥样硬化斑块发生变性、溃疡、断裂和出血常可诱发血栓形成，使已狭窄的动脉腔血流显著减少，可突然闭塞，导致血栓性脑梗死，脱落的小栓子堵塞于远端小动脉，可引起突发的和不可预测的 TCIA 或血栓栓塞性卒中。

**临床表现** 脑出血的症状与出血的部位、出血量、出血速度、血肿大小以及患者的一般情况等有关，通常一般表现为不同程度的突发头痛、恶心呕吐、言语不清、尿失禁、肢体活动障碍和意识障碍。位于非功能区的小量出血可以仅仅表现为头痛及轻度的神经功能障碍，而大量出血以及大脑深部出血、丘脑出血或者脑干出血等可以出现迅速昏迷，甚至在数小时及数天内死亡。典型的基底节出血可出现突发肢体无力及麻木，语言不清或失语，意识障碍，双眼向出血一侧凝视，可有剧烈疼痛，同时伴有恶心呕吐、尿失禁症状；丘脑出血常破入脑室，患者有偏侧颜面和肢体感觉障碍，意识淡漠，反应迟钝；而脑桥出血小量时可有出血一侧的面瘫和对侧肢体瘫，而大量时可迅速出现意识障碍、四肢瘫痪、眼球固定，危及生命；小脑出血多表现为头痛、眩晕、呕吐、构音障碍等小脑体征，一般不出现典型的肢体瘫痪症状，血肿大量时可侵犯脑干，迅速昏迷，甚至死亡。

**诊断** 脑出血常发生于 50 岁以上患者，多有脑血管硬化病史和高血压病病史。在活动中或情绪激动时突然起病，少数在静息状态下发病。患者一般无前驱症状，少数可有头晕、头痛及肢体无力等。发病后症状在数分钟至数小时内达到高峰。血压常明显升高，并出现头痛、呕吐、肢体瘫痪、意识障碍、脑膜刺激征和痫性发作等。临床表现的轻重主要取决于出血量和出血部位。CT 尤其是螺旋 CT 可明确脑干出血的部位和范围。疑诊为脑出血不宜行腰椎穿刺，否则易诱发或加重脑疝而导致患者死亡。

**鉴别诊断** ①脑梗死：多休息时发病，可有短暂缺血发作史，多无意识障碍、头痛、呕吐或脑膜刺激征。小量出血与脑梗死相似，重症脑梗塞又可出现明显颅内压增高甚至脑疝。CT 在低密度中有高密度影，小量出血腰穿有帮助。②高血压脑病：为一过性头痛、呕吐、抽搐或意识障碍，无明确神经系统局灶体征，以血压增高和眼底变化为主要表现，脑脊液清晰，压力增高。③其他：该病还需要注意与蛛网膜下腔出血、糖尿病性昏迷、肝性昏迷、尿毒症、急性酒精中毒、低血糖、药物中毒、CO 中毒等鉴别。

**治疗** 同高血压脑出血。

**预后** 与患者疾病本身有重要关系，术前意识障碍越重的患者术后恢复越慢，预后越差。而术前神经功能损害较轻的患者疗效一般都比较满意。出血量以及出血的部位也会影响手术以后的恢复情况，脑出血的治疗需要随时更改治疗方案，并非一成不变，随时有可能由非手术治疗转为手术治疗，而手术治疗亦不能治疗所有的脑出血，且手术治疗后还需要内科的维持、支持治疗等，切不可断章取义片面治疗。临床上遇到发病较急、病情快，且伴有明显基础疾病的患者，一般预后不佳。

（袁 葛）

kéhé chūxuè

## 壳核出血（putaminal hemorrhage）

发生在壳核附近的出血。是最常见的脑出血类型，约占脑出血的 60%。由于壳核出血常损害内囊，临床上又称内囊出血。

**分型** 根据血肿部位和是否破入脑室将壳核出血分为壳核局限型、壳核内囊型和壳核脑室型三种类型。①壳核局限型：是指血肿局限于壳核范围或外囊附近，血肿量一般不大于 10ml。②壳核内侧型：是指血液向上、向下、向前、向后扩展而累及内囊，以向上后方扩展而累及内囊后肢最多见。血肿量一般为 10~30ml，临床上表现为典型的内囊型偏瘫。③壳核脑室型：是指血肿较大，已经通过内囊后肢破入侧脑室体部和三角部，血肿量往往大于 30ml，甚至超过 60ml。如果血肿向前方扩展，可经前角破入侧脑室，这种患者内囊型偏瘫不典型。

**病因及发病机制** 高血压动脉硬化是壳核出血最常见的病因，70%~80%病例有高血压病史。其他原因有脑动脉瘤、动静脉畸形、脑瘤和凝血障碍等。脑出血好发于壳核，与豆纹动脉的外侧支易于破裂有关。豆纹动脉从大脑中动脉几成 150°发出，在高血压时，该处承受压力较大，动脉硬化性改变亦较其他处显著，故血压升高时易于破裂。因该动脉最易破裂，又称出血动脉。

**临床表现** 除具有脑出血的一般症状外。病灶对侧常出现三偏综合征，即偏瘫、偏身感觉障碍与偏盲。临床上由于出血所累及的范围不同，三偏可不完全，即常见的是偏瘫及偏身感觉障碍。①偏瘫：即出血灶的对侧出现明显的中枢性偏瘫。瘫痪侧鼻唇沟变浅，口角无力下垂，呼气时从口角漏气。伸舌偏向瘫痪侧，出血灶的对侧上下肢有明显的瘫痪症状，轻者肌张力较高，瘫痪程度较轻，对压眶或疼痛刺激可见瘫痪肢体有运动反应；重者患肢瘫痪较重或完全瘫痪，偏瘫呈弛缓性，反射消失，甚至病理反射也引不出。经数天或数周后，瘫痪侧肢体肌张力逐渐增高，瘫痪由弛缓性转为痉挛性，腱反射亢进，出现踝阵挛，病理反射阳性，呈典型的中枢性偏瘫，上肢屈曲内收，下肢伸直。昏迷较深者常因四肢肌张力降低处于弛缓状态而掩盖了偏瘫体征。如详细检查尚可检出有定位意义的偏瘫体征：瘫侧足外展位；如重度疼痛刺激其肢体或用力压眶时，瘫痪的肢体常不见移动；或将其双上肢举起，然后放手让其自然落下时，可见瘫肢下落较健肢迅速；或将其双上肢旋后时，瘫肢比健肢较快地恢复至旋前位。②偏身感觉障碍：即出血灶的对侧半身（包括头面部在内）深浅感觉均减退或消失。③偏盲：主要是经过内囊的视放射受累所致。如出血在优势半球常有失语症，但在昏迷时常被掩盖不易发现，当意识转清后常可发现各种类型不同程度的失语症状。约 50% 的患者有凝视病灶的现象，即意识障碍时患者的头颈歪向出血侧，两眼同时向出血一侧凝视。这种核上性侧视麻痹常是暂时性的，随患者的

意识转清可迅速恢复。壳核出血多在活动时或情绪激动时突然感到头痛、脑部不适，继而出现口角歪斜、偏身肢体活动不灵和感觉障碍，伴有意识不清。若出现病灶侧瞳孔散大常是脑疝（天幕疝）的表现。

**诊断** 典型病例多在 50 岁以上，有高血压动脉硬化病史，情绪激动或活动中发病，进展迅速，有不同程度的意识障碍及头痛、呕吐等颅内压升高症状，出现三偏综合征及其他脑部定位体征，诊断不难。小量壳核出血与脑梗死相似；壳核出血与出现明显颅内压升高的重症脑梗死不易鉴别。CT 有助于明确诊断。脑血管造影适用于寻找非高血压出血病因，如脑血管畸形、脑动脉瘤等。

**治疗** 原则是保持安静，防止继续出血；积极抗脑水肿，降低颅内压；调整血压，改善循环；加强护理，防止并发症。手术治疗清除血肿，可降低颅内压，使受压而未破坏的神经元恢复功能，对某些危重患者，不但可以挽救生命，而且还可提高生存质量。一般认为年龄不太大，生命体征平稳，心肾功能无明显障碍，血压小于 200/120mmHg，并符合以下情况可作为手术适应证：①血肿大于 50ml。②颅内压明显升高有可能形成脑疝者。③血液大量破入脑室者，可行颅骨钻孔，脑室外引流加腰穿放液治疗。恢复期康复治疗宜尽早进行。

**预后** 临床神经功能缺陷程度评分（Brunnstrom 法）在 Ⅱ~Ⅲ 级的重型壳核出血者，直接手术的病死率低；而 Ⅱ~Ⅲ 级的轻至中度壳核出血，内科治疗可获得较好的生命质量。一般而言，壳核出血引起的偏瘫比脑梗死所致者恢复较满意。壳核出血

如局限在壳核而未损及内囊及其后肢者，症状较轻，偏瘫亦较轻，预后较好。病情稳定、偏瘫不完全者多可有好转；发病后很快出现弛缓性完全偏瘫者，一般功能恢复不良；起病后很快出现昏迷、脑水肿明显使脑干受压或出现脑疝者预后很差。

（袁 葛）

qiūnǎo chūxuè

## 丘脑出血 （thalamic hemorrhage） 发生在丘脑附近的出血。占脑出血的 20% ~ 25%。在各型脑出血中，其发病率仅次于壳核出血。

**病因及发病机制** 与壳核出血的病因类似，高血压动脉硬化是丘脑出血的最常见原因。常系大脑后动脉的丘脑膝状体动脉破裂引起。

**经典分型** 根据出血部位可分为三型。①丘脑内侧核出血：为来自大脑后动脉的后丘脑穿通动脉破裂所致。②丘脑外侧核出血。③全丘脑出血。

根据出血扩展方向和出血量的多少分成三型。①丘脑局限型：血肿限于丘脑本身，血肿量一般小于 5ml。部分患者可扩展至内囊或前肢，血肿量往往超过 15ml。这些患者多引起典型的内囊型偏瘫。②丘脑内囊型：血肿扩展至内囊后肢，血肿量为 5 ~ 15ml。③丘脑脑室型：血肿从第三脑室侧壁或侧脑室下方破入脑室系统。

**临床表现** 丘脑出血的临床表现与出血的部位有密切关系。

**丘脑后外侧部出血** 主要表现为丘脑综合征。①偏身感觉异常：即对侧偏身深浅感觉消失或减退，丘脑性自发性疼痛、感觉过度；三者兼备则为典型的德热里纳-鲁西综合征（Dejerine-Roussy syndrome）。②分离性轻偏瘫：系丘脑性不全瘫，特征为下肢重于上肢，上肢近端重于远端。一般为轻偏瘫，而以感觉障碍较重为特点。③肌张力低与感觉共济失调：系丘脑外侧内囊后肢的锥体束，齿状核-红核-丘脑-皮质径路受累所致。④眼位异常：少数患者有眼位异常，如双眼向病灶侧注视等，累及内囊后肢可见对侧同向偏盲。

**丘脑前内侧部出血** 主要表现为以下几方面。①精神障碍：系丘脑前内侧核受累所致。表现为遗忘，主动性缺失，精神错乱，典型者呈科萨科夫综合征（Korsakoff syndrome）。丘脑前核是边缘系统帕佩兹（Papez）环路的重要环节，丘脑内侧核是利文斯顿（Livingston）环路的重要环节，故受损后有精神症状。②尿便障碍：系丘脑-下丘脑联系纤维中断之故。③少数小血肿直接破裂：如第三脑室，可主要出现脑膜刺激征。

**全丘脑出血** 症状严重，其意识障碍也严重，可出现四肢瘫痪、抽搐、去脑强直发作、眼位障碍、瞳孔大小不等、呕吐、脑膜刺激征阳性及高热等。

**左侧丘脑出血** 有三个基本特征。①感觉障碍重于运动障碍。②眼部障碍：如注视不能，瞳孔缩小，光反应迟钝或消失。③丘脑性失语：属皮质下失语，丘脑参与语言程序的编制、发动与修正过程，左丘脑腹后核受损后可致语言缓慢，重复性语言及语义性错语征，发音含糊，复述较差，但朗读、认读可正常，无命名性失语。丘脑出血引起语言障碍可达 40%，已引起人们的重视。

**右侧丘脑出血** 主要表现为以下几方面。①结构性失用征：患者对形状、体积、长度、重量等产生错觉。②偏侧感觉缺失：表现为病觉缺失和自体认识不能。③偏身忽视症：乃右侧丘脑至皮质的传入纤维断裂所致。右半球对注意力起主导作用，受损后可见运动性忽视，左侧视、听、皮肤觉忽视。虽然丘脑出血有特殊的症状与体征，但往往不够典型，又变化多样，易被忽视，给临床诊断带来困难。

**丘脑后内侧部出血** 有三大征象。①帕里诺综合征（Parinaud syndrome）：即垂直注视麻痹，主要是上视不能，瞳孔缩小，对光反射迟钝或消失。②感觉、运动障碍：感觉障碍重于运动障碍。③意识障碍：通常是大量出血继发严重脑干功能障碍。垂直注视麻痹是丘脑出血损及丘脑内侧部、后连合和丘脑下部，双侧内侧纵束间质核头部或一侧后连合核受损所致。

**诊断** 患者多在 50 岁以上，有高血压动脉硬化病史，活动或情绪激动时发病，起病多急性，进行性进展，多有意识障碍和特征性眼症状，感觉障碍重于运动障碍，可考虑诊断丘脑出血。重症丘脑出血，极少出现丘脑综合征，绝大多数有意识障碍和偏瘫，有时与重症壳核出血难以区别，但其某些眼部体征可为丘脑出血提供证据：①眼球垂直运动不能，两眼向下内侧凝视。②血液破入第三脑室时两眼向瘫痪侧凝视。③上视麻痹为出血波及顶盖前区，还可早期出现视盘水肿、瞳孔缩小及反应迟钝。除重症丘脑出血外，还有不少出血局限于丘脑部位，血肿较小的轻型丘脑出血，临床上表现轻微，可为纯感觉性脑卒中，有时不易与短暂性脑缺血发作（TIA）及缺血性脑卒中相鉴别。头部 CT 有助于及时精确的诊断，有利于治疗方法的选择。脑血管造影有助于病因诊断。

**治疗** 丘脑出血除一般内科治疗外，一般认为年龄不太大，生命体征平稳，心肾功能无明显障碍。血压<200/120mmHg，并符合以下情况可作为手术适应证：①血肿>10ml，病情继续恶化者。②丘脑内侧出血量大且破入脑室者，可行颅骨钻孔，脑室外引流或腰穿脑脊液置换等治疗。恢复期的康复治疗，原则上尽早进行。

**预后** 丘脑出血的预后与以下因素有关。①意识障碍：意识障碍轻比意识障碍重的预后好。②血肿部位：丘脑外侧核型预后好，全丘脑型预后差。③锥体束征：双侧出现锥体束征比单侧锥体束征阳性预后差。④血肿大小：血肿大于3.3cm者绝大部分死亡，血肿量在10ml以上者预后差。大血肿破入脑室者可比较小血肿不破入脑室者预后好。⑤脑室扩大：预后差，反之预后好。重型丘脑出血如不死于出血本身，常合并肺部、泌尿道感染、脑疝形成、继发性脑干出血以及脑室出血，导致呼吸循环衰竭而死亡。总病死率约为50%。

（袁葛）

dànǎopízhìxià chūxuè
# 大脑皮质下出血（subcortical hemorrhage）
发生于大脑皮质灰白质交界区下方的出血。又称脑叶出血。

**病因及发病机制** 许多皮质下出血的原因主要是动静脉畸形、海绵状血管瘤和淀粉样血管病。且不同原因易发生于皮质和皮质下不同位置。高血压同样是皮质下出血的重要原因。临床表现皮质下出血的临床表现多种多样，程度轻重不等，主要取决于出血的部位和血肿的大小。小量出血

似脑梗死，出血破入蛛网膜下腔者易与蛛网膜下腔出血混淆。脑叶出血绝大多数呈急性起病，多先有头痛、呕吐。其特征为：①意识障碍少见而轻微。②偏瘫与同向凝视麻痹较少，程度较轻。③脑膜刺激征多见。④血肿常同时侵犯2~3个脑叶，因此临床症状常为各脑叶病损的综合表现。额叶出血以剧烈头痛、呕吐、抽搐、尿失禁、轻偏瘫及精神症状（包括欣快、情感淡漠、行为障碍、智力障碍和幻觉）为主要表现。顶叶血肿主要是轻偏瘫（面、上肢瘫痪轻或无，下肢瘫痪重）、偏身感觉障碍、失用及格斯特曼综合征。颞叶以偏瘫（上肢、面部重于下肢）、偏身感觉障碍、感觉性和健忘性失语为基本表现。枕叶出血以一过性黑矇与皮质盲为主。额顶叶出血主要有偏瘫、偏身感觉障碍、抽搐及混合性失语等。

**诊断** 多见于中青年人，活动或情绪激动时发病，脑膜刺激征明显，血性脑脊液（小量出血可无血性脑脊液），仔细检查可有脑部定位体征，明确诊断常需CT检查。病因诊断仍需要依靠脑血管造影来确定。

**治疗** 皮质下出血绝大多数内科治疗有效。若病因已确诊为动脉瘤、动静脉畸形、脑瘤出血时应手术治疗。脑动脉瘤出血应争取早期手术，以免复发延误了治疗时机。动静脉畸形复发出血的机会小，手术可适当延迟。肿瘤引起的出血，一旦确诊应争取早日手术治疗。内科治疗症状持续加重或血肿较大者（20~40ml）者宜手术治疗。对高龄的淀粉样血管病引起的出血，手术不易止血，且手术后复发率高，应极为慎重。

**预后** 与出血量多少、是否

并发脑疝及机体状态有关。总预后较其他类型出血好，病死率约为13%。非动脉硬化引起者易再发出血，再发出血死亡率极高。存活的脑叶出血患者中，50%以上可以恢复其功能，其余患者仅为轻度后遗症。

（袁葛）

xiǎonǎo chūxuè
# 小脑出血（cerebellal hemorrhage）
原发于小脑但不包括外伤、肿瘤、感染、中毒等引起的出血。又称自发性小脑出血。占脑内出血的3%~12%。

**病因及发病机制** 病因以高血压动脉硬化最多见，占50%~80%，40岁以下者主要是小脑血管畸形。尸检和神经影像都证实小静脉瘤偶尔也引起小脑出血，此外尚有动脉瘤。中老年人非高血压性小脑出血可能为淀粉样血管病引起。其他少见的病因有血液病，使用抗凝剂等。小脑出血多数发生在半球（51.4%~94.2%），蚓部次之（5.8%~28%），半球波及蚓部者较少（10%~26.4%），双侧半球同时出血罕见。半球出血大多数发生于齿状核区域，因为其主要供血的小脑上动脉易发生高血压性损害。供应小脑的3支动脉尚有分支供应脑干。因此，有25%的小脑出血合并大脑脚或者脑桥出血。

**分型** 分为外侧型（小脑半球）、中间型（蚓部）和混合型（半球累及蚓部）。每型再分为三个亚型：A型，血肿量<15ml；B型，≥15ml；C型，破入脑室。

**临床表现** 任何年龄均可发病，通常急性起病，亦可呈亚急性。突然发生后枕部头痛、恶心、反复呕吐、眩晕（较为顽固），严重者意识障碍或昏迷，但病初即

昏迷者少见，约占 10%，意识清醒者可有小脑受损的症状和体征，如言语障碍、眼球震颤、步态蹒跚、站立不稳、行走时向患侧倾倒，患侧肢体肌张力低，意向性震颤，轮替动作不能，指鼻和跟膝胫试验不稳、不准等。脑干受累时可有瞳孔缩小或不等大、眼睑痉挛、双眼同向偏斜、患侧注视麻痹、周围性面瘫、声音嘶哑、交叉性感觉障碍或锥体束征。大量出血压迫第四脑室、中脑水管可引起急性阻塞性脑积水，导致颅内压急剧升高，甚至脑疝形成，迅速出现意识障碍，危及生命。此外，脑膜刺激征常见，多由于出血进入蛛网膜下腔引起。临床上尚可观察到一些小量出血（<6ml）的患者，意识始终清醒，没有明显的小脑和脑干受损的表现。

**诊断** 可通过 CT 确诊。小脑出血的临床表现复杂多样，出血量小者可没有小脑症状，对急性发生的头痛、恶心、频繁呕吐、眩晕，或伴有眼震、眼球运动障碍、共济失调、肌张力降低、血性脑脊液等，要考虑小脑出血的可能，及时进行头部 CT 或 MRI 明确诊断。

**治疗** 包括以下几方面。

**非手术治疗** 一般认为：意识清楚，病情无恶化趋势，血肿主要位于小脑半球，直径<3cm 或出血量<15ml，无明显急性脑积水时可先行内科治疗。主要措施：①严密监视患者的意识、血压、呼吸、瞳孔、对光反射和视盘的变化，如有条件和必要，可监测颅内压，及时复查头部 CT。②脱水降低颅内压，可选用 20% 甘露醇、呋塞米（速尿）和 10% 甘油果糖等。③注意保持水电解质平衡和营养支持。④对症处理，如镇痛、止呕和抗眩晕等。⑤防治肺、心及消化道并发症。

**手术治疗** ①适应证：有意识障碍，血肿直径≥3cm 或出血量≥15ml，或有明显急性阻塞性脑积水者。②手术方式：a. 持续脑室引流术：主要适用脑室系统积血或阻塞性脑积水，可为手术清除血肿争取时间和机会，并能经引流管注入药物。引流时避免急速减压，以防发生小脑幕裂孔（切迹）上疝。b. 颅后窝开颅血肿清除术：为传统的基本手术方法。c. 立体定向脑内血肿穿刺引流术：CT 定位，局麻下进行，与开颅术比较，定位精确，损伤小，时间短，效果较明确，高龄患者也有施术机会。但不能在直视下止血，发病数小时内持续出血者禁用。

**康复治疗** 小脑出血患者病情稳定后宜尽早进行康复治疗。

**预后** 很大程度上取决于血肿的大小和患者治疗前是否出现昏迷。小型小脑血肿患者的预后较好。即使是大型小脑血肿患者，如果在意识水平下降前行手术减压，其预后也良好。

（袁 葛）

nǎogàn chūxuè

**脑干出血**（hemorrhage of brain stem） 发生在脑干的出血。约占脑出血的 10%。依照脑干的三个部分可以分为脑桥出血、中脑出血和延髓出血。脑桥出血是最常见的脑干出血类型。约占脑出血的 6%。中脑出血和延髓出血较少见。

**病因及发病机制** 多由高血压动脉硬化引起。脑桥中线旁出血是由于旁中央动脉破裂，该支由基底动脉主干发出后突然变细，流向与主干相反，易受血压波动影响而破裂，又称脑桥出血动脉。血肿多位于基底部与被盖部交界处。脑桥较外侧的出血由短旋动脉破裂所致；脑桥背外侧裂出血由长旋动脉破裂引起。血肿可上侵及中脑，或向后破入第四脑室，从斜坡破入蛛网膜下腔者很少，向下侵入延髓者罕见。中脑出血多由于大脑脚内侧的动眼动脉起始部的微动脉瘤破裂出血所致，血肿开始位于中脑尾端接近中线部分，常很快扩展至对侧。若动眼动脉终末分支的破裂则引起小灶性中脑出血。

**临床表现** 包括以下几种。

**原发性中脑出血** 不很常见。多突然发病，昏迷或晕倒，双侧锥体束征，四肢瘫痪，一侧或双侧眼肌麻痹，瞳孔散大，光反射减弱或消失，去脑强直，急性颅内压增高，呼吸障碍，终因脑干功能衰竭而死。可分为两种类型：①一侧中脑出血。多表现为韦伯综合征（Weber syndrome）：即病灶同侧的动眼神经麻痹（上睑下垂，瞳孔散大，眼球向内、上、下方运动障碍而处于外斜位），对侧中枢性偏瘫。②双侧中脑出血。如一侧出血扩展至对侧，则出现双侧动眼神经麻痹，双侧中枢性偏瘫，因导水管梗阻而有意识丧失和颅内压增高症状，常病情危重。

**原发性脑桥出血** 临床表现比较复杂，常突然起病，先有剧烈头痛、呕吐、头晕、复视、构音障碍、面部麻木、偏身麻木。意识于起病时可部分保留，常在数分钟内进入昏迷。出血量少时，患者意识可清楚，出现脑桥一侧受损体征，表现脑干损害典型的交叉性瘫痪，即出血侧面神经周围性瘫痪和对侧上下肢瘫痪，头和双眼转向非出血侧。此类脑桥出血者约占 1/5。脑桥出血常迅速波及对侧，出现双侧面部及肢体均瘫痪，患肢大多数呈弛缓性，少数为痉挛性或呈去脑强直，双侧病理反射阳性。临床上脑桥出血的眼部体征最多见，亦较复杂。双侧瞳孔极度缩小，这种针尖样瞳孔见于 1/3 的脑桥出血患者，为脑桥病变的特征性症状，系由于脑桥内交感神经纤维受损所致。尚可见核间性眼肌麻痹、一个半综合征（一只眼水平活动消失，另一只眼不能内收）、靠边眼（二眼外展位，但辐辏反射保存）、分离性斜视（患侧眼向内向下，健侧眼向外向上）。此外，尚可有霍纳征、眼球震颤、单眼外展不能、双眼部分垂直性注视障碍等。由于意识障碍，脑桥出血后的感觉障碍常被掩盖。意识清醒者可有偏身感觉障碍、单侧面部感觉障碍、视幻觉或味觉障碍等。脑桥出血常阻断丘脑下部对体温的正常调节，而使体温急骤上升，呈持续高温状态。由于脑干呼吸中枢受影响，常出现不规则呼吸，可于早期就出现呼吸困难。脑桥前部出血可呈现四肢瘫痪、言语不能，但可用眼球活动来表达信息，即闭锁综合征。脑桥出血后，如两侧瞳孔散大、对光反射消失、呼吸不规则、脉搏和血压失调、体温不断上升或不断下降则表示病情严重。

原发性延髓出血　很少见。临床上常急骤发病，突然昏迷和偏瘫而急死。若为小灶性出血，意识清楚时可出现延髓定位症状：如后组脑神经麻痹，对侧偏瘫、痛温觉障碍、声音嘶哑、呃逆、眩晕等。延髓出血较延髓梗死更易发生血压、呼吸、心脏等的明显变化和颅内压增高症状。延髓微小出血病例可在临床上未发现任何延髓症状。

继发性脑干出血　意识障碍出现早且重，常表现为血压升高、体温升高或过低、各型呼吸异常、脉速、高热、呕吐、出汗紊乱、多数脑神经麻痹、特殊眼球位置、瞳孔变化、去脑强直、肢体瘫痪、假性延髓性麻痹、上消化道出血、大小便障碍等。

诊断　常见于 50 岁以上的老年人，多有高血压动脉硬化病史，活动或情绪激动时发病，起病突然，典型者呈交叉性瘫痪，常迅速进展为四肢瘫痪、深度昏迷。进展缓慢或出血量小时，临床表现与脑干梗死相似，常需 CT 确诊。

治疗　治疗原则和一般出血性脑卒中相同，避免搬动，绝对卧床。脱水降颅内压作用不大，关键在于维持气道通畅，保持氧供。昏迷患者应行气管插管或切开，人工控制呼吸。要注意血钾和心肾功能差的患者，可选用呋塞米（速尿）静脉推注，同时预防感染、控制血压。对凝血功能障碍者可考虑用止血治疗。对呼吸不规则的患者，应给予呼吸兴奋剂，必要时行气管切开。由于脑干是生命中枢，手术危险性大，目前一般采用非手术治疗。患者年龄小于 70 岁，生命体征平稳，心肾功能较好，血肿超过 5ml，脑干明显受压，临床症状加重者或血肿接近脑干表面，有破入脑室和蛛网膜下腔的危险，可急诊手术。对于脑干部位的血管畸形和海绵状血管瘤引起的脑干出血择期施行纤维神经外科手术，效果较好。

预后　原发性中脑出血常因脑干功能衰竭而死。而一侧小灶性出血，因锥体束损害很轻或免于损害而不持久，或可迅速恢复，预后较好。原发性脑出血在 CT 问世之后发现，凡大于 10ml 的巨大脑桥血肿多迅速死亡；而小于 5ml 的局限性脑桥血肿病情不很严重，患者大多数存活。原发性脑桥出血中轻型病例并不少见，血肿量小于 1ml 者可仅表现为腔隙综合征。总的预后并不比幕上脑出血差。出血量大时，可向中脑下部，甚至向丘脑方向发展，血液可破入第四脑室，病累及延髓，3/4 死于 24 小时内，1/4 可存活 2～10 天。因被盖部网状结构损害，患者迅速昏迷，四肢瘫痪，双瞳孔针尖样缩小，中枢性高热，呼吸不规则，血压不稳定，病情进行性恶化，终至死亡。原发性延髓出血常迅速死亡，延髓微出血预后较好。

（袁 葛）

zìfāxìng nǎoshìnèi chūxuè

## 自发性脑室内出血（spontaneous intraventricular hemorrhage，SIVH）

非外伤性因素导致血管破裂，血液进入脑室系统的出血。1881 年桑德斯（Sanders）依据病理解剖资料，首先将自发性脑室内出血分为原发性和继发性两大类，前者的出血来源于脑室内、脑室壁及脑室旁的血管，后者是脑实质血肿破入或蛛网膜下腔出血逆流入脑室。

病因及发病机制　原发性脑室内出血较少见，占脑室内出血的 7.4%～18.9%。通常认为最常见的病因是脉络丛的动脉瘤及动静脉畸形，其他常见的原因有高血压、颈动脉闭塞、烟雾病，少见或罕见的有脑室内脉络丛乳头状瘤或错构瘤、囊肿、出血性素质、脑室旁肿瘤、静脉曲张破裂、室管膜下腔隙梗死性出血、白血病、垂体卒中及术后（脑室穿刺、引流术、分流术）等。病因不明者，须注意影像或大体病理未能发现的隐匿性血管瘤。继发性脑室内出血占自发性脑室内出血的大多数，可高达93%。其常见的病因有高血压、动脉瘤、动静脉畸形、烟雾病。其他少见或罕见的有颅内肿瘤、凝血功能异常。（白血病、再生障碍性贫血、血友病、血小板减少性紫癜等）、脑梗死性出血、酒精中毒、脑室分流术及引流术等。脑实质内血肿可沿着阻力最小的方向扩展，因而穿破脑室壁进入脑室系统，其穿通部位依次为侧脑室体部或三角区、侧脑室前角、第三脑室、侧脑室后角、胼胝体等。蛛网膜下腔出血多经第四脑室的侧孔及正中逆流入内，也可直接穿破或形成血肿再穿破脑室壁进入脑室系统。脑室内积血的占位效应可引起颅内压增高、压迫脑室周围组织，影响脑脊液循环，从而形成脑功能损害的重要病理生理基础。严重的可出现持续脑室扩大和颅内压增高，易导致死亡。

**分型** 1977年利特尔（Little）依据临床表现和CT所见，分为三型。Ⅰ型：大量出血，通常充满整个脑室系统或脑桥出血破入第三脑室、第四脑室，表现为突然发病、深昏迷、脑干受损，多于24小时内死亡。Ⅱ型：脑实质大血肿破入脑室、积血范围较Ⅰ型小，呈现起病突然，意识障碍及脑局部定位体征也较Ⅰ型较轻。Ⅲ型：脑实质水肿、积血较局限，临床为急性起病，有脑局部定位体征或仅突然头痛、昏睡。

脑室内出血确定后，进一步分为原发性及继发性两大类，后者包括高血压、动脉瘤、动静脉畸形、颅内肿瘤、原因未明等，须依据临床表现、CT及辅助检查的结果进行综合的全面分析，尽可能寻找出原因。

**临床表现** 绝大多数为急性起病，少部分可呈亚急性或慢性发生。多数有明显诱因，最常见的是情绪激动，其次为用力活动、沐浴、饮酒、分娩等。最常见的首发症状是头痛、头晕、恶心、呕吐，其次为意识障碍、偏瘫、失语、发热、排尿、排便障碍、抽搐等。主要体征有血压升高、四肢肌张力增高或减低、感觉障碍、一侧或双侧病理反射阳性、颈抵抗、凯尔尼格（Kernig）征阳性、瞳孔异常、眼底水肿或出血，上视困难等。临床表现轻重不一，主要同出血量、部位、病因等有关。轻者仅呈现脑膜刺激征，无脑局灶损害的定位体征，有的可在完全无意识障碍情况下，主要出现认知功能的减退。严重者则有意识障碍、抽搐、偏瘫、失语、肌张力高、双侧病理征阳性、瞳孔异常、高热等。继续发展可出现去脑强直、脑疝。晚期可有呼吸循环衰竭、自主神经功能紊乱。部分患者可并发上消化道出血、急性肾衰竭、坠积性肺炎等。继发性脑室内出血，由于先有脑实质血肿或蛛网膜下腔出血，临床症状较多，体征较明显，病情较重，进展也较迅速。相比之下，原发性脑室内出血的意识障碍相对较轻或甚至缺如，定位体征不明显，如运动障碍轻或无，脑神经受累和瞳孔异常也较少，而认知功能（记忆力、注意力、定向力）障碍及精神症状则较常见。若无急性梗阻性脑积水，整个临床过程较缓慢。

**诊断** 脑室内出血的临床表现轻重不一，变动范围大，在CT应用之前，大多数依靠手术或尸解来明确诊断。通常，患者突然发病，出现意识障碍、急性颅内压增高、脑局部定位体征、脑膜刺激征等，应考虑脑室内出血的可能。有些轻型患者，仅有头痛、头晕、恶心、呕吐等症状，无意识障碍或脑局部定位体征，容易漏诊。因此，临床上应积极争取行CT，并及时进行其他辅助检查。脑室出血的实验室检查，可依据其目的及方法基本上可分一般性及特殊性两大类。①一般性检查：大多数病例的血白细胞增多，主要是中性粒细胞。除了极少凝血功能异常、肝病、妊娠期高血压疾病等之外，绝大多数的出凝血时间及凝血酶原时间均正常。部分患者可出现尿糖及蛋白尿，凝血功能异常者可发生血尿。谨慎而缓慢放液的腰穿几乎所有病例均出现血性脑脊液，压力增高，细胞增多以红细胞及中性粒细胞为主，出血3~5天后可见含铁黄素的吞噬细胞，其后则为胆红质的巨噬细胞。在继发性脑室内出血的病例，头部X线平片有的可见松果体或脉络丛钙化的移位、颅骨血管沟异常、颅内异常钙化斑或慢性颅内高压征象。脑室穿刺可发现压力升高及血性脑脊液，造影可显示脑室扩大、变形、移位、充盈缺损等。脑动脉造影主要显示动脉瘤、动静脉畸形、脑内血肿或肿瘤；侧位片可见大脑前动脉膝部呈球形、脐周动脉弧度增大、静脉角变大、室管膜下静脉拉直等脑室扩大征；正位可提示血肿破入脑室的征象，外侧豆状动脉向内侧移位、远端下压或变直，大脑前动脉移位不明显，大脑内静脉明显移向对侧，与大脑前动脉呈移位分离现象。②CT检查：最安全可靠、迅速、便于复查，又可动态观察。典型表现为脑室内高密度影，不但显示脑室形态、大小、积血程度、中线结构移位、脑积水的阻塞部位及其程度，还可帮助了解脑部原发血肿的部位及大小，穿破脑室的部位、脑水肿程度等。

**治疗** 依据临床情况，基本上分为急性期、恢复期及后遗症的治疗。急性期控制出血、稳定病情、减轻脑损害成为治疗的重心。通常可分为非手术治疗及手术两大类。

**非手术治疗** 临床上具体指征：①患者入院时意识清醒、嗜睡或昏睡。②临床定位体征轻度。③血压不高于200/120mmHg。④无急性梗阻性脑积水。⑤中线结构移位小于10mm。⑥非闭塞型血肿。⑦高龄伴多个内脏功能衰竭，脑病晚期不宜手术者。其治疗原则基本上同脑出血及蛛网膜下腔出血，常规的措施包括镇静、调控血压、抗脑水肿、降低颅内压、防治并发症、改善脑营养代谢，有适应条件者还须用止血剂、亚低温疗法等。对颅内压不高的原发性脑室内出血，可慎重腰穿缓慢放脑脊液，甚至适量的脑脊液置换，有利于缓解症状，减少高热反应及迟发性脑积水。

**手术治疗** 若非手术治疗未能控制病情进展，而颅内压增高症状严重，甚至出现急性梗阻性脑积水及存在脑病危险，应争取及时的手术治疗，主要有脑室穿刺脑脊液引流术和立体定向脑内血肿穿刺吸除引流术。经过急性期处理而存活下来的患者，进入恢复期多有不同程度的脑功能障碍，如偏瘫、失语、精神症状、神经麻痹、尿便失禁等。其中有的可能成为后遗症，需根据患者的不同情况，选择相应的治疗措施。

**预后** 脑室内出血量的多少、原发脑损伤的严重程度，患者年龄的长幼以及有无早期脑室系统扩大等因素均直接影响预后，病死率31.6%～76.6%，幸存者常残留功能缺损及智力障碍。

（袁 葛）

jǐsuǐ xuèguǎn jīxíng

**脊髓血管畸形**（spinal vascular malformation） 发生于脊髓部位的血管畸形。其中脊柱髓内动静脉畸形（S-AVM）占原发脊柱内占位的4%。80%发生于20～60岁。虽发病率不高，但致残率较高，给患者及其家庭和社会造成极大的危害。

**分型** ①硬脊膜动静脉畸形，即硬脊膜动静脉瘘。②硬脊膜内动静脉畸形（包括脊髓血管球型动静脉畸形、青少年脊髓动静脉畸形及硬脊膜内髓周动静脉畸形）。③其他脊髓血管性病变（包括脊髓海绵状血管瘤、脊髓静脉瘤及椎体血管瘤）。

**临床表现** 85%的患者表现为进展性神经功能缺损（持续数月至数年的背痛和与之相关的进展性的感觉缺失以及下肢力弱）。10%～20%的髓内动静脉畸形（S-AVM）患者表现为突发脊髓病，继发于出血，如富瓦-阿拉茹瓦尼纳综合征（Foix-Alajouanine syndrome），又称亚急性坏死性脊髓病变，表现为痉挛性截瘫，然后发展为弛缓性截瘫，感觉平面上升，丧失括约肌的控制能力等。

**诊断** ①MRI：增强扫描可出现不同程度的脊髓增强。MRI没有阳性发现不能排除诊断。②脊髓血管造影：对于制订治疗方案是必要的。

**治疗** ①血管内治疗：如栓塞术，尤其适用于硬脊膜动静脉瘘及脊髓血管球型动静脉畸形等。②手术治疗：对于青少年型脊柱动静脉畸形自然病史可能比任何

治疗的预后都好。

**预后** 致残率较高。

（毛伯镛）

jǐsuǐ dòngjìngmài jīxíng

**脊髓动静脉畸形**（spinal arteri-ovenous malformation，S-AVM） 先天胚胎发育异常所致的、由脊髓动脉供血、位于脊髓髓内或软膜内的畸形血管团。畸形血管团可是团块状（成熟型），也可是弥散状（幼稚型）。畸形血管团的特点是可有多个供血动脉和引流静脉，脊髓前动脉（ASA）和脊髓后动脉（PSA）均可参与畸形血管团和正常脊髓的双重供血。

**病因及发病机制** 病因及发病机制尚不明确，可能与先天发育或基因突变相关。

**临床表现** 发病年龄多见于40岁以下，平均20岁；男女发病率相同。病变部位常见于颈段、上胸段和胸腰段。主要临床表现为：①出血：表现为脊髓蛛网膜下隙出血和髓内出血，动静脉畸形中伴有动脉或静脉性血管瘤是导致出血的主要原因。出血后可出现不同程度的脊髓神经功能障碍。②进行性脊髓神经功能障碍：主要原因是血流动力学改变，血液盗流所致正常脊髓组织缺血。另外，与畸形血管团扩张压迫等因素有关。

**诊断** 主要依据MRI和脊髓选择性血管造影。①MRI检查：可见蜿蜒迂曲的低信号流空现象之血管影像，扩张的引流静脉盘曲延伸在脊髓表面形成虫蚀样改变。静脉高压可导致引流区脊髓膨大，T2加权像显示脊髓组织内高信号影像的水肿表现。②脊髓血管造影：确诊脊髓动静脉畸形最可靠的方法，能明确血管畸形的类型，为治疗提供极具价值的信息。

治疗　主要为手术切除和血管内介入栓塞治疗两种方式，或两种方法的联合治疗。①手术治疗：适应证包括畸形血管团边界清楚，呈团块状，病变范围较局限；病变位置靠后，与脊髓前动脉距离较远，手术易于暴露而不过多损伤正常脊髓组织；引流静脉不阻挡手术入路；能较好地暴露和控制供血动脉。术后需复查血管造影。②栓塞治疗：适应证包括脊髓血管畸形的体积和血流量较大，微导管易于到位进入畸形血管团内；脊髓后动脉为主要供血的动静脉畸形；供血动脉呈终末供血型进入畸形血管团；供血支进入点与正常脊髓供血动脉主干之间有一定"安全"距离；在畸形血管上下有正常脊髓前动脉的侧支循环。栓塞治疗的原则是经过较安全的途径，循序渐进地减慢脊髓动静脉间的异常血流，闭塞畸形血管团内的异常血管腔隙，减少出血机会，最终完全栓塞动静脉畸形血管团。

预后　髓内动静脉畸形如发生出血，患者截瘫的概率较高。如仅以压迫症状起病，在通过手术或栓塞治疗后能够获得较好的预后，仅有 3%～5% 患者会发生动静脉畸形复发。

（毛伯镛）

suǐzhōu dòngjìngmàilòu

## 髓周动静脉瘘（peri-medullary arteriovenous fistulae，PMAVF）

供应脊髓组织的脊髓前和/或脊髓后动脉与脊髓表面引流静脉之间的直接交通，但没有明显畸形血管团的异常血流通道。

分型　Ⅰ型：低流量单瘘口的动静脉瘘，供血动脉口径正常或略扩张，引流静脉轻度扩张迂曲，较小的病变在脊髓血管造影时常漏诊。Ⅱ型：高流量的动静脉瘘，可有多根供血动脉，增粗迂曲，引流静脉明显迂曲扩张，瘘口静脉端常伴有动脉化静脉瘤。Ⅲ型：高流量多供血动脉的动静脉瘘，瘘口很大，常难以确认，血流速度极快，供血动脉和引流静脉迂曲粗大，常伴有巨大动脉化静脉瘤。

临床表现　AVF 可发生于脊髓和马尾的任何节段，发病年龄以出生至 20 岁为主，无明显性别差异。①进行性脊髓神经功能障碍：临床观察的体征节段往往与脊髓病变的平面不符。②神经根疼痛：扩张的静脉瘤直接压迫神经根以及血流的搏动性冲击，可造成根性疼痛。③出血：可出现蛛网膜下腔出血和髓内出血，但发生率较低。

诊断　主要依 MRI 和脊髓选择性血管造影。

治疗　治疗目的是闭塞瘘口，保留动脉和静脉。方法主要为手术夹闭或切断瘘口以及血管内栓塞瘘口。手术主要适用于瘘口易于辨认和显露的部分Ⅰ、Ⅱ型髓周动静脉瘘。血管内栓塞治疗主要适用于导管易于到位，流量较大，手术不易显露瘘口的髓周动静脉瘘；可根据瘘口大小和流速等选用胶、球囊和弹簧圈等栓塞材料对瘘口进行栓塞，并保留脊髓动脉的通畅，保持正常静脉引流系统的完整性。

预后　髓周动静脉瘘手术治疗效果较好，大部分患者可以获得根治。

（毛伯镛）

yìngjǐmó dòngjìngmàilòu

## 硬脊膜动静脉瘘（spinal dural arteriovenous fistulae）

供应脊膜或神经根的细小动脉在椎间孔处穿过硬脊膜时与脊髓引流静脉形成直接交通的异常血流通道。

病因及发病机制　供应脊膜或神经根的细小动脉，在椎间孔处穿过硬脊膜时与脊髓引流静脉形成直接交通。静脉反向引流脊髓表面，导致静脉高压，脊髓间质水肿，组织变性坏死。其病因未明，推测可能与先天发育相关。

临床表现　硬脊膜动静脉瘘的发病年龄以中老年为主，男性多于女性。病变主要发生在胸段至骶段，起病缓慢，呈进行性加重，临床症状为上行性进行性肢体麻木无力，继而出现括约肌功能障碍。发生症状后 2～4 年可能完全瘫痪，难以恢复。

诊断　主要依据 MRI 和脊髓选择性血管造影。在 MRI 和血管造影上有其特征性改变。MRI 可见脊髓表面扩张迂曲的引流静脉，呈虫蚀样改变，T2 加权像上可见脊髓内高信号的水肿影。脊髓血管造影可见血流缓慢地从一根至数根硬脊膜动脉（供血来自肋间动脉、腰动脉或骶动脉）通过硬脑膜内微小瘘口，引流入一根扩张迂曲的静脉，静脉沿神经根向上到脊髓表面，参与前或后髓周静脉系统。

治疗　硬脊膜动静脉瘘病理生理损害呈进行性加重，导致脊髓神经功能不可逆损害，因此其治疗应持积极态度，早期闭塞瘘口或切断异常引流通路，促进神经功能康复。治疗方法有血管内栓塞治疗和手术治疗。①栓塞治疗：应行选择性插管，避开脊髓前动脉或确认没有与脊髓前动脉同干后，注射一定浓度比例氰基丙烯酸正丁酯（NBCA）胶，栓塞要求恰好闭塞在瘘口和静脉起始端。术后一定时间内应复查，以确认有无再通。若栓塞时不能避开脊髓前动脉，栓塞失败或栓塞不确实，应行手术治疗。②手术治疗：应定位准确，在瘘口部位行半椎板切开，充分暴露神经根及引流静脉穿硬脊膜处，在穿硬脊膜处与扩张冠状静脉之间电凝切断引流静脉，再根据情况决定是否烧灼或清除硬脊膜上的瘘口。术中还应仔细辨别查找是否还有其他瘘口的存在，并与血管造影片对照。为防止脊髓静脉继发性血栓形成，手术后24小时或栓塞后，应行抗凝治疗。并且，早期开始进行神经功能的康复治疗。

**预后** 硬脊膜动静脉瘘患者如术前无瘫痪等严重神经功能障碍，则手术后可以获得完全的治愈，复发率较低。如因术前硬脊膜外出血等原因导致严重的瘫痪或大小便功能障碍，则预后不佳。

(毛伯镛)

jǐsuǐ hǎimiánzhuàng xuèguǎn jīxíng

**脊髓海绵状血管畸形**（spinal cavernous malformation） 由一些薄壁的、血管样组织构成，其间无神经细胞，可发生在脊髓内任何节段的脊髓血管畸形。与脑海绵状血管瘤相似，可能与肿瘤的发病原因相同，与基因突变高度相关。以中青年多见，由于反复发作少量出血及占位效应，临床上主要表现为进行性或阶段性运动和感觉障碍。主要靠MRI，在MRI影像上有其较为特征性改变，表现为局部脊髓膨大，内有高低混杂信号。脊髓血管造影正常。治疗原则是尽早接受显微手术切除。手术疗效较好，复发率较低。

(毛伯镛)

nǎo hé jǐsuǐ xiāntiānxìng jíbìng

**脑和脊髓先天性疾病**（congenital disease of brain and spinal cord） 外界致病因素引起胚胎期神经系统发生或发育的缺陷或畸形。不同于神经系统遗传性疾病，后者是遗传基因所造成的疾病，常有家族史。虽然脑和脊髓先天性疾病的发病机制尚不十分清楚，但其病因已有初步认识。一般认为在胎儿的早期，特别是3个月以前受到致畸因素的损害而得病。

**病因及发病机制** ①感染：细菌、病毒或原虫经过胎盘，产生胎内先天性感染。常见的有风疹、唾液腺包涵体病和弓形虫病，它们不仅引起胎儿脑膜脑炎和/或脑部钙化斑，且可造成先天性心脏病、脑发育异常、脑积水、白内障、耳聋畸形等。②药物：产生胎儿畸形的药物包括男性性腺激素、肾上腺皮质激素、甲苯氨酯（眠尔通）、氮芥、抗甲状腺药物或碘剂等。③辐射：母亲妊娠4个月内，X射线或γ线辐射，可导致畸胎，以小头畸形最为多见，也可引起小脑、眼球发育畸形。④其他：孕妇的营养或代谢障碍能直接影响胚胎的发育，如严重营养不良、糖尿病等。异位胎盘可引起胎儿营养障碍，子宫内压力过高（羊水过多症），宫内缺氧（如一氧化碳或煤气中毒）等，均能产生较高的畸胎率。上述胚胎期致畸因素有时不易与分娩时引起的脑产伤、窒息，新生儿期的代谢紊乱等截然分开，特别是有先天性缺陷的病婴，更易受到产期和产后期环境因素的影响，例如脑性瘫痪、胆红素脑病，其病因可能是综合性的。

**分型** 按解剖部位神经系统先天性疾病可分为以下几种。

*颅骨和脊柱畸形* ①神经管闭合缺陷：如颅骨裂、脊柱裂及有关畸形。②脑脊液系统发育障碍：中脑导水管闭锁及第四脑室的正中孔、外侧孔闭锁等。引起脑脊液循环障碍，导致先天性脑积水。③其他颅脊畸形：小头畸形、先天性颅骨缺损、颅狭窄症、枕大孔区畸形、多发性骨发育障碍〔又称脂肪软骨营养不良症、胡尔勒综合征（Hurler syndrome）〕，系由于先天性黏多糖代谢缺陷引起。眼球过度分离亦为少见的颅面畸形。蝶骨小翼增宽，蝶骨大翼缩小。临床表现为头颅宽扁、鼻根平坦、两眼间距离增加、斜视、智力发育不全等。

*神经组织发育缺陷* ①脑皮质发育不全：a. 脑回增宽。大脑皮质纹理和脑沟减少、脑回增宽。皮质结构常仅有四层。b. 脑回狭小。一部分皮质纹理和脑沟增多、变浅，皮质呈现散在硬结。神经细胞大小不均，树突减少。c. 脑叶萎缩性硬化。可局部或弥散性脑回变小、变硬，神经元变性，胶质细胞增生。d. 神经细胞异位。因胚胎期神经细胞迁移失常，发生神经细胞异位。白质中出现未成熟神经细胞。②先天性脑穿通畸形：因局部皮质的发育缺陷，引起脑室向表面开放如漏斗，斗壁为带有软脑膜的皮质。常双侧对称地发生。③先天性水脑症：胚胎脑发育过程中大脑的囊性变性，可双侧或一侧大脑半球完全或大部缺失，亦可一侧或双侧单一的脑叶缺失，如颞叶缺失，代之以蛛网膜囊，囊内充满脑脊液。由于囊肿长期搏动，压迫，局部颅骨可变薄、变形或隆起。患儿可无症状或头大，前、后囟及骨缝增宽，意识障碍，吸吮，吞咽功能不良。光照可见头颅过度透光。④无脑畸形：为大脑头皮，颅盖缺失，颅腔开放，基底节仅由纤维结缔组织覆盖，多于分娩后不久死亡。⑤巨脑畸形：表现脑体积对称性增大，神经元数目、大小增加，但脑室相应狭小，常

伴智能障碍。⑥胼胝体发育不全：可完全或部分缺失，常伴有其他畸形，如脑积水、小头畸形及颅内先天性脂肪瘤等。临床上可无症状或表现癫痫和/或智力发育障碍，CT 或 MRI 可见侧脑室前角间距离明显增宽，第三脑室扩大。⑦先天性双侧手足徐动症：胎儿发育障碍、产伤或新生儿窒息所致。又称福格特综合征（Vogt syndrome）。患儿发育迟缓，四肢肌张力强直，逐渐出现身体各部位缓慢蠕动的不自主动作，四肢末端比较明显，常有构音障碍和吞咽困难。少数患儿表现为舞蹈样动作，扭转痉挛、肌阵挛性动作，震颤成单纯的肌张力强直。病理特征为镜检下见双侧壳核及尾状核髓鞘纤维增加，神经细胞减少和胶质增生，称大理石样状态。偶然为基底节纤维发育不全，则称为髓鞘不全状态。⑧其他：如先天性脑神经缺陷等。

其他神经系统先天性疾病包括先天性肌病；神经外胚层发育不全，如结节性硬化、多发性神经纤维瘤病、共济失调毛细血管扩张症、视网膜小脑血管瘤病等；代谢功能障碍；言语功能发育不全；智能发育不全；脑性瘫痪；胆红素脑病等。

**诊断**　先天性畸形的宫内诊断可以帮助父母亲决定是否需要继续妊娠，或让医师决定是否进行宫内胎儿手术、分娩方式及产后护理。胎儿的超声波检查是对神经系统检查的首选方法。3D 超声检查可以克服产妇肥胖、羊水少及邻近骨性组织的阻挡等普通超声检查容易遇到的困难。胎儿的 MRI 平扫检查可清晰反映胎儿的畸形情况。

**治疗**　先天性畸形的手术原则是在可能的情况下及最适当的发育时期，对影响神经功能的畸形组织进行闭合、修复，并尽量保护和恢复神经功能。

（周良辅）

lúlièe

**颅裂**（cranioschisis）　先天性的颅骨缺损。分隐性颅裂和显性颅裂两类。隐性颅裂只有简单的颅骨缺失，面积很小，分布在从鼻根点至枕外粗隆的矢状线上，极少见。在鼻根部或额部的隐性颅裂，可见到该处皮肤凹陷并有搏动。在枕外粗隆（或在颞部）附近处的隐性颅裂，有时并发颅内皮样囊肿及皮毛窦，检查可见有瘘管口和少许分泌物。显性颅裂则尚有颅腔内容物自颅骨缺损处呈囊样膨出，又称囊性颅裂，较常见。按部位可分为颅后裂和颅前裂。颅后裂：包括枕外粗隆上或下脑膨出。颅前裂：包括额、额颜面（鼻额、鼻筛窦、鼻眶）和颅底（经筛窦、经额窦）脑膨出。

**临床表现**　①囊性脑膨出：膨出可大可小，哭闹时张力增高。表面皮肤正常或退行性变，局部可多毛。膨出囊的基底可宽或呈蒂状，触之软，有波动感。小而能回纳的膨出可摸到骨裂边缘。颅后裂可在枕外粗隆上下发现脑膨出，颅前裂则在额骨至鼻根部可见膨出，颅底者则可突入眼眶、蝶窦、鼻腔、口腔或咽部。②透光试验：可呈阳性（脑膜膨出）或阴性（脑膜脑膨出）。③隐性颅裂：仅在局部皮肤有藏毛窦（脐样内凹，有皮脂样分泌物），其周色素沉着或毛细血管痣等。因有潜行通道与颅内沟通，易反复发生脑膜炎。④神经障碍：多无，少数可伴智力障碍、癫痫、脑瘫、视力障碍、脑积水、脊柱裂和颜面畸形等。

**诊断**　根据典型临床表现，诊断常无困难。近来开展妊娠期 B 超及母血和羊水甲胎蛋白检查，以求在胚胎期发现该病，早期给予相应处理。

**治疗**　顶盖部的隐性颅裂一般需要手术闭合，防止将来反复的神经系统感染。如有可能，应在不影响神经功能的前提下行颅内皮样囊肿切除以防治癫痫发作。如颅骨缺损较大，则应考虑修补颅骨缺损。显性颅裂条件许可应在 1 岁前手术。因故不能早期手术时应保护膨出部位的皮肤，防止感染和破溃。手术目的在于切除膨出囊壁，保存神经功能。颅底裂者手术主要目的为脑脊液漏的修补，防治气颅与颅内感染。伴脑积水者，应先做脑脊液分流术。伴严重脑畸形、膨出物有脑干组织者为手术禁忌证。

**预后**　一般颅后裂引起的脑膜脑膨出预后较颅前裂者差，因为前者可含脑干和功能皮质（如枕叶）。

（周良辅）

nǎomó péngchū

**脑膜膨出**（meningocele）　胚胎发育期因神经管闭合不全出现颅缝闭合不严而遗留有缺损，形成缺口，脑膜经此缺口突出于颅外的先天性脑发育畸形。多发于后囟，表面皮肤光滑完整，触之有实性感或者稍波动，肿块受压迫时可以出现反射性的呕吐、痉挛，甚至昏迷。脑膜膨出的发生率，在新生儿中约占 1/万，常合并有脑积水，也可以合并有其他器官的畸形。如腭裂、唇裂、先天性心脏病、脊柱以及手足畸形等。

**病因及发病机制**　目前尚不明确。一般认为是先天发育异常，与胚胎时期神经管发育不良有关。

在第 4 周末时神经管已经完全闭合，如果神经管在闭合过程中发育不良或者闭合不全，在该处由中胚叶形成的颅骨，脑膜及蛛网膜下腔等发育发生障碍，形成此种畸形，闭合时间越晚的部位，发生率越高。

**临床表现** 囊性脑膨出可大可小，哭闹时张力增高，表面皮肤正常或者有退行性变，局部可多毛。膨出囊的基底可宽或者呈蒂状，触之软，有波动感。较小的膨出可以回纳并触及骨裂边缘。颅后裂可以在枕外隆突上下发现膨出。颅前裂则可在额骨至鼻根部可见膨出。颅底者则可突入眼眶、鼻腔、口腔或者咽部。

**诊断** 根据病史及临床表现，肿物的部位、性质、外观及透光试验阳性，一般不难作出诊断。头部 X 线平片可见颅骨裂孔的大小及范围。CT 可以显示颅骨缺损及由此向外膨出具有脑脊液同样密度的囊性肿物。头部 MRI 显示颅骨缺损及由此膨出的脑脊液、脑血管及硬脑膜组织信号的肿物，可见颅内其他结构的改变及畸形的表现。

**鉴别诊断** 鼻咽部、眼眶内的脑膜脑膨出，需要与该部位的肿瘤相鉴别。头部 CT 或者 MRI 可见与颅内相通及与颅内不同组织的密度影像表现。还需要与皮下肿物、血肿、脓肿、血管瘤、上皮样囊肿等相鉴别。这些肿块常不位于中线，哭闹时不增大。CT、MRI 有助于确诊和鉴别诊断。

**治疗** 显性颅裂导致者可以考虑在 1 岁之内手术。因故不能手术治疗者应保护膨出部位的皮肤、防止感染和破溃。手术目的在于切除膨出囊壁，还纳膨出的脑组织等内容物，修补不同层次的裂孔，以保存神经功能。手术

时，对于枕部、顶部的脑膜脑膨出修补，可以选择直切口或者梭形切口，切除范围应适度，防止缝合后张力过大，影响伤口愈合。沿切口直达囊壁，分离至囊颈及裂孔处，切开囊壁，探查囊内容物，如果无脑组织膨出且裂孔小，可以行荷包缝合，切除多余的膨出囊。再逐层重叠加固缝合。目前随着内镜手术技术的发展，也可以经鼻内镜下行手术修补。对于较为复杂的膨出，如鼻根部、眶部、鼻咽部脑膜脑膨出时，多分期手术，第一期手术先行开颅抬起额叶，找到膨出囊颈部，如膨出脑组织较少，可以分离后还纳颅内。如果膨出脑组织较多，可以分离后切断，裂孔小的，可以用翻转硬脑膜修补。如果裂孔较大，可以用修补材料修补。第二期手术主要是整形手术，将鼻根部萎缩的多余囊壁切除并整形，使其达到美容效果。伴有脑积水者，可以先做脑脊液分流手术。

**预后** 单纯脑膜膨出，经手术治疗后一般效果较好，可以降低死亡率，降低脑积水的发生率，减少或者缓解神经系统的损害症状，总体效果优于脑膜脑膨出。

(王永刚)

nǎomó nǎo péngchū

**脑膜脑膨出**（meningoencephalocele） 胚胎发育期因神经管闭合不全出现颅缝闭合不严导致遗留有缺损，形成缺口，脑膜或脑膜脑组织经此缺口突出于颅外的先天性脑发育畸形。又称脑-脑膜膨出。多发生于枕图，表面皮肤光滑完整，触之有实性感或稍波动，肿块受压迫时可出现反射性的呕吐、痉挛，甚至昏迷。脑膜膨出的发生率，在新生儿中约占 1/万，常合并有脑积水，也可以合并有其他器官的畸形。如腭裂、

唇裂、先天性心脏病、脊柱及手足畸形等。

**病因及发病机制** 目前尚不明确。一般认为是先天发育异常，与胚胎时期神经管发育不良有关。在第四周末时神经管已经完全闭合，如果神经管在闭合过程中发育不良或者闭合不全，在该处由中胚叶形成的颅骨，脑膜及蛛网膜下腔等发育发生障碍，形成此种畸形，闭合时间越晚的部位，发生率越高。

**临床表现** 囊性脑膨出可大可小，哭闹时张力增高，表面皮肤正常或者有退行性变，局部可多毛。膨出囊的基底可宽或者呈蒂状，触之软，有波动感。较小的膨出可以回纳并触及骨裂边缘。后颅裂可以在枕外隆凸上下发现脑膨出。颅前裂则可在额骨至鼻根部可见膨出。颅底者则可突入眼眶、鼻腔、口腔或者咽部。

**诊断** 根据病史及临床表现，肿物的部位、性质、外观及透光试验阳性，一般不难作出诊断。头部 X 线平片可见颅骨裂孔的大小及范围。CT 可以显示颅骨缺损及由此向外膨出具有脑脊液同样密度的囊性肿物，如果合并脑膜脑膨出可见与脑同样密度的表现，可见脑室的大小、移位、变形等。头部 MRI 显示颅骨缺损及由此膨出的脑脊液，脑组织，脑血管及硬脑膜组织信号的肿物，可见颅内其他结构的改变及畸形的表现。

**鉴别诊断** 鼻咽部、眼眶内的脑膜脑膨出，需要与该部位的肿瘤相鉴别。头部 CT 或者 MRI 可见与颅内相通及与颅内不同组织的密度影像表现。还需要与皮下肿物、血肿、脓肿、血管瘤、上皮样囊肿等相鉴别。这些肿块常不位于中线，哭闹时不增大。

CT、MRI 有助于确诊和鉴别诊断。

**治疗** 显性颅裂导致者可以考虑在 1 岁之内手术。因故不能手术治疗者应保护膨出部位的皮肤、防止感染和破溃。手术目的在于切除膨出囊壁，还纳膨出的脑组织等内容物，修补不同层次的裂孔，以保存神经功能。手术时，对于枕部、顶部的脑膜脑膨出修补时，可以选择直切口或者梭形切口，切除范围应适度，防止缝合后张力过大，影响伤口愈合。沿切口直达囊壁，分离至囊颈及裂孔处，切开囊壁，探查囊内容物，如果无脑组织膨出且裂孔小，可以行荷包缝合，切除多余的膨出囊。再逐层重叠加固缝合。如果有少量脑组织，应分离后予以还纳至颅内，其余操作同前。目前随着内镜手术技术的发展，也可以经鼻内镜下行手术修补。对于较为复杂的膨出，如鼻根部、眶部、鼻咽部脑膜脑膨出，多分期手术，第一期手术先行开颅抬起额叶，找到膨出囊颈部，如膨出脑组织较少，可以分离后还纳颅内。如果膨出脑组织较多，可以分离后切断，裂孔小的，可以用翻转硬脑膜修补。如果裂孔较大，可以用修补材料修补。第二期手术主要是整形手术，将鼻根部萎缩的多余囊壁切除并整形，使其达到美容效果。伴有脑积水者，可以先做脑脊液分流手术，伴有严重脑畸形、膨出物有脑干组织者为手术禁忌证。

**预后** 单纯脑膜膨出，经手术治疗后一般效果较好，可以降低死亡率，降低脑积水的发生率，减少或者缓解神经系统的损害症状，总体效果优于脑膜脑膨出。后者及脑膜脑室膨出者，一般都合并有神经功能障碍及智力低下，以及其他部位畸形，预后较差，

手术不能解决其他畸形以及改善智力。

（田永吉）

biǎnpíng lúdǐ
### 扁平颅底（platybasia）
后枕部颅骨先天性发育过程中失去正常的生理弯曲，表现为局部扁平，造成颅后窝腔狭小，脑组织受压。是颅颈区较常见的先天性骨畸形，如单独存在一般不出现危及生命的明显症状，常与颅底陷入并发。

**临床表现** 先天性颅底陷入易累及小脑、脑干及前庭功能。表现四肢运动及感觉障碍、共济失调。可出现眩晕、眼震及第Ⅸ、Ⅻ等对脑神经受损的症状与体征。脊髓功能障碍以及椎基底动脉供血不足。

**诊断** 早期诊断主要依据颅骨侧位片测量颅底角，从蝶鞍中心向鼻额缝和枕骨大孔前缘各做一连线，两线得夹角称为颅底角，其正常值在 118°～147°。颅底角大于 148°称为扁平颅底，不同于颅底陷入，其本身不引起症状，但常合并颅底陷入。常见的几个测量方法：①腭–枕线：又称 Chamberlain 线。从硬腭后缘至枕骨大孔后上缘的连线。齿状突尖位此之上超过 3mm 为异常。有时，枕大孔后缘常在 X 线平片上显示不清，也可因颅底陷入后缘也随之内陷，影响测量结果。②基底线：又称 McGregor 线。从硬腭后缘至枕骨最低点的连线。齿状突尖超过此连线 7mm 则说明颅底陷入。此线避免了 Chamberlain 线的缺点。③二腹肌沟线：又称 Fischgold 线。在颅骨正位片上，做两侧二腹肌沟之间的连线。齿状突尖与此线距离小于 10.7mm，或与双侧寰枕关节边线之间距小于 11.6mm 时，则表明颅底陷入。④双乳突线：Metzger

线。亦在正位片上，为双侧乳突端的连线。齿状突高出此线 1～2mm 即为颅底。CT 及头部三维重建对了解该部位骨性结构的形态、相互关系、确定其发育缺陷有一定的帮助。脊髓造影加 CT（CTM）及 MRI 对了解神经受压的部位和程度是必要的。MRI 可观察神经结构内部的病损状况，有时可以代替 CTM 及脊髓造影。

**治疗** 无症状时不需要手术治疗，但应定期随诊。有神经压迫症状的患者则需手术治疗。枕大孔后缘压迫需行颅后窝枕大孔扩大减压术，若同时行寰椎后弓有限切除应同时行枕颈融合术。

（雷 霆）

lúdǐ xiànrù
### 颅底陷入（basilar invagination）
以枕骨大孔为中心的颅底骨组织内翻，寰椎、枢椎齿状突等上颈椎结构陷入颅内，致使颅后窝容积缩小和枕骨大孔前后径缩短而产生症状的疾病。又称颅底内翻症。表现为枕骨大孔向颅内陷入，形成短斜坡、齿状突向上方移位，并进入枕大孔内，枕大孔前后径变短，颅后窝变小。常伴有寰椎枕化、颈椎融合、枕骨髁发育不良、小脑扁桃体下疝畸形、脊髓空洞症等。多因延髓受压和局部神经根被牵拉而产生症状。该病发病率无地区性及男女差别。颅底陷入占枕骨大孔区畸形的 90%以上，最早在 1790 年由阿克曼（Ackerman）首先记载，占神经外科入院患者的 1.9%。颅底陷入多见于 10 岁以上的青少年，以 10～30 岁最多见，有时亦可在 40～50 岁才发病，少数发生在老年人。该病男性多见，男女之比为 3∶2。

**病因及发病机制** 主要发病原因为先天性骨质发育不良，少

数可继发于其他疾病。颅底陷入除有上述骨质改变外，局部软组织还可以产生增厚和紧缩，枕骨大孔附近的筋膜韧带硬脑膜蛛网膜的粘连、增厚呈束带样，从而压迫小脑延髓、脑神经、上颈髓、颈神经和椎动脉等，产生临床症状。

**临床表现** 起病绝大多数在成年后，临床症状可与畸形程度不一致。病情多进展缓慢，但多呈进行性加重。尤在头颈损伤和颈椎骨关节进行性蜕变时可促使症状加快显示出来。因畸形程度不一，临床表现症状常不相同。①后组脑神经症状：系脑干移位引起的牵拉和/或蛛网膜粘连所致。表现为声音嘶哑、舌肌萎缩、言语不清、吞咽困难等。②颈神经根症状：系畸形骨质和局部软组织增厚压迫和刺激所致。表现为枕项部疼痛、上肢麻木、肌萎缩、腱反射减低或消失等。③上颈髓及延髓症状：系局部病变压迫延髓、上颈髓以及继发性空洞形成所致。表现为四肢乏力或瘫痪、感觉障碍、锥体束征阳性、吞咽及呼吸困难等。④小脑症状：常见为眼球症状，小脑性共济失调较轻。⑤颅内压增高症状：晚期常导致脑脊液循环障碍而形成梗阻性脑积水，出现颅内压增高。颅内压增高征象出现提示病情危重，须预防枕骨大孔疝的发生。

**诊断** 主要依赖枕大孔区X线平片或MRI测量枢椎齿状突的位置作为诊断依据。常见的测量方法见扁平颅底。头颈CT三维重建有助于了解枕骨大孔区骨性畸形，MRI可显示脑干和颈髓形态、受压情况、合并下疝畸形、空洞及脑积水等，更有助于与肿瘤相鉴别。

**鉴别诊断** 应与颅底压迹和扁平颅底相鉴别。颅底压迹指后天获得性颅底凹陷，如甲状旁腺功能亢进、佝偻病、骨软化症、派吉特（Paget）病等引起颅底软化所致。扁平颅底仅为颅骨发育畸形，除影像学检查不正常外，一般不引起症状，也无需任何处理。

**治疗** 有明显继发神经损害症状或颅内压增高症状时才应用手术治疗。但必须在神经继发损害未趋严重之前手术，预后才较好。手术目的主要是为了：①颅后窝（主要是枕大孔区）和上颈椎椎管减压，解除神经组织受压和脑脊液通路受阻。②祛除压迫神经组织的异常骨质如齿状突。③稳定颅颈关节。可酌情选用经枕下入路减压术、经口腔入路或经枕髁入路切除齿状突，后一种入路可同时植骨，稳定颅颈关节。

**预后** 一般预后良好，病情严重者或已发生神经退行性变者，术后多可以缓解症状，防止病情发展。

（雷 霆）

huánzhěn jīxíng

**寰枕畸形**（atlanto-occipital malformation） 枕骨大孔区、上颈椎以及此区域的脑、脊髓先天性畸形。主要分为：①扁平颅底。②颅底压迹和颅底凹陷。③寰椎枕化。④寰枢椎脱位。⑤颈椎融合：又称克利佩尔－费尔综合征（Klippel-Feil syndrome）。枕骨与寰椎部分或完全融合，寰椎成为枕骨的一部分，引起寰椎旋转或倾斜，颈椎位置上升，枢椎齿状突亦随之上升。通常不产生症状，如同时存在颅底凹陷，寰枢椎脱位，则可出现延髓或颈髓受压症状。⑥小脑扁桃体髓下疝畸形：又称阿诺尔德－基亚里畸形（Arnold-Chiari malformation）。主要是由于颅后窝中线结构在胚胎期的发育异常，表现为延髓下段、四脑室下部移入椎管，小脑扁桃体延长如楔形，伸入枕大孔而达颈椎椎管内；有的低至枢椎或更低水平。重型者，可见部分下蚓部也疝入椎管内。由于上述的改变，从而使舌咽神经、迷走神经、副神经、舌下神经等脑神经，上部颈髓神经根被牵引下移；枕大孔和颈上段椎管被填塞引起脑积水。后者又可促使小脑扁桃体下疝的发展，加之脑脊液压力的冲击作用，继则逐渐形成颈段脊髓积水。该病还可与脊髓脊膜膨出，以及伴发其他枕大孔区畸形，其症状出现较单独者早而重。该畸形重者多见于婴幼儿，轻者往往到成年才显露出明显的症状。

各例的病理改变很有出入，所以所见描述常不完全相同，但大体上可归纳成三型。①Ⅰ型：两侧的小脑扁桃体变长，舌样地向下伸达枕骨大孔以下椎管，贴附于延髓和上颈水平的颈髓处，从而使延髓特别屈曲。②Ⅱ型：小脑扁桃体更长且其下端变窄，并与变长的第四脑室及其脉络丛伸达枕骨大孔以下，膨隆于屈曲更明显和压扁了的延髓和颈髓上段背面，使第Ⅴ~Ⅻ脑神经被拉长，上部脊神经的神经根受到不同程度的牵拉，使其走向斜上方；此型常伴发脊髓脊膜膨出和脑积水。③Ⅲ型：所有Ⅱ型具备的一切病变均可由颈椎裂及脊膜膨出处疝出。以上几种畸形常同时存在，亦可单独发生。

（周良辅）

huánzhěnrónghé

**寰枕融合**（atlanto-occipital occipitalization） 枕骨底部与寰椎骨质融合引起一系列局部压迫临床症状的寰枕发育畸形。

**病因** 寰枕融合多为先天发育引起的，有时伴有 $C_2 \sim C_3$ 椎体融合，也可与颅底凹陷、寰枢椎脱位等并存。骨性融合常常发生在枕骨和寰椎的前结节、后结节或侧突，以前结节多见。可完全或不完全性融合。

**临床表现** 寰枕融合可不引起症状，也可压迫脑、脊髓、神经和血管引起相应症状和体征。可以表现为四肢乏力、头晕、偏身感觉障碍等症状。有时可以和脊髓空洞症同时存在，表现为颈胸段的痛温觉分离，手部肌肉多有萎缩和畸形。

**影像学表现** ①X 线平片：以齿状突为中心摄正侧位体层片，有助于了解寰枕融合的情况，如果怀疑合并有齿状突脱位，还可以进一步摄颈屈伸位侧位片。②头颈 CT、MRI：CT 三维重建有助于了解枕大孔区骨性畸形；MRI 可显示脑干和颈髓形态、受压情况、合并下疝畸形、空洞及脑积水等，更有助于与肿瘤等相鉴别。

**治疗** 无明显症状和体征者，一般不需特殊处理，但要注意防止颈部过度活动和外伤。但若患者有明显神经系统症状和体征，而且病情进行性加重，应考虑手术治疗。手术目的：①枕大孔及上颈椎椎管减压，解除神经组织受压和脑脊液通路受阻。②去除压迫神经组织的异常骨质如齿状突。③稳定颅颈关节。手术可以经枕下入路减压术、经口腔入路，后一种入路可同时植骨，稳定颅颈关节。植骨者，术后应颅骨牵引 3~4 周，改石膏或支架固定数月。

**预后** 一般预后良好，但病情严重者或已发生神经退行性变者症状间问缓解不明显。

(王永刚)

Kèlìpèi'ěr-Fèi'ěr zōnghézhēng
## 克利佩尔-费尔综合征（Klippel-Feil syndrome）
先天性两个或两个以上颈椎融合。又称先天性颈椎融合、颈椎分节不全。于 1912 年首先由克利佩尔（Klippel）和费尔（Feil）报道。主要表现为颈椎缩短，也被称为短颈畸形。

**病理及分型** 病理变化随着颈椎融合的多少及部位的不同而有所变化。通常是融合的颈椎越多，对颈椎的影响越大，反之亦然。上颈椎融合畸形常合并颈枕部畸形，因此常引起寰枢椎不稳，压迫高位颈脊髓，并多在早期产生神经症状。中低位颈椎融合，早期一般无临床症状。但由于融合的颈椎节段增加了相邻颈椎节段的活动范围，随着年龄的增长，颈椎活动的增加，必将造成继发性颈椎退变而引起神经症状。短颈畸形常合并全身其他部位的严重缺陷，如脊椎侧凸及半椎体、心脏畸形、肾脏畸形、高肩胛症、颈肋及脊柱裂等，上述合并畸形可危及患者生命。克利佩尔-费尔综合征按照遗传方式分为四型。单纯颈 1 融合合并或不合并远端融合的为克利佩尔-费尔 1 型（KF1），为常染色体隐性遗传，此型最常合并其他严重畸形。$C_2$、$C_3$ 融合为克利佩尔-费尔 2 型（KF2），常有远端融合。KF2 型为常染色体显性遗传，100% 的外显率为 $C_2$、$C_3$ 融合。$C_1$ 与颈椎远端椎体孤立性融合及 $C_2$、$C_3$ 椎体融合为克利佩尔-费尔 3 型（KF3），表现为外显率降低，为常染色体显性或隐性遗传。克利佩尔-费尔 4 型（KF4），又称魏耳德旺克综合征（Wildervanck syndrome），有先天性颈椎融合、先天性聋及杜安（Duane）畸形。

**临床表现** 先天性颈椎融合畸形有三大临床特点：颈部短粗、后发际低平、颈部活动受限。但并非所有患者都具有上述特点。①颈部短粗：常不太明显，但仔细观察其颈部较正常人变短。面部不对称，从乳突至肩峰的两侧颈部皮肤增宽，呈翼状颈。②后发际低平：主要表现为后发际明显低于正常人。③颈椎活动受限：椎体的融合使颈椎的活动范围明显受限，旋转和侧弯受限尤为明显。多节段和全节段融合活动受限明显，单节段和下节段融合不太明显。④上颈椎融合引起的短颈畸形，常合并枕颈部畸形，多在早期出现神经症状，主要表现为枕部不稳引起的脊髓受压表现。⑤中低位颈椎融合引起的短颈畸形，早期多不伴有神经症状。随着年龄的增长，在融合椎体上、下非融合颈椎节段的活动度增加，劳损和退变也相继发生。退行性变包括椎体后缘骨质增生和韧带结构增厚、钙化，上述病理变化将导致椎管狭窄，颈脊髓硬脊膜外的缓冲间隙减小，一旦遇到轻微外伤即可引起神经症状，故此类患者几乎都是在遭受轻微外伤后出现明显的神经症状。其临床特点是创伤轻、症状重，可造成四肢瘫痪，而 X 线检查又不表现出明显的骨损伤征象。⑥短颈畸形合并颈肋、隐性脊柱裂、神经根或丛分布畸形，可出现臂痛、腰痛和坐骨神经痛。合并心脏畸形、肾脏畸形者也会出现相应的临床症状。此外，短颈畸形可合并脊柱侧弯、高位肩胛骨和蹼状畸形。

**诊断** 根据疾病的临床表现、X 线及 CT 检查足以明确短颈畸形的诊断。MRI 能够明确地显示颈椎融合的节段，并可确定脊髓受压部位和严重程度，为治疗方案的选择提供可靠的依据。X线表现有以下几点特征：①颈椎两个或两个以上椎体和附件的部分或全部融合。②一个或多个椎间隙消失或部分消失。③椎体扁而宽，有时为半椎体畸形。④融合椎体的邻近颈椎节段增生、退变。椎管矢状径减小形成椎管狭窄。⑤可合并其他畸形。

早期分型主要根据X线进行根据融合节段的解剖结构，分为三种类型。Ⅰ型：多个颈椎椎体融合。Ⅱ型：仅融合1~2个椎间隙的椎体。Ⅲ型：颈椎融合合并下腰椎融合。Ⅰ型与Ⅲ型大多数为常染色体隐性遗传，而Ⅱ型多为常染色体显性遗传。其他骨骼畸形如施普伦格（Sprengel）畸形及颈肋畸形通常与Ⅱ型相关。Ⅱ型患者发生脊柱矢状面畸形的可能性最小，侧凸一般不超过10°，而Ⅰ型与Ⅲ型极易出现脊柱侧弯及侧弯进展。脊柱的屈伸等活动常作为功能及预后分型的指标。

**治疗** 短颈畸形治疗方案的选择主要根据畸形椎体的数目、部位以及有无神经症状。①单纯中下位颈椎融合引起的短颈畸形，早期常无神经症状，不需特殊处理，但应注意避免颈椎过度活动，防止外伤，延缓颈椎退变的进程；对颈部外观变形者，可行双侧颈部皮肤Z成形术或双侧胸锁乳突肌切断术改善外观。晚期因颈椎退变引起椎管狭窄出现脊髓受压症状者，可根据脊髓受压部位行前路或后路减压术。②上颈椎融合引起的短颈畸形，因可在早期出现神经症状，应予以高度重视。对无神经症状者，应随访观察，防止颈部外伤，减少颈部活动或局部颈托固定，对出现神经症状者，可采用相应的减压和稳定手术。③短颈畸形创伤引起脊髓损伤但不伴有骨性损伤者，应先采用非手术治疗，如颅骨牵引或枕颌带牵引，症状消失后给予头颈胸石膏固定；伴明显骨折脱位者，则先采用颅骨牵引使之复位，然后根据神经症状变化情况选择治疗方案。④对短颈畸形合并其他异常，如脊柱侧弯、心脏畸形、肾脏畸形和枕颈部畸形等应给予相应的治疗。

**预后** 单纯颈椎畸形外观不佳者预后较好，一般多无不良反应；而伴有椎管狭窄或脊髓受压症状者，则视脊髓受累程度不同而预后不一。

（雷霆）

huán-shūzhuī tuōwèi

**寰枢椎脱位**（atlanto-axial dislocation） 先天畸形、创伤、退变、肿瘤、感染炎症和手术等因素造成的寰椎与枢椎骨关节面失去正常的对合关系，导致关节功能障碍和/或神经压迫等病理改变的疾病。

**临床表现** 主要表现为：①枕部及颈部疼痛。②斜颈及颈部运动受限。③上位脊髓损害的表现：全身肌肉紧张，手握物不稳或无力，容易打碎水杯和饭碗；行走无力，容易跌倒；四肢肌肉萎缩；严重者可出现全身瘫痪，甚至危及生命。④眩晕、耳鸣、视物模糊、胸闷、心悸和血压升高等。⑤合并阿诺德-基亚里畸形（Arnold-Chiari malformation），有小脑扁桃体疝者，可有全身肌力低下和易跌倒等症状。

**诊断** ①上述症状之一。②X线检查：a. 寰齿前间隙（ADI）。5~10mm有横韧带断裂和部分辅助韧带断裂，10~12mm则表明全部韧带断裂。b. 寰枢椎管储备间隙（SAC）。14mm以下时，发生脊髓受压症状，15~17mm者有脊髓受压之可能，18mm以上者不产生脊髓受压症状。c. 寰枢椎不稳定指数（Ⅱ）。大于30%有脊髓压迫症状，大于40%时有手术指征。③CT可清楚观察寰枢椎结构变化及脊髓受压程度。④MRI可更清楚地观察脊髓受压形态、位置、程度、范围及脊髓信号异常与否。寰枢椎脱位的治疗目的是解除脊髓压迫，稳定颈椎关节，防止再脱位。

**治疗** ①牵引：如在起病早期往往可通过牵引治疗，如果复位，则牵引需保持3个月（6~12周）。②手术融合：无法复位或牵引后复发应行手术融合，通常融合 $C_1$~$C_2$。

**预后** 可能因头颈部轻微伤或颈椎过度屈伸而压迫上颈髓，患者可突然出现痉挛性瘫痪，甚至呼吸肌瘫痪而死亡，需及时诊断治疗。

（雷霆）

xiálúzhèng

**狭颅症**（craniostenosis） 一条或多条颅缝过早闭合，颅骨不能随生长发育而长大，导致颅骨变形和脑功能障碍的颅骨先天发育障碍性疾病。又称颅缝骨化症或颅缝早闭。狭颅症是一种较常见的先天性颅面畸形。发生率为1/10000~1/1000，男女比例为3∶1，占头颅畸形的38%，具有家族遗传倾向。

**病因及发病机制** 病因及发病机制不明。有家族性。目前认为是一种多因素多基因的疾病，可能与大脑、硬脑膜和颅盖骨本身之间的复杂的相互作用有关。一旦颅缝周围的生化环境变化及基因遗传的改变干扰了颅骨的生长发育体系，就可导致颅缝的早期闭合。也有研究认为颅内压力、硬脑膜及其分泌的生长因子、生长因子的受体等均可影响颅缝的形态学变化。此外，如孕母吸烟、子宫内局部生物力学改变、生长因子也可能与颅缝早闭有关。也可能由婴儿期代谢性疾病、高血钙症、低血磷、甲亢、佝偻病等引起。

**临床表现** 主要表现为以下几方面。

**头颅畸形** 患儿出生时或出生后 2 ~ 3 个月即出现某条颅缝或多条颅缝的早闭，但是未受累的颅缝仍按规律发育，结果形成头颅畸形，并伴发或继发慢性颅内压增高。常见以下畸形有以下几种。①尖头畸形：又称塔头畸形。为最多见的一型，由于冠状缝加另一颅缝早期闭合，导致头颅垂直径增加，前后径变短，额顶部倾向于垂直上升，使头颅呈塔状。②长头畸形：又称舟状头。是由矢状缝早期闭合，头颅横径生长受限，只能垂直于冠状缝生长，使得前后径生长显著，头长而窄，呈舟状，形成了长头，前额和枕部突出。③短头畸形：系双侧冠状缝早期闭合或伴人字缝早闭，使得颅骨前后径生长受限，只能向两侧生长，形成头颅前后径变短，垂直径和横径增加，颅后窝变短而深，头型高而宽，前额和鼻根宽广，眼眶受压变浅。④斜头畸形：如一侧冠状缝早闭，对侧则按正常生长，甚至代偿性扩大，表现为头颅两侧不对称。⑤三角头畸形：系额缝在胎儿期过早闭合，前额狭窄，头颅自上观呈三角形。如果所有颅缝均早期闭合，则脑组织仅能向阻力较小的前囟处生长，形成尖头畸形。

**眼部畸形** 眼眶发育受影响，变浅变窄，引起突眼和向外侧移位，成为分离性斜眼，由于合并颅内压增高可引起眼球突出、视盘水肿、视神经萎缩和视力减退，甚至失明。

**脑发育不全和颅内压增高** 由于颅腔狭小，限制脑正常发育，引起患儿智力低下、精神反应异常、癫痫和其他神经症状。伴发或者继发颅内压增高，患儿可表现为躁动不安、头痛、呕吐。严重者可有语言不清，智力低下伴运动障碍，尿便失禁等。

**合并其他畸形** 狭颅症可合并其他畸形，组成综合征。如克鲁宗综合征（Crouzon syndrome）：尖头畸形合并面颅畸形，表现为鼻根扁平，鼻弯曲如喙，眼睛大而阔，上腭短小，下腭前突，常有家族史，常染色显性遗传，如阿佩尔综合征（Apert syndrome），尖头畸形合并对称性双侧并指/趾畸形，常伴有智力障碍。

**诊断** 该病在婴儿出生后，通过观察头颅形态即可以作出初步诊断。在骨化的骨缝处可以触到骨化隆起的骨嵴，根据临床表现，结合头部 CT 和/或 MRI 诊断常无困难。头部 X 线平片具有重要诊断价值，X 线平片上可见到原发征象，包括沿颅缝的骨桥形成、颅缝缝间骨、颅缝变窄和颅缝模糊。继发征象包括各种头颅形态畸形、囟门闭合时间改变、面部畸形及颅内压增高症状，如颅骨变薄、脑回压迹增多、加深、颅底下陷、蝶骨大翼前移，导致眼眶容积缩小，眼球前突。

**鉴别诊断** 需要与以下情况鉴别。①小头畸形：患儿头颅虽小，但是形态正常，X 线平片或者头部 CT 可显示无颅缝早期闭合，常伴有有脑发育不全，有明显智力障碍，常不伴有颅内压增高。②脑积水：表现为进行性头围增大，前额突出，头皮变薄，静脉怒张，前囟和后囟增宽、隆起且张力增高。伴有颅缝开裂、双眼下视等，不伴有颅缝闭合引起的骨嵴隆起。

**治疗** 狭颅症目前无其他特殊的治疗方法，主要靠手术治疗，其目的是：①扩大颅腔，以利于脑组织正常生长并缓解颅内压的增高，以保证脑组织的正常发育。②纠正颅面骨畸形，改善外观，减少头颅畸形给患者心理上带来的痛苦。小儿在 1 岁以内大脑生长发育非常旺盛，因此一般认为手术越早越好，早期手术的适合年龄为 6~9 个月。3 岁以后大脑生长旺盛期基本结束，晚期手术的主要目的是整复颅面部畸形。手术时是在相应闭合的骨缝切开并剥离骨膜，然后咬除形成 1.5~2.0cm 的骨沟，骨沟两边切除 1~2cm 的骨膜。冠状缝两端应尽量靠近颅底，骨缝用骨蜡封闭。骨沟边缘用聚四氟乙烯（特氟龙，tflon）棉片或聚乙烯膜包裹并将硬脑膜悬吊将之固定。皮下放置引流管或引流条，逐层缝合头皮，术后 48~72 小时拔除引流物。患儿年龄较小者采取分期手术、二次手术间隔在 1 个月以上进行。

**预后** 颅缝早闭症的手术效果与手术年龄密切相关。手术的最佳年龄为 6 个月~1 岁，若 2 岁后再手术，则效果不显著。各型狭颅症中，以矢状缝早闭（长头畸形）手术效果最好。

（田永吉）

jǐsuǐ shuānxì zōnghézhēng

**脊髓拴系综合征**（tethered cord syndrome，TCS） 各种先天和后天原因引起脊髓或圆锥受牵拉，产生一系列神经功能障碍和畸形的临床综合征。由于圆锥常受牵拉而发生异常低位，故又称低位脊髓。

**病因及发病机制** 引起 TCS 的原因很多，如脊膜脊髓膨出、显性或隐形脊柱裂、脊髓裂、藏毛窦和肿瘤（脂肪瘤、血管瘤和畸胎瘤等）、脊髓术后脊髓与硬脊膜粘连等。

**临床表现** ①疼痛：最常见。为难以描述疼痛、触电样痛或不适。无皮肤节段性分布特点、范围广泛，位于腰骶部、尾部、会阴，可向单侧或双侧下肢放射，3B 征阳性（不能盘腿坐、不能前弯腰或俯首前弯、站立时不能弯腰抱小孩或提轻物），但直腿抬高试验多阴性。②感觉障碍：多为鞍区感觉减退或麻木，呈进行性加重。③运动障碍：主要是下肢进行性无力，可单侧或双侧，可同时存在上、下运动神经元损伤表现，即失用肌萎缩伴肌张力高和反射亢进，儿童可出现下肢长短和粗细不一，呈外翻畸形，皮肤溃疡等。④膀胱和直肠功能障碍：前者为遗尿、尿频、尿急、尿失禁和尿潴留，后者为便秘或便失禁。⑤腰骶部皮肤异常：90% 的儿童患者有皮下肿块，50% 有皮肤窦道、脊膜膨出、血管瘤和多毛症。

**诊断** ①MRI 检查：是诊断该病最佳方法。如圆锥低于 $L_2$ 椎体下缘，终丝直径大于 2mm、圆锥或/和终丝附着 $L_5$ 脊膜、圆锥到终丝由粗到细的正常形态消失、合并脂肪瘤或脊膜膨出等为异常。15%~18% 的患者圆锥位置正常。②脊柱 X 线平片：可了解脊柱侧弯，椎板、棘突缺如。

**鉴别诊断** ①胆脂瘤、皮样囊肿及畸胎瘤：多数在出生时就存在，囊内含有皮脂和脱落的上皮，后两者尚有毛发、皮脂腺、汗腺等组织。该病好发于腰骶部，症状与 TCS 相似，且可出现脊椎骨质受压改变（椎管增宽、椎弓根间距加宽、椎体后缘内凹）或伴发脊柱裂。但本组肿瘤多位于硬脊膜下，部分患者有反复发作的颅内炎症，MRI 可明确诊断。TCS 有圆锥下移，终丝增粗，而本组疾病没有。②腰椎间盘突出：多见于成人，腰背部和下肢的放射性疼痛、麻木，有节段性分布，症状多由咳嗽、弯腰、踢腿、直腿抬高等动作而诱发。MRI 检查可明确诊断。③腰肌劳损：多由劳累或剧烈动作所致，经理疗缓解，MRI 上圆锥、终丝、椎体无异常。

**治疗** 手术是治疗 TCS 的唯一手段。手术目的：①松解拴系。②去除引起拴系的原因。③矫正合并的畸形。④保护神经功能。手术指征：①有症状 TCS。②无症状 TCS（有争论）。手术时机：宜早，在不可逆神经功能丧失前手术。手术方法：切断终丝，松解受牵拉的脊髓，重建脊膜蛛网膜下腔。如有脊膜缺损或膨出应予修补，合并脂肪瘤、囊肿或其他肿瘤者，应尽量切除，但应以不加重脊髓症状为前提。

**预后** TCS 患者不治者症状多进行性加重，一旦出现某一功能器质性损害，手术治疗仅能使其稳定，不进一步恶化，而难以恢复正常。及时和正确手术后，疼痛和感觉障碍多能缓解，但膀胱和直肠功能恢复多不满意。成人型 TCS 手术难度和疗效均较儿童型大和差。

(周良辅)

jǐzhùliè

**脊柱裂**（spinal bifida） 椎弓不完全合并或不合并导致的椎管裂开。可发生于脊柱各段，常见于腰骶部，并伴有脊膜、脊髓从裂口处突出，其严重程度不同。可以是广泛的、完全的神经管融合不能，称之为完全性脊柱裂或脊柱全裂；也可以是部分性脊柱裂。完全性脊柱裂常常伴有严重的先天性颅骨裂，多为死胎，临床意义不大。部分性脊柱裂主要分为隐性脊柱裂和显性脊柱裂。显性脊柱裂又分为脊膜膨出、脊膜脊髓膨出、脊髓外翻、和脊柱前裂等。

**分型** ①隐性脊柱裂：为常见脊柱裂，发生率约占人口的 1‰。多发于腰骶部，1 至数个椎板闭合不全，但无椎管内容膨出。表面皮肤可正常，少数局部皮肤色素沉着、多毛，或皮下脂肪瘤或呈脐样凹陷。后者可有纤维素或潜在通道经椎板裂隙与硬脊膜、神经根或脊髓相连，引起脊髓被拴住、活动受限或易受感染。②脊膜膨出：多见腰或腰骶部，也可见其他部位。硬脊膜经椎板缺损向膨出达皮下，形成中线上囊性肿块，囊内充满脑脊液。脊髓和神经根的位置可正常或与椎管粘连，神经根也可进入膨出囊内。③脊膜脊髓膨出：比脊膜膨出少见。除脑脊膜外，膨出囊内有脊髓组织。如膨出脊髓的中央管扩大（脊髓积水），称脊膜脊髓囊肿膨出。④脊柱前裂：少见，脊膜向前膨出进入体腔。上述各型脊柱裂可伴发脂肪瘤、脑积水、颅裂、唇裂、并指/趾等先天性畸形。

**临床表现** ①隐性脊柱裂：大多数终生无症状，仅在 X 线平片或 CT 上发现。少数患者因有低位脊髓（又称脊髓拴系综合征），可有遗尿、腰痛等表现。②显性脊柱裂：除上述脊膜膨出或脊膜脊髓膨出的表现外，还可有神经障碍：a. 腰骶部畸形可有小腿和足部肌肉下运动神经元瘫痪，足部、会阴和下肢后侧皮肤感觉缺失，以痛温觉障碍为主。b. 尿失禁。c. 下肢自主神经障碍表现如青紫、怕冷、水肿、溃烂等。颈段者产生上肢下运动神经元瘫痪，下肢上运动神经元瘫痪。

**诊断**　除典型临床表现外，尚需借助 MRI 检查明确诊断和鉴别诊断。

**治疗**　无症状的隐性脊柱裂可不需手术。下列为手术适应证：①有症状和伴有脊髓拴系综合征的隐性脊柱裂。②脊膜膨出。③脊髓脊膜膨出。应在神经症状不太严重时尽早手术，如因故推迟手术，对囊壁应慎加保护，防止破溃和污染。手术原则是解除脊髓拴系，分离和回纳脊髓和神经根，切除膨出的囊，取硬脊膜移植片关闭硬脊膜下腔。伴发脑积水或术后脑积水进行性加重者，应做脑脊液分流术。

（周良辅）

*jǐsuǐ kōngdòngzhèng*

## 脊髓空洞症（syringomyelia）

以髓内有空洞形成及胶质增生为病理特点的脊髓退行性疾病。进展缓慢。在目前的医学报道中，脊髓空洞症通常是指脊髓积水症，表现为脊髓中央管扩大，内壁为室管膜，含有的液体完全为脑脊液，不包括髓内肿瘤及寄生虫形成的囊。这类患者通常继发于小脑扁桃体下疝畸形。脊髓空洞症发病年龄通常为 20～30 岁，偶尔发生于儿童期或成年以后。男女比例为 3：1。

**病因及发病机制**　脊髓空洞症的病因目前尚未明确。关于空洞形成的原理大致有以下三种学说。①脊髓空洞症是一种先天性发育异常，由胚胎期神经管关闭不全所造成。②脊髓空洞症是继发于脊髓肿瘤的囊性变，血管畸形，损伤性脊髓出血，脊髓炎伴有中央软化的一种病症。③脊髓内空洞的形成完全是由机械因素所造成的，两个主要的致病因素是第四脑室出口受到堵塞与脑室内脑脊液的搏动波的不断冲击，导致脊髓中央管逐渐扩大，最终形成空洞。

**临床表现**　病程进行缓慢，最早出现的症状常呈节段性分布，首先影响上肢。当空洞逐渐扩大时，由于压力或胶质增生的作用，脊髓白质内的长传导束也被累及，在空洞水平以下出现传导束功能障碍。两个阶段之间可以间隔数年。①感觉症状：由于空洞时常始于中央管背侧灰质的一侧或双侧后角底部，最早症状常是单侧的痛觉、温度觉障碍。如病变侵及前连合时可有双侧的手部、臂部尺侧或一部分颈部、胸部的痛、温觉丧失，而触觉及深感觉完整或相对地正常，称为分离性感觉障碍。患者常在手部发生灼伤或刺、割伤后才发现痛觉、温觉的缺损。以后痛觉、温觉丧失范围可以扩大到两侧上肢、胸、背部，呈短上衣样分布。如向上影响到三叉丘脑束交叉处，可以造成面部痛觉、温觉减退或消失，包括角膜反射消失。许多患者在痛觉、温觉消失区域内有自发性的中枢痛。晚期后柱及脊髓丘脑束也被累及，造成病变水平以下痛觉、温觉、触觉及深感觉的感觉异常及不同程度的障碍。②运动障碍：前角细胞受累后，手部小肌肉及前臂尺侧肌肉萎缩软弱无力，且可有肌束颤动，逐渐波及上肢其他肌肉、肩胛带以及一部分肋间肌。腱反射及肌张力减低。以后在空洞水平以下出现锥体束征、肌张力增加及腱反射亢进、腹壁反射消失、巴宾斯基征（Babinski

sign）阳性。空洞内如果发生出血，病情可突然恶化。空洞如果在腰骶部，则在下肢部位出现上述的运动及感觉障碍。③营养性障碍及其他症状：关节的痛觉缺失引起关节磨损、萎缩和畸形；关节肿大，活动度增加，运动时有摩擦音而无痛觉，称为夏科（Charcot）关节。在痛觉消失区域，表皮的烧伤及其他损伤可以造成顽固性溃疡及瘢痕形成。如果皮下组织增厚、肿胀及异样发软，伴有局部溃疡及感觉缺失时，组成米尔凡综合征（Mervan syndrome）。颈胸段病变损害交感神经通路时，可产生霍纳综合征（Horner syndrome）。病损节段可有出汗功能障碍，出汗过多或出汗减少。晚期可以有神经源性膀胱以及便失禁现象。其他如脊柱侧凸、脊柱后凸、脊柱裂、弓形足等亦常见。

**诊断**　成年期发病，其他先天性缺陷的存在，节段性分布的分离性感觉障碍，手部及上肢的肌肉萎缩，以及自主神经与营养性障碍是该病的特征。但进一步确诊需依靠下列检查。①头部 X 线平片：有时可助诊断，但近来有学者提出扁平颅底及颅底凹陷可能与难产有关，不一定与脊髓空洞症有关。②CT 检查：可以查出脑积水，甚至意外发现肿瘤或蛛网膜炎。鞘内注射造影剂后检查则更为有效。可以看到小脑疝或脊髓内空腔（每隔 1.5mm 连续切面摄片）。③MRI 检查：可以排除颅骨的影响，亦不需要在脊髓腔内或静脉内注射造影剂，显示的解剖图像清晰，且可以行各种方向的断层摄影，可以看到脑疝情况及脑积水。对空洞的部位、形态、长度、范围及伴同的病变能提供精确的信息，也可看到空洞内如网状的部分隔膜，因此是目前诊断延髓、脊髓空洞症的最有效工具。

**鉴别诊断** 该病应与下列各疾病相鉴别。①脊髓肿瘤：脊髓髓外与髓内肿瘤都可以造成局限性肌肉萎缩以及节段性感觉障碍，在肿瘤病例中脊髓灰质内的星形细胞瘤或室管膜瘤分泌出蛋白性液体积聚在肿瘤上、下方使脊髓的直径加宽，脊柱后侧突及神经系统症状可以类似脊髓空洞症，尤其是位于下颈髓部位时有时难以鉴别。但肿瘤病例病程进展较快，根痛常见，营养性障碍少见（因为没有足够的时间使它们有可能发展出来）。早期脑脊液中蛋白有所增高，可以与该病相鉴别。对疑难病例可行上述特殊检查鉴别之。②颈椎骨关节病：可以造成上肢肌肉萎缩以及长束征象，但神经根痛常见，在病变水平明显的节段性感觉障碍少见。颈椎摄片，必要时做脊髓造影，颈椎CT 或 MRI 可有助于证实诊断。③颈肋：可以造成手部小肌肉局限性萎缩以及感觉障碍，伴有或不伴有锁骨下动脉受压的证据，而且由于在脊髓空洞症中常可伴发有颈肋，诊断上可以发生混淆。不过，颈肋造成的感觉障碍通常局限于手及前臂的尺侧部位，触觉障碍较痛觉障碍更为严重，上臂腱反射不受影响，而且没有长束征象，当能作出鉴别。颈椎摄片也有助于建立诊断。④尺神经麻痹：可产生骨间肌及中间两个蚓状肌的局限性萎缩。但感觉障碍相对地比较轻微而局限，触觉与痛觉同样受累，在肘后部位的神经通常表现有压痛。⑤麻风：可以引起感觉消失，上肢肌肉萎缩，手指溃疡。但是有正中神经、尺神经及桡神经以及臂丛神经干

的增粗，躯干上可以有散在的脱色素斑。⑥梅毒：可以在两方面疑似脊髓空洞症。在少见的增殖性颈硬脊膜炎中，可以出现上肢感觉障碍、萎缩以及无力和下肢的锥体束征。但脊髓造影可以显示出蛛网膜下腔阻塞，而且病程进展也较脊髓空洞症更为迅速。脊髓的梅毒瘤可以表现出髓内肿瘤的征象，不过病程的进展性破坏迅速而且梅毒血清反应阳性。⑦肌萎缩性侧索硬化症：不容易与脊髓空洞症相混淆，因为它不引起感觉异常或感觉缺失。⑧穿刺伤或骨折移位：有时可引起脊髓内出血，聚集在与脊髓空洞症相同的脊髓平面内。但损伤病史及 X 线中的脊椎损伤痕迹均足以提供鉴别的依据。

**治疗** ①原发病的治疗：如颅颈交界处畸形的治疗，脑积水者行脑室腹腔分流术。②空洞的治疗：由吉亚利（Chiari）畸形引起者，可做枕大孔减压术、颅后窝容积扩大术。对脊髓空洞采用同时分流术或减压后空洞不变再行分流术。

**预后** 术后症状有缓解或保持不变，一般感觉减退进步最少。继发于感染或炎症蛛网膜粘连的脊髓空洞症的治疗结果常令人失望，此与大范围的粘连影响脑脊液的动力学有关。手术患者应定期随访 MRI。

（周良辅）

jǐsuǐ fēnlièzhèng

**脊髓分裂症**（split cord malformation，SCM） 胚胎发育过程中脊髓分裂为两半的畸形。是一种少见的脊髓畸形。

**分型** 根据形态学上的不同分为两型。①双干脊髓症（SCM Ⅰ型）：指脊髓当中的几个节段分裂为两支，每一支都被分开的硬

脊膜腔所分隔，两个硬脊膜腔之间又被一个纵向骨障所隔开。②脊髓纵裂畸形（SCM Ⅱ型）：同属于胚胎期发生障碍所致的畸形，最多发生在腰椎和胸椎，而颈椎和骶椎少见。指分裂的两个脊髓在一个硬脊膜腔内，中间由一个纤维间隔所隔开，每个分裂的脊髓都有神经根穿出。在脊髓分裂平面常不伴有脊柱畸形，但在腰骶部常有隐性脊柱裂。

**临床表现** 双干脊髓症在脊髓分裂的水平常伴有各种脊柱畸形，如椎间盘缺失、脊柱背侧骨质增生、脊柱裂等。这些患者常有多毛症和骨源性畸形足（神经源性的足弓增高）。常在婴幼儿期产生瘫痪。脊髓纵裂畸形当身长增加时则使脊髓或马尾受到牵拉而产生相应的症状。

**治疗** 双干脊髓症治疗以手术为主。手术的目的除了解除拴系，同时应切除骨障及分隔脊髓的硬脊膜，重建单个的硬脊膜腔。手术时须注意绝大多数病例脊髓扭曲、旋转，须从正常解剖部位开始操作。另需注意拴系的终丝应在骨性间隔完全切除后，才能切断，以保证较容易地追踪分裂脊髓间的间隔。脊髓纵裂畸形手术主要的目的是在隐性脊柱裂水平切断终丝，解除拴系。

（周良辅）

jǐnglèi

**颈肋**（cervical rib） 在胸腔出口狭窄综合征中，约50%系因第7颈椎肋骨畸形或因横突过长所致的畸形。在临床上不仅具有相应的特点，且对其治疗亦有异于其他原因者。此种先天性畸形并不在出生后早期发病，一般多于20岁前后发病，尤其是女性，由于人体的生长与发育，致使双侧肩胛带逐渐下垂，加之劳动负荷

的递增，而使前斜角肌的张应力增加，胸腔出口处内压升高，最后引起臂丛神经及锁骨下动脉受压而出现一系列临床症状。颈肋以 20～30 岁为多发年龄，亦有 14 岁以前及 50 岁以后发病者。女性居多，男女之比约为 1：4。右侧多于左侧，两者之比约为 3：1。可能由于一般人均为右利手，劳动强度较大；此外亦与右侧的臂丛距肋骨较近和锁骨下动脉略高等有关。以体力劳动较多者容易发病。

**分型** ①完整型颈肋：指具有较为典型的肋骨形态，前方以肋软骨与胸骨或第 1 肋骨相连结。一般见于 $C_7$，罕有发生于 $C_6$ 或 $C_5$。②半完整型颈肋：与前者相似，唯其前方以软骨关节面与第 1 肋骨相连。③不完全型颈肋：其形态与肋骨相似，唯发育较短小，前方以纤维性束带与第 1 肋骨相连结。④残留型颈肋：指 $C_7$ 横突外方仅有 1.0cm 左右长短的残留肋骨。其尖端多以纤维束带附着于第 1 肋骨上。除上述四型外，某些病例表现为 $C_7$ 横突过长，同样构成了胸腔出口狭窄的病理解剖因素之一。

**临床表现** 视病理解剖改变程度，受压组织的部分及个体差异等不同，其起病症状不尽一致。①尺侧及小指麻木感：此最为多见，约占 40%。主要因为臂丛下干受刺激引起尺神经症状之故。②持物易落及手无力感：约占 30%。由于臂丛中构成正中神经的纤维受累所引起。③肌肉萎缩：主要表现在手部的小鱼际肌，骨间肌及前臂的尺侧肌群（当尺神经受累时），其次为正中神经支配的大鱼际肌，偶尔可发现肱二头肌及肱三头肌等。④锁骨上窝饱满感：正常情况下，双侧锁骨上窝多呈对称性凹陷状，如有颈肋存在，则可发现患侧锁骨上窝（亦可双侧性）消失，甚至略向上方隆起，呈饱满状。⑤锁骨上窝加压试验阳性：即术者以手部大鱼际肌压迫患侧锁骨上窝，由于正好将臂丛神经干挤压于颈肋和前斜角肌之间而出现疼痛及手臂麻木感，此即属阳性，尤以深吸气时为明显。⑥手部缺血症状：如果颈肋引起锁骨下动脉受压，则可出现手部的肿胀、发冷、苍白及刺痛感；严重者可出现手指发绀，甚至手指尖端坏疽样改变。⑦爱德生试验（Adson test）：又称斜角肌压迫试验。阳性者具有诊断意义，但阴性者不能否定诊断。其检查方法如下：患者端坐于凳上，做深呼吸，并使其维持在深吸气状态，嘱患者仰首，向对侧转头；检查者一手托住患者下颌（颏部），另手触摸桡动脉；之后，让患者用力回旋下颌，并与检查者的手对抗。此时如诱发或加重神经症状，或桡动脉搏动减弱、消失，则为阳性。

**诊断** 以 20 岁以后之女性青年为多见，好发于右侧。主要表现为尺神经或正中神经受累及血供受阻之手部症状。可从锁骨上窝处变异、压痛、加压试验及爱德生试验等作出初步判定。X 线平片可清晰地显示长短不一的颈肋畸形或 $C_7$ 横突过长等。

**鉴别诊断** ①周围神经炎：临床症状较局限，主要表现为神经末梢症状，以尺神经炎为多见。因其不具备锁骨上窝处之饱满、压痛、加压试验与爱德生试验阳性等，易于鉴别。②前斜角肌综合征：系因前斜角肌本身肥大、挛缩而将第 1 肋骨上提，以致引起臂丛及锁骨下动脉受压。两者的临床表现基本一致，但该病锁骨上窝外观基本正常，且于 X 线平片上无颈肋畸形可见。因两者治疗原则基本一致，无需一定鉴别。③根型颈椎病：尤其是下位颈椎骨刺增生使第 7 颈神经、第 8 颈神经受累时，可以引起与颈肋畸形相似之症状。但两者的体征及 X 线平片所见截然不同，易于鉴别。④急性颈椎间盘突出症：虽可引起手部神经症状，但其发病较急，颈部症状明显，无锁骨上窝症状，且 X 线平片无颈肋可见，易于鉴别。个别困难者，可行 MRI 检查。⑤风湿症：可因上肢关节症状而使颈肋畸形常被误诊为风湿症，尤其是偏远及农村地区。实际上根据两者各有的特点易于鉴别。

**治疗** 视病情不同而选择相应之治疗措施。①无症状者：指在体检或行其他检查时发现有颈肋变者，原则上勿需特别处理。②症状较轻者：以预防病变发展及增强肩部肌力为主。主要措施有：a. 减轻上肢负荷，尽可能地避免用手臂持物，可以肩部负重取代之。b. 增加肩部锻炼，可利用体操、肩部负载及按摩等来增加肩部肌力，尤其是对肩胛提肌的训练。c. 让患者在休息时，尤其是卧床情况下使患侧上肢置于上举过头位，以缓解及对抗肩胛带的下垂作用。③症状持续者：多需手术治疗。通常采用胸廓出口扩大减压术，切除颈肋或过长的横突。

（周良辅）

zhūwǎngmó nángzhǒng

**蛛网膜囊肿**（arachnoid cyst）

发育期蛛网膜分裂异常导致的先天性疾病。应称为蛛网膜内囊肿，囊壁完全由蛛网膜构成，部分囊肿与蛛网膜下腔相通。尸检发病率为 1/1000。好发于侧裂-颅中窝，约占 50%。其次可见脑桥小脑角区、四叠体池、小脑后部、鞍区、脑室内、大脑半球突面和斜坡等。

**病因及发病机制** 先天性蛛网膜囊肿成因尚不明确。多数蛛网膜囊肿并不增大，但有些蛛网膜囊肿的确不断扩大。目前的解释有以下几种。①单向阀机制：有些蛛网膜囊肿与蛛网膜下腔由单向阀相同，随着心脏收缩，蛛网膜下腔的脑脊液不断地涌入蛛网膜囊肿，导致囊肿的不断增大。这类囊肿以鞍上池囊肿最常见。②渗透压梯度理论：但此理论由于蛛网膜囊肿内的囊液成分与脑脊液基本相同而不被支持。③蛛网膜囊肿的囊壁分泌囊液。有学者发现先天性蛛网膜囊肿的内壁含有较高水平的钠-钾-ATP 酶活性和大量的微绒毛。此类囊肿以囊室内囊肿多见。

**临床表现** 多数颅中窝囊肿常无症状。有些病变在儿童早期即出现症状。临床表现与囊肿部位相关。有些患者病变虽然较大，但症状可能很轻微。①颅内压增高：当囊肿很大时患者可以出现头痛、恶心呕吐和嗜睡等颅内压增高症状。②癫痫。③出血：可能因囊肿破裂或桥静脉撕裂导致颅中窝囊肿出血（破入囊内或硬脑膜下腔）。④颅内占位效应：引起神经系统局部症状或体征。⑤鞍上囊肿：还可能因病灶压迫第Ⅲ脑室引起脑积水，患者也会出现视力障碍。还可以引发内分泌症状，包括性早熟。⑥儿童患者有时呈现颅骨膨出。

**诊断** CT 或 MRI 检查一般可以确诊。鞍上和颅后窝病灶，可以使用脑脊液对比剂行脑池和脑室造影检查，明确诊断。CT 表现为边界光滑无钙化的脑实质外囊性肿物，密度类似脑脊液。静脉注射对比剂无强化。常见邻近颅骨膨出变形，提示其慢性病程，常伴有脑室扩大。大脑突面或颅中窝囊肿具有占位效应，可压迫同侧侧脑室并使中线移位。鞍上、四叠体池和颅后窝中线囊肿压迫第三脑室和第四脑室，阻塞正中孔或导水管出现梗阻性脑积水。MRI 在鉴别蛛网膜囊肿内容物与肿瘤囊液方面优于 CT，尤其在于诊断鞍上池囊肿、四叠体区囊肿、脑室内囊肿等，并可显示囊肿壁。

**治疗** 一般认为，任何部位和大小的蛛网膜囊肿，只要无占位效应和临床症状的蛛网膜囊肿均无需治疗。手术指征：①具有中线移位等占位效应。②蛛网膜囊肿破裂出血。③脑电图证实癫痫灶位于囊肿部位。④引起视力下降、脑积水、或内分泌症状的鞍上池囊肿。⑤引起脑积水的四叠体囊肿。⑥引起头痛、肌力下降的侧脑室囊肿。⑦引起脑积水或脑干、小脑症状的颅后窝囊肿。⑧婴幼儿期巨大蛛网膜囊肿。目前成熟的蛛网膜囊肿手术方法包括开颅蛛网膜囊肿切除或开窗术；神经内镜下蛛网膜囊肿开窗术；以及囊腔-腹腔分流术。开颅蛛网膜囊肿切除或开窗术适用于凸面、侧裂区或脑桥小脑角区的蛛网膜囊肿，手术目的是切除囊肿壁层，并将囊肿与蛛网膜下腔打通。神经内镜下蛛网膜囊肿开窗术适用于鞍上池囊肿、脑室内囊肿、四叠体池囊肿。手术目的在于将囊肿壁做双侧开窗，使脑脊液能对侧流通。对于鞍上池囊肿应开放囊肿位于桥前池的单向阀门。内镜下蛛网膜囊肿开窗术常需结合神经导航，对开窗位置作精确定位。囊肿腹腔分流术适用于婴幼儿巨大的凸面或者颅中窝蛛网膜囊肿。

**预后** 绝大部分蛛网膜囊肿只要处理得当，可有满意的效果。但由于颅骨变形和脑组织的慢性移位，即使治疗得当，有的囊肿仍无法完全消失。有的囊肿术后可出现癫痫、硬脑膜下积液的并发症。

（周良辅）

**Dāndí-Wòkè zōnghézhēng**

**丹迪-沃克综合征**（Dandy-Walker syndrome） 以一系列颅后窝结构异常（包括第四脑室、小脑延髓池及小脑蚓部，部分患者存在侧脑室扩张）为表现的临床综合征。又称丹迪-沃克异常或丹迪-沃克畸形。其相关异常包括变异型丹迪-沃克征和单纯小脑延髓池扩张。该综合征的发病率约为 1/30000，是 4%～12% 的胎儿脑积水的原因。

**病因及发病机制** 胚胎期的一种第四脑室顶部嘴端发育异常。第四脑室中间孔或侧孔为先天性纤维网、纤维带或囊肿所堵塞，引起第四脑室的囊性扩张，向后突入小脑延髓池，形成一个增大的小脑延髓池，另一方面向上压迫小脑蚓部，造成小脑蚓部完全或部分发育不良，同时由于脑脊液通路受阻，有不同程度的侧脑室扩张。部分丹迪-沃克综合征患儿在解剖上没有发现第四脑室正中孔或侧孔的闭锁，所以提出导致该异常的原因在于侧脑室和第三脑室产生的脑脊液与第四脑室的脑脊液通路之间相对的失平衡引起。也有学者认为是第四脑室的顶在形成过程中的异常所致。病因主要与染色体异常、致畸剂、酒精中毒、母体糖尿病等有关。

**临床表现** 经典的丹迪-沃克综合征主要表现为：脑积水、颅内压增高、小脑性共济失调、神经麻痹、智力低下、头部不能竖起、坐立困难、痉挛性瘫痪、癫痫发作，严重者可出现痉挛状态、双侧病理征阳性，还可因压迫延髓呼吸中枢，导致呼吸衰竭而死亡。变异型和小脑延髓池增大。临床表现不确定，普遍认为单纯的小脑下蚓部缺失，不合并其他畸形的，预后良好。

**诊断** 妊娠期超声影像学检查包括以下几方面。①第四脑室扩张：第四脑室是延髓、脑桥、小脑之间的腔隙，向上与中脑导水管相通，向下经正中孔和两侧孔与蛛网膜下腔相通。在颅脑的斜切面上，小脑前方可显示菱形的第四脑室，此时可测量第四脑室宽度。有研究显示，第四脑室在孕中期显示最清晰，平均前后径为 3.5±1.3mm，平均宽度为 3.9±1.7mm，另有研究认为在孕早期单独存在的第四脑室扩张可能是一种良性、暂时性现象，而孕晚期仍然存在的扩张并非正常。②小脑蚓部缺失：小脑蚓部为连接两小脑半球的回声偏高结构，如蚓部未显示，小脑半球分开，则超声诊断小脑蚓部缺失明确，但小脑蚓部较小，超声无法分开上下蚓部。因此，诊断小脑蚓部部分缺失或下蚓部缺失较困难。③侧脑室扩张：可见前脑室扩张。④小脑延髓池扩张：在胎儿头颅斜切面上，测量小脑蚓部至颅骨内侧缘之间的距离，大于 10mm 即为小脑延髓池扩张，单纯的小脑延髓池扩张，绝大部分为一正常变异，仅小部分与染色体异常有关。⑤合并异常：50%～70%的丹迪-沃克综合征患者合并其他异常，常见的有侧脑室扩张、胼胝体缺失、全前脑、脑膨出、多囊肾、唇腭裂、心脏畸形等。遗传

学检查染色体异常包括13-三体综合征、18-三体综合征和特纳综合征（Turner syndrome）。有学者研究表明，存在小脑蚓部部分缺失但不合并侧脑室扩张的患者，染色体异常的可能性较高，不合并其他异常的患者染色体异常的可能性较低。

**鉴别诊断** 影像学诊断主要与其他非交通性脑积水鉴别。①先天发育异常：包括第四脑室中孔或侧孔闭塞或第四脑室内囊肿形成。脑积水征象多于婴幼儿期即可出现，表现为头颅进行性增大、囟门晚闭或扩大、骨缝分离，患者表现哭闹、烦躁不安，甚至惊厥抽风等。单从 CT 图像上很难区分是室孔抑或囊肿闭塞，须依赖脑室造影鉴别。前者为脑室内均充盈造影剂，后者囊肿内无造影剂进入而呈充盈缺损状。无论为何种闭塞所致，均应及早手术治疗为宜。②第四脑室囊尾蚴闭塞：多发脑囊尾蚴病易于诊断，脑室型单发者诊断困难。第四脑室囊尾蚴多呈囊状，其与第四脑室先天囊肿形成鉴别困难。但前者间接凝法检测血清中的特异性 IgG 抗体多为阳性，抗囊尾蚴治疗后脑积水可缓解或消失。③颅后窝肿瘤：中线肿瘤脑积水发生较早，以髓母细胞瘤、血管网状细胞瘤及室管膜乳头状瘤多见。小脑半球及脑桥小脑角肿瘤脑积水于晚期出现。除有脑水肿表现外，尚有小脑症状和脑神经麻痹症状，第四脑室受压移位或闭塞。④其他：中脑导水管畸形或炎性粘连引起的脑积水仅见第三脑室和侧脑室扩大，而第四脑室正常。交通性脑积水脑室、基底池和蛛网膜下腔均扩大。

**治疗** 治疗以手术为主。施行枕下开颅术，在相当于正常正

中孔处切除部分囊壁，使囊腔与蛛网膜下腔相通，以解除脑积水。如症状不见好转则可行脑脊液分流术，还有学者主张同时由侧脑室和囊腔将脑脊液分流入心房或腹腔，以免因幕上幕下压力差距过大而形成脑疝。

**预后** 该综合征患者常常合并其他先天性疾病，因此该类患者预后一般不佳。即使脑积水在早期通过手术得以纠正，但这类患者的生存期仍然有限。患者的智力发育情况取决于畸形的严重程度以及伴发其他畸形的情况。

（雷 霆）

yuánfāxìng xiǎotóu jīxíng
## 原发性小头畸形（primary microcephary）

常染色体畸变或胎儿特别是在妊娠早期受放射线照射或宫内感染而引起的先天性头颅畸形。该病的主要表现是在脑发育完成后，脑的重量明显轻于正常，脑回过小或根本无脑回。大脑的发育明显迟缓，甚至在婴儿第 3～5 个月时，就停止发育。结果是患儿的头顶变得小而尖、鼻背凹陷、耳大、下颌后缩、前额狭小而头围特小，最大不足 42cm。患儿的前额与枕部平坦，囟门及骨缝提早闭合。体格发育明显异常，智力发育显著迟缓，语言及行为发育障碍。有的患儿甚至出现抽搐、四肢僵硬或手足徐动及瘫痪。该病需要与假性头小畸形相鉴别，假性头小畸形是由于炎症，脑血管损伤而引起的脑损伤和脑萎缩，头围减少的程度比真性小头畸形轻些。治疗该病时应经过头部 CT 等检查，对于有颅内压增高者，应尽早手术。对于单纯骨缝闭合过早的患儿，可采用神经外科手术疗法，能取得一定的疗效。小头畸形，以手术治疗为主，目的在扩大颅腔，

解除颅内高压，使受压的脑组织及脑神经得到发育和生长。手术治疗有两种方式：①切除过早闭合的骨缝，再选新的骨缝。②切除大块骨质以达到减压和有利于脑的发育。手术越早越好，出生后 6 个月以内手术者预后较好，一旦出视神经萎缩和智能障碍，即使施行手术，功能已不易恢复。

（雷 霆）

Ānuò'ěrdé-Xī'ālǐ jīxíng

## 阿诺尔德-希阿里畸形 （Arnold-Chiari malformation）

胚胎发育异常使小脑扁桃体下部下降至枕骨大孔以下造成的畸形。这类畸形先后由希阿里（Chiari）和阿诺尔德（Arnold）描述，从 1907 年起才被称为阿诺尔德-希阿里畸形。可能因为经常有小脑扁桃体下疝存在，所以称为小脑扁桃体下疝畸形。该畸形的发生机制仍有争论。重者多见于婴幼儿，轻者往往到成年后才显露出明显的症状。

**分型**　各例的病理改变很有出入，但大体上可归纳成三型。①Ⅰ型：两侧的小脑扁桃体变长，舌样地向下伸达枕骨大孔以下椎管，贴附于延髓和 $C_1$ 水平的颈髓处，从而使延髓特别屈曲。②Ⅱ型：小脑扁桃体更长且其下端变窄，并与变长的第四脑室及其脉络丛伸达枕骨大孔以下，此型常伴发脊髓脊膜膨出和脑积水。③Ⅲ型：所有Ⅱ型具备的一切病变均可由颈椎裂及脊膜膨出处疝出。总的看来，这些改变会使枕骨大孔和颈上段椎管被填塞，个别病例的扁桃体乃至降至第 5 颈椎以下，在异位小脑扁桃体四周的蛛网膜下腔常因粘连而闭锁，因而导致脑积水。后者又可加重小脑扁桃体下疝的发展，加之脑脊液压力的冲击作用，继则逐渐

形成颈段脊髓积水。

**诊断**　阿诺德-希阿里Ⅰ型病例多在青年期才出现症状，其他分型出现症状较早。症状和体征随畸形的程度轻重合并是否其他畸形而异，但总是上述各病理改变的反映，主要包括小脑、延髓（有的尚累及脑桥）和颈髓上段下移变形和受压，有关颈神经和脑神经受到牵拉，脑脊液循环障碍所致脑积水所引起的各种症状，以及伴有脊膜膨出或脊髓脊膜或寰枕部其他畸形者的其他有关症状。

**鉴别诊断**　主要与其他颅椎连接处先天性畸形相鉴别：①颅底陷入：是以枕大孔为中心的颅底骨内陷畸形。主要改变为枕骨变扁，枕大孔歪曲及前后径减少，常伴寰枕融合。②寰枕融合：寰枕部分或完全融合，枕骨偏移并伴有旋转使两侧寰枕融合高度不等。枢椎齿状突上升可造成延髓或颈髓的压迫。③寰枢椎脱位：先天性寰枢椎脱位的多见原因是齿状突发育不良或缺如。寰枢椎脱位常致延髓及上颈髓压迫。上述先天畸形均可致延髓及上颈髓压迫症状，一般无小脑及颅内压增高症状。

**治疗**　症状明显者需予以手术治疗。手术时应行枕下减压术及上部颈椎椎板切除术，目前多以成形术为主，也有切开硬脑膜及硬脊膜，至显露出小脑扁桃体下端，分离蛛网膜粘连或切除增厚的瘢痕组织，疏通第四脑室的中孔或侧孔，切除疝下的扁桃体的探讨。如手术未能解除脑积水，可再辅行脑脊液分流术。

（雷 霆）

jiāntóu jīxíng

## 尖头畸形 （oxycephaly）

所有颅缝过早闭合所致的先天性头颅畸形。表现为头颅的高度超过正

常，呈圆锥状凸起，并可由此导致眼眶容积变小，眼球突出、外斜视、视神经萎缩及脑积水等。尖头畸形是儿童狭颅症最为严重的表现。通常是由于所有颅缝均早闭合，特别是冠状缝、矢状缝都受累，头颅的增长仅能向上方发展，导致前囟或后囟代偿性向上扩增，形成尖头。典型临床表现，加上头部 CT 和 MRI，诊断常无困难。但需要与小头畸形（脑发育不全）和脑积水鉴别。前者不伴颅内压增高症状，有明显智能障碍，后者则头大，无颅缝闭合引起骨嵴隆起。手术是唯一治疗手段，应在患儿出生 12 个月内手术，否则手术效果不明显。手术方法为在闭合的骨缝处咬出足够宽、足够长的骨槽，使术后短期内骨缝不会融合，并留有足够空间供颅骨正常生长。术中可能会大量丢失血液，需注意血液回收及电解质补充。

（王永刚）

nǎojīshuǐ

## 脑积水 （hydrocephalus）

各种原因引起的脑脊液分泌过多、循环受阻或吸收障碍所致脑脊液在脑室系统和/或蛛网膜下腔积聚，使脑室系统扩大。临床上常伴有颅内压升高。脑积水在人群中的总发病率不清楚，在新生儿的发病率为 0.3%~0.4%。如脑积水作为婴幼儿单一先天性病变，其发生率为 0.09%~0.15%；伴有脊膜膨出和脊柱裂者中，其发生率为 0.13%~0.29%。一种遗传性导水管狭窄（女性遗传，男性发病）在先天性脑积水中不足 2%。获得性（后天性）脑积水有明确病因，其发生率也因原发病而异。

**病因及发病机制**　导致脑积水产生的原因有很多，总体上可归纳为脑脊液分泌过多、循环受

阻、吸收障碍或三者兼而有之。病变性质可以有先天性发育异常、炎症、出血、肿瘤和外伤等，一般在婴幼儿以先天性发育异常多见，在成人以继发性病变多见。

**分型** 如按年龄可分为婴幼儿脑积水和成人脑积水；按压力可分为高压性脑积水和常压性脑积水；按部位可分为脑室内脑积水和脑外脑积水（即蛛网膜下腔扩大）；按时间可分为急性（数天）、亚急性（数周）和慢性（数月~数年）；按症状有无可分为症状性脑积水和无症状性脑积水；按脑积水病情发展与否分为进展性脑积水和静止性脑积水。按病因可分：①交通性脑积水（非阻塞性脑积水）。其特点是脑室系统普遍扩大，且与蛛网膜下腔相交通。近认为脑室系统外的蛛网膜下腔通道阻塞是常见的病因。②阻塞性脑积水。指脑室系统某一通道上发生狭窄和阻塞，使脑脊液全部或部分不能流至脑池和蛛网膜下腔，出现梗阻部位以上脑室系统扩大。

**临床表现** 表现为颅内压增高，包括视盘水肿、头痛、恶心呕吐、步态改变、上视不能和/或外展障碍。缓慢增大的脑室一开始可能不引起症状。在婴儿可见头颅增大、颅骨变薄、板障结构稀少甚至完全消失，血管沟变浅或消失、颅缝分离、囟门扩大及颅面骨的比例失调等。在儿童则可见蝶鞍扩大、后床突吸收、脑回压迹加深等颅内压增高表现。部分患儿可见额骨孔。

**诊断** CT 和 MRI 是诊断脑积水的主要和可靠方法，有助于明确病因、分类和区别其他原因引起的脑室扩大，且可观察分流术后脑室变化情况以追踪分流术的效果。无论何种类型的脑积水，

MRI 或 CT 片均表现为病变部位以上的脑室和脑池扩大，以侧脑室的颞角和额角变钝、变圆最为典型。第三脑室的扩大也较为明显，首先为视隐窝和漏斗隐窝，以后是前后壁。侧脑室枕角扩大较晚，但其诊断意义最大。对于一些凭经验无法判断的病例，则可以用已建立的测量标准进行评估。这里介绍计算脑室径与双顶间径比例（ventricular/biparietal ratio，V/BP）的方法，在显示侧脑室最大径的 CT 层面上，测量侧脑室中间部分的 V/BP；正常值小于 25%；26%~40% 为轻型脑积水；41% ~ 60% 为中型脑积水；61%~90% 为重型脑积水；90% 以上为极重型。轻型脑积水能自动好转和稳定；其余各型脑积水需行脑室分流术。中型和重型脑积水分流术后预后良好者占 87%，极重型患者在分流术后预后良好者仅占 31%。CT 和 MRI 还可以显示扩大的侧脑室旁脑白质内的间质性水肿，尤以 MRI 较为明显。MRI 在诊断导水管狭窄、阻塞方面已基本替代脑室造影。

**鉴别诊断** ①脑发育不全：虽然脑室也扩大，但头不大，无颅内压增高表现。却有神经功能及智力发育障碍。②积水性无脑畸形：CT 检查除在枕区外无脑皮质，还可见突出的基底节。③巨脑畸形：虽然头颅较大，但无颅内压增高症状，CT 检查显示脑室大小正常。

**治疗** 可分为药物治疗及手术治疗两种。药物治疗主要是减少脑脊液分泌和增加机体水分排出，一般常用的利尿药物有呋塞米（速尿）、乙酰唑胺、氨苯蝶啶等，尤以乙酰唑胺抑制脑脊液分泌作用最强，主要用于轻型患者以及作为术前的临时用药。该病

应以手术治疗为主，可分为病因治疗、减少脑脊液生成及脑脊液分流术三种。早期手术效果较好，晚期因大脑皮质萎缩或出现严重神经功能障碍，手术效果较差。①病因治疗：对阻塞性脑积水，解除阻塞病因是最理想的方法，如中脑导水管成形术或扩张术、第四脑室正中孔切开或成形术、枕大孔先天畸形者做颅后窝及上颈椎椎板减压术。切除阻塞脑脊液流通的肿瘤、囊肿等。②减少脑脊液形成：如侧脑室脉络丛切除或电灼术，主要用于大脑导水管无阻塞的交通性脑积水，因疗效差，现已很少采用。③脑脊液分流术：脑脊液分流术是将脑室或腰椎管腔的脑脊液分流至其他体腔，可用于治疗交通性脑积水和阻塞性脑积水。具体方法包括脑室与体腔分流，如侧脑室（或脑池）腹腔分流术、脑室胸腔分流术等。将脑脊液引入心血管系统，这是最符合生理的，如脑室心房分流术、脑室颈内静脉分流术等。④合并畸形的治疗：如伴有和脑室不相通的蛛网膜囊肿时，可同时做脑室与腹腔和囊肿与腹腔的分流术，用 Y 形接头分别与脑室、囊肿和腹腔相接。伴有丹迪－沃克综合征（Dandy-Walker-syndrome）时，可分别做脑室或丹迪-沃克囊肿与腹腔的分流术。

**预后** 分流术后最有可能好转的症状是尿失禁，其次是步态障碍，最不容易恢复的是痴呆。一般来说，大多数患者最终会复发。此时应首先检查有无分流障碍和硬脑膜下血肿或积液。

（周良辅）

zhèngcháng yālì nǎojīshuǐ

**正常压力脑积水**（normal pressure hydrocephalus） 脑室内脑脊液过量聚积压迫脑组织而

产生神经学症状，但脑脊液的压力是正常的，故称为正常压力脑积水。

**病因及发病机制**　发病机制不完全清楚。潜在的病理改变显示在脑的基底及天幕区的蛛网膜下腔有闭锁。病理改变可能来自动脉瘤的蛛网膜出血、脑损伤或颅内手术（多数见于颅后窝手术），脑膜炎等引起的蛛网膜下腔闭锁；某些患者，特别是60～70岁，无特殊病史者称其为特发性。病理学证实，这些患者在脑干周围显示有微密瘢痕在蛛网膜下腔形成。

**临床表现**　主要的症状是心理上的改变与步态失调，精神上的改变出现最早，但有时步态失调最先出现并且是最突出的症状。一般不表现头痛，至疾病延展时常有尿失禁。心理上的改变发展较慢，常常超过数周或数月才出现。初起，有轻度健忘合并步行缓慢，常见手足活动和对话减少、行为异常、妄想、幻视、不合理性的言语、计算表现缓慢与不准确，严重的运动减少并发展至主动活动受损（语言、运动、思考和情绪反应的减低）。步态障碍难于描述，初起行走缓慢，宽基底并有弯弯曲曲的步态；在进行的病例，因站立不稳或不可能行动，但无明显小脑征象。神经学检查显示无眼底水肿，眼外肌运动完整，但可出现眼球震颤、肢体活动缓慢、膝反射增高，特别下肢足底反射伸直，晚期有吸吮与抓握反射。某些病例早前有过脑损害的疾病，症状的开始就很难认识，这种病例，也可能有神经学的局灶性体征。一个扩大的脑穿通性囊肿有否脑室扩大都可出现正常压力脑积水，正常压力脑积水可与局灶性神经学体征的患者合并出现。

**诊断**　①腰穿测压及放液试验：这是脑积水最常用的常规检查。正常压力脑积水患者早期虽有一定程度的颅内压增高，但脑室扩大后颅内压即下降，腰穿测压检查都低于正常（<2.4kPa）。放出一定脑脊液后症状可暂时缓解。这种检查对预测手术效果也有一定帮助。②颅内压监护：对正常压力脑积水患者行颅内压力连续描记48～72小时，发现有两种压力变化：一种为压力稳定或仅有轻微波动，平均颅内压在正常范围；另一种为压力呈阵发性升高的锯齿形高波或高原波，间歇出现，超过测压时间的10%。提示正常压力脑积水时颅内压并非完全正常。③B超检查：婴幼儿患者可以通过B超检查查看脑室大小。④放射学检查：颅骨平片无慢性颅内压增高症状，脑血管造影表现为脑室扩大，同时可排除颅内占位病变。气脑造影可见脑室系统扩大，前后位片上两侧脑室的角间距离变宽（>6cm），第四脑室扩大。脑室胼胝体夹角亦变小（<130°），脑萎缩时则夹角增大。⑤CT检查：可准确判断脑室大小，皮质的厚度，发现脑积水的病因。正常压力脑积水病例的CT改变，包括脑室系统的明显改变而无脑萎缩或仅有轻度脑萎缩。⑥脑血流量检测：采用氙-133（$^{133}$Xe）廓清试验发现，脑萎缩时脑血流量减少约20%，而正常压力脑积水则减少约40%，以大脑前动脉供血区最为明显，这与脑室扩大时脑血管阻力增加有关。⑦脑脊液灌注试验：腰穿成功后连接三通管，另两头分别连接压力描记装置及注射器，以1.5ml/min的速度向腰椎蛛网膜下腔注入生理盐水，正常人每分钟

压力的升高不超过198kPa（20mmH$_2$O），而正常压力脑积水由于脑脊液吸收障碍，其压力的上升高于此值。⑧核素脑池造影：正常压力性脑积水有几种表现：a. 向枕大池注入核素后30～60分钟即可在脑室发现核素，并在脑室内停留24～72小时或更长时间，而脑表面则不显影。b. 脑室短暂显影而大脑表面显影延迟或正常。c. 脑室不显影而大脑表面显影也延迟。d. 蛛网膜下腔有水囊肿形成的部位显影密集。

**鉴别诊断**　主要应与阿尔茨海默病（以脑萎缩为特征的早老性痴呆症）相鉴别。两者临床表现相似，但脑萎缩性痴呆一般在50岁后发病，症状进展缓慢，多有数年以上病史；而正常压力脑积水则在蛛网膜下腔出血后、颅脑外伤后或脑手术后数周、数月出现症状。CT及气脑造影可明确诊断。另外，阿尔茨海默病的特异性病理变化有助于两者的鉴别诊断。

**治疗**　首选行脑室腹腔分流术，也可行第三脑室造瘘术，但不应作为一线治疗方案。

**预后**　分流术后最有可能好转的症状是尿失禁，其次是步态障碍，最不容易恢复的是痴呆。一般来说，大多数患者最终会复发。此时应首先检查有无分流障碍和硬脑膜下血肿或积液。

（李　龄）

nǎojīshuǐ shǒushù zhìliáo

**脑积水手术治疗**（surgery treatment of hydrocephalus）　脑室-腹腔分流术（简称V-P分流术）因操作简单，致残率及死亡率低是目前脑积水手术治疗中应用最广泛的手术方法，其次为第三脑室底造瘘术。手术治疗脑积水有百年历史。1905年考施

（Kausch）首次做了 V-P 分流术，1910 年莱斯皮纳斯（Lespinase）提出膀胱镜下脉络丛电凝术。1918 年丹迪（Dandy）直视下实施脉络丛切除术治疗交通性脑积水。这类手术可减少但不能完全停止脑脊液分泌（只有部分脑脊液由脉络丛分泌，其他来源包括脑室室管膜、脊神经根硬脑膜鞘）。因条件限制手术并发症多。通畅狭窄的导水管，解除脑脊液阻塞，与简单的分流术相比，死亡率高而成功率低，仅在切除肿瘤时使用。随着神经内镜使用逐渐增多第三脑室底造瘘术重新被临床采用。

（刘 藏）

## dìsānnǎoshìdǐ zàolòushù

## 第三脑室底造瘘术（ventriculostomy of the third ventricle）

通过打通第三脑室底部，使脑室内的脑脊液与蛛网膜下腔沟通，重建脑脊液循环的手术。其优点是无植入物、更符合脑脊液循环正常生理状态等，常作为其他引流术失败后的替代治疗方法。

**适应证** 用于治疗梗阻性脑积水，也可以用于侧脑室-腹腔分流手术后分流管感染、硬脑膜下血肿（术前取出分流管）。第三脑室底造瘘术还可用于裂隙脑室综合征。

**手术方法** 通常采用右额开颅，额下入路。打开视交叉池终板池，在终板做 5～10mm 瘘口。或采取立体定向或神经导航技术行第三脑室底造瘘术。也可以在神经内镜下第三脑室底造瘘术。

**注意事项** 禁忌证为交通性脑积水。第三脑室底造瘘术后并发症有下丘脑损伤；一过性动眼和外展神经麻痹；神经内镜下手术无法控制的出血或因使用激光热损伤引起外伤性基底动脉动脉瘤。婴儿的蛛网膜下腔尚未发育成熟，第三脑室底造瘘术成功率较低。

（刘 藏）

## fēnliú shǒushù

## 分流手术（shunt operation）

将脑室引流管永久性地置入至腹腔、胸腔、心脏附近的静脉，引流多余的脑脊液以恢复脑脊液分泌与吸收之间的平衡，达到治疗脑积水目的的手术。脑脊液分流术是神经科常用的一种治疗手段，主要用于治疗各种类型的脑积水和少数未能切除的颅内肿瘤所致的颅内压增高等，是脑积水的最常用手术方法。目前常用的分流手术包括脑室-腹腔分流术及腹腔-腰大池分流术。当因腹膜炎无法行脑室-腹腔分流可以考虑行脑室-心房分流术或脑室-输尿管或膀胱分流。但这两种分流手术因操作复杂而且并发症多，已很少使用。

（刘 藏）

## nǎoshì-fùqiāng fēnliúshù

## 脑室-腹腔分流术（ventriculo-peritoneal shunt） 把一组带单向阀门的分流装置置入体内，将脑脊液从脑室分流到腹腔中吸收治疗脑积水的手术。简称 V-P 分流术。是现在最常用分流手术。

**适应证** 适用于各种脑积水。

**手术方法** 主要包括以下几个步骤。

穿刺部位 ①枕部钻孔：中线旁 2.5cm，枕外粗隆上方 6～7cm（如枕外粗隆的定位不准确可导致置管位置不理想）。②额部钻孔：在中线旁 2～3cm 眼球前视时瞳孔中心线处，冠状缝前 1cm（避开运动区）。

颅骨钻孔 头部做直切口或小马蹄形切口。颅骨钻孔，颅骨孔的直径根据分流管的直径大小而定。

脑室内置管 ①分离皮下隧道：腹腔导管是从头部切口经耳后、颈部、胸部到达右上腹部。皮下隧道较长，可分 2～3 次打通。第 1 个切口在乳突下方，第 2 个切口在锁骨下，第 3 个切口在右上腹剑突下或脐上右中线旁直切口（儿童横切口）。用钝头金属导管，分段通过皮下深层分离，制成一条皮下隧道。导管近端与贮液器阀门出口相接，远端通过皮下隧道进入右上腹部切口。②切开硬脑膜，选择无血管区作穿刺点。枕部钻孔，用带金属导芯的脑室导管穿刺侧脑室体部，脑室穿刺进针方向先指向前额中央。如果失败，指向同侧内眦。带管芯脑针刺入 6cm 后，拔出管芯，有脑脊液流出，证实导管确在脑室内。理想插入深度是分流管尖端置入侧脑室额角室间孔前方。用脑室镜辅助可以更精确地置管。脑室导管要有 4～6cm 一段游离于脑室前角内，并剪取适当长度，接在贮液器的接头上。把贮液器座放入颅骨钻孔外，并与骨膜缝合固定。再将阀门近端接在贮液器出口的导管接头上。注意阀门上下方不能颠倒，阀门小泵室上所标定的箭头方向，是指示脑脊液分流方向。此时可暂时阻断导管，不致使脑脊液流失过多，但不能损坏导管、阀门。

安装腹腔导管 腹腔导管末端放置：①腹腔管置于游离腹腔内。腹部切口可在上腹部或下腹部中线或旁中线，长约 3cm，最好避开阑尾炎切口。进入腹腔后，将导管末端送至腹腔内，导管末端最好有多个小圆孔开口，尽量远离腹壁切口，也不可在腹膜切口附近盘曲，一般放入右（左）

侧髂窝内。腹腔内的导管游离长度应达 20~30cm 以上，导管可在腹膜切口上缝合固定。②腹腔管置于肝脏膈面。在腹部剑突下，做旁正中切口或正中切口，长 5cm 左右。按层切开腹壁、腹膜后，暴露肝脏左叶，将腹腔导管末端放置于肝脏膈面之上。

**注意事项** 导管在颈部最好有一弧形弯曲，以保证颈部活动时伸展。导管在腹腔内长度约 10cm，最好选用末端侧壁有裂隙口的导管，以减少管腔闭塞机会。将导管缝在肝圆韧带上，防止脱落。导管一旦脱落，离开肝脏膈面，游离在腹腔内，极易被大网膜包裹而阻塞。近年有学者用腹腔镜把导管末端放入小网膜囊内，可大大简化手术，同时可以减少管端被大网膜堵塞和避免穿破肠管等危险。

(刘 藏)

nǎoshì-xīnfáng fēnliúshù

## 脑室-心房分流术 （ventriculo-atrial shunt）

脑室分流经颈静脉，至上腔静脉。因其脑室分流至血循环时导管尖端位于右心房，故称为脑室心房分流。由于脑室心房分流管较短，会导致远端压力较低，虹吸作用比脑室腹腔分流术弱。

**适应证** 合并腹部疾病如腹部大手术、腹膜炎、病态肥胖、有坏死性小肠结肠炎的早产儿可能无法耐受手术等。

**手术方法** ①头部切口、颅骨钻孔和脑室内置管与脑室-腹腔分流术相同。②颈部切口：沿右侧胸锁乳突肌前缘做第二个皮肤切口，切口自上而下，向前略倾斜，约长 3cm，其中点对舌骨平面。切开皮下组织、颈阔肌和深筋膜，在胸锁乳突肌前缘深部、颈动脉外侧，找出面总神经和颈

内静脉。③安埋阀门及心房导管：在头部和颈部切口之间，于帽状腱膜和深筋膜下，做一个隧道，在耳后连通两个切口。测量阀门到右心房的距离，并剪取与之相应长度的心房导管。心房导管上端和阀门连接后，通过隧道进入颈部。皮下隧道分离宽度应适当，使阀门及导管平展地置于皮下不受压迫。若隧道太宽可导致阀门在皮下左右滑动，导管易扭曲成角。心房导管进入颈部切口后，解剖出面总静脉、结扎远心端。在此静脉进入颈内静脉之前一段，用丝线穿过静脉下方，以便控制切开静脉后出血和不使空气进入颈内静脉。在面总静脉壁上切一小口，在插入导管前，按压阀门，将导管腔内注满脑脊液，再经面总静脉小切口插入心房导管，导管经颈内静脉、上腔静脉，到达右心房。然后将面总静脉壁结扎在导管上。若面总静脉太细或术中撕破，则由颈内静脉插管。先游离颈内静脉 1~2cm，在此段静脉的上下部各上一个血管夹或绕过一根丝线，控制颈内静脉切开后出血和空气进入。用小圆针细线在静脉壁缝小荷包缝口，在缝口中央切开静脉壁，以通过导管为度。导管经此切口向下插入，进入右心房，收紧荷包缝口细线，将部分静脉壁松松结扎在导管上。④检查分流导管功能：用手指按压阀门泵室数次，以起动分流装置工作，并可检查分流系统是否通畅。如按压阀门泵室时无阻力，提示心房管通畅；除去压迫，泵室硅胶管自动弹起复原，说明脑室无阻塞。⑤关闭切口：证实分流导管通畅后，用抗生素溶液反复冲洗术野，按层关闭头部和颈部切口。

**注意事项** 根据不同用途，

分流管的品种很多。①肿瘤过滤器：用于防止肿瘤经脑脊液转移在腹腔或血管种植。②防虹吸装置：防止患者直立时发生虹吸。③水平-垂直控流瓣（H-V 瓣）：用于腰椎穿刺分流，增加患者直立时的阻力防止过度分流。④可在体外调控瓣的压力，调节脑脊液排出速度分流管。

(刘 藏)

fùqiāng-yāodàchí fēnliúshù

## 腹腔-腰大池分流术 （cisterna-peritoneal shunt）

通过腰椎穿刺腰大池，引流管经埋在皮下将脑脊液引流到腹腔来治疗脑积水的手术。适用于交通性脑积水。与脑室-腹腔分流术相比，具有不穿刺脑室、创伤小、引流的距离也近、并发症少等优点。

**适应证** 只用于交通性脑积水、原发性假性脑瘤或有脑脊液漏，脑室小时也可使用。只用于大于 2 岁的患者。

**手术方法** ①取侧卧位，双膝屈曲，在 $L_4$~$L_5$ 或 $L_5$~$S_1$ 间隙做切口约 1cm，使用穿刺针穿刺，确定位于蛛网膜下隙。②分流管置入椎管内的长度小于 8cm。③拔出穿刺针后做侧方切口，穿刺皮下隧道，将引流管引至侧方。④切开腹膜，在切口和侧方切口之间穿刺皮下隧道，将引流管引至腹部切口。⑤确定脑脊液流出，将分流管置于腹腔。

**注意事项** 前后及侧位腹平片可除外引流管位置不佳或破裂，CT 平扫可除外硬脊膜下出血；于腰导管上方或下方腰椎穿刺，压力为 0 或负数，可能需要抽吸脑脊液以核实位置。

**优点** ①腰大池-腹腔分流术不需要循环脑组织穿刺，因此无脑内血肿形成或癫痫发作并发症风险。②腰大池-腹腔分流术因皮

下引流管潜行途径明显短于脑室-腹腔分流术,因此并发引流管感染的可能性明显降低。

**缺点** ①不容易控制分流脑脊液的量。②仅适合交通性脑积水,对于梗阻性脑积水,腰大池-腹腔分流术是禁忌的,容易诱发脑疝的。

(刘 藏)

**fēnliú shùhòu chǔlǐ**

## 分流术后处理 ( post-operative management of shut operation )

①V-P 分流术后处理:嘱患者平卧(防止过度引流和可能出现的硬脑膜下血肿)。如果腹腔端是新管或刚进行过调整,应在出现肠鸣音后再进食(通常至少24小时)。②分流后,头部 CT 和胸腹部 X 线平片,以便将来比较。③脑室-心房分流:对生长发育儿童患者每年进行一次胸部 X 线检查,若分流管尖端在 $T_4$ 以上,应延长分流管或改用 V-P 分流。脑室心房分流时必须服用。④患者指导:应该向患者及其家属告知,发生分流管功能异常或感染的临床表现,以便随时就诊。对可调压分流管应定期复查 CT,根据影像及症状调整压力阀。指导如何按压分流阀(时间间隔、如何用力和每次按压次数)。定期复查,包括检查儿童患者分流管远端的长度。因分流管穿行较长,所以术后感染可能性大。术后早期症状:发热、腹胀、头痛、头晕等。发热多于1周内缓解,腹胀是由于腹腔对脑脊液吸收障碍所致(儿童更常见),头痛、头晕是由于过度引流致颅内压低所引起,少数婴幼儿出现一过性视力下降甚至失明,多于1周内好转。过度引流严重时可导致颅内出血(硬脑膜下或硬脑膜外)。

(刘 藏)

**fēnliúshùhòu bìngfāzhèng fángzhì**

## 分流术后并发症防治 ( prevention and treatment for post-operative complication of shut operation ) 主要包括以下几个方面。

**常见并发症** ①分流管阻塞:分流术失败最常见的原因。②分流管断裂。③感染:可能导致阻塞。治疗包括以下几方面。a. 抗生素:除静脉给药以外,还可以脑室内注射无防腐剂的抗生素,注射后夹闭脑室外引流1小时。b. 取出分流管:外置或者全部取出。对于存在分流依赖的患者必须进行脑脊液引流,或者外接脑室外引流,或者间歇性脑室穿刺或腰椎穿刺引流。一旦脑脊液无菌3天,将脑室外引流改成分流(如果未行脑室外引流,仍然建议换用新的分流管)继续应用抗生素10~14天。④皮肤破溃:通常只发生于虚弱的患者,也可能提示过敏。⑤癫痫:仅发生于脑室分流术,额部分流后癫痫的发生率较高。⑥脑肿瘤的颅外转移:如髓母细胞瘤,但发生率较低。⑦分流过度:可引起裂隙脑室综合征和硬脑膜下血肿等。裂隙脑室若可预防性的改为高压阀或插入防虹吸装置,早期也可暂观察或行分流管调整术。

**脑室-腹腔分流术的并发症** ①腹股沟疝:常见于腹膜鞘突未闭的儿童。②腹腔囊肿:通常为感染信号,可手术切开腹部切口,切断分流管,通过参与腹腔断端抽出囊液。如果残余分流管无功能,应当换用新得脑室外引流装置。

**脑室-心房分流术的并发症** ①生长期儿童分流管长度需不断增加。②感染及败血症发生率高。③如分流阀功能失常可能导致血流反流到脑室。④分流管栓子。⑤心血管并发症:穿孔、血栓性静脉炎、肺动脉微栓子可能导致肺动脉高压。

(李 龄)

**zhōngshūshénjīng xìtǒng gǎnrǎnxìng jíbìng**

## 中枢神经系统感染性疾病 ( infective disease of central nervous system ) 病原生物(如细菌、病毒、真菌、寄生虫、螺旋体等)侵犯脑或脊髓实质、脑膜、脊膜和血管等,所致急、慢性感染性疾病。其病因很多,早期临床表现不一,特性不明显,预后较差,死亡率高。主要根据病史、生命体征和辅助检查进行综合分析诊断。近年来随着诊断技术的提高和有效抗生素的应用,中枢神经系统感染性疾病的死亡率已有所降低。

(刘伟国)

**lúnèi nóngzhǒng**

## 颅内脓肿 ( intracranial abscess ) 细菌、真菌和寄生虫等病原体从颅外侵入颅内,引起的局限性化脓性炎症。一般指由细菌感染所致的局限性脓肿。可分为硬脑膜外脓肿、硬脑膜下脓肿及脑脓肿,三者可单独发生,也可混合存在,多发生于青壮年。

(刘伟国)

**yìngnǎomówài nóngzhǒng**

## 硬脑膜外脓肿 ( epidural abscess ) 发生于硬脑膜与颅骨之间的化脓性炎症。脓液积聚于硬脑膜外间隙。硬脑膜外脓肿在颅内脓肿中较少见,多发生于儿童和青少年,常由邻近感染源直接侵犯或病菌通过导静脉逆行侵入所致,易并发硬脑膜下脓肿及脑内脓肿等。硬脑膜外脓肿以全身感染性症状为主,颅内压增高症状和神经定位体征常不明显。以

手术清除脓肿和全身使用抗生素治疗为主，单独硬脑膜外脓肿一般预后良好。

**病因及发病机制** 硬脑膜外脓肿由邻近感染灶如鼻窦炎、中耳炎、颅骨骨髓炎直接蔓延到硬脑膜外间隙而成，也可继发于开放性颅脑损伤、开颅手术和先天性皮肤毛囊窦等感染之后，其中鼻窦炎和中耳炎是最主要的感染源，占60%～90%；外伤病例则与异物有关。硬脑膜对化脓性炎症的扩散有阻挡作用，它使脓液积聚于硬脑膜外间隙，形成局部积脓。硬脑膜外脓肿常由多种细菌感染引起，包括葡萄球菌、链球菌和肠道杆菌，其中咽峡炎链球菌为最常见的致病菌，厌氧菌常在鼻窦炎相关的硬脑膜外脓肿中被分离到。

**临床表现** ①全身感染症状：患者有发热、头痛、呕吐、全身乏力、嗜睡困倦等表现。②脓肿所在部位有颅骨骨髓炎：表现局部肿胀、压痛，但神经系统定位体征和颅内压增高症状不明显。早期患者常有头痛、发热等，但一般颅内压增高与局灶症状较不显著。当脓肿增大达到一定体积，引起颅内压增高时，产生相应临床表现，并可有意识障碍、癫痫、局灶性神经体征。炎症可经硬脑膜导静脉扩散至硬脑膜下和脑内，产生化脓性脑膜炎、硬脑膜下脓肿、脑脓肿或化脓性血栓性静脉窦炎等。

**诊断** X线平片可显示颅骨骨髓炎、鼻窦炎或乳突炎所致的骨质破坏，CT表现为颅板下梭形低密度区，增强可见脓肿囊壁强化，可助明确诊断。硬脑膜外脓肿在MRI上T1加权像常为等信号，T2加权像常为高信号，增强扫描显示脓肿壁环形强化，弥散加权成像显示弥散受限。在区别脓肿是硬脑膜外还是硬脑膜下，以及发现颅内有无其他并发症方面，MRI比CT更加敏感。

**治疗** 以手术清除脓肿为主。部分病例由于炎症侵袭使硬脑膜坏死而变得很脆弱，因而手术清除脓液和肉芽组织要轻柔小心，尽量避免突破硬脑膜，使感染扩散至硬脑膜下。若颅骨已有侵袭坏死则需去除死骨。手术局部用抗生素生理盐水冲洗，术后硬脑膜外放置引流物数天，同时要处理原发病灶。手术中应留取标本以备革兰染色涂片、需氧和厌氧菌培养确定病原菌。抗生素应在术前就开始应用，直到术后感染完全控制。开始宜用广谱抗生素，待细菌培养和药敏结果出来后，再酌情选用敏感抗生素。

**预防** 积极预防、治疗原发病如中耳炎和乳突炎，如遇开放性损伤需注意彻底清创及应用广谱抗生素，手术应注意严格无菌操作并规范使用抗生素。

（刘伟国）

yìngnǎomóxià nóngzhǒng

# 硬脑膜下脓肿 （subdural abscess）

发生于硬脑膜与蛛网膜之间的化脓性炎症。脓液积聚于硬脑膜下腔形成的脓肿。临床较少见的颅内感染性疾病，由于硬脑膜下腔缺乏任何间隔的解剖特点，致使一旦发生硬脑膜下脓肿，其扩展范围常比较广泛，脓液不仅沿一侧大脑表面扩展，有时还可通过大脑脚下缘蔓延到对侧，甚至侵犯到脑底面而产生严重的后果。

**病因及发病机制** 硬脑膜下脓肿常见的致病菌为链球菌、葡萄球菌、流感嗜血杆菌和肠道杆菌，有时为厌氧细菌。儿童硬脑膜下积脓的致病菌与同年龄组的脑膜炎致病菌相同，常见的为肺炎球菌、脑膜炎球菌、流感嗜血杆菌。硬脑膜下脓肿大多继发于鼻窦炎、中耳炎、乳突炎，少数继发于开放性颅脑损伤、开颅术后感染、硬脑膜下血肿感染或血源性感染、胸腔化脓性感染、面部感染、咽喉感染以及帽状腱膜下感染等，脑脓肿自行破溃或手术所引起的破溃亦可引起硬脑膜下脓肿，也有极少部分患者感染来源不明，称为隐源性感染。此病变容易并发脑血栓性静脉炎或静脉窦炎，更加重脑水肿。因此，病情发展凶险、病死率较高。另外，硬脑膜下积脓可因败血症的脓性栓子引起，这些栓子也可引起脑脓肿。硬脑膜下脓肿的病理变化主要是硬脑膜的内层发生炎症性改变，所以过去也常被称为硬脑膜内层炎。早期即可见硬脑膜的内面有纤维脓性渗出液，渗出液多位于大脑凸面，先在额叶，然后向内扩展到顶部和向下到大脑外侧裂。病变更广泛时可继续向下侵犯额叶。脓性渗出物亦可沿外侧裂扩展到视交叉区，亦可沿大脑镰扩展到额叶内侧面，甚至到对侧的大脑凸面。但此种脓性渗出物不易在额叶眶面发现，因为额叶眶面与眶顶紧附。若脓性渗出物积聚到相当数量，不仅使脑受压，同时还会引起颅内压增高，炎症扩展到其下面的软脑膜和脑组织则更有临床意义。进入慢性期，在硬脑膜和蛛网膜之间，在蛛网膜和脑之间形成粘连，形成较厚的包膜，此时抗生素很难进入脓肿包膜内，需行手术治疗。

**临床表现** 硬脑膜下脓肿的临床表现除原发性感染灶的症状外，患者常有头痛、畏寒、发热、恶心、呕吐、嗜睡，甚至昏迷以及明显的脑膜刺激征。若病情进展较快，多数患者在数小时至数天内病情迅速恶化。少数患者由于抗病力强或细菌毒力低而使病情呈亚急性发展。

**诊断** 主要依据病史和放射学检查。①CT检查：单侧大脑凸面的硬脑膜下脓肿表现为靠近颅骨内板范围广泛的，可跨越颅缝的新月形或椭圆形低密度肿块，常伴有邻近脑组织水肿或白质内梗死所引起的大片低密度区。增强CT可出现边界清楚、厚度均匀的细强化带，位于硬脑膜下积脓处和脑表面之间，这是由于脓肿所处的软脑膜表面有肉芽组织形成，加之脑皮质感染所致，少数慢性病例的包膜可发生钙化。CT可同时显示脑水肿、脑脓肿和脑受压等情况。②MRI检查：大脑凸面的硬脑膜下脓肿在MRI上T1加权像为略低信号，T2加权像为略高信号。急性硬脑膜下积脓，MRI可以看得更清楚，尤其是冠状位和矢状位片上，可以清楚显示脑底部的硬脑膜下脓肿。

**鉴别诊断** 除了应与其他颅内感染性疾病相鉴别外，还应着重与硬脑膜外脓肿相鉴别。一般硬脑膜外脓肿症状轻，CT显示病灶局限，呈梭形，增强扫描脓肿内缘的强化带显著。而硬脑膜下脓肿症状重，CT显示病灶范围较广泛，覆盖于大脑半球表面，常向大脑纵裂延伸，增强扫描脓肿内缘的强化带纤细，呈新月形。

**治疗** 硬脑膜下脓肿属于神经外科急症，需紧急手术清除脓肿。手术切开排脓是最基本和最主要的治疗措施，它可为后续的抗生素等一系列治疗创造条件。手术可以分为硬脑膜下脓肿钻孔引流和硬脑膜下脓肿清除术。脓液易积聚在脑沟或脑裂内，以及炎症引起硬脑膜下腔内粘连，因此单纯引流难以彻底清除脓肿，特别是多房脓肿、大脑镰旁和颅后窝脓肿。手术宜以脓肿最厚处为中心做骨瓣开颅，尽可能多地清除脓液和坏死组织以及近硬脑膜的一层包膜，与脑皮质粘连的包膜不要勉强切除，若脑肿胀明显、脑压较高应行去骨瓣减压，术后脓腔内放导管或引流物，便于术后引流和抗生素液冲洗，一般在术后7天拔除引流管。同时对原发感染灶给予相应的治疗。

**预防** 积极预防、治疗原发病如中耳炎和乳突炎，避免感染恶化扩散，同时对鼻面部的毛囊炎等化脓菌炎症应予以重视，避免病菌逆行扩散延至颅内。外科手术应注意严格无菌操作并规范使用抗生素。

（刘伟国）

## náo nóngzhǒng

**脑脓肿**（brain abscess） 各种化脓性细菌侵入脑实质所形成的化脓性炎症。它可使脑组织遭受到直接的破坏，是一种严重的颅内局限化脓性疾病。脑脓肿可发生于任何年龄，但以儿童及青壮年多见，男性多于女性。常合并化脓性脑膜炎、硬脑膜下脓肿、硬脑膜外脓肿。

**病因及发病机制** 脑脓肿常见的致病菌为葡萄球菌、链球菌、肺炎球菌、肠杆菌属和类杆菌属等。厌氧菌和肠杆菌已成为脑脓肿的主要病因，其可单源性致病，亦可为混合性感染。结核杆菌、真菌、原虫及蠕虫也可引起脑脓肿。致病菌的种类可因感染源的不同而异，如厌氧菌感染在耳源性脑脓肿中占优势，有心脏血流右向左分流的患者常发生链球菌性脑脓肿，白色念珠菌与曲霉则是引起血源性播散性脑脓肿的常见致病菌。

**分类** 根据其感染来源，脑脓肿可分为以下几类。①直接来自邻近感染灶的脑脓肿：占脑脓肿的40%~60%，以慢性中耳炎或乳突炎并发的脑脓肿最多见。多发生于病灶同侧颞叶或小脑半球，又称耳源性脑脓肿。常为单发脓肿，亦可为多房性。鼻源性脑脓肿多位于额叶底面，多由邻近鼻窦炎所致。其他还有颅内静脉窦炎及颅骨骨髓炎所致的脑脓肿，均发生在原发病灶的邻近脑组织。②血源性脑脓肿：约占脑脓肿的25%，由远隔部位的感染灶所产生的菌血症或脓毒血症，经血行播散至脑内引起。此类脓肿通常多位于大脑中动脉分布区的皮质髓质交界处。最常见的原发病灶主要包括肺部病变如肺动静脉瘘、脓胸、肺脓肿、支气管扩张等。感染性心内膜炎、伴有发绀先天性心脏病如动脉导管未闭、心房或室间隔缺损等的患儿及骨髓炎、腹腔内感染患者也易并发脑脓肿。③隐源性脑脓肿：占脑脓肿的15%~20%，指临床上感染来源不明的脑脓肿。其可由于原发感染病灶深在而未能发现，也可能因原发感染症状轻微，已短期内自愈或经抗生素药物治愈。一旦机体抵抗力下降，潜伏在脑内的细菌就可繁殖，导致脑脓肿的发生。④损伤性脑脓肿：约占脑脓肿的5%，多由开放性颅脑损伤或洁净颅脑手术后继发感染所致，致病菌可直接从颅外侵入脑部而致病。因多与异物和碎骨片进入脑实质内有关，脓肿多发生于伤道、异物所在处或手术区域。脑脓肿的形成是一个连续的病理过程，一般包括三个主要阶段：急性脑炎阶段、化脓阶段、包膜形成阶段。

**临床表现** 脑脓肿可隐袭性发病，但大多数脑脓肿发病进展较快，临床表现缺乏特异性，主要表现为颅内压增高和局灶性神经功能障碍。多数患者有以下三方面的临床表现。①全身性感染性症状：如发热、头痛、全身乏力、肌肉酸痛等表现。②颅内压增高症状：多在脓肿形成后才出现并持续性加重，头痛常为钝性，不能定位。多呈持续性，可阵发性加重，剧烈时伴呕吐、脉缓以及呼吸变慢，还可出现轻度的意识模糊和嗜睡。③局灶性症状：局灶性神经系统症状和体征与脓肿的发生部位及脑水肿的程度密切有关，如额叶脓肿常出现表情淡漠、记忆力减退、局限性或全身性癫痫发作、对侧肢体瘫痪和运动性失语等；颞叶脓肿常有欣快、健忘、感觉性失语或命名性失语、偏盲及轻偏瘫等；小脑脓肿则可出现强迫头位、肢体共济失调等。

脑疝形成和脓肿破溃是脑脓肿的两种危象，脑脓肿患者原有的头痛突然加剧，特别是伴有急性脑膜炎体征时，多提示脑疝形成或脓肿破入脑室，病情可急剧恶化，治疗不及时常导致患者死亡。少数急性脑脓肿起病急剧，脑组织急性坏死和严重水肿，早期即可出现昏迷甚至迅速死亡，又称为"急性暴发性脑脓肿"，多见于细菌毒力很强或机体抵抗力很差的患者。

**诊断** 根据原发感染灶、全身感染表现、颅内压增高症状和神经系统局灶性体征，应首先考虑有脑脓肿的可能，明确诊断则需进一步的辅助检查。①实验室检查：周围血白细胞计数一般正

常，60%～70%的患者可有轻度升高，大多数患者腰穿脑脊液压力增高。急性脑炎阶段，脑脊液中白细胞明显增多，以中性粒细胞为主，蛋白质含量增高，糖及氯化物正常或降低。脓肿形成后脑脊液中白细胞可正常或略偏高，糖及氯化物多恢复正常，但蛋白质含量多增高。脑脊液培养多为阴性。腰穿检查要慎重，脑脓肿伴占位效应者腰穿属禁忌证。②头部X线平片：有时可发现脓肿的原发病灶，如耳源性和鼻源性脑脓肿可见乳突、岩骨、鼻窦骨质炎性破坏征象。③头部CT：急性脑炎阶段，CT平扫显示边界模糊的低密度区，增强扫描病灶无强化表现。化脓阶段，增强扫描在低密度区周围可见模糊的不规则环状增强影。脓肿完全形成阶段，增强扫描在低密度区周边可见完整、厚度均一的明显强化，称为环状增强。环状增强圈内有时见气体或液平影，提示脓肿可能为产气菌所致或与邻近气窦相通。④头部MRI：脑炎阶段病灶在T1加权像上呈边界不清的低信号，T2加权像上为高信号，周围脑水肿在T1加权像上为低信号，T2加权像上为高信号。脓肿包膜形成后病灶中央区在T1加权像上为明显的低信号，周边为略低信号水肿区，两者之间为等或略高信号的环状包膜；在T2加权像上水肿区信号明显提高，病灶中央区为等或略高信号，包膜为低信号环。

**鉴别诊断** ①化脓性脑膜炎：在脑脓肿发生的早期阶段，两者鉴别较困难。一般化脓性脑膜炎起病较急，头痛剧烈，体温升高，有明显的脑膜刺激征，脑脊液中白细胞计数和蛋白质含量增加显著，多无视盘水肿，神经系统局

灶体征不明显。头部CT和MRI有助于鉴别。②硬脑膜外及硬脑膜下脓肿：因病程和脑脓肿相似，而且常合并发生，鉴别较困难。单纯硬脑膜外脓肿颅内压增高和神经系统局灶症状常不明显，而硬脑膜下脓肿脑膜刺激征和意识障碍较严重，头部CT和MRI可显示脑表面脓肿影像。③脑肿瘤：有些隐源性或慢性脑脓肿由于缺乏明显的全身感染症状及脑膜刺激征，与脑肿瘤不易鉴别，甚至仅在手术时才能得到证实，但脑肿瘤病程往往比慢性脑脓肿发展快，无原发感染灶，结合CT及MRI，一般可鉴别。

**治疗** 脑脓肿的治疗原则是在脓肿尚未完全形成前，先采用抗生素治疗，以促使炎症局限或使部分脓肿治愈；脓肿形成后，再采取手术治疗。抗生素治疗的最佳方案是根据细菌培养药物敏感试验结果选择合适的药物，提倡早期、足量、足疗程和联合用药的原则。药敏试验结果没出来之前，可先选用抗菌谱广、易通过血脑屏障的药物。药敏试验结果出来后，再酌情调整药物种类。宜采用静脉给药，用药时间一般不应少于4周。脑脓肿的手术方法主要有穿刺抽脓引流术和脓肿切除术。

**预后** 影响脑脓肿预后的因素主要有脓肿所在的位置、患者的年龄和有无并发症的存在，手术方式的选择也会影响后遗症的发生率。部分患者会遗留不同程度永久性神经功能障碍。

**预防** 脑脓肿的处理应防重于治，并重视早期诊断和治疗。做好卫生宣教，增强人民体质，对有耳鼻慢性炎症，胸部和其他部位感染疾病，尽早彻底治疗，对开放性颅脑损伤及时彻底清创，

摘除异物和碎骨片等，都是预防脑脓肿的重要措施。

（邓志峰）

## 脑结核瘤（cerebral tuberculoma）

*nǎo jiéhéliú*

脑实质或脑膜的局灶性结核。又称颅内结核性肉芽肿。多数由身体其他部位的结核病灶播散到颅内形成的肉芽肿性病变，少数为弥散性结核性脑膜炎残留感染所致。生活水平的提高和抗结核药物的应用，脑结核瘤的发病率呈下降趋势。多见于青少年和儿童，男女比例相当。

**病因及发病机制** 该病常继发于肺部、骨或泌尿系统结核病。结核杆菌经血液播散至脑引起三个相关的发展过程，即局灶性结核性脑炎、结核瘤、结核性脑脓肿。结核是一个小的上皮细胞核，围以淋巴细胞。局灶性结核性脑炎含有数个小的结核。真正的结核瘤由许多结核结节组成，中心为干酪性坏死区，周围为朗汉斯巨细胞及异物巨细胞，再外为上皮样细胞、纤维组织囊及反应性胶质增生形成的包膜，围绕以脑水肿。少数有钙化。极少数结核瘤进展为厚壁结核性脑脓肿，机制为免疫功能缺陷，脑内结核瘤呈干酪样改变，继之病灶软化伴有中性粒细胞浸润及大量结核杆菌生长，最后形成脓肿。颅内任何部位均可发生，多数位于大脑或小脑半球的浅皮质内或略深处，表面呈结节状或较硬质肿块，血供少，偶见于脑干。单发多见，小儿幕下发生率高，常合并结核性脑膜炎。成人则以幕上多见。

**临床表现** 临床上脑结核瘤可以分为全身型和局限型两类。①全身型：患者同时有其他脏器活动性结核病灶，如肺、淋巴结甚至全身粟粒样结核。结核瘤往往多发，常伴有结核性脑膜炎。因此，全身状况比较差，出现发热、咳嗽、盗汗、消瘦等征象。此型病例少见，应以抗结核治疗为主，慎行手术。②局限型：只有颅内结核瘤而无其他器官结核病表现，易被诊为脑肿瘤。常常表现为颅内压增高和局限性病征。幕上结核瘤的首发症状常为头痛和癫痫，然后出现进行性局灶症状和颅内压增高症状。幕下结核瘤常以颅内压增高为首发症状，继而出现小脑症状，严重时可有小脑性强直发作。大多数患者全身情况尚可，少数表现结核病的全身征象如低热、盗汗、消瘦和血沉快等。

**诊断** 部分患者血细胞沉降率加快。脑脊液检查压力可有不同程度升高，其他指标多正常或轻微改变。结核菌素试验阴性并不能排除结核瘤，只表明其可能性小。CT检查分期及结果如下。①早期（炎症反应期）：胶原纤维少，呈等密度，不显示肿块，周围为低密度脑水肿，在额叶呈漏斗状，在颞枕顶区呈三手指状，强化不均匀。②中期（炎症消退期）：胶原组织增殖，内含干酪样物质，呈小盘状高密度，周围是低密度脑水肿，呈明显环状强化。③晚期（结核瘤钙化结节期）：病变呈圆形或卵圆形，平扫为高密度影，无脑水肿；增强后呈现靶征，即环形强化包绕着中心结节状钙化或增强的病灶，这是典型的结核瘤的表现。④硬脑膜结核瘤：可导致颅骨过度骨化，很像脑膜瘤。⑤结核性脑脓肿：中心区表现为典型的低密度区。MRI检查时，结核瘤在T1加权像上表现为低信号或略低信号，T2加权像上多数为信号不均，呈低、等或略高信号；包膜在T1加权像上呈等或略高信号；在T2加权像上呈低信号，结核性脑脓肿的MRI同一般化脓性脑脓肿。

**治疗** 主要是药物治疗。在药物治疗无效或有不能控制的颅内压增高或占位症状明显或术前不能定性者才手术治疗。除位于重要功能区的病灶外，应争取全切除。如术前已怀疑该病，术前必须应用抗结核药物。术中谨防结核瘤破裂污染术野，手术结束时用0.05%链霉素溶液彻底冲洗术野。术后应继续抗结核药物治疗。药物治疗一般采用链霉素、异烟肼和对氨水杨酸三者联合应用；或利福平、异烟肼和乙胺丁醇三者联合应用，总疗程为18～28个月，同时给予维生素B_6，以防抗结核药引起的神经毒性反应。如术时脑室开放、术野受干酪样物质污染或术后合并粟粒性结核或脑膜炎者，可加用肾上腺皮质激素，以减轻脑水肿。

**预防** 加强对结核病的防治，按计划免疫接种。对于结核病患者应采取及时有效的抗结核药物治疗及适当的隔离措施。

（刘伟国）

## 脊髓结核瘤（spinal cord tuberculoma）

*jǐsuǐ jiéhéliú*

椎管内硬脊膜内外侵犯脊髓的结核性肉芽肿。又称椎管内结核瘤。不包括脊柱结核所引起的椎旁脓肿压迫脊髓的情况。椎管内结核瘤是一种十分少见的疾病，随着人们生活水平的提高及医疗卫生事业的发展，此病将进一步减少。一般椎管内结核瘤与脑结核之比为1：（20～25），占全部椎管内占位性病变的0.5%。

**病因及发病机制** 多继发于身体其他部位的结核病灶，例如肺、骨、结核性脑膜炎或支气管淋巴结核等。结核杆菌经血液或淋巴液播散到椎管内形成局限性病灶。多见于青少年，男女发生率无明显差异。该病临床少见，随着人们生活水平的提高及医疗卫生事业的发展，此病将进一步减少。椎管内结核瘤组织学检查可见结核瘤中心为干酪样坏死区，周围是肉芽组织，可见朗格汉斯巨细胞和类上皮细胞。椎管内结核瘤大多数是身体其他部位的结核病灶经血运播散所致，而结核性脑膜炎可引起直接的脊髓内播散。病变可发生在脊髓任何一个阶段，可以是脊髓内外或硬脊膜内外，以脊髓内病变相对多见。结核瘤质地较硬，硬脊膜外病灶常呈环形包绕硬脊膜，与之粘连紧密，硬脊膜可增厚达 3~5mm，环形增厚可使脊髓受压。硬脊膜下病灶常与脊髓、软膜及硬脊膜有紧密粘连，病灶与脊髓粘连难以分离。位于脊髓实质内的病灶多位于脊髓中央，局部脊髓膨大，病灶质地较硬，与周边结构边界清晰，血运不丰富。

**临床表现** 椎管内结核瘤是周身结核病灶的一种播散表现，发展多较快，一般为 4 个月~1 年。患者多有肺结核和结核性脑膜炎史。可伴有发热、盗汗及消瘦等结核病症状，少数患者周身器官往往查不到活动性病灶。除有一般性结核症状外，以脊髓受压的表现为主，多数患者有神经根痛，病灶以下平面运动障碍、感觉障碍和大小便障碍为三种常见症状。

**诊断** 脑脊液蛋白质含量增高，白细胞数轻度增多。脊柱 X 线平片可见椎骨的骨质吸收或破坏，脊髓造影可显示椎管内梗阻。CT 在病灶区显示低密度影，压迫脊髓及其周边结构。MRI 可见椎管内结核瘤呈长 T1 加权像与长 T2 加权像信号，并有骨质改变和椎间盘模糊，强化不明显。

**鉴别诊断** 不易与其他椎管内占位相鉴别，如慢性硬脊膜外炎性肉芽肿。但结合青年人既往有身体其他部位结核史，近期内出现椎管内占位症状，脑脊液蛋白质及细胞数增高，血沉加快，则应高度怀疑椎管内结核瘤的可能。

**治疗** 在临床诊断确定后应积极进行手术治疗。行椎管切开、结核瘤清除术，术中应细心分离病变，保护好正常脊髓、血管和神经。尽可能将病灶完全切除，解除脊髓受压，恢复正常血运，多能收到良好的疗效。硬脊膜外结核瘤由于未侵犯到脊髓，手术预后良好。硬脊膜下结核瘤常侵犯脊髓，而不是单纯的压迫，故手术效果不如前者。对病灶与脊髓粘连紧密者，不易分离，故不应勉强分离以避免正常脊髓组织损伤，可以做结核瘤部分切除，硬脊膜不缝合以减轻对脊髓的压迫。术后要给予全身抗结核治疗，控制结核病灶的发展，促进病灶的吸收，防止局部复发以及结核性脑膜炎的发生。抗结核药物的应用时间按照合理正规化疗方案进行。

**预防** 对于易感人群接种抗结核的疫苗，可预防椎管内结核瘤的形成。

（刘伟国）

zhuīguǎnnèi nóngzhǒng

# 椎管内脓肿 （intraspinal abscess） 硬脊膜外间隙、硬脊膜下间隙或脊髓内的急性化脓性炎症。以硬脊膜外脓肿最为常见，硬脊膜下脓肿和髓内脓肿极罕见。此类脓肿在诊断上较困难，常因延误诊断而发生不可逆的脊髓功能损害，甚至危及生命，故临床一旦怀疑或确诊为椎管内脓肿应进行紧急手术。

（刘伟国）

yìngjǐmówài nóngzhǒng

# 硬脊膜外脓肿 （spinal epidural abscess，SEA） 椎管硬脊膜外腔内脂肪组织及静脉丛的化脓性炎症。由于硬脊膜外间隙内大量脓液积聚，造成脊髓受压，出现急性横贯性脊髓损害的临床表现，是神经外科急症之一。SEA 比较罕见，发生率占年入院患者的 (0.2~2)/10 000，多发生于 30 岁以上年龄，男女发病率比约为 1:0.56，往往男性更易发病。近年来 SEA 的发病率有所上升，这可能跟人口老龄化、椎管内手术增多、药物滥用和免疫缺陷综合征有关。根据炎症的病理形态，硬脊膜外脓肿可分为三型①急性型：全部为脓液。②亚急性型：脓液与肉芽组织并存。③慢性型：以炎性肉芽组织为主。临床上以亚急性型和慢性型多见，急性型少见。

**病因及发病机制** 硬脊膜外脓肿的危险因素大致可分为三类。①有潜在危险的疾病：如糖尿病、酗酒、免疫功能缺陷等。②脊柱异常或椎管内操作：如退行性关节炎、外伤、手术、置管、药物注射等。③潜在的局部或全身感染病灶：如皮肤和软组织感染、骨髓炎、尿路感染、败血症、静脉注射、不洁针灸和文身等。

硬脊膜外脓肿的形成主要通过血行播散、邻近感染灶直接蔓延、医源性传播。①血行播散：指远处感染灶通过血液系统累计硬脊膜外腔，特别是皮肤和软组织感染。感染源亦可来自呼吸系统、泌尿生殖系统、腹内脏器、口腔和心脏瓣膜感染，经此途径形成的硬脊膜外脓肿多位于背侧。

②邻近感染灶直接蔓延多源自椎骨骨髓炎，少部分可由椎旁软组织或腰大肌脓肿引起，通过这种方式形成的硬脊膜外脓肿多位于腹侧。③医源性传播：常发生于椎管内有创操作时。还有少部分患者找不到感染源，称为隐源性感染。革兰阳性球菌是最主要的病原体，包括葡萄球菌和链球菌，其中金黄色葡萄球菌约占 2/3。革兰阴性菌和非典型病原体，如大肠埃希菌、嗜血杆菌、变形杆菌、粪肠球菌和真菌亦可引起硬脊膜外脓肿。在药物滥用的 SEA 患者中常可培养出假单胞菌。

**临床表现** 腰背部疼痛、发热和神经功能障碍是 SEA 最常见的三大症状。然而，只有极少部分患者同时表现上述三大症状。

硬脊膜外脓肿的病程进展可分为四个阶段。①严重的腰背疼痛和发热。②表现为神经根兴奋的体征，如颈部僵直、克尼格征（Kernig sign）、布鲁辛斯基征（Brudzinski sign）等。具体症状取决于脓肿影响的脊髓平面。③神经功能障碍：最初可观察到随意肌无力、肛门括约肌障碍或尿失禁，同时还出现相应感觉区障碍表现。④以肢体瘫痪为标志：不同患者各阶段表现持续时间各不相同，第一阶段可能持续数天或数周甚至数月，但随后的进展往往非常迅速，很短时间内就可出现肢体瘫痪。

**诊断** 诊断需综合考虑临床症状、实验室检查和影像学检查。实验室检查通常包括白细胞计数、血沉、C 反应蛋白和血培养。60%~78% 的患者可出现白细胞增多，大多数患者的血沉加快。血培养是检出致病菌的有效方法，但阳性率只有 60% 左右，且应在抗生素使用之前进行。筛选病原体还需尿常规、尿培养检查。怀疑感染性心内膜炎时要行心超检查。有结核接触史的要行结核菌素试验。MRI 是诊断 SEA 的有效方法，T1 加权像脓肿显示为低或等信号的硬脊膜外肿块，T2 加权像则显示为高信号的硬脊膜外肿块，增强扫描后脓肿壁呈线样或环状强化，脓液和坏死区无明显强化，较小的肉芽组织均呈均匀强化。往往是怀疑 SEA 时的首选检查方法。

**治疗** 手术清除脓肿加上较长时间有效抗生素治疗一般是首先治疗方案。SEA 的炎性组织增生常常会引起神经压迫症状，这时手术减压是主要的治疗手段。手术的目的是清除感染灶，恢复神经功能，获取可靠的脓液细菌培养结果，重建脊柱稳定性和缓解疼痛，术中应尽可能彻底清除脓肿组织，尤其注意包膜的清除范围要广，同时还需要大量的冲洗。手术入路的选择首先取决于脓肿的部位。背侧 SEA 常选择后入路椎板切开术或者椎板切除术可获得良好的手术视野，但多节段椎板切除术可带来术后脊柱不稳定。位于腹侧的脓肿往往源于椎体骨髓炎，而椎体骨髓炎本身就是造成脊柱不稳定的重要因素之一，若术中行椎体次全切除有可能导致脊柱的不稳定，这需要术者权衡利弊。也有学者倾向选择椎板切开术，这类观点认为椎板切开术即可以达到脓肿引流目的，又可以最大程度减低对脊柱稳定性的影响。在儿童患者，出于脊柱的稳定性考虑常选择椎板切开术。

一般认为下列患者可选择药物非手术治疗：①患者拒绝手术或者有其他手术禁忌证。②完全瘫痪超过 48 小时。③病灶范围过大不适宜手术。④尚未出现神经功能损害。行药物保守治疗同时需严格卧床并密切观察病情变化，一旦出现病情进展应果断采取手术治疗。药物治疗以抗生素为主，前期需经验性选用广谱抗生素，后期根据细菌培养结果选择性敏感药物。如果细菌培养结果为阴性，则需依据患者对经验性选用抗生素的治疗效果调整药物，同时可重复行细菌培养。抗生素治疗持续时间一般需 6~8 周。

**预防** 控制各部位的原发感染灶，防止其发展为硬脊膜外脓肿。

（刘伟国）

yìngjǐmóxià nóngzhǒng

**硬脊膜下脓肿**（spinal subdural abscess） 硬脊膜与蛛网膜之间的化脓性炎症。脓液积聚于硬脊膜下间隙。临床很少见，男女发病率几乎相等。

**病因及发病机制** 大多数由远处的感染灶经血行散播到硬脊膜下间隙，少数继发于腰背部中线的先天性皮肤窦道感染以及脊柱手术或麻醉、腰穿等操作后感染。感染主要来源于血行或直接播散，有时很难找到原发感染灶。糖尿病和静脉药物滥用则是诱发危险因素。致病菌主要为金黄色葡萄球菌。

**临床表现** 与硬脊膜外脓肿相似，发病开始可有腰背痛，程度较轻，有或无全身感染症状，以后出现脊神经根及脊髓压迫症状，有感觉、运动及括约肌功能障碍。病程发展可分为三个阶段：①发热伴或无腰背痛或神经根痛。②出现运动、感觉和括约肌功能障碍。③受损脊髓阶段以下的肢体瘫痪和完全性感觉消失。

**诊断** 硬脊膜下脓肿最多见于腰段，其次是胸段，再次是颈段。血常规检查可见白细胞计数增多伴有核左移现象，血沉通常加快。脑脊液淋巴细胞数和蛋白含量明显增多。脊髓造影可显示梗阻平面。MRI 表现与硬脊膜外脓肿相同，通过在 T1 加权像上看到椎体和脊髓之间的等或增强信号可以显示出病灶的部位和范围。

**治疗** 立即实行椎板切除术。术中可见脓液穿破硬脊膜外流或切开硬脊膜后有脓液流出。将脓液清除后，如有蛛网膜粘连、增厚，不可过多剥离以免损伤脊髓。局部用抗生素生理盐水反复冲洗，切口逐层缝合并放置引流管数天。术后继续应用大剂量抗生素，根据细菌培养及药物敏感试验结果选用抗生素。术后恢复情况依病变严重程度而定。

(刘伟国)

## jǐsuǐnèi nóngzhǒng

**脊髓内脓肿**（intramedullary abscess）　化脓性细菌侵入脊髓实质所致的化脓性炎症。此病极为罕见。可以急性发作，也可以是持续较长时间的慢性起病，临床上与硬脊膜外脓肿相似。该病可见于任何年龄，但以儿童和青少年多见，男性较女性多见。

**病因及发病机制**　感染途径包括以下几种。①远处感染灶的血源性播散：是主要感染途径。可经动脉或静脉进入脊髓，临床上常见继发于肺部、人工流产并发感染以及体表皮肤化脓性感染等。脓肿可发生于任何脊髓节段，但以胸髓背侧好发。②邻近感染灶的蔓延：在解剖上脊髓的蛛网膜下腔经脊神经与纵隔、腹腔、腹膜后间隙的淋巴管相通，因此感染可经淋巴管进入脊髓，伴或不伴脑膜炎。脓肿大多发生在原发感染灶相邻近的脊髓。③创伤

后感染：多见于开放性脊髓外伤、腰穿等。④隐源性感染：指感染来源不明。致病菌多为金黄色葡萄球菌，少数为链球菌和大肠埃希菌。

脊髓内脓肿常位于脊髓灰质，当其增大后可在白质内沿脊髓纵轴，将传导纤维束分离而发展，常累及数个脊髓节段，脊髓膨大肿胀。病灶早期呈充血、渗出及肿胀改变，以后逐渐形成边界较清晰的脓肿。

**临床表现**　患者常有背痛，但程度远比硬脊膜外脓肿轻且少有局限型压痛。可以短期内出现运动、感觉及括约肌功能障碍，病程在数日内即可发展为全瘫。如出现痛觉与深感觉分离现象说明髓内病变。在急性期应与化脓性脑膜炎相区别，在亚急性或慢性期要与椎管内肿瘤区别，症状有反复波动是慢性脓肿的特点。

**诊断**　脑脊液细胞数和蛋白数明显增高。脊柱 X 线平片正常。此病如不行 MRI 检查很少能正确诊断。对有化脓性感染史而后出现髓内占位的症状，则应考虑该病的可能，当影像学检查示有椎管内梗阻时，则应进行椎管内探查术。

**治疗**　对脊髓内脓肿来说，能挽救生命及保证神经功能恢复的最佳治疗方案是及时的手术引流加上适当使用抗生素。一旦怀疑该病，即应紧急手术切除椎板，切开硬脊膜，用细针穿刺脓肿抽出脓液，并酌情切开背侧脊髓，以达到充分的引流和减压，用含抗生素的生理盐水反复冲洗术野，放引流管 1 根后做切口逐层缝合，术后从引流管行伤口内冲洗。脓肿只占据髓内空间，极少破坏传导纤维束，故术后效果较好。

(刘伟国)

## zhōngshūshénjīng xìtǒng jìshēngchóngbìng

**中枢神经系统寄生虫病**（parasitic disease of central nervous system）　蠕虫及原虫的成虫，幼虫或虫卵感染人的脑部，通过产生阻塞、压迫、破坏等致病作用导致的脑炎、脑膜脑炎或占位性病变。是全身性寄生虫病的一部分。有时病原体排出的毒物或代谢产物亦可加重病情。该组疾病种类较多，常见的有脑猪囊尾蚴病、脑血吸虫病、脑型肺吸虫病、脑棘球蚴病等。随着中国生活水平的提高和环境改善，寄生虫病的发生有下降的趋势。

(刘伟国)

## nǎo zhūnángwěiyòubìng

**脑猪囊尾蚴病**（brain cysticercosis）　链状带绦虫的幼虫囊尾蚴寄生于人体脑组织中所引起的疾病。曾称脑囊虫病。在中国以东北、华北、西北等地区发病率较高，是中枢神经系统寄生虫病最常见的一种。该病临床症状多样，常引起严重病变，甚至危及生命。

**病因及发病机制**　链状带绦虫的幼虫囊尾蚴是人囊尾蚴病的唯一病原体。人类是链状带绦虫唯一终末宿主，而猪是主要的中间宿主。人体被感染有三个途径。①外源性异体感染：即食入被绦虫感染的猪肉以及被其他虫卵污染的食物。②外源性自身感染：即患者手指被虫卵污染，自己吞食而感染。③内在自身感染：即患者肠道发生逆向蠕动，使肠内绦虫的妊娠节片回流于胃内而致感染。绦虫卵在小肠消化液作用下，六钩蚴脱囊而出，穿入肠壁，随血液循环及淋巴液循环到达体内各组织，约经过 2 个月，可发育成囊尾蚴。寄生于脑部者为脑

囊尾蚴。囊尾蚴能存活 3~5 年，最长可达 10~20 年。存活的囊尾蚴可引起较轻的脑组织反应，当濒死时释放大量抗原物质，导致机体免疫状况急剧变化，引起较强的周围组织炎症反应。由于其在脑内寄生的部位及局部脑组织的反应程度不同，临床表现则复杂多样。

**分型** 根据囊尾蚴在脑内寄生的部位可以分为三型，各类型可同时存在，相互转化。①脑实质型：是脑囊尾蚴病中最常见的类型，约占脑囊尾蚴的 50%。寄生在脑实质的囊尾蚴大小一般如黄豆大小，多位于灰质和白质交界处，在灰质者较在白质为多。②脑室型：在第四脑室多见，单发多见。囊尾蚴大小不一，一般较大，直径可达 1~3cm。囊尾蚴躲在脑室内游动，有时可与脑室壁相连，引起室管膜炎和室管膜下胶质及结缔组织增生，从而阻塞正中孔、外侧孔、导水管或室间孔，产生梗阻性脑积水。③脑池蛛网膜下腔型：其发生仅次于脑实质型，寄生于脑底池和蛛网膜下腔的软脑膜上，常多发成串并聚集成葡萄状，易破裂，可以引起蛛网膜炎、蛛网膜增厚粘连，产生脑神经损害和交通性脑积水。

**临床表现** 由于囊尾蚴侵入神经组织的数目、部位不同，故临床症状极为复杂。而且，囊虫的发育过程不一，死亡先后不一，病情时有波动。一般该病病程缓慢，多在 5 年以内，病变部位不同引起的症状不同。

**脑实质型** ①癫痫型：可表现为各种类型的癫痫发作，约 50% 表现为大发作。同一患者可具有两种以上的发作形式，而且极易转换。发作形式的多样性和易转换性为该型的特征之一。

②脑瘤型：脑内多发或较大的囊尾蚴病灶引起周围脑组织炎性反应造成脑水肿，可导致颅内压增高。出现类似颅内占位性病变的症状和体征。查体可见眼底有视盘水肿及加剧的精神异常及智力减退，晚期可表现为痴呆，与囊尾蚴引起广泛脑组织破坏和脑皮质萎缩有关。③精神障碍型：有进行性加剧的精神异常及智力减退，晚期可表现为痴呆，与囊尾蚴引起广泛脑组织破坏和皮质萎缩有关。

**脑室型** 多见于第四脑室。由于囊尾蚴沉着于脑室壁上或浮游于脑脊液中，导致脑室变形、脑脊液循环障碍，同时由于脉络丛受到囊尾蚴毒素的影响分泌增加，故产生严重的颅内压增高与脑积水。患者在急速转动头部时出现眩晕、恶心、呕吐及循环以及呼吸功能紊乱，即布伦斯综合征（Bruns syndrome）。部分患者有轻度眼震和共济失调。

**脑池蛛网膜下腔型** ①颅内压增高型：因囊尾蚴阻塞脑池或蛛网膜下腔导致交通性脑积水和慢性颅内压增高。②脑膜炎型：以急性或亚急性脑膜刺激征为特点，长期持续或反复发作。是寄生于软脑膜或蛛网膜的囊尾蚴死亡或囊壁破溃而引起。起病时有发热，一般在 38℃ 左右，持续 3~5 天。有脑膜刺激征。易被误诊为结核性脑膜炎或病毒性脑膜炎。③脑神经受损型：按囊尾蚴侵犯部位出现不同脑神经损害，如脑桥小脑角区则产生第 Ⅴ~Ⅷ 对脑神经轻瘫。

**诊断** 具备下列三项中的两项者，可以诊断为脑囊尾蚴病。①有局灶或弥散的脑症状和体征，如头痛、癫痫发作、颅内压增高、精神症状者，并排除了其他原因

所造成的脑损伤。②脑脊液囊尾蚴免疫学试验阳性。③头部 CT、MRI 显示有典型的囊尾蚴改变。

如果仅具备上述第一项，则应具备下列三项种的两项：①病理检查证实皮下结节为猪囊尾蚴，或者眼内、肌肉内发现囊尾蚴，或血囊尾蚴免疫学试验阳性。②脑脊液淋巴细胞增多，或蛋白质含量增高，或找到嗜酸性粒细胞。③头部 X 线平片显示典型的囊尾蚴钙化影。

**治疗** 包括药物治疗和手术治疗。

**药物治疗** 主要应用吡喹酮及阿苯达唑。用药过程中注意颅内压增高反应，如出现可用皮质激素和甘露醇。

**手术治疗** ①颞肌下减压术：脑实质内多发性囊尾蚴因个数太多，无法全部摘除，如果引起广泛脑水肿，并发颅内压增高，危及患者生命或影响视力而又不能用药物控制时，根据颅内压增高程度可施行一侧或两侧双侧颞肌下减压术。②分流术：对于脑池和蛛网膜下腔型病例出现交通性脑积水者，可按病情行第三脑室或终板造瘘术和侧脑室腹腔分流术。③囊尾蚴摘除术：a. 内镜囊尾蚴摘除术，内镜适合摘除脑室系统的囊尾蚴，尤其适合于侧脑室和第三脑室内的多发囊尾蚴，应用较多，疗效较好。b. 开颅囊尾蚴摘除术，对于脑室内囊尾蚴尤其是第四脑室囊尾蚴、脑实质中单发并造成占位效应的囊尾蚴可以采用开颅摘除。摘除囊尾蚴尽量将其完整取出，切忌使其破裂，摘除后还要反复清洗。

**预防** 切熟食和生食的案板要分开，不吃未煮熟的蔬菜。烹饪时猪肉要熟透，提倡吃圈养猪，

而不是散养猪。对绦虫病的患者要早期彻底治疗。

(刘伟国)

## 脑棘球蚴病 (brain echinococcosis)

nǎo jíqiúyòubìng

棘球绦虫的幼虫棘球蚴寄生于人体脑组织中所引起的疾病。又称脑包虫病。棘球蚴病常累及脑、肝、肺、心、肾等部位的寄生虫病，脑棘球蚴病占棘球蚴病患者的 1%~2%。该病为自然疫源性疾病，主要流行于畜牧区。患者中以儿童多见，约为成人的 7 倍。男性发病率比女性高。

**病因及发病机制**　棘球蚴病在中国主要由细粒棘球绦虫的幼虫棘球蚴感染所致。该病的传染源为狗、狼、狐等犬科动物，中间宿主一般为羊。在流行地区的羊群常感染有棘球蚴病，当地羊的内脏被狗等犬科动物吞食，棘球蚴在其体内发育为成虫即细粒棘球绦虫，虫卵随粪排出体外。人类与这些动物接触密切，借污染的手指或饮食吞入虫卵而感染。人吞食污染虫卵的食物后，虫卵在十二指肠孵化成六钩蚴，经肠内消化，六钩蚴脱壳逸出，借助六个小钩吸附于肠黏膜，然后穿过肠壁静脉而进入门静脉系统，随血流到肝脏及肺中发育成棘球蚴囊。由于颈动脉较粗，幼虫常易进入颅内，特别多见于大脑中动脉分布区，其中，以顶叶、额叶为最多，小脑、脑室及颅底较为少见。棘球蚴囊为微白色半透明包膜，其中充满无色透明或乳白色的囊液，有很强抗原性。

**分型**　颅内棘球蚴有两种类型。①原发棘球蚴：指蚴虫经肝、肺、颈内动脉至颅内产生棘球蚴囊。②继发棘球蚴：系原发棘球蚴破裂，棘球蚴囊碎片、子囊、原头蚴等进入循环系统而到达颅

内种植。此类病灶一般为多发。

**临床表现**　①原发型：棘球蚴逐渐增大，造成颅内占位效应，并对脑室系统压迫和梗阻，以至颅内压增高。由于棘球蚴囊肿扩张性生长，刺激大脑皮质，引起癫痫发作，囊肿较大的出现头痛、恶心、呕吐、视力减退和视盘水肿等。依囊肿所在部位产生局灶性症状如偏瘫、失语、偏身感觉障碍等。主要的临床特点是颅内压增高和癫痫发作。②继发型：症状比较复杂。一般分原发棘球蚴破入心内期、潜伏静止期和颅内压增高期。继发棘球蚴破入心内，由于大量棘球蚴的内容物突然进入血流，可出现虚脱，呼吸急迫，心血管功能障碍以及过敏性反应等症状。棘球蚴不断长大，且系多个，分布广泛，所以该型临床特点与脑转移瘤相似。

**诊断**　多见于牧区，患者有与狗、羊密切接触史。临床症状以慢性颅内压增高和癫痫为特征。血常规嗜酸性粒细胞增多，皮内试验阳性率 80%~95%，但可有假阳性。补体结合试验及间接血凝试验阳性及脑血管造影的特征性表现有助于诊断。CT 和 MRI 检查是确诊脑棘球蚴病的最好方法。头部 CT 检查显示脑内圆形或类圆形囊肿。边界锐利，无囊周水肿，无周边强化、占位征象，囊内容物水样密度。MRI 断层形态同 CT，壳状钙化无信号，囊内液体信号同脑脊液或稍高于脑脊液。含有较大子囊的棘球蚴囊肿，因子囊液较母囊液密度低，显示出母囊内子囊的数量及排列情况，可以确诊。头节在 T1 加权像上呈高信号，具有特征性。

**治疗**　目前尚无杀灭棘球蚴的特效药物。手术为根治的唯一方法。根据 CT 或 MRI 定位，将

棘球蚴囊小心分离后完整摘除。注意勿将囊壁弄破，以免囊液外溢，使囊内头节种植造成复发或过敏性休克。为保证手术成功，术前定位精确，手术切口和骨窗要足够大。硬脑膜张力高时要用脱水剂，分离囊壁前要用棉条仔细保护周围组织，分离时要轻柔小心，以防囊肿破裂，必要时可用漂浮法切除，即将患者头位放低，用洗创伤器轻轻插入分离囊壁四周，冲注大量生理盐水，可将棘球蚴囊漂浮起来，完整摘除。手术残腔过大时，腔内留置一根硅胶管，管壁硬脑膜前，注满生理盐水，防止术后脑移位及颅内积气。如术中棘球蚴囊破裂，可用过氧化氢、大量盐水冲洗，术后口服吡喹酮或阿苯达唑，以防止种植病灶的出现。

(刘伟国)

## 脑血吸虫病 (brain schistosomiasis)

nǎo xuèxīchóngbìng

血吸虫进入人静脉系统寄生于人体脑组织所引起的疾病。主要分布于亚洲、非洲、南美洲和中东等地区，在中国流行的血吸虫为日本血吸虫，主要发病于长江中下游、川滇等地区。血吸虫病患者中有 2%~4% 引起脑血吸虫病。

**病因及发病机制**　血吸虫卵随粪便排出，在适宜温度的水中孵化成毛蚴，侵入中间宿主钉螺体内发育成尾蚴后，离开钉螺，在水中游动。人接触到疫水后，尾蚴可经皮肤或黏膜钻入人体内，成为童虫，后随血流经肺、心等脏器进入肝门静脉系统发育成成虫。成虫主要寄生于肝门静脉系统，开始合抱而交配，排出大量虫卵，使肝脏及肠系膜的静脉阻塞而出现一系列消化系统的临床症状，还可以在其他部位引起

病变，常见于脑和肺。寄生在肝门静脉系统的血吸虫成虫排出的虫卵随血流沉积于脑组织和脑膜中，引起脑血吸虫病，病变主要集中在大脑。虫卵肉芽肿是该病的基本病理变化，多见于顶叶和颞叶，主要分布于大脑灰白质交界处。虫卵引起脑组织炎症细胞浸润，组织水肿、变性、血管炎，伴有胶原增生，形成单个或多个，黄色或灰白色小肉芽肿，以及神经细胞退变，有时形成钙化。寄生于肝门静脉系统的成虫和虫卵还会分泌毒素或代谢产物，作用于中枢神经系统，导致中枢神经系统发生中毒或过敏反应。

**临床表现** 感染血吸虫后数周至数年出现脑部症状。根据临床表现可分为急性和慢性两大类。①急性型：多在感染后 6 周左右发病。常见于年轻人初次进入流行区，多次与疫水接触，表现为脑膜脑炎症状，可有发热、头痛、肢体抽搐、定向力障碍、意识不清、精神症状等。重者可昏迷、瘫痪、锥体束征、脑膜刺激征等。随着体温恢复正常，这些症状一般都能逐渐好转，一般无后遗症。②慢性型：多发生于感染后 3~6 个月，最长可达 4 年。多见于流行区居民。

临床上分三型。①癫痫型：临床上最多见。临床上可出现各种类型的癫痫发作，以部分发作杰克逊（Jackson）型最多见。②脑瘤型：系由颅内血吸虫肉芽肿占位和弥漫性脑水肿所致。以颅内压增高伴局限性定位体征为主要表现。③脑卒中型：由虫卵栓塞脑动脉引起。主要表现为起病急，突然昏迷、偏瘫、失语，一般无发热。

**诊断** 首先确定患过日本血吸虫病，可根据：①疫源接触史。②临床表现。③粪便检查：粪便中可检出虫卵或孵化出的毛蚴，粪便中虫卵计数可采用厚涂片透明法。④免疫学检查：皮内试验、环卵沉淀试验（COPT）、间接血凝试验（IHA）、酶联免疫吸附试验（ELISA）等检查都可以应用，其中 COPT 是国内最常用的方法，有较高的敏感性和特异性。而 ELISA 为免疫学里最敏感和特异的方法，阳性率为 95%。⑤脑部症状出现于血吸虫感染之后。⑥排除其他疾病引起的脑部症状。⑦吡喹酮治疗有效。CT 平扫在急性型主要为脑水肿，于脑实质内可见大小不一、程度不等的低密度灶，边界不清，无强化表现。慢性型表现为局限性肉芽肿，呈等或略高密度。有占位表现，边界模糊，周边水肿，病灶可有强化现象。

**治疗** 杀虫治疗普遍采用吡喹酮。手术治疗的适应证为：大的占位性肉芽肿，有明显的临床症状者，可施行开颅手术切除。对脑部炎症水肿反应，造成急性颅内压增高，有脑脊液循环阻塞或脑疝形成，而脱水降压疗效不能持续或无效时，根据病情可施行一侧或双侧颞肌下减压术或脑室-腹腔分流术。术后仍然要用药物驱虫治疗。

**预防** 加强粪便管理、水源管理，消灭中间宿主钉螺，避免接触疫水。加强疫区劳动保护和检查治疗患者。

（刘伟国）

nǎo fèixīchóngbìng

**脑肺吸虫病**（brain paragonimosis） 肺吸虫成虫寄生于脑内并不断移行造成的机械性损伤及其代谢物等引起免疫病理反应的疾病。肺吸虫侵入人体脏器主要在肺部，脑组织次之。脑型肺吸虫病占活动性肺吸虫病的 5%~20%，以儿童和青少年多见。多见于中国东北、华北、华东和四川等地。现已少见。

**感染途径** 肺吸虫虫卵经终宿主（人或其他动物）的痰或粪便排出，到水中 3~6 周长为毛蚴，寄居于第一宿主淡水螺，经 2~3 个月发育成尾蚴后进入第二中间宿主（淡水蟹和蝲蛄）内变为囊蚴，此时为传染期。人食入带有肺吸虫囊蚴的蟹或蝲蛄后，囊蚴在肠腔脱囊，穿过肠壁入囊腔，幼虫可侵入纵隔，沿颈动脉周围软组织上行，经颈动脉管和破裂孔入颅腔，侵犯脑组织。病变多位于大脑颞枕叶内侧面的底部，侵犯邻近的白质、累及基底节、内囊、侧脑室等结构。

**病理** 脑内病变根据其发展过程可以分为三期。①浸润和组织破坏期：虫体在脑内移行对脑组织造成直接损害，而且虫体代谢或分解产物对脑组织的刺激还可引起脑膜炎、脑炎。②脓肿期或囊肿期：大量虫卵沉积在脑组织引起异物反应，形成界限不清的肉芽肿，并在肉芽外周形成包膜，其中心逐渐发生坏死，形成青灰色或棕褐色黏稠液，内可有虫卵和虫体。③纤维瘢痕期：此期虫体已经死亡或迁移他处，囊液被吸收，肉芽组织纤维化或钙化。受累的皮质或皮质下结构出现脑萎缩、脑沟及脑室扩大。由于虫体在脑组织内的移行，脑内可以发现不同时期的病理改变同时存在。

**临床表现** 感染肺吸虫后，最早出现的是腹痛、腹泻等腹部症状，然后是出现咳嗽、咳铁锈样痰、胸痛等。在 2 个月至 5~6 年后才发生脑部病变，其症状凶险，需要及时治疗。按临床表现可以分为以下四型。①脑膜炎型：急性起病，以头痛、呕吐、畏寒、发热、脑膜刺激征等为主要表现，多见于早期。②脑瘤型：表现为局部性瘫痪、偏瘫、偏身感觉障碍等，为脑组织中虫体和虫卵的沉积形成占位性肉芽肿所致。③癫痫型：可有各种癫痫发作，其中以部分性发作和全身大发作多见，早期癫痫的发作为虫体迁移所致，晚期癫痫的发作与脑组织坏死、神经胶质细胞增生形成有关，多因病灶接近皮质所致。④萎缩型：主要表现为智能衰退、精神症状、共济失调，一般出现较迟。

诊断　病史和症状：生食或半生食淡水蟹或蝲蛄的经历。病史中曾有咳嗽、咳铁锈色痰，然后出现头痛、呕吐、癫痫、视盘水肿等中枢神经系统症状和体征。①脑脊液异常：脑脊液中嗜酸性粒细胞增多，蛋白质含量增高，偶可检出虫卵。在组织破坏期可出现血性脑脊液。在囊液形成期脑脊液压力升高、蛋白质增多等。②周围血中嗜酸性粒细胞百分比绝对值增高（可高达80%），白细胞增多（可达$40 \times 10^9$/L），血沉加快等为脑型肺吸虫活动期的征象。③在痰液、粪便、胃液及其他体液中可发现成虫、童虫或虫卵均是诊断的有力证据。④CT平扫在急性期主要为脑水肿，脑实质中可见到大小不一、程度不等的低密度水肿区、脑室狭小、不强化。在肉芽肿囊肿形成期，出现高密度的占位性表现，边界模糊，可有病灶强化。纤维瘢痕期可见钙化灶。

治疗　①药物治疗：a. 阿苯达唑，100mg/d，连用7天。b. 吡喹酮，每天25mg/kg，分3次口服，连服2~3天。②外科治疗：病变有明显占位压迫症状，有颅内压增高时，可以施行一侧或双侧颞肌下减压术，若病灶局部或已有包膜形成的囊肿和脓肿，可施行开颅术切除病灶，阻止更多脑组织受损害。

预防　流行区加强卫生宣教，避免生食或半生食淡水蟹和蝲蛄，切断传播途径。

（刘伟国）

zhuīguǎnnèi jìshēngchóng gǎnrǎn

**椎管内寄生虫感染**（intraspinal parasitic infection）　椎管内寄生虫病极为少见，常为中枢神经系统寄生虫病的一部分，但远比脑寄生虫病少。常见寄生虫为链状带绦虫、细粒棘球绦虫、血吸虫和肺吸虫等。寄生虫侵入椎管内途径有两种：囊尾蚴、棘球蚴和血吸虫经血液循环（动脉或静脉）而进入椎管内；肺吸虫直接在组织间移行，经椎间孔侵入椎管内。病变早期由于免疫反应的缘故，可引起脊髓及周围组织的急性炎症反应；病变晚期可形成寄生虫肉芽肿或者脓肿，从而引起脊髓压迫。

（刘伟国）

zhuīguǎnnèi fèixīchóngbìng

**椎管内肺吸虫病**（intraspinal paragonimiasis）　发生于椎管内的肺吸虫感染。通常发生于流行病区，文献报道占中枢神经系统肺吸虫病的7.1%~15.5%。

病因及发病机制　人类因食用生的含有囊蚴的溪蟹或蝲蛄而感染，亦可因饮用含囊蚴的生水而致病。肺吸虫除寄生于肺部外，还可以通过组织间移行，产生肺外病变。脊髓型肺吸虫病是虫体通过膈肌以下的各椎间孔直接穿入硬脊膜外，形成病损，压迫脊髓；也可由成虫侵入蛛网膜下隙或脊髓引起。虫体在组织内移行过程中，其代谢产物和排放的虫卵所引起的炎症反应，可引起组织内多隧道的肉芽肿或多房的脓肿样改变，临床上出现脊髓压迫症状，是为扩张型；病变后期，成虫逸出或死亡，脊髓变性萎缩，转为萎缩型。

临床表现　病变早期的临床表现呈多样性，不典型，主要为腰背部疼痛和感觉异常；晚期如有肉芽肿压迫、脊髓萎缩，则出现肢体瘫痪、感觉障碍和括约肌功能障碍。

诊断　临床诊断应注意患者是否来自疫区，有无生食溪蟹或蝲蛄史，是否存在肺部肺吸虫的表现。如出现进行性脊髓病损的表现和血嗜酸性粒细胞增多，应考虑有椎管内肺吸虫病的可能。辅以血清、脑脊液免疫学检查，结合影像学发现，将对诊断大有裨益。血嗜酸性粒细胞增多。肺吸虫抗原皮内试验、血清补体结合试验阳性率高达90%~98%。脑脊液细胞数增多，多为嗜酸性粒细胞，糖降低，蛋白质含量增高，有时脑脊液中可查见虫卵。脑脊液肺吸虫补体试验阳性率可达83%，对诊断有较大价值。脊髓造影可见椎管梗阻。MRI可显示椎管内多囊或脓肿样改变。

治疗　药物治疗可选用硫氯酚、吡喹酮等。但考虑到脊髓型肺吸虫病对脊髓的压迫，应尽早采取手术。以病变为中心，做椎板切除。对肉芽肿和脓肿应予切除和引流；术中仔细寻找成虫并清除、当病灶与神经组织紧密粘连时，应避免损伤，不必强求全切；病变位于髓内，应在显微镜下操作，但疗效较差。

预后　椎管内肺吸虫病的预后与发生的部位、感染的严重程度相关，轻症者可痊愈，与神经密切粘连者可能截瘫合并大小便功能障碍。

**预防** 避免疫区暴露，做好卫生防护，切断传播途径，消灭寄生虫宿主是椎管内肺吸虫病预防的方法。

(毛伯镛)

zhuīguǎnnèi jíqiúyòubìng

## 椎管内棘球蚴病 （intraspinal echinococcosis） 棘球绦虫的幼虫棘球蚴侵入椎管内所致的疾病。该病为自然疫源性疾病，主要流行于畜牧区。细粒棘球绦虫的幼虫致病最多见，偶有多房棘球蚴绦虫幼虫致病的报道。

**病因及发病机制** 人作为中间宿主，通过接触狗或摄食粪便污染的食物、水而摄入成年绦虫的卵（寄生于狗的空肠）。虫卵在胃肠消化酶的作用下释出六钩蚴，后者穿过肠黏膜，通过门脉系统和淋巴，最终在肺、肝内发育成包虫。幼虫可循血流播散入脑、脊柱或其周围组织。约2%的棘球蚴病发生在骨，而其中50%的病例发生在脊柱。脊柱棘球蚴病包括原发性髓内棘球蚴囊肿、髓外硬脑膜下棘球蚴囊肿、椎管内硬脑膜外棘球蚴囊肿、脊椎棘球蚴病；椎旁棘球蚴病。脊柱棘球蚴病在胸椎占50%，腰椎占20%，骶椎占20%，颈椎占10%。虫体在骨小梁间生长并破坏骨质，病灶由大小不等的囊腔组成，囊液内富含棘球蚴的头节。病变一旦突破骨皮质和骨膜，则进入硬脊膜外间隙和脊髓周围组织，进而影响脊髓功能。

**临床表现** 病变早期，病灶局限于骨质内，患者可长期没有临床症状。当神经根受累或出现病理性骨折时，表现为明显的疼痛；脊髓受累则出现脊髓症候。

**诊断** 根据疫区接触史，典型的症状体征和实验室检查可以诊断。应当与化脓性感染相鉴别。脊柱X线平片显示椎体多囊的溶骨改变，有融合的倾向，很少出现骨质增生，椎间隙不狭窄。CT见椎体松质骨内规则的侵袭，呈多囊状浸润，囊壁和囊内容物可有钙化。MRI的典型表现为椎体骨质破坏，呈多房性病变；囊肿边缘光滑，周边可见连续线状的低信号影（T2加权显示得更清楚），此低信号可能为宿主反应所形成的囊肿外包膜；多房囊肿中，母囊肿的信号接近于肌肉的信号强度，而子囊肿的信号与脑脊液的信号相仿。实验室检查可见血嗜酸性粒细胞计数升高，血、脑脊液补体结合试验呈阳性。

**治疗** 该病唯一有效的治疗方法是手术。病变局限在骨内时，手术疗效较好。当病变突入椎管，除作病变骨的刮除外，还要用高渗盐水冲洗椎管，用以杀灭棘球蚴头节。骨缺损较大时，还须做自体骨移植。术中要防治囊壁破裂，以免造成严重变态反应、导致感染扩散或术后复发。

**预后** 及时手术治疗并且正规术后抗寄生虫药物治疗，该病预后较好。

**预防** 避免疫区暴露，做好卫生防护，切断传播途径，消灭寄生虫宿主是椎管内棘球蚴病预防的方法。

(毛伯镛)

zhuīguǎnnèi xuèxīchóngbìng

## 椎管内血吸虫病 （intraspinal schistosomiasis） 发生于椎管内的血吸虫病感染。临床罕见。

**病因及发病机制** 寄居于人体的血吸虫包括曼氏血吸虫、埃及血吸虫和日本血吸虫。流行于中国的为日本血吸虫，引起脊髓病损的多为前两类血吸虫感染。血吸虫由钉螺释放后，穿过皮肤进入人体，通过血和淋巴系统迁移至肝、肺。血吸虫在肝、肺成熟后，主要寄居于肝门静脉的属支。虫卵则随血行达到椎管，引起病变。中枢神经系统对虫卵的反应属于迟发型超敏反应，免疫系统的状态影响着炎症反应的程度。病理学上，椎管内血吸虫病可表现为尾侧脊髓内有融合的肉芽肿性肿块；神经根受累，伴圆锥、马尾周围的肉芽肿改变；弥漫性肉芽肿，伴坏死、萎缩和出血，引起横贯性脊髓炎而无脊髓肿胀；脊髓血管炎改变，包括动脉、中小静脉和毛细血管，甚至形成脊髓前动脉闭塞；脊髓内无症状的虫卵沉积。

**临床表现** 任何年龄均可发病，男性多见。临床表现可分为急性脊髓炎型和慢性肿瘤型。前者发病急骤，很快出现截瘫、感觉障碍和括约肌功能障碍，与急性横贯性脊髓炎的临床经过类似。慢性肿瘤型主要由肉芽肿压迫引起，临床经过较缓慢，呈渐进性发展。

**诊断** 根据典型的临床表现、影像学结果和血清学结果作出诊断。但要注意的是：在曼氏和埃及血吸虫流行的国家或地区，粪、尿中查出虫卵并不一定说明血吸虫就是脊髓病的原因。应将临床表现、实验室检查（包括免疫血清学检查）、影像学检查综合分析，最终得出临床诊断。患者血液检查可有嗜酸性粒细胞增多，脑脊液细胞和蛋白质升高。脊髓造影显示有椎管内肿块、脊髓肿胀，病变常位于$T_{12} \sim L_1$水平，伴有椎管部分或完全梗阻。CT可显示脊髓肿胀。MRI T1加权像上可见受累节段增粗，类似髓内肿瘤，T2加权像病变为高信号（或不均一的高信号），增强扫描呈结节状和融合的不均一强化。

**治疗** 对急性脊髓炎型病例，可使用吡喹酮等抗蠕虫药物治疗，对各型血吸虫疗效较好。当患者出现急性截瘫或全身情况恶化时，应紧急做椎板切除术。慢性肉芽肿而有脊髓压迫时，可做椎板切除减压；对肉芽肿的处理应慎重，宜行活检而不是切除，以免引起病变扩散。

**预后** 椎管内血吸虫感染轻症者可通过药物治愈。但重症已有神经功能废损者，遗留神经系统后遗症的可能性较大。

**预防** 尽可能避免疫区接触，做好卫生防护，对患病者进行早期隔离是血吸虫感染的预防措施。

（毛伯镛）

zhuīguǎnnèi zhūnángwěiyòubìng

# 椎管内猪囊尾蚴病 （intraspinal cysticercosis）

链状带绦虫的幼虫囊尾蚴寄生于人体椎管所致的寄生虫感染性疾病。常并发于脑猪囊尾蚴病，占神经系统猪囊尾蚴病的 2%~5%。

**病因及发病机制** 人作为绦虫的唯一终宿主，因食用感染了囊尾蚴的猪肉（猪作为中间宿主），最终罹患的是绦虫病。但当人类变为中间宿主时，卵壳在胃内被消化，释放出六钩蚴，六钩蚴则穿过肠黏膜进入肠系膜血流，最终寄居于肌肉、脑、眼等组织中，并发育为囊尾蚴，产生囊尾蚴病。原发性和孤立的椎管内猪囊尾蚴病罕见，软脊膜型（长在蛛网膜下隙）比髓内、硬脊膜外或软膜下型更常见。软膜下型的发病多为囊尾蚴从脑蛛网膜下隙沿脑脊液循环通路播散所致，而髓内猪囊尾蚴病则多来源于血行散播。椎管内猪囊尾蚴病的病理损害机制包括：寄生虫代谢产物、虫体蜕变引发的炎症反应；

椎管内囊肿的占位压迫；脊膜炎症、血管功能不全所致的脊髓损害。

**临床表现** 该病多为脑猪囊尾蚴病向椎管内播散，所有患者除脊髓症候外，还存在脑部病变的表现。囊尾蚴可定居于任何节段，从而引起相应部位以下运动、感觉、括约肌功能的障碍。病变多发者，症状更趋复杂。体格检查可见皮下结节，有脊髓损害的体征。

**诊断** 根据典型临床表现和实验室结果诊断。血及脑脊液囊虫补体结合试验阳性、血嗜酸性粒细胞增多、粪便中查见绦虫卵或节片等，均有重要参考价值。椎管造影可见椎管梗阻（髓内型），或显示多发、浮动的充盈缺损（软脊膜型）。MRI 检查可见脊髓增粗，呈长 T1、长 T2 改变（髓内型）；或显示多个与脑脊液信号类似的囊性病变（软脊膜型）。

**治疗** 以药物治疗为主，吡喹酮对各型猪囊尾蚴病均有效。一般经药物治疗 3 个月仍无好转或出现脊髓压迫表现，应采取手术摘除囊肿。

**预后** 椎管内猪囊尾蚴病的患者很少发生严重的不可逆的神经功能废损，手术疗效较好。

**预防** 避免使用感染了囊尾蚴的猪肉是该病的预防方法。

（毛伯镛）

shénjīngwàikē shùhòu gǎnrǎn

# 神经外科术后感染 （postoperative infection of neurosurgery）

其病死率较高，是一种对生命威胁较大的术后并发症，神经外科患者年龄分布于各个层次，术后感染的情况较为复杂，神经外科手术后颅内感染种类分为：开颅术后切口感染、细菌性脑膜炎、硬脑膜外积脓、脑脓肿、无

菌性脑膜炎等。术后感染的发生率与众多因素有关，如手术的分类、手术的类型、手术时间的长短、术后是否发生脑脊液（CSF）漏、有无脑室外引流、患者基础情况以及患者的年龄和术前意识水平等。临床上可表现为与病程不符的发热，意识障碍，颈抵抗等，实验室检查等可明确诊断。治疗主要是减少术后感染的危险因素，增强手术操作及术后护理的无菌观念，术后有效使用抗生素，并提高患者免疫力。

**危险因素及发病机制** ①手术的类型：感染手术术后的感染率为 30%~80%；清洁手术为 2.6%~5%。颅脑手术的感染发生率为 5% 左右，并根据不同的危险因素分布在 1%~11%；急诊手术，污染的细菌可能经过创口逆行感染，脑挫裂伤可致血脑屏障不同程度的破坏，行清创术时，颅壁污染可随操作侵入颅内。②手术时间的长短：一般认为开颅手术时间大于 4 小时会增加术后感染的风险。手术时间的长短与颅内感染发生密切相关，手术时间与感染率平行增加。③手术的部位和方式：颅后窝手术，因该部位手术显露困难手术时间较长、手术操作要求高、脂肪层厚、易发生 CSF 漏等原因，故易于感染。④术后 CSF 漏：CSF 中缺少补体和抗体，没有吞噬细胞，是一种丰富的培养基，细菌一旦入侵，炎症迅速沿蛛网膜下腔扩散，有大量脓性渗出物覆盖于脑表面和沉积于脑沟、脑池和脑的基底部。⑤脑室外引流：感染发生率与引流时间有关，脑室外引流感染率为 10%~17%，多发生于术后两周。原因可能来自于逆行的细菌感染，如对引流管护理不当，更换引流瓶时无菌操作不严格会

增加感染机会，因此尽量缩短脑室外引流时间，以少于 5 天为佳。

**临床表现** ①开颅术后切口感染：发生率一般为 0.7% ~ 1.2%。早期表现多不明显，数天后出现头皮红肿。若头皮下积脓则需穿刺培养，一般不切开引流。②细菌性脑膜炎：多发生在术后 3 天。表现为突然高热，颈强直，神情淡漠等。③硬脑膜外积脓：临床上少见，一般局限于硬脑膜外腔，多伴游离骨瓣骨髓炎。若硬脑膜缝合不严，则易向硬脑膜下扩散，可出现高热，意识障碍等表现。④脑脓肿：临床罕见。多与脑室引流管和硬脑膜下引流的放置时间较长有关，可出现术后发热、癫痫等，及时 MRI 或 CT 检查可诊断。⑤无菌性脑膜炎：在各种开颅手术均可发生，儿童颅后窝手术发生率达 30%。临床上表现为头痛，恶心呕吐，颈抵抗或精神状态的改变。

**诊断** 主要包括以下几方面。

颅内感染诊断标准 临床上有与病程不相适应的发热、头痛、颈项强直等颅内感染的症状和体征。① CSF 中白细胞 > 0.01 × $10^9$/L，其中中性粒细胞 > 50%，外周血中白细胞 > 10.0 × $10^9$/L。② CSF 中糖定量 < 450mg/L（2.25mmol/L），蛋白质定量 > 0.45g/L。③ CSF 细菌培养阳性。凡具备第三条者可确定诊断，CSF 细菌培养阴性需结合其余各条。

实验室检查及其他检查 ①CSF 细胞学和生化变化：细菌性脑膜炎 CSF 中白细胞总数多在 1000/ml 以上，中性粒细胞 ≥0.8（可达 0.99）。CSF 氯化物、糖定量降低、蛋白质量增高。②CSF 细菌学检查：涂片检查发现细菌；CSF 细菌培养阳性可明确诊断，血培养阳性率低，对诊断帮助不大。③抗原抗体结合试验：免疫对流电泳测定抗原；乳胶凝集试验；间接荧光试验等。④术后预防性使用抗生素：污染感染手术必须使用；手术暴露时间长、放置异物建议用、无菌手术不主张使用。

**治疗** ①最大程度地降低术后发生感染的危险因素：术前有效评估患者的病情，改善基础状况，并适当预防性使用抗生素，术中严格执行无菌操作；在较好的麻醉支持下最大限度缩短手术时间；颅后窝手术时防止 CSF 漏，若有 CSF 漏需及时处理；术后保持引流通畅，及时更换引流袋，在更换引流袋的同时注意无菌操作；尽量减少患者住院时间等。②若发生感染则需积极及时处理：可行腰椎穿刺持续引流，放出感染的 CSF；选用可通过血脑屏障的敏感抗生素，根据具体情况也可鞘内给药增加 CSF 内药物浓度更好的杀灭细菌；严重的感染可脑室冲洗和脑室外引流，甚至亚低温治疗。③加强颅内感染患者的营养支持：给予白蛋白、免疫球蛋白，提高患者的体液免疫功能，增强抗感染能力，促进患者康复。

**预防** ①手术室空气净化。②术前术中用药：对于经过有菌通道的手术，需要术前 2 天预防用药；放置异物如钛板、分流管的手术可以术前预防用药，手术超过 4 小时可以术前用药。③提高患者免疫力：控制血糖，纠正营养状态。④术后创口引流问题：无菌创口、手术严密止血、术后骨瓣复位，一般不放置引流；但对于颅内感染、凝血功能差、术腔巨大和去骨瓣手术，应该放置引流管接闭式引流。

（刘伟国）

**神经外科术后感染种类**（type of post-operative infection of neurosurgery） 神经外科术后感染是影响手术质量、危及患者生命的严重并发症。如何有效的预防手术后感染是神经外科医师需要重视的内容。充分认识神经外科术后感染的种类对有针对性的防治术后出现严重并发症具有重要的作用。神经外科术后感染一般可分为以下几种。

**术后切口感染** 是常见的并发症之一。感染率明显高于其他科室，切口感染可以导致脑脊液漏和中枢神经系统感染。神经外科术后切口感染的发病率为 0.7% ~ 1.2%。切口感染分为浅表感染（表皮和皮下组织）和深部感染（帽状腱膜下、颅骨膜或脊髓组织）。帽状腱膜缝合不良，皮下缝线残端过长，遗留头皮缝线未拆，手术后去骨瓣减压，特别是经岩骨入路或儿童枕下中线开颅，如硬脑膜缝合不严，手术后脑脊液外溢，都与伤口感染有关。另外，感染因素还包括术前住院天数、手术持续时间、年龄、免疫功能状况、术前准备时间、再次手术等。有报道认为切口感染亦与血小板数量有关，血小板可以通过分泌血小板衍生生长因子而促进成纤维细胞的增殖和胶原纤维的合成，促进切口愈合。急性头皮感染常在皮下组织层发生感染，局部红肿热痛，耳前或枕下淋巴结肿大及压痛，炎症区张力较高，患者常疼痛难忍，并伴全身畏寒、发热等中毒症状。早期可给予抗菌药物或热敷，后期形成脓肿时应行切口引流，继续抗菌药物治疗 1 ~ 2 周。帽状腱膜下脓肿容易扩散，常表现为头皮肿胀、眼痛、眼睑水肿，严重时可伴发全身中毒反应。对于帽状腱膜下脓肿除抗菌药物治疗外，均应及时切开引流。

**细菌性脑膜炎**　颅脑术后脑膜炎的发生率为 2%～3%，但却明显增加病残率和死亡率。化脓性脑膜炎指的是化脓性细菌引起的脑膜炎。此感染主要波及蛛网膜下腔，所以脑、脊髓、脑神经和脊神经均可受累，且常伴有脑室壁及脉络丛的炎症。术后感染常与手术室环境欠佳及无菌技术缺陷紧密相关。病原菌可来自皮肤、手术器械及术中植入的异体材料，如放置脑室引流管或手术区留置引流管。开颅时鼻窦和乳突气房的开放，潜伏细菌可能成为感染源。革兰阳性菌引起的术后脑膜炎在术后脑膜炎中占有重要的比例，尤其是脑室-腹腔分流术及脑室体外引流等置管术后，致病菌多为革兰阳性菌。各种致病菌所致化脓性脑膜炎病理大体一致，早期只有大脑表面血管扩张、充血、随之迅速沿蛛网膜下腔扩展，而且有大量脓性渗出物覆盖于脑表面和沉积于脑沟、脑池和脑的基底部。此病常起病急骤，常于术后 3 天发病，表现为突然高热，颈强直，神情淡漠，昏睡甚至昏迷。并有咳嗽、流涕、咽痛等上呼吸道症状。有明显脑膜刺激征。常见颅内压增高，有时甚至致脑疝形成。化脓性脑膜炎诊断一经确定，需立即采用相应敏感抗生素治疗，若临床考虑多种致病菌混合感染则需联合用药。用药同时注意水电解质平衡，防治脑水肿并加强护理。若诊断及时、治疗恰当，预后均较好，但老年或者新生儿及存在严重并发症和神志昏迷者预后较差。

**硬脑膜外积脓**　临床上较少见。患者多无临床特征性表现，易误诊为慢性硬脑膜下血肿。硬脑膜外积脓一般局限于硬脑膜外腔，多伴游离骨瓣骨髓炎。若硬脑膜缝合不严，则脓肿有可能向硬脑膜下扩散，形成硬脑膜下积脓，产生严重的后果。急性期常有周身不适，畏寒、发热和局限性头痛，其位置常与硬脑膜外脓肿所在的部位一致。颅内压增高不明显，脑脊液检查多无改变。进入慢性期症状反而减轻。对于开颅术后创口长期不愈合者，需做头部 X 线平片，除外颅骨骨髓炎。硬脑膜外脓肿诊断主要靠病史及临床表现。CT 及 MRI 检查可见硬脑膜外有积脓征象。必要时行钻孔探查可获确诊。除抗菌治疗外，应手术清除硬脑膜外积脓，刮除炎性肉芽组织，彻底清创，必要时去除受累骨瓣。硬脑膜外脓肿如处理及时、恰当，一般预后较好。

**脑脓肿**　是化脓性细菌侵入脑内所形成的脓腔。因脑组织直接遭到严重破坏，故为一种严重的颅内感染性疾病。临床罕见，多与脑室引流管和硬脑膜下放置引流的时间较长有关。术后脑脓肿常见于手术处相邻脑叶。脑脓肿常为单个，散在不同部位的多发性脑脓肿较为少见。该病常合并有化脓性脑膜炎、硬脑膜下积脓或硬脑膜外积脓。脑脓肿一般分为急性脑炎阶段、化脓阶段和包膜形成阶段。常表现为全身感染症状，颅内压增高症状以及根据破坏部位引起的局灶性症状。辅助检查如腰椎穿刺及脑脊液化验等可见脑脊液压力多数较高以及脑脊液生化改变；头部 X 线片可发现脓肿内的液平面；头部 CT 及 MRI 检查亦可发现脑脓肿。CT 对脑脓肿不仅有诊断价值，还有助于选择手术时机和确定治疗方法。当脓肿尚未局限时一般只采用抗生素及降低颅内压的药物，包膜形成后则可行手术治疗。手术方法包括穿刺法、引流法和脓肿切除法。CT 引导下实施立体定向穿刺法，是治疗深部及多发脑脓肿的首选方法。脑脓肿预后取决于多种因素，如年龄、机体免疫力、脓肿的性质、部位、并发症及治疗情况等。

**无菌性脑膜炎**　又称非细菌性脑膜炎，在各种开颅术后均可发生，儿童颅后窝手术后发生率达 30%。临床表现类同，主要侵袭脑膜而出现脑膜刺激征，如头痛，颈抵抗，恶心呕吐，或精神状态的改变，与细菌性脑膜炎无差异。脑脊液中主要以淋巴细胞为主的白细胞增多。临床表现为无菌性脑膜炎的病例中，最有力的鉴别依据是血和脑脊液的培养结果；术后 3～4 天血和脑脊液 C-反应蛋白浓度较高提示细菌感染可能。该病缺乏特异性治疗，急性期正确的支持与对症治疗，是保证病情顺利恢复、降低病死率和致残率的关键，主要治疗原则包括：①维持水电解质平衡与合理营养供给，对营养状况不良者给予静脉营养剂或清蛋白。②控制脑水肿和内压增高。③控制惊厥发作及严重精神行为异常等。该病程呈良性，多在 2 周以内，一般不超过 3 周，有自限性，预后较好，多无并发症。

（刘伟国）

kàngjūnyàowù tōngguò xuè-nǎopíng zhàng nénglì

## 抗菌药物通过血脑屏障能力

（ability to penetrate the blood-brain barrier of antibacterial drug）　颅内感染是神经外科常见的术后并发症，常急性起病，若不及时治疗则会带来严重的后果。控制颅内感染有很多方式，如抗菌药物的应用，脑脊液持续引流等，其中选择合适、敏感而且能透过血脑屏障的抗菌药物对能否积极有效的控制颅内感染至关重要。

血脑屏障是具有高选择性功能的解剖和生理屏障，它由毛细血管两层同心的内皮细胞膜和细胞膜之间的一薄层细胞质所组成，脑内毛细血管内皮细胞相互衔接，形成无细胞间隙的膜性屏障，构成血脑屏障的主要结构。85%的脑毛细血管周围均有星形细胞树突附着。具有以下特点：①具有完整连续的毛细血管基膜。②缺少细胞窗孔。③细胞内线粒体含量丰富。④大部分营养物质需通过膜上复杂的转运系统才能在细胞内外交换。脑内毛细血管还有多种生物活性酶，包括 ATP 酶、脱氢酶、单胺氧化酶、多巴脱羧酶、酸性磷酸酶等以及其他与葡萄糖、氨基酸和神经递质代谢相关的酶。这些酶系统的存在，保证了中枢神经系统脑内神经递质浓度的相对稳定。物质的脂溶性和相对分子质量是决定其通透血脑屏障的关键。正常情况下，血脑屏障能阻止相对分子质量>180的极化亲水性物质进入脑内，而相对分子质量<400~500的小分子亲脂性物质的进出不受限制。

血脑屏障在生理状况下相对不通透。因此，能阻止外源性毒素侵犯脑组织，并保持神经系统内神经递质的高浓度，防止脑组织产生的神经递质进入体内。然而在病理情况下，如脑肿瘤、中枢神经系统感染、脑缺血等病理情况下，许多化学介质的释放使其通透性增高，血脑屏障受到破坏，引起血浆蛋白渗出，造成血管源性脑水肿。病理过程中产生

的物质，如细胞毒性单胺等，通过损坏的血脑屏障进入脑内，引起脑损害。脑内代谢产物因不能通过屏障排除，也造成脑组织损害。有学者报道疼痛亦会引起血脑屏障的开放。另外，有动物实验证明内皮素-1能明显提高血脑屏障的渗透性。

神经外科感染常见的细菌主要是革兰阳性菌，以金黄色葡萄球菌占首位，其次为表皮葡萄球菌、链球菌，革兰阴性菌，也有多种细菌混合感染。在开放性颅脑损伤或颅脑术后引起的脑膜炎，多由葡萄球菌、链球菌引起，也有肠道杆菌和铜绿假单胞菌；闭合性颅脑损伤或伴有颅骨骨折、脑脊液漏常见肺炎球菌和流感嗜血杆菌；分流术后常由表皮葡萄球菌和肠道杆菌引起。随着第三代头孢菌素和喹诺酮类药物的广泛应用，革兰阴性菌的感染比例下降，革兰阳性菌的感染比例呈上升趋势。其中耐甲氧西林金黄色葡萄球菌（MRSA）与耐甲氧西林表皮葡萄球菌（MRSE）占大多数。

外周血液循环中的物质要进入脑组织，可通过被动转运或主动转运两种途径穿过血脑屏障。被动转运即自由扩散，仅适合只能通过主动转运系统跨过血脑屏障的小分子、非极性、亲脂性物质。水溶性或极性物质，此过程则需要依赖血脑屏障即毛细血管内皮细胞的腔面到基底面上表达的内源性载体，其参与的主动转运方式包括载体介导的转运、受体介导的转运、吸附介导的转运等。

抗菌药物通过血脑屏障进入脑脊液的能力受多种因素的影响。一般情况下，大多数抗菌药物不能通过血脑屏障；脑膜炎尤其是化脓性脑膜炎时，由于细菌酸性

代谢产物积蓄，导致脑脊液 pH 下降，引起血/脑脊液的 pH 梯度升高，而有利于抗菌药物向脑脊液中移动。故脑膜炎越严重，血/脑脊液 pH 梯度越大，越有利于抗菌药物透过血脑屏障。

根据通过血脑屏障的能力，抗菌药物分为三类。①能通过正常血脑屏障的抗菌药物：氯霉素、磺胺嘧啶、复方磺胺异噁唑、甲硝唑。②大剂量时能部分通过血脑屏障或者能通过炎症脑膜的抗菌药物：青霉素类、头孢菌素类、氨曲南、美洛培南、万古霉素、磷霉素、氟喹诺酮类。③不能通过血脑屏障抗菌药物：氨基糖苷类、多黏菌素、大环内酯类、四环素类和克林霉素。在选用药物时，必须充分考虑到这些特点。抗生素中氯霉素、红霉素等为脂溶性药物，容易通过血脑屏障。有实验证明在神经外科术后应用头孢吡肟（第四代头孢菌素）脊液中亦能达到有效的药物浓度。

药物固有的一些特征决定了其在 CSF 中的药物浓度：①脂溶性：具有亲脂性能力的药物有氟喹诺酮类、氯霉素、利福平和磺胺嘧啶，通过浓度梯度的被动转运进入脑脊液并快速达到峰值，以维持脑脊液中足够的药物浓度，其半衰期类似于血清中的药物半衰期。亲水性的药物，如β-内酰胺酶类和万古霉素类，具有较低的穿透血脑屏障的能力，因这些药物进入脑脊液依赖于脑毛细血管紧密连接的开放，药物浓度达到峰值的时间推迟。②分子量大小：具有较低分子量及较简单结构的一些药物，如氟喹诺酮类、利福平等，与具有较大的分子量和较复杂的结构的万古霉素类的药物相比较，其能较好地透过血脑屏障进入脑脊液中维持足够的

药物浓度。③离子化程度：脑膜炎时，脑脊液中的 pH 低于血浆中的 pH，若应用离子化程度较强的抗菌药物则很难渗透到脑脊液中，难以发挥抗菌作用，如 β-内酰胺酶类，其具有弱酸性，在生理 pH 的作用下离子化程度较高，因此较难透过血脑屏障进入脑脊液，相反进入脑脊液中的药物有弥散到外周血浆中的趋势。④蛋白结合率：只有游离的小部分抗生素才能进入脑脊液，药物在血浆中较高的血浆结合率则在一定程度上限制抗菌药物进入脑脊液。

颅内感染在神经外科是较为常见的严重并发症。正常情况下由于血脑屏障的存在，颅内感染发生的机会并不高，但是由于外伤、手术等情况导致脑部保护环境破坏时，颅内感染概率就会增加。颅内感染主要出现在颅脑手术后，据统计，颅脑术后感染的发生率为 2%~27.59%，而颅内感染通常发生在术后 3~7 天。因此选用能透过血脑屏障的敏感抗生素对于降低术后感染率、减少术后并发症有非常重要的作用。在众多抗菌药物中，能透过血脑屏障抗菌药物占小部分。抗菌药物只有在通过血脑屏障进入脑脊液后才能发挥其抗菌作用。因此，了解不同抗菌药物通过血脑屏障的能力对于指导临床上正确使用抗菌药物控制颅内感染等具有重要的意义。

（刘伟国 朱永坚 徐锦芳）

shénjīngwàikē shǒushù kàngjūnyàowù yùfángxìng yìngyòng

## 神经外科手术抗菌药物预防性应用（peri-operative antibiotic prophylaxis of neurosurgery）

1938 年，甘丁（Gandin）等在外科领域首先进行抗生素预防性应用的临床研究，1961 年伯克（Burke）肯定抗生素能预防外科手术后感染，并开始广泛应用。但直到 20 世纪 80 年代初，预防性应用抗生素在神经外科手术中的作用和地位仍有争议。20 年代中后期至 90 年代早期，许多研究采用了前瞻性、随机、对照的统计学方法，得出较为一致的结论：预防性应用抗生素能明显降低神经外科术后感染。现在大多数学者认为，鉴于神经外科手术后感染，如细菌性脑膜炎、骨髓炎或脓肿导致较高的病残率和病死率，严重影响手术效果，短期内预防性应用抗菌药物在神经外科是可取的。

预防性使用抗菌药物的目的是减少术后手术切口或颅内发生的感染以及术后可能发生的全身性感染。根据 2015 年卫生部发布的《抗菌药物预防性应用的基本原则》，神经外科手术属于手术时间较长、污染机会增加或者一旦发生术后感染则造成严重后果的手术，均应术前预防性应用抗菌药物。

系统性预防性应用抗菌药物能降低术后感染率，尤其是在无菌的神经外科手术中。神经外科预防性应用抗菌药物的普遍原则是：抗菌药物必须与术后最可能导致感染的微生物种类相适应，对此微生物敏感；抗菌药物需在术前较短的时间内应用，目的是手术时切开的组织中抗菌药物能够达到最大浓度；根据不同抗菌药物的半衰期，可重复用一次以维持该药物在体内的最大浓度。连续使用抗生素仅限于预防性目的，手术结束后则停止应用预防性抗菌药物。

迄今没有任何一种固定的抗菌药物和用药方案可通用于所有医院，应根据每个医院的具体情况分别对待。用药前后的药敏试验对选用有效的抗菌药物有一定参考价值。脑脊液或手术切口的细菌学培养结果需 2~3 天，且脑脊液检查明确术后感染者细菌学培养液可能阴性，故预防性抗菌药物应用可先参考常见的致病菌群，呼吸道细菌以肺炎球菌和链球菌为主，皮肤以葡萄球菌和革兰阴性菌较多见，脑脊液鼻漏、耳漏及切口漏患者的预防性应用抗菌药物可据此调整。一种或几种抗菌药物联用虽然仍无定论，但目前倾向于联合用药。

预防性抗菌药物首次剂量应用的时间与细菌的接种时间有关，这是直接影响抗菌药物效果的关键因素，预防性抗菌药物重复应用则与其半衰期有关。动物实验显示，虽然在细菌接种后 3 小时应用抗菌药物仍有一定的抑菌作用，但最大的抑菌效果是在细菌接种前给药。大量临床研究证明：为使抗菌药物在组织中达到最大浓度，应在手术即将开始前给药。

**抗菌药物的选择** 神经外科手术传统常用的预防性抗菌药物分为三类。①对 β-内酰胺类敏感对葡萄球菌有效：如苯唑西林钠、磺胺类、林可霉素类、克林霉素、第一代头孢菌素等。②对 β-内酰胺类耐药对葡萄球菌有效：如万古霉素、红霉素和氯霉素等。③对革兰阴性菌有效：如庆大霉素（常和万古霉素合用）和妥布霉素，后者因不良反应大而少用。随着第三代头孢菌素在临床上应用日益广泛，20 世纪 90 年代开始许多医师将其作为围术期的首选用药，它具有抗菌谱广、较低的脑脊液浓度即能达到杀菌作用等优点。但是由此而引起的耐药也是令人关注的问题。临床上能够达到预防性应用抗菌药物而不产生耐药的剂量难以把握，但必须予以监测。一旦将第三代头孢菌素等抗菌谱较广的抗菌药物作为预防性应用抗菌药物，必须注意：①定期监测院内致病菌群及耐药情况。②当感染细菌已被确认时，应根据药敏试验选择相应的抗菌谱较窄的抗菌药物。③检查用药动机，务必考虑使用第三代头孢菌素等抗菌谱较广的抗菌药物较传统的抗菌药物是否效果更好。④对正在接受预防性抗菌药物用药的患者，需每天观察其用药方案的合理性。

**预防性应用抗菌药物的方法**　分为手术前后给药、围术期用药和术后用药三种。目前多采用围术期用药，并建议术后用药至切口外引流拔去为止。

**预防性抗菌药物给药的人群选择**　预防性应用抗菌药物的人群应包括免疫力低下的和在手术当中需要暴露鼻窦的患者。

**抗菌药物的预防性使用持续时间**　在手术切口缝合后，继续预防性使用抗菌药物并无必要，而且预防性使用抗菌药物时，单剂量给药和多剂给药相比，效果并无明显差异。此外，延长预防性抗菌药物的应用与耐药菌的出现密切相关。大多数美国外科手术感染预防计划涉及的各类手术中，现有指南推荐的手术部位感染预防性用药持续时间是术后24小时。理想的预防性治疗是确保在整个手术切口开放期间或者有细菌污染危险时，在血清、组织和创口中有足够浓度的恰当抗菌药物。这些药物必须能有效地杀灭在特定手术期间可能污染的细菌，以期达到预防手术切口、手术部位以及可能发生的术后全身性感染的目的，并且对患者安全，对医院而言能满足卫生经济学要求。预防感染的抗菌药物使用及其疗程，应该对患者正常菌群和医院微生物生态学的影响尽可能小。

（刘伟国）

kàngjūnyàowù nǎoshìnèi hé shāonèi yìngyòng

## 抗菌药物脑室内和鞘内应用

（intraventricular and intrathecal application of antibacterial drug）

神经外科术后感染通常有较高的死亡率，国外报道其死亡率约占手术死亡率的14%，是一种对生命威胁较大的术后并发症。神经外科的患者年龄分布于各个层次，术后感染的情况较为复杂。神经外科手术后感染分为多种，如开颅术后切口感染、细菌性脑膜炎、硬脑膜外积脓、脑脓肿、无菌性脑膜炎等。若发生感染则需积极及时处理，可进行腰穿持续引流，放出感染的脑脊液；选用可通过血脑屏障的敏感抗菌药物，根据具体情况也可鞘内给药增加脑脊液中药物浓度，更好地杀灭细菌；严重的感染可脑室冲洗和脑室外引流。

一般的临床治疗主要包括全身和局部应用抗菌药物。由于血脑屏障的存在，使得颅内感染时静脉可应用抗菌药物的种类大大减少，如脂溶性的抗菌药物较水溶性的抗菌药物容易透过血脑屏障进入脑脊液，发挥其抗菌作用。氯霉素、磺胺嘧啶、甲硝唑等可通过正常的血脑屏障，而对大部分颅内细菌感染敏感的氨基糖苷类和万古霉素类以及头孢菌素类则较难通过正常的血脑屏障，脑脊液中的浓度较低，不能杀死细菌，若提高剂量则会产生一系列的神经毒性反应。因此，大大限制了其在临床上的应用。

抗生素生理盐水稀释溶液对双侧脑室灌洗治疗一方面通过脑脊液循环通路，将细菌、絮状物随灌洗液引流出体外，明显减少脑脊液中细菌浓度。另一方面抗菌药物直接分布于脑室，提高局部抗菌药物浓度，有利于杀死细菌，促进炎症反应消失。以前在治疗颅内感染，如化脓性脑室炎时，有采用鞘内注射抗菌药物，其优点在于可配合腰穿同时进行，脑脊液中药物浓度高、效果好，又避免了大剂量静脉给药带来的副作用及加重经济负担，鞘内给药操作简单，疗效肯定，但目前鞘内注射仍存在一些问题，不仅鞘内注射药物有限，对一些严重的颅内感染或高危患者，常规的鞘内注射药物不能达到有效的治疗或预防目的，不但需要反复腰穿，增加再次感染的概率，而且能达到脑室系统的药物浓度难以控制，可能出现严重的并发症；文献报道化脓性脑室炎，需使脑脊液中药液浓度达到致病菌最小抑菌浓度的50~100倍才能奏效，而仅静脉给药或鞘内注射抗菌药物难以进入脑室发挥作用，因此疗效差，治疗周期长。经腰椎穿刺鞘内注射将抗菌药物注入蛛网膜下腔不易均匀分布于脑室系统，毒性反应大，疗效欠理想，剂量过大可引起脑膜或神经根刺激症状和蛛网膜下腔粘连，甚至惊厥、昏迷、死亡，故有学者不主张鞘内注射。重度颅脑感染时，脑脊液流动不畅，鞘内给药时蛛网膜下腔的浓度偏低，不能有效抗菌；并且颅内压增高明显，鞘内给药或腰大池引流容易引起脑疝。但特殊情况下，如革兰阴性肠道杆菌或金葡菌脑膜炎时，鞘内注射（尤其是脑室内注射）仍有其适应证。

大多数学者从脑室内直接注

入抗菌药物，并辅以静脉给药，可有效提高治愈率，但主要为双侧脑室置管冲洗，对三脑室、四脑室炎症治疗效果较差，且造成幕上脑积水的可能性较大。脑室内局部用药同时配合全身抗感染治疗，避免感染扩散及复发，有利于尽快控制炎症反应，缩短病程，降低病死率。一般情况下，神经外科术后常见的为革兰阳性菌感染，万古霉素对此较为敏感。颅内感染的细菌对如氨基糖苷类或万古霉素较为敏感，而此类抗菌药物却不容易透过血脑屏障渗透到脑脊液中，静脉应用此类抗菌药物后则在脑脊液中达不到相应的药物浓度，因此限制其在外周静脉中的应用。可考虑进行脑室内应用这些不容易透过血脑屏障却对颅内感染的细菌较为敏感的药物。还有几种情况，若正常剂量外周静脉应用抗菌药物时不能够杀死颅内感染的细菌，则需提高应用此种抗菌药物的剂量，但这样会带来的一些副作用，如为肠道内菌群失调、药物的毒性作用等，也限制了抗菌药物的外周静脉应用。

在过去人们通常认为，脑室内滴注抗菌药物时常会并发较严重的神经毒性症状，尽管大多数最新报告研究表明脑室内/鞘内应用抗菌药物如多黏菌素 B，黏菌素和万古霉素等不会引起严重的毒性反应。毒性作用似乎只与其剂量有关，而早期关于抗菌药物毒性反应的报道常是在应用不合适剂量的条件下获得的。脑室内应用抗菌药物可一定程度上消除外周静脉应用抗菌药物时引起的全身性毒性反应。在某些情况下，细菌培养药敏试验证明同时对庆大霉素和万古霉素敏感，鉴于有记录表明庆大霉素有一定的神经

毒性，脑室内也考虑应用万古霉素。当细菌对庆大霉素有抵抗时，也可替换阿米卡星或妥布霉素等。尽管一些新型的头孢菌素类药物被允许应用于脑室内注射，但是由于其和青霉素的应用可增加患者并发癫痫的危险，因此临床上仍较少进行脑室内或者鞘内的应用。

颅内真菌感染时，有实验证明脑室内应用两性霉素 B 有一定效果，但是它可并发神经毒性的不良反应。咪康唑亦被证明可用于颅内真菌感染的治疗，其脑室内应用的安全性较两性霉素 B 高，但临床上缺乏应用咪康唑的经验。

应用脑室内滴注抗菌药物治疗颅内感染时，可进行颅内压监测，对灌洗引流量进行监测，避免过度灌注所致急性脑室扩张的危险及引流不畅引发的颅内压增高。灌洗量一般不超过 500ml，注意灌洗液的温度及抗菌药物的浓度，过冷、过热以及抗菌药物浓度过高都会对脑室造成刺激，抗菌药物剂量过大可导致蛛网膜下腔粘连，加重脑组织的刺激，有诱发癫痫致惊厥、昏迷的危险。长期脑室灌洗最常发生的不良反应是化学性脑室炎，特征是脑脊液持续存在细胞数和低糖，对确定何时终止治疗造成困难。

因为脑室炎等颅内感染的发生率相对较低、诊断标准不统一，前瞻性随机的脑室内应用抗菌药物治疗脑室炎的治疗试验不仅需要多个医疗中心、多个部门的合作而且需要花费相当长的一段时间。对于脑室内和鞘内应用抗菌药物治疗神经外科术后感染无具体的适应证，在局部用药的同时，全身抗感染治疗仍应同步进行，抗生素的选择应结合细菌培养和药敏结果，并且药物需能进入脑

脊液，并有足够的浓度，保证全程足量，避免反跳和复发。

(刘伟国)

gōngnéng shénjīng wàikē

## 功能神经外科 (functional neurosurgery)

运用各种手术和技术改善神经系统的功能障碍性疾病，使机体重新建立各系统的平衡，达到缓解症状和恢复功能。功能神经外科是对神经内外科、精神科及其他学科的一些功能性疾病的治疗，通过神经外科干预或重建手术使患者缓解症状，到达治疗疾病目的的学科。功能神经外科是神经外科的重要学科。近年来功能神经外科在基础研究、新技术开发、新材料引进、新设备的开展使功能神经外科领域有迅速发展。并且功能神经外科与神经生理解剖学、神经影像学、神经病学、神经心理学、神经生物学、生物医学工程、导航神经外科、神经电刺激等相关学科的结合，更增加了功能神经外科的内容，为患者选择治疗增加了更多的治疗手段。功能神经外科的范畴包括以下几方面。

**运动障碍性疾病外科** 运动障碍性疾病，包括帕金森病、特发性震颤、肌张力障碍、扭转性痉挛、痉挛性斜颈、舞蹈病等疾病。这类疾病发病机制较为复杂，药物疗效不十分满意，长期服药有许多副作用。因此，对难治性运动障碍性疾病可选择手术治疗，以达到缓解症状的目的，提高患者的生活质量。目前手术方法包括立体定向核团毁损术和脑深部电刺激术。对脑内手术靶点的选择已日益成熟，根据患者的症状可选择不同的靶点毁损或电刺激。立体定向核团毁损术是治疗运动障碍性疾病的重要手段，现已在临床广泛应用，有较满意的效果。

但手术的疗效与毁损技术的掌握、手术并发症的发生有密切关系。核团毁损术要求：①正确选择脑内靶点，了解脑内各靶点的功能和作用，对靶点要反复验证。②术前要预计制作毁损灶的大小和形状，合理选择射频电极的粗细。③要熟练掌握毁损技术，手术操作要耐心仔细、轻柔、避免并发症的发生。④应用微电极技术时要避免针道的反复穿刺造成的颅内血肿。脑深部电刺激（DBS）是神经调控治疗帕金森病的有效方法。目前临床刺激靶点有：丘脑腹侧中间核（Vim）、苍白球内侧部（Gpi）、丘脑底核（STN）。Vim-DBS 仅能改善对侧肢体的震颤症状，对改善肌强直及运动迟缓效果较差。Gpi 刺激和 STN 刺激均能改善患者震颤、强直及异动症。但 Gpi 刺激对步态、姿势等中轴症状改善较少，而 STN 刺激均能改善肢体震颤、肌强直、运动迟缓等症状。双侧 STN 刺激较单侧刺激更能改善患者的运动症状，减少抗帕金森病的药物剂量。对单侧 Vim 或 Gip 手术无效时，可选用 STN 刺激。STN-DBS 长期疗效已在临床给予肯定，并已作为治疗帕金森病的重要手段。在神经电刺激手术中除合理选择颅内靶点外，手术后的刺激参数程控调节是改善患者症状的重要环节，其临床疗效与术后程控调节有密切关系，需将刺激参数的调节应结合药物治疗使患者处在最佳状态。

**精神疾病外科** 精神外科是现代医学中较为复杂的学科，涉及伦理道德、社会信仰及法律问题。随着神经影像学技术及立体定向技术的发展，手术安全性和可靠性提高，使精神外科手术范围不断增加。精神外科是破坏脑内边缘系统的某些核结构，以改变与情感活动有关的行为方式，改善精神疾病的症状。早年手术方式是前额叶白质切断术、改良局限性脑白质切断术及扣带回切开术等，由于术后并发症多，疗效难以肯定，临床已完全废弃。目前临床常用立体定向核团毁损术和慢性小脑电刺激术。

**立体定向毁损手术** 包括：①杏仁核毁损术：手术目的是阻断杏仁核-海马-边缘系统、杏仁核-终纹、杏仁核-下丘脑的联系。该术适用于攻击行为、冲动、兴奋为症状的精神病。②扣带回毁损术：手术目的是阻断边缘系统与布洛德曼（Brodmann）区、眶回后部、额叶相互间的纤维联系。该手术适用于焦虑、强迫症、抑郁、神经性厌食等症状，对精神分裂症的幻觉、情感和行为障碍有一定的疗效。③内囊前肢毁损术：手术目的是阻断丘脑背内、外侧核至额叶皮质及尾状核至皮质的纤维联系。该手术适用于强迫症、焦虑症和恐惧症。④下丘脑后部毁损术：手术目的是阻断中枢与性行为的联系可使性功能减弱。该手术适用于攻击性综合征、性变态改变。

**慢性小脑电刺激术** 可广泛作用于网状结构活化和丘脑抑制，使小脑皮质上行抑制和脊髓反射的下行抑制。该手术适用于情感性精神病，如焦虑症、忧郁。精神外科手术应有精神科医师和心理学医师在术后不同时间内，根据精神症状量表评价疗效。国内开展精神外科手术还缺乏规范化，临床上还存在许多问题，如手术适应证掌握、手术靶点的选择，如何减少术后并发症及造成患者器质性损害等。开展精神外科手术单位应有神经外科医师和精神科医师组成小组，制订精神外科手术程序，严格掌握手术适应证、建立手术后系统随访工作。

**疼痛外科** 临床上各种病因引起的慢性疼痛常可影响患者的生活和工作能力，其中包括：外周源性疼痛、神经源性疼痛、脊髓源性疼痛、脑源性疼痛、心理源性疼痛等。这些患者往往长期服药物疗效不佳，给患者带来许多痛苦和恐惧，给家庭和社会增加很多负担。患者对手术的欲望很强，急于想通过手术治疗以缓解疼痛。早年疼痛外科手术是脊髓束切断和后根切断术，疗效不甚满意。目前疼痛的外科手术方法，包括破坏性手术、电刺激性手术和显微外科手术。①破坏性手术：是根据痛觉通路，阻断痛觉传导达到镇痛目的。临床常用方法：脊神经后根切断术和后根神经节切除术、脊髓背根入口处毁损术、脊髓前外侧束切断术、丘脑切开术、扣带回切断术、垂体破坏术、交感神经节切断术等。②电刺激性手术：包括经皮电刺激术、周围神经电刺激术、脊髓电刺激术、脑深部电刺激术。③显微外科手术：包括经颅三叉神经显微血管减压术、经颅舌咽神经显微血管减压术等方法。

**癫痫外科** 功能神经外科是治疗癫痫的重要手段。

**治疗方法** ①切除癫痫病灶：包括局部皮质切除、颞叶切除及大脑半球切除等。②阻断癫痫发电的扩散途径：包括立体定向脑内核团毁损、皮质脊髓束毁损术、胼胝体切开术等。③降低皮质兴奋性：包括迷走神经电刺激、小脑电刺激、脑深部电刺激等。癫痫患者的术后疗效与术前癫痫病灶的定位有密切关系。视频脑电图、MRI、功能性磁共振成像

（fMRI）、磁共振波谱分析（MRS）、正电子发射体层成像（PET）、单光子发射计算机体层显像（SPECT）、脑磁图（MEG）、颅内埋藏电极等技术已广泛应用于临床，使术前癫痫灶的定位更准确，提高手术成功率和有效率。对癫痫患者的手术前确定癫痫灶的部位非常重要，以决定是否手术或采用何种手术方式。需要建立癫痫患者综合性检查程序，以明确癫痫病灶。现有非创伤性检查和创伤性检查。①非创伤性检查：详细采集病史；神经精神病学测试（心理学测试、智商测试、临床记忆力测试）；常规脑电图和视频脑电图；影像学检查包括 CT、MRI，fMRI、SPECT、MEG 等；瓦达（Wada）试验。②创伤性检查：颅内埋藏电极、术中皮质电极检测、深部电极检测、皮质电刺激。

治疗原则 ①临床要确定是难治性癫痫。②在电生理学有明确的致痫灶。③手术不会引起严重的神经功能损伤。④切除脑局灶性病变后，要处理病灶周围的致痫灶。癫痫外科手术的目的是要消除或减少癫痫发作频率，使患者恢复正常生活和工作能力。

**立体定向放射外科** 立体定向放射外科是应用外科电离辐射束（X 射线、γ 射线、荷电粒子束）结合脑立体定向系统，将高能量放射线单次分割放射治疗，被照射的病灶可接受较高的剂量，造成病灶组织的破坏坏死，但病灶周围脑组织的照射剂量可梯度锐减，对周围脑组织影响很小。目前立体定向放射外科技术包括：γ 刀、直线加速器立体定向放射外科（X 刀）和荷电粒子束放射外科（质子刀）。

**修复神经外科** 修复神经外科主要包括神经细胞移植和神经干细胞移植。神经细胞移植是选择供体神经组织或细胞植入宿主的脑内，以替代脑内变性或受损的神经组织，通过神经通路的重建和修复，而达到改善患者症状的目的。

神经细胞移植 分为以下几种。①自体移植：自体神经组织细胞或自体其他组织移植到自体脑内组织。②同种移植：同种异体间的神经组织细胞移植。③异体移植：不同种属间的神经组织细胞移植。④同源移植：同卵双生间的神经组织细胞移植。脑内移植部位分为原位移植和异位移植，原位移植是将相同部位的移植物植入脑内病变部位。

神经干细胞移植 神经干细胞具有自我更新能力和多向分化潜能。神经干细胞作为移植供体其特点：①能为神经移植提供大量的供体组织。②神经系统来源的供体组织细胞。③具备早期胚胎细胞的特性，存活率高。④不具备致瘤性。目前，神经干细胞基础研究还有许多尚未解决的问题，因此神经干细胞还没有很好应用临床。

（周晓平）

téngtòng wàikē zhìliáo

# 疼痛外科治疗（surgery treatment of pain）

疼痛是机体对各种外源性和内源性伤害刺激，通过神经系统传递到大脑产生的复杂感觉体验。疼痛常与运动反射、自主神经活动、心理和情绪有密切联系。顽固性疼痛又称恶痛，是一种难以忍受的持续性剧烈疼痛。疼痛往往会给患者带来机体功能和情绪上的紊乱，一般药物治疗效果不满意，患者生活很痛苦，许多患者为止痛长期服用麻醉药物以致成瘾，严重影响患者的生活质量。临床常见的顽固性疼痛有晚期癌症、三叉神经痛、舌咽神经痛、枕大神经痛、幻肢痛、中枢性疼痛、脊柱手术后疼痛等。这些患者首先应进行非手术治疗，包括药物、物理、针灸、心理等综合治疗。对非手术治疗无效的顽固性疼痛才考虑手术治疗。疼痛外科的原理是通过破坏痛觉的传导通路或刺激神经核团，阻断痛觉传导或调节痛觉中枢的调控系统，以达到缓解疼痛目的。目前顽固性疼痛外科治疗包括各种破坏性手术和电刺激手术，根据患者疼痛的不同部位可选择不同的手术方式。

**破坏性手术** 包括以下几种。

躯体或四肢镇痛手术 ①脊神经后根或后根脊神经节切断术：常用于起源于外周神经的颈部、躯干和腹部疼痛。由于躯体和四肢都有多后根神经支配，并相互间有重叠，术前要充分了解患者的疼痛过程，分析疼痛的来源和原因，明确疼痛的部位，以选择手术切断脊神经后根或后根脊神经节的范围。该手术可采用俯卧位或侧卧位，切除相应的椎板在硬脊膜下行后根切断。术中根据 X 线定位寻到相应的椎间孔，在椎间孔与脊髓之间找出神经后根，切断后根的范围要根据支配疼痛区域的节段神经根上下各 1~2 根，以保证镇痛效果。后根脊神经节位于硬脊膜鞘处，大多数位于椎弓根附近，术中可见神经节处的硬脊膜鞘呈圆形、膨胀，在切开硬脊膜鞘后见神经节呈黄色、圆形、不规则形。在显微镜下分离神经节和硬脊膜鞘，暴露后仔细辨认后根和后根神经节，后根为白色，后根神经节为黄色，在后根神经节连接处用显微剪刀剪断。②脊髓背根入口处毁损术：

适用于神经根撕脱伤后疼痛、偏瘫后疼痛、单纯疱疹后疼痛、圆锥马尾伤后疼痛等。该手术目的是毁损位于脊髓后角灰质的脊髓后根入髓区（DREZ），因 DREZ 区与疼痛机制有密切关系。毁损该区可破坏过度活跃的神经元或破坏脊髓丘脑束和脊髓网状束两条传导束，以达到镇痛目的。③脊髓前外侧束切断术：适用于非手术治疗不能控制的顽固性疼痛、脊髓痛觉传导束依赖性疼痛等。按常规行椎板切除术作准备，术前根据患者的疼痛范围选择相应的椎体，术中一般需切除 1~2 个椎板，切开硬脊膜后辨认齿状韧带，齿状韧带位于两个神经根之间、脊髓前根和后根连线中点。先牵拉齿状韧带使脊髓向后旋转 45°，用尖刀在齿状韧带前沿冠状面向前切开脊髓，到前根内侧，深 4~4.5mm，可以重复切开 2~3 次。

中枢性镇痛手术 ①立体定向丘脑毁损术：适用于丘脑综合征、顽固性疼痛、晚期肿瘤引起恶性疼痛等。手术通过立体定向技术毁损单侧或双侧丘脑的特殊细胞群以达到镇痛目的。丘脑腹中间核分为腹后外侧核和腹后内侧核，腹后外侧核接受脊髓丘脑束和内侧丘系转入来自躯体和四肢的感觉纤维，内侧丘系接受三叉丘系转入纤维。毁损这些特殊细胞群可使躯体的感觉丧失，改善疼痛。手术方法：在局麻下安装立体定向头架，做头部 CT 或 MRI，根据图像上的前后联合连线的中点，计算出脑内靶点及靶点在定向仪的 X、Y、Z 坐标值。在手术室内，选择手术入路，做钻颅骨孔切口。靶点选择：丘脑腹后内侧感觉核、中央中核束旁核复合体、前核及背内侧核后部。

②立体定向中脑脊丘束毁损术：适用于丘脑综合征、延髓外侧髓板综合征、三叉神经感觉异常等。手术可分为：中脑切开术、脑桥延髓三叉神经切开术、背后根入口区手术。按常规立体定向手术实施，靶点选择在疼痛对侧毁损灶，术中需观察患者的疼痛缓解即可终止手术。该手术对头颈部癌肿引起的疼痛有明显疗效，但有一定的术后并发症，现已较少应用。③扣带回切断术：适用于伴有精神情绪障碍的顽固性疼痛、精神源性疼痛、非肿瘤性疼痛等。手术可在局麻下实施，可做双侧毁损灶。该手术简单、方便，在局麻下可观察患者的疼痛效果。④功能性垂体破坏镇痛术：适用于对激素有依赖性癌肿，常伴有身体其他部位的转移。垂体破坏镇痛术包括立体定向或显微外科手术行垂体神经腺体溶解术、经蝶入路垂体射频热凝术等。常用经蝶入路行射频热凝术，术后常规应用抗生素和少量激素。术后可能会发生脑脊液漏和尿崩等并发症。

脑神经镇痛外科手术 ①三叉神经半月节射频毁损术：适用于三叉神经第一、二、三支神经痛。患者可取坐位或仰卧位，在穿刺点做局麻，在 X 线监视下行半月节穿刺，穿刺成功后，插入微型射频电极，观察患者三叉神经相应分布区的反应，以确定穿刺针是否在三叉神经半月部位，如穿刺正确，缓慢调整射频仪的参数，同时观察三叉神经相应分布区的痛觉进行调整。②经颞入路三叉神经半月节感觉支切断术：适用于三叉神经第二、三支神经痛。手术可在颧弓上缘外耳道前 2cm 处做切口，做颞骨鳞部骨窗，寻找棘孔和卵圆孔，暴露出半月

节，切断半月节外 2~3 支感觉神经纤维。③经三叉神经或舌咽神经痛显微血管减压术：适用于长期服药无效三叉神经痛或舌咽神经痛、已采用过封闭、周围支切断术、射频热凝治疗无效疼痛等。患者全麻下取侧卧位，做乳突后小骨窗开颅，在显微镜下观察三叉神经或舌咽神经与周围血管走行，辨别神经与血管的关系，明确责任血管后，用涤纶片或聚四氟乙烯（特氟龙，Teffron）片填入与神经和血管之间。术中一定要找出责任血管加以处理，否则术后疼痛不能缓解。

神经电刺激手术 随着对中枢神经和周围神经系统有关疼痛的传递和调节不断深入研究，神经电刺激技术在治疗慢性顽固性疼痛方面已经广泛应用临床，已作为治疗慢性顽固性疼痛的重要技术。该技术适合于外周神经痛、带状疱疹后神经痛、枕大神经痛、背部手术失败综合征、外周血管疾病等疼痛。目前临床常用脊髓电刺激术（spine cord stimulation，SCS）和脑深部电刺激术（deep brain stimulation，DBS）。①脊髓电刺激术：适用于腰背部手术后疼痛、复杂性局灶疼痛综合征、周围肢体缺血性疼痛、顽固性心绞痛、顽固性慢性下腰痛、周围神经病变及神经损伤后疼痛，如残肢痛、幻肢痛、臂丛神经痛、脊髓损伤等。脊髓电刺激术是将一个或多个触点的神经电刺激放置在硬脊膜外间隙，在脊髓背部产生一个电磁场，使身体原有疼痛区域产生异样感觉而取代原先的疼痛感觉。手术方法：术前先明确疼痛所累及的脊髓节段，在相应的椎体处做局麻。先经皮穿刺，将电极安放在硬脊膜外腔，在术中可用 X 线行电极定位。确

认电极到位后，可给予电刺激，根据电刺激对躯体和四肢麻木的范围调整电极位置，电极位置确定后，将电极连接于体外的便携式刺激器。术后观察电刺激对疼痛的疗效1~2周，如电刺激对疼痛能减少50%以上，可考虑做永久性电刺激器。对电刺激无效患者，可拔除电极改做其他方法。②脑深部电刺激术：适用于其他疗法无效的顽固性疼痛。早年研究发现导水管周围灰质的头端和尾端方向存在广泛的传入和传出纤维联系，对该区域的电刺激可使疼痛出现缺失现象。另外，脑内多种神经递质和兴奋性氨基酸系统的变化均与电刺激诱发的痛觉缺失有关，达到镇痛作用。刺激靶点包括：丘脑腹后核、丘脑内侧核系、内囊等。

**立体定向放射外科** 通过毁损脑内核团阻断痛觉的传导通路到达治疗目的。毁损部位常在内侧丘脑，适用于多种顽固性疼痛，如三叉神经痛、肿瘤疼痛、慢性脊髓病变疼痛、腰背部手术后疼痛、幻肢痛等。临床上常用的靶灶为丘脑腹内核。

(周晓平)

áitòng wàikē zhìliáo

# 癌痛外科治疗 （surgery treatment of carcinoma pain）

癌症疼痛常因机体各种癌肿侵犯周围组织对神经系统的损害，发生于单侧肢体或躯体的某个部位。癌症疼痛的治疗能够有效地缓解疼痛，可有助于患者坚持完成放、化疗过程，延长患者的生存时间，提高患者的生活质量的重要方法。

**癌性疼痛的原因** ①因癌肿压迫、浸润和转移引起疼痛。②因治疗引起疼痛，例如化疗后引起口腔炎症、溃疡，而炎症介质刺激感受器致痛，放疗后引起骨坏死而致痛。③癌肿并发症引起疼痛。④中枢或周围神经系统有癌性病灶。若肿瘤侵犯周围神经可引起周围神经综合征，侵犯内脏引起反射痛，侵犯或破坏颅底引起眼眶综合征、鞍旁综合征等，侵犯脊髓引起寰枢椎综合征等。

**神经阻滞疗法** 通过药物、物理和化学方法阻滞神经对疼痛的传导作用。临床常用的神经阻滞方法有：①蛛网膜下腔穿刺术及神经阻滞：适用于晚期癌症下腹部、会阴部及下肢顽固性疼痛。②硬脊膜外间隙穿刺术及神经阻滞：适用于晚期癌症的顽固性疼痛。③骶管穿刺术及神经阻滞：适用于直肠癌、肛管癌引起的疼痛。④腹腔神经丛神经阻滞：适用于内脏癌痛。

**手术方法** ①脊髓后根切断术：适用于直肠及盆腔肿瘤侵犯神经丛引起的单侧下肢疼痛。②丘脑镇痛术：可阻断丘脑痛觉传导通路，适用于头颈部癌症引起的顽固性疼痛。③脑垂体破坏术：适用于对激素有依赖性癌肿，如乳癌、前列腺、子宫癌、甲状腺癌等引起的疼痛。目前多采用立体定向经鼻蝶穿刺垂体行射频热凝毁损手术。该手术方法疗效较满意，90%有激素依赖性癌肿患者，术后疼痛减轻或消失。对前列腺转移和乳癌引起的顽固性疼痛有明显的缓解效果。④神经电刺激术：包括脊髓电刺激和脑深部电神经刺激术对中枢性及传入神经性痛均有效，适用于脊髓源性疼痛、中枢性疼痛。该方法为微创技术，对周围组织损伤小，可逆性，手术安全，术后并发症少，有很好的临床应用前景。

(周晓平)

huànzhītòng wàikē zhìliáo

# 幻肢痛外科治疗 （surgery treatment of phantom limb pain）

幻肢痛是主观感觉已被截肢后的肢体有不同程度的疼痛现象。其发病率为50%~80%。许多患者有幻肢觉，感觉肢体有随意运动，并有肢体刺激感觉。少数患者不仅感觉到肢体仍存在，还可以感觉到肢体有阵发性剧烈疼痛现象。这种幻肢痛可以发生在术后即刻，也可以在术后数周或者数年。患者描述的疼痛特点呈闪电样、电击样发作，指/趾有烧灼样疼痛，疼痛多数局限在幻肢处。由于患者长期经受疼痛的折磨，情绪极度不稳定，常表现为消极悲观、紧张焦虑、恐惧以及抑郁多疑等。长期幻肢痛严重影响患者的生活质量和心理康复，给截肢患者带来极大的痛苦。幻肢痛的病理生理机制尚不清楚，一般认为，这种疼痛不能用感觉生理异常解释，可能与各级疼痛传导通路和高级的功能性或者器质性改变有关。有学者认为截肢后正常通过粗纤维进入脊髓的痛觉非特异传导通路的兴奋性异常增高，引起幻肢痛。幻肢痛治疗主张采用综合疗法，应分析和解除疼痛的心理因素和环境因素，可以做些心理治疗。药物治疗主要针对缓解精神症状，如抑郁、焦虑、失眠以及幻觉等。避免过多应用吗啡类镇静药物。多数幻肢痛患者通过药物治疗或者物理治疗能有效控制，但对顽固性幻肢痛患者，对药物治疗不满意或者有副作用的患者可以考虑手术治疗。手术包括：周围神经切断术、脊神经后根切断术、脊神经入口处毁损术、交感神经切断术、脊髓或脑深部电刺激等。目前，临床认为脊神经后根髓区（DREZ）毁损术、脊髓电刺激术和脑深部电刺激效果较好。

（周晓平）

sānchāshénjīngtòng wàikē zhìliáo

## 三叉神经痛外科治疗（surgery treatment of trigeminal neuralgia）

三叉神经痛（TN）是一种以急性、阵发性的面部疼痛为特征的疾病。其疼痛发作无先兆，每次持续数秒到数分钟，亦有持续数十分钟至数小时者，随病程延长，疼痛性质加重，频率增加，间歇期缩短甚至到持续发作的地步。TN 为临床常见病、多发病，中国报道其发病率为 52.5/10 万人。原发性三叉神经痛是指无明确原因引起的三叉神经感觉根分布区的阵发性疼痛，该类患者神经系统检查无阳性体征，男性较女性多发，50~60 岁为高发年龄。原发性三叉神经痛的病因有多种不同学说，包括外周病变学说、中枢病变学说、癫痫发作学说、神经变性学说、骨性压迫学说及微血管压迫学说等。目前以微血管压迫学说较被广泛接受。其临床症状主要特征为面部突发剧烈疼痛，多有触发点或扳机点。手术方法包括毁损性手术和非毁损性手术。前者包括三叉神经周围支封闭术、三叉神经周围支切断或撕脱术、经皮三叉神经射频热凝治疗术、三叉神经半月节和三叉神经根压迫术、三叉神经感觉根切断术、三叉神经脊髓束切断术以及立体定向放射外科等；后者有三叉神经电刺激术、三叉神经根微血管减压术。①三叉神经周围支封闭术：根据疼痛区域选择封闭点，注射无水乙醇或甘油进行封闭。第一神经支痛时，选择眶上切迹；第二神经支痛刺入眶下孔或圆孔附近；第三神经支痛时刺入颏孔或卵圆孔附近。该技术操作简单，风险小。缺点是疗效不持久，且可致神经分布区感觉缺失及咀嚼肌萎缩。②三叉神经半月节及感觉根封闭术：该术式较周围支封闭术操作复杂，亦易复发，还可引起神经性角膜炎，现已少用。③经皮三叉神经射频热凝治疗术：用高频电流加热方法，将三叉神经半月节及感觉根热凝变性。其优点是方法比开颅术简便、安全、高效，严重并发症少，复发后仍可再次或多次射疗。不良反应包括可产生面部感觉异常、角膜炎、复视、带状疱疹等。④三叉神经感觉根气囊压迫术：三叉神经半月节部位进行，依靠压力破坏神经纤维的传导功能。即时疼痛缓解率较高，但是持续时间较短，手术的复发率较高，并有一定的并发症发生。⑤三叉神经周围支切断或撕脱术：针对疼痛责任分支进行手术解剖离断。适用于不能耐受大创伤手术，经封闭或射频治疗复发者。⑥三叉神经感觉根切断术：既切断三叉神经颅内段感觉根（后根），是治疗三叉神经痛的有效方法之一。适用于可耐受手术的三叉神经痛患者。⑦立体定向放射外科：采用 γ 刀或 X 刀照射三叉神经感觉根。适用于不适宜、不耐受有创手术或手术无效者。⑧三叉神经微血管减压术：经颅显微血管减压术是治疗原发性三叉神经痛的有效方法。因该术式不引起三叉神经损伤，既解除了疼痛症状，又完全保留了三叉神经的正常功能。该方法适用于任何年龄段能耐受全麻手术的患者，对保守治疗无效的原发性三叉神经痛患者、双侧性三叉神经痛患者、不愿接受切断感觉根遗留面部麻木者较为适用。手术中要耐心仔细寻找责任血管，大多数为动脉责任血管，但有少部分为静脉责任血管，或动静脉联合压迫。要仔细分开责任血管后，用垫片植入牢靠固定，以防垫片脱落。为了避免不遗漏静脉责任血管，将神经内镜应用于三叉神经微血管减压术中，内镜能在近距离观察脑桥小脑角区及显微镜无法直视的盲角。在术中能发现所有的责任血管，使手术成功率明显提高。显微血管减压术疗效确切，短期有效率在 95% 以上，10 年后仍有 70% 以上的疼痛缓解率。应用内镜下行三叉神经微血管减压术的有效率 95%~97.1%，术后随访复发率较低。

（周晓平）

shéyānshénjīngtòng wàikē zhìliáo

## 舌咽神经痛外科治疗（surgery treatment of vagoglossopharyngeal neuralgia）

舌咽神经痛是发生在舌根部、咽部、外耳道深部的一种剧烈疼痛，因为它的疼痛部位在舌咽神经分布区域且疼痛是由于舌咽神经受影响所致，所以称为舌咽神经痛。舌咽神经痛常发生在中老年，男女均可发病。疼痛分为三种类型。①咽型：疼痛范围在舌根部、咽后壁，就是常说的嗓子。②耳型：疼痛位于耳部、外耳道深部、乳突区。③咽型和耳型的混合型：咽部和耳部均有疼痛。舌咽神经痛的原因主要是舌咽神经从大脑发出后的根部受到脑血管压迫所致。该病常发生在 40~60 岁年龄段，男女发病比例相同，疼痛以左侧多见，双侧疼痛者较少见。

**手术适应证** 凡患者出现相应舌咽神经症状的均有手术指征。

**禁忌证** ①手术时发现为肿瘤且能切除者。②患者身体衰弱不能耐受手术者。

**手术方法** ①经颅舌咽神经

根切断术：在牵开小脑半球后，找到舌咽神经，在近颈静脉孔处切断舌咽神经和迷走神经上部1~2根。切断舌咽神经时，少数患者可有血压增高，切断迷走神经分支时，偶尔可发生心脏期外收缩，血压下降，甚至心跳停止等反应，手术时应密切监视。舌咽神经切断所致的感觉缺失一般很轻微，可有同侧舌后1/3味觉缺失，软腭、扁桃体区和舌根部麻木，咽部干燥不适和短暂吞咽困难。②显微血管减压术：注意观察和寻找舌咽神经出脑干处有否受异常走行的血管压迫。术中发现有血管压迫，需细心分离压迫血管，使其从神经上移开，并用不同的垫片将责任血管和神经分开减压。对舌咽和迷走神经入脑干段的要以隔离和保护。对术中发现蛛网膜粘连较重神经血管减压不彻底时，可作显微血管减压术和舌咽神经根及上部迷走神经根丝切断。③经皮舌咽神经射频热凝术：在X线下穿刺，穿刺点在患侧口角外2.5cm处进针，进针过程中拍摄颅骨侧位片及颅底片进行确认针头方向，指导电极针进入颈静脉孔的神经部，穿刺成功后，接通射频电极热凝毁损，温度60℃，时间90秒。该方法适用于已构成声带麻痹的头颈部恶性肿瘤引起的继发性舌咽神经痛。

**不良反应** ①咽部麻木、干燥，唾液减少。②舌后部味觉减弱。③疼痛复发，多见于仅切断舌咽神经者。

(周晓平)

miànjīngluán wàikē zhìliáo

# 面肌痉挛外科治疗 （surgery treatment of hemifacial spasm）

面肌痉挛是面神经支配的面部肌肉发生不随意性、阵发性抽动。多数在中年后发病，原发性面肌

痉挛病因尚不十分清楚。临床发现原发性面肌痉挛主要是由血管压迫所致，面神经在出脑桥区（REZ）长期受微血管的压迫，造成局部脱髓鞘改变，神经纤维接触传导，神经冲动"短路"使面神经过度性兴奋。常见压迫面神经的责任血管有小脑前下动脉（AICA）、小脑后下动脉（PICA）和小脑上动脉（SCA），其次基底动脉、椎动脉、静脉血管压迫等。近年来发现血管压迫面神经的形式较多，有单根或多根血管压迫，有动脉和静脉血管联合压迫。发病时常为一侧上半面部抽搐，大多数局限在下眼皮，向下累及到同侧面颊和口角肌肉，再发展到颈阔肌或额肌。严重时面部可变形，患侧不能睁眼，常伴有流眼泪。这种症状可时轻时重，断断续续，时长时短，多为阵发性为主。夜间睡眠时抽搐可缓解，但有部分患者抽搐仍存在。临床分级如下。0级：无痉挛；1级：外部刺激可引起瞬目增多，可发现有面肌颤动；2级：面肌和眼睑有轻微不自主颤动，无功能障碍；3级：面肌有明显痉挛，有轻微功能障碍；4级：面肌有严重痉挛和功能障碍，不能持续睁眼，无法独立行走。面肌肌电图检查可见高幅F波和异常肌反应波。磁共振断层血管成像（MRTA）能显示脑神经核血管间关系的影像学检查，运用三维时飞效应磁共振断层血管造影（3D-TOF-MRA）技术，可增加血流和静态组织间的对比度。可将扫描层厚降低致亚毫米，能同时清晰显示脑神经核血管的变化，提高颅内血管压迫脑神经的阳性率。手术治疗，包括面神经主干部分切断术、面神经分支切断术、面神经主干射频术及颅后窝面神经显微

血管减压手术（MVD）。目前临床主要采用颅后窝面神经显微血管减压手术（MVD）。手术要点：①全麻下取侧卧头低位。②做耳后发际内直切口和小骨窗，骨窗外缘应显露乙状窦后缘。③切开硬脑膜后，缓慢吸出脑脊液，使小脑塌陷。④在显微镜下先显露面神经，耐心寻找压迫面神经REZ的血管，并辨认是否责任血管。⑤选择合适大小的涤纶片和聚四氟乙烯（特氟龙，Teffron）垫片，严密缝合硬脑膜。该手术长期随访平均满意率为85.6%，复发率为3%~7%。常见复发原因包括责任血管遗漏、植入垫片的脱落或移位、垫片形成炎症再次压迫神经、神经发生脱髓鞘病变、新生血管压迫等原因。手术成功的关键是要寻找出责任血管，特别要辨认隐匿性责任血管，确认责任血管可行面神经全程包裹。

(周晓平)

diānxián wàikē zhìliáo

# 癫痫外科治疗 （surgery treatment of epilepsy）

癫痫的治疗包括药物治疗、手术治疗、神经调控治疗等。经过正规抗癫痫药物治疗，仍有20%~30%患者为药物难治性癫痫。癫痫的外科手术治疗为这一部分患者提供了一种新的治疗手段，估计约有50%的药物难治性癫痫患者可通过手术使发作得到控制或治愈，从一定程度上改善了难治性癫痫的预后。

**手术适应证** ①药物难治性癫痫，影响日常工作和生活者。②对于部分性癫痫，癫痫源区定位明确，病灶单一而局限。③手术治疗不会引起重要功能缺失。

**手术禁忌证** ①不影响工作和生活的轻微癫痫发作者。②伴有严重的内科疾病、凝血功能障碍等情况者。③伴有活动性精神

病者。④良性癫痫或者某些特殊类型癫痫综合征。

**手术方法**　通过消灭致痫病灶，阻断癫痫异常放电的扩散径路，降低大脑皮质的兴奋性来治愈或控制癫痫发作。根据癫痫的病因、类型、癫痫波的起源位置等不同可分为以下几种。①致痫灶切除手术：如前颞叶切除术、选择性杏仁海马切除术，大脑半球切除术及病变组织切除术等。②阻断癫痫异常放电发放、传播通路的手术：如胼胝体切开术、多处软脑膜下横切术、低功率皮质热灼术等。③毁损术：如立体定向核团射频毁损术、立体定向放射外科治疗等。④刺激术：如慢性小脑刺激术、迷走神经刺激术、慢性脑深部电刺激术等。

**不良反应**　根据切除病灶所在的位置，患者术后可出现不同的并发症，一般常见的并发症有失语、偏瘫、视野缺损、精神障碍等。

（傅先明）

**diānxián**

**癫痫**（epilepsy）　多种病因引起的，以大脑神经元异常放电所引起的短暂性中枢神经系统功能失常为特征的慢性脑部疾病。俗称羊角风。主要表现为突然发生和一过性症状；由于异常放电的神经元在大脑中的部位不同，临床发作多种多样，出现运动感觉神经或自主神经的表现，并且伴有或不伴有意识变化。

**病因及发病机制**　对于首次发作的癫痫，可能的病因有以下几种。①继发于神经损伤：包括急性期和远期的，如脑血管意外、脑外伤中枢神经系统感染、出生时窒息。②潜在的神经系统畸形：如中枢神经系统先天畸形、中枢神经系统退行性变、中枢神经系统肿瘤、脑积水。③急性全身性代谢紊乱：如电解质紊乱、与药物相关病变、子痫。④特发性癫痫：有可疑遗传倾向无其他明显病因，常在某特殊年龄段起病，有特征性临床及脑电图表现。

**临床表现**　主要表现为反复发作的抽搐、昏迷、精神障碍，进而引起痴呆、瘫痪、生活不能自理等。癫痫的产生与神经元异常放电相关。根据癫痫的病因不同分为特发性癫痫和继发性（症状性）癫痫两大类。特发性癫痫指这类患者的脑病并无可以解释症状的结构变化或代谢异常，而与遗传因素有较密切的关系；继发性癫痫的病因为多种脑部病损和代谢障碍，如先天性疾病、产前期和围生期疾病（产伤是婴儿期癫痫的常见病因）、高热惊厥后遗、外伤、感染、中毒、颅内肿瘤、脑血管疾病、营养代谢性疾病等。

根据临床发作类型分为：①全身强直-阵挛发作（大发作）：突然意识丧失，继之先强直后阵挛性痉挛，若发作持续不断，一直处于昏迷状态者称大发作持续状态，常危及生命。②失神发作（小发作）：突发性精神活动中断，意识丧失，可伴肌阵挛或自动症，一次发作数秒至十余秒。③单纯部分性发作：某一局部或一侧肢体的强直、阵挛性发作，或感觉异常发作，历时短暂，意识清楚。④复杂部分性发作（精神运动性发作）：多有不同程度的意识障碍及明显的思维、知觉、情感和精神运动障碍。⑤自主神经性发作：可有头痛型、腹痛型、肢痛型、晕厥型或心血管性发作。

**诊断**　①脑电图：可描记出棘波、尖波、棘-慢波或尖-慢波。②头部 CT、MRI、PET-CT、MEG；可发现相应的病灶或代谢异常。

**治疗**　①药物治疗。②手术治疗。

**预后**　通过规范化治疗，70%～80%的癫痫发作可以可得到完全控制。20%～30%的患者发作得不到缓解，称为难治性癫痫。其中25%～50%的难治性癫痫可通过外科手术治疗而控制或者减少发作。癫痫术后仍需要长期服药，停药后儿童癫痫复发率低，成人癫痫复发率高。

（傅先明）

**nánzhìxìng diānxián**

**难治性癫痫**（intractable epilepsy）　用目前的抗癫痫药在有效治疗期，合理用药不能终止其发作或已被临床证实是难治的癫痫及癫痫综合征。又称顽固性癫痫、药物难治性癫痫。无中枢神经系统进行性疾病或占位性病变，但临床迁延，频繁的癫痫发作至少每个月 4 次以上，经 2 年以上正规抗癫痫治疗，单独或合用使用主要抗癫痫药，达到患者能耐受的最大剂量，血药浓度在有效范围，仍不能控制发作，且影响日常生活者。难治性癫痫占癫痫患者的 20%～30%，该部分患者的疗程相对较长，除有频繁发作外，还可以伴有智力障碍及神经系统并发症。

（傅先明）

**lúnèi diànjí**

**颅内电极**（intracranial electrode）　一种特殊材质的多触点电极。可以直接记录脑皮质的电活动，并可以短期植入颅内，一般可以分为深部电极、硬脑膜下条状电极和格栅状皮质电极。

**结构和性能**　依据各种电极种类的不同，结构和性能各有差别。①硬脑膜下条形电极：是指单列的皮质电极，每条电极的触点数目可以不同，一般的长度为5~9cm，有4~8个电极，皮质电极一般是把不锈钢、铂等材料制作的电极安装在软性的透明材料上制成。条形电极可以安装在大脑表面，用于记录皮质脑电图。②深部电极：可以是硬性材料或软性材料，很多金属材料可以用来制作深部电极，一般的深部电极可以采用不锈钢或铂铱合金材料制作，可以是双触点或多触点。目前一般采用软性材料制作多触点深部电极。③硬脑膜下或者硬脑膜外栅格电极：一般采用不锈钢、铂等材料制作。电极直径一般在2~5mm，电极中点之间的距离一般是0.5~2cm，多个电极依行、列顺序安装在软性的透明材料上制成。

**应用** 颅内电极记录的皮质脑电图或深部脑电图，可以最大限度地排除头皮、颅骨、硬脑膜等结构对脑电活动记录的影响。当癫痫灶位于运动、语言等重要功能区附近时，还可以利用颅内电极进行皮质电刺激制图，定位功能区的精确位置。

（傅先明）

**zhìxiánzào qiēchúshù**

## 致痫灶切除术（epilepotogenic focus resection）

致痫灶是指脑电图上出现癫痫样放电中最明显的一个或一个以上的部位，即直接引起癫痫发作的部位。致痫灶切除术一直被认为是治疗颞叶外非功能区癫痫的最佳方式，但由于难治性癫痫常常没有明显的结构异常，即为无病灶性癫痫，所以致痫灶切除术的应用受到限制；近年来随着新的检查方法的不断出现和改进，一些潜在的致痫灶检出率达到90%以上，从而可以通过致痫灶切除术来治愈或控制癫痫发作。在致痫灶切除术中，需要通过颅内电极进一步确定致痫灶的位置及范围。

（傅先明）

**nǎopízhì júzào qiēchúshù**

## 脑皮质局灶切除术（neocortical resection）

主要指仅切除引起癫痫发作的局灶性皮质的手术。是起源于大脑半球非功能区的难治性癫痫的最佳手术方法。随着现代医学影像学和神经电生理学技术的发展，皮质致痫灶的定位越来越精确，手术的成功率也越来越高。

**适应证** ①难治性癫痫患者，正规服药期间仍有癫痫间断发作，脑电图、MRI等检查发现致痫灶位于大脑半球可切除的皮质区域内。②各种原因引起的局限性癫痫，致痫灶位于大脑半球非功能区皮质范围内。③经术前综合评估后，考虑术后不会引起严重的神经功能障碍。

**病因** ①大脑皮质发育异常导致的癫痫常需要手术切除异常皮质，如巨脑回、灰质异位、脑裂畸形、局部结节性硬化等。②位于大脑皮质的血管畸形导致。③既往的炎症或外伤等原因引起继发性的脑萎缩性改变或形成的软化灶需要手术切除。④异常的脑胶质增生病灶。

**手术方法** ①以致痫灶为中心做骨瓣开颅。②暴露开颅范围内的大脑皮质，寻找出致痫灶。③使用皮质脑电图确定致痫灶位置及范围，切除病灶和致痫皮质。

**注意事项** ①术后应该继续口服抗癫痫药物。②术后应该行抗脑水肿治疗。③术后2~3天可行腰穿放出血性脑脊液。

**优缺点** 并发症较少见。致残率为6%，死亡率为0。需要注意术后脑内血肿。治疗效果决定于致痫灶是否完全切除，彻底切除者，并且范围不在功能区的效果更好。

（傅先明）

**qiánnièyè qiēchúshù**

## 前颞叶切除术（anterior temporal lobectomy，ATL）

起源于颞叶的简单部分性发作、复杂部分性发作或继发性全身性发作被称为颞叶癫痫，是难治性癫痫，特别是小儿癫痫中最常见的一类，也是最适合进行手术治疗的一类癫痫，处理的方法多用前颞叶切除术。

**适应证** 适用于诊断明确的单侧颞叶癫痫，脑电图证实发作起源于一侧颞区的难治性癫痫患者，CT、MRI或脑血管造影检查颞叶有局灶性阳性发现者。

**应用解剖** 颞叶上界为大脑外侧裂，下界为颅中窝底，后以顶枕裂和枕前切迹假象连线为界。根据前后走行的颞上沟和颞下沟将颞叶分为颞上回，颞中回和颞下回。颞叶的下表面由外侧的枕颞外侧回和海马旁回构成，枕颞沟分隔颞下回和枕颞外侧回，钩回是海马旁回的一部分。嗅沟将钩回，海马旁回与颞极分开。海马旁回内上方为海马裂或者海马沟。围绕海马裂的一些结构称为海马结构，组成内侧颞叶，存在于颞叶内侧面的海马与癫痫的发作有着密切关系。海马分为头，体和尾三部分。头部有较宽的足趾状凹凸，称为海马足。海马回的外侧为侧脑室沟，与侧副隆起交界。

**手术方法** 较多。主要有经典的前颞叶切除术（前颞叶整块切除）和前颞叶内侧切除术。

**注意事项及优缺点** 前颞叶切除后，可使80%~90%患者获得显著改善（癫痫发作消失或癫痫发作频率减少90%以上）。

（傅先明）

xuǎnzéxìng xìngrénhé hǎimǎ qiēchúshù

## 选择性杏仁核海马切除术

（selective amygdalohippocampectomy） 由于神经电生理学的发展，发现颞叶癫痫的致痫灶多位于边缘系统内侧基底部，即杏仁核、海马和海马旁回，在显微镜下上述结构可清楚地辨认，因而使彻底切除这些结构，并保留颞叶外侧皮质的完整成为可能。1982年，威泽（Wieser）和亚萨吉尔（Yasargil）首创了选择性杏仁核海马切除术来治疗颞叶癫痫，取得了良好的疗效。

**适应证** ①经过正规、系统的抗癫痫药物治疗，血药浓度在有效浓度范围，仍不能控制癫痫发作，且病程在2年以上者。②发作频繁，影响生活和工作。③影像学检查有明确的颞叶内侧病灶，且脑电图（EEG）检查支持发作来自病灶区域，则可早期手术。④定位明确的颞叶内侧面致痫灶，颞叶外侧面正常。

**手术方法** ①经外侧裂选择性杏仁核海马切除术。②经侧脑室颞角的杏仁核海马切除术。③切除颞叶内后侧结构并保护大部颞叶皮质的选择性杏仁核海马切除手术。④计算机辅助的立体定向选择性杏仁核海马切除术。

（傅先明）

dànǎobànqiú qiēchúshù

## 大脑半球切除术（hemispherectomy） 1938年麦肯齐（Mackenzie）最早为癫痫患者行大脑半球切除术。1950年克林努（Krynauw）首先对婴儿难治性癫痫伴有偏瘫和行为障碍的患者行大脑半球切除术，取得了良好的效果，术后患者癫痫发作消失，行为改善，偏瘫不加重。

**适应证** ①婴儿难治性癫痫伴有偏瘫患者。②一侧大脑半球存在有广泛的多灶性的致痫灶（如由围生期疾病、脑外伤、脑血管性疾病等引起的病变），已引起对侧肢体严重的功能障碍者，包括运动、感觉、语言等。③一侧大脑半球存在有进行性恶化的基础疾病，并引起癫痫发作者，如斯德奇-韦伯综合征（Sturge-Weber syndrome）、慢性大脑炎等。

**禁忌证** ①双侧大脑半球经多次EEG检查证实均有各自独立的致痫病灶。②两侧脑室经检查证实扩大。③严重智力障碍，IQ<60。④无对侧偏瘫。⑤语言中枢位于病变侧半球。

**手术方法** ①大脑半球切除术和改良式大脑半球切除术。②功能性大脑半球切除术。③经外侧裂（锁孔）经脑室功能性大脑半球切除术。④大脑半球切开术。

**优缺点** 在控制癫痫发作和改善异常行为方面有一定效果。但是术后并发症影响患者预后，常见的并发症有切口感染、颅内出血、急性脑干移位；晚期有梗阻性脑积水和脑表面含铁血黄素沉积症。

（傅先明）

piánzhītǐ qiēkāishù

## 胼胝体切开术（corpus callosotomy） 将难治性癫痫患者的左右大脑间的胼胝体切开使癫痫病情得到缓解的手术。又称裂脑术。这一手术的理论来源于胼胝体是癫痫放电由一侧半球扩散到另一侧半球的主要通路，切断胼胝体可以阻止癫痫放电的扩散。

**适应证** ①难治性癫痫诊断明确，临床发作表现为失张力、强直和/或强直-阵挛发作为主者。②多灶性或广泛性癫痫，原发致痫灶位置不明确，位于一侧或两侧大脑半球，采用其他手术方法不能缓解癫痫发作者。③致痫灶呈弥漫性的广泛分布，脑电图上呈继发性的全面变化，包括拉斯穆森综合征（Rasmussen syndrome）、伦诺克斯-加斯托综合征、婴儿偏瘫、斯德奇-韦伯综合征（Sturge-Weber syndrome）等。

**应用解剖** 胼胝体是两侧大脑半球之间的一个重要横向连接纤维位于脑室顶部从前向后呈镰刀形，分为嘴部、膝部、体部和压部。主要功能是联合两半球的皮质纤维传导。胼胝体膝部因连接的两侧额叶纤维聚集而呈U形巨束，又称前钳。因胼胝体前部主要为额叶的信息通道，它与情感及精神活动有关，又由于癫痫大发作的病灶多位于额叶，而其放电的扩散又是通过胼胝体前部传导，因此引起神经外科学者的极大注意。

**手术方法** ①胼胝体前部切开术。②胼胝体后部切开术。③选择性胼胝体切开术。④胼胝体全切开术。

**注意事项及优缺点** 胼胝体切开术的并发症主要有裂脑综合征，患者多表现为突然丧失日常生活的能力，如不能吃饭、穿衣等，类似痴呆。上述表现随时间的推移，症状逐渐缓解并可恢复正常，引起该综合征的原因主要是两大脑半球之间的功能传导突然丧失联系所致。

（傅先明）

duōchù ruǎnnǎomóxià héngxiānwéi qiēduànshù

## 多处软脑膜下横纤维切断术

（multiple subpial transection, MST） 将皮质下的横向纤维联系切断但保留其纵向纤维联系，避免产生明显神经功能损害的手术。是1967年莫雷尔（Morrell）提出的一种治疗功能区致痫灶的手术方法。

**适应证** ①难治性癫痫，其致痫灶主要局限于脑主要功能区，或致痫灶累计多个功能区者。②非主要皮质区的致痫灶切除后，在脑主要功能区仍有持续性癫痫样放电者。③癫痫灶位于运动区的拉斯穆森大脑炎患者（不适于行大脑半球切除者）。④可替代大脑半球皮质切除术治疗婴儿偏瘫伴癫痫发作。⑤兰道-克勒夫纳综合征（Landau-Kleffner syndrome）。

**应用解剖** 与低功率皮质电凝热灼术类似。早前的研究已经证明了脑内的垂直柱，是大脑皮质的主要信息传导结构，芒卡斯尔（Mountcastle）首先确立了"柱"的概念，即一个细胞柱是一个传入-传出信息的整合处理单位。各柱的结构大小不等，一般直径在300μm，可占据一个细胞或第一个细胞的宽度，每个细胞柱能完成一个独立的功能。生理学家斯佩里（Sperry）的研究提示并支持皮质的主要信息传导是排列在垂直柱内，若垂直柱结构得到保护，仅损伤脑皮质表面的水平连接纤维，则不会产生严重的功能障碍。

**手术方法** 手术在显微镜下操作，先使用皮质脑电图确定致痫灶的位置和范围，用特制的软膜横切刀行切割手术。

**注意事项及优缺点** MST是治疗顽固性癫痫的良好手术方法。对于无明显器质性病变的痫灶，MST可替代传统的痫灶切除术。双额叶MST配合胼胝体前部切开可作为治疗某些全身性顽固性癫痫的尝试性手段。

（傅先明）

lìtǐdìngxiàng shǒushù zhìliáo diānxián

## 立体定向手术治疗癫痫（stereotactic operation for epilepsy）

使用立体定向手术破坏脑皮质下致痫灶控制癫痫发作和/或破坏皮质下有关癫痫的传导途径以阻止癫痫放电向远处传播。主要破坏的部位有：杏仁核、福雷尔被盖（Forel-H）区、海马、穹隆、内囊前肢和后肢、扣带回、隔核等。

**适应证** ①难治性癫痫的各种发作类型，不能选择手术切除治疗的患者。②致痫灶局限于一侧半球但无明显局灶性器质性病变的患者。③检查发现致痫灶位于脑深部或者脑重要结构周围的患者。

**应用解剖** ①内囊前肢投射纤维：主要有额桥束和由丘脑背内侧核投射到前额叶的丘脑前辐射。内囊前肢含丘脑前辐射，联系丘脑前核、边缘结构与大脑额叶，所以内囊前肢毁损可能通过切断丘脑前辐射阻断额叶-基底节-丘脑环路。内囊前肢是丘脑和前额叶皮质的主要通路，其毁损即可缓解多巴胺功能亢进导致的幻觉、冲动、攻击等阳性症状，也可有效缓解强迫、焦虑、抑郁等症状。靶点坐标位置 $X = 17 \sim 19mm$，$Y = 24mm$，$Z = 0mm$，破坏范围 $10mm \times 10mm \times 16\ mm$。②扣带回的纤维联系广泛，成为边缘系统的重要环节，与调节情感和行为活动的各脑区有广泛的纤维联系，是精神活动的最重要中继站，因此成为立体定向手术治疗精神障碍的最基础靶区。靶点坐标位置（前联合与后联合之间连线中点为原点，通过原点左右、前后、上下方向轴线分别为X Y Z轴）：$X = 5mm$，$Y = $ 自侧角尖后 $10 \sim 20mm$，$Z = $ 侧脑室上 $2mm$，破坏范围 $20mm \times 10mm \times 10mm$。适用于精神分裂症的幻觉、情感行为障碍，以及抑郁、焦虑、强迫等症状。目前扣带回在高场强 MR 上清晰可辨，定位更加准确；前扣带回毁损以 Brodmann 24 区为主，毁损灶尽可能远离中线，其毁损范围达 $20\ mm \times 10\ mm \times 10mm$。③尾状核下束毁损适用于焦虑、抑郁及某些人格障碍，也适用于慢性反复发作的抑郁症；坐标位置 $X = 15mm$，$Y = $ 鞍前床突前 $5mm$，$Z = $ 眶上 $11mm$。毁损范围可达 $20\ mm \times 16\ mm \times 6\ mm$。④杏仁核与大脑皮质的广泛区域、脑干的内脏神经核团、丘脑、眶额皮质均有往返的纤维联系，该环路是嗅脑的一部分，又是边缘系统的主要结构。杏仁核及隔核用于兴奋、冲动、攻击敌对行为等症状控制；杏仁核靶点坐标位置：$X = 21mm$，$Y = 8mm$，$Z = -13.5mm$ 或 Z 值根据颞角尖来定位，一般在尖上 $3mm$，后 $3mm$。破坏范围为 $10mm \times 10mm \times 16mm$。若双侧杏仁核毁损术，另一侧破坏范围只能 $6mm \times 6mm \times 8mm$。

**手术方法** ①术前准备同其他开颅手术。②定向仪的应用，包括颅骨钻孔、安装定向仪、脑室造影、确定靶点及进行手术处理并密切检测患者变化。

**注意事项及优缺点** 立体定向手术为闭合性手术具有一定盲目性，可能出现以下术中及术后并发症，术中并发症可能有：①神经系统受损症状。②自主神经功能障碍。③术中出血。术后并发症可能有：①术后出血。②术后感染。③其他如术后早期出现精神障碍和意识障碍与术后脑水肿相关。总之虽然脑立体定向手术具有损伤小，操作简便及患者容易接受等优点但是由于破坏灶的真实大小和破坏程度仍然难以判定，加之手术存在盲目性，故手术并发症难以避免。

（傅先明）

## lìtǐdìngxiàng fàngshèwàikē zhìliáo diānxián

## 立体定向放射外科治疗癫痫

（stereotactic radiosurgery for epilepsy） 通过 γ 刀或 X 刀毁损致痫灶和阻断癫痫的传播途径，达到治疗癫痫的方法。

**适应证** ①照射颅内可见病灶引起的癫痫，如颅内动静脉畸形、深部肿瘤等。②照射颅内的核团或传导路径（类似于立体定向毁损术）。

**应用解剖** 目前已有的 γ 刀治疗原发性癫痫的资料几乎都集中在近中线颞叶硬化。而且几乎所有的颞叶癫痫 γ 刀治疗文献都将治疗靶区聚焦在海马头部，体部，杏仁核，海马旁回和内鼻区域。同时这些结构简单固定，所以是癫痫放射治疗的主要研究对象：①海马结构。②杏仁核。

**手术方法** ①在局麻下安装定位头架。②行薄层 CT 轴位体层扫描，获取定位 CT 图像。③将 PET 图像传送到 X 刀治疗系统的工作站，依据图像解剖标志，定位坐标等与 CT 定位图像作融合，以 PET 显像定位的致痫灶为基础，综合电生理、影像学判定致痫区。④确定治疗剂量与靶区体积。

**注意事项** ①靶区的确定。②靶区的剂量和体积。

**优缺点** 相比常规手术治疗癫痫而言，立体定向放射外科具有并发症少，风险小，对颅内任何部位均可以治疗的优势。不足是存在作用延搁和靶区体积限制。靶区体积限制则可能影响治疗效果。对此尚需进一步的研究和探讨。

（傅先明）

## mànxìng xiǎonǎo cìjīshù

## 慢性小脑刺激术（chronic cerebellar stimulation） 根据小脑发出的抑制性放电可以调节运动行

为与肌张力的理论，1973 年库珀（Cooper）将慢性小脑刺激应用于癫痫治疗。

**适应证** ①对于正规药物治疗两年无效或疗效差的难治性癫痫，影像学检查未发现有占位性病变者。②起源于双侧或颞叶以外的癫痫灶的难治性癫痫。③智商应在 70 以上。④年龄应在 60 岁以下，儿童应慎用。

**应用解剖** ①小脑电刺激后广泛作用于脑干引起网状结构活化和丘脑抑制，产生小脑皮质的上行抑制和脊髓反射的下行抑制。②小脑的刺激对感觉冲动产生传入神经阻滞作用。拉克泽尔（Laxer）等认为刺激蚓部和中间的皮质比刺激外侧皮质更有效；小脑刺激对全身性和边缘系统的局灶性癫痫模型是最有效的，而对感觉运动皮质局灶癫痫模型效果较差。

**手术方法** ①在全麻下行慢性小脑刺激系统的电极。导线与接收器埋植术。术中将电极置放于双侧小脑的前后叶，导线与埋置于右锁骨下胸壁皮下的接收器相连接。②术后刺激。③配合口服抗癫痫药。

**注意事项与优缺点** 刺激小脑半球的外侧面疗效较差，而刺激小脑蚓部和中间皮质的疗效较好；并且对于起源于边缘系统的癫痫疗效好，而对起源于皮质运动感觉区的局灶性癫痫的疗效差。但是总体上慢性小脑刺激术的疗效欠佳，近年来在国际上应用较少。

（傅先明）

## mízǒu shénjīng cìjīshù

## 迷走神经刺激术（vagus nerve stimulation，VNS） 迷走神经刺激系统主要包括刺激电极、脉冲发生器和编程棒三部分，脉冲发

生器产生一个持续的低频电脉冲，通过刺激电极来刺激左侧颈部的迷走神经，以达到控制癫痫发作的目的。其作用机制目前尚不完全清楚，可能与降低脑的兴奋性、减少诱发癫痫的刺激以及调节神经网络等有关。1997 年美国食品与药物管理局（FDA）批准 VNS 应用于临床，对成人难治性癫痫进行治疗，用于减少全面性强直-阵挛、部分和继发性减少全面性强直-阵挛的发作频率。

**应用解剖** 迷走神经源于脑干，行经颈部，到达胸腹，VNS 治疗是应用左侧迷走神经。迷走神经纤维包括一般运动纤维、一般躯体感觉纤维、一般内脏感觉纤维和特殊内脏运动纤维。一般内脏感觉纤维周围支随迷走神经分布，传导脏器的内脏感觉冲动，其中枢支大部分纤维通过睫状神经节止于孤束核，小部分纤维止于延髓中央网状结构、小脑及楔状核等部位。由孤束核发出的纤维投射到小脑、下丘脑、丘脑、杏仁核、边缘系统及大脑皮质。这些结构与癫痫的发生有密切关系。研究认为可通过刺激迷走神经直接或间接通过上行网状系统影响中枢神经系统的活动。伍德博伊（Woodbeuy）等报道迷走神经刺激的作用机制可能是通过孤束核及其投射调节，增加了许多脑区的抑制活动从而防止癫痫的活动和传播。

**适应证** ①部分性，尤其是复杂部分性发作，或复杂部分性发作继发的全身性发作。②发作频率、平均每个月发作 6 次以上，或两年内发作最长间歇期少于 14 天。③年龄 16～60 岁，智能良好，智商大于 80。④无精神病史，也无哮喘、心肺疾患或其他进行性发展的系统性疾病。⑤术前至少

用苯妥英钠或卡马西平或两者合用 1 个月以上而证实无效者。

**手术方法** 手术在打开颈动脉鞘后将 2 个螺旋电极缠绕在左侧迷走神经上，再连接位于左锁骨下皮下囊袋中的脉冲发生器，刺激参数可运用一个通过计算机操作的手持磁场发生棒经皮体外编入程序。通常电池寿命为 5~9 年，术后至少 2 周才可启动装置进行刺激，以减少对心脏的影响。

**注意事项** ①游离暴露迷走神经时应轻柔，时间过长时应保持湿润。②皮下隧道形成器由三部分组成，术前应消毒。③刺激器的导线很精细，术中避免过度牵拉。④螺旋电极缠绕迷走神经时候避免直接夹持电极。⑤注意缠绕顺序，先绿后白。

**优缺点** 迷走神经刺激可以终止或者减少癫痫发作，是一种新的非药物的不开颅治疗癫痫的方法。前人研究结果显示迷走神经刺激安全，易于耐受，附着用轻到中度，经适当处理或者调整参数后有些副作用可以消失。

(傅先明)

dīanxián nǎoshēnbù diàncìjīshù

## 癫痫脑深部电刺激术 (deep brain stimulation for epilepsy)

通过立体定位方法对脑深部结构进行精确定位的技术。将特制的深部脑刺激电极，置于脑内特定的靶点，通过埋于皮下的电刺激发生装置刺激脑深部结构，以改变脑内环路的传播状况达到降低皮质兴奋性，达到治疗癫痫、控制发作的一种新方法。

**适应证** ①原发性癫痫，药物治疗无效。②符合难治性癫痫的诊断标准，经正规药物治疗 2 年无效或疗效差，每个月仍频繁发作 4 次以上。③脑电图描记提示弥漫性脑电波异常，或异常脑

电波起源于双侧。④MRI、CT 检查排除颅内有占位性病变。⑤智商大于 70。

**应用解剖** ①尾状核：动物实验表明刺激尾状核可以降低癫痫发作的频率，在青霉素诱发猫的局灶性癫痫模型中，电刺激尾状核能减少海马棘波的频率和幅度。②下丘脑后部：1994 年米尔斯基（Mirski）和费希尔（Fisher）报道了高频刺激大鼠下丘脑后部可以明显增加戊四氮诱发的癫痫发作的阈值，其认为这种作用通过丘脑前核介导。③丘脑核团：包括丘脑前核和中央-内侧丘脑核。④丘脑底核：20 世纪 80 年代提出了癫痫的黑质控制系统。研究认为丘脑底核在此系统中有重要作用。

**手术方法** 选择刺激的靶点有丘脑中央中核、丘脑前核、尾状核、丘脑底核等。

**注意事项及优缺点** 婴幼儿及老年患者应慎重选择此方法。

(傅先明)

dīgōnglǜ pízhì diànníng rèzhuóshù

## 低功率皮质电凝热灼术 (electro-coagulation on cortex)

通过低频率电凝将浅表皮质内水平走行的短纤维间的联系阻断，将致病皮质分割成多个独立的"致病岛"，使其不具备足够产生临床发作的能力，起到类似于多处软脑膜下横纤维切断术的作用，即阻断了癫痫放电的扩散途径，抑制癫痫发作的方法。1996 年，栾国明等使用低功率皮质电凝热灼术治疗功能区的难治性癫痫。

**适应证** ①致病灶完全或部分位于功能区者。②较大致病灶切除后，皮质脑电图描记在周围皮质仍有痫样放电者。③致病灶涉及区域广泛，不适合切除性手术者。④拉斯穆森脑炎的早期治疗。

**应用解剖** 见多处软脑膜下横纤维切断术。

**手术方法** 低功率电凝热灼术在蛛网膜外操作，沿脑回长轴，将双极镊尖斜行 45° 于脑表面，每间隔 5mm 左右热灼一道。若病灶位于脑叶内侧面或者颅底，可在脑压板轻轻压下或抬起脑组织后完成电凝操作。

**注意事项** ①必须保持脑表面和双极见的干净，避免粘连，可用湿纱布间断湿润脑表面及擦拭镊尖。②对于深部病灶最好在显微镜直视下操作，避免损伤局部较大的血管。③术毕，大量清水冲洗脑表面，清除残存血液和热灼残存物。④注意术后 3~7 天水肿高峰期脱水剂的使用。

**优缺点** 软脑膜外进行操作，难度小，与 MST 相比不会出现蛛网膜下隙出血，避免再次引发致痫因素。与射频、激光等方式比较，损伤程度及范围相对可控。

(傅先明)

yùndòng zhàngàixìng jíbìng wàikē zhìliáo

## 运动障碍性疾病外科治疗 (surgery treatment of movement disorder)

运动障碍性疾病临床常见，属锥体外系疾病，多与遗传有关。包括帕金森病、特发性震颤、肌张力障碍、扭转性痉挛、痉挛性斜颈、舞蹈病等。常见的临床表现有运动徐缓、肌强直、肢体震颤、舞蹈症、投掷症、抽动、肌张力障碍以及肌阵挛等。

**手术适应证** ①包括外伤性震颤、意向性震颤、抽动症、肝豆状核变性、手足徐动症以及慢性进行性舞蹈病（亨廷顿舞蹈病）等锥体外系疾病，均为治疗的适应证。②其他治疗方法无效。③病史一般在 2 年以上。

**手术禁忌证** ①病情尚不稳

定的进展性疾病。②智力进行性减退的亨廷顿舞蹈病。

**手术方法** 包括以下几种。

**微电极记录技术** 已在许多运动障碍性疾病手术中应用，根据不同核团细胞存在不同放电形式。微电极能记录到一小群甚至单个神经元细胞外放电，并能从细胞水平辨认结构以确定范围，为手术毁损靶点提供可靠依据，由影像学的解剖定位发展到生理定位，提高手术疗效。微电极记录是将直径为 $20\sim30\mu m$ 的钨丝金属微电极通过推进器以每秒数微米的速度缓慢插入靶点，从靶点上 10mm 开始记录细胞外放电，包括细胞自发电信号和诱发电信号。电信号放大 2 万倍后实时显示在显示屏上。每个靶点记录 1~3 个针道，平均记录 1.5 个针道。用软件对电信号进行分析。确认靶点边界、靶点内运动诱发细胞、震颤细胞及靶点周围的重要结构。

**立体定向脑内核团毁损手术** 目前临床采用射频热凝毁损核团，是高频电流通过脑组织产生高热破坏神经细胞和纤维，当温度高达 60℃ 以上时，神经组织发生不可逆变化。根据患者需要毁损的靶点部位和大小选择不同规格的射频电极。毁损病灶大小也与热凝电极针的长短和粗细有明显关系。在立体定向确定脑内靶点后，先用刺激电极进行靶点验证，以确定影像学脑内靶点定位是否准确，选择不同的电刺激参数验证靶点毁损参数。毁损时在一条针道或多条针道上可制作多个毁损灶以制作出不同大小的靶点。目前临床常见毁损靶点有：苍白球腹后内侧核（PVP）靶点、丘脑腹中间核（Vim）靶点、丘脑底核（STN）靶点。

脑深部电刺激技术（DBS）已广泛应用于运动障碍性疾病，具有安全、可调整性、可逆性、并发症少等特点。DBS 治疗系统包括植入电极和内置式脉冲发生器，植入电极顶端有四个触点，有一根延伸导线和一根控制电极或两根电极的内置式脉冲发生器。电流通过圆柱形电极触点传输。内置式脉冲发生器内有锂碳电池，临床可应用若干年，其应用时间取决于刺激参数。可通过体外进行遥测调节刺激参数（包括电极极性、电压、脉宽和频率等），一般根据患者的症状选择适宜的刺激参数。

**不良反应** ①偏瘫毁损灶偏差、出血和水肿可损伤内囊，导致偏瘫，严重者不能恢复。②感觉障碍丘脑毁损术后部分患者会出现对侧肢体和/或口唇麻木感。③言语障碍主要表现为音量减小或构音障碍，常发生在语言优势侧半球手术者，常于数周后缓解，少数患者症状将长期存在。④精神障碍表情淡漠，性格改变，一般数周内能完全恢复。⑤颅内出血因血管直接损伤、毁损灶局部出血或脑脊液丢失过度造成皮质血管撕裂所致。⑥其他功能障碍非语言优势半球手术，少见构图、造型等空间形象功能的障碍。

（周晓平）

Pàjīnsēnbìng

# 帕金森病（Parkinson disease, PD）

以静止性震颤、肌强直、运动迟缓和姿势障碍等表现为临床特点的中老年人常见的运动障碍性疾病。又称震颤性麻痹。患病率随年龄增长而增高。统计各国资料帕金森病患病率为 $10\sim405$ 人/10 万人口，男女之比为 3∶2。

**病因及发病机制** 发病机制较为复杂，如环境毒素造成代谢障碍、氧化应激和自由基损害、兴奋性毒性作用、线粒体功能缺陷、神经系统老化、遗传因素、免疫学异常、钙细胞毒作用、细胞凋亡及分子生物学异常等因素。帕金森综合征有明确的病因，如脑炎、头部外伤、脑血管硬化、药物毒性、化学剂中毒等因素。

**临床表现** ①震颤：是相互拮抗的肌群发生节律的交替收缩所致，约 70% 以震颤为首发症状，震颤最先一侧上肢远端发生，然后逐渐发展到同侧的下肢，对侧上肢和下肢，一般上肢震颤的幅度要比下肢大。手指的节律性震颤可发生手部不自主地做旋前旋后动作，表现为搓丸样动作。早期患者可表现为静止震颤，肢体静止状态下才出现震颤，肢体运动时震颤可减轻或消失，情绪激动加重或夜间睡眠时震颤也可消失。晚期患者症状加重，肢体静止或运动时都发生震颤，情绪激动时震颤加重，夜间睡眠时震颤也不停止。严重者可累及头面部，出现头、下颌、口唇、舌以及咽喉部的震颤。②肌强直：是锥体外系病变引起的肌张力增高，由于协调肌和拮抗肌的肌张力增高，关节在被动运动时，感觉在运动速度、幅度、方向有一定的阻力，类似有弯曲软铅管的感觉，可表现为铅管样强直。如患者同时伴有肢体震颤，在伸屈肢体时可有均匀阻力交替停顿，如齿轮在转动，表现为齿轮样强直。③运动迟缓：主要表现为运动缓慢或运动减少，患者上肢不能做精细动作，书写困难，写字弯弯曲曲，字越写越小。由于运动缓慢，平时做日常活动（起床、穿衣、洗脸、刷牙等）都很困难。④非运动症状：大多数患者有自主神经功能障碍，常出现多汗、皮脂溢出增多、唾液增多、体温增高、下肢水肿和纳差等。少数患者可以有排尿不畅，可以发生动眼危象，胃肠道蠕动功能障碍引起顽固性便秘。部分患者可表现为精神症状，注意力减退，认知功能下降，记忆力减退，智力迟钝，人格改变，依赖性增加，无主张，不愿与他人交流，表现为抑郁症和痴呆的常见症状。

**诊断**　①多发生于中老年人。②单侧或两侧肢体有静止性震颤，症状可逐渐加重。③颈项僵直，单侧或两侧肢体强直。④运动障碍，起步困难，步态小。⑤呈面具脸，面部无表情，反应迟钝。⑥病程发展缓慢。⑦头部 CT 或 MRI 有不同程度的脑萎缩。⑧脑脊液中高香草酸（HVA）和5-羟吲哚噁酸（5-HIAA）含量降低。⑨正电子发射计算机体层显像（PET）显示纹状体对$^{18}$F-多巴的摄取量减少。单光子发射计算机断层体像（SPECT-DAT）显示基底节区 DAT 水平下降。

**治疗**　包括药物治疗和手术治疗。

**药物治疗**　早期患者可采取正规的药物治疗，药物治疗原则是低效、小剂量、初期以单剂量治疗，重者可联合用药，辨证加减，长期用药，控制症状，定期复查，根据病情调整药量，做到个体化用药。常用的药物有：①保护性治疗的药物单胺氧化酶 B 型（MAO-B）抑制剂。②控制症状的药物复方左旋多巴、金刚烷胺等。

**手术治疗**　中、晚期长期服药效果不佳的患者可考虑手术治疗。目前临床常用立体定向脑内核团毁损术和脑深部电刺激术（deep brain stimulation，DBS）。

**立体定向脑内核团毁损术**　常用的毁损靶点是丘脑腹外侧核（腹嘴前核（Voa）、腹嘴后核（Vop）、腹中间核（Vim）和苍白球内侧部（Gpi）、外侧部（Gpe）。丘脑腹外侧核毁损术能阻断纹状体的两个神经通路：①传导束由苍白球内侧核，经豆状袢和豆状束（Forel 区）到丘脑腹外侧核的前下部，到达大脑皮质。②从对侧小脑齿状核和红核，经结合臂及丘脑腹外侧核后部，到达大脑皮质。

苍白球毁损术基于两条途径①苍白球神经元通过苍白球外侧部（Gpe）投射至丘脑，选择性作用于丘脑腹外侧核及腹前核，到达脑运动皮质。②神经元通过苍白球内侧部（Gpi）投射到丘脑的网状核，与丘脑-皮质神经元广泛联系。手术应根据患者的症状和体征可选择不同的靶点，而毁损丘脑腹外侧核的不同位置可改善患者的不同症状，毁损丘脑腹外侧核的前部或前上部（Voa、Vop），可改善肌强直，毁损后部或后下部（Vim）时，可明显改善震颤，毁损偏内侧对上肢有效，偏外侧时对下肢有效，毁损苍白球或豆状攀能改善肌强直。临床有两种情况需做双侧手术，一部分患者就诊有双侧症状，另一部分患者有单侧症状行单侧手术后，随病情的发展对侧出现症状，需要行第二次手术治疗。

**适应证**　①病程发展已超过3年。②对左旋多巴类药物无效，或因对药物有明显的副作用。③病情发展已影响工作或生活不能自理。④年龄不超过80岁。⑤再次手术患者选择需第一次手术效果好，手术时间在1年以上，无手术后并发症。

**禁忌证**　①有明显的认知障碍和精神障碍。②帕金森病综合征。③有严重其他脏器功能不全。④影像学上有严重脑萎缩、脑积水及局灶性病变。

**术后并发症**　①言语障碍：多表现为音量小、构音障碍及失语，常发生在优势半球或双侧毁损手术。多数为暂时性，常在数周后可自行改善或消失。预防措施：术前须精确靶点定位，靶点毁损前要仔细验证。②精神障碍：在手术近期中患者可发生认知功能、智力降低及记忆力减退。两侧半球手术可发生不同的症状，如优势半球术后，算术、计数、造句、词汇等功能受影响，非优势半球术后，构图、造型等空间功能影响较大。预防措施毁损部位应在丘脑腹外侧核偏低。③吞咽困难：多数患者常与构音障碍同时发生。主要是同时行双侧手术及毁损靶点偏外侧损伤内囊所致。预防措施：不应同时行双侧手术，对需作双侧手术患者可分期手术，第二次手术应距第一次手术1年以上。④脑内出血：为常见手术中和术后并发症，脑内出血部位常是靶点出血和针道出血，靶点出血可能是射频电极直接损伤血管或电极尖端粘连靶点组织有关，针道出血可能是术中反复插入微电极套管及射频电极时可损伤脑组织。预防措施：术中穿刺微电极套管及射频电极时动作幅度不要过大，穿刺速度要缓慢。射频热凝后退出电极时要缓慢旋转电极推出。

**脑深部电刺激术**　已成为治疗帕金森病的重要手术方法。刺激系统包括：刺激电极（4个触点）、连接导线、脉冲发生器、刺激控制器。其机制尚不十分清楚，可能刺激不同的解剖结构有不同的机制，对神经元的刺激有许多潜在的作用效应。电刺激可减少或抑制靶点附近神经元的活动，提高抑制性神经元传递的突触。目前临床常用的刺激靶点有：丘脑腹外侧核、苍白球、丘脑底核。而丘脑底核是最常用的靶点。根据中华神经外科学会立体定向和功能神经外科专业学组制定 DBS 适应证和禁忌证。

适应证 ①原发性帕金森病。②服用左旋多巴类药物曾经有效。③药物疗效已逐渐下降或出现不良反应"异动症"。④不能耐受抗帕金森病药物。⑤疾病已影响正常的工作、学习和生活。⑥曾经接受过其他立体定向手术的患者。

禁忌证 ①病情严重的晚期的帕金森病患者。②有严重的痴呆和精神性疾病的帕金森病患者。③有严重的心肺疾病和严重高血压的患者。④有严重出血倾向患者。⑤不能配合手术程控和不能接受植入者。⑥年龄超过 80 岁，一般情况较差，不能难受手术者。

（周晓平）

wǔdǎozhèng

## 舞蹈症（chorea）

舞蹈样不自主运动综合征。临床表现特征为面部、躯体、肢体不受意识控制的异常运动，多见影响肢体的远端或近端肌肉，由于受累肌的快速收缩及收缩互不协调，使躯体和肢体做舞蹈样怪异动作，这种怪异动作也可表现在肢体的远端和近端不规律活动。舞蹈样不自主运动在情绪激动时加重，睡眠时消失，常伴有肌张力降低、肌力减退，严重时可引起轻瘫。该病常发生在 30～40 岁年龄段，有 10% 的患者多发于 5～15 岁儿童。女性多于男性。

病因 该综合征是许多疾病的临床表现，病因各不相同。①遗传性：包括亨廷顿（Huntington）舞蹈症、良性遗传性舞蹈症、神经棘红细胞增多症、老年性舞蹈症、非进行性家族舞蹈手足徐动症、家族性发作性舞蹈手足徐动症等。②症状性：包括小舞蹈症、代谢障碍性疾病、电解质紊乱、内分泌障碍性疾病、血液病等。③药物性：包括抗精神病药、左旋多巴类、苯妥英钠、雌激素等。④偏身舞蹈和偏身投掷征：包括脑肿瘤、脑卒中、脑损伤、多发性硬化。临床常见两种舞蹈症有小舞蹈症和亨廷顿舞蹈症。小舞蹈症多与风湿热及其他传染性疾病有关。大多数患者有 A 型溶血性链球菌感染史。主要的病理改变为基底节、大脑皮质、脑干、小脑等处散在动脉炎和神经细胞变性。

临床表现 ①舞蹈样动作：常为亚急性起病。为双侧性，20% 患者为偏侧或局限性。舞蹈样不自主运动在情绪紧张、作技巧动作与讲话时明显，睡眠时消失。舞蹈样不自主运动、随意运动失调与随意肌无力为小脑舞蹈症的三联征。②肌张力及肌力减退：因肌张力及肌力减退可表现为旋前肌症，当患者举臂过头时，手掌旋前。当手臂前伸时，患肢张力过低呈腕屈、掌指关节过伸。③精神症状：患者情绪不稳、易激动、注意力分散、行为古怪、躁狂、痛哭等。随舞蹈样不自主动作消除，精神症状可缓解。④其他：常见有风湿热、风湿性关节炎病史。20%～60% 合并有心脏病。另伴有头痛、癫痫发作、脑神经疾病等。亨廷顿舞蹈症是常染色体显性遗传病。

诊断 临床主要表现为运动异常与精神症状。运动异常有舞蹈样不自主运动、肌张力障碍、眼运动异常。精神病症状包括：情绪障碍、精神病、强迫症、认知障碍、人格与行为异常、睡眠障碍等。头部 CT 和 MRI 可见脑萎缩，MRI 检查显示双侧尾状核头、体部相对缩小，壳核萎缩，脑沟增宽。PET 检查用脱氧葡萄糖（$^{18}$FDG）后可见尾状核和壳核代谢明显减退。

治疗 小舞蹈症治疗包括病因治疗、一般治疗、舞蹈样不自主运动治疗。药物治疗预后良好，不需要外科手术治疗。亨廷顿舞蹈症是遗传性脑广泛变性疾病，且有进行性发展，一般不适于作立体定向手术。如舞蹈样动作严重的患者，可考虑行立体定向手术治疗。一般选择靶点为：苍白球内侧部（Gpi）、丘脑腹嘴前核（Voa）、丘脑腹嘴后核（Vop）、福雷尔区（Forel-H）毁损。手术适应证：年龄在 16～65 岁，病程在 1 年以上，用各种非手术治疗方法无效，无其他脏器疾病。

（周晓平）

shǒuzúxúdòngzhèng

## 手足徐动症（athetosis）

脑基底节区纹状体变性所致的局限性肌张力障碍综合征。又称指划运动。为多种神经系统疾病的临床综合征。并非一种独立的疾病。该病常发生在 1～30 岁年龄段，以 5～15 岁儿童多发，男性多于女性。

病因 家族性遗传、颅脑损伤、脑血管意外、肝豆状核变性、胆红素脑病、脑瘫、脑炎等疾病。该病的病理改变为基底节区尾状核、壳核和下丘脑等处有神经细胞变性，胶质细胞增生，有髓鞘纤维束过度增加，呈大理石样变性改变。在丘脑、苍白球、黑质、内囊以及大脑皮质也有变性改变。

临床表现 家族性或先天性手足徐动症常发生在出生后几个月，主要表现为患者手足不自主做出缓慢、弯弯曲曲或蚯蚓爬行样奇怪动作，四肢的远端较近端明显，肢体可过伸或过屈。下肢受累时，跗趾可发生不自主的背屈，造成巴宾斯基征。面部可表现有各种异常表情，挤眉弄眼，做各种鬼脸。咽喉肌和舌肌受累可发生吞咽和构音困难。在情绪激动和精神受刺激时手足不自主运动加重，静息时症状可减轻或停止。大脑瘫的患者发育迟缓，行走和说话缓慢，可出现双侧指划运动。患者的肌力大多数正常，一般没有感觉障碍。

**诊断** 手足徐动症进展缓慢，病程可长达数年或数十年。少数患者症状可无发展。该症手足表现有特殊姿势的不自主动作，临床诊断并不困难。在其他运动障碍疾病中，如扭转痉挛、痉挛性斜颈、舞蹈病等疾病的发病过程中可表现有手足徐动症状。在儿童和青少年患者中，应与少年型帕金森病相鉴别，成人患者中，应与舞蹈病、心因性肌张力障碍相鉴别。头部影像学检查大多不明显改变，部分患者头部 MRI 可显示脑瘫改变，T2 加权像可见双侧下丘脑、壳核有对称性高信号，部分患者可见侧脑室周围高信号。

**治疗** 药物治疗用各种镇静药物或抗胆碱药物可暂时缓解症状，但长期服药缓解症状不明显。A 型肉毒素注射可用于成年患者，12 岁以下患者应谨慎应用。外科治疗可采用立体定向脑内核团毁损手术，以改善患者症状，临床常用毁损靶点有：丘脑腹外侧核、福雷尔区（Forel-H 区）、苍白球内侧部（Gpi）、小脑齿状核。福雷尔区（Forel-H）是苍白球纤维、皮质红核束、皮质被盖束及小脑发出的纤维的汇合处，毁损后能完全阻断各纤维束向大脑运动区及运动区发出冲动，使不自主运动、肌强直等症状缓解，临床

发现福雷尔区毁损对肌强直及幅度大的不自主运动疗效要比丘脑腹外侧核好。随着脑深部电刺激在运动障碍性疾病的应用，近年来已在临床上用神经电刺激术手足徐动症，电刺激方法包括：脊髓电刺激、脑深部电刺激、小脑皮质电刺激等。刺激靶点为双侧苍白球内侧核的后腹侧区，患者术后生活质量有明显改善。

国外多中心、前瞻性研究应用双侧苍白球脑深部电刺激治疗手足徐动症患者，手术前后用伯克-法恩-马斯登（Burke-Fahn-Marsden，BFM）运动等级量表评分，术前平均评分为 44.2%，手术后为 34.7%。患者与疼痛、精神健康相关的生活质量有明显的改善。刺激靶点为双侧苍白球内侧核的后腹侧区，刺激范围偏外侧则效果不佳。因此，双侧苍白球内侧核刺激是治疗手足徐动症患者的最佳靶点。

（周晓平）

## jìngluánxìng xiéjǐng
## 痉挛性斜颈（spasmodic torticollis）

以颈部肌肉发生阵发性不自主收缩引起头部向一侧扭转为特点的局灶性肌张力障碍。颈部的肌张力障碍可引起头部和颈部姿势不正常的改变。发病年龄在 30~50 岁，多见于 40~50 岁。

**病因** 病因尚不清楚。少数患者有家族性，常可继发于脑炎、风湿热、多发性硬化、CO 中毒、药物过量、甲亢等疾病。

**临床表现** 痉挛性斜颈的临床表现各不相同。主要表现为头部快速地转动和静止时头部间断性或持续性偏斜。通常起病较缓慢，头部可不自主转向一侧或另一侧，随后转动的频率和幅度逐渐增加，并叠加阵挛性痉挛。颈部的任何肌肉均可受累，尤其胸

锁乳突肌、斜方肌、头夹肌。根据颈部肌肉受累的范围和程度，临床上可分四种类型。①旋转型：一侧胸锁乳突肌收缩时可使头部向对侧旋转，颈部则向对侧屈曲。头部绕身体纵轴向一侧作痉挛性或阵挛性旋转。②后仰型：两侧颈夹肌及斜方肌同时收缩时头部向后仰。③前屈型：两侧胸锁乳突肌同时收缩时则头部向前屈。④侧挛型：头部离纵轴向左或向右阵挛性旋转。

**诊断** 临床诊断较容易，临床发现有 1/3 患者合并有头部和手部震颤，20% 患者伴有面部、臂部或手部肌张力障碍。需与帕金森病、特发性震颤、先天性斜颈相鉴别。该病是一种慢性进行性病程，有些患者在发病后 2~3 年症状可停留在静止状态，多数患者症状逐渐加重 5~6 年。约 10% 患者的症状可自行缓解。

**治疗** 痉挛性斜颈的治疗包括药物治疗和手术治疗。药物治疗对疾病的早期有一定的疗效，但中、晚期效果较差。手术是治疗痉挛性斜颈的重要方法。目前常用手术方法有颈部肌肉的选择性切断或切除术和立体定向脑深部电刺激或核团毁损术。

外科手术方法：①硬脊膜内副神经和 $C_1$~$C_4$ 神经前根切断术，在 $C_1$ 平面切断双侧副神经根。切断双侧 $C_1$~$C_4$ 神经根。②选择性颈肌切除及神经切断术。国内有学者提出几种选择性解除痉挛肌群切除方法：①旋转型和侧屈型斜颈适合做三联术，三联术包括一侧脊神经后支（1~6）切断术，头、颈夹肌切断术，对侧副神经根切断术。②头后仰型斜颈适合做枕下肌群选择性切除。手术主要切断双侧斜方肌汇合部、颊肌、头半棘肌和颈半棘肌。

③头前屈型斜颈适合做双侧副神经胸锁乳突肌分支切断术。

立体定向外科手术方法：①脑内核团毁损手术，手术靶点可选用丘脑腹外侧核、苍白球内侧部。②脑深部电刺激，刺激靶点可选用 STN 核的背外侧，可用最小的电压起到最佳效果，刺激方式常用单极刺激，如出现副作用可考虑用双极刺激，因双极刺激范围局限，可消除因位置偏差而引起的副作用。刺激苍白球内侧核（Gpi 核）应选用双极刺激。③脊髓慢性电刺激。立体定向手术适应证：①重型痉挛性斜颈，病程在 2 年以上，临床症状相对稳定。②年龄在 16 岁以上。③药物治疗效果不满意，如肉毒素注射治疗无效后 6 个月以上。④痉挛性斜颈及肌张力障碍症状不局限在颈部。⑤排除癔症性斜颈、迟发性运动障碍等疾病。⑥痉挛性斜颈已作过其他手术治疗无效。

（周晓平）

niǔzhuǎnxìng jìngluán
## 扭转性痉挛 （torsion spasm）

面部、颈部、上下肢及躯干的肌张力障碍，全身不随意扭转为特征的疾病。又称扭转性肌张力障碍。该病多见于儿童或青少年，发病年龄在 5～15 岁。临床可分为原发性和继发性两种。原发性扭转性痉挛原因不明，多为散发，有家族遗传病史，呈常染色体显性或隐性遗传。继发性扭转性痉挛多见于基底节的各种病变，如感染、变性、中毒、代谢异常、外伤、肿瘤等。

**病因** 多见脑炎后、铜盐或铁盐沉积于基底节区，而引起肝豆状核变性，胆色素沉着于基底节导致胆红素脑病。

**临床表现** 原发性扭转性痉挛通常在儿童期起病。根据全身各部位病变的受累情况出现不同的症状。主要表现从身体某一部位开始，再扩展到身体其他部位。面肌受累时患者可有挤眉弄眼，歪嘴牵唇等奇怪动作。舌肌和咽喉肌受累，舌可有不自主伸缩动作，并有吞咽和构音障碍。颈肌受累可表现为痉挛性斜颈，躯干及脊椎肌受累可发生全身的扭转，常可引起脊柱的前凸或侧凸。一侧或双侧下肢有运动障碍，表现为足内翻，行走时足跟不能着地，四肢可有不自主的扭转动作。严重患者经常有不自主的动作，影响生活和学习。

**诊断** 患者面部、颈部、躯体和四肢等有扭动样不自主运动即可诊断。应与各种原因引起的症状性肌张力障碍相鉴别。如肝豆状变性、脑炎后常可发生这种症状，药物过量常可发生多动症，需详细了解病史和药物史。有些癔症常可暗示而引起不自主运动，而这种不自主运动常有精神因素。在影像学检查中，继发性扭转性痉挛患者的头部 CT 和 MRI 可见基底节区有异常。PET 检查可见豆状核和皮质运动区的代谢率相对增高。

**治疗** 目前药物治疗主要是应用缓解肌张力障碍的药物，包括镇静剂、肌肉松弛剂、抗震颤麻痹药等。但药物治疗的疗效常不满意。立体定向手术对部分患者有一定效果。手术适应证：①早期发生 DYT-1 基因突变产生的肌张力障碍。②全身性、偏身性、节段性肌肉异常收缩、不自主运动及异常固定姿势。③严重影响患者生活质量或危及患者的生命。立体定向核团毁损术：对肌张力障碍的手术靶点选择尚无定论。临床主要选择苍白球内侧核（Gpi）和丘脑（Vim、Voa、VL）毁损术，苍白球毁损术对原发性肌张力障碍患者，除能改善肢体症状外，也能改善语言、书写能力及步态。临床认为苍白球毁损术的长期疗效要比丘脑毁损术好。手术疗效不一，有效率在 61%～78%。对双侧严重患者，伴有球麻痹、智力低下的患者，不宜做核团毁损手术。脑深部电刺激（DBS）：可有效缓解肌张力障碍，改善扭转痉挛患者的症状，DBS 手术对脑组织损伤小，术后脑组织反应轻，对靶点组织具有可逆行，术后可根据患者症状进行调整参数。刺激靶点可选择双侧苍白球内侧核（Gpi）和丘脑底核（STN）。由于肌张力障碍患者需要做双侧手术，而双侧苍白球或丘脑毁损手术并发症很高。因此，对双侧严重患者，最适合做 DBS 刺激手术。双侧 DBS 手术不会发生永久的不良反应，并可根据患者情况随时调整刺激参数，以到达最理想的控制效果。DBS 改善肌张力障碍症状需有一段时间，通常要刺激 3～6 个月，有些患者需刺激 1 年才出现效果。

（周晓平）

tèfāxìng zhènchàn
## 特发性震颤 （essential tremor, ET）

又称原发性震颤。是常见的运动障碍性疾病。患病率各地报道差异很大，可在任何年龄段发病，多见于 40 岁以上的中老年人。患病率随着年龄的增长而增加。60% 的患者有家族史，呈现常染色体显性遗传性特征，由于各家族的外显率不一，家族中患者患病的时间和临床表现均有不同。

**临床表现** 震颤的形式分姿势性震颤和运动性震颤。姿势性震颤是在维持身体某一部位不动以抵抗重力保持一定姿态时出现。

运动性震颤是发生在骨骼肌的随意收缩。大多数患者可同时有姿势性震颤和运动性震颤，该病震颤的频率为 4~12 次/秒，震颤的频率基本固定，但随着病程延长频率可有所减慢，震颤的幅度可随年龄增长而增大。特发性震颤主要累及头部 34%、面部 5%、上肢 95%、下肢 20%、躯干 5%。手部震颤最常见，先发生在一侧，逐渐发展到对侧。典型的震颤表现为手指内收与外展，并有伸屈运动。头面部也常可发生震颤。手部震颤的同时可合并有头部、舌、软腭等震颤。有些患者可有语言障碍。由于手部有不自主震颤，不能完成精细动作，如进食、穿衣、写字及其他日常活动，严重影响患者的生活质量。

**诊断** 患者常表现有姿势性和运动性震颤。有阳性家族史，饮酒后震颤症状可减轻，不伴有其他神经系统症状。1996 年美国运动障碍学会和世界震颤研究组织提出特发性震颤诊断标准。核心诊断标准：①双手及前臂有动作性震颤。②除齿轮现象外，不伴有其他神经系统体征。③仅头部震颤；不伴有肌张力障碍。次要诊断标准：①病程超过 3 年。②常有阳性家族史。③饮酒后震颤症状可缓解。临床要与帕金森病、甲状腺功能亢进症、直立性震颤、中毒或药物引起的震颤、皮质震颤等病相鉴别。

**治疗** 包括药物和手术治疗。
*药物治疗* ①乙醇：能减轻震颤的作用，大多数患者在饮少量乙醇性饮料后，震颤可得到缓解。②β-肾上腺素能阻滞剂：可能与阻断外周 β 受体有关，能减轻震颤幅度，但对震颤频率无影响。③扑米酮：能减轻手部震颤，对身体其他部位的震颤效果不佳。

④肉毒杆菌素 A（BTX-A）：能有效减轻肢体、头部等部位的震颤幅度，但对震颤频率影响不大。

*手术治疗* 对特发性震颤有明显疗效。目前外科手术包括立体定向丘脑毁损术和脑深部电刺激术。立体定向毁损丘脑腹外侧核前部（Voa）或丘脑腹外侧核（Vim）可有效控制震颤，术中可应用微电极记录验证毁损靶点。行双侧丘脑毁损术后并发症发生率较高，会导致永久性神经功能障碍，应避免应用。有双侧肢体震颤的患者，一般多选择症状重侧先手术，对侧可考虑做脑深部电刺激。Vim 毁损术在特发性震颤患者对侧肢体震颤的临床缓解率为 66%~100%。临床长期随访结果显示有较好的远期效果。深部脑刺激术（DBS）可减少或抑制靶点附近神经元的活动，达到控制震颤的目的。DBS 刺激靶点与核团毁损术靶点很相近，即Vim。但刺激电极的触点坐标应在核团毁损靶点更偏前上方，应靠近丘脑腹外侧核后部（Vop），但不能接近丘脑腹后核（Vc 核），以避免对 Vc 刺激而引起不适感及感觉异常。丘脑 DBS 的疗效与核团毁损术相似。DBS 优点可同时做双侧丘脑 DBS 手术，并能缓解部分患者的头部震颤。由于 DBS 可调整刺激参数或重置电极，临床随访结果有较好的近期和远期疗效。DBS 手术并发症要远低于核团毁损术，最常见的不良反应是感觉异常、构音障碍及肌收缩，一般可以调整刺激参数缓解这些不良反应。

(周晓平)

jīngshén wàikē

**精神外科**（psychosurgery）
选择性切除或毁损某些神经通路以达到缓解行为障碍目的的学科。

1935 年，葡萄牙莫尼斯（Moniz）与神经外科医师利马（Lima）在世界上率先开展双侧前额叶脑白质切开术治疗严重精神病患者。1937 年莫尼斯创造了专用名词"精神外科"，开创了真正的精神外科。由于莫尼斯对精神外科的巨大贡献，1949 年他被授予诺贝尔生理学或医学奖，额叶脑白质切开术亦被命名为莫尼斯-利马（Moniz-Lima）手术。由于当时精神病尚无有效药物治疗，加上莫尼斯在医学界的巨大影响，该手术在欧美等国家广泛开展，其手术量惊人。精神外科手术在欧美被广泛应用甚至许多手术由精神科医师而非神经外科医师施行，短短几年出现了数以万计的手术病例，随着精神外科病例数的增加，手术的滥用，对患者造成的器质性损害越来越明显，许多患者遗留有不可逆的器质性精神障碍，如记忆、智能和人格缺陷，加上政治及伦理道德等因素，在 20 世纪 70 年代，手术治疗精神病引起公众的反对，额叶白质切开术被禁用，并且手术效果也遭到质疑。20 世纪 70 年代中期，美国成立了"人类生物医学与行为保护国家委员会"，对美国 1971~1973 年，每年进行的手术病例进行评估，结果半数患者疗效肯定，手术并未造成明显的精神缺陷。1976 年世界卫生组织确定了精神外科的定义："选择性切除或毁损某些神经通路以达到缓解行为障碍之目的。"为精神外科的发展创造条件。20 世纪 90 年代，由于药物性难治性的精神障碍的出现和神经外科技术进步，精神外科得到迅速发展，随着高场强 MRI 导向出现使以往不可视靶点成为可视靶点，立体定向毁损灶定位更加准确，毁损范围精确、可控，并发症发生率很低，为部分药物难治性精神障碍提供了一种较为理想治疗途径；但是精神外科手术目的是治疗严重影响患者生活的靶症状，如攻击倾向、自杀倾向、强迫观念等，而不是根治精神病。手术不能完全取代药物治疗和心理干预，患者术后仍需在精神科医师指导下进行系统的药物调整及康复治疗。

（傅先明）

qínggǎnfǎnyìng shénjīng huánlù

## 情感反应神经环路（Papez circuit of emotion processing）

由隔区开始经扣带回至海马，又经穹隆至乳头体，再由乳头体丘脑通路至丘脑前核，最后由前丘脑通路回到扣带回，形成边缘系统的内侧环路。此系统可能是情感、感觉和行为中枢，具有协调中枢情感活动的功能。随着神经解剖、神经生理、结构性和功能性影像技术、神经内分泌的发展，已发现许多与精神疾病关系密切的脑区、核团和神经通路。其中最密切的是边缘系统的帕佩兹（Papez）环路以及雅科夫列夫（Yakovlev）基底外侧边缘环路。1948 年雅科夫列夫（Yakovlev）补充了一条由额叶眶回、脑岛、颞叶前区、杏仁核投射到丘脑背内侧核，又投射到额叶眶回的纤维环路，亦参与情绪与行为活动的调节，称为基底外侧边缘环路。内侧环路与外侧环路共有的区域是隔区、丘脑下部和边缘中脑区。其中心区主管内脏活动，中间区主管情绪活动，外层区与周围环境改变活动相联系。边缘内侧环路与中脑网状结构有较多联系，这一环路被破坏将引起行为与精神活动减低，刺激将引起动作及精神活动过多综合征。因此，手术破坏内侧环路可治疗运动过多综合征，而破坏外侧环路则可改善情绪异常和行为障碍。1972 年凯利（Kelly）又补充了第三条边缘环路，称为防御反应环路。此环路由下丘脑经终纹至杏仁核，又由杏仁核返回下丘脑，刺激此环路，动物变得憨态，加大刺激后表现为躁动、呼吸和脉搏加快、肌肉血流加快，推测此环路是产生情感反应和相应内脏反应的区域。边缘系统是激发和调节情绪和行为的重要结构，但它不是一个独立的解剖学和功能性实体，其功能与作用有赖于额叶、颞叶皮质及皮质下结构的联系及其对边缘系统的控制。

（傅先明）

lìtǐdìngxiàng qiánkòudàihuí huǐsǔnshù

## 立体定向前扣带回毁损术

（stereotactic anterior cingulotomy） 通过立体定向的方法对前扣带回进行毁损，用于精神分裂症的幻觉、情感行为障碍及抑郁、焦虑、强迫等症状的治疗。扣带回绕胼胝体的轮廓走行，从胼胝体下区到压部，构成了扣带回的大部分。经过压部后，在海马回内继续前行，几乎到达颞极。扣带束位于扣带回内，是皮质之间的联系纤维。其丰富的传出纤维向背、腹、内侧辐射至颞、顶、枕叶分别使扣带回与纹状体、胼胝体、壳核、海马、杏仁核、额叶、颞极、眶区等发生联系。扣带回是边缘系统内侧环路的主要组成部分，其传出纤维联系广泛，也接受来自丘脑核群的传入纤维。扣带回的纤维联系广泛，成为边缘系统的重要环节，与调节情感和行为活动的各脑区有广泛的纤维联系，是精神活动的最重要中继站。因此，成为立体定向手术治疗精神障碍的最基础靶区。靶点坐标位置（前联合与后联合之间连线中点为原点，通过原点左右、前后、上下方向轴线分别为 X Y Z 轴）：X = 5mm，Y = 自侧角尖后 10 ~ 20mm，Z = 侧脑室上 2mm，破坏范围 20mm × 10mm × 10mm。适用于精神分裂症的幻觉、情感行为障碍及抑郁、焦虑、强迫等症状。目前扣带回在高场强 MRI 上清晰可辨，定位更加准确；前扣带回毁损以 Brodmann area 24 区为主，毁损灶尽可能远离中线，其毁损范围达 20mm×10mm×10mm，只要定位准确，这种毁损范围对胼周动脉及中央旁小叶影响较小，毁损靶点靠前，易出现运动性缄默症。立体定向手术方法：配合患者，在局麻下安装定向仪框架后带定位框行 MRI 定位扫描，采用 MRI 三维解剖结构定位法确认靶点坐标值，手工法计算并在立体定向手术计划系统软件中验证，利用射频热凝方法毁损某些特定核团或脑区，根据临床症状不同，制作大小不同的毁损灶。

（傅先明）

lìtǐdìngxiàng nèinángqiánzhī huǐsǔnshù

## 立体定向内囊前肢毁损术

（stereotactic anterior capsulotomy） 以阻断额叶至脑干等结构的联系和癫痫冲动的发放为目的的手术。

**适应证** 适用于全身性癫痫发作的患者。

**应用解剖** 内囊位于丘脑、尾状核和豆状核之间的白质板。在水平切面上呈向外开放的 V 形，分前肢、膝和后肢 3 部；前肢伸前外，位于豆状核与尾状核之间；后肢伸向后外，分为豆丘部、豆状核后部和豆状核下部；膝部位于两者之间。内囊前肢投射纤维：主要有额桥束和由丘脑背内侧核投射到前额叶的丘脑前辐射。内囊前肢含丘脑前辐射，联系丘脑前核、边缘结构与大脑额叶，所以内囊前肢毁损可能通过切断丘脑前辐射阻断额叶－基底节－丘脑环路。内囊前肢是丘脑和前额叶皮质的主要通路，其毁损即可缓解多巴胺功能亢进导致的幻觉、冲动、攻击等阳性症状，也可有效缓解强迫、焦虑、抑郁等症状。靶点坐标位置 $X = 17 \sim 19mm$，$Y = 24mm$，$Z = 0mm$，破坏范围 10 mm×10 mm×16 mm；内囊前肢毁损中心点在中外 1/3 处，毁损范围达内囊前 1/3～1/2，尽可能远离内囊膝部；立体定向手术方法同立体定向前扣带回毁损术。

**手术方法** ①术前准备同其他开颅手术。②定向仪的应用。包括颅骨钻孔、安装定向仪、脑室造影、确定靶点及进行手术处理并密切检测患者变化。

**注意事项及优缺点** 立体定向手术为闭合性手术有一定盲目性，可能出现以下术中及术后并发症，术中并发症可能有：①神经系统受损症状。②自主神经功能障碍。③术中出血。术后并发症可能有：①术后出血。②术后感染。③其他，如术后早期出现精神障碍和意识障碍与术后脑水肿相关。总之虽然脑立体定向手术具有损伤小，操作简便及患者容易接受等优点。但由于破坏灶的真实大小和破坏程度仍然难以判定，且手术存在盲目性，故手术并发症难以避免。

（傅先明）

lìtǐdìngxiàng xìngrénhé huǐsǔnshù

## 立体定向杏仁核毁损术 （stereotactic amygdalotomy） 通过立体定向的方法对杏仁核进行毁损，用于兴奋、冲动、攻击敌对行为等症状的控制和治疗。杏仁核在边缘系统中具有重要作用，与情绪行为有关。

**适应证** 一般认为伴有精神运动发作的颞叶癫痫优先选择杏仁核损毁术。

**应用解剖** 杏仁核是位于侧脑室下角前端上方和豆状核腹侧的灰质核团，又称杏仁核复合体，一般分为两大核群，即皮质内侧核和基底外侧核及前杏仁区和皮质杏仁区。杏仁核的传入纤维来自嗅球及前嗅核，经外侧嗅纹终止于皮质内侧核；来自梨状区及间脑的纤维终止于基底外侧核。杏仁核接受下丘脑、丘脑、脑干网状结构和新皮质的纤维。杏仁核的传出纤维通过终纹隔区、内侧视前核、丘脑下部前区和视前区，越过前联合后，部分纤维经髓纹终止于缰核，而另一部分不进入髓纹而直接终止于丘脑下部、丘脑背内侧核、梨状区和中脑被盖网状结构。另外，杏仁核与前额区皮质、扣带回、颞叶前部、岛叶腹侧之间有往返纤维联系。杏仁核与大脑皮质的广泛区域、脑干的内脏神经核团、丘脑、眶额皮质均有往返的纤维联系，该环路是嗅脑的一部分，又是边缘系统的主要结构。杏仁核及隔核用于兴奋、冲动、攻击敌对行为等症状控制；杏仁核靶点坐标位置：$X = 21mm$，$Y = 8mm$，$Z = -13.5mm$ 或 Z 值根据颞角尖来定位，一般在尖上 3mm，后 3mm。破坏范围为 10mm×10mm×16mm。若双侧杏仁核毁损术，另一侧破坏范围只能 6mm×6mm×8mm。杏仁核毁损以内侧部为主，由于该核团个体差异性大，术前根据头部 MRI 定位，结合患者临床症状决定毁损灶大小。立体定向手术方法同立体定向前扣带回毁损术。

**手术方法** 同立体定向内囊前肢毁损术。

**注意事项及优缺点** 同立体定向内囊前肢毁损术。

（傅先明）

lìtǐdìngxiàng wěizhuànghé xiàshù huǐsǔnshù

## 立体定向尾状核下束毁损术 （stereotactic subcaudate tractotomy，SST） 通过立体定向的方法对尾状核下束进行毁损的手术。

**适应证** 适用于焦虑、抑郁及某些人格障碍，也适应于慢性反复发作的抑郁症。

**应用解剖** 尾状核下束位于两侧尾状核头的前下方白质内，额叶眶部白质和扣带回嘴部后 2cm，纤维正是从此处进入尾状核下区。其毁损灶破坏了联系前额叶皮质和边缘系统的纤维，导致丘脑中间核的继发性退行性变。毁损灶阻断了杏仁核－丘脑背中间核－前额叶通道和海马－杏仁核－下丘脑－前额叶通道，这些通道包括作为情感基础的边缘环路。精神外科手术靶区均是针对这些脑区的联系纤维，特别是发自杏仁核的纤维通道。坐标位置：$X = 15mm$，$Y = $ 鞍前床突前 5mm，$Z = $ 眶上 11mm。毁损范围可达 20mm×16mm×6mm。

**手术方法** 同立体定向内囊前肢毁损术。

**注意事项及优缺点** 尾状核下束毁损术主要不良反应为术后精神错乱、视觉记忆能力下降，通常数周至数月后恢复。立体定向手术方法同立体定向前扣带回毁损术。

（傅先明）

jīngshénbìng shēnbù nǎocìjīshù

## 精神病深部脑刺激术 （deep brain stimulation for psychiatric disease） 深部脑刺激术是利用脑立体定向手术在脑内特定神经

核团或脑区的位置植入电极，通过高频电刺激可抑制异常电活动的神经元，起到治病的作用。可以治疗精神障碍、帕金森病、癫痫等功能性疾病。该技术被广泛应用于难治性运动障碍性疾病的治疗，也可用于精神疾病的治疗。DBS 的作用机制：①高频刺激（HFS）能够使受刺激组织功能失活，即抑制效应假说。HFS 使神经细胞膜上电压依赖性钠离子通道失活，使神经细胞处于不应期，从而导致刺激电极周围神经细胞受抑制，上级神经元受 HFS 影响小，相应出现兴奋性增加。②HFS 对神经网络中神经递质产生影响。刺激电极置入的位置不同，神经递质的变化也有差异。③HFS 使突触或神经元之间产生重塑变化。有些研究发现 DBS 的作用并非简单的抑制，而是对神经元活动的结构进行了复杂的重塑。

**适应证** DBS 在精神病治疗中有重要意义，目前已应用在难治性抑郁症和强迫症的治疗，常用的靶点包括内囊前肢、腹侧纹状体、伏核、双侧丘脑下脚。

**手术方法** ①安装立体定向头架：帮助医师确定放入电极的位置。②精确定位：通过 CT 或 MRI 检查帮助医师获取植入电极定位。③植入电极：根据定位将电极精准植入大脑刺激部位。④效果测试：植入电极后经医师测试，根据患者的感受和症状改善程度调整电极位置和刺激强度，以获取最佳效果。⑤植入整个系统：若症状得到控制，医师会植入整个系统，此过程可以立刻进行，也可以观察数天后进行。

**优缺点** 近年来发展和应用的 DBS 具有可逆性、参数可调、对组织非破坏性等优点，DBS 治疗精神病将对传统手术是一种挑战。尽管 DBS 取得了较好的临床效果，但是目前 DBS 治疗精神疾病还处在初级探索阶段，DBS 可能引起的并发症：①与 DBS 治疗及相关设备所引起的不良反应，主要表现为电极错位导致电极重置，导线折断或脑组织腐蚀导致电极的更换，功能障碍或皮肤生长引起的刺激脉冲发生器更换或重置。②DBS 治疗精神障碍的过程也可出现不良反应，如中枢感染、癫痫大发作、头痛、颅内出血。只有小部分患者接受 DBS 治疗。此外，刺激靶点的最佳位置的选择及刺激参数最佳组合等问题，都有待于进一步研究。随着医学技术的发展，相信深部脑刺激术对于各种难治性精神障碍疾病的治疗，会发挥越来越重要的作用。

(傅先明)

jīngshénwàikē shùhòu liáoxiào píngjià
## 精神外科术后疗效评价
（post-operative evaluation of psychosurgery） 精神外科术后疗效评定应持非常严肃、科学和负责的态度。疗效评定应由数名富有经验的精神科、精神外科和神经心理医师共同参与。社会和家庭成员应当客观公正地向医师提供有关患者的院外表现。手术前后常用根据需要选择不同精神量表，依据精神量表评分评价其疗效，常用量表包括：阳性与阴性症状量表（positive and negative symptom scale，PANSS）、耶鲁-布朗强迫量表（Yale-Brown obsessive compulsive rating scale，Y-BOCS）、汉密尔顿抑郁量表（Hamilton depression scale，HAMD）、汉密尔顿焦虑量表（Hamilton anxiety scale，HAMA）简明精神症状量表（brief psychiatric rating scale，BPRS）、精神功能评价量表（global assessment function，GAF）、临床疗效总评量表（clinical global improvement，CGI）、护士用住院患者观察量表（nurses observation scale for inpatient evaluation，NOS-IE）。各种量表应由精神科医师、临床心理学家按各表所规定的症状定义及评分规定进行测评，最好由专人评定，以求前后一致。如由多人评定，应事先培训并测定评分的一致性，疗效以减分率、服药情况、症状改善程度综合评价。

1988 年全国精神外科协作组制定了精神外科手术治疗效果的评定方法和标准。Ⅰ级：精神症状完全消失，无需服药或其他治疗；Ⅱ级：手术后症状基本消失或用维持量药物而症状完全消失；Ⅲ级：手术后症状部分消失，或用维持量药物可以使症状完全消失；Ⅳ级：手术无效；Ⅴ级：手术后症状恶化。

巴兰坦（Ballantine）等根据随访患者、患者亲属回答的问题、工作单位的记录、婚姻状况，提出 6 级评价标准。Ⅴ级：精神症状消失，无需服药和定期精神科就诊，生活能力达到80%~100%；Ⅳ级：患者自我感觉良好，手术后症状明显缓解，但仍需服药，偶看精神科医师，生活能力达80%~100%；Ⅲ级：患者自我感觉尚好，手术后明显改善，需要定期看精神科医师，需要服药，生活能力达40%~70%；Ⅱ级：患者自我感觉尚好，手术后有改善，生活能力较差；Ⅰ级：手术无效，100%无生活能力；0级：手术后症状恶化。

(傅先明)

wēichuàng shénjīng wàikēxué
## 微创神经外科学（minimally invasive neurosurgery） 在诊断和治疗神经外科疾患时，以最小

创伤的操作，最大程度保护及恢复神经外科疾患患者的神经解剖、生理功能和心理功能，最大限度的为患者解决病痛，尽量减少医源性损伤以及手术后并发症的学科。微创包括两个方面：①手术工具、入路和技术的改进，将医疗介入给患者带来的损伤减少到最低。②在器官、组织、细胞和基因调控的不同水平，干预人体对重大创伤的反应，使其趋向微小化。应该全面地理解微创神经外科学概念，片面地认为小切口开颅，或在手术中应用了某个手术器械，就是微创神经外科手术的认识，都是对微创神经外科学概念的曲解。微创神经外科手术的特点是小型化、智能化和闭合化，使手术更安全可靠，同时缩短患者的住院时间和康复期，也降低医疗费用。在世纪之交，建立起来的微创神经外科是个技术平台，它支撑着神经外科学向新的高峰攀登。

**研究范围** 当代神经外科要求，治疗结果不只是预防和降低手术后并发症，还包括解剖复位，以及尽量恢复患者的神经和心理功能。微创神经外科学的内涵更丰富，是全部外科治疗活动中追求的目标，而不单单局限于某种治疗方法、某种手术方式或应用了某种手术工具，微创神经外科的概念应该贯穿在整个医疗活动中，包括神经外科手术的每个步骤，如术前、术中以及术后过程。①术前阶段：手术前，微创神经外科概念包括，向患者及其家属解释病情，进行最佳的诊断检查，以及尽可能使患者放松，因为情绪紧张是不利因素，必要时可以给患者药物治疗，将患者术前状态调整到最佳。准备齐患者资料和各种辅助检查，最短时间内作

好术前准备。面对每一位患者，在为他们制订诊断治疗方案时，应权衡利弊，全面考虑患者代价和治疗效果比，应用现代技术，考虑解剖和功能的每一个细节，使患者付出最小的生理、精神和医疗费用代价，使外科计划达到最佳化。②手术操作：微创神经外科概念，包括开颅手术时局部剃头备皮，以减少对患者情绪的不良影响，充分合理利用各种功能监测。选择适当安全的麻醉。神经外科手术过程中，微创神经外科的核心目标，就是缩短手术路径，提供充足的操作空间，减少对中枢神经系统及血管组织的干扰。关颅时，注意最准确解剖复位，缝合时注意减少瘢痕，保证患者美容，获得最佳的治疗效果。③术后处理：手术后微创神经外科概念，包括避免疼痛和不舒服，尽可能地缩短患者在重症监护室（ICU）时间和及时撤销监测，早期出院。准备好明确的医学咨询窗口，必要时可以通过电话方式交谈。

**研究内容** 微创神经外科学包括六方面的内容：①神经导航神经外科学。②微骨窗手术入路。③神经内镜辅助手术。④血管内神经外科。⑤立体放射治疗。⑥分子神经外科学。

**中国微创神经外科学现状及不足** 中国的微创神经外科学虽然起步比较晚，但在全国神经外科医师的努力下，经过与国内外的交流、切磋，发展十分迅速，特别是进入21世纪后逐渐走向成熟。在一些经济发达地区，某些微创神经外科技术已经迈进国际先进行列，许多省市级医院都已经广泛开展血管神经介入、微骨窗手术入路、神经内镜微创手术，包括术中功能磁共振导航、术中

超声波、术中电生理监测、术中磁共振技术被越来越多的神经外科中心常规应用，中国微创神经外科的整体水平正在逐步提高。但应该清醒地认识到，中国开展微创神经外科学还存在一些有待改进的问题。①需要全面正确地理解微创神经外科学理念，普及相关微创神经外科基础知识。②由于微创神经外科技术发展迅速，有些技术尚待规范，而且微创手术对手术相关器械有比较高的要求，比如要有神经外科手术床、动力系统、高质量的自动牵开器。如果没有器械做保障，有些微创手术是无法做好的。③对微创神经外科手术技术掌握不扎实，神经外科医师要想把微创手术做好，必须经过系统的培训后才有可能把手术做好。

（赵继宗）

shénjīng dǎoháng shǒushù

**神经导航手术** （neuronavigation surgery） 在神经导航系统的辅助下进行神经外科手术。相对于传统神经外科手术，神经导航手术将现代神经影像技术与手术更紧密地结合起来，使整个手术过程处在影像学资料的虚拟实时监测和指导下，平均2mm以下的高精度，保证手术医师充分发挥显微手术技术，以尽可能小的损伤完成病变的切除。神经导航系统在20世纪90年代中期出现，并且在短短的几年中不断完善与普及，与同时出现的"锁孔"手术技术相结合，使神经外科手术从观念上发生了质的飞跃，进入了微创神经外科手术时代。神经导航系统，又称无框架立体定向导航系统，是多领域高技术的结合。它以强大的计算机技术和图像处理软件为核心，利用卫星定位技术的理论，通过红外线遥感

技术或电磁感应技术获取术中患者头部和手术进程的位置信息，对比 CT、MRI 等高清晰度的图像资料，计算并显示手术的实时进程、病变准确位置和周围结构的关系。按照导航设备的物理学原理，可将其分为红外线导航和电磁导航。①红外线导航系统：目前国际上常用的红外线导航系统有 Brainlab 系统、Stealthstation 系统、Caize 系统等，但其原理和结构大同小异，主要由照相机阵列、计算机工作站、参考环及导航探针组成。②电磁导航系统：主要由电磁发射器、电磁接收器、计算机及软件组成。

（王嵘）

nǎoxuèguǎnbìng shénjīng dǎoháng

## 脑血管病神经导航（neuronavigation of intraranial vascular disease）

将神经导航技术用于脑血管疾病的手术，辅助病变定位，方便病变切除的技术。适应证主要包括以下几种。

**海绵状血管瘤** 是导航的绝对适应证。此种疾病多位于脑实质深部，甚至在脑干、丘脑等致命部位，有反复出血的病史。海绵状血管瘤在 MRI 及 CT 平扫资料上多数可清楚显示。因此，导航系统可精确的引导手术进程，结合"锁孔"开颅及脑沟入路能最大限度减少正常脑组织及神经功能的损伤。值得注意的是：一些非常微小的海绵状血管瘤在出血后仅残留机化样组织，加之手术距出血时间较长，术中镜下很难与周围脑组织相区别。因此，推荐以 MRI 作为导航数据资料，且一定在术前 3 天内进行 CT 以明确出血的吸收情况，做到手术时心中有数。

**动静脉畸形（AVM）** 是导航的选择性适应证。其中对于位置较深、体积较小、位于运动区、语言区、丘脑及脑干的 AVM，导航的辅助是不可或缺的。对于出血在 1 个月内，尚未完全吸收的 AVM，应以 CT 作为导航数据；对于未出血或出血已经完全吸收的病例推荐使用强化 MRI 作为导航数据，导航经验丰富的医师可在术前重建出主要的供血及引流血管，对手术有很大帮助。

**动脉瘤** 是导航的相对适应证。在对多数动脉瘤的导航中，术前计划的意义大于术中影像引导。利用导航系统强大的三维图像重建功能，将注药强化后 CT 及 MRI 资料转化为立体血管影像，开启导航系统的模拟切除图像窗口，可非常直观地了解实际手术视野中动脉瘤与周围神经、血管的比邻关系，分析动脉瘤在与载瘤动脉的角度，选择同侧或对侧开颅，决定翼点或眶上眉弓入路，在最好、最安全的角度下显露并夹闭动脉瘤。对位于颈内动脉近段、眼动脉、椎动脉、基底动脉的动脉瘤而言，导航系统辅助下制订详尽的术前计划是尤其必要的。对于一些特殊的动脉瘤，如生长于大脑前动脉远端、小脑后下动脉（PICA）、小脑前下动脉（AICA）等血管的动脉瘤，导航系统的辅助是绝对必要的。例如，在导航下结合纵裂入路，可以准确地夹闭前动脉远端的动脉瘤，不必从 A1 段开始探查，减少了血管痉挛及损伤的风险。

（王嵘）

lúnǎo zhǒngliú shénjīng dǎoháng

## 颅脑肿瘤神经导航（neuronavigation of intraranial tumor）

将神经导航技术用于脑肿瘤的手术，辅助病变定位，方便肿瘤切除的技术。适应证主要包括以下几种。

**胶质瘤** 胶质瘤特别是低恶性度的星形细胞瘤是导航的绝对适应证。实性的 Ⅰ 级星形细胞瘤在显微镜下很难与正常脑实质相鉴别，皮质表面也无明显异常，即使经验丰富的手术医师也必须在探查中多次取组织进行快速冷冻病理检查，以确定切除范围，如果肿瘤位于功能区附近，则很容易造成不必要的术后神经功能缺失。此类肿瘤不易在平扫、增强的 CT 及 MRI 上获得与脑组织良好的对比。因此，推荐以 T2 加权像 MRI 数据作为导航资料，在术中根据导航提供的肿瘤位置及范围可以全切肿瘤，且不过多损伤正常组织。对于较高恶性度的胶质瘤，应以增强 MRI 数据为导航资料，尽可能的完全切除肿瘤。对于囊性胶质瘤而言，应特别注意：打开硬膜后要先利用导航确定肿瘤位置及范围，一旦释放囊液会出现影像漂移，导航的准确性会大大下降。

**转移癌** 往往位于皮质下较深的部位，也是导航的绝对适应证。其注意事项同恶性胶质瘤。

**脑膜瘤** 多数脑膜瘤都是导航的绝对适应证。对于窦旁及凸面的脑膜瘤，导航可极大的帮助手术医师确定手术切口的位置及范围，确定受压移位的矢状窦，最大限度的利用皮瓣及骨窗，避免开颅误伤引起大出血。对于包绕、邻近重要血管或神经结构的脑膜瘤，如蝶骨嵴内侧或脑桥小脑角区（CPA）脑膜瘤等，开启导航的前瞻窗口，可时刻提醒手术医师距离血管、神经、脑干的距离，有效避免损伤。

**垂体瘤** 经蝶垂体瘤手术中导航定位是必不可少的。在以往的手术学中，经蝶手术必须在 C 型 X 线机的监测下进行，但由于其操作不便及放射性污染的存在已经逐渐被导航系统取代。平扫的 CT 或 MRI 数据均可作为导航资料，术中可明确提示鞍底的位置，避免误穿斜坡骨质而引起致命的损伤。

**其他肿瘤** 如淋巴瘤、血管网织细胞瘤、神经鞘瘤、生殖细胞瘤、炎性肉芽肿等均为导航的选择性适应证，其中位置较深的淋巴瘤、生殖细胞瘤、肉芽肿等，我们强烈推荐使用导航系统辅助完成手术。导航资料的选择应根据肿瘤的影像学特点灵活掌握。

（王 嵘）

chuāncì huózǔzhī jiǎnchá shénjīng dǎoháng

# 穿刺活组织检查神经导航

（biopsy under neuronavigation）
利用神经导航系统引导穿刺抽吸技术取病变部位组织进行病理检查的技术。是神经影像学技术、立体定向技术及显微神经外科技术通过计算机结合的技术。可以借助于 CT、高场强术中 MRI 影像、基于代谢影像的多模态功能神经导航等，联合多影像融合技术和三维成像技术引导框架或无框架立体定向行脑穿刺活检术，可实时监测手术进程，显示穿刺路径，减少损伤，提高精确度，减少术后并发症，靶点误差甚至可以达到<1mm，尤其适用于脑深部病变的活检。

**适应证** 适用于脑深部性质不明的微小病灶、弥漫性或多发性病灶和手术风险大而性质不明的颅底肿瘤等，对神经内、外科疑难病的诊断也有很大作用。

**手术方法** 术前行头皮标记后行头部 CT 或 MRI，将扫描数据录入导航系统，术中摆好手术体位后，行体表标记注册，就可以行穿刺活检。术中可使用导航探针实时导引定位，实现动态跟踪，利用导航可以了解病灶范围，定位周围重要血管神经，减少术后并发症。

**注意事项** 肿瘤、寄生虫、脓肿等可能会沿着穿刺道转移；活检取材仅能反映局部病理变化，有一定的漏诊率；特别是病变界限不清、病变性质不均匀和囊性变时，常需要多次多点穿刺活检。有血管性或富血管性病变，以及凝血功能异常有出血倾向的情况应慎用，术后有出血风险，出血病死率约 0.37%。总并发症发生率为 2.36%，其中丘脑和脑干区病变活检术后的并发症相对严重。

**优缺点** 现代神经导航技术应用于穿刺活检显著提高了手术安全性。与常规开颅取病变组织活检相比，神经导航的存在极大地方便术中病灶的定位，减少对周围正常神经组织的干扰，缩短手术时间，有效降低术后并发症。但使用该项技术时存在的出血和感染风险，肿瘤、寄生虫和脓肿在穿刺针道内的扩散等问题。穿刺道出血可结合术中超声或移动 CT 及时发现，结合内镜止血和清除血肿，严格把握适应证和谨慎选择穿刺点可减少出血率。而对于穿刺道种植播散尚无完全可靠的预防方法。手术中，可能因为术中骨瓣开启、脱水药物的使用、占位的解除、脑脊液的释放等引起颅内压改变，脑组织移位，导致定位不准，出现导航偏移。基于术前的影像学资料，存在影像学图像失真、注册中的漂移等问题。随着术中实时 CT 或高场强 MRI 实时成像系统的应用，可在一定程度上纠正偏移，提高定位的准确性。

（田永吉）

gōngnéng shénjīng wàikē shǒushù shénjīng dǎoháng

# 功能神经外科手术神经导航

（neuronavigation of functional neurosurgery） 借助神经导航技术修正神经系统功能异常，有意识改变其病理过程，重建神经组织正常功能的技术。

**手术方法** 贴置标记物时应使"Marker"在三维空间中分散环绕病灶，同时避免三处标记点位于同一扫描层面上，以降低平均注册误差。固定部位应优先考虑皮肤与颅骨连接较为紧密的部位，减少移位。手术时头架固定，避开脑功能区和重要的神经血管，根据病灶的解剖部位和邻近的结构关系，在实时导航下，用探针在患者头皮上描记出病灶的投影，描绘出病变的前后及内外侧边界，选择最佳手术路径。

**注意事项** ①体位设置：宜将手术入路尽量接近垂直线，入颅点位于最高点，减少开颅后脑组织重力影响下的水平移位，减少数字模型与实际组织形态上的偏差。②减少脑组织形变：为减少术中误差，尤其是在完成影像检查后直至剪开脑膜前应维持颅内压稳定，避免大量使用脱水剂或脑室、腰池脑脊液过度引流以及囊液穿刺减压。③虚拟探针预先观测入颅位置、角度及深度，并随时注册术中手术工具完成实时查看，掌握目前手术进度、病灶的切除范围以及于周边重要组织的关系，以便减少对脑组织不必要的牵拉与探查，降低机械移位或脑水肿造成的漂移程度。④明确病灶边界：切除病灶前可在导航引导下于病灶边界埋置标记物，形成所谓"栅栏"，随后在栅栏内逐块切除病灶。⑤在打开硬脑膜后，尤其是切除大部分肿瘤后，以导航确定肿瘤的四周以及底部边界是不准确的。

**优缺点** 避免不必要地扩大骨窗范围，而且又可防止术前定位不准确所造成的肿瘤位于骨窗边缘的窘境。对手术而言，侵袭性减到最小，失血量减少，并发症发生率降低。能够精确定位，减少不必要的探查，可减少对脑组织的损伤，同时也增加了手术医师的信心。协助对肉眼无法分辨的肿瘤确定边界。通过术前影像学资料构建模型，在部分程度上实现了术中实时观测，增强医师对手术的掌控，节省手术时间，减少术后监护时间及住院天数。对于表浅病灶可减小开颅时切口和骨窗尺寸。较立体定向开颅手术减少了术前安装定向仪框架，进行 CT 或 MRI 及计算靶点坐标等工作。

(田永吉)

jǐsuǐ jǐzhù shǒushù shénjīng dǎoháng

## 脊髓脊柱手术神经导航

（neuronavigation of operation on spinal） 利用神经导航系统进行脊髓脊柱手术中定位（包括病灶的寻找以及内固定位置的选取）的技术。脊髓脊柱手术神经导航的登录大多是在手术开始后，将棘突或横突充分显露后再用多点匹配的方法或脊椎骨表面轮廓融合的方法进行登录。因脊柱系多关节结构，可随体位变化，对多节手术的不同阶段可分次登录，以增加导航的准确度。目前为止，脊髓脊柱手术导航大体分为以下四个阶段：基于术中 C 型臂的 X 线导航、基于术前脊柱 CT 的 3D 导航、基于术中 CT 引导的实时导航、基于术中 CT 或 MRI 的多模态导航。

**适应证** 主要应用在椎弓根钉植入、脊椎肿瘤及椎管减压等方面。

**手术方法** 手术方式按照常规后正中入路逐层切开皮肤、皮下、肌肉。术中暴露棘突后将参考环固定在棘突，调整好红外相机的位置即可开始注册：将术前在导航系统中三维重建影像上设定的参照点与脊柱对应的解剖位置一一进行注册，注册确认后即可进行定位。确定肿瘤的位置范围之后继续按照常规方式进行手术暴露切除。手术过程中可随时以探针进行定位以了解手术到达的位置和病变的解剖关系。在植入螺钉时可以将持钉器或开路器等器械注册后，即可在计算机屏幕上了解到螺钉或器械所到达的位置，在导航的引导下完成植入的操作。

**注意事项** 注意设置好红外相机的位置以保证术中操作时不会因器械或人员遮挡红外线而影响实时定位。棘突夹固定时注意角度既朝向红外相机又不影响手术操作为宜。脊柱的解剖是一个三维立体结构。因此，需要手术医师具有良好的方位感，特别是在某些对操作精度要求较高的手术中。

**优缺点** 手术导航的精确度不佳、手术登录费时、术中仍需实测 X 线核实以及成本增加和延长手术时间，成为制约脊柱脊髓手术神经导航技术应用的障碍。但同时，神经导航可使医师更直观地了解患者的三维解剖结构，加快低年资医师的培训过程。

(田永吉)

lúdǐ shǒushù shénjīng dǎoháng

## 颅底手术神经导航 （neuronavigation of operation on skull base） 将神经导航系统用于颅底手术中的术中定位，有助于更好地切除肿瘤的技术。近年出现的微侵袭神经外科，提出以最小创伤的外科方法和技术治疗神经外科疾病，神经导航作为开展微侵袭

神经外科的重要工具，应运而生。颅底手术中，导航技术其定位准确性高而且能做到术中实时指导手术操作，并被逐渐使用。

**适应证** 适用于靶灶或手术入路处无解剖标志或复杂结构的区域；靶灶或手术入路区域的正常解剖标志被病变或以往手术所破坏或干扰，无法识别的脑区；靶灶边界在影像上清晰但在术野与正常组织分界不清。

**手术方法** 患者术前 1 天，头皮粘贴 4～10 个皮肤坐标，可同时从患者头部和影像资料上看到，把两者联系起来后，行 CT 或 MRI，影像资料通过光盘输入导航系统，重建三维图像，并计算出致病灶位置，以此设计手术入路及手术计划。手术当天根据病灶位置安置体位，头架固定，安装参考头架，注册时尽量减小平均注册误差。所谓注册是利用导航探针将患者头皮上的皮肤坐标与术前影像资料上，显示的皮肤坐标准确地联系起来，然后使用探针定出病灶体表投影，由此设计皮肤切口，在导航引导下切除病灶。

**注意事项** 术前粘贴皮肤标记不要过少，建议最少使用 5～6 个标记；粘贴皮肤标记时避开平卧位时头部的着力点；注册时导航系统会自动告诉医师相对不确切的标记，此时，如多次选择标记中心点注册准确性仍不满意，可使用注册探头在此标记附近如四周及深、浅位置进行注册，尝试是否能提高注册准确性，从而选择最佳注册。

**优缺点** 有助于术前准确合理设计手术方案，包括皮肤切口，骨窗位置，脑皮质切口和手术入路；术中指导手术操作，包括靶灶定位、重要神经血管结构的找

寻或回避、肿瘤切除程度的科学判断。随着功能影像及神经纤维束重建等技术的出现，已经可以实现术中对神经功能传导束、功能区的识别及保护。

(田永吉)

## yǐngxiàng piāoyí
## 影像漂移（image shift）

神经导航辅助下的手术中，组织结构的移位造成导航系统影像与真实位置的出现误差。又称脑漂移。它是导航系统的最大弊病，在一定程度上影响导航的准确性。目前的导航系统采用的是一种虚拟实时影像跟踪技术，主要依靠光学数字化感应技术、联合注册技术及动态定位技术得以实现，其虚拟实时影像并非术中真实影像，因此尽管有相对固定的连接方法及高速精确的计算机运算，仍不可避免出现导航影像与真实结构的偏差，其发生率为66%左右，漂移程度3~24mm。手术导航系统的最大意义在于确定病变位置及边界，从而最大限度地减小医源性创伤。十分微小的影像漂移或是发现病灶后的影像漂移对手术的影响有限，可以依靠手术医师丰富临床经验加以克服。主要分为以下两类。①系统性影像漂移：即由于参考环连接支架、头架的松动移位，或定位标记移位所造成的影像漂移。②结构性影像漂移：即手术进行当中，由于脑脊液或病变囊液释放、病变或脑组织切除导致颅内结构移位所引起的影像漂移。在临床实践中，充分利用现有的手术导航系统及显微神经外科设备，严格操作规范，可避免和纠正大部分影像漂移。

(王嵘)

## wēigǔchuāng rùlù
## 微骨窗入路（keyhole approach）

利用门镜效应原理，通过小骨窗的合理利用获得广阔术野，完成颅内病灶切除的手术入路。它是微创神经外科的重要标志。微骨窗手术原理与经过门镜窥视技术相同，故采用微骨孔手术时，其精确的个体化设计是非常重要的。1971年神经外科医师威尔逊（Wilson）首先提出"锁孔外科（keyhole surgery）"，认为在颅内深部术野显微手术应用该入路也可以获得足够的空间而顺利完成手术。因此，应改变神经外科手术传统的暴露标准。微骨孔入路可用于颅内肿瘤、高血压脑出血、三叉神经痛的手术，特别是颅底病灶的治疗，如颅内动脉瘤、垂体瘤、颅咽管瘤、听神经瘤和海绵状血管瘤等。不过微骨孔入路应用范围也有其局限性，不适宜对巨大的脑动静脉畸形和癫痫的手术。

微骨窗入路显微手术一般头皮切口为直切口或弧形切口。需要指出的是，小切口、小骨窗只是锁孔概念的一部分，并不是锁孔手术的必须条件。德国神经外科医师派尔奈茨基（Perncezky）指出，微骨窗入路（锁孔入路）的内涵是，根据每个患者病变部位和性质，准确的个体化的设计开颅部位和范围，使手术路径最短并精确地到达病变，充分利用脑组织自然间隙，经过调整患者的头位和手术显微镜的角度，获得足够的手术空间完成手术，将手术创伤降至最低。锁孔手术的宗旨是以最小的手术创伤获取最佳的手术效果。切口及骨窗的大小，取决于肿瘤的大小、位置和其他的解剖特点。在许多锁孔手术中，切口的大小其实只是为满足进入照明设备和操作器械的需要，切不可勉强追求小切口，而影响颅内的操作。

微骨孔入路将显微神经外科推向新高度，是微创手术的标志。与传统的开颅术相比，微骨孔开颅的优点在于：①缩小开颅范围，减少对正常脑组织的暴露和干扰。②利用颅内正常解剖间隙，如经侧裂池、纵裂入路，减少对脑的牵拉。③手术损伤小，因而降低了开颅术后并发症，如癫痫、脑挫伤等，提高了手术的安全性。④缩短了开、关颅时间，减少手术出血。⑤患者术后康复快。

选择微骨孔入路手术的医师，必须具备丰富的显微手术经验，扎实的显微手术基本功，能独立处理手术中可能发生的意外。尤其是颅内动脉瘤手术，要求具备处理术中动脉瘤破裂的经验，动脉瘤破裂出血急性期不宜采用微骨孔入路，因为严重的脑水肿难以获得足够的手术空间，也无法完成必要的外减压。微骨孔入路应严格依显微手术基本技术要求操作，必须具备完善的显微手术设备和器械，如可控手术床、高速颅钻、头架和精良的手术显微镜。为适应微骨孔开颅手术操作，需要一些特殊的显微剥离子和派尔奈茨基（Perneczky）动脉瘤夹，这些器械均较细长，占空间小，且使用方便。

微骨孔入路近年来逐渐被神经外科所采用，同时应用术中神经导航，可精确定位病灶，减少了医源性损伤，使术后并发症降低，改变了传统开颅手术模式。

(田永吉)

## méigōngqiēkǒu kuàngshàng wēigǔchuāng rùlù
## 眉弓切口眶上微骨窗入路（transorbital keyhole approach）

采用眉毛内弧形切口的微骨窗手术入路。采用小骨窗入路，处理颅内病变，使医源性损伤小、手术后反应轻、术后并发症少、手术效果好、符合美学特点，是微创神经外科学的重要内容之一。

**适应证** 主要为鞍区肿瘤，如鞍结节和鞍膈脑膜瘤、向鞍上和鞍旁生长的垂体腺瘤、颅咽管瘤，以及前交通动脉瘤等。

**手术方法** 剃除术侧眉毛，头后仰 10°~15°，向对侧转 20°~40°，头架固定，切口自术侧眉弓眶上切迹向外切开，皮肤切口长 4~5cm，切至皮下时可将眶上神经、血管在皮下做适当分离。沿眉弓或额纹于眶外上缘折角处钻孔，铣刀铣骨瓣成形，骨窗约 2.0cm×4.0cm，磨除骨窗下缘内板大于外板，尽量平颅底水平，弧形剪开硬脑膜并悬吊，用脑自动牵开器抬起额叶，探查外侧裂并缓慢释放出脑脊液降颅内压，轻轻牵引脑组织，保护好嗅神经，暴露并打开嗅池、颈动脉池和视交叉池，必要时打开终板池时，可使脑室系统的脑脊液释放，额底可暴露范围逐步增大，可显露出视神经、视交叉、颈动脉及鞍区肿瘤，探查颈内动脉外侧、颈内动脉分叉上间隙、视交叉前、终板间隙和视神经外侧，分离切除肿瘤时应辨认分离、尽量减少牵拉、分块切除，必要时引入内镜辅助观察切除肿瘤，肿瘤切除和止血后严密缝合硬脑膜，硬脑膜外铺放骨窗大小人工硬脑膜，骨瓣颅骨锁固定，缝合肌肉和筋膜，头皮对合整齐后缝合皮下，可免缝合皮肤。

**注意事项** 术者应具备扎实的显微神经外科手术基础。刚开始开展微骨窗入路手术，可先采用大切口，小骨窗。必要时，可迅速以铣刀扩大骨窗范围，改为

常规术式。小骨窗也可从大至小，循序渐进，以逐步适应。狭窄的手术野中照明有限，但可通过不断地调整显微镜角度保持良好的视野，必要时，还可辅以神经内镜观察。适当的头位，可使脑组织因重力关系自动移位，增加手术入路的空间；术中若出现脑肿胀、进行性脑膨出，应行术中 B 超或者术中 CT 等检查，寻找颅内继发血肿的部位，采用相应的对策及时处理。另外，术后应严密观察病情，发现异常情况及时处理，必要时复查头部 CT，并积极防治各种并发症。

**优点** ①手术切口和骨窗小，减少了无效脑暴露。②手术时间明显缩短。③减轻了对脑组织的牵拉。④术前不需要剃发，对患者心理影响小。⑤手术创伤小，出血少，对神经结构保护好。⑥术后并发症少。

**缺点** 因手术视野相对狭小，术野区显露相对较差，术中应急处理的客观条件有限，术中止血困难等不足，对手术者技术要求高，对肿瘤组织巨大、质地较硬、与周围相关结构粘连紧密、血供丰富者，较难达到最佳手术效果。

（田永吉）

yìdiǎn wēigǔchuāng rùlù
**翼点微骨窗入路**（pterional keyhole approach） 用自颧弓上与发际内前上方小弧形切口的微骨窗手术入路。该入路有创伤小、出血少、手术时间短、颅内感染风险小、住院时间短的优势。

**适应证** 适用于鞍区的病变，包括鞍内、鞍上、鞍前、鞍旁和鞍后，其他区域也包括颅前窝底、蝶骨嵴、颅中窝底和上斜坡，也可用于颅内多发动脉瘤的显微手术夹闭。

**手术方法** ①体位：与标准翼点入路类似，将患者手术侧肩部垫高；根据动脉瘤位置调整头位，使需暴露的术野位于最高点。②切口起自颧弓根部上方 1cm 至颞线内侧 1cm 处，紧贴发际线后方。③头皮和颞肌一起剥离形成肌皮瓣；严格止血而不使用头皮夹。④选择额骨颧突下方和切口下极两处钻孔。⑤充分牵开皮瓣，尽量扩大骨窗，其边缘超出切口的边界，以增加手术空间。

**注意事项** ①由于空间相对较小，病例选择极其重要，明显脑水肿、脑肿胀患者不宜采取小骨窗入路，术前详细的影像学评估，尤其是三维影像模拟对病例选择有较大意义。②为避免脑水肿、降低颅内压，可在术前行腰大池置管引流，术中逐步打开各脑池，充分释放脑脊液。

**优缺点** 采用该入路患者术后反应小，卧床时间短；无需彻底分离外侧裂，术中脑组织暴露面积缩小，而且对于一般的脑肿胀病例，小骨窗较大骨窗对脑组织的保护更有益，可避免肿胀的脑组织与骨窗边缘发生挤压而损伤；术后康复快，患者可早期出院。然而由于操作空间相对较小，翼点小骨窗入路手术对术者的手术技巧提出了更高的要求。

（田永吉）

ébù wēigǔchuāng zòngliè rùlù
**额部微骨窗纵裂入路**（frontal keyhole approach） 将微骨窗理念用于传统的额部经纵裂入路。通常经中线皮肤弧形切口，做 4cm×2cm 的骨窗，分开纵裂，暴露深部基底池、鞍区、三脑室等结构的开颅方式。

**适应证** 可用于镰旁脑膜瘤、范围较小的半球内侧胶质瘤、前

交通动脉瘤、转移瘤、动静脉畸形以及位于第三脑室前部内或附近的肿瘤,比如胶样囊肿,下丘脑错构瘤及颅咽管瘤等肿瘤的切除。

**应用解剖** 经纵裂通路朝向中线深部目标区域的手术轨迹为扣带回、胼胝体、穹隆。每个解剖平面的脑血管结构都必须小心保护。间脑深部静脉尤为重要,以避免手术相关并发症发生。实施经纵裂入路手术需充分了解窦旁静脉的解剖。冠状缝前方的矢状窦旁静脉稀疏。因此,经纵裂入路开颅大多选择冠状缝前方,以避免重要的窦旁静脉损伤。右侧额叶牵向侧方后,可显露双侧大脑前动脉(ACA)远段和胼胝体,与扣带回相比胼胝体呈亮白色。双侧扣带回皮质有时会非常紧密的黏在一起,可能会被误认为是胼胝体。胼缘动脉可以用作寻找胼周动脉的路标。胼胝体切开可以显露脑室。

**手术方法** 使用该入路时根据切除肿瘤的不同,手术方法有所区别,下文以前交通动脉瘤为例。患者仰卧位。全麻插管,术前行腰穿蛛网膜下腔留置引流管,上头架中立位固定头部。沿发际前缘做横形切口或额部冠状切口,皮瓣向前翻,推开骨膜,在额部中线处用颅钻钻1~2个骨孔,沿骨孔用铣刀向右侧铣开,游离骨瓣直径约3cm。开放腰穿引流,释放脑脊液30~40ml减压后,弧形剪开硬脑膜并翻向中线,沿纵裂探查至大脑镰下缘,分离双侧额叶内侧面,可见双侧大脑前动脉A2段;再沿胼胝体膝部前缘及大脑前动脉分离,即可显露前交通动脉。仔细分离动脉瘤颈,选择适当的动脉瘤夹夹闭瘤颈。必要时可穿刺动脉瘤体,证实无活

动出血、夹闭可靠后,切开动脉瘤壁,清除瘤内血栓并切除瘤体。术野仔细止血后,以罂粟碱浸泡术野,缓解血管痉挛,明胶海绵固定动脉瘤夹。硬脑膜缝合,骨瓣复位固定,逐层缝合帽状腱膜及头皮。

**注意事项** 纵裂入路要求骨窗的位置尽量接近颅前窝底,因此可以选择常规发际边缘冠状头皮切口,如患者发际较低,也可选择发际前缘直切口。确定在额骨中线处钻孔,以充分显露大脑镰及纵裂。如额窦开放,须用骨蜡封闭,避免术后出现脑脊液漏。剪开硬脑膜后,严格沿大脑镰及纵裂分离,注意保护双侧额叶内侧面,至大脑镰下缘。另外,在设计此入路时注意根据头部MRI避开上引流静脉,以利入路宽敞。经额部入路治疗颅前窝底、蝶骨嵴、鞍区肿瘤及第三脑室前部颅咽管瘤:一般于右侧眉上或眉间上沿额纹做6cm直切口和4cm×2cm骨窗,抬起额叶,撕开外侧裂池蛛网膜,放出脑脊液,充分显露肿瘤。对于脑膜瘤,是在离颅底骨约0.5cm的肿瘤处电凝断肿瘤,边电凝,边大块切除肿瘤,待肿瘤完全切除后,再电凝切除残留的肿瘤基底部分,以减少出血。

经额部微骨窗纵裂入路特别适用于中、小型前交通动脉瘤,但对手术器械的要求较高,应在不影响视野的情况下完成各项手术操作,也要求术者在术前对动脉瘤的位置及周围解剖有充分的认识。另外,如在术中能采用导航设备辅助定位,并运用内镜观察动脉瘤颈夹闭情况,利用超声多普勒探测动脉瘤夹闭后大脑前动脉通畅程度,均有利于提高手术效果。

**优缺点** 经额部微骨窗纵裂入路显微手术,与传统入路相比较,手术方法简便合理、符合显微神经外科的微创原则和要求,能有效显露鞍区肿瘤、夹闭前交通动脉瘤;经额部微骨窗纵裂入路夹闭大脑前循环动脉瘤与经翼点入路夹闭大脑前循环动脉瘤的手术相比:皮肤切口短,仅为6cm,因为是沿额纹切口,术后难以察觉,较之眉弓切口更优越;颅骨骨窗小,仅为2cm×3cm,且骨窗成形时间短,不需要咬除或磨除蝶骨嵴;直接到达视神经,脑脊液释放快,脑塌陷快;仅解剖外侧裂池根部,时间短,一般不需牵拉颞叶;颈内动脉及相邻结构显露清楚,不影响破裂动脉瘤的处理;整个手术时间短,出血少。但因手术视野相对狭小,术野区显露相对较差,术中应急处理的客观条件有限,术中止血困难等不足,对手术者技术要求高,对肿瘤组织巨大、质地较硬、与周围相关结构粘连紧密、血供丰富者,较难达到最佳手术效果。

(田永吉)

é-dǐngbù wēigǔchuāng zòngliè rùlù

## 额顶部微骨窗纵裂入路

(frontal-parietal keyhole approach) 将微骨窗理念用于传统的额顶部经纵裂入路。通常经中线皮肤弧形切口,做4cm×2cm的骨窗,分开纵裂,暴露胼胝体、三脑室等结构的开颅方式。

**适应证** 可应用于镰旁脑膜瘤、范围较小的半球内侧胶质瘤、转移瘤、动静脉畸形以及位于第三脑室前部内或后部的肿瘤,如胶样囊肿、下丘脑错构瘤及脑室内肿瘤等肿瘤的切除。

**应用解剖** 见额部微骨窗入路。

**手术方法** 使用该入路时根据切除肿瘤的不同，手术方法有所区别，下文以三脑室内肿瘤为例。患者仰卧位。全麻插管，术前行腰穿蛛网膜下腔留置引流管，上头架中立位固定头部。沿冠状缝前缘做横向切口，推开骨膜，在额顶部中线处用颅钻钻 1 个骨孔，沿骨孔用铣刀向右侧铣开，游离骨瓣直径约 3cm。开放腰穿引流，释放脑脊液 30～40ml 减压后，弧形剪开硬脑膜并翻向中线，沿纵裂探查至大脑镰下缘，分离双侧额叶内侧面，切开胼胝体体部，直至三脑室内，切除脑室内肿瘤。术野仔细止血后，硬脑膜缝合，骨瓣复位固定，逐层缝合帽状腱膜及头皮。

**注意事项** 额顶纵裂入路要求骨窗的位置尽量在冠状缝附近，避免过于靠后损伤中央区。在设计此入路时注意根据头部 MRI 避开上引流静脉，以利入路宽敞。

**优缺点** 经额顶部微骨窗纵裂入路显微手术，与传统入路相比较，手术方法简便合理、符合显微神经外科的微创原则和要求，能有效显露脑室内肿瘤。皮肤切口短，仅为 6cm，因为是沿额纹切口，术后难以察觉，较之眉弓切口更优越；颅骨骨窗小，仅为 2cm×3cm，且骨窗成形时间短，不需要咬除或磨除蝶骨嵴；直接到达视神经，脑脊液释放快，脑塌陷快；仅解剖外侧裂池根部，时间短，一般不需牵拉颞叶；颈内动脉及相邻结构显露清楚，不影响破裂动脉瘤的处理；整个手术时间短，出血少。但因手术视野相对狭小，术野区显露相对较差，术中应急处理的客观条件有限，术中止血困难等不足，对手术者技术要求高，对肿瘤组织巨大、质地较硬、与周围相关结构

粘连紧密、血供丰富者，较难达到最佳手术效果。

（田永吉）

 rǔtūhòu wēigǔchuāng rùlù

## 乳突后微骨窗入路（mastoid keyhole approach）

在传统枕下入路的基础上改良而发展而来的微骨窗手术入路。传统的枕下入路多用于脑桥小脑角区（CPA）等部位的病变，结合颅后窝的解剖特点，微骨窗手术技术被应用于该入路中，成为处理脑桥小脑角区病变的首选。

**适应证** 可以用于切除脑桥小脑角区肿瘤、微血管减压、颈静脉孔区肿瘤、椎动脉合流部动脉瘤等。

**应用解剖** 顶乳缝前角与乳突尖连线为乙状窦上、下曲前界，星点与乳突尖连线为乙状窦上、下曲后界，星点为乙状窦与横窦移行处。因此，以星点与乳突尖连线中点后方（乳突后平台）1.5cm 为中心，直径为 2.0cm 确定开窗的锁孔。右侧乙状窦较左侧乙状窦前 5～6mm。因此，左侧钻锁孔骨瓣时应加以注意后移。在手术显微镜下，从该入路可看到内听道各结构的界限，在此处各结构较脑干侧分界明显，前庭上神经位于后上方，耳蜗神经位于其下方，前庭下神经位于前庭上神经的前方，面神经则沿耳蜗及前庭下神经内侧面向前走行入内听道。这种关系与在脑桥小脑角部位不同，手术时应加以注意。脑桥小脑角的前界是颞骨岩部、岩上窦和三叉神经，外侧面是颞骨锥体背面、内耳孔和乙状窦，上方是小脑幕及小脑幕裂孔，前内面是脑桥与延髓，内后面是小脑半球的侧面，下方是舌咽神经、迷走神经、副神经，并有小脑下后动脉发出的小动脉分支与之伴

行。面神经、前庭蜗神经发自脑干腹侧面脑桥延髓沟，两者相伴向后外侧走行，斜行通过脑桥小脑角中部，到达内耳门进入内耳道。

**手术方法** 以治疗三叉神经痛为例：患者于气管插管静脉全麻下经患侧枕下外侧入路行乳突后平均长 6cm 的 S 形切口，上端超过横窦 1cm，骨窗大小平均为 3cm，上缘暴露在横窦下缘，外侧暴露在乙状窦后缘。剪开硬脑膜后，于显微镜下沿蛛网膜下腔显露脑桥小脑角池，电凝切断阻挡视野的三叉神经第 2、3 支，岩上静脉尽量保留该静脉，暴露三叉神经根脑桥入脑段，用自动脑牵引器将小脑向外下方向牵拉并固定即可暴露所需术野。分离神经根周围蛛网膜，仔细辨认责任血管（通常为小脑上动脉内、外支）。分离神经与责任血管，以聚四氟乙烯（Teflon）棉妥善垫开。最后缝合硬脑膜、修补骨缺损，分层缝合筋膜及皮肤。

**注意事项** ①因为采用骨窗较小，术中需要充分降低颅内压。②骨窗定位要准确，可以依据骨性解剖标志定位，最好能辅以术中导航等。③因为骨窗较小，当术中出现大量出血等并发症时，需要术者有良好的基本功和沉着应对能力。④注意颅内静脉血管的保护，如岩上静脉、中脑侧静脉、小脑大前静脉等，以防损伤引起的脑干、小脑梗死等。

（田永吉）

gètǐhuà rùlù

## 个体化入路（individualized keyhole approach）

根据每一个患者实际情况设计的适合该患者的手术入路。个体化入路是微创神经外科的标志。传统经典的开颅入路往往存在切口大、创伤大、

暴露广泛、神经损伤发生率高、并发症等缺陷。随着神经影像、术中导航、神经内镜等技术的发展，神经外科手术入路逐步向微创、低侵袭、小型化、简单化和实用化发展。这些技术的应用，为手术前确定手术入路提供了可靠的保障，尤其是对脑内微小的病灶切除或活检，这些病灶在传统手术中是无法完成的。更为关键的是导航技术可以根据每个患者的病灶不同情况（大小、性质），选择最佳手术入路，缩小了开颅范围，减少手术损伤，彻底改变了传统手术开颅的概念，可以认为是为每一个患者设计一个手术入路，即个体化入路，是微创神经外科的标志。

(田永吉)

## lìtǐdìngxiàng fàngshè wàikē

### 立体定向放射外科 （stereotactic radiosurgery）

利用外部电离辐射束（γ射线、X射线或荷电粒子束）和立体定向系统的精确定位，将高能量放射线单次照射，并在短时间内聚焦于某一局部靶区内，摧毁该区域内的所有组织，或引起所需要的生物学效应，达到类似外科手术的效果，靶区外围的放射剂量呈梯度锐减，周围脑组织免受损伤或呈轻微的可逆性损伤。立体定向放射外科由瑞典神经外科医师拉斯·雷克塞尔（Lars Leksell）于1951年提出，当时他利用立体定向仪的定位和导向作用，把高能辐射束引入颅内，在脑内产生局限性毁损灶，以达到治疗功能性神经外科疾病的目的。由于当时科学技术条件的限制，这一领域始终处于实验阶段。20世纪80年代，随着计算机技术和神经影像技术的发展，立体定向放射外科技术走向成熟。目前立体定向放

射外科技术主要由γ刀放射外科（简称γ刀）、直线加速器放射外科（包括X刀和射波刀）和荷电粒子束放射外科（包括质子刀和重粒子束治疗）组成。立体定向放射外科与常规放疗不同。常规放疗利用肿瘤组织与正常组织之间不同的放射敏感性，通过多次小剂量较大范围照射来治疗肿瘤；立体定向放射外科通过一次性、大剂量聚焦照射靶区组织，利用靶区内产生高辐射剂量与靶区外低辐射剂量的梯度差异来治疗肿瘤。立体定向放射外科与普通神经外科也有显著差异。首先，立体定向放射外科治疗过程创伤小，无手术切口、无出血、无感染、无麻醉意外；其次，治疗过程中患者痛苦小，术后并发症少，在一定程度上提高患者的生存质量。

(周良辅)

## γdāo fàngshè wàikē

### γ刀放射外科 （gamma knife radiosurgery）

将颅内的病变组织选择性地确定为靶点，使用钴-60（$^{60}Co$）产生的γ射线进行一次性大剂量聚焦照射，使之产生局灶性坏死或功能改变而达到治疗疾病目的的学科。

**γ刀的发展史** 20世纪50年代初期，从事功能和立体定向神经外科的拉斯·雷克塞尔（Lars Leksell）教授最初将X射线球管连接在立体定向仪导向器C型臂上，使X射线球管沿C型臂轨迹旋转，从而使X射线汇聚于靶点。这是世界上首台放射外科设备。1967年，雷克塞尔（Leksell）及其同事研制出世界上第一台γ刀。是由呈半球形排列的179个钴-60源和两个准直器组成。179个钴-60源产生的射线经过准直器校准均在球心集中，形成焦点，其目

的是在不开颅的情况下，经一次性高剂量照射能在脑内白质传导束或脑内核团制造盘状毁损灶，以治疗功能性神经外科疾病。1975年，雷克塞尔及其同事设计制造了第二台γ刀（第二代），它是由201个钴-60放射源和3个不同直径准直器组成，产生一个近似球形的照射野，用于治疗脑动静脉畸形（AVM）、听神经瘤、垂体瘤和颅咽管瘤。1984年瑞典ELEKTA公司设计制造出第三代γ刀（图1，图2）。它分为U型和B型两种，仍使用201个钴-60放射源，可采用CT、MRI或数字减影血管造影（DSA）进行照射靶点三维坐标定位，使用半手工和半计算机化的Kula软件系统进行治疗计划设计和放射剂量计算。1998年底ELEKTA公司对B型伽马刀进行改进，将人工调整靶点坐标工作完全由智能化计算机完成，从而出现了智能化C型γ刀（图3）。C型γ刀是在原B型γ刀准直器头盔与头盔支架之间安装计算机控制的三维坐标自动摆位系统（automatic positioning system，APS）。APS可拆卸，当去掉APS，仍可进行人工调整照射靶点坐标。在C型γ刀的使用过程中ELEKA公司对APS系统进行不断的完善，之后将伽马刀升级为4Cγ刀。2006年，瑞典ELEKTA公司研发出全新的第六代γ刀（Leksell gamma knife perfexion，PFXγ刀），而C型γ刀为第四代γ刀，4Cγ刀为第五代产品。PFXγ刀的体积比C型γ刀大（图4），准直器系统由原来的半球形改良为圆柱锥形状，圆柱内的空间增大近3倍，可以将头部及颈部置于准直器内，治疗的靶区范围从脑部扩大到颅底深部、鼻咽部、颅外的头颈部、颈椎和

颈部脊髓。

**γ刀设备的组成** 目前临床上使用的 Leksell γ 刀有 5 种，U 型、B 型、C 型、4C 型和 Leksell gamma knife perfexion（PFX）。Leksell γ 刀由 201 个钴-60 放射源构成的放射源系统、准直器系统、移动式治疗床、控制系统、治疗计划系统以及与此配套的 Leksell G 型立体定向架和三维坐标定位盒组成。①放射源系统：201 个钴-60 源分别安装于半球形金属屏蔽体内（图 1，图 2）。②准直器系统：准直器系统由固定准直器和准直器头盔（可调换的二级准直器头盔）组成。固定准直器与放射源连为一体，准直器头盔按照准直器孔直径分为四种型号，即 4mm、8mm、14mm、18mm。③移动式治疗床：它与 γ 刀的主体结构相连。移动式治疗床的头部是准直器头盔支架，通过螺栓可将准直器头盔固定在治疗床的头部。在治疗过程中，移动式治疗床将患者送入 γ 刀放射源主体结构内进行治疗。④控制系统：γ 刀的治疗过程是在计算机控制系统的控制下进行。治疗开始时，控制系统自动开启 γ 刀主体结构的防护门，移动式治疗床将患者自动送入放射源主体内，当准直器头盔与固定准直器头盔完全吻合时，治疗正式开始。⑤自动摆位系统（automatic positioning system，APS）：APS 是一种由计算机精确控制的，按照治疗计划所设定的靶点，能在三维空间中自动移动患者头位，摆放靶点坐标的装置。此装置被安装在 C 型 γ 刀治疗床头部支架与准直器头盔之间（图 3）。⑥治疗（剂量）计划系统（dose planning system）：治疗计划系统是 γ 刀治疗之前进行照射靶点（等中心点）三维坐标计算、照射靶点设计、放射剂量规划、照射时间计算的计算机系统。⑦Leksell 立体定向架：它是由底部的矩形框架、4 根立柱、固定头架的螺钉和三维坐标定位盒组成。⑧Leksell gamma knife perfexion（简称为 PFX γ 刀）：它是机器人控制的全新 γ 刀，拥有 192 个钴-60 放射源，放射源以同心圆的形状排列成 5 圈，然后将同心圆分成 8 个区，每个区有 24 个钴-60 放射源。PFX γ 刀的治疗计划系统不同于

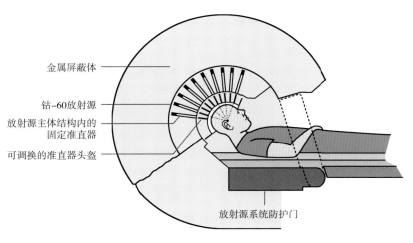

图 1　γ 刀

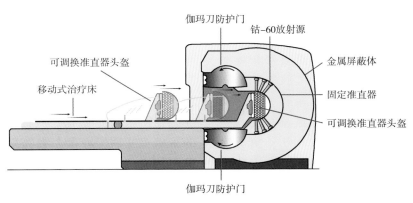

图 2　γ 刀结构

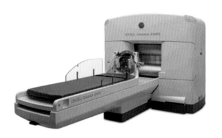

图 3　Leksell C 型 γ 刀

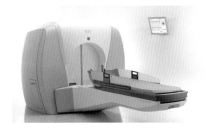

图 4　Leksell gamma knife perfexion 的外形

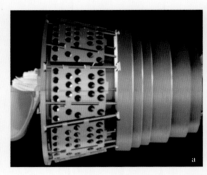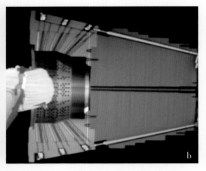

图5 PFX γ刀准直器的外形（A）和剖面图（B）

C 型 γ 刀，目前使用 LGP8.0 版本，在 8 个区内，选择不同的准直器或屏蔽一个区，计算机快速算出治疗计划方案（图6）。医师将设计好的治疗计划传输到控制 γ 刀的计算机，然后将患者安放在治疗床上，头架固定在治疗床的卡坐上，最后按动治疗按钮，治疗的全过程自动完成。

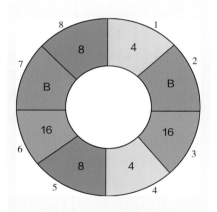

图6 PFX γ刀准直器组合

准直器分成 8 个区，每个区可以选择 4mm 准直器、8mm 准直器、16mm 或屏蔽

**γ刀的治疗过程** ①安装立体定向架：患者无须剃发，术前清洗头发。局麻下用金属螺钉将立体定向架固定在患者的颅骨上，然后测量头皮到有机玻璃头罩的距离。根据测得头皮距，LGP 自动勾画出患者头型轮廓。②定位扫描：立体定向架的矩形框上有 4 个小圆孔，通过这些圆孔和固定卡扣将定位盒固定在立体定向架上。根据病变的性质和部位可选择 CT、MRI 或 DSA 作为 γ 刀术前定位方式。③设计治疗计划（或剂量计划）：通过网络、光磁盘或扫描仪将定位片（CT、MRI 或 DSA 片）输入 LGP 计算机工作站内。在 LGP 上设定剂量矩阵范围、照射时的角度、等剂量曲线。然后选择不同直径准直器设计治疗计划。④治疗：按照治疗计划书上所给的准直器头盔型号和每一个照射靶点的三维坐标，首先调换正确的准直器头盔，然后将 X、Y、Z 轴坐标值调整到正确位置，最后让患者平躺在治疗床上，通过立体定向架和坐标轴将患者的头部固定在准直器头盔上。在治疗操作控制台设定照射时间，启动治疗开关，γ 刀放射源主体结构自动开启防护门，移动式治疗床和准直器进入 γ 刀放射源系统。当准直器头盔与放射源系统的固定准直器精确吻合时，治疗即开始。第一个照射靶点照射结束，治疗床返回原位，防护门关闭。医师调换下一个照射靶点的三维坐标，进行第二靶点的照射，如此往返这一过程，直至完成所

有照射靶点的治疗。绝大多数患者无不适，常规给予 20% 甘露醇 250ml 和地塞米松 5mg 静脉滴注，以减轻急性放射反应。同时给予抗生素预防感染。多数患者需观察一晚，次日出院。

**γ刀治疗的适应证及治疗效果**
γ 刀主要治疗小型或中等大小脑动静脉畸形（AVM）、直径小于 3cm 的听神经瘤、三叉神经鞘瘤、中等大小的颅底脑膜瘤、小型垂体瘤、直径 3cm 左右的颅内单发或多发转移瘤、其他小型边界清楚的颅内肿瘤以及术后残留的颅内良性肿瘤（肿瘤直径小于 3cm）。但是，如肿瘤位于深部和重要功能区、常规外科手术难以切除或创伤较大、并发症较高的患者以及高龄或有系统性疾病不能耐受外科手术的患者，γ 刀仍不失为一种良好的治疗方式。在功能神经外科方面，γ 刀主要用于治疗三叉神经痛、癫痫、帕金森病等。在 γ 刀应用过程中，严格按照 γ 刀治疗的适应证治疗患者，可取得良好疗效。截止到 2009 年 12 月，全世界拥有 270 个 Leksell γ 刀治疗中心，其中 210 个 Leksell γ 刀治疗中心累计治疗了 50 多万例患者，其中血管性病变占 13%，颅内良性肿瘤占 34%，恶性肿瘤占 44%，功能性疾病占 8%，眼科疾病占 1%。

**颅内血管畸形** 分为 AVM、海绵状血管瘤、毛细血管扩张症、静脉血管畸形等。γ 刀主要用于治疗 AVM 和海绵状血管瘤，虽然 γ 刀治疗海绵状血管瘤仍有争议。颅内 AVM 是 γ 刀治疗的良好适应证。1970 年斯坦纳（Steiner）首先应用 γ 刀治疗小的 AVM，取得了意想不到的良好效果。γ 刀治疗 AVM 的最佳适应证为：AVM 病灶直径小于 2.5cm 或体积小于

10 cm³，病灶为典型的蜂巢状，有一根或两根供应动脉，畸形血管巢之后是为数不多的引流静脉。当 AVM 表现为粗大的血管团，畸形血管巢较少时，或 AVM 病灶较大时，γ 刀治疗效果并不理想（图 7）。

听神经瘤　分为神经鞘瘤和神经纤维瘤，绝大多数听神经瘤为神经鞘瘤。γ 刀治疗神经鞘瘤的效果明显优于神经纤维瘤。γ 刀治疗听神经瘤的最大优点是安全，患者痛苦少，面神经受损率低。尽管显微外科手术使面神经功能保留程度明显提高，但是对中小型听神经瘤，γ 刀治疗的优越性仍比较明显。应用 γ 刀治疗听神经瘤经历了早期探索阶段、经验积累阶段和成熟阶段。在早

期阶段，照射肿瘤的中心剂量高达 50 ~ 70Gy，肿瘤周边剂量为 30 ~ 35Gy。虽然肿瘤得到了良好控制（或肿瘤缩小），但是面神经受损率（面瘫率）高达 39%，三叉神经受损率为 30% 以上，同时伴有小脑水肿。20 世纪 80 年代后期和 90 年代初期，治疗听神经瘤的周边剂量逐渐降低，面神经的受损率也随之下降。目前照射听神经瘤的周边剂量为 12 ~ 14Gy，长期随访结果表明，肿瘤的长期（10 年以上）控制率为 92% ~ 96%。约 70% 患者的听力保持在术前状态，面神经受损率降低到 1% 左右，三叉神经受损率为 1% ~ 2%。神经外科界已经公认 γ 刀是治疗中小型听神经瘤（直径小于 2.5cm）的首选治疗方式

（图 8，图 9）。

脑膜瘤　属于良性肿瘤，边界清楚，其主要治疗手段是手术切除，特别是肿瘤位于矢状窦旁、大脑镰、大脑凸面等部位，手术易切除。γ 刀治疗主要适用于小型脑膜瘤、手术后残留或复发脑膜瘤以及海绵窦、颅底等部位的中小型脑膜瘤。截止到 2008 年 12 月，全世界应用 Leksell γ 刀治疗脑膜瘤超过 6.4 万例。海绵窦脑膜瘤手术全切除风险大，术后常出现一定程度的脑神经损伤。γ 刀对中小型海绵窦脑膜瘤（直径小于 2.5cm）或术后残留的海绵窦脑膜瘤有良好的控制作用。γ 刀治疗脑膜瘤的周边剂量为 14Gy 左右。当肿瘤的周边剂量为 14Gy 时，γ 刀对海绵窦脑膜瘤的 5 年

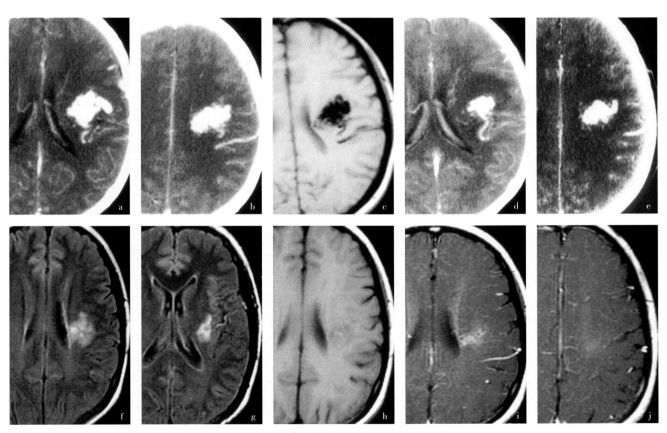

**图 7　左额后部 AVM γ 刀治疗前后影像学变化**
a~c. γ 刀治疗前的增强 CT 和 MRI 平扫，此 AVM 为蜂巢型，AVM 内不包含或包含少量脑组织。d，e. γ 刀治疗后 1 年，AVM 已开始缩小，病灶周围有较轻的脑水肿。g~k. 为 γ 刀治疗后 3 年的 MRI，AVM 完全消失，但是仍有轻微脑水肿（G、H 为 Flair 扫描），I 为 MRI 平扫，J 和 K 为 MRI 增强

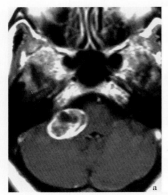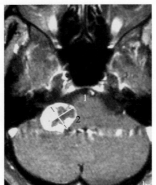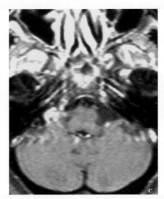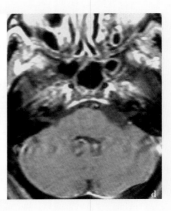

**图8　右侧听神经瘤 γ 刀治疗前后的增强 MRI 比较**

a. γ 刀治疗前；b. γ 刀治疗后 1 年，肿瘤缩小；c、d. γ 刀治疗后 9 年肿瘤进一步缩小，未见肿瘤复发

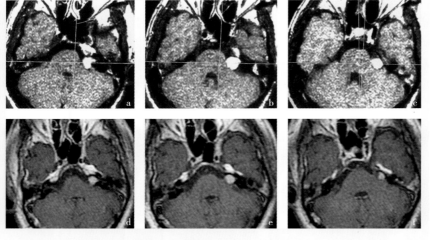

**图9　左侧小听神经瘤 γ 刀治疗前后增强 MRI 比较**

a~c. γ 刀治疗时；d~f. γ 刀治疗后 12 年肿瘤缩小，未见肿瘤复发

控制率约 92%，10 年控制率为 82%。当肿瘤较大，靠近视神经、视束或视交叉时，由于视神经的耐受剂量为 9Gy，照射肿瘤的放射剂量不足，肿瘤控制不良。因此，大型海绵窦脑膜瘤应采取手术联合 γ 刀的综合治疗。γ 刀对颅底中小型脑膜瘤或颅底脑膜瘤术后残留的控制率为 93%~96%，随访时间>4.5 年（图10）。术后残留脑膜瘤的治疗时机为手术后 3~6 个月，此时肿瘤周围脑组织水肿已经消退，MRI 增强能够清晰显示肿瘤的边界，有利于确定 γ 刀的照射范围。γ 刀术后约 50% 的肿瘤缩小，35% 患者的神经功能有改善。γ 刀治疗脑膜瘤的不良反应是脑水肿，特别是当肿瘤位于外侧裂、顶叶功能区。

垂体瘤　全世界应用 Leksell γ 刀治疗垂体瘤约 4 万例。小型垂体瘤离开视神经、视交叉、视束的距离大于 3mm 均可 γ 刀治疗。手术后残留垂体瘤，特别是肿瘤位于海绵窦也是 γ 刀的良好适应证。γ 刀对垂体瘤的治疗目的是：①控制激素水平异常，改善临床症状。②缩小或控制肿瘤生长。③保护正常垂体组织。垂体瘤可分为有功能腺瘤和无功能

肿瘤，γ 刀治疗有功能腺瘤所需的放射剂量高，肿瘤周边剂量 25~30Gy，ACTH 型垂体瘤的周边剂量甚至达 30Gy；而无功能腺瘤所需剂量低，肿瘤周边剂量 15~20Gy。在有功能腺瘤中，γ 刀对生长激素型垂体瘤的治疗获得了满意的临床效果，ATCH 型垂体瘤的治疗效果次之。生长激素恢复正常的患者，肢端肥大症状改善，其伴随的高血压、糖尿病也得到控制。γ 刀虽然能良好控制 PRL 型垂体瘤的生长，但仅能改善内分泌症状和激素水平，只有肿瘤偏侧生长时，γ 刀治疗才能取得理想的疗效。γ 刀治疗无功能的术后残留垂体瘤具有控制效果好、不良反应轻的优点（图11），通常实施的周边剂量为 15~20Gy。术后残留垂体瘤的治疗时机为术后 3~6 个月，此时鞍底修补已经牢固，肿瘤经过暂时的膨胀又恢复到致密的状态，增强 MRI 能够分清肿瘤边界。γ 刀治疗垂体瘤的主要并发症是垂体功能减退或低下，其症状包括性功能减退，继发闭经等。首选 γ 刀治疗的小型垂体瘤，在 γ 刀治疗后 5~10 年，约 5% 的患者出现部分空蝶鞍。

三叉神经鞘瘤　三叉神经鞘

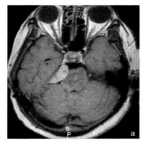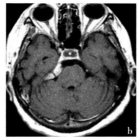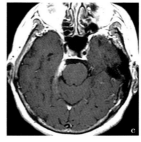

**图 10 右侧岩尖脑膜瘤 γ 刀治疗前后的 MRI 比较**
a. γ 刀治疗前；b. γ 刀治疗后 4 年肿瘤缩小；c. γ 刀治疗后 6 年肿瘤进一步缩小，未见肿瘤复发

瘤是颅内少见良性肿瘤，约占颅内肿瘤的 0.5%，其主要治疗方式是手术切除。由于肿瘤比邻颈内动脉、多组脑神经等重要结构，手术后常出现部分神经功能受损。近年来，γ 刀在治疗三叉神经鞘瘤方面显示出其独特的优势。MRI 的不断普及和对三叉神经鞘瘤诊断水平的提高，使症状轻肿瘤小的患者获得早期诊断，γ 刀治疗这类中小型三叉神经鞘瘤不仅使肿瘤缩小达到中长期控制作用（图 12），还能改善临床症状。γ 刀治疗三叉神经鞘瘤的周边剂量为 12 ~ 14Gy。目前的临床经验提示 γ 刀可作为治疗中小型三叉神经鞘瘤的首选治疗手段。

**血管网状细胞瘤** 血管网状细胞瘤是一种良性血管性肿瘤，好发于小脑和脑干，约占颅内肿瘤 1% ~ 2.5%。实质性肿瘤由高度丰富幼嫩的血管组织和间质细胞组成，血供丰富，手术切除时出血多。中小型实质性肿瘤边界清楚，是 γ 刀治疗的良好适应证，但是伴有囊性变或囊性血管网状细胞瘤应首选手术治疗。γ 刀作用于这类肿瘤，使肿瘤内的血管壁玻璃样变，血管闭合，肿瘤内的间质细胞变性坏死，达到控制肿瘤生长或使肿瘤缩小的作用（图 13）。γ 刀对实质性血管网状细胞瘤的 5 年控制率约为 85%，肿瘤的控制与照射剂量相关，通常实施的肿瘤周边剂量为 16 ~ 20Gy。对于多发血管网状细胞瘤，γ 刀虽然具有一次可以治疗多个肿瘤的优势，但是由于部分患者与 VHL 病相关，因此也面临肿瘤

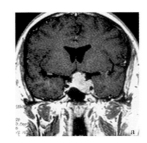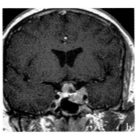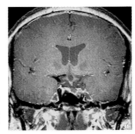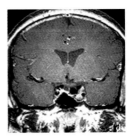

**图 11 术后残留垂体瘤 γ 刀治疗前后的增强 MRI 比较**
a. 手术前；b. 肿瘤术后残留；c，d. γ 刀术后 4 年肿瘤几乎消失

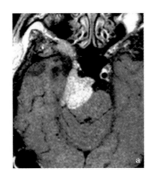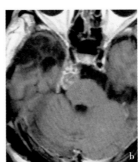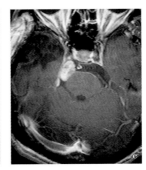

**图 12 右侧三叉神经鞘瘤术后复发，γ 刀治疗前后的变化**
a. γ 刀治疗前；b. γ 刀治疗后 5 年肿瘤明显缩小；c. γ 刀治疗后 9 年肿瘤进一步缩小，未见肿瘤复发

复发或出现新肿瘤的困惑。

**海绵窦海绵状血管瘤** 海绵窦部位的海绵状血管瘤极其少见，肿瘤毗邻多组脑神经和血管，且血供丰富，手术中出血多，术后脑神经受损率仍较高。γ刀治疗这类肿瘤的长期疗效好，无脑神经损伤，不良反应轻（图14）。

**转移瘤** 颅内转移瘤呈膨胀性生长，边界清晰，瘤内无正常脑组织，是γ刀治疗的良好适应证。由于对肿瘤局部有良好的控制作用，因此γ刀治疗转移瘤的病例数有逐年增多的趋势。

**胶质瘤** 胶质瘤呈浸润性生长，肿瘤细胞与正常脑组织之间无明显的边界，肿瘤边界外几毫米甚至2cm以内都有肿瘤细胞浸润。因此，通常情况下，并不主张γ刀或X刀作为恶性胶质瘤的首选治疗方法。但是γ刀可作为胶质瘤手术后的一种辅助治疗措施，起到巩固疗效，延长患者生存期的作用。①恶性胶质瘤手术后，常规放疗联合γ刀或X刀治疗。②复发胶质瘤的γ刀治疗：胶质瘤患者手术、放疗和化疗后复发者，γ刀或X刀仍是延长患者生存时间有效治疗方式。③低度恶性胶质瘤的分次γ刀治疗：由于疗效肯定不良反应轻，γ刀治疗低度恶性胶质瘤病例数逐年增多。脑室内小的低度恶性胶质瘤γ刀治疗效果（图15）。

**颅内其他肿瘤** γ刀除了治疗上述肿瘤外，还可用于治疗小型颅咽管瘤、松果体区肿瘤（图16）、脊索瘤、颈静脉孔区肿瘤（颈静脉球瘤和神经鞘瘤）以及鼻咽癌颅底转移等。颅咽管瘤由于其位置特殊，外科手术全切除仍有一定难度，对手术后残留或复发者，γ刀不失为一种有效的辅助治疗手段。根据文献报道肿瘤的平均控制率为85%，约有15%的病例出现与视力有关的并发症。由于颅咽管瘤靠近视神经，γ刀治疗剂量受到一定的限制，但是通过分2~3次γ刀治疗，达到了既控制肿瘤又保护视神经的良好效果。上海华山医院探索性地分次治疗了10余例术后残留颅咽管瘤，随访4年以上，肿瘤缩小，未见肿瘤复发（图17）。颈

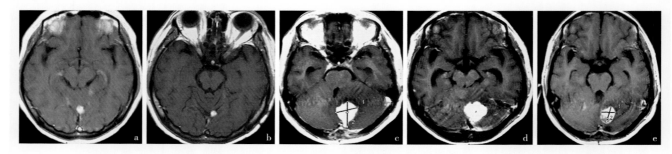

**图13 实质性血管网状细胞瘤γ刀治疗前后增强MRI比较**

a. 小脑内有2个血管网状细胞瘤，手术切除小脑半球肿瘤，但小脑上蚓部肿瘤未能治疗，然后行γ刀治疗（γ刀术前MRI图像）；b. γ刀术后7年，肿瘤缩小，未见肿瘤复发；c, d. 小脑血管网状细胞瘤手术后残留（γ刀治疗前MRI图像）；e. γ刀术后2年肿瘤明显缩小

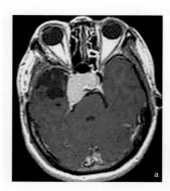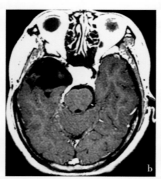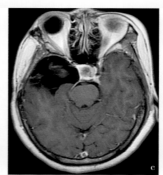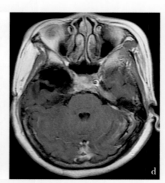

**图14 右侧海绵窦海绵状血管瘤术后残留，γ刀治疗前后的增强MRI比较**

a. γ刀治疗前；b. γ刀治疗后2年，肿瘤缩小；c, d. γ刀治疗后9年，肿瘤缩小90%以上

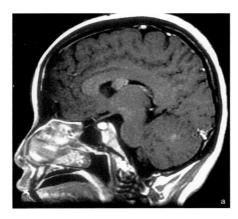
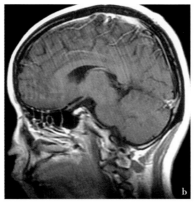

**图 15　侧脑室内小的低度恶性胶质瘤 γ 刀治疗前后的比较**
a. γ 刀治疗前；b. γ 刀治疗后 4 年未见肿瘤复发

静脉孔区肿瘤位置深，周围结构复杂，γ 刀治疗这一部位的肿瘤有一定的优势。但是肿瘤位置深，γ 刀治疗前立体定位头架的安装极为重要。如果头架安装不当往往不能完整治疗肿瘤。如果肿瘤治疗完全，γ 刀疗效良好（图18）。

三叉神经痛　1993 年兰德（Rand RW）首先报道 γ 刀照射三叉神经根部治疗三叉神经痛，并取得了较高疼痛缓解率。之后三叉神经痛成为 γ 刀治疗病例最多，疗效最好的功能性疾病。经多元分析，发现疗效佳的病例 γ 刀治疗前无多发硬化病史、无非典型三叉神经痛、无手术治疗三叉神经痛病史，女性患者容易获得三叉神经痛缓解。

（周良辅）

zhíxiàn jiāsùqì fàngshè wàikē
**直线加速器放射外科** （ linear accelerator radiosurgery） 利用直线加速器即放射线进行治疗的方式。主要包括 X 刀和诺力刀。

**X 刀** 又称光子刀。虽然称为刀，但实际上它并非真正意义上的"刀"，而是一种三维适形技术。光子刀能够在计算机的指导下准确定位，自动调节光束，聚焦需要毁损的病变部位，并根据病变的大小、位置、深度来选择不同能量的光子照射，使得能量照射至病灶深层，从而使病灶组织充血、水肿，直至坏死，以及死亡细胞被周围正常组织吸收、分解、排泄。X 刀由改良的直线加速器、可旋转治疗床、治疗计划系统、计算机控制系统以及与 X 刀配套使用的立体定位架（BRW 或 CRW 头架）组成。直线加速器是应用光子和电子辐射治疗肿瘤的常规放疗设备。X 刀治

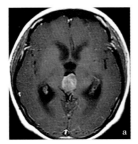
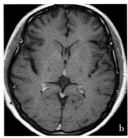
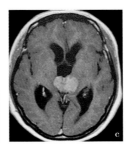
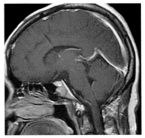

**图 16　松果体区肿瘤 γ 刀治疗前后比较**
a. γ 刀治疗前；b. γ 刀治疗后半年肿瘤消失；c. γ 刀治疗后 2 年半，肿瘤复发，再次 γ 刀治疗；d. γ 刀治疗后 5 年，未见肿瘤复发

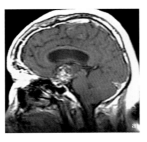
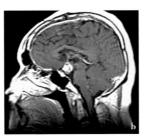
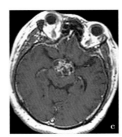
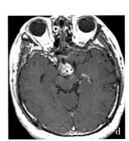

**图 17　两次手术后残留颅咽管瘤经分次 γ 刀治疗的 MRI 比较**
a，c. γ 刀治疗前；b，d. 两次 γ 刀治疗后 3 年，肿瘤明显缩小

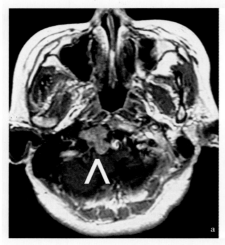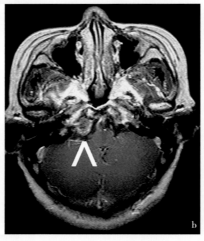

**图 18　颈静脉孔区肿瘤 γ 刀治疗前后比较**
a. γ 刀治疗前；b. γ 刀治疗后 4 年肿瘤明显缩小

疗过程中，使用 6MV 或 10MV X 射线。X 射线经过直线加速器的一级准直器和二级准直器后才进入 X 刀的准直器（第三级准直器）。X 刀准直器直径为 5～50mm。机架内的准直器可以沿机架轴旋转，准直器的中心射线（准直器轴）与机架轴相垂直。治疗床沿治疗床轴在水平面上旋转。直线加速器准直器轴（X 射线中心束）、机架轴和治疗床轴交汇于一点，此点称为等中心点（图 1）。机架沿机架轴做非共面旋转时，X 射线都通过等中心点。无论机架和治疗床如何旋转，X 射线总是通过等中心点。在等中心点范围内聚集了高剂量放射线，从而达到了立体定向放射外科的治疗作用。X 刀治疗过程与伽马刀治疗过程基本相同。首先安装立体定位架，然后进行 CT 或 MRI 定位扫描，或数字减影血管造影（DSA）定位。通过网络将定位片输入到计算机剂量计划系统，然后进行病灶的勾画和剂量设计，制订 X 刀治疗计划。治疗计划制订完毕，计算机打印出 X 刀治疗数据。按照治疗计划单将患者固定在治疗床上，正式治疗之前，按照治疗计划单，空转机架，检查患者是否安全，最后实施治疗（图 2）。X 刀治疗的适应证同伽马刀一样，但是由于其机械精度略逊色于伽马刀，它对功能性疾病的治疗较少。

适应证　①原发头颈部肿瘤：适用于肿瘤生长位置较深，靠近功能区，手术困难大或手术治疗后易复发的肿瘤及因年龄或其他原因无法手术的患者。②头颈部转移瘤：如脑转移瘤等。③体部原发肿瘤：主要包括由于年龄及其他重要器官功能障碍而不能手术的早期瘤患者，失去手术机会的中、晚期恶性肿瘤患者及手术或放疗、化疗后易复发的肿瘤。④体部转移瘤：包括肺移癌、肝转移癌、骨转移癌及腹膜后淋巴结转移瘤等。

治疗方式　通过在医用加速器上安装不同直径大小的限束筒，经过在不同平面内的连续拉弧照射，将直线加速器产生的高能 X 线从空间三维方向上聚焦在精确设计的肿瘤组织上，杀灭肿瘤细胞。

不良反应　①放射性脑水肿：多发生于 γ 刀手术后数小时至数月，主要表现为靶目标周围脑水肿范围扩大或加重，有轻度占位效应。此系反应性血管或细胞渗出引起，对激素和脱水药物治疗有效，具有可逆性，经适当治疗可逐渐消退，不会留有严重后遗症。②放射性脑坏死：这是一种严重的放射性脑损害。多见于脑外放射治疗或大病灶采用不适当大剂量 γ 刀治疗后，临床少见。一旦发生则脑水肿、脑肿胀异常严重，常波及一侧大脑半球，可出现严重偏瘫、失语或昏迷，以及颅内压升高。

**诺力刀**　又称适形调强放射治疗系统。其原理是利用立体定位技术将人体内病变组织精确定位，利用高能医用直线加速器所产生的光子束和电子束，通过自动控制出束形状（通称适形照射）和调节射线强度的分布（通称调强照射），对人体内的病变组织进行预先规划的高精度大剂量聚焦式照射，使病变组织在短期内即发生放射性坏死，而病灶周围的健康组织得到最大程度的保护，从而达到无创治疗疾病的目的。

适应证　①脑动脉畸形。②颅内肿瘤：听神经瘤、脑膜瘤、垂体瘤、颅咽管瘤、脑转移瘤、脑胶质瘤等，尤其是大体积肿瘤的分次治疗。③鼻咽癌。④乳腺癌。⑤其他肿瘤。

治疗方式　利用无创伤立体定位技术（面罩固定）将人体内病变组织精确定位，利用高能医用直线加速器所产生的光子束和电子束，通过自动控制射线出束形状（通称适形）和调节射线强度分布（通称调强），对人体内的病变组织进行高精度聚焦式照射，使病变组织短期内发生放射性坏死，而病灶周围的健康组织得到

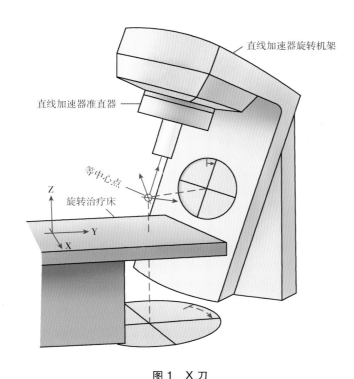

**图1  X刀**

直线加速器机架轴、X射线束轴与治疗床轴交会于一点，此点称为等中心点

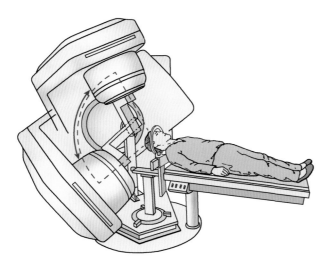

**图2  X刀治疗**

治疗时机架沿机架轴做非共面旋转，治疗床沿治疗床轴在水平面旋转，X射线始终通过等中心点，在等中心点上聚集极高的放射剂量，从而达到放射外科的治疗作用

最大程度的保护，从而达到无须开刀即可精确"切除"肿瘤的治疗目的。

**不良反应**  同X刀。

（周良辅）

shèbōdāo

**射波刀**（cyber knife）  又称赛勃刀。全称为立体定位射波手术平台或无框架图像引导机器人立体定向放射外科系统。是最新型的全身立体定位放射外科治疗设备，世界上先进的肿瘤放射外科治疗技术，也是医学放射治疗史上精确度在1mm以下并且用患者自身骨性结构作为参考标志、不需要固定头架、无创性、无框架适形性优良的放射外科设备。射波刀是继γ刀之后一种新型的立体定位X线放射外科治疗系统。操作简便，比γ刀更优越，射波刀适应证广泛，可为颅脑或脊髓肿瘤患者提供了一种实用无创有效的放射外科治疗方法（图）。射波刀是1992年由美国斯坦福（Stanford）大学医学中心脑外科的约翰·阿德勒（John Adler）发明创造的，这是新一代立体定向放射外科治疗设备。2001年8月通过美国食品药品监督管理局（FDA）的认证。此后，它被用于治疗颅内及全身各部位的肿瘤及血管畸形。2005年12月，天津医科大学附属肿瘤医院引进中国第一台射波刀。山东、广西、上海、南京等地相继引进这一先进设备。至2006年美国、日本、韩国、中国等12个国家有80余台射波刀，30 000余例患者曾接受过射波刀放射外科治疗。

**组成及工作原理**  射波刀由以下几个部分组成。①机器人照射系统：包括机械臂及直线加速器。②定位系统：包括安装在治疗室天花板上的两部X线摄影机和在治疗床两侧交叉相对的两部数码影像探测器。③治疗计划系统。④红外线同步追踪摄影机：用以追踪放在患者胸前随呼吸而运动的红外线标志。⑤治疗控制系统以及各种功能的软件。⑥治疗床。

射波刀治疗系统是由CT坐标、机械手坐标和摄像机坐标系统构成，上述三个坐标系统相互

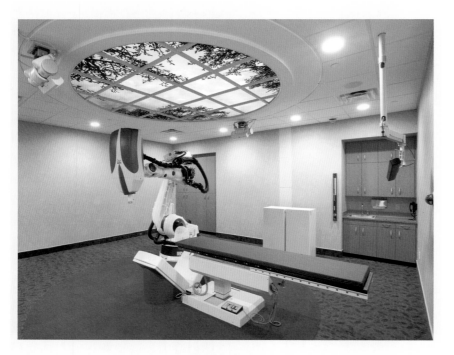

图 射波刀

联系。图像注册软件利用患者三维CT数据计算出患者病变位置，再被转换成机械手坐标系统中的坐标，然后，由机械手据此将直线加速器发出X线照射进入病灶靶点。安装在治疗室天花板上的两部X线摄影机和在治疗床两侧交叉的两部数码影像探测器组成摄像机坐标系统，该坐标系统是静态坐标系统。通过实时影像与摄像机中的CT计算的数字化重建影像来确定患者治疗的部位即靶点。当患者因呼吸或其他原因移动时，摄像机坐标系中的头颅骨性结构或金属标记影像会随数字化重建影像的变化而变化，据此变化机械手调整光束射入点，同步跟踪调整照射靶点。跟踪调整照射系统只需几秒钟就能完成。若患者移动不超过1cm时，机械手可以自动调节，精确度始终保持在0.5mm范围以内。射波刀的治疗计划系统由常规正向治疗计划与任意形状逆向治疗计划系统组成。该系统根据勾画出的治疗计划靶点、可以保护的人体重要结构及其剂量要求，逆向治疗计划系统能选出最佳的照射野。

**特点** 射波刀在肿瘤定位比传统的放射外科治疗技术具有显著的特点，它是真正采用影像导航技术的立体定向放射外科治疗系统。在治疗过程中实现了连续监控并实时追踪肿瘤位置变化的动态放射外科治疗系统。射波刀的核心技术是交互式机器人技术，一体化的系统可持续接收到患者位置、肿瘤位置和患者呼吸运动的反馈。该技术具有同步呼吸跟踪系统，利用巡航导弹卫星实时定位技术，实现了肿瘤照射可随着患者呼吸运动，体内肿瘤位移而同步跟踪来调整照射靶区。由计算机控制的机器人机械臂可以在6个自由度的旋转方向上将6MV加速器调整到100多个特殊的位置或节点上，在每个节点上都可以从12个角度对病灶进行照射，多达1200条不同方位的X线光束，将照射剂量投放到全身各

处的病灶上，实现了真正意义上的任意角度照射，从而大大减少了肿瘤周围正常组织及重要器官所接受的辐射剂量，减少放射治疗的并发症。射波刀不仅可以治疗规则性的肿瘤，而且还可以治疗不规则形状的肿瘤，并且在一次治疗中可同时对不同部位多个不相邻的肿瘤进行治疗；对最大径小于6cm肿瘤可全覆盖照射。射波刀使用直线加速器发出6MV的X线，其高度的照射适形性和剂量分布的均匀度，使肿瘤周围健康组织获得良好的保护，所以可以将放射治疗的全程压缩到五次以下，甚至一次完成。射波刀具有以下六个突出的特点。①同步呼吸追踪治疗靶点。射波刀利用巡航导弹卫星定位技术，追踪治疗靶点在不同时间点的运动轨迹，然后指令机械臂随着呼吸引起的治疗靶点运动同时运动，以确保照射时加速器始终对准治疗靶点，最大程度地减少了正常组织的损伤。②任意角度进行照射。灵活的6个自由度级的精密机器人手臂，为治疗提供了最佳的空间拓展性及机动性。多达1200条不同方位的X射线光束，可以从12个角度对病灶进行照射，实现了各种角度进行照射。机械手的高度灵活性使射波刀将可以治疗体内任何部位的肿瘤。③一次治疗多个靶点。1200条不同方位的X光束保障了可以将多个靶点的"放射治疗"安排在同一治疗计划中，同时对不同部位各个不相邻的靶点进行放射治疗。④适形性放射外科治疗不规则形状的肿瘤，射波刀的精确定位、多次分割照射，既保证了总剂量不变，又保证了分割剂量的安全有效。减少了对射线敏感的视神经和视交叉放射损伤，为鞍区肿瘤的放射治

疗提供了新方法。⑤无创性定位系统利用影像引导技术替代了有创的立体定位框架，以自体颅骨和网孔面具定位，减轻了患者的痛苦。无创性定位系统尤其适合儿童患者，它避免了 X 刀、伽马刀带钉固定头架给患者带来的恐惧与痛苦。⑥治疗时间较长是伽马刀的一个缺点，因为长时间的照射可能引发体内负面的生物学效应。

**适应证** 射波刀最初是用以治疗颅内肿瘤，以后扩展到颅外脊髓疾病。由于射波刀可用于治疗全身直径大至 6cm 的肿瘤，因此可用于全身其他部位肿瘤的放射外科治疗。①颅内疾病：包括脑血管畸形、听神经瘤、垂体瘤、脑膜瘤、生殖细胞瘤、脑转移瘤、实性血管网状细胞瘤、恶性黑色素瘤、胶质瘤、实性颅咽管瘤、颅底肿瘤或手术后残留肿瘤等，以及三叉神经病的治疗。②颅外疾病：包括脊髓及脊柱肿瘤和血管性病变，如脊索瘤、神经鞘膜瘤、脊膜瘤、脊髓动静脉畸形、脊椎转移癌、脊椎血管畸形等。③全身其他部位肿瘤的治疗：射波刀除用于颅内和脊髓肿瘤，血管畸形的放射外科治疗外，还广泛用于全身其他部位肿瘤的放射外科治疗，包括肺部肿瘤，胰腺癌和前列腺癌及鼻咽癌等。

**疗效** 射波刀作为放射外科的成功率可达 95% 以上。斯坦福大学的帕姆（Pham）等对 20 例鞍区脑膜瘤及 14 例垂体瘤患者进行射波刀放射治疗，其中 23 例患者曾经过手术治疗，6 例患者术后复发。治疗前 21 例患者有视野缺损或视力异常，经射波刀治疗后随访 15～62 个月，3 例患者的肿瘤体积明显缩小，2 年生存率为 97.1%，视力改善 10 例，随访

期间 91% 的患者保持了治疗前的视觉功能。帕姆（Pham）等认为射波刀不仅能有效地控制肿瘤发展，而且还能较好地保护患者的视觉功能。

射波刀治疗脊髓和脊柱肿瘤或血管畸形等病灶，取得了良好的疗效。有一组 15 例脊髓良性肿瘤治疗中，经一次 12～20Gy（平均 16Gy）的放射外科照射，治疗后 12 个月随访疾病得到控制。盖斯登（Gerszten）等报道 105 例转移性脊柱恶性肿瘤患者经射波刀治疗后 8～30 个月随访，74 例患者症状获得改善。有的学者认为射波刀对脊髓或脊柱肿瘤病灶的治疗是一项贡献，它比 γ 刀具有一定的优越性。匹兹堡大学报道利用射波刀治疗 125 例脊髓肿瘤，放射治疗靶区剂量按 80% 的等剂量曲线计算，平均为 20Gy，术后随访 30 个月，未发现明显的并发症。罗马内利（Romanelli）等报道射波刀治疗 10 例三叉神经痛病例，术后均在 48 小时至 7 天内使疼痛完全缓解。目前国内射波刀的临床应用时间较短，病例数量较少，临床应用尚不普遍，故长期疗效和大宗病例的评价尚需要进一步观察。

（吴承远）

hédiànlìzǐshù fàngshè wàikē
## 荷电粒子束放射外科（heavy-charged particle radiosurgery）

利用同步加速器或回旋加速器产生的带电荷粒子束（如氦离子束、质子束）对颅内病灶进行立体定向放射外科治疗。带电荷粒子中比氦离子轻的称为轻粒子，如质子、氦离子，而氖离子、碳离子称为重粒子。荷电粒子束为质子束时，称为质子束放射外科，简称质子刀。荷电粒子束为重粒子束时，称为重粒子束放射外科。

荷电粒子束放射外科始于 1954 年。首例患者在美国加州大学伯克利（Berkeley）分校的实验室进行试验治疗。当时使用同步加速器产生的 184MeV 氦离子束进行垂体去势，抑制垂体激素分泌，从而达到治疗乳腺癌转移的目的。经过 40 多年物理学、神经放射学和计算机科学的发展，质子刀放射外科技术亦得到较大的改进，特别是 1990 年美国加州罗马琳达（Loma Linda）大学医院成功地安装一台专用于质子刀治疗的回旋加速器，以及 1999 年哈佛（Harvard）大学医学院安装的第二台质子刀，使质子刀放射外科进入一个崭新时代。2004 年 11 月山东淄博万杰肿瘤医院建成国内第一家质子治疗中心并投入临床使用。

质子治疗系统由回旋加速器、质子束运输系统、质子束适配系统、剂量监测系统、患者定位装置组成。质子来源于氢原子，氢原子经电离成为质子（$H^+$），质子经过回旋加速器的加速，使质子达到光速并产生 230MeV（或 160MeV）的恒定能量的质子束，再用电偏转将质子束从加速器中引出来，然后经过质子束运输系统将质子束输送到各个治疗室。质子刀不仅用于治疗颅内肿瘤和 AVM，还可用于全身其他部位肿瘤的放射外科治疗。质子刀对颅内病灶进行立体定向放射外科治疗的优势主要基于这类射线的物理特性——布拉格（Bragg）峰效应。荷电粒子束进入组织时，很少释放能量，形成低剂量区，但当其穿透到一定深度，并逐渐停止运动之前，几乎释放全部能量，形成一高剂量区，这种效应称为布拉格峰效应（图 1）。在射线穿透的末端，该部位组织接受高的

放射剂量，周围组织接受的剂量小而免受损伤。布拉格峰的宽度仅几个毫米。为了调整布拉格峰的宽度和穿透深度使其符合颅内病灶的治疗，在质子束路径上增加补偿物（质子束吸收物质），使布拉格峰变宽。同样使用塑形模板、旋转桨片，使高剂量分布形态与病灶形态吻合。

质子刀放射外科采用立体定向面膜系统将患者头部精确定位。可采用 CT、MRI 或 DSA 进行治疗靶点定位。质子刀在治疗颅内肿瘤和 AVM 过程中，质子束处于静止状态，治疗床在水平面上沿 Z 轴做弧形旋转，同时可沿 X 轴左右旋转，如图 2 所示。在治疗身体其他部位肿瘤时发射质子束的机架可进行 360° 旋转，质子束随同机架旋转，如同直线加速器所进行的放射治疗。根据颅内病灶的大小和形状，质子束均需要调整穿透深度范围、扩展布拉格峰、增加组织等效补偿物和应用相应形状的光栅，使穿透病灶的每束射线的高剂量区都在靶区内，达到 90% 等剂量曲线覆盖病灶的边缘，从而使产生的高剂量分布区和病灶的三维形状一致，相邻近正常脑组织接受很少辐射剂量。

（周良辅）

gāoyāyǎng zhìliáo

## 高压氧治疗（hyperboric treatment）

在超过一个大气压的环境中呼吸纯氧气的治疗方式。高压氧治疗是颅脑损伤治疗提供有效的辅助治疗方式，对改善患者的预后，提高治愈率，降低致残率具有重要意义。

**机制** ①提高氧分压、增加血氧和组织氧含量。②提高氧的弥散率和有效弥散距离。③高压氧下脑血管收缩，脑血流量减少，脑水肿减轻，也相应地降低了颅内压。④脑组织血管丰富，高压氧不仅可以促进侧支循环形成保护缺血半影区内的神经细胞，而且大量的微血管形成能修复某些病变的脑血管。⑤预防血栓形成。⑥改善脑代谢、恢复脑功能。⑦促醒作用：有利于上行激活系统，促进觉醒及生命中枢功能活动。⑧高压氧治疗可以及时纠正代谢障碍、防止心肌缺血、缺氧及肺水肿、肺内感染，改善肝、肾功能，促进解毒、排尿功能，保持水电解质平衡，改善营养等，利于提高机体整体防卫功能。

**神经系统损伤高压氧治疗原理** ①高压氧可减轻脑水肿，降低颅内压。②高压氧可快速提高脑组织的氧含量及氧储量，改善脑组织和周身组织缺氧，减少脑细胞的变性坏死。③高压氧下可增加脑组织毛细血管氧弥散距离，可弥补因脑水肿使毛细血管间距离加大而出现的缺氧区域。④高压氧下可增加对血肿周围（缺血

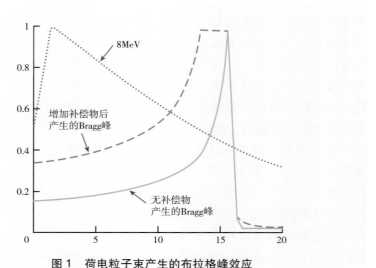

**图1 荷电粒子束产生的布拉格峰效应**

实线为氦离子束进入水介质产生的布拉格峰效应；在氦离子束路径上增加荷电粒子束吸收物质（补偿物），布拉格峰变宽

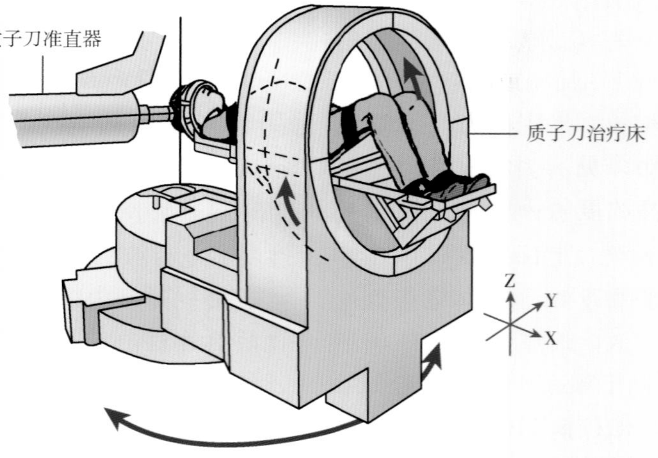

**图2 质子刀治疗**

质子治疗过程中，质子束固定，而治疗床沿 Z 轴进行水平面旋转，同时沿 X 轴旋转。在旋转过程中，质子束始终通过等中心点

半暗影区）的受损细胞的供氧，加速受损细胞恢复。⑤高压氧可以加速血肿的清除，加速胶原纤维、毛细血管的再生，加速病灶的修复。⑥高压氧下可以增加椎基底动脉血流量，可以提高网状激活系统和脑干的氧分压，加快意识恢复速度，从而维持生命功能的正常活动。⑦高压氧提高超氧化物歧化酶（SOD）、过氧化氢酶（CAT）、谷胱甘肽过氧化物酶（GSH-Px）的含量。加强清除自由基和抗氧化的能力，减少再灌注损伤。⑧高压氧下可以抑制细菌生长，有利于对继发感染的控制。

**适应证**　一氧化碳中毒性脑病、脑水肿、急性缺血缺氧性脑病、缺血性脑血管病、颅脑损伤、脑出血恢复期、植物生存状态、周围神经损伤、颅内良性肿瘤术后、病毒性脑炎、脑瘫、面神经炎、脊髓损伤等。

**禁忌证（与神经外科疾病相关）**　①绝对禁忌证：外伤后未经处理的气胸、纵隔气肿等；伴有活动性出血者。②相对禁忌证：重症呼吸系统感染、心脏疾病、恶性肿瘤、血压过高者控制欠佳、心动过缓者。

**副作用**　①气压伤：发生在高压氧治疗的加压或减压过程中，受压不均匀，出现压力差。以中耳气压伤多见。②氧中毒：机体在吸入高浓度氧一定时间后可能导致的某些器官在功能和结构的损害。③减压病：因环境压力降低幅度过大、速度过快，造成血管阻塞或组织受压而引起机体损伤。④其他：长期接受高压氧治疗。偶发近视与白内障。

**治疗方法**　①患者准备，诊断明确排除禁忌证。②根据病情由专业人员协助制订治疗方案。③进行加压、稳压吸氧、减压等步骤，并做好抢救准备工作。④出舱后的观察与护理。

（王茂德　李奇）

sǔnshāng kòngzhì shénjīng wàikē
**损伤控制神经外科**（damage control neurosurgery，DCNS）损伤控制外科理念在神经外科的延伸和具体化。可用于指导重型颅脑创伤或严重多发伤合并颅脑损伤的救治，旨在快速、有效地评估颅内伤情的程度，监测颅内损伤的进展，根据患者全身情况、病损范围、术者的技术、后续治疗条件等，以提高生存率和生活质量为目的，合理选择和应用适当的措施，及时中止或减轻原发/继发性损伤导致的不可逆性或致命性脑损害。

**应用**　①损伤控制神经外科在专业创伤救治中心中的应用。②损伤控制神经外科在偏远、农村地区的应用。③损伤控制神经外科在军队、野战中的应用。④损伤控制神经外科在地震等灾害救治中的应用。

**治疗方法**　损伤控制神经外科并不单纯指神经外科手术本身，而是包括合理选择评估技术、监测方法、手术时机、手术方式、术后处理在内的综合救治策略。对于神经外科医师而言，需要将自己纳入整个创伤救治的团队中，服从于整体救治的需求。

**伤情评估**　快速而准确的伤情评估是采取合理损伤控制措施的前提，需要通过伤情评估决定分级救治和优先救治的内容。伤情评估需要确定的问题包括：明确颅脑损伤的严重程度，颅脑损伤的可能进展，以及颅脑损伤在全身损伤中的地位。通过体格检查、对受伤时情况的了解、相关辅助检查，明确颅内伤情的严重程度，是需要立即的止血、减压、清创等处理，还是可以先行药物保守治疗；判断颅脑损伤可能的进展情况，包括可能迅速恶化、可能短期内维持现状、可能不会出现明显变化；结合对全身其他专科的评估，确定颅脑损伤是否属于影响伤情的关键因素，是需要进行优先治疗，还是需要与其他损伤同时进行外科治疗，还是可以待其他全身情况稳定后进行处理等。当然，在患者颅脑损伤极其严重，处于濒死状态时，也应该建议抢救团队不要进行无谓的包括损伤控制在内的治疗。

**损伤监测**　颅脑损伤后密切的监测是损伤控制神经外科的关键环节之一。监测的目的在于掌握伤情的进展程度，观察出血是否扩大、水肿是否加重、颅内压是否升高、脑灌注压是否下降、脑组织是否存在缺血缺氧等。现代颅脑监测技术的进展为颅脑创伤患者伤情提供了准确的判断和监测，主要包括：颅内压监测、脑组织氧分压监测、脑血流量监测、脑温监测、脑组织间液微透析分析监测和颅脑影像学检查（如CT和MRI等）。但是这些颅脑监护设备和技术要么具有专业性强、无菌环境要求高、有创等特点，要么存在设备庞大、昂贵、安装条件和技术水平要求高等问题，难以常规用于颅脑战创伤现场急救或医疗卫生资源不足的地方。近来研发的便携式无创动态脑水肿监测仪等，能用于判断和监测伤员伤情的方法和设备可能在损伤控制神经外科中具有巨大潜力。

**外科治疗**　选择合理的外科治疗时机和手术方式是损伤控制神经外科的中心环节。外科治疗的措施包括止血、减压、清创，需要根据患者的全身情况以及全身其他损伤的救治需求合理选择治疗的时机和方法。①止血：颅脑损伤后活动性出血往往是致命的，头皮大量出血可能导致休克，而颅内出血除了可直接导致神经损伤外，还可能迅速导致脑疝，危及伤员生命，因此通过各种手段止血是损伤控制的首要目的。头皮出血的止血方法包括包扎、结扎、缝扎等；而颅内出血的止血则主要在于快速的开颅手术；对于颅底骨折后造成的血管损伤后的出血，则可紧急行血管内栓塞止血。②减压：减压的目的在于控制脑内血肿、水肿所致的继发性颅内压增高。当出现急性危及生命的血肿时，及时清除血肿是损伤控制的关键。因为在颅内压增高导致一侧瞳孔散大时，若能在 1 小时内减压，大部分患者可得到较好的恢复。因此，情况紧急而无法进行开颅手术时，先选择锥颅血肿引流，待条件允许时再行开颅手术也是挽救生命的有效措施；当存在或可能发生严重脑水肿时，应选择进行标准大骨瓣减压术、硬脑膜扩大成形术等，以有效阻断颅脑战创伤后脑水肿，降低颅内压，改善脑灌注压，纠正缺氧、凝血和缺血状态，提高重型颅脑战创伤患者救治存活率，改善生活质量。小儿颅脑损伤后弥漫性脑水肿进行开颅减压也可取得良好的效果。③清创：对于开放性颅脑损伤，早期清除可能导致颅内感染的污染物，封闭硬脑膜和头皮，变开放损伤为闭合，减少污染的可能性。

**术后救治** 颅脑损伤术后癫痫发作、消化道出血、电解质紊乱、中枢性高热、肺部感染、血压波动等均可能导致病情进一步加重。因此，术后综合救治是损伤控制的重要组成部分。除了防治并发症，术后亚低温治疗、高压氧治疗等也是阻断颅内压增高–脑组织缺血缺氧–脑水肿–颅内压增高这一恶性循环的有效方法。

**注意事项** 损伤控制神经外科的实施或者损伤控制理念与技术的应用是以提高抢救成功率为目的，在紧急情况或者条件有限的情况下，选择符合当时伤情和条件的最合理的救治方式。但需要注意的是如何进行规范和约束，既不能将损伤控制作为不规范处理的理由，也不能让合理的损伤控制措施能成为医疗纠纷的借口。重视损伤控制神经外科技术的基础与临床研究、推广损伤控制理念的应用、制定相应的诊疗规范、加强救护人员的培训、提高医护人员的综合素质，促进损伤控制神经外科的发展，可能成为提高重症颅脑损伤患者救治成功率的重要举措。

（冯 华 李 飞）

# 索　引

## 条 目 标 题 汉 字 笔 画 索 引

### 说　明

一、本索引供读者按条目标题的汉字笔画查检条目。

二、条目标题按第一字的笔画由少到多的顺序排列，按画数和起笔笔形横（一）、竖（丨）、撇（丿）、点（、）、折（乛，包括丁乚く等）的顺序排列。笔画数和起笔笔形相同的字，按字形结构排列，先左右形字，再上下形字，后整体字。第一字相同的，依次按后面各字的笔画数和起笔笔形顺序排列。

三、以拉丁字母、希腊字母和阿拉伯数字、罗马数字开头的条目标题，依次排在汉字条目标题的后面。

## 五　画

## 六　画

# 十 一 画

# 条 目 外 文 标 题 索 引

# 内 容 索 引

说　明

一、本索引是本卷条目和条目内容的主题分析索引。索引款目按汉语拼音字母顺序并辅以汉字笔画、起笔笔形顺序排列。同音时，按汉字笔画由少到多的顺序排列，笔画数相同的按起笔笔形横（一）、竖（丨）、撇（丿）、点（、）、折（乛，包括丁乚し等）的顺序排列。第一字相同时，按第二字，余类推。索引标目中夹有拉丁字母、希腊字母、阿拉伯数字和罗马数字的，依次排在相应的汉字索引款目之后。标点符号不作为排序单元。

二、设有条目的款目用黑体字，未设条目的款目用宋体字。

三、不同概念（含人物）具有同一标目名称时，分别设置索引款目；未设条目的同名索引标目后括注简单说明或所属类别，以利检索。

四、索引标目之后的阿拉伯数字是标目内容所在的页码，数字之后的小写拉丁字母表示索引内容所在的版面区域。本书正文的版面区域划分如右图。

| a | c | e |
|---|---|---|
| b | d | f |

# D

# 本卷主要编辑、出版人员

执行总编　谢　阳

编　　审　陈　懿

责任编辑　于　岚

索引编辑　陈振起

名词术语编辑　顾　颖

汉语拼音编辑　崔　莉

外文编辑　顾良军

参见编辑　徐明皓

责任校对　苏　沁

责任印制　陈　楠

装帧设计　雅昌设计中心·北京